Balg-Alengrin

Unseld

Medizinisches Wörterbuch

Medical dictionary

Englisch–Deutsch | Deutsch–Englisch

Marie-Christine Balg-Alengrin

Unseld
Medizinisches Wörterbuch
Medical dictionary

Englisch–Deutsch | Deutsch–Englisch

Begründet von
Dr. med. Dieter Werner Unseld†, Hechingen

Bearbeitet von
Dr. med. Marie-Christine Balg-Alengrin, Le Rieulong, Frankreich

WVG | MedPharm Scientific Publishers

Zuschriften an
lektorat@dav-medien.de

Anschrift der Bearbeiterin
Dr. med. Marie-Christine Balg-Alengrin
Le Rieulong
F-81140 Puycelsi

Hinweis: Um die Lesbarkeit zu verbessern, verzichten wir auf die gleichzeitige Nennung männlicher und weiblicher Sprachformen. Alle personenbezogenen Begriffe beziehen sich unterschiedslos auf Menschen jeden Geschlechts.

Bibliografische Information der Deutschen Nationalbibliothek
Die Deutsche Nationalbibliothek verzeichnet diese Publikation in der Deutschen Nationalbibliografie; detaillierte bibliografische Daten sind im Internet unter https://portal.dnb.de abrufbar.

13. Auflage 2022
ISBN 978-3-8047-5089-0 (Print)
ISBN 978-3-8047-5092-0 (E-Book, PDF)
MedPharm Scientific Publishers, an imprint of
Wissenschaftliche Verlagsgesellschaft Stuttgart

Birkenwaldstraße 44, D-70191 Stuttgart
www.wissenschaftliche-verlagsgesellschaft.de
Printed in Germany

Satz: primustype Hurler GmbH, Notzingen
Druck und Bindung: Eberl-Koesel, Altusried-Krugzell
Umschlaggestaltung: deblik, Berlin

MIX
Papier aus verantwortungsvollen Quellen
FSC® C013736
www.fsc.org

Klimaneutral
Druckprodukt
ClimatePartner.com/12027-2202-1018

Inhaltsverzeichnis

Index

Vorwort zur 13. Auflage

Seit dem Erscheinen der letzten Auflage des Wörterbuchs haben zahlreiche neue Begriffe in die Medizin und ihre Grenzgebiete Eingang gefunden und sind zu festen Bestandteilen des ärztlichen Sprachschatzes geworden. Dieser Tatsache wurde dadurch Rechnung getragen, dass die Zahl der Stichwörter in dieser Auflage erheblich erweitert wurde – um nahezu 5.000 Begriffe.

Dabei war ich bestrebt, meine Bemühungen ganz auf die Handlichkeit und Zuverlässigkeit des Buches und auf das Beiseitelassen unnötigen Ballastes zu fokussieren. Bei dieser Zielsetzung konnte unter Berücksichtigung des Umstandes, dass beim Benutzer des Buches grundsätzliche Kenntnisse der fremden Sprache vorausgesetzt werden dürfen, auf terminologische Erläuterungen weitgehend und auf phonetische Bezeichnungen vollkommen verzichtet werden.

Das Wörterbuch ist auf die praktischen Bedürfnisse von Ärzten, Zahnärzten, Tierärzten, Pharmazeuten, Psychologen, Biologen, Chemikern, Physikern und Fachübersetzern ausgerichtet und orientiert sich daher am aktuellen Sprachalltag. Dabei wurden auch für die direkte Kommunikation (Gespräch, Brief) besonders wichtige Ausdrücke berücksichtigt.

Um die heute im Vordergrund der Sprachgewohnheiten stehende Übersetzung eines Stichwortes rasch zu finden, sind nur die wichtigsten Übersetzungsmöglichkeiten angegeben. Damit bleiben Format und Übersichtlichkeit des Wörterbuches trotz seiner annähernd 74.000 Stichworte praxistauglich.

Le Rieulong, im Frühjahr 2022 Marie-Christine Balg-Alengrin

Preface to the thirteenth edition

Since the last edition of this dictionary was published, many new terms in medicine and its related sciences have emerged and have become an indispensable part of the medical vocabulary. This has led to a considerable increase in the number of words included in the present edition – nearly 5,000 entries have been added.

I have tried to keep the book reliable, handy and convenient to use and have omitted all unnecessary details. Since a basic knowledge of the foreign language may be assumed on the part of the user, it has been possible to limit terminological explanations and to completely omit phonetic instructions.

The dictionary is geared to the practical needs of those working in medicine and its border areas (doctors, dentists, veterinarians, pharmacists, psychologists, biologists, chemists, physicists, specialist translators).

In order to be able to quickly find the translation of a key word, which is in the foreground of today's language habits, only the most important translation options are indicated. This means that the format and clarity of the dictionary remain practical despite its almost 74,000 keywords.

Le Rieulong, spring 2022 Marie-Christine Balg-Alengrin

Vorbemerkungen für den deutschen Benutzer

1. Die lateinischen „nomina anatomica" sind international und deswegen in der Regel nicht aufgeführt. Lediglich Körperteile, welche in einer der beiden oder in beiden Sprachen im klinischen Gebrauch vorzugsweise mit abweichender oder besonderer Bezeichnung benannt werden, sind angegeben.

2. Für manche Begriffe (Diagnosen, Symptome u. a.) gibt es sowohl im Deutschen als auch im Englischen synonyme Bezeichnungen. Findet man also einen Begriff nicht, empfiehlt es sich, nach dem entsprechenden lateinischen bzw. medizinischen Pendant zu suchen.
   Beispiel: Durchfall m. (volkssprachl.) → Diarrhö f. (fachsprachl.)

3. Bezeichnungen, die an einen Eigennamen gebunden sind, sind in den angelsächsischen Genitiv zu setzen und mit z. B. „disease" oder „symptom" zu ergänzen.
   Beispiel: dt. Alzheimersche Krankheit → engl. Alzheimer's disease

4. Manche Wörter sind unter dem Stichwort des Sammelbegriffes eingeordnet.
   Beispiel: Mandelsäure f. → Säure f., Mandel-

5. Es ist zu beachten, dass im Englischen – von hier nicht weiter interessierenden Ausnahmen abgesehen – nur Eigennamen mit großen Anfangsbuchstaben geschrieben werden.

6. Wird ein Wort in beiden Sprachen gleich geschrieben, so steht i. d. R. statt der Wiederholung die Abkürzung *e. e.* (englisch ebenso) bzw. *d. e.* (deutsch ebenso). Dabei ist jedoch zu beachten, dass im Englischen außer Eigen- und Ländernamen (und einigen anderen in diesem Zusammenhang weniger interessierenden Besonderheiten) alle Hauptwörter mit kleinen Anfangsbuchstaben geschrieben werden. Die Tatsache, dass in Zeitungsüberschriften oder an sonstigen Stellen, welche die Aufmerksamkeit des Lesers wachrufen sollen, manchmal die Substantive oder sogar auch die Zeit- und Eigenschaftswörter mit großen Anfangsbuchstaben geschrieben werden, muss als Ausnahme von obiger Regel aufgefasst werden.

7. In manchen Fällen sind bei englischen Wörtern zwei verschiedene Möglichkeiten der Rechtschreibung gegeben. Häufig wird dann jeweils eine bestimmte Schreibweise in Großbritannien oder in den USA bevorzugt gebraucht. In diesem Buch ist im Allgemeinen nur eine Schreibweise angegeben. Nur in Fällen, in denen der Unterschied zwischen englischer und amerikanischer Schreibweise obligatorisch ist, wurden beide Formen verzeichnet und die englische Schreibweise mit (e) und die amerikanische Schreibweise mit (a) kenntlich gemacht. In anderen Fällen bedeutet (a) einen nur in Amerika und (e) einen nur in England üblichen Ausdruck.
   Verschiedene Schreibweisen sind z. B. in folgenden Fällen möglich:
   Endung -ic oder -ical (analytic, analytical)
   Endung -in oder -ine (thiamin, thiamine)
   Endung -ize oder -ise (to randomize, to randomise)

8. **Abkürzungen (Genus/Numerus):**

m.	männlich
f.	weiblich
n.	sächlich
pl.	Plural

Abkürzungen (Wortart/Eigenschaft):

adject.	Adjektiv
intrans.	intransitiv
trans.	transitiv

Abkürzungen (Fachbereiche):

anatom.	Anatomie
atom.	Atomwissenschaft
bakteriol.	Bakteriologie
biochem.	Biochemie
biol.	Biologie
botan.	Botanik
cardiol./kardiol.	Kardiologie
chem.	Chemie
chir.	Chirurgie

chromatogr.	Chromatographie
clin.	klinisch
cytol.	Zytologie
dent.	Zahnheilkunde
dermatol.	Dermatologie
electr./elektr.	Elektrizitätslehre
embryol.	Embryologie
endokrinol.	Endokrinologie
enzymol.	Enzymologie
galen.	Galenik
genet.	Genetik
gyn.	Gynäkologie
histol.	Histologie
homöop.	Homöopathie
immunol.	Immunologie
math.	Mathematik
med.	Medizin
neurol.	Neurologie
obstetr.	Obstetrik/Geburtshilfe
ophthalm.	Ophthalmologie
opt.	Optik
osteol.	Osteologie
parasitol.	Parasitologie
pharm.	Pharmakologie
phys.	Physik
psych.	Psychologe
radiol.	Radiologie
rheumatol.	Rheumatologie
roentg.	Röntgenkunde/Radiologie
therap.	Therapie
traumatol.	Traumatologie
veter.	Veterinärmedizin
virol.	Virologie
zool.	Zoologie

9. Die Umlaute ä, ö, ü sind – wie heute üblich geworden – bei der alphabetischen Einordnung nicht besonders berücksichtigt.

10. Bei deutschen Wörtern wurde in einschlägigen Fällen die Schreibung mit Z bzw. mit K der Schreibung mit C vorgezogen. Wenn unter den Anfangsbuchstaben Z oder K kein Eintrag gefunden werden kann, empfiehlt es sich, unter dem Anfangsbuchstaben C zu suchen.

Introductory Notes for the English user

1. The Latin "nomina anatomics" are international and therefore omitted, except those terms of the parts of the body which have a special name in clinical usage in one or both of the two languages.

2. Words derived from Latin or Greek are pronounced in the German language according to the rules of Latin or Greek phonetics.

3. For certain diagnoses, symptoms etc. several terms are used in German as well an in English. If you cannot find a term, look for an equivalent or take the suitable Latin expression. If the term is connected to a proper noun, use the suffix "sche" (resp. "scher", "sches") and add the general term, e. g. "Krankheit" or "Symptom".
   Examples: Beck's disease → Krankheit, Becksche f.
   Umber's test → Umberscher Test m.
   Ott's sign → Ottsches Zeichen n.

4. Some words are listed under the catchword of the collective noun.
   Examples: "Mandelsäure" under "Säure, Mandel-"
   "mandelic acid" under "acid, mandelic"

5. For words of the same spelling in both languages, the following abbreviations are used in order to avoid repetition:
   e. e. = the same in English ("englisch ebenso")
   d. e. = the same in German ("deutsch ebenso")

6. It must be remembered that capitals are used as the initial letters for all German nouns including such derived from the Latin or Greek languages. If Latin nouns are necessary in the German text, in most cases capitals have been used for them too.
   Example: erysipeloid = *d. e.* n. (= Erysipeloid n.)

7. In cases where the difference between English and American spellings is mandatory, both forms have been recorded. The English spelling is identified with (e) and the American spelling with (a).

8. **Abbreviations (gender/number):**

m.	male
f.	female
n.	neuter
pl.	plural

Abbreviations (part of speech/property):

adject.	adjective
intrans.	intransitive
trans.	transitive

Abbreviations (special fields):

anatom.	anatomy
atom.	nuclear science
bakteriol.	bacteriology
biochem.	biochemistry
biol.	biology
botan.	botanic
cardiol./kardiol.	cardiology
chem.	chemistry
chir.	surgery
chromatogr.	chromatography
clin.	clinic
cytol.	cytology
dent.	dentistry
dermatol.	dermatology
electr./elektr.	science of electricity
embryol.	embryology
endokrinol.	endocrinology
enzymol.	enzymology
galen.	galenic
genet.	genetics

gyn.	gynecology
histol.	histology
homöop.	homeopathy
immunol.	immunology
math.	mathematic
med.	medicine
neurol.	neurology
obstetr.	obstetrics
ophthalm.	ophthalmology
opt.	optics
osteol.	osteology
parasitol.	parasitology
pharm.	pharmacology
phys.	physics
psych.	psychology
radiol.	radiology
rheum.	rheumatology
roentg.	roentgenology
therap.	therapy
traumatol.	traumatology
veter.	veterinary medicine
virol.	virology
zool.	zoology

9. The German letters ä, ö, ü are listed under ae, oe, ue.
10. As to German words, the spelling of Z or K is preferred to C. If you fail to find a word under Z or K, please refer to the letter C nevertheless.

Erster Teil

Englisch–Deutsch

First Part

English–German

A

AA (Alcoholics Anonymous) Anonyme Alkoholiker m. pl.
AAD (alloxazine adenine dinucleotide) Flavin-Adenin-Dinukleotid n. (FAD)
abacavir *d.e.* n.
abacterial abakteriell
abactio künstliche Fehlgeburt f.
Abadie's sign Abadie-Zeichen
abalienation geistige Störung f.
abamectin *d.e.* n.
abarticulation Abartikulation f.; Gelenkverrenkung f.; Diarthrose f.
abasia Abasie f.
abasic abasisch
abatacept *d.e.* n.
abaxial *d.e.*
A.B.C. (axiobuccocervical) axiobukkozervikal
abciximab *d.e.* n.
abdomen Abdomen n., Bauch m.
–, acute akutes Abdomen n.
–, lower Unterbauch m.
–, pendulous Hängebauch m.
–, plain radiogram of the – Abdomen-Übersichtsaufnahme f.
–, scaphoid Kahnbauch m.
–, upper Oberbauch m.
abdominal *d.e.*
– ultrasound abdominale Sonographie f.
abdominalgia Abdominalgie f., Bauchschmerz m.
abdomino-anterior *d.e.*
abdominocentesis Abdominozentese f.
abdominocystic abdominozystisch
abdominogenital *d.e.*
abdominohysterectomy abdominale Hysterektomie f.
abdominohysterotomy abdominale Hysterotomie f.
abdominoperineal *d.e.*
abdominoposterior *d.e.*
abdominosacral abdominosakral
abdominothoracic abdominothorakal
abdominous dickleibig
abdominovaginal *d.e.*
abdominovesical abdominovesikal
abduct, to abduzieren
abduction Abduktion f.
abduction splint Abduktionsschiene f.
Abernethy's fascia Fascia iliaca
aberrant aberrierend
aberrant ventricular conduction ventrikuläre Erregungsausbreitungsstörung f.
aberration *d.e.* f.
abetalipoproteinaemia (e), abetalipoproteinemia (a) Abetalipoproteinämie f.
abeyance unentschiedener Zustand m.
A.B.G. (axiobuccogingival) axiobukkogingival
abietin *d.e.* n.
abietinate Abietinat n.
ability Fähigkeit f.
abiogenesis Abiogenese f.
abiogenetic abiogenetisch
abiosis Abiose f.
abiotic abiotisch
abiotrophical abiotrophisch, hypotrophisch
abiotrophy Abiotrophie f., Hypotrophie f.
A.B.L. (axiobuccolingual) axiobukkolingual
ablactation Ablaktation f.
ablastin *d.e.* n.
ablate, to ablösen, loslösen, abtragen
ablation Loslösung f., Abtragung f.
ablative ablativ
ablepharia Ablepharie f.
ablepsia Blindheit f.
abluent reinigend, Reinigungsmittel n., Spülmittel n.
ablution Abwaschung f., feuchte Abreibung f.
ablutomania Waschzwang m.
abnormal abnorm, anomal, regelwidrig
abnormality Abnormität f.
abomasitis *d.e.* f.
abomasopexy Abomasopexie f.
abomasum *d.e.* n., Labmagen m.
abomasus *d.e.* m., Labmagen m.
aborad aboralwärts
aboral *d.e.*
abort, to abortieren
aborticide Fruchttötung f.; fruchttötendes Mittel n.
abortifacient abortverursachend; abortverursachendes Mittel n.
abortion Abort m., Fehlgeburt f.
–, arteficial künstliche Fehlgeburt f., Schwangerschaftsunterbrechung f.
–, cervical Zervikalabort m.
–, complete kompletter Abort m.
–, complicated komplizierter Abort m.
–, criminal krimineller Abort m.
–, febrile fieberhafter Abort m.
–, imminent Abortus imminens
–, incomplete inkompletter Abort m.

–, induced artifizieller Abort m.
–, septic septischer Abort m.
–, soap Seifenabort m.
–, tubal Tubarabort m.
–, uncomplicated unkomplizierter Abort m.
abortionist Abtreiber m., Abtreiberin f.
abortive abortiv; Abortivum n.
abortus fever Bangsche Krankheit f.
abrade, to abschaben, ausschaben, abreiben, abschleifen, abkauen
Abramy's disease erworbener hämolytischer Ikterus m.
abrasion Ausschabung f.; Abschürfung f., Abrasion f.; Abrieb m.
– area Abrasionsfläche f.
– strength Abrasionsfestigkeit f.
abrasive abrasiv; Schleifmittel n., Schmirgelmittel n.
abreaction Abreagieren n.; Katharsis f.
abrin *d.e.* n.
abrosia Nahrungsmangel m.; Fasten n.
abrupt *d.e.*
abscess Abszess m.
–, apical (dent). Wurzelspitzenabszess m.
–, Brodie's Brodiescher Abszess m.
–, cold kalter Abszess m.
–, delayed Spätabszess m.
–, gravitation Senkungsabszess m.
–, hot heißer Abszess m.
–, hypostatic Senkungsabszess m.
– lancet Abszessmesser n.
–, pericemental Wurzelhautabszess m.
–, psoas Psoasabszess m.
–, shirt-stud Kragenknopfabszess m.
–, stercoral Kotabszess m.
–, sudoriparous Schweißdrüsenabszess m.
–, wall Wandabszess m.
absence Abwesenheit f.
absent abwesend
absenteeism Arbeitsversäumnis f.
absent-minded geistesabwesend, zerstreut
absent-mindedness Zerstreutheit f.
absinth *d.e.* m.
absolute absolut
absorb, to absorbieren, resorbieren
absorbability Absorptionsfähigkeit f., Resorptionsfähigkeit f.
absorbable absorptionsfähig, resorptionsfähig
absorbance Absorptionsfähigkeit f., Resorptionsfähigkeit f.
absorbent Absorbens n.
absorptiometry Absorptiometrie f.
absorption *d.e.* f., Resorption f.
– spectrum Absorptionsspektrum n.
absorptive absorbierend
abstain, to sich enthalten
abstinence Abstinenz f., Enthaltsamkeit f., Karenz f.
abstinent *d.e.*, enthaltsam
abstract abstrakt; Zusammenfassung f., Kurzfassung f.
abstraction Abstraktion f.
abulia Abulie f.
abulic abulisch
abundance Überfluss m., Abundanz f.
abuse Missbrauch m.
abuse, to missbrauchen
abut, to angrenzen
abutment Angrenzen n.; Pfeiler m.; Widerlager n.
abutment, end – Endpfeiler m.
A.C. (alternating current) Wechselstrom m.
A.C. (anodal closure) Anodenschließung f.
acacia Gummi arabicum
academic akademisch; Akademiker m., Akademikerin f.
academy Akademie f.
acalculia Akalkulie f.
acamprosate Acamprosat n.
acantha Wirbelsäule f.; Dornfortsatz m.
acanthocephalus Akanthozephalus m.
acanthocytosis Akanthozytose f.
acantholysis Akantholyse f.
acantholytic akantholytisch
acanthoma Akanthom n.
acanthopapilloma Akanthopapillom n.
acanthosis Akanthose f.
acanthosis nigricans *d.e.*
acapnia Akapnie f.
acarapis *d.e.* m.
acarbose *d.e.* f.
acariasis Acaridose f.
acarophobia Akarophobie f.
acaryote kernlos
acatalasia Akatalasie f.
acataphasia Akataphasie f.
accelerate, to beschleunigen
acceleration Beschleunigung f., Akzeleration f.
accelerator Beschleuniger m.
accelerin Akzelerin n.
accent Akzent m.
accentuate, to akzentuieren
accentuation Akzentuation f.
acceptor Akzeptor m.
access Zugang m., Zutritt m.
accessibility Zugänglichkeit f.
accessible zugänglich
accessory akzessorisch, nebensächlich

accident Zufall m., Unfall m., Zwischenfall m.
– at work Arbeitsunfall m.
– hospital Unfallkrankenhaus n.
– insurance Unfallversicherung f.
– neurosis Unfallneurose f.
–, occupational Arbeitsunfall m.
– patient Unfallpatient m., Unfallpatientin f.
– prevention Unfallverhütung f.
–, sequela of an – Unfallfolge f.
accidental zufällig; unfallbedingt
acclimation Akklimatisation f.
acclimatization Akklimatisation f.
acclimatize, to akklimatisieren
accommodate, to akkommodieren
accommodation Akkommodation f.
according to nature naturgemäß
accouchement Entbindung f., Niederkunft f.
accretion Akkretion f., Anwachsen n.
accrochage *d.e.* f.
accumulate, to anhäufen, ansammeln, akkumulieren
accumulation Anhäufung f., Ansammlung f.
accumulator Akkumulator m.
accuracy Genauigkeit f.
accuracy check Genauigkeitsprüfung f.
accustom, to angewöhnen
accustoming Gewöhnung f.
ACE (angiotensin converting enzyme) Angio-Conversions-Enzym n. (ACE)
aceclofenac *d.e.* n.
acedapsone Acedapson n., Azedapson n.
acedia apathische Depression f.
ACE inhibitors (angiotensin-converting-enzyme inhibitors) ACE-Hemmer m.
acellular azellulär
acemetacin *d.e.* n.
acenocoumarol *d.e.* n.
acentric azentrisch
aceponate Aceponat n.
acescent säuerlich
acetabular bone Hüftgelenkpfanne f.
acetabular roof Hüftgelenkpfannendach n.
acetabulectomy Azetabulektomie f.
acetabuloplasty Azetabuloplastik f.
acetacetate Azetazetat n.
acetacetyl Azetazetyl n.
acetal Azetal n.
acetaldehyde Azetaldehyd m.
acetamide Azetamid n.
acetaminophen Parazetamol n.
acetanilid Azetanilid n.
acetarsone Azetarson n.
acetate Azetat n.
acetazolamide Azetazolamid n.
acetohexamide Azetohexamid n.
acetolase Azetolase f.
acetomenaphthone Azetomenadion n.
acetonaemia; acetonaemic (e) Azetonämie f.; azetonämisch
acetone Azetone n.
acetone body Azetonkörper m.
acetonemia; acetonemic (a) Azetonämie f.; azetonämisch
acetonide Azetonid n.
acetonitrate Azetonitrat n.
acetonitrile Azetonitril n.
acetonuria Azetonurie f.
acetophenazine Azetophenazin n.
acetophenetidin Phenazetin n.
acetophenone Azetophenon n.
acetrizoate Acetrizoat n.
acetylacetone Azetylazeton n.
acetylate, to azetylieren
acetylation Azetylierung f.
acetylcholine Azetylcholin n.
acetylcholinesterase Azetylcholinesterase f.
acetylcoenzyme Azetylkoenzym n., Azetylkoferment n.
acetylcysteine Azetylzystein n.
acetylcytidin Azetylzytidin n.
acetyldigitoxin Azetyldigitoxin n.
acetyldigoxin Azetyldigoxin n.
acetylene Azetylen n.
acetylgalactosamine Azetylgalaktosamin n.
acetylgalactosaminyltransferase Azetylgalaktosaminyltransferase f.
acetylglucosamine Azetylglukosamin n.
acetylglucosaminidase Azetylglukosaminidase f.
acetylglycine Azetylglyzin n.
acetylhexosamine Azetylhexosamin n.
acetylhexosaminidase Azetylhexosaminidase f.
acetylhistidine Azetylhistidin n.
acetylhydrazine Azetylhydrazin n.
acetyllysine Azetyllysin n.
acetylmethadol Azetylmethadol n.
acetylpromazine Azetylpromazin n.
acetylsalicylate Azetylsalizylat n.
acetylserotonin Azetylserotonin n.
acetylthymol Azetylthymol n.
acetyltransferase Azetyltransferase f.
acexamate Acexamat n.
ACG (angiocardiogram) AKG (Angiokardiogramm n.)
ACG (apex-cardiogram) Apexkardiogramm n. (AKG)
achalasia Achalasie f.

ache Schmerz m., Pein f.
ache, to schmerzen
Achilles tendon Achillessehne f.
achillobursitis d.ef.
achillodynia Achillodynie f.
achillorrhaphy Achillorrhaphie f.
achillotomy Achillotomie f.
achlorhydria Achlorhydrie f., Anazidität f.
achlorhydric achlorhydrisch
acholia Acholie f.
acholic acholisch
acholuria Acholurie f.
acholuric acholurisch
achondrodysplasia Achondrodysplasie f.
achondrogenesis *d.e.* f.
achondroplasia Achondroplasie f.
achoresis Achorese f.
achrestic achrestisch
achromasia Achromasie f.
achromat *d.e.* m.
achromate Farbenblinder m., Farbenblinde f.
achromatic achromatisch
achromatism Achromatismus m.
achromatocyte Achromatozyt m.
achromatopsia Achromatopsie f.
achromic achromisch
achromobacter *d.e.* m.
achylia Achylie f.
achylic achylisch
ACI (acute coronary infarction) frischer Herzinfarkt m.
aciclovir *d.e.* n., Acyclovir n.
acid Säure f.; sauer
–, **abietic** Abietinsäure f.
–, **abietinic** Abietinsäure f.
–, **abric** Abrinsäure f.
–, **absinthic** Absinthsäure f.
–, **acetic** Essigsäure f.
–, **acetoacetic** Azetessigsäure f.
–, **acetylaminohydroxyphenylarsonic** Azetylaminohydroxyphenylarsonsäure f.
–, **acetylenic** Azetylensäure f.
–, **acetylepsilonaminocaproic** Azetylepsilonaminokapronsäure f.
–, **acetylneuraminic** Azetylneuraminsäure f.
–, **acetylsalicylic** Azetylsalizylsäure f.
–, **acetyltannic** Azetylgerbsäure f.
–, **acexamic** Azetamidokapronsäure f.
–, **aconitic** Akonitsäure f.
–, **acrylic** Akrylsäure f.
–, **acylneuraminic** Acylneuraminsäure f.
–, **adenosine diphosphoric** Adenosindiphosphorsäure f.
–, **adenosine phosphoric** Adenosinphosphorsäure f.
–, **adenosine triphosphoric** Adenosintriphosphorsäure f.
–, **adenylic** Adenylsäure f.
–, **adipic** Adipinsäure f.
–, **aetianic** Aetiansäure f.
–, **agaricic** Agarizinsäure f.
–, **aldaric** Aldarsäure f.
–, **aldonic** Aldonsäure f.
–, **alendronic** Alendronsäure f.
–, **alginic** Alginsäure f.
–, **aliphatic** aliphatische Säure f.
–, **alkoxycarboxylic** Alkoxykarbonsäure f.
–, **allantoxanic** Allantoxansäure f.
–, **allanturic** Allantursäure f.
–, **alloxanic** Alloxansäure f.
–, **amidotrizoic** Amidotrizoesäure f.
–, **amino** Aminosäure f.
–, **aminoacetic** Aminoessigsäure f., Glykokoll n.
–, **aminoadipic** Aminoadipinsäure f.
–, **aminobenzoic** Aminobenzoesäure f.
–, **aminobutyric** Aminobuttersäure f.
–, **aminocaproic** Aminokapronsäure f.
–, **aminocephalosporanic** Aminocephalosporansäure f.
–, **aminohippuric** Aminohippursäure f.
–, **aminoisobutyric** Aminoisobuttersäure f.
–, **aminolaevulinic (e)** Aminolävulinsäure f.
–, **aminolevulinic (a)** Aminolävulinsäure f.
–, **aminomethylcyclohexanecarboxylic** Aminomethylzyklohexankarbonsäure f.
–, **aminopenicillanic** Aminopenicillansäure f.
–, **aminosalicylic** Aminosalizylsäure f.
–, **aminovalerianic** Aminobaldriansäure f.
–, **anthranilic** Anthranilsäure f.
–, **antisensenucleic** Antisense-Nukleinsäure f.
–, **arachic** Arachinsäure f.
–, **arachidic** Arachinsäure f.
–, **arachidonic** Arachidonsäure f.
–, **argininosuccinic** Argininbernsteinsäure f.
–, **aristolochic** Aristolochiasäure f.
–, **aromatic** aromatische Säure f.
–, **arsanilic** Arsanilsäure f.
–, **arsenic** Arsensäure f.
–, **arsenous** arsenige Säure f.
–, **arsinic** Arsinsäure f.
–, **arsinous** arsinige Säure f.
–, **arsonic** Arsonsäure
–, **arsonous** arsonige Säure f.
–, **aryloxyacetic** Aryloxyessigsäure f.
–, **ascorbic** Askorbinsäure f.
–, **asparaginic** Asparaginsäure f.
–, **aspartic** Asparaginsäure f.

–, **auric** Goldsäure f.
–, **azelaic** Azelainsäure f.
–, **barbituric** Barbitursäure f.
–, **behenic** Behensäure f.
–, **benzilic** Benzilsäure f.
–, **benzoic** Benzoesäure f.
–, **betaoxybutyric** Betaoxybuttersäure f.
–, **bile** Gallensäure f.
–, **bismuthic** Bismutsäure f.
–, **bisphosphonic** Bisphosphonsäure f.
–, **boric** Borsäure f.
–, **boswellinic** Boswellniasäure f.
–, **branched-chain amino** verzweigtkettige Aminosäure f.
–, **bromophenoxypropionic** Bromphenoxypropionsäure f.
–, **butanetricarboxylic** Butantrikarbonsäure f.
–, **butenoic** Butensäure f.
–, **butoxyacetic** Butoxyessigsäure f.
–, **butylethylbarbituric** Butylethylbarbitursäure f.
–, **butyric** Buttersäure f.
–, **cacodylic** Kakodylsäure f.
–, **camphoglycuronic** Kamphoglukuronsäure f.
–, **camphoric** Kampfersäure f.
–, **cantharidic** Kantharidinsäure f.
–, **capric** Kaprinsäure f.
–, **caproic** Kapronsäure f.
–, **caprylic** Kaprylsäure f.
–, **carbamic** Karbamidsäure f.
–, **carbanilic** Karbanilsäure f.
–, **carbolic** Karbolsäure f., Phenol n.
–, **carbonic** Kohlensäure f.
–, **carboxyglutamic** Karboxyglutaminsäure f.
–, **carboxylic** Karbonsäure f.
–, **carmineacetic** Karminessigsäure f.
–, **cephalinic** Cephalinsäure f.
–, **cephalosporanic** Cephalosporansäure f.
–, **cerebronic** Cerebronsäure f.
–, **cerotic** Cerotinsäure f.
–, **cerotinic** Cerotinsäure f.
–, **cetylic** Cetylsäure f.
–, **chaulmoogric** Chaulmoograsäure f.
–, **chelidonic** Chelidonsäure f.
–, **chenodeoxycholic** Chenodesoxycholsäure f.
–, **chloracetic** Chloressigsäure f.
–, **chloric** Chlorsäure f.
–, **chlorogenic** Chlorogensäure f.
–, **chlorous** chlorige Säure f.
–, **cholaic** Taurocholsäure f.
–, **cholalic** Cholalsäure f.
–, **cholanic** Cholansäure f.
–, **cholesterinic** Cholesterinsäure f.
–, **cholic** Cholsäure f.
–, **chondroitic** Chondroitinsäure f.
–, **chondroitin-sulfuric (a)** Chondroitinschwefelsäure f.
–, **chondroitin-sulphuric (e)** Chondroitinschwefelsäure f.
–, **chromic** Chromsäure f.
–, **chromotropic** Chromotropsäure f.
–, **chrysophanic** Chrysophansäure f.
–, **cinchonic** Chinolinkarbonsäure f.
–, **cinnamic** Zimtsäure f.
–, **citric** Zitronensäure f.
–, **clamidoxic** Clamidoxinsäure f.
–, **clavulanic** Clavulansäure f.
–, **clodronic** Clodronsäure f.
–, **clofibric** Clofibrinsäure f.
–, **clupanodonic** Clupanodonsäure f.
–, **cresylic** Kresylsäure f.
–, **cromoglicic** Cromoglicinsäure f.
–, **crotonic** Krotonsäure f.
–, **cyanic** Cyansäure f.
–, **cyanuric** Cyanursäure f.
–, **cyclohexane sulfamic (a)** Cyclohexansulfaminsäure f.
–, **cyclohexane sulphamic (e)** Cyclohexansulfaminsäure f.
–, **cynurenic** Kynurensäure f.
–, **cysteic** Zysteinsäure f.
–, **cysteinesulfonic (a)** Zysteinsulfonsäure f.
–, **cysteinesulphonic (e)** Zysteinsulfonsäure f.
–, **cytidylic** Cytidylsäure f.
–, **decanoic** Decansäure f.
–, **decenoic** Decensäure f.
–, **decylenic** Decylsäure f.
–, **dehydroacetic** Dehydroessigsäure f.
–, **dehydrocholic** Dehydrocholsäure f.
–, **deltaaminolaevulinic (e)** Deltaaminolävulinsäure f.
–, **deltaaminolevulinic (a)** Deltaaminolävulinsäure f.
–, **deoxycholic** Desoxycholsäure f.
–, **deoxyribonucleic** Desoxyribonukleinsäure f.
–, **dextronic** Dextronsäure f.
–, **diacetic** Azetessigsäure f.
–, **diallylbarbituric** Diallylbarbitursäure f.
–, **diaminoacetic** Diaminoessigsäure f.
–, **diaminopimelic** Diaminopimelinsäure f.
–, **diatrizoic** Diatrizoesäure f.
–, **dibasic** zweibasige Säure f.
–, **dicarboxylic** Dikarbonsäure f.
–, **dichloroacetic** Dichloressigsäure f.
–, **dichromic** Dichromsäure f.

–, **diethylbarbituric** Diethylbarbitursäure f.
–, **diethylene triamine penta-acetic** Diethylentriaminpentaessigsäure f.
–, **dihydrofolic** Dihydrofolsäure f.
–, **dihydrolipoic** Dihydroliponsäure f.
–, **dihydroxybenzoic** Dihydroxybenzoesäure f.
–, **dihydroxybutyric** Dihydroxybuttersäure f.
–, **dihydroxymandelic** Dihydroxymandelsäure f.
–, **dihydroxypalmitic** Dihydroxypalmitinsäure f.
–, **dihydroxyphenylpropionic** Dihydroxyphenylpropionsäure f.
–, **dihydroxypropionic** Dihydroxypropionsäure f.
–, **dimercaptosuccinic** Dimerkaptobernsteinsäure f.
–, **dinitrobenzoic** Dinitrobenzoesäure f.
–, **dioic** Disäure f.
–, **dioxovalerianic** Dioxovaleriansäure f.
–, **diphosphoglyceric** Diphosphoglyzerinsäure f.
–, **diphosphoric** Diphosphorsäure f.
–, **disulfuric (a)** Dischwefelsäure f.
–, **disulfurous (a)** dischweflige Säure f.
–, **disulphuric (e)** Dischwefelsäure f.
–, **disulphurous (e)** dischweflige Säure f.
–, **docosanoic** Docosansäure f.
–, **docosapentaenoic** Docosapentaensäure f.
–, **dodecanoic** Dodecansäure f.
–, **edetic** Edetinsäure f.
–, **eicosa...** see:/siehe: icosa...
–, **elaidic** Elaidinsäure f.
–, **ellagic** Ellagsäure f.
–, **enanthic (a)** Önanthsäure f.
–, **epsilon-aminocaproic** Epsilon-Aminokapronsäure f.
–, **ergotinic** Ergotinsäure f.
–, **erucic** Erucasäure f.
–, **erythronic** Erythronsäure f.
–, **etacrynic** Etacrynsäure f.
–, **ethacrynic** Etacrynsäure f.
–, **ethoxyacetic** Ethoxyessigsäure f.
–, **ethylenediamine tetra-acetic** Ethylendiamintetraessigsäure f.
–, **ethylmalonic** Ethylmalonsäure f.
–, **etianic** Aetiansäure f.
–, **etidronic** Etidronsäure f.
–, **eugenic** Eugensäure f.
–, **fatty** Fettsäure f.
–, **filicic** Filixsäure f.
–, **flavaspidic** Flavaspidsäure f.
–, **flufenaminic** Flufenaminsäure f.
–, **fluoroacetic** Fluoressigsäure f.
–, **fluorocarboxylic** Fluorkarbonsäure f.
–, **folic** Folsäure
–, **folinic** Folinsäure f.
–, **formic** Ameisensäure f.
–, **formiminoglutamic** Formiminoglutaminsäure f.
–, **formyltetrahydrofolic** Formyltetrahydrofolsäure f.
–, **free** freie Säure f.
–, **fumaric** Fumarsäure f.
–, **fuming nitric** rauchende Salpetersäure f.
–, **furoic** Brenzschleimsäure f.
–, **fusidinic** Fusidinsäure f.
–, **fytic** Fytinsäure f.
–, **gadopentetic** Gadopentetsäure f.
–, **galacturonic** Galakturonsäure f.
–, **gallic** Gallussäure f.
–, **gamma-aminobutyric** Gammaaminobuttersäure f.
–, **gammahydroxybutyric** Gammahydroxybuttersäure f.
–, **gastric** Magensäure f.
–, **gentisic** Gentisinsäure f.
–, **glacial acetic** Eisessig f.
–, **gluconic** Glukonsäure f.
–, **glucosaccharic** Glukozuckersäure f.
–, **glucuronic** Glukuronsäure f.
–, **glutaconic** Glutakonsäure f.
–, **glutamic** Glutaminsäure f.
–, **glutaminic** Glutaminsäure f.
–, **glutamylglutaminic** Glutamylglutaminsäure f.
–, **glutaric** Glutarsäure f.
–, **glutinic** Glutinsäure f.
–, **glyceric** Glyzerinsäure f.
–, **glycerophosphoric** Glyzerophosphorsäure f.
–, **glycocholic** Glykocholsäure f.
–, **glycogallic** Glykogallussäure f.
–, **glycolic** Glykolsäure f.
–, **glycolithocholic** Glykolithocholsäure f.
–, **glycoluric** Glykolursäure f.
–, **glycyrrhizic** Glycyrrhizinsäure f.
–, **glyoxylic** Glyoxylsäure f.
–, **guanidinoacetic** Guanidinoessigsäure f.
–, **guanidinosuccinic** Guanidinobernsteinsäure f.
–, **guanylic** Guanylsäure f.
–, **gulonic** Gulonsäure f.
–, **guluronic** Guluronsäure f.
–, **helvellic** Helvellasäure f.
–, **heptanoic** Heptansäure f., Önanthsäure f.
–, **hexadecanoic** Hexadecansäure f.
–, **hexadecenoic** Hexadecensäure f.
–, **hexaenoic** Hexaensäure f.

–, **hexanoic** Hexansäure f.
–, **hexonic** Hexonsäure f.
–, **hexose-diphosphoric** Hexosediphosphorsäure f.
–, **hexuronic** Hexuronsäure f.
–, **hippuric** Hippursäure f.
–, **homogentisic** Homogentisinsäure f.
–, **homopiperidinic** Homopiperidinsäure f.
–, **homovanillic** Homovanillinsäure f.
–, **humic** Huminsäure f.
–, **hyaluronic** Hyaluronsäure f.
–, **hydracrylic** Hydrakrylsäure f.
–, **hydrazoic (a)** Stickstoffwasserstoffsäure f.
–, **hydriodic** Jodwasserstoffsäure f.
–, **hydrobromic** Bromwasserstoffsäure f.
–, **hydrochloric** Salzsäure f.
–, **hydrocyanic** Blausäure f.
–, **hydrofluoric** Fluorwasserstoffsäure f., Flusssäure f.
–, **hydronitric** Stickstoffwasserstoffsäure f.
–, **hydroperoxy-icosatetraenoic acid** Hydroperoxyicosatetraensäure f.
–, **hydroxamic** Hydroxamsäure f.
–, **hydroxy** Hydroxysäure f.
–, **hydroxyanthranilic** Hydroxyanthranilsäure f.
–, **hydroxybutyric** Hydroxybuttersäure f.
–, **hydroxycarboxylic** Hydroxykarbonsäure f.
–, **hydroxycholanic** Hydroxycholansäure f.
–, **hydroxyeicosa...** see:/siehe: hydroxyicosa...
–, **hydroxyglutamic** Hydroxyglutaminsäure f.
–, **hydroxyheptadecatrienoic** Hydroxyheptadecatriensäure f.
–, **hydroxy-icosatetraenoic** Hydroxyicosatetraensäure f.
–, **hydroxy-indolacetic** Hydroxyindolessigsäure f.
–, **hydroxymethylglutaric** Hydroxymethylglutarsäure f.
–, **hydroxyoxoadipic** Hydroxyoxoadipinsäure f.
–, **hydroxyoxoglutaric** Hydroxyoxoglutarsäure f.
–, **hydroxyphenylacetic** Hydroxyphenylessigsäure f.
–, **hydroxyphenyllactic** Hydroxyphenylmilchsäure f.
–, **hydroxyphenylpyruvic** Hydroxyphenylbrenztraubensäure f.
–, **hydroxytetradecanoic** Hydroxytetradecansäure f.
–, **hydroxytetraenoic** Hydroxytetraensäure f.
–, **hypobromous** hypobromige Säure f.
–, **hypochlorous** hypochlorige Säure f.
–, **hypoiodous** hypoiodige Säure f.
–, **hyponitrous** hyposalpetrige Säure f.
–, **hypophosphoric** Unterphosphorsäure f., Hypophosphorsäure f.
–, **hypophosphorous** Phosphinsäure f.
–, **hyposulfurous (a)** Thioschwefelsäure f.
–, **hyposulphurous (e)** Thioschwefelsäure f.
–, **ibandronic** Ibandronsäure f.
–, **ichiba** Ischibasäure f.
–, **icosanic** Icosansäure f., Eicosansäure f.
–, **icosapentaenoic** Icosapentaensäure f.
–, **icosatetraenoic** Icosatetraensäure f.
–, **icosatrienoic** Icosatriensäure f.
–, **idonic** Idonsäure f.
–, **idosaminic** Idosaminsäure f.
–, **iduronic** Iduronsäure f.
–, **igasuric** Igasursäure f.
–, **imidazole-acetic** Imidazolessigsäure f.
–, **imidazole-lactic** Imidazolmilchsäure f.
–, **imidic** Imidsäure f.
–, **imino** Iminosäure f.
–, **indacrynic** Indacrynsäure f.
–, **indolacetic** Indolessigsäure f.
–, **indollactic** Indolmilchsäure f.
–, **indoxylsulfuric (a)** Indoxylschwefelsäure f.
–, **indoxylsulphuric (e)** Indoxylschwefelsäure f.
–, **inosinic** Inosinsäure f.
–, **iobenzamic** Iobenzaminsäure f.
–, **iocarmic** Iocarminsäure f.
–, **iocetamic** Iocetaminsäure f.
–, **iodic** Jodsäure f., Iodsäure f.
–, **iodoamino** Jodaminosäure f., Iodaminosäure f.
–, **iodogorgoic** Jodgorgosäure f., Dijodtyrosin n.
–, **iodoxamic** Iodoxaminsäure f.
–, **ioglicic** Ioglicinsäure f.
–, **ioglycamic** Ioglykaminsäure f.
–, **iopanoic** Iopansäure f.
–, **iophenoxic** Iophenoxinsäure f.
–, **iopodic** Iopodinsäure f.
–, **iopronic** Iopronsäure f.
–, **iotalamic** Iotalaminsäure f.
–, **iotroxic** Iotroxinsäure f.
–, **ioxaglic** Ioxaglinsäure f.
–, **ioxitalamic** Ioxitalaminsäure f.
–, **isonicotinic** Isonikotinsäure f.
–, **isopropylacetic** Isopropylessigsäure f.
–, **isouric** Isoharnsäure f.
–, **isovalerianic** Isovaleriansäure f.
–, **keto** Ketosäure f.
–, **ketoglutaric** Ketoglutarsäure f.
–, **ketoisocaproic** Ketoisokapronsäure f.
–, **ketolithocholic** Ketolithocholsäure f.

–, **ketosuccinic** Ketobernsteinsäure f.
–, **kynurenic** Kynurensäure f.
–, **lactic** Milchsäure f.
–, **lactobionic** Laktobionsäure f.
–, **laevulinic (e)** Lävulinsäure f.
–, **lauric** Laurinsäure f.
–, **levulinic (a)** Lävulinsäure f.
–, **lignoceric** Lignocerinsäure f.
–, **linoleic** Linolsäure f.
–, **linolenic** Linolensäure f.
–, **lipoic** Liponsäure f.
–, **lithocholic** Lithocholsäure f.
–, **lysergic** Lysergsäure f.
–, **maleic** Maleinsäure f.
–, **malic** Äpfelsäure f.
–, **malonic** Malonsäure f.
–, **mandelic** Mandelsäure f.
–, **manganic** Mangansäure f.
–, **mannitic** Mannitsäure f.
–, **mannuronic** Mannuronsäure f.
–, **margaric** Margarinsäure f.
–, **meconic** Mekonsäure f.
–, **mefenaminic** Mefenaminsäure f.
–, **melissic** Melissinsäure f.
–, **mercaptoethanesulfonic (a)** Merkaptoethansulfonsäure f.
–, **mercaptoethanesulphonic (e)** Merkaptoethansulfonsäure f.
–, **mercapturic** Merkaptursäure f.
–, **metaphosphoric** Metaphosphorsäure f.
–, **methacrylic** Methakrylsäure f.
–, **methanoic** Methansäure f.
–, **methylamino** Methylaminosäure f.
–, **methylmalonic** Methylmalonsäure f.
–, **methyloctadecanoic** Methyloktadecansäure f.
–, **mevalonic** Mevalonsäure f.
–, **monoaminomonocarboxylic** Monoaminomonokarbonsäure f.
–, **monobasic** einbasige Säure f.
–, **monocarboxylic** Monokarbonsäure f.
–, **monochloracetic** Monochloressigsäure f.
–, **monoenic** Monoensäure f.
–, **montanic** Montansäure f.
–, **morrhuic** Lebertranfettsäure f.
–, **mucic** Schleimsäure f.
–, **mucoitin-sulfuric (a)** Mukoitinschwefelsäure f.
–, **mucoitin-sulphuric (e)** Mukoitinschwefelsäure f.
–, **muconic** Mukonsäure f.
–, **muramic** Muraminsäure f.
–, **muriatic** Salzsäure f.
–, **mycoceranic** Mykoceransäure f.
–, **mycophenolic** Mykophenolsäure f.
–, **myristic** Myristinsäure f.
–, **myristoleic** Myristoleinsäure f.
–, **nalidixic** Nalidixinsäure f.
–, **naphthalenesulfonic (a)** Naphthalinsulfonsäure f.
–, **naphthalenesulphonic (e)** Napththalinsulfonsäure f.
–, **nervonic** Nervonsäure f.
–, **neuraminic** Neuraminsäure f.
–, **nicotinic** Nikotinsäure f.
–, **nifluminic** Nifluminsäure f.
–, **nitric** Salpetersäure f.
–, **nitrohydrochloric** Königswasser n.
–, **nitromuriatic** Königswasser n.
–, **nitrosonitric** rauchende Salpetersäure f.
–, **nitrous** salpetrige Säure f.
–, **nonacosanoic** Nonacosansäure f.
–, **nonadecylic** Nonadecylsäure f.
–, **nucleic** Nukleinsäure f.
–, **nucleinic** Nukleinsäure f.
–, **octadecadienoic** Oktadecadiensäure f.
–, **octadecanoic** Oktadecansäure f.
–, **octadecatrienoic** Oktadecatriensäure f.
–, **octadecenoic** Oktadecensäure f.
–, **octanoic** Oktansäure f.
–, **oenanthic (e)** Önanthsäure f.
–, **oleic** Ölsäure f.
–, **ornithuric** Ornithursäure f.
–, **orotic** Orotsäure f.
–, **orthoaminosalicylic** Orthoaminosalizylsäure f.
–, **orthophosporic** Orthophosphorsäure f.
–, **osmic** Osmiumsäure f.
–, **oxalacetic** Oxalessigsäure f.
–, **oxalic** Kleesäure f.
–, **oxalosuccinic** Oxalbernsteinsäure f.
–, **oxoacetic** Oxoessigsäure f.
–, **oxoadipic** Oxoadipinsäure f.
–, **oxobutyric** Oxobuttersäure f.
–, **oxocarboxylic** Oxokarbonsäure f.
–, **oxoisocaproic** Oxoisokapronsäure f.
–, **oxoisovalerianic** Oxoisovaleriansäure f.
–, **oxolinic** Oxolinsäure f.
–, **oxosuccinic** Oxobernsteinsäure f.
–, **oxyacetic** Oxyessigsäure f.
–, **oxymandelic** Oxymandelsäure f.
–, **palmitic** Palmitinsäure f.
–, **palmitoleic** Palmitoleinsäure f.
–, **pamidronic** Pamidronsäure f.
–, **pantothenic** Pantothensäure f.
–, **para-aminobenzoic** Paraaminobenzoesäure f.
–, **para-aminohippuric** Paraaminohippursäure f.

A

–, **para-aminosalicylic** Paraaminosalizylsäure f.
–, **paraffinic** Paraffinsäure f.
–, **pelargonic** Pelargonsäure f.
–, **penicillanic** Penicillansäure f.
–, **penicillic** Penicillsäure f.
–, **pentacosanic** Pentacosansäure f.
–, **pentadecanoic** Pentadecansäure f.
–, **pentadecylic** Pentadecylsäure f.
–, **pentaenoic** Pentaensäure f.
–, **pentanoic** Pentansäure f.
–, **peracetic** Peressigsäure f.
–, **perboric** Perborsäure f.
–, **perchloric** Perchlorsäure f.
–, **permanganic** Permangansäure f.
–, **phenolsulfonic (a)** Phenolsulfonsäure f.
–, **phenolsulphonic (e)** Phenolsulfonsäure f.
–, **phenylacetic** Phenylessigsäure f.
–, **phenylethylbarbituric** Phenylethylbarbitursäure f.
–, **phenylcinchoninic** Phenylchinolinkarbonsäure f.
–, **phosphatidic** Phosphatidsäure f.
–, **phosphinic** Phosphinsäure f.
–, **phosphinous** phosphinige Säure f.
–, **phosphoglyceric** Phosphoglyzerinsäure f.
–, **phosphonic** Phosphonsäure f.
–, **phosphono-acetic** Phosphonoessigsäure f.
–, **phosphono-formic** Phosphonoameisensäure f.
–, **phosphonous** phosphonige Säure f.
–, **phosphoribosylimidazole-acetic** Phosphoribosylimidazolessigsäure f.
–, **phosphoric** Phosphorsäure f.
–, **phosphorous** phosphorige Säure f.
–, **phosphothioic** Thiophosphorsäure f.
–, **phosphotungstic** Phosphorwolframsäure f.
–, **phthalic** Phthalsäure f.
–, **phytanic** Phytansäure f.
–, **phytic** Phytinsäure f., Fytinsäure f.
–, **picolinic** Pikolinsäure f.
–, **picric** Pikrinsäure f.
–, **pimelic** Pimelinsäure f.
–, **pipecolic** Pipecolinsäure f.
–, **pipemidic** Pipemidsäure f.
–, **piperidinic** Piperidinsäure f.
–, **plasmanic** Plasmansäure f.
–, **polyacrylic** Polyakrylsäure f.
–, **polycytidylic** Polycytidylsäure f.
–, **polyene** Polyensäure f.
–, **polymethacrylic** Polymethakrylsäure f.
–, **polysulfonic (a)** Polysulfonsäure f.
–, **polysulphonic (e)** Polysulfonsäure f.
–, **polythymidylic** Polythymidylsäure f.
–, **polyunsaturated fatty** mehrfach ungesättigte Fettsäure f.
–, **propionic** Propionsäure f.
–, **propylpentanoic** Propylpentansäure f.
–, **prostadienoic** Prostadiensäure f.
–, **prostanic** Prostansäure f.
–, **prussic** Blausäure f.
–, **pteroylglutamic** Pteroylglutaminsäure f.
–, **pyrazolic** Pyrazolsäure f.
–, **pyrogallic** Pyrogallussäure f.
–, **pyroglutamic** Pyroglutaminsäure f.
–, **pyroglutaminic** Pyroglutaminsäure f.
–, **pyrophosphoric** Pyrosphosphorsäure f.
–, **pyrosulfuric (a)** rauchende Schwefelsäure f.
–, **pyrosulphuric (e)** rauchende Schwefelsäure f.
–, **pyruvic** Brenztraubensäure f.
–, **quinic** Chinasäure f.
–, **quinoline** Chinolinsäure f.
–, **quinoline-carboxylic** Chinolinkarbonsäure f.
–, **quinolinic** Chinolinsäure f.
–, **ranelic** Ranelicsäure f.
–, **retinoic** Retinoesäure f.
–, **rhodanic** Rhodansäure f.
–, **ribonic** Ribonsäure f.
–, **ribonucleic** Ribonukleinsäure f.
–, **ricinoleic** Rizinolsäure f.
–, **risedronic** Risedronsäure f.
–, **rosolic** Rosolsäure f.
–, **saccharic** Zuckersäure f.
–, **salicylic** Salizylsäure f.
–, **salicylous** salizylige Säure f.
–, **santalinic** Santalinsäure f.
–, **santoninic** Santoninsäure f.
–, **sebacic** Sebacinsäure f.
–, **selenic** Selensäure f.
–, **selenous** selenige Säure f.
–, **sense nucleic** Sense-Nukleinsäure f.
–, **shikimic** Shikimisäure f.
–, **sialic** Sialinsäure f., Acylneuraminsäure f.
–, **silicic** Kieselsäure f.
–, **silicotungstic** Wolframatokieselsäure f.
–, **sorbic** Sorbinsäure f.
–, **sozoiodolic** Sozojodolsäure f.
–, **spaglumic** Spagluminsäure f.
–, **spent** Dünnsäure f.
–, **stearic** Stearinsäure f.
–, **strong** starke Säure f.
–, **suberic** Suberinsäure f.
–, **succinic** Bernsteinsäure f.
–, **sugar** Zuckersäure f.
–, **sulfaloxic (a)** Sulfaloxinsäure f.
–, **sulfaminic (a)** Sulfaminsäure f.

–, **sulfanilic (a)** Sulfanilsäure f.
–, **sulfinic (a)** Sulfinsäure f.
–, **sulfo (a)** Sulfosäure f.
–, **sulfonic (a)** Sulfonsäure f.
–, **sulfosalicylic (a)** Sulfosalizylsäure f.
–, **sulfuric (a)** Schwefelsäure f.
–, **sulfurous (a)** schweflige Säure f.
–, **sulphaloxic (e)** Sulfaloxinsäure f.
–, **sulphaminic (e)** Sulfaminsäure f.
–, **sulphanilic (e)** Sulfanilsäure f.
–, **sulphinic (e)** Sulfinsäure f.
–, **sulpho (e)** Sulfosäure f.
–, **sulphonic (e)** Sulfonsäure f.
–, **sulphosalicylic (e)** Sulfosalizylsäure f.
–, **sulphuric (e)** Schwefelsäure f.
–, **sulphurous (e)** schweflige Säure f.
–, **tannic** Gerbsäure f.
–, **tartaric** Weinsäure f.
–, **taurocholic** Taurocholsäure f.
–, **tauroursodeoxycholic** Tauroursodesoxycholsäure f.
–, **teichoic** Teichonsäure f.
–, **teichuronic** Teichuronsäure f.
–, **telluric** Tellursäure f.
–, **tetrabasic** vierbasige Säure f.
–, **tetracosanoic** Tetracosansäure f.
–, **tetracosenoic** Tetracosensäure f.
–, **tetradecanoic** Tetradecansäure f.
–, **tetraenoic** Tetraensäure f.
–, **tetrahydrofolic** Tetrahydrofolsäure f.
–, **tetramethylhexadecanoic** Tetramethylhexadecansäure f.
–, **thioacetic** Thioessigsäure f.
–, **thioaminopropionic** Thioaminopropionsäure f., Thioalanin n.
–, **thiocyanic** Rhodansäure f.
–, **thiophosphoric** Thiophosphorsäure f.
–, **thiosulfuric (a)** Thioschwefelsäure f.
–, **thiosulphuric (e)** Thioschwefelsäure f.
–, **thiothiazolidincarbxylic** Thiothiazolidinkarbonsäure f.
–, **threonic** Threonsäure f.
–, **thymidylic** Thymidylsäure f.
–, **tiaprofenic** Tiaprofensäure f.
–, **tienylic** Tienylsäure f.
–, **tiludronic** Tiludronsäure f.
–, **tranexamic** Tranexamsäure f.
–, **triazoic (e)** Stickstoffwasserstoffsäure f.
–, **tribasic** dreibasige Säure f.
–, **tricarboxylic** Trikarbonsäure f.
–, **trichloroacetic** Trichloressigsäure f.
–, **tricosanic** Tricosansäure f.
–, **tridecylic** Tridecylsäure f.
–, **trienoic** Triensäure f.
–, **triiodobenzoic** Trijodbenzoesäure f.
–, **triiodothyroacetic** Trijodthyroessigsäure f.
–, **trimethylacetic** Trimethylessigsäure f.
–, **trimethyloctacosanoic** Trimethyloktacosansäure f.
–, **triphosphoric** Triphosphorsäure f.
–, **tropic** Tropasäure f.
–, **tuberculostearic** Tuberkulostearinsäure f.
–, **umbellic** Dioxyzimtsäure f.
–, **undecylenic** Undecylensäure f.
–, **undecylic** Undecylsäure f.
–, **uric** Harnsäure f.
–, **uridindiphosphoglucuronic** Uridindiphosphoglukuronsäure f.
–, **uridylic** Uridylsäure f.
–, **urocanic** Urokaninsäure f.
–, **uronic** Uronsäure f.
–, **ursodeoxycholic** Ursodesoxycholsäure f.
–, **valerianic** Baldriansäure f., Valeriansäure f.
–, **valeric** Baldriansäure f.
–, **valproic** Valproinsäure f.
–, **vanadic** Vanadinsäure f.
–, **vanillic** Vanillesäure f.
–, **vanillyl-mandelic** Vanillinmandelsäure f.
–, **vanilmandelic** Vanillinmandelsäure f.
–, **weak** schwache Säure f.
–, **xanoxic** Xanoxinsäure f.
–, **xanthic** Xanthinsäure f.
–, **xanthogenic** Xanthinsäure f.
–, **xanthurenic** Xanthurensäure f.
–, **xanthylic** Xanthylsäure f.
–, **xenazoic** Xenazoesäure f.
–, **xenyhexenic** Diphenesensäure f.
–, **xylonic** Xylonsäure f.
–, **zoledronic** Zoledronsäure f.
acidaemia; acidaemic (e) Azidämie f.; azidämisch
acidalbumin Azidalbumin n.
acidaminuria Azidaminurie f.
acid-base balance Säure-Basen-Gleichgewicht n.
acid-base equilibrium Säure-Basen-Gleichgewicht n.
acidemia; acidemic (a) Azidämie f.; azidämisch
acid-fast säurefest
acid-forming säurebildend
acid-free säurefrei
acidify, to säuern, sauer machen
acidimeter Azidimeter n.
acidity Azidität f.
acidity, total Gesamtazidität f.
acidocillin *d.e.* n.
acidodeoxythymidine Azidodesoxythymidin n.
acidophilic azidophil

acidoresistance Säureresistenz f.
acidoresistant säureresistent
acidosis Azidose f.
acidosis, lactic Laktatazidose f.
acidothymidine Azidothymidin n.
acidotic azidotisch
acid pickling (dent.) Absäuern n.
acidulate, to ansäuern
acidulous schwach sauer, säuerlich
aciduria Azidurie f.
–, glutaric Glutarazidurie f.
acid-washing (dent.) Absäuern n.
acinar azinär, azinös
acinotubular azinotubulär
acinous azinös
acinus Azinus m.
acipimox *d.e.* n.
acitretin *d.e.* n.
acladiosis Akladiose f.
acne Akne f.
–, bromide Bromakne f.
–, chlorine Chlorakne f.
acne conglobata *d.e.*
acne keratosa *d.e.*
acne rosacea *d.e.*
acne varioliformis *d.e.*
acne vulgaris *d.e.*
acnemia Aknemie f.
acoasma Akoasma n.
aconitan *d.e.* n., Akonitan n.
aconitase Akonitase f.
aconitate Akonitat n.
aconite Akonit n.
aconitine Akonitin n.
acoustic akustisch
acoustic meatus Gehörgang m.
acoustic neurinoma Akustikusneurinom n.
acoustic stimulator Akustikusreizgerät n.
acousticofacial akustikofazial
acoustics Akustik f.
acquire, to erwerben, sich zuziehen
acral akral
acridine Acridin n., Akridin n.
acriflavine hydrochloride Trypaflavin n.
acroblast Akroblast m.
acroblastic akroblastisch
acrocentric akrozentrisch
acrocephalosyndactyly Akrozephalosyndaktylie f.
acrocephaly Turmschädel m.
acrocyanosis Akrozyanose f.
acrocyanotic akrozyanotisch
acrodynia Akrodynie f.
acrofacial akrofazial
acrogeria Akrogerie f.
acrognosis Akrognosis f.
acrohyperhidrosis Akrohyperhidrose f.
acrokeratosis Akrokeratose f.
acrolein *d.e.* n.
acromegalic akromegal
acromegaly Akromegalie f.
acromelalgia Akromelalgie f.
acromial akromial
acromicria Akromikrie f.
acromioclavicular akromioklavikular
acromioscapular akromioskapular
acromiothoracic akromiothorakal
acroneurosis Akroneurose f.
acronyx eingewachsener Nagel m.
acro-osteolysis Akroosteolyse f.
acropachy Akropachie f.
acroparaesthesia (e) Akroparästhesie f.
acroparaesthetic (e) akroparästhetisch
acroparesthesia (a) Akroparästhesie f.
acroparesthetic (a) akroparästhetisch
acrosin Akrosin n.
acrosomal akrosomal
acrosome Akrosom n.
acryl *d.e.* n., Akryl n.
acryl amide Akrylamid n.
acrylate Acrylat n., Akrylat n.
acrylonitrile Akrylonitril n.
act, compulsive Zwangshandlung f.
–, irrational Kurzschlusshandlung f.
ACTH (adrenocorticotropic hormone) adrenocorticotropes Hormon n. (ACTH)
actin *d.e.* n.
actinic aktinisch
actinide Aktinid n.
actinin Aktinin n.
actinium Aktinium n.
actinobacillosis Aktinobazillose f.
Actinobacillus mallei Rotzbazillus m.
actinological strahlenkundlich
actinology Strahlenkunde f.
actinomyces *d.e.* n.
actinomycetoma Aktinomyzetom n.
actinomycin *d.e.* n.
actinomycosis Aktinomykose f.
actinomycotic aktinomykotisch
actinotherapy Strahlenbehandlung f.
actinouranium Aktinouran n.
action Aktion f., Handlung f., Tätigkeit f., Wirkung f.
action current Aktionsstrom m.
action, mode of – Wirkungsweise f.
action spectrum Wirkungsspektrum n.
action, substitutional Ersatzhandlung f.
activate, to aktivieren

activation Aktivierung f.
activator Aktivator m.
active aktiv
activity Aktivität f., Tätigkeit f.
–, resting Ruhetätigkeit f.
actol Aktol n.
actomyosin Aktomyosin n.
acuity Akuität f.
acuity, visual Sehschärfe f.
acupressure Akupressur f.
acupuncture Akupunktur f.
acustic... see:/siehe: acoustic
acute akut
acute phase protein Akutphasenprotein n.
acute phase response Akutphasenreaktion f.
acute yellow atrophy akute gelbe Atrophie f.
acutely ill patient akutkranke Person f.
acyclic azyklisch
acycloguanosine Acycloguanosin n.
acyclovir *d.e.* n., Aciclovir n.
acyl *d.e.* n., Azyl n.
acylase *d.e.* f.
acylate, to acylieren
acylation Acylierung f.
acyldecarboxylase Acyldekarbooxylase f.
acyldehydrogenase *d.e.* f.
acylethanolamine Acylethanolamin n.
acylglycerol Acylglyzerin n.
acylguanidine Acylguanidin n.
acyltransferase *d.e.* f.
acylureidomethylpenicillin *d.e.* n.
acylureidopenicillin *d.e.* n.
A.D. (axiodistal) axiodistal
adactylia Adaktylie f.
adalimumab *d.e.* n.
adamantanamine Adamantanamin n.
adamantine Adamantin n.
adamantinoma Adamantinom n.
adamantoblast *d.e.* m.
adamantoylcytarabine Adamantoylcytarabin n.
Adam's apple Adamsapfel m.
adamsite Adamsit n.
Adams-Stokes disease Adams-Stokes-Syndrom n.
adapalene Adapalen n.
adapt, to anpassen, adaptieren
adaptability Anpassungsfähigkeit f.; Anwendbarkeit f.
adaptable anpassungsfähig; anwendbar, verwendbar
adaptation *d.e.* f.
–, dark Dunkelanpassung f.
–, marginal Randanpassung f.
–, reciprocal Reziprokanpassung f.
adapter *d.e.* m.
adaptinosis Adaptinose f.
adaption Adaptation f.
adaptive anpassungsfähig
adaptiveness Anpassungsfähigkeit f.
adaptivity Anpassungsfähigkeit f.
adaptometer *d.e.* n.
adaptometric adaptometrisch
adaptometry Adaptometrie f.
adaptor *d.e.* m.
A.D.C. (axiodistocervical) axiodistozervikal
adder Natter f.; Kreuzotter f.
addict süchtig; Suchtkranke f., Suchtkranker m.
addiction Sucht f., Abhängigkeit f. von Suchtmitteln
–, alcohol Alkoholsucht f.
–, drug Arzneimittelsucht f., Drogensucht f.
–, gambling Spielsucht f.
addictive Sucht erzeugend
addisonian crisis Addison-Krise f.
addisonism Addisonismus m.
Addison's anaemia (e) perniziöse Anämie f.
Addison's anemia (a) perniziöse Anämie f.
Addison's disease Addisonsche Krankheit f.
addition *d.e.* f., Hinzufügung f.; Zufuhr f.
additional zusätzlich
– food Beikost f., Zusatzkost f.
additive Zusatz m.
adduct, to adduzieren
adduction Adduktion f.
adductor Adduktor m.
– canal Adduktorenkanal m.
adefovir *d.e.* n.
adelomorphous adelomorph
adendritic adendritisch
adenine Adenin n.
– phosphoribosyltransferase Adeninphosphoribosyltransferase f.
adenitic adenitisch
adenitis *d.e.* f.
adeno-acanthoma Adenoakanthom n.
adeno-angiosarcoma Adenoangiosarkom n.
adenoblast *d.e.* m.
adenocarcinoma Adenokarzinom n.
adenocele *d.e.* f., Adenozele f.
adenochondroma Adenochondrom n.
adenochondrosarcoma Adenochondrosarkom n.
adenochrome Adenochrom n.
adenofibroma Adenofibrom n.
adenography Adenographie f.
adenohypophysis Adenohypophyse f.
adenoid *d.e.*
adenoidectomy Adenoidektomie f.

A

adenoiditis *d.e.* f.
adenoids adenoide Vegetationen f. pl.
adenolipomatosis Adenolipomatose f.
adenolymphoma Adenolymphom n.
adenoma Adenom n.
adenoma, islet Insulom n.
adenoma sebaceum *d.e.*
adenoma sudoriparum Adenoma sudoriferum
adenomatosis Adenomatose f.
adenomatous adenomatös
adenomyoma Adenomyom n.
adenosclerosis Adenosklerose f., Drüsensklerose f.
adenosine Adenosin n.
adenosquamous adenosquamös
adenosylmethionine Adenosylmethionin n.
adenotome Adenotom n.
adenotomy Adenotomie f.
adenoviral infection Adenovirus-Infektion f.
adenylate Adenylat n.
adenyl cyclase Adenylzyklase f.
adequate adäquat
adermin *d.e.* n.
A.D.G. (axiodistogingival) axiodistogingival
ADH (antidiuretic hormone) antidiuretisches Hormon n.
ADHD (attention-deficit hyperactivity disorder) Aufmerksamkeitsdefizit-/ Hyperaktivitätsstörung f. (ADHS)
adhere, to anhaften, anhängen, festkleben
adhesin Adhäsin n.
adhesiolysis Débridement n.; Adhäsionsbeseitigung f.
adhesion Adhäsion f.
–, denture Zahnprothesenhaftung f.
adhesive adhäsiv
adhibit, to anwenden
ADI (acceptable daily intake) vertretbare tägliche Einverleibung f.
A.D.I. (axiodistoincisal) axiodistoinzisal
adiabatic adiabatisch
adiadochokinesis Adiadochokinese f.
adiaphoresis Adiaphorese f.
adiaphoretic adiaphoretisch
adinazolam *d.e.* n.
adipate Adipat n.
adipocele Adipozele f.
adipocere Leichenwachs n.
adipocyte Adipozyt m.
adipokine Adipokin n.
adiponecrosis Adiponekrose f.
adiponectin *d.e.* n.
adipose fettsüchtig, adipös
adipose tissue Fettgewebe n.
adiposis Fettsucht f.
adiposis dolorosa Dercumsche Krankheit f.
adiposity Fettsucht f.
adiposogenital *d.e.*
adiposogigantism Adiposogigantismus m.
adipostate Adipostat m.
adipsia Adipsie f.
adjacent angrenzend, anliegend, benachbart
adjournment Verschiebung f.
adjust, to anpassen, einstellen, regulieren, justieren
adjustable verstellbar, regulierbar
adjustment Anpassung f., Regelung f., Einstellung f., Justierung f.
adjuvant Adjuvans n.; unterstützend
adjuvanticity Adjuvantizität f.
admedian nahe der Mitte gelegen
adminicle Adminikulum n.
administer, to verwalten; verabfolgen, anwenden
administration Verwaltung f.; Verabfolgung f., Anwendung f.
administrative arrangements pl. ministerielle Vorgaben f. pl.
administrator Verwalter m.; Anwender m.
admission Zulassung f., Annahme f., Aufnahme f.
admission to a hospital Krankenhausaufnahme f.
admission unit Aufnahmestation f.
admixture Beimischung f.
adnectomy Adnektomie f.
adnex *d.e.* m.
adnexectomy Adnexektomie f.
adnexitic adnexitisch
adnexitis *d.e.* f.
adnexopexy Adnexopexie f., Adnexanheftung f.
A.D.O. (axiodisto-occlusal) axiodistookklusal
adolescence Adoleszenz f.
adolescent Adoleszent m., Adoleszentin f.
adonidin *d.e.* n.
adonitol Adonit m.
adontia Adontie f.
adopt, to adoptieren
adoption *d.e.* f.
adoptive adoptiv
ADP (adenosine diphosphate) Adenosindiphosphat n.
adrenal *d.e.*
adrenal cortex Nebennierenrinde f.
adrenal cortical hypofunction Nebennierenrindenunterfunktion f.

adrenal insufficiency Nebenniereninsuffizienz f.
adrenal marrow Nebennierenmark n.
adrenal medulla Nebennierenmark n.
adrenalectomize, to adrenalektomieren
adrenalectomy Adrenalektomie f., Nebennierenentfernung f.
adrenalin(e) Adrenalin n., Epinephrin n.
adrenalin(e) test (cardiol.) Adrenalin-Test (kardiol.) m.
adrenarche *d.e.* f.
adrenergic adrenergisch
adrenoceptor Adrenorezeptor m.
adrenochrome Adrenochrom n.
adrenocorticotropic adrenokortikotrop
adrenogenital *d.e.*
adrenoleukodystrophy Adrenoleukodystrophie f.
adrenolytic adrenolytisch; Adrenolytikum n.
adrenomedullary adrenomedullär
adrenoprival adrenopriv
adrenoreceptor Adrenorezeptor m.
adrenostatic adrenostatisch; Adrenostatikum n.
adrenotropic adrenotrop
adriamycin *d.e.* n.
adsorb, to adsorbieren
adsorbent Adsorbens n.
adsorption *d.e.* f.
ADT (any desired thing) Plazebo n.
adult *d.e.*, erwachsen; Erwachsener m., Erwachsene f.
adulthood Erwachsenenalter n.
advanced fortgeschritten
advance directive Patientenverfügung f.
advancement Verlagerungsoperation f.
advances Fortschritte m. pl.
adventitia *d.e.* f.
adversive adversiv
advice Rat m.
advise, to raten, beraten
advisory center (a) Beratungsstelle f.
advisory centre (e) Beratungsstelle f.
adynamia Adynamie f.
AED (antiepileptic drug) antiepileptisches Medikament n.
Aedes *d.e.* m.
aegophony (e) Ägophonie f.
aerate, to belüften
aeration Belüftung f.
– tube Belüftungsschlauch m.
Aerobacter aerogenes *d.e.*
aerobe Aerobier m.
aerobic aerob
aerobiosis Aerobiose f.
aerobiotic aerobiotisch
aerocele Aerozele f.
aerocystoscopic aerozystoskopisch
aerocystoscopy Aerozystoskopie f.
aerodynamic aerodynamisch
aerodynamics Aerodynamik f.
aerogram Aerogramm n.
aerographic aerographisch
aerography Aerographie f.
aeromammography Aeromammographie f.
aeromedical luftfahrtmedizinisch
aeromedicine Luftfahrtmedizin f.
aeroneurosis Aeroneurose f.
aerophagy Aerophagie f.
aerosol *d.e.* n.
– apparatus Aerosolapparat m.
aerosolize to aerosolieren
aerosyringitis *d.e.* f.
aescin (e) *d.e.* n.
aescinate (e) Aescinat n.
aesculetin (e) Äsculetin n.
aesculin (e) Äsculin n.
aesthesioneuroblastoma (e) Ästhesioneuroblastom n.
aesthetical (e) ästhetisch
aestival (e) sommerlich
aestivo-autumnal malaria (e) Malaria tropica
aetiological (e) ätiologisch
aetiology (e) Ätiologie
aetioporphyrin Ätioporphyrin n.
aetiotropic (e) ätiotrop
afebrile afebril
affect Affekt m.
affect block Affektstauung f.
affect, to befallen, affizieren, angreifen
affected, to be befallen sein
affection Affektion f., Befall m.
affective affektiv
affective instability Affektlabilität f., Affektschwäche f.
affectivity Affektivität f.
afference Afferenz f.
afferent *d.e.*
affinity Affinität f.
affix, to anheften
afflux *d.e.* m.
affusion, Kneipp's Kneippscher Guss m.
afibrinogenaemia (e) Afibrinogenämie f.
afibrinogenemia (a) Afibrinogenämie f.
aflatoxicosis Aflatoxikose f.
aflatoxin *d.e.* n.
AFP (alpha-1 fetoprotein) Alpha-1-Fetoprotein n. (AFP)

AFR (antifibrinolysin reaction) Antifibrinolysinreaktion f. (AFR)
afterbirth Nachgeburt f.
afterbleeding Nachblutung f.
afterbrain Hinterhirn n.
after-care Nachbehandlung, Nachsorge f.
after-cataract Nachstar m.
after-condensation Nachkondensation f.
after-discharge Nacherregung f., Nachentladung f.
after-effect Nachwirkung f.
after-examination Nachuntersuchung f., Nachprüfung f.
after-image Nachbild n.
afterload Nachbelastung f., Nachlast f.
after-pains Nachwehen f. pl.
afterpotential Nachpotential n.
after-result Spätergebnis n., Spätresultat n.
after-sale service Kundendienst m.
after-treatment Nachbehandlung f.
A.G. (axiogingival) axiogingival
against the rule regelwidrig
agalactia Agalaktie f.
agamic asexuell
agammaglobulinaemia (e) Agammaglobulinämie f.
agammaglobulinemia (a) Agammaglobulinämie f.
agamous asexuell
aglionic aganglionär
aganglionosis Aganglionose f.
agar *d.e.* m.
agar, ascitic fluid Aszitesagar m.
–, bile salt Gallensalzagar m.
–, blood Blutagar m.
–, brilliant green Brillantgrünagar m.
–, dextrose Dextroseagar m.
–, Dieudonné's Dieudonné-Agar m.
–, Drigalski's Drigalski-Agar m.
–, fuchsin Fuchsinagar m.
–, gelatin Gelatineagar m.
–, glucose Glukoseagar m.
–, Löffler's Löffler-Agar m.
–, potato-blood Kartoffel-Blut-Agar m.
–, serum Serumagar m.
–, tellurite Telluritagar m.
agar-agar *d.e.* m.
agaric Blätterpilz m.
agaric, fly Fliegenpilz m.
agaricin Agarizin n.
agarose *d.e.* f.
agarose gel Agarose-Gel n.
agastric agastrisch
agate Achat m.
AGC (automatic gain control) automatische Verstärkungsregelung f.
age Alter n., Lebensalter n.
age, advanced höheres Alter n.
age changes Altersveränderungen f. pl.
age-dependent altersabhängig
ageing Altern n.
age-limit Altersgrenze f.
agenitalism Agenitalismus m.
agent Agens n.
–, bonding (dent.) Haftvermittler m.
–, parting Separiermittel n.
–, polishing Poliermittel n.
–, rousing Weckmittel n.
age-related altersbezogen, altersbedingt
age-related macular degeneration (AMD) altersbedingte Makuladegeneration (AMD) f.
age-specific altersspezifisch
ageusia Ageusie f.
age-worn altersschwach
agglomerate Agglomerat n.
agglomeration *d.e.* f.
–, cell Zellverband m.
agglutinable agglutinabel
agglutination *d.e.* f.
agglutinin *d.e.* n.
–, saline Salzagglutinin n.
agglutinogen *d.e.* n.
agglutinoscope Agglutinoskop n.
agglutinoscopic agglutinoskopisch
agglutinoscopy Agglutinoskopie f.
aggravate, to aggravieren
aggravation *d.e.* f.
aggregability Aggregierfähigkeit f.
aggregate Aggregat n.
aggregate, to aggregieren
aggregation *d.e.* f.
aggressin *d.e.* n.
aggression *d.e.* f.
aggressive aggressiv
aggressiveness Aggressivität f.
aging Altern n.
agitated agitiert
agitation *d.e.* f.
–, psychomotor Bewegungssturm m.
agitolalia Agitolalie f.
aglossia Aglossie f.
aglucon Aglykon n.
aglucone Aglykon n.
aglycone Aglykon n.
agmatine Agmatin n.
agnail Niednagel m.
agnathia Agnathie f.
agnosia Agnosie f.

agomphious zahnlos
agonal *d.e.*
agonist *d.e.* m.
agonistic agonistisch
agony Agonie f.
agoraphobia Agoraphobie f.
agrammatism Agrammatismus m.
agranulocytic agranulozytisch
agranulocytic angina Angina agranulocytica
agranulocytosis Agranulozytose f.
agraphia Agraphie f.
agrypnia Agrypnie f.
agrypnocoma Wachkoma n.
agree, to übereinstimmen
agreement Übereinkommen n., Übereinstimmung f., Zustimmung f.
AGS (adrenogenital syndrome) adrenogenitales Syndrom n. (AGS)
ague Malariafieber n.; hitziges Fieber n.
agyria Agryrie f.
Ahlfeld's sign Ahlfeld-Zeichen n.
A.I. (axioincisal) axioinzisal
AIDS (acquired immunodeficiency syndrome) akquiriertes Immundefizienz-Syndrom n. (AIDS)
ail, to unpässlich sein, schmerzen
ailing unpässlich, leidend
ailment Unpässlichkeit f.
ainhum Dactylolysis spontanea
air Luft f.
air abrasive unit Abstrahlgebläse n., Strahlgebläse n.
air bath Luftbad n.
airbrasive Strahlgebläse n.
air bubble Luftblase f.
air, complemental Komplementärluft f.
air, compressed Pressluft f.
air-condition, to klimatisieren
air-conditioning plant Klimaanlage f.
air conduction Luftleitung f.
air-cooled luftgekült
air-cushion Luftkissen n.
air embolism Luftembolie f.
air filter Luftfilter m.
air flow Luftstrom m.
air-fluid level, intestinal Spiegelbildung f. im Darm (radiol.)
air hunger Kußmaulsche Atmung f.
air inflation Lufteinblasung f.
air pollution Luftverunreinigung f.
air pressure Luftdruck m.
air, reserve Reserveluft f.
air, residual Residualluft f.
air sac Luftsack m.
airsickness Luftkrankheit f.
air, supplemental exspiratorisches Reservevolumen n.
air swallowing Luftschlucken n.
air, tidal Atemvolumen n.
airtight luftdicht
air, trapped Blähluft f.
air vent (dent). Gusskanalgang m.
airway Luftweg m.
airworthiness Flugtüchtigkeit f.
airworthy fliegertauglich
ajmaline Ajmalin n.
akathisia Akathisie f.
akinaesthesia (e) Akinästhesie f.
akinesia Akinesie f.
akinesthesia (a) Akinästhesie f.
akinetic akinetisch
ALA (aminolaevulinic acid (e); aminolevulinic acid (a)) Aminolävulinsäure f.
alabamine Alabamin n.
alanate, to alanieren
alanine Alanin n.
– aminotransferase Alaninaminotransferase f.
alantolactone Alantolakton n.
alanylalanine Alanylalanin n.
alanylleucine Alanylleucin n.
alar flügelförmig; axillär
alarm *d.e.* m.
– indicator set Alarmanzeigevorrichtung f.
– signal Alarmzeichen n. pl.
alarm, to alarmieren
alastrim *d.e.* f.
alate geflügelt
alatrofloxacin *d.e.* n.
albendazole Albendazol n.
Albers-Schönberg marble bones Albers-Schönbergsche Marmorknochenkrankheit f.
albinism Albinismus m.
albino *d.e.* m.
albinotic albinotisch
Albright's disease Albright-Syndrom n.
albuginea *d.e.* f.
albugineotomy Albugineotomie f.
albumen Eiklar n.
albumin *d.e.* n.
albuminate Albuminat n.
albuminimeter *d.e.* n.
albuminoid *d.e.* n.
albuminuria Albuminurie f.
albuminuric albuminurisch
albumose *d.e.* f.
albuterol (a) Salbutamol n.
Alcaligenes faecalis Bacillus faecalis alcaligenes
alcapton Alkapton n.

A

alcaptonuria Alkaptonurie f.
alcian blue Alcianblau n.
alcohol Alkohol m.
alcohol, absolute absoluter Alkohol m.
–, allyl Allylalkohol m.
–, amyl Amylalkohol m.
–, amylic Amylalkohol m.
–, aromatic aromatischer Alkohl m.
–, butyl Butylalkohol m.
–, cetyl Cetylalkohol m.
–, dehydrated dehydrierter Alkohol m.
–, denatured vergällter Alkohol m.
–, diluted verdünnter Alkohol m.
–, ethyl Ethylalkohol m.
–, methyl Methylalkohol m.
–, primary primärer Alkohol m.
–, propyl Propylalkohol m.
–, saturated gesättigter Alkohol m.
–, secondary sekundärer Alkohol m.
–, tertiary tertiärer Alkohol m.
–, unsaturated ungesättigter Alkohol m.
alcohol addiction Alkoholsucht f.
alcohol block Alkoholblockade f.
alcohol dehydrogenase Alkoholdehydrogenase f.
alcoholic alkoholisch; Alkoholiker m., Alkoholikerin f.
alcoholic drinks alkoholische Getränke n. pl.
Alcoholics Anonymous Anonyme Alkoholiker m. pl.
alcoholism Alkoholismus m.
alcoholization Alkoholisierung f.
alcoholize, to alkoholisieren
alcuronium *d.e.* n.
aldehyde Aldehyd m.
aldocorticosterone Aldokortikosteron n.
aldohexose *d.e.* f.
aldol *d.e.* n.
aldolase *d.e.* f.
aldose *d.e.* f.
aldosterone Aldosteron n.
aldosteronism Aldosteronismus m.
aldosteronoma Aldosteronom n.
aldrin *d.e.* n.
alendrone Alendron n.
alendronate Alendronat n.
Aleppo boil Aleppobeule f.
alepride Aleprid n.
alert wachsam
alert, to (a) alarmieren
alerting system retikuläres Aktivierungssystem n.
aleudrin *d.e.* n.
aleukaemia (e) Aleukämie f.
aleukaemic (e) aleukämisch
aleukemia (a) Aleukämie f.
aleukemic (a) aleukämisch
aleukia Aleukie f.
aleuron *d.e.* n.
aleuronate Aleuronat n.
Alëutian disease Aleutenkrankheit f.
Alexander-Adams operation Alexander-Adams-Operation f.
alexia Alexie f.
alexin *d.e.* n.
alfacalcidol *d.e.* n.
alfadolone Alfadolon n.
alfuzosin *d.e.* n.
alga Alge f.
algesia Algesie f.
algesimeter *d.e.* n.
algesimetric algesimetrisch
algesimetry Algesimetrie f., Schmerzmessung f.
algesiological algesiologisch
algesiology Algesiologie f.
alginate Alginat n.
alglucerase *d.e.* f.
algodystrophy Algodystrophie f.
algolagnia Algolagnie f.
algophobia Algophobie f.
algorithm Algorithmus m.
algosis Algose f.
alguria Algurie f.
Alibert-Bazin disease Psoriasis arthropathica
alicyclic alizyklisch
alienated geistesgestört; entfremdet
alienation Geistesstörung f.; Entfremdung f.
alienist Psychiater m., Psychiaterin f.
alien substance Fremdstoff m.
alifedrine Alifedrin n.
alignment (e) Ausrichtung f. in normaler Reihe
alimentary alimentär
alimentary tract Verdauungstrakt m.
alimentation Ernährung f.
alinement (a) Ausrichtung f. in normaler Reihe
aliphatic aliphatisch
alizapride Alizaprid n.
alizarin *d.e.* n.
alizarin yellow Alizaringelb n.
alkali *d.e.* n.
alkali disease (veter.) Selenvergiftung f.; Entenbotulismus m.
alkali reserve Alkalireserve f.
alkalify, to alkalisieren
alkalimetric alkalimetrisch
alkalimetry Alkalimetrie f.

alkaline alkalisch
alkalinity Alkalinität f., Alkaligehalt m.
alkalinization Alkalisierung f.
alkalinize, to alkalisieren
alkalization Alkalisierung f.
alkalize, to alkalisieren
alkaloid *d.e.* n.
alkalophilic alkalophil
alkalosis Alkalose f.
alkalotic alkalotisch
alkane Alkan n.
alkanol *d.e.* n.
alkapton *d.e.* n.
alkaptonuria Alkaptonurie f.
alkene Alken n.
alkoxide Alkoxid n.
alkyl *d.e.* n.
alkylamine Alkylamin n.
alkylate, to alkylieren
alkylating agent alkylierende Substanz f.
alkylation Alkylierung f.
alkylphosphocholine Alkylphosphocholin n.
alkyne Alkin n.
ALL (acute lymphoblastic leukosis) akute lymphatische Leukose f.
allaesthesia (e) Allästhesie f.
allantoic fluid Allantoisflüssigkeit f.
allantoin *d.e.* n.
allantoinate Allantoinat n.
allantois *d.e.* f.
allassotherapy Umstimmungsbehandlung f.
allele Allel n.
allelic allel
allelism Allelie f.
allelomorphic allelomorph
allelomorphism Allelomorphie f.
allergen *d.e.* n.
allergic allergisch
allergization Allergisierung f.
allergize, to allergisieren
allergological allergologisch
allergologist Allergologe m., Allergologin f.
allergology Allergologie f.
allergometry Allergometrie f.
allergosis Allergose f.
allergy Allergie f.
–, cross-reacting Kreuzallergie f.
–, dust Stauballergie f.
–, flour Mehlallergie f.
–, nickel Nickelallergie f.
allesthesia (a) Allästhesie f.
alleviate, to erleichtern, lindern
alleviation Erleichterung f., Linderung f.
all-glass syringe Ganzglasspritze f.
allicin *d.e.* n.
allithiamine Allithiamin n.
alloantibody Alloantikörper m.
alloantigen *d.e.* n.
allobarbital *d.e.* n.
allobiosis Allobiose f.
allobiotic allobiotisch
allocation Zuteilung f.
allocentric allozentrisch
allogeneic allogen
allogenic allogen
allogenous allogen
allograft Allotransplantat n.
allokinesis Allokinese f.
allometry Allometrie f.
allopathical allopathisch
allopathist Allopath m., Allopathin f.
allopathy Allopathie f.
alloplastic alloplastisch
allopregnandiol *d.e.* n.
allopregnane Allopregnan n.
allopregnanolone Allopregnanolon n.
allopsychic allopsychisch
allopsychosis Allopsychose f.
allopsychotic allopsychotisch
allopurinol *d.e.* n.
allorhythmia Allorhythmie f.
allorhythmic allorhythmisch
all-or-none law Alles-oder-Nichts-Gesetz n.
allose *d.e.* f.
allosome Allosom n.
allosteric allosterisch
allotransplant Allotransplantat n.
allotropic allotrop
allotropism Allotropie f.
allotype Allotyp m.
allotypic allotypisch
alloxan *d.e.* n.
alloxanthine Alloxanthin n.
alloxazin *d.e.* n.
alloxin *d.e.* n.
alloy Legierung f., Mischung f.
alloy, to legieren
allylamine Allylamin n.
allyl isothiocyanate Senföl n., Allylisothiozyanat n.
almadrate Almadrat n.
almond Mandel f.; Tonsille f.
– oil Mandelöl n.
almoner Fürsorger m., Fürsorgerin f.
almotriptan *d.e.* n.
aloe *d.e.* f.
aloin *d.e.* n.
alopecia Alopezie f.
– areata *d.e.* f.
–, frontal Stirnglatze f.

– **furfuracea** *d.e.* f.
– **seborrhoica** *d.e.* f.
– **senilis** *d.e.* f.
– **totalis** *d.e.* f.
alpha-adrenergic alphaadrenergisch
alpha-agonist Alpha-Agonist m.
alphacalcidol Alphacalcidol n.
alpha chain Alphakette f.
alpha emitter Alphastrahler m.
alpha globulin Alphaglobulin n.
alphalipoprotein *d.e.* n.
alpha-methyl-dopa *d.e.* n.
alpha-methyl-tyrosine Alphamethyltyrosin n.
alphamimetic alphamimetisch
alpha-1 fetoprotein Alpha-1-Fetoprotein n.
alpha ray Alpha-Strahl m.
alpha receptor Alpha-Rezeptor m.
alpha-receptor blocking drug Alpha-Rezeptorenblocker m.
alpha wave Alphawelle f.
alprazolam *d.e.* n.
alprostadil *d.e.* n.
ALS (antilymphocytic serum) Antilymphozytenserum n., ALS
ALS (amyotrophic lateral sclerosis) amyotrophe Lateralsklerose f., ALS
alteplase *d.e.* f.
alter, to alterieren
alteration *d.e.* f.
alternating alternierend
alternating current Wechselstrom m.
alternation of generations Generationswechsel f.
alternate fixation point Ersatzfixierungspunkt m.
altitude Höhe f.
altitude sickness Höhenkrankheit f.
altrose *d.e.* f.
alum Alaun m.
alumina Aluminiumoxid n.
aluminate Aluminat n.
aluminated alaunhaltig
aluminium (e) *d.e.* n.
aluminium acetate (e) essigsaure Tonerde f.
aluminosis Aluminose f.
aluminum (a) Aluminium n.
aluminum acetate (a) essigsaure Tonerde f.
alundum *d.e.* n.
alveobronchiolitis *d.e.* f.
alveolar alveolär
alveolar air Alveolarluft f.
alveolar arch Alveolarbogen m.
alveolar canal Alveolarkanal m.
alveolar cleft Alveolarspalt m.
alveolar margin Alveolarrand f.
alveolar mucosa Alveolarschleimhaut f.
alveolar process Alveolarfortsatz m.
alveolar wall Alveolarwand f.
alveolectomy Alveolektomie f.
alveolitis *d.e.* f.
alveoloarterial alveoloarteriell
alveolocapillary alveolokapillär
alveolodental *d.e.*
alveolonasal *d.e.*
alveolopalatal *d.e.*
alveoloplasty Alveoloplastie f.
alveolotomy Alveolotomie f.
alveolovenous alveolovenös
alveolus Alveole f.
alveolysis Alveolyse f.
alymphia Alymphie f.
alymphocytosis Alymphozytose f.
alymphoplasia Alymphoplasie f.
Alzheimer's disease Alzheimersche Krankheit f.
A.M. (axiomesial) axiomesial
amacrinal amakrin
amacrine amakrin; amakrine Zelle f.
amalgam *d.e.* n.
amalgam carrier Amalgamträger m.
amalgam filling Amalgamfüllung f.
amalgam mixer Amalgammischer m.
amalgam plugger Amalgamstopfer
amalgam, quaternary Vierstoffamalgam n.
amalgam spoon Amalgamlöffel m.
amalgamate, to amalgamieren
amalgamator Amalgammischer
amanita, deadly Knollenblätterpilz m.
amanitine Amanitin n.
amantadine Amantadin n.
amastia Amastie f.
amaurosis Amaurose f.
amaurotic amaurotisch
ambient air Raumluft f.
ambilateral beidseitig
ambilaterality Beidseitigkeit f.
ambiphilic ambiphil
ambitendency Ambitendenz f.
ambivalence Ambivalenz f.
ambivalent *d.e.*
amblyopia Amblyopie f.
–, strabismic Schielamblyopie f.
amboceptor Zwischenkörper m.
ambosexual bisexuell
ambulance Krankenwagen m.; Feldlazarett n.
ambulance attendant (e) Rettungssanitäter m.
ambulance car with operating facilities Notarztwagen m.

ambulance station Unfallstation f.
ambulanceman (e) Rettungssanitäter m.
ambulance officer (e) Rettungssanitäter m.
ambulance train Lazarettzug m.
ambulant *d.e.*
ambulatorium Ambulanz f.
ambulatory ambulant
A.M.C. (axiomesiocervical) axiomesiozervikal
amcinonide Amcinonid n.
A.M.D. (axiomesiodistal) axiomesiodistal
ameba (a) Amöbe f.
amebacidal (a) amöbizid
amebacide (a) amöbizid; amöbizides Mittel n.
amebicidal (a) amöbizid
amebicide (a) amöbizid; amöbizides Mittel n.
ameboid (a) amöboid
ameboma (a) Amöbom n.
amelanotic amelanotisch
amelia Amelie f.
ameliorate, to verbessern
amelioration Verbesserung f., Besserung f.
ameloblast *d.e.* m., Adamantoblast m.
ameloblastic ameloblastisch
ameloblastoma Ameloblastom n., Adamantinom n.
amelo-dentinal *d.e.*, adamantodentinal
amelogenesis Schmelzbildung f.
amenorrhea (a) Amenorrhö f.
amenorrheal (a) amenorrhoisch
amenorrhoea (e) Amenorrhö f.
amenorrhoic (e) amenorrhoisch
amenstrual amenstruell
amentia *d.e.* f.
americium *d.e.* n.
ametropia Ametropie f.
AMI (anterior myocardial infarction) Herzvorderwandinfarkt m.
amicillin *d.e.* n.
amicrobiosis Amikrobiose f.
amidase *d.e.* f.
amide Amid n.
amidotransferase *d.e.* f.
amidotrizoate Amidotrizoat n.
amifostin *d.e.* n.
amiloride Amilorid n.
amimia Amimie f.
aminacrine Aminoacridin n.
aminase *d.e.* f.
amine Amin n.
amine oxidase Monaminoxidase f.
aminoacetone Aminoazeton n.
aminoaciduria Aminoazidurie f.
aminobenzoate Aminobenzoat n.
aminobiphosphonate Aminobiphosphonat n.
aminofluoride Aminofluorid n.
aminoglutethimide Aminoglutethimid n.
aminoglycoside Aminoglykosid n.
aminohippurate Aminohippurat n.
aminolaevulinate (e), aminolevulinate (a) Aminolävulinat n.
aminomethane Aminomethan n.
aminonitrothiazole Aminonitrothiazol n.
aminopeptidase *d.e.* f.
aminophenazol Aminophenazol n.
aminophenazone Aminophenazon n.
aminophylline Aminophyllin n.
aminoplastic aminoplastisch
aminoprotease *d.e.* f.
aminopurine Aminopurin n.
aminopyrine Dimethylaminophenazon n.
aminoquinoline Aminochinolin n.
aminosalicylate Aminosalizylat n.
aminosidine Paromomycin n., Aminosidin n.
aminoterminal *d.e.*
aminothiazole Aminothiazol n.
aminotransferase *d.e.* f.
aminoxim *d.e.* n.
amiodarone Amiodaron n.
amisulpride Amisulprid n.
amithiozone Thioazetazon n.
amitosis Amitose f.
amitotic amitotisch
amitriptyline Amitriptylin n.
AML (acute myeloid leukosis) akute myeloische Leukose f.
amlodipine *d.e.* n.
ammonia Ammoniak m.
ammonia water Salmiakgeist m.
ammoniacal ammoniakalisch
ammoniaemia (e) Ammoniämie f.
ammoniemia (a) Ammoniämie f.
ammonium *d.e.* n.
ammonium bromide Ammoniumbromid n.
ammonium carbonate Ammoniumkarbonat n., Hirschhornsalz n.
ammonium salicylate Ammoniumsalizylat n.
ammotherapy Ammotherapie f.
amnesia Amnesie f.
amnestic amnestisch
amniocentesis Amniozentese f.
amniogenic amniogen
amniographical amniographisch
amniography Amniographie f.
amnion *d.e.* n.
amnionitis *d.e.* f.

A

amniorrhexis *d.e.* f.
amnioscope Amnioskop n.
amnioscopic amnioskopisch
amnioscopy Amnioskopie f.
amniotic amniotisch
amniotomy Amniotomie f.
A-mode (amplitude mode) A-mode f.
amodiaquine Amodiaquin n.
amoeba (e) Amöbe f.
amoebacidal (e) amöbizid
amoebacide (e) amöbizid; amöbizides Mittel n.
amoebicidal (e) amöbizid
amoebicide (e) amöbizid; amöbizides Mittel n.
amoeboid (e) amöboid
amoeboma (e) Amöbom n.
amorolfine Amorolfin n.
amorphosynthesis Amorphosynthese f.
amorphous amorph
Amoss' sign Dreifußzeichen n.
amotiosurgery Amotiochirurgie f.
AMP (adenosine monophosphate) Adenosinmonophosphat n.
ampere Ampere n.
amphetamine Amphetamin n.
amphiarthrosis Amphiarthrose f.
amphiaster *d.e.* m.
amphibium Amphibie f.
amphibolic amphibol
amphicyte Mantelzelle f.
amphimixis *d.e.* f.
amphiphilic amphiphil
amphoric amphorisch
amphorophony amphorisches Atmen n.
amphoteric amphoter
amphotericin *d.e.* n.
amphotropic amphotrop
ampicillin *d.e.* n.
amplification Amplifikation f.; Erweiterung f.; Verstärkung f.
amplifier Verstärker m.
amplifier, final Endverstärker m.
amplifier tube (a) Verstärkerröhre f.
amplifier valve (e) Verstärkerröhre f.
amplify, to erweitern; verstärken
amplitude *d.e.* f.
ampoulate, to ampullieren
ampoule Ampulle f., Glasampulle f.
amprenavir *d.e.* n.
amprolium *d.e.* n.
ampule Ampulle f., Glasampulle f.
ampulla Ampulle f. (anatom.)
ampullar ampullär
amputate, to amputieren
amputation *d.e.* f.
–, Chopart's Chopartsche Amputation f.
–, Gritti's Grittische Amputation f.
–, mortal Mortalamputation f.
–, Pirogoff's Pirogoffsche Amputation f.
– stump Amputationsstumpf m.
–, vital Vitalamputation f.
amputee Amputierter m., Amputierte f.
amsacrine Amsacrin n.
amusia Amusie f.
amusic amusisch
amygdalectomy Amygdaloidektomie f.
amygdalin *d.e.* n.
amygdalitis Tonsillitis f.
amyl *d.e.* n.
amyl nitrite Amylnitrit n.
amylase *d.e.* f.
amylene Amylen n.
amylin *d.e.* n.
amyloglucosidase Amyloglukosidase f.
amyloid Amyloid n.; amyloid
– beta peptide Beta-Amyloid-Peptid n.
amyloidosis Amyloidose f.
amyloidotic amyloidotisch
amylolysis Amylolyse f.
amylolytic amylolytisch
amylomaltase *d.e.* f.
amylopectin Amylopektin n.
amylopectinosis Amylopektinose f.
amylopsin Diastase f. (enzymol.)
amylose *d.e.* f.
amylosulfate (a) Amylosulfat n.
amylosulphate (e) Amylosulfat n.
amylotransglucosidase Amylotransglukosidase f.
amyoplasia Amyoplasie f.
amyostatic amyostatisch
amyotrophic amyotrophisch
amyotrophy Amyotrophie f.
ANA (antinuclear antibody) antinukleärer Faktor m. (ANF)
anabiosis Anabiose f.
anabiotic anabiotisch
anabolic anabolisch; Anabolikum n.
anabolism Anabolismus m.
anachoresis Anachorese f.
anachoric anachoretisch
anacid anazid
anacidity Anazidität f.
anaclasimeter Refraktometer n.
anaclitic anaklitisch
anacrotic anakrot
anacusis Anakusie f.
anaemia (e) Anämie f.
–, aplastic (e) aplastische Anämie f.

–, **Biermer's (e)** Biermersche Anämie f., perniziöse Anämie f.
–, **Cooley's (e)** Cooleysche Anämie f.
– **due to infection (e)** Infektanämie f.
– **due to iron deficiency (e)** Eisenmangelanämie f.
–, **haemolytic (e)** hämolytische Anämie f.
–, **hemolytic (a)** hämolytische Anämie f.
–, **hyperchromic (e)** hyperchrome Anämie f.
–, **hypochromic (e)** hypochrome Anämie f.
–, **Lederer's (e)** Lederer-Anämie f.
–, **megaloblastic (e)** Megaloblastenanämie f.
–, **pernicious (e)** perniziöse Anämie f.
–, **secondary (e)** sekundäre Anämie f.
anaemic (e) anämisch
anaerobe Anaerobier m.
anaerobic anaerob
anaerobiosis Anaerobiose f.
anaesthesia (e) Anästhesie f.; Narkose f.
– **apparatus (e)** Anästhesiegerät n., Narkoseapparat m.
–, **basal (e)** Basisnarkose f.
–, **conduction (e)** Leitungsanästhesie f.
–, **depth of (e)** Narkosetiefe f.
–, **endotracheal (e)** Intubationsnarkose f.
–, **infiltration (e)** Infiltrationsanästhesie f.
–, **inhalation (e)** Inhalationsnarkose f.
–, **local (e)** Lokalanästhesie f.
–, **nitrous (e)** Lachgasnarkose f.
– **nurse (e)** Anästhesieschwester f.
– **nurse, male (e)** Anästhesiepfleger m.
–, **refrigeration (e)** Kälteanästhesie f.
–, **regional (e)** Leitungsanästhesie f.
–, **surface (e)** Oberflächenanästhesie f.
– **tube (e)** Narkosetubus m.
anaesthesiologic (e) anästhesiologisch
anaesthesiology (e) Anästhesiologie f.
anaesthetic (e) anästhetisch; Anaesthetikum n.
– **apparatus (e)** Narkoseapparat m.
– **inhaler (e)** Narkosemaske f.
– **mixture (e)** Narkosegemisch n.
anaesthetist (e) Anästhesist m., Anästhesistin f.; Narkotiseur m.
anaesthetize, to (e) anästhesieren, narkotisieren
anagen hair Anagenhaar n.
anagrelide Anagrelid n.
anal *d.e.*
analbuminaemia (e) Analbuminämie f.
analbuminemia (a) Analbuminämie f.
analeptic analeptisch; Analeptikum n.
analgesia Analgesie f.
analgesic analgetisch; Analgetikum n.
anallergenic allergenfrei
analog (a) Analogon n.
analogous analog
analogue (e) Analogon n.
analogy Analogie f.
analysis Analyse f.
–, **training** Lehranalyse f.
analytic analytisch
analyze, to analysieren
analyzer *d.e.* m.
anamnesis Anamnese f.
–, **objective** Fremdanamnese f.
anamnestic anamnestisch
anamorphosis Anamorphose f.
anancasma Anankasma n.
anancastic anankastisch
anaphase *d.e.* f.
anaphoresis Anaphorese f.
anaphrodisiac Anaphrodisiakum n.
anaphylactic anaphylaktisch
anaphylactoid anaphylaktoid
anaphylatoxin *d.e.* n.
anaphylaxis Anaphylaxie f.
anaphylotoxin *d.e.* n.
anaplasia Anaplasie f.
anaplasmosis Anaplasmose f.
anaplastic anaplastisch
anaplerotic anaplerotisch
anarthria Anarthrie f.
anasarca Anasarka f.
anastigmat *d.e.* n.
anastigmatic anastigmatisch
anastomose, to anastomosieren
anastomosis Anastomose f.
anastomositis *d.e.* f.
anastomotic anastomotisch
anastrozol *d.e.* n..
anatomic anatomisch
anatomist Anatom m., Anatomin f.
anatomy Anatomie f.
–, **plane section** Homalographie f.
anatoxin *d.e.* n.
anavenin *d.e.* n.
ANCA (antineutrophilic cytoplasmic antibody) antineutrophiler zytoplasmatischer Antikörper m.
anchor Anker m.
– **crown** Ankerkrone f.
– **dowel** Ankerstift m.
– **pivot** Ankerstift m.
– **post** Ankerstift m.
– **splint** Ankerschiene f.
– **tooth** Ankerzahn m.
–, **to** verankern
anchorage Verankerung f.
– **by rider (dent.)** Reiterverankerung f.

ancillary worker nichtärztliche medizinische Hilfsperson f.
ancitabine Ancitabin n.
anconitis Ellbogengelenkentzündung f.
ancrod *d.e.* n.
Ancylostoma duodenale Ankylostoma duodenale
ancylostomiasis Ankylostomiasis f.
andradiol *d.e.* n.
androgen *d.e.* n.
– **receptor** Androgen-Rezeptor m.
androgenic androgen
androgenization Androgenisierung f.
androgenize, to androgenisieren
androgenous androgen
androgynism Androgynie f.
andrological andrologisch
andrologist Androloge m.
andrology Andrologie f.
androluteoma Androluteom n.
androstanazole Stanozolol n.
androstane Androstan n.
androstanediol Androstandiol n.
androstanediolone Androstandiolon n.
androstanedione Androstandion n.
androstanolone Androstonolon n.
androstene Androsten n.
androstenediol Androstendiol n.
androstenedione Androstendion n.
androsterone Androsteron n.
androtropic androtrop
androtropism Androtropie f.
anechoic echofrei
anemia (a) Anämie f.
–, **Addison's** perniziöse Anämie f.
–, **aplastic (a)** aplastische Anämie f.
–, **Biermer's** Biermersche Anämie f., perniziöse Anämie f.
–, **congenital hypoplastic** Fanconi-Anämie f.
–, **Cooley's (a)** Cooleysche Anämie f.
– **due to infection (a)** Infektanämie f.
– **due to iron deficiency (a)** Eisenmangelanämie f.
–, **hemolytic (a)** hämolytische Anämie f.
–, **hyperchromic (a)** hyperchrome Anämie f.
–, **hypochromic (a)** hypochrome Anämie f.
–, **Lederer's (a)** Lederer-Anämie f.
–, **megaloblastic (a)** Megaloblastenanämie f.
–, **pernicious (a)** perniziöse Anämie f.
–, **secondary (a)** sekundäre Anämie f.
anemic (a) anämisch
anencephaly Anenzephalie f.
anenzymia Afermentie f.
anergic anergisch
anergy Anergie f.
anesthesia (a) Anästhesie f.; Narkose f.
– **apparatus (a)** Anästhesiegerät n., Narkoseapparat m.
–, **basal (a)** Basisnarkose f.
–, **conduction (a)** Leitungsanästhesie f.
–, **depth of (a)** Narkosetiefe f.
–, **endotracheal (a)** Intubationsnarkose f.
–, **infiltration (a)** Infiltrationsanästhesie f.
–, **inhalation (a)** Inhalationsnarkose f.
–, **local (a)** Lokalanästhesie f.
–, **nitrous (a)** Lachgasnarkose f.
– **nurse (a)** Anästhesieschwester f.
– **nurse, male (a)** Anästhesiepfleger m.
–, **refrigeration (a)** Kälteanästhesie f.
–, **regional (a)** Leitungsanästhesie f.
–, **surface (a)** Oberflächenanästhesie f.
– **tube (a)** Narkosetubus m.
anesthesiologic (a) anästhesiologisch
anesthesiology (a) Anästhesiologie f.
anesthetic (a) anästhetisch; Anästhetikum n.
– **apparatus (a)** Narkoseapparat m.
– **inhaler (a)** Narkosemaske f.
– **mixture (a)** Narkosegemisch n.
anesthetist (a) Anästhesist m., Anästhesistin f.; Narkotiseur m.
anesthetize, to (a) anästhesieren, narkotisieren
anetodermia Anetodermie f.
aneuploid *d.e.*
aneuploidy Aneuploidie f.
aneurin *d.e.* n.
aneurysm Aneurysma n.
–, **aortic** Aortenaneurysma n.
– **racemose** Rankenaneurysma n.
aneurysmal aneurysmatisch
aneurysmatic aneurysmatisch
aneurysmectomy Aneurysmektomie f.
aneusomia Aneusomie f.
ANF (antinuclear factor) antinukleärer Faktor m.
angiectasis Angiektasie f.
angiectatic angiektatisch
angiectomy Angiektomie f.
angiitis *d.e.* f.
angina *d.e.* f.
–, **lacunar** Angina lacunaris
–, **Ludwig's** Angina Ludovici
–, **follicular** Angina follicularis
– **pectoris** *d.e.*
–, **Prinzmetal's** Prinzmetal-Angina f.
–, **Vincent's** Angina Plaut-Vincent
anginal *d.e.*, anginös
anginose anginös
anginous anginös
angioblast *d.e.* m.

angioblastoma Angioblastom n.
angiocardiogram Angiokardiogramm n.
angiocardiographic angiokardiographisch
angiocardiography Angiokardiographie f.
angiocentric angiozentrisch
angiodysgenesis Angiodysgenese f.
angiodysgenetic angiodysgenetisch
angioedema (a) Angioödem n.
angioendothelioma Angioendotheliom n.
angiofibrolipoma Angiofibrolipom n.
angiofibroma Angiofibrom n.
angiogenesis Angiogenese f.
angiogenetic angiogenetisch
angiogliomatosis Angiogliomatose f.
angiogram Angiogramm n.
angiographic angiographisch
angiography Angiographie f.
angioimmunoblastic angioimmunoblastisch
angiokeratoma Angiokeratom n.
angiokeratosis Angiokeratose f.
angioleiomyoma Angioleiomyom n.
angiolipoma Angiolipom n.
angiologic angiologisch
angiology Angiologie f.
angiolymphoma Angiolymphom n.
angiolysis Angiolyse f.
angioma Angiom n.
–, racemose Rankenangiom n.
angiomatosis Angiomatose f.
angiomatosis, encephalotrigeminal Sturge-Weber-Syndrom n.
angiomyolipoma Angiomyolipom n.
angiomyoma Angiomyom n.
angiomyoneuroma Angiomyoneurom n.
angiomyosarcoma Angiomyosarkom n.
angioneogenesis Angioneogenese f., Gefäßneubildung f.
angioneuropathy Angioneuropathie f.
angioneurosis Angioneurose f.
angioneurotic angioneurotisch
angio-oedema (e) Angioödem n.
angiopathy Angiopathie f.
angioplasty Angioplastie f.
–, coronary Koronarangioplastie f.
–, rotational Rotationsangioplastie f.
angioreceptor Angiorezeptor m.
angiorrhaphy Gefäßnaht f.
angiorrhexis Gefäßriss m.
angiosarcoma Angiosarkom n.
angiosclerosis Angiosklerose f.
angioscope Angioskop n.
angioscopic angioskopisch
angioscopy Angioskopie f.
angiospasm Gefäßspasmus m.
angiospastic angiospastisch
angiostatic angiostatisch
angiostomy Angiostomie f.
angiostrongyliasis *d.e.* f.
angiosurgery Gefäßchirurgie f.
angiosurgical gefäßchirurgisch
angiotensin *d.e.* n.
– converting enzyme Agiotensin-konvertierendes Enzym n.
– inhibitor Angiotensinhemmer m.
angiotensinase *d.e.* f.
angiotensinogen *d.e.* n.
angiotomy Angiotomie f.
angiotonin *d.e.* n., Hypertensin n.
Angle's classification Anglesche Einteilung f.
angle Winkel m., Ecke f.
–, cerebellopontine Kleinhirnbrückenwinkel m.
–, labial Mundwinkel m.
–, mesial Mesialwinkel m.
– of deviation Deviationswinkel m., Schielwinkel m.
– of inclination Neigungswinkel m.
– of spread Streuwinkel m.
– of view Blickwinkel m.
–, scattering Streuwinkel m.
–, visual Gesichtswinkel m.
anglepiece Winkelstück n.
Ångström unit Ångström-Einheit f.
anguish Angst f.; schmerzliches Gefühl n.
angular winkelig; eckig
angulation Abwinkelung f., Knickung f.
anhalamine Anhalamin n.
anhalonine Anhalonin n.
anhedonia Anhedonie f.
anhedonism Anhedonie f.
anhepatic anhepatisch
anhidrosis Anhidrose f.
anhidrotic anthidrotisch; Anthidrotikum n.
anhydraemia (e) Anhydrämie f.
anhydraemic (e) anhydrämisch
anhydrase *d.e.* f.
anhydremia (a) Anhydrämie f.
anhydremic (a) anhydrämisch
anhydride Anhydrid n.
anhydrite Anhydrit m.
anhydromethylene citrate Anhydromethylenzitrat n.
anhydrotic anhydrotisch
anhydrous anhydrisch
anicteric anikterisch
anilid *d.e.* n.
anilide Anilid n.
aniline Anilin n.
anilism Anilinvergiftung f.
animal Tier n.; animalisch

animal cage Tierstall m.
animal, cold-blooded Kaltblüter m.
–, domestic Haustier n.
animal experiment Tierversuch m.
animal, experimental Versuchstier n.
animal kingdom Tierreich n.
animal pathology Tierpathologie f.
animal, warm-blooded Warmblüter m.
animate belebt
animate, to beleben
anion *d.e.* n.
anionic anionisch
aniridia Aniridie f.
anisakiasis *d.e.* f.
anisate Anisat n.
anise Anis m.
aniseikonia Aniseikonie f.
anisindione Anisindion n.
anisine Anisin n.
anisochromasia Anisochromasie f.
anisochromatic anisochromatisch
anisochromia Anisochromie f.
anisocoria Anisokorie f.
anisocytosis Anisozytose f.
anisodont *d.e.*
anisognathous anisognath
anisol *d.e.* n.
anisomastia Anisomastie f.
anisomelia Anisomelie f.
anisomeric anisomer
anisomerism Anisomerie f.
anisometropia Anisometropie f.
anisometropic anisometrop
anisoperistaltic anisoperistaltisch
anisosphygmia Anisosphygmie f.
anisotonic anisotonisch
anisotropic anisotrop
anisotropine Anisotropin n.
anisoyl *d.e.* n.
ankle Fußknöchel m.; Fußgelenk n.
ankle clonus Fußklonus m.
ankyloblepharon *d.e.* n.
ankyloglossia Ankyloglossie f.
ankylose, to ankylosieren
ankylopoietic ankylopoetisch
ankylosing ankylosierend
– spondylarthritis Spondylarthritis ankylopoetica
ankylosis Ankylose f.
ankylotic ankylotisch
anlage *d.e.* f.
ANLL (acute nonlymphocytic leuk(a)emia) akute nichtlymphozytäre Leukämie f. (ANLL)
anneal, to ausglühen
annealer Glühapparat m.
annealing oven (dent.) Anlassofen m.
annihilate, to vernichten
annihilation Vernichtung f.
annular ringförmig
annuloaortic annuloaortal
annuloplasty Annuloplastie f.
anode *d.e.* f.
anode angle Anodenwinkel m.
anode disk Anodenteller m.
anode, rotating Drehanode f.
anodinia schmerzlose Geburt f.
anodont zahnlos
anodontia Anodontie f.
anodyne schmerzlindernd; schmerzlinderndes Mittel n.
anodynia Schmerzlosigkeit f.
anogenital *d.e.*
anoint, to salben, schmieren
anointing Salbenbehandlung f., Einreibung f.
anointment Salbe f.
anomaloscope Anomaloskop n.
anomaloscopic anomaloskopisch
anomaloscopy Anomaloskopie f.
anomalous anomal
anomaly Anomalie f.
–, connatal Geburtsfehler m., Geburtsanomalie f.
–, vaskular Gefäßanomalie f.
anomeric anomer
anomia Anomie f.
anonychia Anonychie f.
anonymous anonym
anoperineal *d.e.*
Anopheles *d.e.* f.
anophthalmia Anophthalmie f.
anopia Anopsie f.
anoplasty Anusplastik f.
anopsia Anopsie f.
anorchia Anorchie f.
anorchism Anorchismus m.
anorectal anorektal
anorectic appetitzügelnd; Appetitzügler m.
anorexia Anorexie f.
anorexigenous anorexigen
anorganic anorganisch
anorgasmy Anorgasmie f.
anoscope Anoskop n., Anuskop n.
anoscopy Anoskopie f., Anuskopie f.
anosmia Anosmie f.
anosognosia Anosognosie f.
anospinal *d.e.*
anostosis Anostose f.
anotia Anotie f.
anovesical anovesikal

anovulation *d.e.* f.
anovulatory anovulatorisch
anoxaemia (e) Anoxämie f.
anoxaemic (e) anoxämisch
anoxemia (a) Anoxämie f.
anoxemic (a) anoxämisch
anoxia Anoxie f.
antacid antazid; Antazidum n.
antagglutinin *d.e.* n.
antagonism Antagonismus m.
antagonist *d.e.* m.
antagonistic antagonistisch
antasthmatic antiasthmatisch; Antiasthmatikum n.
antazoline Antazolin n.
antecedent vorhergehend, vorangehend
antecolic antecolisch, antekolisch
antefixation *d.e.* f.
anteflexion *d.e.* f.
antegrade antegrad
antenatal *d.e.*
antenatal period Vorgeburtsperiode f.
antenna Antenne f.
antepartal *d.e.*
anteposition *d.e.* f.
anteriocclusion Vorbissstellung f.
anterior chamber Vorderkammer f.
anterior lobe of the pituitary gland Hypophysenvorderlappen m.
anterior pituitary hypofunction Hypophysenvorderlappenunterfunktion f.
anterior wall Vorderwand f.
antero-apical anteroapikal
anterodorsal *d.e.*
anterograde anterograd
antero-inferior *d.e.*
anterolateral *d.e.*
anteromesial *d.e.*
anteroposterior *d.e.*
anteroseptal *d.e.*
anterosuperior *d.e.*
anterotransverse anterotransversal
antetorsion *d.e.* f.
anteversion *d.e.* f.
anteverted antevertiert
anthelix Antihelix f.
anthelminthic Anthelminthikum n., Wurmmittel n.
anthelmintic Anthelminthikum n.; Wurmmittel n.
anthracene Anthrazen n.
anthracosis Anthrakose f.
anthracycline Anthracyclin n.
anthralin *d.e.* n.
anthramine Anthramin n.
anthraquinone Anthrachinon n.
anthrarobin *d.e.* n.
anthrax Milzbrand m.
–, symptomatic Rauschbrand m.
anthropologic anthropologisch
anthropologist Anthropologe m., Anthropologin f.
anthropology Anthropologie f.
anthropometric anthropometrisch
anthropometry Anthropometrie f.
anthroponosis Anthroponose f.
anthroposophy Anthroposophie f.
anthropozoonosis Anthropozoonose f.
anthydrotic Anthydrotikum n.; anthydrotisch
antiadhesive antiadhäsiv
antiaditis Tonsillitis f.
anti-aging alterungshemmend; alterungshemmendes Mittel n.
anti-allergic antiallergisch; Antiallergikum n.
anti-anaemic (e) antianämisch
anti-anemic (a) antianämisch
ani-androgen Antiandrogen n.
anti-androgenic antiandrogen
anti-anginal antianginös
antiangiogenesis Antiangiogenese f.
anti-antibody Anti-Antikörper m.
anti-antitoxin *d.e.* n.
anti-apoplectic antiapoplektisch
anti-arrhythmic antiarrhythmisch; Antiarrhythmikum n.
anti-arthritic antiarthritisch
antiasthmatic antiasthmatisch; Antiasthmatikum n.
antibacterial antibakteriell
antibasement membrane antibody Antibasalmembranantikörper m.
antibechic hustenstillend; hustenstillendes Mittel n.
antibilious antibiliös
antibiotic antibiotisch; Antibiotikum n.
antiblennorrhagic antigonorrhoisch
antibody Antikörper m.
antibody deficiency Antikörpermangel m.
antibody excess Antikörperüberschuss m.
antibradycardic antibradykard
anticancer drug Antikrebsmittel n.
anticarcinogenic antikarzinogen
anticardiolipin *d.e.* n.
anticariogenic antikariös
anticarious antikariös
anticatarrhal antikatarrhalisch
anticathepsin Antikathepsin n.
anticathode Antikathode f.

anticellular antizellulär
anticholinergic anticholinergisch; Anticholingergikum n.
anticholinesterase *d.e.* f.
antichymotrypsin *d.e.* n.
anticoagulant Antikoagulans n.
anticoagulation Antikoagulation f.
anticoagulative antikoagulierend
anticodon *d.e.* n.
anticomplement Antikomplement n.
anticomplementary antikomplementär
anticonceptive empfängnisverhütend; empfängnisverhütendes Mittel n.
anticoncipient empfängnisverhütend; empfängnisverhütendes Mittel n.
anticonvulsant Antikonvulsivum n.
anticonvulsive antikonvulsiv
anticyclic antizyklisch
anticytokine Antizytokin n.
anticytolysin Antizytolysin n.
anticytoplasmic antizytoplasmatisch
antidemential antidementiell
antidementic antidementisch; Antidementikum n.
antidementive Antidementivum n.; antidementiv
antidepressant antidepressiv; Antidepressivum n.
antideterminant Antideterminante f.
antidiabetic antidiabetisch; Antidiabetikum n.
antidiabetogenic antidiabetogen
antidiphtheritic antidiphtherisch
antidiuretic antidiuretisch; Antidiuretikum n.
antidiuretic hormone of the pituitary gland Adiuretin n.
antidote Antidot n.
antidromic antidrom
antidyspeptic antidyspeptisch
anti-emetic antiemetisch; Antiemetikum n.
anti-enzyme Antienzym n.
anti-epileptic antiepileptisch; Antiepileptikum n.
anti-estrogen (a) Antiöstrogen n., Antiestrogen n.
antifactor Antifaktor m.
antifebrile antifebril
antiferment *d.e.* n.
antifibrillatory antifibrillatorisch
antifibrinolysin *d.e.* n.
antifibrinolytic antifibrinolytisch
antifibrotic antifibrotisch
antiflux Antiflussmittel n.
antifoaming agent Antischaummittel n.
antifolate Antifolat n.
antifungal antimykotisch; Antimykotikum n.
antigen *d.e.* n.
– Australia Australiaantigen n.
–, cell Zellantigen n.
–, complete Vollantigen n.
–, cryptic Kryptantigen n.
– deletion Antigenverlust m.
– excess Antigenüberschuss m.
– gain Antigenzuwachs m.
–, pollen Pollenallergen n.
–, prostate specific prostataspezifisches Antigen n.
– reversion Antigenumkehr f.
–, surface Oberflächenantigen n.
– variation Antigenwechsel m.
antigenic antigen
antigenicity Antigenität f.
antigestagen *d.e.* n.
antiglobulin *d.e.* n.
– test Antiglobulintest m., Coombstest m.
antiglucocorticoid Antiglukokortikoid n.
antihaemolytic (e) antihämolytisch
antihaemophilic (e) antihämophil
antihaemorrhagic (e) antihämorrhagisch
antihapten *d.e.* n.
antihelix *d.e.* f.
antihemolytic (a) antihämolytisch
antihemophilic (a) antihämophil
antihemorrhagic (a) antihämorrhagisch
antiherpetic antiherpetisch; Antiherpetikum n.
antihidrotic anthidrotisch; Antihidrotikum n.
antihistaminic antihistaminisch; Antihistaminikum n.
antihormone Antihormon n.
anti-human globulin Antihumanglobulin n.
antihyaluronidase *d.e.* f.
antihypertensive antihypertonisch
anti-idiotypic antiidiotypisch
anti-infective infektionswidrig
anti-inflammatory entzündungswidrig, entzündungshemmend
anti-ischaemic (e) antiischämisch
anti-ischemic (a) antiischämisch
antiketogenic antiketogen
antikinase *d.e.* f.
antileprotic drug Mittel n. gegen Lepra
antilipolysis Antilipolyse f.
antilipolytic antilipolytisch
antiluetic antiluetisch; Antiluetikum n.
antilymphocyte serum Antilymphozytenserum n.
antilymphocytic antilymphozytär

antimalarial gegen Malaria f. wirksam; Malariamittel n.
antimetabolic antimetabolisch
antimetabolite Antimetabolit m.
antimicrobial antimikrobiell; antimikrobielles Mittel n.
antimitochondrial *d.e.*
antimonate Antimonat n.
antimonosis Antimonose f.
antimony Antimon n.
– and potassium tartrate Tartarus stibiatus
antimonylgluconate Antimonylglukonat n.
antimuscarinic drug Antimuskarinmittel n.
antimycotic antimykotisch; Antimykotikum n.
antimyeloperoxidase *d.e.* f.
antineoplastic antineoplastisch
antineuralgic antineuralgisch; Antineuralgikum n.
antineuritic antineuritisch
antineuronal *d.e.*
antineutrophilic antineutrophil
antinociceptive antinocizeptiv
antinuclear antinukleär
anti-oestrogen (e) Antiöstrogen n., Antiestrogen n.
antioxidant antioxidierend; antioxidierendes Mittel n.
antioxidative antioxidativ; Antioxidativum n.
antiparasitic antiparasitär
antiparkinsonism drug Antiparkinson-Mittel n.
antipathy Antipathie f.
anti-PD-1 antibodies pl. PD-1-Antikörper m. pl.
antipediculotic entlausend; Entlausungsmittel n.
antiperistalsis Antiperistaltik f.
antiperistaltic antiperistaltisch
antiperspirant anthidrotisch, Anthidrotikum n.
antiphagocytic antiphagozytär
antiphlogistic antiphlogistisch; Antiphlogistikum n.
antiphospholipid *d.e.* n.
antiphospholipid antibody Antiphospholipidantikörper m.
antiplasmin *d.e.* n.
antiplatelet effect antithrombozytäre Wirkung f.
antipolymer *d.e.* n.
antiprogestin *d.e.* n.
antiproliferative antiproliferativ
antiprotease *d.e.* f.
antiproteinase *d.e.* f.
antiprotozoal effect Antiprotozoenwirkung f.
antipsychotic antipsychotisch; antipsychotisches Mittel n.
antipruriginous antipruriginös
antipruritic antipruritisch, juckreizmindernd; antipruritisches Mittel n.
antipyretic antipyretisch; Antipyretikum n.
antipyrine Antipyrin n.
antirachitic antirachitisch
antireflux *d.e.* m.
antireticuloendothelial serum Bogomoletz-serum n.
antiretroviral *d.e.*
antirheumatic antirheumatisch; Antirheumatikum n.
anti-Rh-serum Anti-Rh-Serum n.
antiseborrheic (a) Antiseborrhoikum n.; antiseborrhoisch
antiseborrhoic (e) Antiseborrhoikum n.; antiseborrhoisch
antisecretory antisekretorisch
antisense molecule Antisense-Molekül n.
antisense RNA Antisense-RNS f.
antisepsis *d.e.* f.
antiseptic antiseptisch; Antiseptikum n.
antiserotonin *d.e.* n.
antiserum *d.e.* n.
antisialogogue speichelhemmend
antisome Antisom n.
antispasmodic antispastisch; Antispastikum n.
antisperm antibody Sperma-Antikörper m.
antistalsis Antistaltik f.
antistaphylolysin *d.e.* n.
antisteroid *d.e.* n.
antistreptodornase *d.e.* f.
antistreptokinase *d.e.* f.
antistreptolysin *d.e.* n.
antisuicidal antisuizidal
antisyphilitic antisyphilitisch; Antisyphilitikum n.
antitachycardic antitachykard
antitermination *d.e.* f.
antitetanic antitetanisch
antithrombin *d.e.* n.
antithrombokinase *d.e.* f.
antithromboplastic antithromboplastisch
antithrombotic antithrombotisch; Antithrombotikum n.
antithymocyte globulin Antithymozytenglobulin n.
antithyroglobulin antibody Antithyreoglobulinantikörper m.

antitoxic antitoxisch
antitoxin *d.e.* n.
antitragus *d.e.* m.
antitrypsin *d.e.* n.
antituberculotic antituberkulös
antitussive hustenlindernd; hustenlinderndes Mittel n.
anti-urokinase *d.e.* f.
antivaccinationist Impfgegner m., Impfgegnerin f.
antivenin antitoxisches Serum n.; antitoxisches Schlangenserum n.
antiviral *d.e.*
antiviral agent Antivirusmittel n.
antivitamin *d.e.* n.
antixerophthalmic antixerophthalmisch
antral *d.e.*
antrectomy Antrektomie f.
antrocystectomy Antrozystektomie f.
antroduodenal *d.e.*
antronasal *d.e.*
antroscope Antroskop n.
antroscopic antroskopisch
antroscopy Antroskopie f.
antrostomy Antrostomie f.
antrotomy Antrotomie f.
antrotympanic antrotympanisch
antrum *d.e.* n.
– of Highmore Kieferhöhle f.
anular annulär, anulär
anuresis Anurie f.
anuria Anurie f.
anuric anurisch
anus, artificial Kunstafter m., Anus praeternaturalis
anus, praeternatural (e) Anus praeternaturalis
anus, preternatural (a) Anus praeternaturalis
anuscopy Anoskopie f., Anuskopie f.
anvil Amboss m.
anxiety Angst f., Beklemmung f.
anxiety, basic Grundangst f.
anxiety, daytime Tagangst f.
anxiety hierarchy Angsthierarchie f.
anxiety neurosis Angstneurose f.
anxiolysis Anxiolyse f.
anxiolytic angstlösend; angstlösendes Mittel n.
A.O. (anodal opening) Anodenöffnung f.
AOD (arterial occlusion disease) arterielle Verschlusskrankheit f. (AVK)
aorta *d.e.* f.
aortic aortal
– arch Aortenbogen m.
– endoprosthesis Aortenendoprothese f.
– insufficiency Aorteninsuffizienz f.
– knob Aortenknopf m.
– rupture Aortenruptur f.
– stenosis Aortenstenose f.
– valve Aortenklappe f.
– window Aortenfenster n.
aortitis *d.e.* f.
aortocoronary aortokoronar
aortoduodenal *d.e.*
aortofemoral *d.e.*
aortography Aortographie f.
aortoiliac aortoiliakal
aortoiliofemoral *d.e.*
aortointestinal *d.e.*
aortoplasty Aortenplastik f.
aortopulmonary aortopulmonal
aortopulmonic aortopulmonal
aortorenal *d.e.*
A.P. (axiopulpal) axiopulpal
apalcillin *d.e.* n.
apallic apallisch
aparalytic aparalytisch
apareunia Apareunie f.
apathetic unpathetisch
apathic apathisch
apathogenic apathogen
apathy Apathie f.
apatite Apatit m.
apazone Azapropazon n.
APB (atrial premature beat) Vorhofextrasystole f.
ape Affe m.
– fissure Affenspalte f.
apepsia Apepsie
apeptic apeptisch
aperiodic aperiodisch
apertognathia offener Biss m.
aperture Apertur f.
apex Spitze f.
apex beat Spitzenstoß m.
apex beat, heaving hebender Spitzenstoß m.
apexcardiogram Apexkardiogramm n.
apexcardiographic apexkardiographisch
apexcardiography Apexkardiographie f.
APH (anterior pituitary hormone) Hypophysenvorderlappenhormon n.
aphagia Aphagie f.
aphakia Aphakie f.
aphakic aphakisch
aphasia Aphasie f.
–, motor motorische Aphasie f.
–, nominal Wortfindungsstörung f.
–, sensory sensorische Aphasie f.
aphasic aphasisch

aphasiological aphasiologisch
aphasiology Aphasiologie f.
apheresis Apherese f.
aphonia Aphonie f.
aphonic aphonisch
aphonous aphonisch
aphrasia Aphrasie f.
aphrodisiac Aphrodisiakum n.
aphtha Aphthe f.
aphthosis Aphthose f.
aphthous aphthös
apical apikal
apicectomy Wurzelspitzenamputation f.
apicitis Apizitis f.
apicoectomy Wurzelspitzenamputation f.
apicogram Apexkardiogramm n., Apikogramm n.
apicographic apexkardiographisch
apicography Apexkardiographie f.
apicolysis Apikolyse f.
apicostomy Apikostomie f.
apicotomy Apikotomie f.
apiol *d.e.* n.
apixaban *d.e.* n.
aplanat *d.e.* m.
aplanatic aplanatisch
aplanocytosis Aplanozytose f.
aplasia Aplasie f.
aplastic aplastisch
apnea (a) Apnoe f.
apneic (a) apnoisch
apneustic apneustisch
apnoea (e) Apnoe f.
apnoic (e) apnoisch
apochromatic apochromatisch
apocrine apokrin
apo-enzyme Apoenzym n.
apoetin *d.e.* n.
apoferritin *d.e.* n.
apokamnosis Apokamnose f.
apolar *d.e.*
apolate Apolat n.
apolipoprotein *d.e.* n.
apomorphine Apomorphin n.
aponeurosis Aponeurose f.
apopaine Apopain n.
apophysary apophysär
apophysis Apophyse f.
apophysitis *d.e.* f.
apoplectic apoplektisch
apoplectiform apoplektiform
apoplexy Apoplexie f.
apoprotein *d.e.* n.
apoptosis Apoptose f.
apoptotic apoptotisch
apothecary Apotheker m., Apothekerin f.
apotoxin *d.e.* n.
apparatus Apparat m.
–, attachment Halteapparat m.
–, Golgi's Golgischer Apparat m.
–, masticatory Kauapparat m.
–, periodontic Zahnhalteapparat m.
–, Potain's Potainscher Apparat m.
–, Zander's Zanderapparat m.
apparent death Scheintod m.
appearance time Erscheinungszeit f.
appease, to Hunger stillen; beruhigen
appendage Anhängsel n., Anhangsgebilde n.
appendectomize, to appendektomieren
appendectomy Appendektomie f.
appendicitic appendizitisch
appendicitis Appendizitis f.
appendix, auricular Herzohr n.
appendix vermiformis Wurmfortsatz m.
apperception Apperzeption f., Wahrnehmung f.
apperceptive apperzeptiv
appetence Appetenz f.
appetite Appetit m.
appetite depressant Appetitzügler m.
appetizer appetitanregendes Mittel n.
applanation *d.e.* f.
applanatory applanatorisch
appliance Gerät n., Vorrichtung f.
–, artificial anus Kunstafterbandage f.
–, dental regulating Zahnregulierungsapparat m.
applicability Anwendbarkeit f.
applicant Bewerber m., Bewerberin f.
application Applikation f., Anwendung f., Anlegung f.; Bewerbung f.
application, mode of – Anwendungsart f.
applicator Applikator m.
applied biology angewandte Biologie f.
apply, to applizieren, anwenden, anlegen; sich bewerben
appointment practice Bestellpraxis f.
apposition *d.e.* f.
appositional *d.e.*
appraisal Bewertung f.
approach Annäherung f.; Betrachtungsweise f.
approachable zugänglich; kontaktfähig
approximal *d.e.*
apraclonidine Apraclonidin n.
apractic apraktisch
apraxia Apraxie f.
aprobarbital *d.e.* n.
apron Schurz m., Schürze f.
–, lead impregnated Bleischurz m.

aprosexia Aprosexie f.
aprotinin *d.e.* n.
aptamer *d.e.* n.
APUD (amine precursor uptake and decarboxylation) Aminvorstufen-Aufnahme und Dekarboxylierung f.
apudoma Apudom n.
APUD system APUD-System n.
apyknomorphous apyknomorph
aquaporin *d.e.* n.
aqueduct Aquädukt m.
aqueductal aquäduktal
aqueous wässerig
aquocobalamine Aquokobalamin n.
arabinofuranose *d.e.* f.
arabinofuranosidase *d.e.* f.
arabinofuranosylcytosine Arabinofuranosylzytosin n.
arabinogalactane Arabinogalaktan n.
arabinose *d.e.* f.
arabinoside Arabinosid n.
arabinosuria Arabinosurie f.
arabinosylcytosine Cytosin-Arabinosid n.
arabinoxylane Arabinoxylan n.
arabitol Arabit m.
arachidate Arachidat n.
arachidonate Arachidonat n.
arachnida *d.e.* n. pl.
arachnitis *d.e.* f.
arachnodactylia Arachnodaktylie f.
arachnoid Arachnoidea f.
arachnoidal *d.e.*
arachnophobia Arachnophobie f.
aragonite Aragonit m.
aramine Aramin n.
ARB (angiotensin-receptor blocker) ARB (Angiotensin-Rezeptorblocker)
arbitrary willkürlich
arbitration expertise Gutachten n.
arborization Arborisation f.
arbovirosis Arbovirose f.
arbutin *d.e.* n.
arc Bogen m.
ARC (AIDS-related complex) AIDS-bezogener Komplex m.
arcade Arkade f.
arch Bogen m.; Gewölbe n.
arch, alveolar Alveolarbogen m.
arch appliance Bogenapparatur f.
arch bending pliers Bogenbiegezange f.
arch, branchial Kiemenbogen m.
arch, costal Rippenbogen m.
arch, dental Zahnbogen m.
arch, edgewise Kantenbogen m.
arch of foot Fußgewölbe n.
arch, plantar Fußgewölbe n.
arch support Senkfußeinlage f.
arch, vertebral Wirbelbogen m.
arch, visceral Kiemenbogen m.
arch wire Bogendraht m.
arch, zygomatic Jochbogen m.
archaic archaisch
arched bogig, bogenförmig, gewölbt
archetype Archetyp m.
architectonic architektonisch; Architektonik f.
archives Archiv n.
arcuate bogig, bogenförmig
ARD (acute respiratory disease) akute abakterielle Erkrankung f. des Respirationstrakts
ARDS (adult respiratory distress syndrome) Syndrom n. der akuten respiratorischen Insuffizienz
area Gebiet n., Bezirk m., Fläche f.
arecaidine Arecaidin n.
arecaline Arecolin n.
arecoline Arecolin n.
areflexia Areflexie f.
areflexic reflexlos
aregenerative aregenerativ
areola of the nipple Brustwarzenhof m.
areolar areolär
ARF (acute renal failure) akutes Nierenversagen n.
argatrobane Argatroban n.
argentaffin *d.e.*
argentaffine argentaffin
argentaffinoma Argentaffinom n.
argentation Silberimprägnierung f., Silberfärbung f.
argentophil *d.e.*
argillaceous earth Tonerde f.
arginase *d.e.* f.
arginate Arginat n.
arginine Arginin n.
– esterase Argininesterase f.
argininosuccinase Argininosukzinase f.
argininosuccinate Argininosukzinat n.
argon *d.e.* n.
Argyll Robertson pupil Argyll-Robertson-Phänomen n.
Argyll Robertson's sign Argyll-Robertson-Zeichen n.
argyria Argyrie f.
argyrophil *d.e.*
argyrophilic argyrophil
ariboflavinosis Ariboflavinose f.
aripiprazol *d.e.* n.
arithmomania Arithmomanie f.
Arkansas oil stone Arkansasabziehstein m.

arm Arm m.
arm bath Armbad n.
arm, hinged Gelenkarm m.
arm support Armstütze f.
armor heart (a) Panzerherz n.
armour heart (e) Panzerherz n.
armpit Achselhöhle f.
arm-sling Armtragschlinge f.
Arndt-Schulz law Arndt-Schulzsches Gesetz n.
arnica Arnika f.
Arning's tincture Arningsche Tinktur f.
aroma *d.e.* n.
aromase *d.e.* f.
aromatase *d.e.* f.
aromatherapy Aromatherapie f.
aromatic aromatisch
aromatization Aromatisierung f.
aromatize to aromatisieren
arrangement Arrangierung f.
arrested aufgehalten, zum Stillstand gekommen
arrhenoblastoma Arrhenoblastom n.
arrhythmia Arrhythmie f.
arrhythmic arrhythmisch
arrhythmogenic arrhythmogen
arrosion *d.e.* f.
arrow poison Pfeilgift n.
arsanilate Arsanilat n.
arsenate Arsenat n.
arsenic arsenhaltig (fünfwertig); Arsen n.
–, black Arsen n.
– trioxide Arsenik n.
–, white Arsenik n.
arsenide Arsenid n.
arsenious arsenhaltig (dreiwertig)
arsenite Arsenit n.
arsenotherapy Arsenbehandlung f.
arsenous arsenhaltig (dreiwertig)
arsine Arsin n.
arsonate Arsonat n.
artefact Artefakt m.
artemisinine Artemisinin n.
arterial arteriell
arterialization Arterialisierung f.
arterialize, to arterialisieren
arteriectomy Arteriektomie f.
arteriocapillary arteriokapillär
arteriogram Arteriogramm n.
arteriographical arteriographisch
arteriography Arteriographie f.
arteriolar arteriolär
arteriole *d.e.* f.
arteriolosclerosis Arteriolosklerose f.
arteriolosclerotic arteriolosklerotisch
arteriomesenteric arteriomesenterisch
arteriopathy Arteriopathie f.
arteriorrhaphy Arteriennaht f.
arteriosclerosis Arteriosklerose f.
arteriosclerotic arteriosklerotisch
arteriovenous arteriovenös
arteritis Arteriitis f.
–, giant cell Riesenzellenarteriitis f.
artery Arterie f., Schlagader f.
–, basilar Arteria basilaris
–, brachial Arteria brachialis
–, cerebellar Arteria cerebellaris
–, cerebral Arteria cerebralis
– clamp Gefäßklemme f.
–, common carotid Arteria carotis communis
–, copper-wire Kupferdrahtarterie f.
–, corkscrew Korkenzieherarterie f.
–, coronary Koronararterie f., Kranzschlagader f.
–, deep femoral Arteria profunda femoris
–, epigastric Arteria epigastrica
–, femoral Arteria femoralis
–, frontal Arteria frontalis
–, gastroduodenal Arteria gastroduodenalis
–, gastroepiploic Arteria gastroepiploica
–, haemorrhoidal (e) Arteria haemorrhoidalis
–, hemorrhoidal (a) Arteria haemorrhoidalis
–, hepatic Arteria hepatica
–, iliac Arteria ilica
–, inferior epigastric Arteria epigastrica caudalis
–, innominate Truncus brachiocephalicus
–, internal auditory Arteria labyrinthi
–, lingual Arteria lingualis
–, maxillary Arteria maxillaris
–, meningeal Arteria meningica
–, mesenteric Arteria mesenterica
–, obturator Arteria obturatoria
–, occipital Arteria occipitalis
– of retina, central Arteria centralis retinae
– of tibia, nutrient Arteria nutricia tibiae
– of Zinn Arteria centralis retinae
–, ophthalmic Arteria ophthalmica
–, palatine Arteria palatina
–, pancreaticoduodenal Arteria pancreaticoduodenalis
–, perineal Arteria perinealis
–, peroneal Arteria fibularis
–, pharyngeal Arteria pharyngica
–, popliteal Arteria poplitea
–, pudendal Arteria pudendalis
–, pulmonary Arteria pulmonalis
–, radial Arteria radialis

–, **renal** Arteria renalis
–, **spermatic** Arteria spermatica
–, **splenic** Arteria lienalis
–, **subclavian** Arteria subclavia
–, **subscapular** Arteria subscapularis
–, **superior thyroid** Arteria thyreoidea cranialis
–, **temporal** Arteria temporalis
–, **thoracic** Arteria thoracalis
–, **thyroid** Arteria thyreoidea
–, **tibial** Arteria tibialis
–, **umbilical** Arteria umbilicalis
–, **uterine** Arteria uterina
–, **vertebral** Arteria vertebralis
arthralgia Arthralgie f.
arthritic arthritisch
arthritis *d.e.* f.
–, **climactic** klimakterische Arthropathie f.
–, **degenerative** Arthrosis deformans
–, **hypertrophic** Arthrosis deformans
–, **infectional** Infektarthritis f.
–, **menopausal** klimakterische Arthropathie f.
–, **rheumatoid** rheumatoide Arthritis f.
arthritism Arthritismus m.
arthroalloplasty Arthroalloplastie f.
arthrocentesis Arthrozentese f.
arthrodesis Arthrodese f.
arthrogram Arthrogramm n.
arthrographical arthrographisch
arthrography Arthrographie f.
arthrogryposis Arthrogrypose f.
arthrolysis Arthrolyse f.
arthropathic arthropathisch
arthropathy Arthropathie f.
arthroplasty Arthroplastie f., Gelenkplastik f.
arthropod Gliederfüßer m.
arthrosceletal arthroskeletal
arthroscope Arthroskop n.
arthroscopical arthroskopisch
arthroscopy Arthroskopie f.
arthrotomy Arthrotomie f.
Arthus's phenomenon Arthus-Phänomen n.
article, original Originalartikel m.
artichoke Artischocke f.
articular artikulär
articulate, to artikulieren
articulated gegliedert, artikuliert
articulation Artikulation f.
articulator Artikulator m.
artifact Artefakt n.
artificial artifiziell, künstlich
– **tears** künstliche Tränenflüssigkeit f.
artless kunstlos, ungeschickt
aryepiglottic aryepiglottisch
aryl *d.e.* n.
arylamidase *d.e.* f.
arylamine Arylamin n.
arylaminoacetyltransferase Arylaminoazetyltransferase f.
arylarsonate Arylarsonat n.
arylation Arylierung f.
arylcyclohexylamine Arylzyklohexylamin n.
arylesterase *d.e.* f.
arylsulfatase (a) *d.e.* f.
arylsulfate (a) Arylsulfat n.
arylsulphatase (e) Arylsulfatase f.
arylsulphate (e) Arylsulfat n.
arytaenoid cartilage (e) Ary-Knorpel m.
arytenoid cartilage (a) Ary-Knorpel m.
ASA (acetylsalicylic acid) ASS (Azetylsalizylsäure f.)
asanguineous unblutig
asbestos Asbest m.
asbestosis Astbestose f.
ascariasis Askaridiasis f.
ascaridiasis Askaridiasis f.
ascend, to aufsteigen, aszendieren
ascendance Aszendenz f.
Aschoff-Tawara node Aschoff-Tawara-Knoten m.
ascites Aszites m.
– **outlet tube** Aszitesabflussrohr n.
ascorbate Askorbat n.
ascus Askus m.
asemasia Asemasie f.
asemia Asemie f.
asepsis *d.e.* f.
aseptic aseptisch
asexual asexuell
ash Asche f.
ash, to veraschen
asher Veraschungsgerät n.
ashing Veraschung f.
asialia Asialie f., Aptyalismus m.
Asian influenza Asiatische Grippe f.
asiderosis Asiderose f.
asleep, to fall einschlafen
asocial asozial
asparaginase *d.e.* f.
asparaginate Asparaginat n.
asparagine Asparagin n.
aspart *d.e.* n.
aspartate Asparaginat n., Aspartat n.
– **aminotransferase** Aspartataminotransferase f.
aspartylglycosylamine Aspartylglykosylamin n.
aspecific unspezifisch, nichtspezifisch
aspect Aspekt m.

aspergillosis Aspergillose f.
aspermia Aspermie f.
asphyctic asphyktisch
asphyxia Asphyxie f.
asphyxiation Erstickung f.
aspidinol *d.e.* n.
aspidium, rhizome of Rhizoma filicis
aspirate Aspirat n.
aspirate, to aspirieren
aspiration *d.e.* f.
aspiration cytology Aspirationszytologie f.
aspirator *d.e.* m.
asplenic milzlos
assay Probe f., Erprobung f., Test m., Prüfung f.
– arrangement Versuchsanordnung f.
assembly (virol.) *d.e.* n.
assessor, medical Vertrauensarzt m., Vertrauensärztin f.
assimilate, to assimilieren
assimilation *d.e.* f.
assist, to assistieren; helfen, beistehen
assistance Assistenz f.; Beistand m.
assistant Assistent m.; Gehilfe m.; Assistentin f.; Gehilfin f.
– chemist Laborant m., Laborantin f.
–, consulting room Arzthelferin f.
–, dental zahnärztliche Helferin f.
– dietician Diätassistent m., Diätassistentin f.
assisted living betreutes Wohnen
associate, to assoziieren, beigesellen
association Assoziation f.
associative assoziativ
assortment Sortiment n.
AST (antistreptolysin test) Antistreptolysintiter m. (AST)
astasia Astasie f.
astatic astatisch
astatine Astat n.
asteatosis Asteatose f.
astemizole Astemizol n.
aster *d.e.* m.
astereognosis Astereognosie f.
astereognostic astereognostisch
asthenia Asthenie f.
asthenic asthenisch
asthenopia Asthenopie f.
asthenospermia Asthenospermie f.
asthenuria Asthenurie f.
asthma *d.e.* n.
–, bronchial Bronchialasthma n.
–, cardiac Herzasthma n.
asthmatic asthmatisch; Asthmatiker m., Asthmatikerin f.
astigmatic astigmatisch
astigmatism Astigmatismus m.
astigmometer *d.e.* n.
astringent adstringierend; Adstringens n.
astroblastoma Astroblastom n.
astrocyte Astrozyt m.
astrocytic astrozytär
astrocytoma Astrozytom n.
astronaut kinetosis Raumfahrerkrankheit f.
astronautics Astronautik f.
asyllabia Asyllabie f.
asyllabism Asyllabismus m.
asylum Asyl n.
– psychiatry Anstaltspsychiatrie f.
asymbolia Asymbolie f.
asymmetric asymmetrisch
asymmetrogammagram Asymmetrogammagramm n.
asymmetry Asymmetrie f.
asymptomatic asymptomatisch
asymptotical asymptotisch
asynchronism Asynchronie f.
asynchronous asynchron
asynclitic asynklitisch
asynclitism Asynklitismus m.
asynergic asynergisch
asynergy Asynergie f.
asystole Asystolie f.
asystolia Asystolie f.
atactic ataktisch
ataractic ataraktisch; Ataraktikum n.
ataraxy Ataraxie f.
atavism Atavismus m.
atavistic atavistisch
ataxia Ataxie f.
ataxic ataktisch
atazanavir *d.e.* n.
atelectasis Atelektase f.
–, marginal Randatelektase f.
–, plate-like Plattenatelektase f.
atelectatic atelektatisch
atelia Atelie f.
atenolol *d.e.* n.
athelia Athelie f.
atherectomy Atherektomie f.
–, rotational Rotationsatherektomie f.
atherogenic atherogen
atherogenous atherogen
atheroma Atherom n.
atheromatosis Atheromatose f.
atheromatous atheromatös
atherosclerosis Atherosklerose f.
atherosclerotic atherosklerotisch
atherothrombosis Atherothrombose f.
atherotrhrombotic atherothrombotisch
athetosic athetotisch

athetosis Athetose f.
athetotic athetotisch
athlete's foot Athletenfuß m., Fußtrichophytie f.
athlete's heart Sportherz n.
athletic athletisch
athrepsy Marasmus m.; Immunität f. gegen Tumorinokulation
athyreosis Athyreose f.
athyria Athyrie f.
athyroidism Athyreose f.
atlantoaxial atlantoepistropheal
atlantomastoid atlantomastoidal
atlanto-odontoid *d.e.*
atlas *d.e.* m.
atloido-axial atlantoepistropheal
atloido-occipital atlantookzipital
atmocausis Atmokausis f.
atmosphere Atmosphäre f.
atmospheric atmosphärisch
atom *d.e.* n.
atomic atomar
atomic nucleus Atomkern m.
atomic number Ordnungszahl f.
atomic powered atomgetrieben
atomic weight Atomgewicht n.
atomization Atomisierung f.; Versprühung f.
atomizer Atomiseur m.
atonic atonisch
atony Atonie f.
atopic atopisch; spezifisch überempfindlich, allergisch
atopic disease Allergose f.
atopy spezifische Überempfindlichkeit f.
atorvastatin *d.e.* n.
atovaquone Atovaquon n.
atoxyl *d.e.* n.
ATP (adenosine triphosphate) Adenosin-Triphosphat n.
ATR (Achilles tendon reflex) Achillessehnenreflex m. (ASR)
atracurium *d.e.* n.
atransferrinaemia (e) Atransferrinämie f.
atransferrinemia (a) Atransferrinämie f.
atraumatic atraumatisch
atrazine Atrazin n.
atresia Atresie f.
atresic atresisch
atrial *d.e.*
– fibrillation Vorhofflimmern n.
– flutter Vorhofflattern n.
atrial premature beat Vorhofextrasystole f.
atrial pressure Vorhofdruck m.
atrial septal defect, primum Primumtyp m. eines Vorhofseptumdefektes
atrial septal defect, secundum Sekundumtyp m. eines Vorhofseptumdefektes
atrichia Atrichie f.
atrioseptal *d.e.*
atrioseptopexy Atrioseptopexie f.
atrioseptostomy Atrioseptostomie f.
atrioventricular atrioventrikulär
– valves, left Mitralklappen f. pl.
– valves, right Trikuspidalklappen f. pl.
atrium of the heart Herzvorhof m.
atrophic atrophisch
atrophoderma *d.e.* n.
atrophy Atrophie f.
–, cortical Rindenatrophie f.
–, Landouzy-Déjérine Landouzy-Déjérine-Atrophie f.
– of disuse Inaktivitätsatrophie f.
–, Pick's Picksche Atrophie f.
–, pigmentary Pigmentatrophie f.
–, pressure Druckatrophie f.
–, Sudeck's Sudeck-Atrophie f.
atropine Atropin n.
atropinization Atropinisierung f.
atropinize, to atropinisieren
atorvastatin *d.e.* n.
attachment Anheftung f., Befestigung f.; Geschiebe n.
–, Ash's Ash-Geschiebe n.
–, bar Steggeschiebe n.
–, fixation (dent.) Befestigung f.
–, friction Reibgeschiebe n.
–, parallel Parallelgeschiebe n.
–, precision Geschiebe n.
–, slotted Schlitzgeschiebe n.
attend, to behandeln, pflegen, warten; besuchen
attendant Wärter m., Wärterin f.
attention Aufmerksamkeit f.
attentiveness Aufmerksamkeit f.
attenuate, to verdünnen
attenuation *d.e.* f., Verdünnung f.
attest *d.e.* n.
–, to attestieren
attic Epitympanum n.
– cannula Paukenspülröhrchen n.
attico-antrotomy Attikoantrotomie f.
attitude Haltung f.
attitude, false Fehlhaltung f.
attractant Lockstoff m.
attraction Anziehungskraft f., Attraktion f.
–, sphere Zentrosom n.
attrition Abkauung f.; Abnutzung f.
atypia Atypie f.
–, cellular Zellatypie f.
atypical atypisch

audibility Hörbarkeit f.
audibility limit Hörgrenze f.
audible hörbar
audile auditiv
audiofrequency Tonfrequenz f.
audiological audiologisch
audiology Audiologie f.
audiometer *d.e.* n.
audiometric audiometrisch
audiometry Audiometrie f.
–, hearing threshold Hörschwellenaudiometrie f.
–, pure-tone Reintonaudiometrie f.
audiovisual audiovisuell
audition Hören n., Hörvermögen n., Gehör n.; Sprechprobe f.
auditopsychical auditopsychisch
auditory auditorisch, akustisch
- limit Hörbereich m.
- passage Gehörgang m.
- path Hörbahn f.
- vertigo otogener Schwindel m.
Auerbach's plexus Auerbachscher Plexus m.
augmentation Zunahme f., Vergrößerung f., Vermehrung f.
aura *d.e.* f.
aural *d.e.*
aural toilet Ohrtoilette f.
auramine Auramin n.
auranofin *d.e.* n.
aurantiasis *d.e.* f.
auriasis *d.e.* f.
auricle Aurikel f., Ohrmuschel f.; Herzvorhof m.; Herzohr n.
auricular aurikulär
auriculomedicine Aurikularmedizin f.
auriculo-occipital aurikulookzipital
auriculotemporal aurikulotemporal
auriculoventricular aurikuloventrikulär
auriscope Otoskop n.
aurist Otologe m., Otologin f.
aurothioglucose Aurothioglukose f.
aurothiomalate Aurothiomalat n.
auscultate, to auskultieren
auscultation Auskultation f.
auscultatory auskultatorisch
austenitic austenitisch
autacoid aglanduläres Hormon n., Lokalhormon n.
author Autor m., Autorin f.
autism Autismus m.
autistic autistisch
- thinking autistisches Denken n.
autoadaption *d.e.* f.
autoadaptive autoadaptiv
autoagglutination *d.e.* f.
autoaggression *d.e.* f.
autoanalysis Autoanalyse f.
autoanalyzer *d.e.* m.
auto-antibody Auto-Antikörper m.
autoantigen *d.e.* n.
autoblood Eigenblut n.
autocannibalism Autokannibalismus m.
autocastration Autokastration f.
autochthonous autochthon
autoclave Autoklav m.
autocrine autokrin
autodestruction Selbstzerstörung f.
autodestructive selbstzerstörerisch, autodestruktiv
autodigestion Selbstverdauung f.
autofluorescence Eigenfluoreszenz f.
autogenetic autogenetisch
autogenic autogen
autogenic training autogenes Training n.
autogenous autogen
autograft *d.e.* n., Autotransplantat n.
autohaemolysin (e) Autohämolysin n.
autohaemolysis (e) Autohämolyse f.
autohaemotherapy (e) Eigenblutbehandlung f.
autohemolysin (a) Autohämolysin n.
autohemolysis (a) Autohämolyse f.
autohemotherapy (a) Eigenblutbehandlung f.
autohypnosis Autohypnose f.
autoimmune autoimmun
autoimmune disease Autoimmunkrankheit f.
autoimmunglobulin *d.e.* n.
autoimmunity Autoimmunität f.
autoimmunization Selbstimmunisierung f.
autoinfection Autoinfektion f.
autointoxication Autointoxikation f.
autoisolysin *d.e.* n.
autolesion Selbstbeschädigung f.
autologous autolog
autolysate Autolysat n.
autolysin *d.e.* n.
autolysis Autolyse f.
autolytic autolytisch
autolyze, to autolysieren
automate, to automatisieren
automatic automatisch
automatization Automatisierung f.
automatize, to automatisieren
automatism Automatismus m., Automatik f.
automobile exhaust Autoabgas n.
automutilation Selbstverstümmelung f.
autonomic autonom

A

autonomic nervous disorder vegetative Dystonie f.
– nervous system vegetatives Nervensystem n.
autonomy Autonomie f.
autophagy Autophagie f.
autopharmacological autopharmakologisch
autophobia Autophobie f.
autophonia Autophonie f.
autoplastic autoplastisch
autoplasty Autoplastie f.
autopolymer Autopolymer n.
autopolyploidy Autopolyploidie f.
autopraecipitin (e) Autopräzipitin n.
autoprecipitin (a) Autopräzipitin n.
autoprotection Selbstschutz m.
autopsy Autopsie f.
autopsychic autopsychisch
autoptic autoptisch
autoradiographic autoradiographisch
autoradiography Autoradiographie f.
autoreactive autoreaktiv
autoreceptor Autorezeptor m.
autoregulation Selbstregulierung f.
autoscopy Autoskopie f.
autosomal *d.e.*
autosome Autosom n.
autosomia Autosomie f.
autosuggestion *d.e.* f.
autotopagnosis Autotopagnosie f.
autotoxin *d.e.* n.
autotransfusion *d.e.* f.
autotransplant Autotransplantat n.
autotransplantation *d.e.* f.
autotrophic autotroph
autovaccination Autovakzination f.
autovaccine Autovakzine f.
auxanogram Auxanogramm n.
auxiliary auxiliär
auxin *d.e.* n.
auxorepressor *d.e.* m.
auxotrophic auxotroph
A.V. (atrioventricular) atrioventrikulär
availability Verfügbarkeit f.; Handelsform f.
available verfügbar
avenin *d.e.* n.
avenolith *d.e.* m.
average Durchschnitt m., Mittelwert m.
aversion Widerwille m., Aversion f.
avert, to abwenden
avian aviär
Avian influenza Vogelgrippe f.
avian pox Vogelpocken f. pl.
aviation medicine Luftfahrtmedizin f.
aviators' disease Fliegerkrankheit f.
avidity Avidität f.
avirulent *d.e.*
avital *d.e.*
avitaminosis Avitaminose f.
Avogadro's constant Loschmidt-Konstante f.
Avogadro's law Avogadrosches Gesetz n.
avoid, to vermeiden
avoidable vermeidbar
avulsion Abriss n., Abreißen n., Ausreißen n., Losreißen n.
awake wach
awakening Aufwachen n., Erwachen n.
aware wachsen
awareness Bewusstheit f., Wachsamkeit f.
awl Ahle f.
axanthopsia Axanthopsie f., Gelbblindheit f.
axenic axenisch
axerophthol *d.e.* n., Retinol n.
axial *d.e.*
axial rotation Achsendrehung f.
axial shift Achsenverschiebung f.
axilla Achselhöhle f.
axillary axillär
axillary line, anterior vordere Axillarlinie f.
axillobilateral *d.e.*
axillofemoral *d.e.*
axillounilateral *d.e.*
axiobuccocervical axiobukkozervikal
axiobuccogingival axiobukkogingival
axiobuccolingual axiobukkolingual
axiodistal *d.e.*
axiodistocervical axiodistozervikal
axiodistogingival *d.e.*
axiodistoincisal axiodistoinzisal
axiodisto-occlusal axiodistookklusal
axiogingival *d.e.*
axiograph *d.e.* m.
axiographical axiographisch
axiography Axiographie f.
axioincisal axioinzisal
axiomesial *d.e.*
axiomesiocervical axiomesiozervikal
axiomesiodistal *d.e.*
axiopulpal *d.e.*
axioversion *d.e.* f.
axis Achse f.; Epistropheus m.
– cylinder Achsenzylinder m.
–, opening Öffnungsachse f.
–, optical Sehachse f.
– shift Achsenverschiebung f.
– -traction forceps Achsenzugzange f.
axolotl *d.e.* m.
axon Achsenzylinderfortsatz m.
axon reflex Axonreflex m.
axonal *d.e.*

axoneme Chromonema n.
axonotmesis *d.e.* f.
axoplasm Axoplasma n.
axoplasmatic axoplasmatisch
axotomy Axotomie f.
Ayerza's disease Ayerzasche Krankheit f.
Ayurveda *d.e.* m.
aza-adenine Azaadenin n.
azaconazole Azaconazol n.
azacyclonol Azazyklonol n.
azacytidine Azazytidin n.
azadeoxycytidin Azadesoxyzytidin n.
azahypoxanthine Azahypoxanthin n.
azalide Azalid n.
azamethonium *d.e.* n.
azanidazole Azanidazol n.
azapetine Azapetin n.
azapropazone Azapropazon n.
azaribine Azaribin n.
azaserine Azaserin n.
azaspirodecandione Azaspirodekandion n.
azastene Azasten n.
azatadine Azatadin n.
azatepa *d.e.* n.
azathioprine Azathioprin n.
azauracil *d.e.* n.
azauridine Azauridin n.
azelate Azelat n.
azelastin *d.e.* n.
azeotropic azeotrop
azepindole Azepindol n.
azid *d.e.*n
azidamfenicol *d.e.* n.
azide Azid n.
azidocillin *d.e.* n.
azidodeoxythymidine Azidodesoxythymidin n.
azidothymidine Azidothymidin n.
azipramine Azipramin n.
azithromycin *d.e.* n.
azlocillin *d.e.* n.
azobenzene Azobenzol n.
azocarmine Azokarmin n.
azo compound Azo-Verbindung f.
azo dye Azo-Farbstoff m.
azoimide Azoimid n.
azole Azol n.; Pyrrol n.
– **antifungal** Azol-Antimykotikum n.
azolimine Azolimin n.
azolitmin *d.e.* n.
azoospermia Azoospermie f.
azorubin test Azorubintest m.
azosemide Azosemid n.
azotaemia (e) Azotämie f.
azotaemic (e) azotämisch
azote Stickstoff m.
azotemia (a) Azotämie f.
azotemic (a) azotämisch
azole Azol n.
azouridine Azouridin n.
aztreonam *d.e.* n.
azulene Azulen n.
azure Azur m.
azurophil *d.e.*
– **granule** Azurgranulum n.
azurophile azurophil
azurophilia Azurophilie f.
azurophilic azurophil
azygography Azygographie f.
azygos vein Vena azygos

B

B.A. (buccoaxial) bukkoaxial
Baastrup's disease Baastrupsche Krankheit f.
Babesia Babesie f.
babesiasis Babesiose f.
babesiosis Babesiose f.
baboon Pavian m.
baby balance Säuglingswaage f.
baby linen Säuglingswäsche f.
baby napkin (e) Windel f.
baby nursery Säuglingsheim n.
baby trough Säuglingsmulde f.
BAC (blood alcohol concentration) Blutalkoholkonzentration f. (BAK)
B.A.C. (buccoaxiocervical) bukkoaxiozervikal
bacillaemia (e) Bazillämie f.
bacillary bazillär
bacillemia (a) Bazillämie f.
bacilliform bazilliform
bacillogenic bazillogen
bacillophobia Bazillophobie f.
bacillosis Bazillose f.
bacilluria Bazillurie f.
bacillus Bazillus m.
–, acid-fast säurefestes Stäbchen n.
– anthracis *d.e.*
–, encapsulated Kapselbazillus m.
–, Koch's Koch-Bazillus m., Tuberkelbazillus m.
–, Koch-Weeks Koch-Weeks-Bazillus m.
bacitracin *d.e.* n.
back Rücken m.
–, flat Flachrücken m.
–, hollow Hohlrücken m.
backache Rückenschmerz m.
backbone Rückgrat n.
backflow Rückfluss m., Reflux m.
backflow, pyelovenous pyelovenöser Reflux m.
background Hintergrund m.
– radiation Grundstrahlung f.
back support Rückenstütze f.
back titration Rücktitration f.
backward bending Rückwärtsbiegung f.
– displacement Rückwärtsverlagerung f.
– motion Rückwärtsbewegung f.
baclofen *d.e.* n.
bacon spleen Schinkenmilz f.
bacteriaemia (e) Bakteriämie f.
bacteriaemic (e) bakteriämisch
bacterial bakteriell
bactericholia Baktericholie f.
bactericidal bakterizid
bactericide bakterizid; bakterizides Mittel n.
bactericidin Bakterizidin n.
bacteriemia (a) Bakteriämie f.
bacteriemic (a) bakteriämisch
bacteriocholia Bakteriocholie f.
bacteriocin Bakteriozin n.
bacteriological bakteriologisch
bacteriologist Bakteriologe m., Bakteriologin f.
bacteriology Bakteriologie f.
bacteriolysis Bakteriolyse f.
bacteriolytic bakteriolytisch
bacteriophage Bakteriophage m.
bacteriophagia Bakteriophagie f.
bacteriophobia Bakteriophobie f.
bacteriostatic bakteriostatisch; bakteriostatisches Mittel n.
bacteriotropic bakteriotrop
bacterium Bakterie f.
bacteriuria Bakteriurie f.
bacteroides *d.e.* m.
bacteroidosis Bacteroidose f.
bag, hot water Wärmflasche f.
–, ice Eisbeutel m.
–, laundry Wäschesack m.
– of waters Fruchtblase f.
–, physician's Ärztetasche f., Arzttasche f.
– respiration Beutelbeatmung f.
–, respiratory Atembeutel m.
–, sand Sandsack m.
bagassosis Bagassose f.
bajonet fixing Bajonettverschluss m.
bake, to backen; brennen (dent.)
bake in, to einbrennen (dent.)
baking technique (dent.) Brenntechnik f.
balance Gleichgewicht n.; Waage f.; Bilanz f.
balancing Bilanzierung f., Ausgleichen n.
balanitis *d.e.* f.
balanoposthitis *d.e.* f.
balantidiasis *d.e.* f.
Balantidium coli *d.e.*
bald kahl
baldhead Kahlkopf m.
baldheaded kahlköpfig
Balint group Balintgruppe f.
ball Ball m., Kugel f.
ball-and-socket joint Nussgelenk n.
ball attachment Kugelgeschiebe n.
– of the eye Augapfel m.
– of the foot Fußballen m.
– of the thumb Daumenballen m.
– of the toe Zehenballen m.

ballism Ballismus m.
ballistocardiogram Ballistokardiogramm n.
ballistocardiograph Ballistokardiograph m.
ballistocardiographic ballistokardiographisch
ballistocardiography Ballistokardiographie f.
balloon Ballon m.
balloon-tipped cannula Ballonkanüle f.
balloon-tipped catheter Ballonkatheter m.
ballottement *d.e.* n.
balm Balsam m.
–, blue Melisse f.
–, lemon Melisse f.
– of Gilead Mekkabalsam m.
–, sweet Melisse f.
balneary Bäderabteilung f., Bäderinstitut n.
balneation Balneotherapie f.
balneological balneologisch
balneologist Balneologe m., Balneologin f.
balneology Balneologie f.
balneotherapy Balneotherapie f.
balsalazide Balsalazid n.
balsam *d.e.* m.
–, Canada Canadabalsam m.
– of Tolu Tolubalsam m.
–, Peruvian Perubalsam m.
bamboo hair Bambushaar n.
bamboo spine Bambusstab-Wirbelsäule f.
bambuterol *d.e.* n.
bamethan *d.e.* n.
bamipine Bamipin n.
ban Verbot n.
band *d.e.* n.; Bande f. (phys., genet.)
– driver Bandtreiber m.
– fitting Bandanpassung f.
bandage Binde f., Verband m.
–, abdominal Leibbinde f.
–, Barton's Kinnschleuder f.
–, circular zirkulärer Verband m.
–, compression Kompressionsverband m.
–, Desault's Desaultverband m.
–, Esmarch's Esmarchsche Binde f.
–, figure-of-eight Achtertourenverband m.
–, flannel Flanellbinde f.
–, imbricated Dachziegelverband m.
–, pressure Druckverband m.
–, Priessnitz's Priessnitzwickel m.
–, protective Schutzverband m.
– roller Bindenwickler m.
– scissors Verbandschere f.
–, scultetus Scultetus m.
–, spica Spica f., Kornährenverband m.
–, starch Stärkebinde f., Stärkeverband m.
–, suspensory Suspensorium n.
–, Velpeau's Velpeauscher Verband m.
bandage, to verbinden, bandagieren
bandager Bandagist m., Bandagistin f.
bandaging material Verbandmaterial n.
banding Umschlingen n.; Bändelung f.; Chromosomenfärbung f., Bandentechnik f.
bandy leg X-Bein n.
banisterine Banisterin n.
banthine Banthin n.
Banti's disease Banti-Syndrom n.
BAO (basal acid output) basale Magensäuresekretion f.
bar Barriere f., Bügel m.; Bar n.
–, connecting (dent.) Steg m.
–, terminal Schlussleiste f.
–, transverse Querbügel m.
baraesthesia (e) Barästhesie f.
baragnosis Baragnosie f.
Bárány's symptom Báránysches Symptom n., Bárány-Zeichen n.
barbed wire disease Stacheldrahtkrankheit f.
barberry Berberitze f.
barbexaclone Barbexaclon n.
barbital Diethylbarbitursäure f.
barbitalism Barbiturismus m.
barbitone Diethylbarbitursäure f.
barbiturate Barbiturat n.
barbotage *d.e.* f.
Barcoo rot Barcoo-Krankheit f.
baresthesia (a) Barästhesie f.
baritosis Barytose f.
barium *d.e.* n.
barium enema Kontrasteinlauf m.
– meal Bariummahl n.
– sulfate (a) Bariumsulfat n.
– sulphate (e) Bariumsulfat n.
bark Borke f., Rinde f.
barodontalgia Barodontalgie f.
baroreceptor Barorezeptor m.
baroreflex *d.e.* m.
barosinusitis *d.e.* f.
barotitis *d.e.* f.
barotrauma *d.e.* n.
barrel chest fassförmiger Thorax m.
barren unfruchtbar
barrenness Unfruchtbarkeit f.
barrett mucosa Barrett-Mukosa f.
barrett's esophagus (a) Barett-Ösophagus m.
barrett's oesophagus (e) Barett-Ösophagus m.
barrier Schranke f.
barrier filter Sperrfilter m.
bartholinitis *d.e.* f.
Bartonella *d.e.* f.
bartonelliasis *d.e.* f.

barylalia Barylalie f.
baryta Bariumverbindung f.
basal *d.e.*
– body Basalkörperchen n.
– metabolic rate Grundumsatz m.
– surface Basisfläche f.
basaloma Basaliom n.
base Basis f.; Base f. (chem.)
base (of an artificial denture) Gaumenplatte f. (eines künstlichen Gebisses)
base, cranial Schädelbasis f.
base excess Basenüberschuss m.
base forming basenbildend
base hospital Hauptverbandplatz m.
basedowify, to basedowifizieren
Basedow's disease Basedowsche Krankheit f.
baseline Grundlinie f.
basement membrane Basalmembran f.
base plate Basisplatte f.
base sequence Basensequenz f.
basic basisch
– care Grundversorgung f., Grundpflege f.
– hospital Krankenhaus n. der Grundversorgungsstufe
– protective measures (against COVID-19) AHA-Regeln (Abstand, Hygiene, Alltag mit Maske) f. pl.
– research Grundlagenforschung f.
basicity Basizität f.
basicranial basikranial
basidiomycosis Basidiomykose f.
basidiospore *d.e.* f.
basidium *d.e.* n.
basil Basilikum n.
basilar basilär
basiliximab *d.e.* n.
basin Becken n., Schüssel f.
basinasal *d.e.*
basion *d.e.* n.
basiotripsy Basiotripsie f.
basis *d.e.* f.
basitemporal *d.e.*
basivertebral *d.e.*
basoapical basoapikal
basocellular basozellulär
basophil, basophile basophil; basophile Zelle f.
basophilia Basophilie f.
basophilic basophil
basophilous basophil
basophobia Basophobie f.
Bassini's operation Bassini-Operation f.
basswood Schusterspan m.
bastard *d.e.* m.
batch Schub m.; Menge f., Portion f.; Herstellungscharge f.
bath Bad n.
–, electric light head – Kopflichtbad n.
–, four-cell Vierzellenbad n.
–, full Vollbad n.
–, half Halbbad n.
–, hydroelectric Stangerbad n.
–, light Lichtbad n.
–, medicated Medizinalbad n.
–, moor Moorbad n.
–, oxygen Sauerstoffbad n.
–, partial Teilbad n.
–, permanent Dauerbad n.
–, pine Fichtennadelbad n.
–, rising temperature ansteigendes Bad n.
–, salt-water Solbad n.
–, sitz Sitzbad n.
–, sweat Schwitzbad n.
–, Turkish Schwitzbad n.
–, vapor (a) Dampfbad n.
–, vapour (e) Dampfbad n.
–, water Wasserbad n.
bathmotropic bathmotrop
bathochromy Bathochromie f.
bathophobia Bathophobie f.
bathyaesthesia (e) Tiefensensibilität f.
bathyesthesia (a) Tiefensensibilität f.
bathyprismatic bathyprismatisch
batroxobine Batroxobin n.
battery Batterie f.
bayonet fixing Bajonettverschluss m.
BBB (bundle branch block) Schenkelblock m.
B.C. (buccocervical) bukkozervikal
BCG vaccination BCG-Impfung f.
BCG vaccine BCG-Vakzine f.
B.D. (buccodistal) bukkodistal
BDNF (brain-derived neurotrophic factor) neurotropher Faktor des Gehirns m., Wachstumsfaktor BDNF m.
bdella Blutegel m.
beading (dent.) Abschlussrand m.
beads, rachitic rachitischer Rosenkranz m.
beak Schnabel m.
beaker Becherglas n.
BEAM (brain electrical activity mapping) Kartierung f. der elektrischen Hirntätigkeit
beam Strahl m.
–, electron Elektronenstrahl m.
beam, central Zentralstrahl m.
beam, to strahlen
beam, useful radiation Nutzstrahlenbündel n.

bear, to tragen, ertragen, leiden; gebären
bearberry leaves Bärentraubenblätter n. pl.
beard Bart m.
bearing Tragen n., Ertragen n.
beat Schlag m., Schlagen n., Pulsieren n.
–, atrial premature Vorhofextrasystole f.
–, ectopic Systole f. nichtsinusalen Ursprungs
–, escape Ersatzschlag m.
–, premature Extrasystole f.
–, to schlagen, pulsieren
–, ventricular premature ventrikuläre Extrasystole f.
beatin *d.e.* n.
BEC (blood ethyl alcohol) Blutalkohol m.
Bechterew's disease Bechterewsche Krankheit f.
beclamide Beclamid n.
beclobrate Beclobrat n.
beclomethasone Beclomethason n.
becquerel *d.e.* n.
bed Bett n.
– capacity Bettenkapazität f.
– changing table Umbettvorrichtung f.
– count Bettenzahl f.
– elevator (a) Bettenaufzug m.
– lift (e) Bettenaufzug m.
– mover Bettfahrer m.
– occupancy Bettenbelegung f.
– rest Bettruhe f.
– sterilizing room Bettensterilisierraum m.
– supply, central Bettenzentrale f.
–, to betten ins Bett n. legen
bedbug Bettwanze f.
bedding Betten n.; Bettzeug n.
bedfast bettlägerig
bed-gibbet Bettgalgen m.
bedlam psychiatrische Krankenanstalt f.
bedpan Bettschüssel f., Schieber m.
bedridden bettlägerig
bedside monitoring dezentrale Patientenüberwachung f.
– teaching Unterricht m. am Krankenbett
bedsore Wundliegen n.
bedwetter Bettnässer m., Bettnässerin f.
bedwetting Bettnässen n.
bee's sting Bienenstich m.
beeswax Bienenwachs n.
bee venom Bienengift n.
befunolol *d.e.* n.
beget, to zeugen, erzeugen
beget, ability to Zeugungsfähigkeit f.
beget, disability to Zeugungsunfähigkeit f.
behavior (a), behaviour (e) Verhalten n., Benehmen n.
– therapy Verhaltenstherapie f.
behavioral (a) verhaltensbezogen, verhaltensmäßig
behavioural (e) verhaltensbezogen, verhaltensmäßig
behenate Behenat n.
being with child Gravidität f.
belching Rülpsen n.
bell, warning Alarmklingel f.
Bell's palsy Fazialisparese f.
belladonna *d.e.* f.
belly Bauch m.
belt Gürtel m., Binde f., Leibbinde f.
bemegride Bemegrid n.
bemetizide Bemetizid n.
benazepril *d.e.* n.
benazine Benazin n.
bench for massage treatment Massagebank f.
benchmarking Qualitätsvergleich m. gegen das Optimum
bend, to beugen, biegen
bendamustine Bendamustin n.
bendazac *d.e.* n.
bendazol *d.e.* n.
bendrofluazide Bendrofluazid n.
benfotiamine Benfotiamin n.
bengal rose Bengalrosa n.
benign, benignant benigne, gutartig
benignancy Gutartigkeit f.
benignness Gutartigkeit f.
bennet Benediktendistel f.
benorylate Benorilat n.
benoxinate Oxybuprocain n.
benperidol *d.e.* n.
benserazide Benserazid n.
bentyl *d.e.* n.
benzalazine Benzalazin n.
benzaldehyde Benzaldehyd m.
benzalkonium *d.e.* n.
benzamide Benzamid n.
benzanilide Benzanilid n.
benzanthracene Benzanthracen n.
benzanthrone Benzanthron n.
benzarone Benzaron n.
benzathine Benzathin n.
benzatropine Benzatropin n.
benzbromarone Benzbromaron n.
benzene Benzol n.
– ring Benzolring m.
benzethonium *d.e.* n.
benzidine Benzidin n.
benzilate Benzilat n.
benzimidazole Benzimidazol n.
benzine Benzin n.
benziodarone Benziodaron n.

benzioxazol *d.e.* n.
benznidazole Benznidazol n.
benzoate Benzoat n.
benzocaine Benzocain n.
benzocycloheptathiophene Benzozyklohep-tathiophen n.
benzodiazepine Benzodiazepin n.
benzodioxane Benzodioxan n.
benzofuran *d.e.* n.
benzoin Benzoe f.
benzonaphthol *d.e.* n.
benzonatate Benzonatat n.
benzonitril *d.e.* n.
benzophenone Benzophenon n.
benzoquinone Benzochinon n.
benzothiadiazine Benzothiadiazin n.
benzothiazepine Benzothiazepin n.
benzoxonium *d.e.* n.
benzoyl *d.e.* n.
benzphetamine Benzphetamin n.
benzpyrene Benzpyren n.
benztropine Benzatropin n., Benztropin n.
benzydamine Benzydamin n.
benzyl *d.e.* n.
– alcohol Benzylalkohol m.
– amine Benzylamin n.
– benzoate Benzoesäurebenzylester m.
benzylmorphine Benzylmorphin n.
benzyl mustard oil Benzylsenföl n.
benzyl nicotinate Nikotinsäurebenzylester m.
benzyl orange Benzylorange n.
benzylpenicillin *d.e.* n.
benzylpyrimidine Benzylpyrimidin n.
bephenium *d.e.* n.
bepridil *d.e.* n.
berberine Berberin n.
beriberi *d.e.* f.
Berkefeld filter Berkefeldfilter n.
berkelium *d.e.* n.
Berlin blue Berliner Blau n.
berylliosis Berylliose f.
beryllium *d.e.* n.
besilate Besilat n.
beta-adrenergic beta-adrenergisch
beta-adrenoceptor adrenerger Betarezeptor m.
beta-agonist Beta-Agonist m.
beta-alaninaemia (e) Beta-Alaninämie f.
beta-alaninemia (a) Beta-Alaninämie f.
beta blocker Betarezeptorenblocker m.
– cell Beta-Zelle f.
betacarotene Betakarotin n.
beta chain Betakette f.
– emitter Betastrahler m.
– globulin Betaglobulin n.
betahistine Betahistin n.
betaine Betain n.
betalactam *d.e.* n.
betalactamase *d.e.* f.
betalipoprotein *d.e.* n.
betamethasone Betamethason n.
betamiprone Betamipron n.
beta ray Betastrahl m.
– receptor Beta-Rezeptor m.
– receptor blocking drug Beta-Rezeptoren-blocker m.
beta secretase Beta-Sekretase f.
betatron *d.e.* n.
– therapy Betatron-Therapie f.
beta wave Betawelle f.
betaxolol *d.e.* n.
betazole Betazol n.
betel nut Betelnuss f.
bethanechol Karbamoylbetamethylcholin n.
bethanidine Bethanidin n.
betweenbrain Zwischenhirn n.
between-meal Zwischenmahlzeit f.
bevacizumab *d.e.* n.
bevel Abschrägung f., Abflachung f.
beverage Getränk n.
bezafibrate Bezafibrat n.
beziehungswahn *d.e.* m.
Bezold's mastoiditis Bezoldsche Mastoiditis f.
BG (blood glucose) Blutzucker m. (BZ)
B.G. (buccogingival) bukkogingival
bias schräg, schief; Schräge f.; Tendenz f.; Verzerrung f.; Gittervorsprung f.
biatrial *d.e.*
bibliographical review Literaturübersicht f.
bibliotherapy Bibliotherapie f.
bicaloric bikalorisch
bicalutamide Bicalutamid n.
bicameral doppeltkammerig
bicarbonate Bikarbonat n.
bicentric bizentrisch
biceps Bizeps m.
bichloride Bichlorid n.
bichromate Bichromat n.
bichromatic bichromatisch
biclonal biklonal
biconcave bikonkav
bicondylar bikondylär
biconvex bikonvex
bicornate bikorn
bicuspid zweizipflig, zweihöckerig
bicuspid tooth Prämolar m.
bicuspidal bikuspidal
bicuspidate bikuspidal
bicycle ergometry Fahrrad-Ergometrie f.

bicyclic bizyklisch
BID (bis in die) zweimal täglich
bidental *d.e.*
bidentate bidental
bidirectional bidirektional
bier Totenbahre f.
Bier's hyperaemia (e) Stauungshyperämie f.
Bier's hyperemia (a) (Stauungshyperämie f.
bifascicular bifaszikulär
bifidobacterium Bifidobakterium n.
bifidus factor Bifidusfaktor m.
bifocal bifokal
bifonazole Bifonazol n.
bifurcation Bifurkation f.
bigeminal *d.e.*, Zwillings...
bigeminal pulse Pulsus bigeminus
bigeminy Bigeminie f.
bighead (veter.) Kopfschwellung f.
bigjaw (veter.) Rinderaktinomykose f.
bigleg (veter.) equine Extremitätenlymphangitis f.
big liver disease (veter.) Leukämie f.
biguanide Biguanid n.
bi-ischial biischial
bilabial *d.e.*
bilateral *d.e.*
bilayer Doppelschicht f.
bile Galle f.
– pigment Gallenfarbstoff m.
– salt Gallensalz n.
bilharziasis Bilharziose f.
bilharzioma Bilharziom n.
biliary biliär
biliary ducts Gallenwege m. pl.
biliary fever Gallenfieber n.
biliary tract Gallentrakt m.
biliflavin *d.e.* n.
bilifuscin *d.e.* n.
bilingual *d.e.*
biliodigestive biliodigestiv
bilious biliös
bilirubin *d.e.* n.
–, direct reacting direktes Bilirubin n.
–, indirect reacting indirektes Bilirubin n.
bilirubinaemia (e) Bilirubinämie f.
bilirubinemia (a) Bilirubinämie f.
bilirubinuria Bilirubinurie f.
bilitriene Bilitrien n.
biliverdin *d.e.* n.
Billroth I/II operation Billroth I/II-Operation f.
bilobate zweilappig
bilobectomy Bilobektomie f.
bilophodont *d.e.*
bimanual bimanuell
bimastoidal *d.e.*
bimaxillary bimaxillär
bimetal Bimetall n.
bimodal *d.e.*
binary binär, dual
binaural *d.e.*
binauricular binaurikulär
bind, to binden, verbinden
binder (dent.) Bindemittel n.
binding Binden n.
binding agent Bindemittel n.
binding capacity Bindungskapazität f.
bindweb Bindegewebe n.
binocular binokulär
binodal *d.e.*
binovular zweieiig
binuclear binukleär
bioaffinity Bioaffinität f.
bioamine Bioamin n.
bioartificial bioartifiziell
bioassay biologische Probe f., Bioassay m., In-vivo-Test m., Tierversuch m.
bioavailability biologische Verfügbarkeit f.
biocatalyst Biokatalysator m.
biochemical biochemisch
biochemist Biochemiker m.; Biochemikerin f.
biochemistry Biochemie f.
biochrome Biochrom n.
bioclimatology Bioklimatologie f.
biocompatibility Bioverträglichkeit f.
biocontrol biologische Steuerung f.
biocontrol, to biologisch steuern
bioelectric bioelektrisch
bioelement *d.e.* n.
bioenergetic bioenergetisch
bioenergetics Bioenergetik f.
bioethical bioethisch
bioethics Bioethik f.
biofeedback *d.e.* m.
biofilter *d.e.* m.
biogenesis Biogenese f.
biogenetic biogenetisch
biogenic biogen
bioindicator Bioindikator m.
biologic biologisch
biologist Biologe m., Biologin f.
biology Biologie f.
bioluminescence Biolumineszenz f.
biomass Biomasse f.
biomaterial *d.e.* n.
biomechanical biomechanisch
biomedicine Biomedizin f.
biomembrane Biomembran f.
biometeorological biometeorologisch

biometeorology Biometeorologie f.
biometric biometrisch
biometrics Biometrik f., Biometrie f.
biometry Biometrie f.
biomicroscopy Biomikroskopie f.
biomodulation *d.e.* f.
biomolecule Biomolekül n.
biomonitoring *d.e.* n.
bionator *d.e.* m.
bionics Bionik f.
biopharmaceutics Biopharmazeutik f.
biophenyl *d.e.* n.
biophore Biophor n.
biophysics Biophysik f.
biopolymer Biopolymerisat n.
bioprosthesis Bioprothese f.
biopsy Biopsie f.
biopterin *d.e.* n.
bioptic bioptisch
biorbital *d.e.*
biorhythm Biorhythmus m.
bioscopy Bioskopie f.
biosensor *d.e.* m.
biosphere Biosphäre f.
biostability Biostabilität f.
biostatistic biostatistisch
biostatistics Biostatistik f.
biosynthesis Biosynthese f.
biosynthetic biosynthetisch
biotechnology Biotechnologie f.
biotelemetry Biotelemetrie f.
biotin *d.e.* n.
biotinidase *d.e.* f.
biotonicity Biotonus m.
biotope Biotop n.
biotransformation *d.e.* f.
biotropic biotrop
biotropism Biotropismus m.
bioxidation *d.e.* f.
bipara *d.e.* f.
biparietal *d.e.*
biparous zweitgebärend
bipartite zweigeteilt
biped zweifüßig; Zweifüßer m., Zweibeiner m.
biphasic biphasisch
biphenyl *d.e.* n.
biphosphonate Biphosphonat n.
biplane biplan
bipolar *d.e.*
bipupillary bipupillär
bipyridine Bipyridin n.
bird Vogel m.
bird-face Vogelgesicht n.
birdlike vogelartig
bird mite Vogelmilbe f.
birefractive doppeltbrechend
birefringent doppeltbrechend
birth Geburt f.
– control Geburtenkontrolle f.
–, dead Totgeburt f.
– defect Geburtsfehler m.
–, live Lebendgeburt f.
– palsy Geburtslähmung f.
–, post-term Spätgeburt f.
–, premature Frühgeburt f.
–, preterm vorzeitige Geburt f.
– rate Geburtenhäufigkeit f.
– rate, falling Geburtenrückgang m.
– room Kreißsaal
–, to give gebären
– trauma Geburtstrauma n.
–, viable Lebendgeburt f.
birthmark Muttermal n.
births, compulsory notice of Geburtsanzeigepflicht f.
–, excess of Geburtenüberschuss m.
birthweight Geburtsgewicht n.
bisacodyl *d.e.* n.
bisantrene Bisantren n.
bis-diazotized bis-diazotiert
bis-chlorethyl-nitroso-urea Bis-Chlorethyl-Nitroso-Harnstoff m.
bisection Zweiteilung f.
bisexual bisexuell
bisexuality Bisexualität f.
bishydroxycoumarin *d.e.* n.
Bismarck brown Bismarckbraun n.
bismuth Wismut n., Bismut n.
bismuthate Bismutat n., Wismutat n.
bismuthism Wismutvergiftung f.
bison *d.e.* m.
bisoprolol *d.e.* n.
bispecific bispezifisch
– antibodies pl. bispezifische Antikörper m. pl.
bispherical bisphärisch
bisphosphonate Bisphosphonat n.
bispinous bispinös
bistable bistabil
bistoury Bistouri m.
bisulfate (a) Bisulfat n.
bisulfide (a) Bisulfid n.
bisulfite (a) Bisulfit n.
bisulphate (e) Bisulfat n.
bisulphide (e) Bisulfid n.
bisulphite (e) Bisulfit n.
bitartrate Bitartrat n.
bite Biss m.
– analysis (dent.) Bissanalyse f.

- block Beißblock m.
–, close Tiefbiss m., Deckbiss m.
–, deep Tiefbiss m., tiefer Biss m.
- disorder Bissstörung f.
–, distal Distalbiss m.
–, edge-to-edge Kopfbiss m.
–, gliding Gleitbiss m.
- impression Bissabdruck m.
- jumping Bissverschiebung f.
–, lateral Lateralbiss m.
–, locked Zwangsbiss m.
–, mesial Mesialbiss m.
–, normal Normalbiss m.
- off, to abbeißen
–, open offener Biss m.
–, over Überbiss m.
- plate Bissplatte f.
–, to beißen
–, tongue Zungenbiss m.
- wing Bissflügel m.
- wound Bisswunde f.
bitemporal *d.e.*
biterim Biss-Wachswall m.
bite-taking Bissnahme f.
bitewing Bissflügel m.
bithional *d.e.* n.
bitionolate Bitionolat n.
bitrochanteric bitrochanterisch
bitter *d.e.*
bituminate Bituminat n.
bituminosulfonate (a) Bituminosulfat n.
bituminosulphonate (e) Bituminosulfat n.
biuret *d.e.* n.
- test Biuretprobe f.
bivalence Bivalenz f., Zweiwertigkeit f.
bivalent *d.e.*, zweiwertig
bivalirudin *d.e.* n.
biventral *d.e.*
biventricular biventrikulär
B.L. (buccolingual) bukkolingual
black disease Schwarzkrankheit f.
blackening Schwärzung f.
blackhaired schwarzhaarig
blackhead (med.) Mitesser m.
blackhead (veter.) Enterohepatitis f.
blackleg Rauschbrand m.
black quarter Rauschbrand m.
- spaul Rauschbrand m.
blacktongue (veter.) Hundepellagra f.
blackwater fever Schwarzwasserfieber n.
bladder Blase f.
–, contracted Balkenblase f.
- emptying Blasenentleerung f.
–, fasciculated Balkenblase f.
–, gall- Gallenblase f.
–, irritable Reizblase f.
- neck Blasenhals m.
–, overflow Überlaufblase f.
–, urinary Harnblase f.
blade Klinge f.
blain Geschwür n.
blanch, to weißen, bleichen
blank weiß; leer; leeres Formular n.
blank test Leerversuch m.
blast *d.e.* m.
blastema Blastem n.
blastic blastisch
blasticidine Blasticidin n.
blasting equipment Strahlgebläse n.
blastocyst Blastozyste f., Blastula f.
blastocyte Blastozyt m.
blastoderm *d.e.* n.
blastogenesis Blastogenese f.
blastogenetic blastogenetisch
blastoma Blastom n.
blastomatous blastomatös
blastomere *d.e.* f.
blastomycosis Blastomykose f.
blastopathy Blastopathie f.
blastophthoria Blastophthorie f.
blastula *d.e.* f.
blastulation *d.e.* f.
bleaching agent Bleichmittel n.
blear-eye Triefauge n.
- -eyed triefäugig
bleed, to bluten
bleed to death, to verbluten
bleeder Bluter m.
bleeding Blutung f.; Aderlass m.
–, intermenstrual Zwischenblutung f.
–, occult okkulte Blutung f.
- time Blutungszeit f.
- to death Verblutung f.
–, withdrawal Abbruchblutung f.
blennorrhagia Blennorrhagie f.
blennorrhagic blennorrhagisch
blennorrhea (a) Blennorrhö f.
blennorrheal (a) blennorrhoisch
blennorrhoea (e) Blennorrhö f.
blennorrhoeal (e) blennorrhoisch
bleomycin *d.e.* n.
blepharectomy Blepharektomie f.
blepharitis *d.e.* f.
blepharochalasis *d.e.* f.
blepharoplasty Blepharoplastie f.
blepharoptosis Blepharoptose f.
blepharospasm Blepharospasmus m.
blepharostat *d.e.* m.
blinatumomab *d.e.* n.
blind *d.e.*

–, to grow erblinden
blindgut Blinddarm m.
blinding Blendung f.
blind loop blinde Schlinge f.
– man Blinder m.
blindness Blindheit f.
–, blue Blaublindheit f.
–, blue-yellow Blau-Gelb-Blindheit f.
–, cortical Rindenblindheit f.
–, daytime Tagblindheit f.
–, green Grünblindheit f.
–, night Nachtblindheit f.
–, note Notenblindheit f.
–, psychic Seelenblindheit f.
–, red Rotblindheit f.
–, red-green Rotgrünblindheit f.
–, snow Schneeblindheit f.
blindspot blinder Fleck m.
blind staggers Coenurose f., Drehkrankheit f.
– study, simple/double einfacher/doppelter Blindversuch m.
– woman Blinde f.
blink Blinzeln n.; Lidschlag m.
blink, to blinzeln
blister Blase f., Hautblase f.; blasenziehendes Mittel n.
bloat Tympanie f. des Pansens
bloated aufgetrieben, gedunsen
bloating, abdominal Bauchauftreibung f.
block *d.e.* m., Blockade f.
–, arborization Arborisationsblock m.
–, atrioventricular atrioventrikulärer Block m.
–, bilateral bundle branch - trifaszikulärer Block m.
–, bundle branch Schenkelblock m.
–, enzymatic Enzymblock m.
–, hisian His-Bündel-Block m.
–, Mobitz' Mobitz-Block m.
–, stellate Stellatumblockade f.
block out, to ausblocken
block polymer Blockpolymerisat n.
block, to blockieren
block tooth Blockzahn m.
blockade *d.e.* f.
blocker blockierendes Mittel n.
blocking Blockade f., Blockieren n., Verblockung f.
blond *d.e.*
blood Blut n.
– -alcohol testing Blutalkoholbestimmung f.
–, autologous Eigenblut n.
– bank Blutbank f.
– cell counter Blutzellenzählgerät n.
– -cerebrospinal fluid barrier Blut-Liquor-Schranke f.
– circulation Blutkreislauf m.
– clot Blutgerinnsel n.
– clotting Blutgerinnung f.
– collecting needle Blutentnahmekanüle f.
– coagulation Blutgerinnung f.
– corpuscle Blutkörperchen n.
– count Blutbild n.
– culture Blutkultur f.
– donor Blutspender m., Blutspenderin f.
– examination Blutuntersuchung f.
– -fed, (well/poorly) (gut/schlecht) durchblutet
– -flow Blutstrom m.
– flowmeter Blutflussmessgerät n.
– forming organ blutbildendes Organ n.
–, forward and backward flowing Pendelblut n.
–, fresh Frischblut n.
– gas Blutgas n.
– gas measurement Blutgasmessung f.
– gas monitor Blutgasmonitor m.
– group (0, A, B, AB) Blutgruppe (0, A, B, AB)
– grouping Blutgruppenbestimmung f.
– lancet Blutentnahmelanzette f.
– lipid Blutfett n.
– loss Blutverlust m.
– picture Blutbild n.
– poisoning Blutvergiftung f.
– pressure Blutdruck m.
– – decrease Absinken n. des Blutdrucks
– – drop Blutdruckabfall m.
– – measurement Blutdruckmessung f.
– – monitor Blutdrucküberwachungsgerät n.
– – rise Blutdruckanstieg m.
– preserve Blutkonserve f.
– -relationship Blutsverwandtschaft f.
– sample Blutprobe f.
– sample, taking of a Blutprobenentnahme f.
– -serum Blutserum n.
– sludge intrakapilläre Blutzellaggregation f.
– smear Blutausstrich m.
– -stanching blutstillend; Blutstillung f.
–, stored Konservenblut n.
– substitute Blutersatz m.
– sugar Blutzucker m.
– sugar level Blutzuckerspiegel n.
– supply Blutversorgung f., Durchblutung f.
– test Blutprobe f.
– transfusion Bluttransfusion f.
– typing Blutgruppenbestimmung f.
–, umbilical cord Nabelschnurblut n.
– -urea Blutharnstoff m.
– vessel Blutgefäß n.
–, whole Vollblut n.

bloodless blutlos, blutarm, blutleer
bloodletting Aderlass m.
blood-milking (veter.) Blutmelken n.
bloodsucking blutsaugend
bloody blutig, blutbefleckt
– murrain Rauschbrand m.
blotting *d.e.* n.
blotting-paper Fließpapier n.
blower Gebläse n.; Bläser m.
blow in, to einblasen
blow one's nose, to schneuzen
blow out, to ausblasen
blowfly Schmeißfliege f.
blown (veter.) Tympanie f. des Pansens
blue diaper syndrome (a) Tryptophanmalabsorptionssyndrom n.
blues depressive Gemütsverstimmung f.
blunt stumpf
blunt, to abstumpfen
blur Fleckschatten m., Trübung f., Unschärfe f.
blurred unscharf, verschwommen, verwischt
blurring, kinetic Bewegungsunschärfe f.
blurring, movement Bewegungsunschärfe f.
blushing, infectious Ringelröteln f. pl.
B-mode (brightness mode) B-Mode f.
B.M.R. (basal metabolic rate) Grundumsatz m.
BNP (brain natriuretic peptide) (cardiol.) natriuretisches Peptid Typ B (kardiol.) n.
B.O. (bucco-occlusal) bukko-okklusal
board Brett n.; Versammlung f.; Komitee n.
board-like rigidity of the abdominal wall brettharte Bauchdeckenspannung f.
bodily körperlich
– weakness Körperschwäche f.
body Körper m., Leib m.
–, Auer's Auerstäbchen n.
–, cavernous Schwellkörper m.
–, central Zentralkörper m.
–, ciliary Strahlenkörper m.
– culture agent Körperpflegemittel n.
–, Döhle's inclusion Döhlesches Einschlusskörperchen n.
–, epithelial Epithelkörperchen n.
– fluid Körperflüssigkeit f.
–, foreign Fremdkörper
–, geniculate Kniehöcker m.
– heat Körperwärme f.
–, Heinz Heinzsches Innenkörperchen n.
–, Howell's Jolly Körper m.
–, Jolly's Jollykörper m.
– image Körperbild n.
–, inclusion Einschlusskörperchen n.
– language Körpersprache f.
– length Körperlänge f.
–, Lewy's Lewysches Körperchen n.
– linen Leibwäsche f.
– lotion Körperpflegemittel n.
–, malpighian Malpighisches Körperchen n.
–, mamillary Mamillarkörper m.
–, Negri's Negrisches Körperchen n.
–, Nissl's Nisslsches Körperchen n.
–, Paschen's Paschensches Körperchen n.
– plane Körperebene f.
– polar Polkörperchen n.
–, Russell's Russell-Körperchen n.
–, spongy Corpus spongiosum penis; Corpus spongiosum urethrae
–, striate Streifenhügel m.
– surface Körperoberfläche f.
– temperature Körpertemperatur f.
–, vitreous Glaskörper m.
– weight Körpergewicht n.
Boeck's sarcoid Boecksches Sarkoid n.
boil Beule f.; Furunkel m.
–, to sieden
boilermakers' deafness Lärmschwerhörigkeit f.
boldine Boldin n.
bole Bolus m.
bolete, satanic Satanspilz m.
bolometer *d.e.* n.
bolster Polster n.
bolster, to polstern
bolus *d.e.* m.
bombesine Bombesin n.
bond Band n., Verbindung f., Bindung f.
–, chemical chemische Bindung f.
–, double Doppelbindung f.
bondage Gebundenheit f.; Hörigkeit f.
bone Knochen m.
– bank Knochenbank f.
– conduction Knochenleitung f.
– conduction hearing aid Knochenhörer m.
– conduction of sound waves Knochenleitung f. des Schalls
– curette scharfer Löffel m.
– density Knochendichte f.
– formation Knochenbildung f., Verknöcherung f.
– fragment Knochensplitter m.
– marrow Knochenmark n.
– marrow insufficiency Knochenmarkinsuffizienz f.
– marrow nail Knochenmarksnagel m.
– – transplantation Knochenmarkstransplantation f.
–, navicular (veter.) Strahlbein n.

– **pin** Knochennagel m.
– **remodelling** Knochenumbau m.
bonelet Knöchelchen n.
boneplasty Knochenplastik f.
bone plate Knochenplatte f.
– **scraper** scharfer Knochenlöffel m.
– **screw** Knochenschraube f.
– – **holding forceps** Knochenschraubenhaltezange f.
– **yard (a)** Abdeckerei f.
bony knöchern
boost, to verstärken, aufsättigen
booster Förderer m.; Verstärker m.
booster-shot Wiederauffrischimpfung f.
bopindolol *d.e.* n.
borate Borat n.
borax *d.e.* m.
border closure Grenzsperrung f.
border disease (veter.) enzootische Zitterkrankheit f.
border seal (dent.) Randabschluss m.
border situation Grenzsituation f.
borderland Grenzgebiet n.
borderline Grenzlinie f.
– **case** Grenzfall m.
– **ray** Grenzstrahl m.
bordetella Bordetelle f.
Bordetella pertussis Bordet-Gengou-Bazillus m.
bore, to bohren
borism Borvergiftung f.
Borna disease Bornasche Krankheit f.
– **sickness** Bornasche Krankheit f.
borneol *d.e.* n.
Bornholm disease Bornholmkrankheit f.
bornyl *d.e.* n.
bornyval *d.e.* n.
boroglyceride Borglyzerin n.
boron Bor n.
borosilicate Borsilikat n.
Borrelia Borrelie f.
borreliosis Borreliose f.
bortezomib *d.e.* n.
bosentan *d.e.* n.
bosom Busen m.
Boswellia *d.e.* f.
bot Dassel f.
botanical botanisch
botany Botanik f.
botch, to verpfuschen
botfly Dasselfliege f.
bothriocephalus *d.e.* m.
botryomycoma Botryomykom n.
botryomycosis Botryomykose f.
bottle Flasche f.
–, **dropping** Tropfflasche f.
– **fed infant** Flaschenkind n.
–, **feeding** Saugfläschchen n.
bottom Boden m., Grund m.
Bottom disease Schweinsbergerkrankheit f.
Botox *d.e.* n.
botulim Botulismus m.
botulin Botulismustoxin n.
botulinum Botulinumtoxin n.
botulismotoxin Botulismustoxin n.
bouba Frambösie f.; amerikanische mukokutane Leishmaniose f.
bougie *d.e.* m.
–, **to apply a –** bougieren
bougienage Bougierung f.
bouginage Bougierung f.
bouillon *d.e.* f.
bound gebunden, begrenzt
bout Attacke f., Anfall m.
bovine bovin
– **serum** Rinderserum n.
bowel Darm m.
– **control** Continentia alvi
–, **large** Dickdarm m.
–, **small** Dünndarm m.
– **sound** Darmgeräusch n.
bowl, emetic Brechschale f.
– **for rinsing** Spülbecher m.
bowleg O-Bein n.
box lock Durchsteckverschluss m.
b.p. (boiling point) Siedepunkt m.
BP (blood pressure) Blutdruck m.
B.P. (buccopulpal) bukkopulpal
BPH (benignant prostatic hyperplastia) benigne Prostatahyperplasie f.
brachial *d.e.*
brachialgia Brachialgie f.
brachial plexus Plexus brachialis
– **tonicity reaction** Armtonusreaktion f.
brachiocephalic brachiozephal
brachycephalic brachyzephal
brachycephalous brachyzephal
brachycephaly Brachyzephalie f.
brachydactyly Brachydaktylie f.
brachygnathia Brachygnathie f.
brachymetropia Brachymetropie f., Myopie f.
brachytherapy Brachytherapie f.
bracket Klammer f.; Konsole f.
bradsot Magenpararauschbrand m.
bradyarrhythmia Bradyarrhythmie f.
bradycardia Bradykardie f.
bradycardic bradykard
bradykinesia Bradykinesie f.
bradykinetic bradykinetisch
bradykinin *d.e.* n.

bradylalia Bradylalie f.
bradyphrasia Bradyphrasie f.
bradyphrenia Bradyphrenie f.
bradypnea (a) Bradypnoe f.
bradypnoea (e) Bradypnoe f.
bradyteleokinesis Bradyteleokinese f.
bradytrophia Bradytrophie f.
bradytrophic bradytroph
bradyuria Bradyurie f.
braile Blindenschrift f.
braile cast Blindenschrift f.
brain Gehirn n., Hirn n.
– **action current** Hirnaktionsstrom m.
– **damaged** hirngeschädigt
– **death** Hirntod m.
– **electrical activity mapping** Kartierung f. der elektrischen Hirntätigkeit
– **enhancement implant** Neuroenhancement-Gehirnimplantat n.
– **fag** geistige Erschöpfung f.
– **floating** freier schöpferischer Geistesfluss m.
– **injured** hirnverletzt
– **injury** Hirnverletzung f.
–, **little** Kleinhirn n.
– **mantle** Hirnmantel m.
– **MRI (magnetic resonance imaging)** Kernspintomographie (MRT) des Gehirns f.
– **natriuretic peptide (cardiol.)** natriuretisches Peptid Typ B (kardiol.) n.
– **research** Hirnforschung f.
– **stem** Hirnstamm m.
–, **stimulation** Gehirnstimulation f.
–, **wet** alkoholbedingtes Hirnödem n.
– **work** geistige Arbeit f.
brake Bremse f.
brallobarbital *d.e.* n.
bran Kleie f.
branch Zweig m., Ast m.
branched verzweigt
branched-chain amino acid verzweigtkettige Aminosäure f.
brancher enzyme Verzweigungsenzym n.
branchial *d.e.*
branching enzyme Verzweigungsenzym n.
branchiogenous branchiogen
branchioma Branchiom n.
branchiomere Branchiomer n.
brandy, French Franzbranntwein m.
brash Pyrosis f.
brassard Rote-Kreuz-Armbinde f.
Braun's anastomosis Braunsche Anastomose f.
braxy Magenpararauschbrand m.
breach Lücke f., Bruch m., Riss m.
break, to brechen
breakable zerbrechlich
breakbone fever Denguefieber n.
breakdown Zusammenbruch m.
breakthrough Durchbruch m.
– **bleeding** Durchbruchblutung f.
breast Brust f.
breastbone Brustbein n.
breast cancer Brustkrebs m.
breast-fed baby Brustkind n.
– **-feed, ability to** Stillfähigkeit f.
– **-feed, to** stillen
–, **pigeon** Hühnerbrust f.
– **pump** Milchpumpe f.
–, **sagging** Hängebrust f.
– **support** Brusthalter m.
breastings Vormilch f.
breath Atemluft f., Atem m.
–, **gasping for** Schnappatmung f.
– **shortness** Kurzatmigkeit f.
– **shortness at rest** Ruhedyspnoe f.
– **sounds** Atemgeräusch n.
– **sounds, bronchial** Bronchialatmen n.
– **sounds, diminished** abgeschwächtes Atmungsgeräusch n.
– **sounds, vesicular** Bläschenatmen n.
breathe, to atmen
breathe in, to einatmen
breathe out, to ausatmen
breathing Atmen n., Atmung f.
–, **abdominal** Bauchatmung f.
– **air** Atemluft f.
– **apparatus** Beatmungsgerät n.
– **capacity, maximum** Atemgrenzwert m.
– **exercise** Atemübung f.
–, **mouth** Mundatmung f.
–, **nasal** Nasenatmung f.
–, **thoracic** Brustatmung f.
breathless atemlos
breathlessness Atemlosigkeit f.
breech Gesäßbacken f. pl.; Steiß m.
– **presentation** Steißlage f.
breed, to züchten; brüten; erziehen; sich vermehren
– **in and in, to** Inzucht f. betreiben
breeder bull Zuchtbulle m.
breeder cow Zuchtkuh f.
breeding Zucht f., Aufzucht f.
bregma *d.e.* n.
bremsstrahlung *d.e.* f.
Brenner tumor (a) Brennertumor m.
– **tumour (e)** Brennertumor m.
brenzcatechin Brenzkatechin n.
brequinar *d.e.* n.
bretylium tosylate Bretyliumtosylat n.
bridge Brücke f.; Zahnbrücke f.

– **abutment (dent.)** Brückenpfeiler m.
– **anchor** Brückenanker m.
– **anchorage** Brückenverankerung f.
–, **anterior tooth** Frontbrücke f.
–, **bar** Bügelbrücke f.
– **body** Brückenkörper m.
–, **Bonwill** Bonwillbrücke f.
–, **cantilever** Auslegerbrücke f., Kragbrücke f.
– **cast** Brückenguss f.
– **fixation** Brückenbefestigung f.
–, **fixed** festsitzende Brücke f.
–, **free-end** Freiendbrücke f.
–, **full-cast** Vollgussbrücke f.
–, **gold** Goldbrücke f.
–, **jacket crown** Jacketkronenbrücke f.
–, **multiple span** mehrspannige Brücke f.
–, **plastic** Kunststoffbrücke f.
–, **pontic** Ponticbrücke f.
–, **porcelain** Porzellanbrücke f.
–, **removable** abnehmbare Brücke f.
–, **saddle** Sattelbrücke f.
–, **short-span** Kurzspannbrücke f.
–, **span** Zweipfeilerbrücke f.
–, **suspension** Hängebrücke f.
–, **thimble** Fingerhutbrücke f.
–, **Wheatstone's** Wheatstonesche Brücke f.
bridgework (dent.) Brückenarbeit f.
bridging Überbrückung f.
brighten, to aufhellen
brightening screen Aufhellschirm m.
brightness contrast Helligkeitsumfang m.
brilliant green brillantgrün; Brillantgrün n.
Brill's disease Brillsche Krankheit f.
Brill-Symmers disease Brill-Symmerssche Krankheit f.
brimonidine Brimonidin n.
brimstone liver Feuersteinleber f.
brine Sole f.
Brinell hardness Brinell-Härte f.
Brinton's disease Linitis plastica
brittle bones Osteogenesis imperfecta
brittle diabetes Brittle-Diabetes m.
brivudin *d.e.* n.
broach Wurzelkanalinstrument n.
broadband Breitband n.
broad spectrum Breitspektrum n.
broaden, to verbreitern
broadening Verbreiterung f.
brochure Broschüre f.
Brocq's disease Brocqsche Krankheit f.
broken home gestörter familiärer Bereich m.
bromacetone Bromazeton n.
bromate Bromat n.
bromazepam *d.e.* n.
bromcresol green Bromkresolgrün n.
bromcresol purple Bromkresolpurpur m.
bromdeoxyuridine Bromdesoxyuridin n.
bromelaine Bromelain n.
bromelin *d.e.* n.
bromhexine Bromhexin n.
bromic bromhaltig
bromide Bromid n.
bromindione Bromindion n.
bromine Brom n.
brominism Bromismus m.
bromism Bromismus m.
bromobenzene Brombenzol n.
bromochlorophenol blue Bromchlorphenolblau n.
bromocriptine *d.e.* n.
bromodeoxyuridine Bromdesoxyuridin n.
bromopride Bromoprid n.
bromothymol Bromthymol n.
brompheniramine Brompheniramin n.
bromphenol blue Bromphenolblau n.
bromphenol red Bromphenolrot n.
bromsalicylate Bromsalizylat n.
bromsulfalein test (a) Bromsulfaleintest m.
bromsulphalein test (e) Bromsulfaleintest m.
bromthymol blue Bromthymolblau n.
bronchadenitis *d.e.* f.
bronchial *d.e.*
– **breath sounds** Bronchialatmen n.
bronchiectasia Bronchiektasie f.
bronchiectasis Bronchiektase f.
bronchiectatic bronchiektatisch
bronchiloquy Bronchiloquie f.
bronchiolar bronchiolär
bronchiole *d.e.* f.
bronchiolitis *d.e.* f.
bronchioloalveolar bronchioloalveolär
bronchiospasm Bronchospasmus m.
bronchiostenosis Bronchialstenose f.
bronchitic bronchitisch
bronchitis *d.e.* f.
bronchoadenitis *d.e.* f.
bronchoalveolar bronchoalveolär
bronchoalveolitis Bronchopneumonie f.
bronchoblennorrhea (a) Bronchoblennorrhö f.
bronchoblennorhoea (e) Bronchoblennorrhö f.
bronchocentric bronchozentrisch
bronchoconstriction Bronchokonstriktion f.
bronchogenic bronchogen
bronchogenic carcinoma Bronchialkarzinom n.
bronchogram Bronchogramm n.
bronchographical bronchographisch
bronchography Bronchographie f.

broncholithiasis *d.e.* f.
bronchologic bronchologisch
bronchology Bronchologie f.
broncholysis Broncholyse f.
broncholytic broncholytisch; Broncholytikum f.
bronchomotor bronchomotorisch
bronchophony Bronchophonie f.
bronchoplasty Bronchusplastik f.
bronchopleural *d.e.*
bronchopleuropneumonia Bronchopleuropneumonie f.
bronchopneumonia Bronchopneumonie f.
bronchopneumonic bronchopneumonisch
bronchpulmonary bronchopulmonal
bronchoscope Bronchoskop n.
bronchoscopic bronchoskopisch
bronchoscopy Bronchoskopie f.
bronchospasm Bronchialspasmus m.
bronchospasmolytic bronchospasmolytisch; Bronchospasmolytikum n.
bronchospirometry Bronchospirometrie f.
bronchostenosis Bronchostenose f.
bronchostenotic bronchostenotisch
bronchostomy Bronchostomie f.
bronchotomy Bronchotomie f.
bronchovesicular bronchovesikulär
bronchus *d.e.* m.
bronchus clamp Bronchusklemme f.
–, main Stammbronchus m.
bronzed diabetes Bronzediabetes m.
brood cattle Zuchtvieh n.
brood, foul Faulbrut f. (veter.)
brood-hen Zuchthuhn n.
brood-mare Zuchtstute f.
broth Brühe f., Fleischbrühe f.
brotizolam *d.e.* n.
brovavir *d.e.* n.
brow Braue f.
Brown-Séquard's disease Brown-Séquardsche Halbseitenlähmung f.
brownian movement Brownsche Molekularbewegung f.
brucella Brucelle f.
Brucella abortus *d.e.*
– melitensis *d.e.*
brucellosis Brucellose f.
bruise Quetschung f.
bruise, to quetschen
bruit Geräusch n.
brush Bürste f.
– biopsy Bürstenabstrich m.
– border Bürstensaum m.
– off, to abbürsten
–, to bürsten
brushite Brushit m.
Bruton's disease Antikörpermangelsyndrom n.
bruxism Bruxismus m., Bruxomanie f., Zähneknirschen n.
bruxomania Bruxomanie f.
brycomania Bruxomanie f.
B.S. (breath sounds) Atemgeräusch n.
BSE (bovine spongiform encephalopathy) bovine spongiforme Enzephalopathie f. (BSE)
BSS (balanced salt solution) physiologische Salzlösung f.
buba Frambösie f.; amerikanische mukokutane Leishmaniose f.
bubble Blase f.
bubblefree blasenfrei
bubo *d.e.* m.
bubonic plague Beulenpest f.
buccal bukkal
bucco-axial bukkoaxial
bucco-axiocervical bukkoaxiozervikal
buccocervical bukkozervikal
buccodistal bukkodistal
buccogingival bukkogingival
buccolabial bukkolabial
buccolingual bukkolingual
buccomesial bukkomesial
bucconasal bukkonasal
bucco-occlusal bukko-okklusal
buccopharyngeal bukkopharyngeal
buccopulpal bukkopulpal
buccula Doppelkinn n.
bucindolol *d.e.* n.
buck Bock m.
bucket Eimer m., Kübel m.
Bucky-Potter diaphragm Buckyblende f.
bud Knospe f.
–, epithelial Epithelknospe f.
–, taste Geschmacksknospe f.
budding Knospung f.
Budd's jaundice akute gelbe Leberatrophie f.
budesonide Budesonid n.
budipin *d.e.* n.
Buerger's disease Buergersche Krankheit f., Winiwarter-Buergersche Krankheit f.
bufadienolide Bufadienolid n.
bufanolide Bufanolid n.
bufetolol *d.e.* n.
buffer Puffer m.
buffer, to puffern
buffering Pufferung f.
buffer value Pufferungsvermögen n.
buffy coat Speckhaut f.; Leukozyten- und Thrombozytenzentrifugat n.

buflomedil *d.e.* n.
buformin *d.e.* n.
bufotenine Bufotenin n.
bug Wanze f.
bug-bite Wanzenstich m.
build-up Aufbau m.
bunazosine Bunazosin n.
bulb Bulbus m.
bulbar bulbär
bulbitis *d.e.* f.
bulbocapnine Bulbocapnin n.
bulbocavernous bulbokavernös
bulbogastrone Bulbogastron n.
bulbomembranous bulbomembranös
bulbomimic bulbomimisch
bulbonuclear bulbonukleär
bulbopontine bulbopontin
bulboscope Bulboskop n.
bulboscopical bulboskopisch
bulboscopy Bulboskopie f.
bulbospiral *d.e.*
bulbourethral *d.e.*
– gland Cowpersche Drüse f.
bulbous bulbös
bulboventricular bulboventrikulär
bulimia Bulimie f.
bulk Masse f., Größe f., Menge f.
bulkage Ballastmaterial n., Ballaststoff m.
bull Stier m.
bull-dog clip Bulldogklemme f.
bulletin Krankheitsbericht m.
bull-neck Stiernacken m.
bullock junger Stier m., Farren m.
bullosis Bullose f.
bullous bullös
bumetanide Bumetanid n.
bumetrizol Bumetrizol n.
BUN (blood urea nitrogen) Blut-Harnstoff-stickstoff m.
bunamiodyl *d.e.* n.
bunazosine Bunazosin n.
bundle Bündel n.
bungarotoxin *d.e.* n.
bungle, to verpfuschen
bunion Fußballenentzündung f.
bunodont *d.e.*
bunolol *d.e.* n.
bunolophodont *d.e.*
bunoselenodont *d.e.*
buphenine Buphenin n.
buphthalmus *d.e.* m.
buprenorphine Buprenorphin n.
bupropion *d.e.* n.
bur Bohrer m.
–, cavity Kavitätenbohrer m.
–, cavity cross-cut Querkavitätenbohrer m.
–, conical Kegelbohrer m.
–, endcutting cylindrical Versenkbohrer m.
–, finishing Finierbohrer m.
–, fissure Fissurenbohrer m.
–, high-speed Hochtourenbohrer m.
–, miniature Miniaturbohrer m.
–, roseheaded Rosenbohrer m.
–, spiral Spiralbohrer m.
burden Last f.
burden, to belasten
burdening Belastung f.
bur drill Drillbohrer m.
buret Bürette f.
burette Bürette f.
burial Begräbnis n.
burimamide Burimamid n.
buring dust Bohrstaub m.
burkholderia Burkholderie f.
burn (of first/second/third degree) Verbrennung f. (ersten/zweiten/dritten Grades)
burn, acid Säureverätzung f.
–, electric Strommarke f.
–, gunpowder Pulverschmauch m.
– in, to einbrennen
– out, to ausbrennen
–, to verbrennen, brennen
burner Brenner m.
burning, brennend; brennendes Gefühl n.
burnish, to polieren
burnisher Zahnpolierinstrument n.
burnout Burn-out m.
center (a) Brandverletztenzentrum n.
– centre (e) Brandverletztenzentrum n.
burr see:/siehe: bur
Burri's stain Burritusche f.
bursectomize, to bursektomieren
bursectomy Bursektomie f.
bursitis *d.e.* f.
bursopathy Bursopathie f.
burst (virol.) *d.e.* m.
burst, to bersten, platzen
buserelin *d.e.* n.
buspirone Buspiron n.
busulfan (a) *d.e.* n.
busulphan (e) Busulfan n.
butaclamol *d.e.* n.
butadiene Butadien n.
butalamine Butalamin n.
butamin *d.e.* n.
butandiol *d.e.* n.
butane Butan n.
butanol Butylalkohol m.
butaperazine Butaperazin n.
butenal *d.e.* n.

butenolide Butenolid n.
butazone Butazon n.
butorphanol *d.e.* n.
butterfly vertebra Schmetterlingswirbel m.
buttermilk Buttermilch f.
buttock Gesäßbacke f.
buttocks Gesäß n.
butyl *d.e.* n.
butylacetate Butylazetat n.
Butylacrylate Butylacrylat n.
butyl biguanide Butylbiguanid n.
butyldopamine Butyldopamin n.
butylene Butylen n.
butylmercaptan Butylmerkaptan n.
butylparaben *d.e.* n.
butylpiperidine Butylpiperidin n.
butyramide Butyramid n.
butyrate Butyrat n.
butyrocholinesterase *d.e.* f.
butyrolactone Butyrolakton n.
butyrophenone Butyrophenon n.
butyryl *d.e.* n.
butyrylcholinesterase *d.e.* f.
butyryldehydrogenase *d.e.* f.
buzzer Summer m.
bypass *d.e.* m., Umgehung f.
bypass, to umgehen, umfahren
byssinosis Byssinose f.
byssocausis Moxatherapie f.
bythus Unterbauch m.

C

cabastine Cabastin f.
cabergolin *d.e.* n.
cabin Kabine f.
cabinet, drying Trockenschrank m.
cable Kabel n.
–, connecting Verbindungskabel n.
CaBP (calcium binding protein) kalziumbindendes Protein n.
cacaine Theobromin n.
cacao Kakao m.
cachectic kachektisch
cachexia Kachexie f.
cacodyl Kakodyl n.
cacodylate Kakodylat n.
cacogeusia Kakogeusie f.
cacosmia Kakosmie f.
CAD (coronary artery disease) koronare Herzkrankheit f.
cadaver Leiche f., Kadaver m.
cadaver blood Leichenblut n.
cadaveric rigidity Leichenstarre f., Totenstarre f.
cadaverine Kadaverin n.
cadaverous smell Leichengeruch m.
caddis fly Köcherfliege f.
cadmium *d.e.* n.
caduca Dezidua f.
caecal (e) zökal
caecum (e) Coecum n., Zökum n.
caesarean section (e) Kaiserschnitt m.
caesium (e) Zäsium n.
cafard depressive Gemütsverstimmung f.
caffeine Coffein n., Koffein n.
caffeine, citrated Coffeinzitrat n.
– with sodium benzoate Coffeinum-Natrium benzoicum
caisson disease Caissonkrankheit f.
Calabar bean Calabarbohne f.
Calabar swelling Calabarbeule f.
calamine Galmei m.
calamus Kalmus m.
calcaneal kalkaneal
– spur Kalkaneussporn m.
calcaneocuboid kalkaneokuboid
calcaneodynia Kalkaneodynie f.
calcaneofibular kalkaneofibular
calcaneonavicular kalkaneonavikular
calcaneoplantar kalkaneoplantar
calcarea Kalziumoxid n.
calcarine cortex Kalkarinarinde f.
calcidol *d.e.* n.
calciductin *d.e.* n.
calcifediol *d.e.* n.
calciferol *d.e.* n.
calcification Verkalkung f.
calcify, to verkalken
calcination Kalzination f.
calcineurin *d.e.* n.
calcinosis Kalzinose f.
calciphylaxis Kalziphylaxie f.
calcipotriol *d.e.* n.
calciprivic kalzipriv
calcitonin *d.e.* n.
calcitoninoma Calcitoninom n.
calcitriol *d.e.* n.
calcium Kalzium n., Calcium n.
– binding kalziumbindend
– blocking agent, slow channel Kalziumantagonist m.
– carbonate Kalziumkarbonat n.
– channel blocker Kalziumantagonist m.
– chloride Kalziumchlorid n.
– entry blocker Kalziumantagonist m.
– gluconate Kalziumglukonat n.
– gout Kalkgicht f.
– hydroxide Kalziumhydroxid n.
– lactate Kalziumlaktat n.
– oxalate Kalziumoxalat n.
calciuria Kalziurie f.
calculation Berechnung f.
calculus Konkrement n.
–, alvine Kotstein m.
–, biliary Gallenstein m.
–, calcium oxalate Kalziumoxalatstein m.
–, caliceal Kelchstein m.
–, cholesterol Cholesterinstein m.
–, coral Korallenstein m.
–, dental Zahnstein m.
–, mulberry Maulbeerenstein m.
–, oxalate Oxalatstein m.
–, pancreatic Pankreasstein m.
–, phosphatic Phosphatstein m.
–, prostatic Prostatastein m.
–, renal Nierenstein m.
–, salivary Speichelstein m.
–, stag-horn Ausgussstein m.
–, tonsillar Tonsillenstein m.
–, urate Uratstein m.
–, ureteral Harnleiterstein m.
–, urinary Harnstein m.
–, vesical Blasenstein m.
Caldwell-Luc operation Caldwell-Luc-Operation f.

calf Wade f.
– cramp Wadenkrampf m.
calf (veter.) Kalb n.
caliber Kaliber n.
calibrate, to kalibrieren, eichen
calibration Kalibrierung f., Eichung f.
– curve Eichkurve f.
californium *d.e.* n.
caligo Augentrübung f.
caliper Tasterzirkel m.
calix Kelch m.
calling program Abrufprogramm n.
callose Kallose f.
callosity Verhornung f., Schwiele f.
callosomarginal kallosomarginal
callosotomy Kallosotomie f.
callous kallös
callus Kallus m.
– formation Kallusbildung f.
calm, to beruhigen, ruhigstellen
calmodulin *d.e.* n.
calomel Kalomel n.
caloric kalorisch
calorie (small/large) (kleine/große) Kalorie f.
calorigenic kalorigen
calorimeter Kalorimeter n.
calorimetric kalorimetrisch
calorimetry Kaloriemetrie f.
calorose *d.e.* f.
calory Kalorie f.
calot Kalotte f.
calotte Kalotte f.
calvaria Schädeldach n., Schädeldecke f.
calvarium Schädeldach n., Schädeldecke f.
calve, to kalben
calyx Kelch m.
cambium Kambium n.
cambric Batist m.
camisole Zwangsjacke f.
camomile Kamille f.
cAMP (cyclic adenosine monophosphate) cAMP (cyclisches Adenosinmonophosphat) n.
camphor Kampfer m.
– and soap liniment fester Opodeldok m.
–, mentholated Franzbranntwein
camphorated oil Kampferöl n.
campimeter Kampimeter n.
campimetric kampimetrisch
campimetry Kampimetrie f.
camptodactyly Kamptodaktylie f.
camptothecin *d.e.* n.
campylobacter *d.e.* m.
camsilate Camsilat n.
camsylate Camsylat n., Camsilat n.
canal Kanal m.
–, alveolar Alveolarkanal m.
–, anal Analkanal m.
–, birth Geburtskanal m.
–, central Zentralkanal m.
–, cervical Zervikalkanal m.
–, cervical, external os of the – – äußerer Muttermund m.
–, cervical, internal os of the – – innerer Muttermund m.
–, dental Zahnkanal
–, haversian Haverssches Kanälchen n.
–, hernial Bruchkanal m.
–, Hunter's Adduktorenkanal m.
–, interdental Interdentalkanal m.
–, mandibular Mandibularkanal m.
–, maxillary Maxillarkanal m.
–, root Wurzelkanal
–, Schlemm's Schlemmscher Kanal m.
–, semicircular Bogengang m.
–, spinal Spinalkanal m.
–, vertebral Wirbelkanal m.
–, vidian Canalis pterygoideus
canalicular kanalikulär
canalization Kanalisierung f.
canalize, to kanalisieren
cancellation Löschung f.
cancelled abgesagt
cancellous gitterähnlich; schwammig
cancer Krebs m. (med.)
–, aniline Anilinkrebs m.
–, chimney-sweeps' Schornsteinfegerkrebs m.
– center (a), cancer centre (e) Krebszentrum m.
–, claypipe Pfeifenraucherkrebs m.
– clinic Krebsklinik f.
– en cuirasse Panzerkrebs m.
– prevention Krebsvorbeugung f.
– research Krebsforschung f.
–, soot Schornsteinfegerkrebs m.
– vaccines pl. Impfstoffe gegen Krebs f. pl.
cancerigenic kanzerogen
cancerogenesis Kanzerogenese f.
cancerogenic kanzerogen
cancerostatic kanzerostatisch; Kanzerostatikum n.
cancerotoxic kanzerotoxisch
cancerous kanzerös, krebsig, krebsartig
cancroid kankroid; Kankroid n.
candela *d.e.* f.
candesartan *d.e.* n.
candicidin *d.e.* n.
Candida *d.e.* f.

candidiasis *d.e.* f.
candidosis Candidiasis f.
canefield fever Zuckerrohrfieber n.
cane sugar Rohrzucker m.
canine einen Hund betreffend, Hunde betreffend; Eckzahn m.
– madness Tollwut f.
– tooth Eckzahn m.
canities Grauhaarigkeit f.
canker Mundulzeration f.; Hufkrebs m. (veter.)
cannabine Cannabin n.
cannabinoid *d.e.* n.
cannabinol *d.e.* n.
cannabism Haschischsucht f.
cannibalism Kannibalismus m.
cannula Kanüle f.
–, Bellocq's Bellocqsche Röhre f.
–, butterfly Flügelkanüle f.
– holder Kanülenträger m.
–, speaking Sprechkanüle f.
–, wash Spülkanüle f.
canrenoate Canrenoat n.
canrenone Canrenon n.
cantering rhythm Galopprhythmus m.
cantharides Kanthariden f. pl.
cantharidin *d.e.* n.
canthaxanthine Canthaxanthin n.
canthoplasty Kanthoplastie f.
canthus Lidwinkel m.
cantilever (dent.) Anhänger m.
canula Kanüle f.
caoutchouc Kautschuk m.
cap Kappe f., Haube f., Mütze f., Deckel m.
cap, operating Operationsmütze f.
capable fähig
– of begetting zeugungsfähig
– of living lebensfähig
capacitance Kapazität f.
capacitation Kapazitation f.
capacity Kapazität f.
capecitabin *d.e.* n.
capillarity Kapillarität f.
capillaroscopical kapillarmikroskopisch
capillaroscopy Kapillarmikroskopie f.
capillary kapillär; Kapillare f.
– electrophoresis Kapillarelektrophorese f.
capistration Phimose f.
capistrum Halfterverband m.
capitation fee Regelbetrag m.
capnographical kapnographisch
capnography Kapnographie f.
capnometer Kapnometer n.
capnometric kapnometrisch
capnometry Kapnometrie f.
capobenate Capobenat n.
capping (cytol., genet.) *d.e.* n.
capreomycin *d.e.* n.
caprinize, to caprinisieren
caproate Caproat n.
caprylate Caprylat n.
capsaicin *d.e.* n.
capsid *d.e.* n.
capsomer *d.e.* n.
capsular kapsulär
capsule Kapsel f.
–, Bowman's Bowmansche Kapsel f.
–, gelatin Gelatinekapsel f.
–, glandular Drüsenkapsel f.
–, Glisson's Glissonsche Kapsel
–, internal innere Kapsel f.
–, intercalated Glanzstreifen m.
–, joint Gelenkkapsel f.
– knife Kapselmesser n.
–, poppy Mohnkapsel f.
– staining Kapselfärbung f.
–, Tenon's Tenonsche Kapsel f.
capsulectomy Kapsulektomie f.
capsuloganglionic kapsuloganglionär
capsulotomy Kapsulotomie f.
captodiamine Captodiamin n.
captopril *d.e.* n.
car sickness Autokrankheit f., Eisenbahnkrankheit f., Reisekrankheit f.
caraway Kümmel m.
carazolol *d.e.* n.
carbachol *d.e.* n., Karbachol n.
carbacrylamine Karbakrylamin n.
carbamate Karbamat n.
carbamazepine Karbamazepin n.
carbamazine Karbamazin n.
carbamide Harnstoff m.
carbamoylphosphate Karbamoylphosphat n.
carbamoyltransferase Karbamoyltransferase f.
carbamylase Karbamylase f.
carbapenem *d.e.* n.
carbaril *d.e.* n.
carbazide Karbazid n.
carbazochrome Carbazochrom n.
carbazone Karbazon n.
carbenoxolone Karbenoxolon n.
carbidopa *d.e.* n.
carbimazole Karbimazol n.
carbimide Karbimid n.
carbinol Karbinol n.
carbocisteine Carbocistein n.
carbodi-imide Karbodiimid n.
carbohydrase Karbohydrase f.
carbohydrate Kohlenhydrat n.

carbolfuchsin Karbolfuchsin n.
carboligase Karboligase f.
carboline Karbolin n.
carbomer Karbomer n.
carbomeric karbomer
carbomerous karbomer
carbomycin *d.e.* n.
carbon Kohlenstoff m.
- arc lamp Kohlenbogenlampe f.
carbonate Karbonat n.
carbon dioxide Kohlendioxid n.
- - bath Kohlendioxidbad n.
carbon disulfide (a) Schwefelkohlenstoff m.
carbon disulphide (e) Schwefelkohlenstoff m.
carbonic anhydrase Karboanhydrase f.
- - inhibitor Karboanhydrasehemmer m.
carbonization Verkohlung f.
carbonize, to verkohlen (chem.)
carbon monoxide Kohlenmonoxid n.
- tetrachloride Tetrachlorkohlenstoff m.
carbonyl Karbonyl n.
carbophilic karbophil
carboplatinum Carboplatin n.
carborundum Karborund n.
carboxamide Karboxamid n.
carboxyhaemoglobin (e) Karboxyhämoglobin n.
carboxyhemoglobin (a) Karboxyhämoglobin n.
carboxykinase Karboxykinase f.
carboxyl Karboxyl n.
carboxylase Kaboxylase f.
carboxylate, to karboxylieren
carboxylation Karboxylierung f.
carboxylesterase Karboxylesterase f.
carboxymethylcellulose Karboxymethylzellulose f.
carboxymethyllysin Karboxylmethyllysin n.
carboxymethylstarch Karboxymethylstärke f.
carboxypeptidase Karboxypeptidase f.
carboxyterminal karboxyterminal, *d.e.*
carbuncle Karbunkel m.
carbutamide Karbutamid n.
carbuterol *d.e.* n.
carcinoembryogenic antigen karzinoembryogenes Antigen n.
carcinoembryonic karzinoembryonal
carcinogen Karzinogen n.
carcinogenesis Karzinogenesis f.
carcinogenic karzinogen, krebserzeugend
carcinogenous karzinogen
carcinoid Karzinoid n.
carcinolytic karzinolytisch; Karzinolytikum n.
carcinoma Karzinom n., Krebs m. (med.)
–, annular Ringwallkarzinom n.
–, basal cell Basalzellenkarzinom n.
–, bronchogenic Bronchialkarzinom n.
–, colloid Kolloidkarzinom
–, colonic Dickdarmkrebs m.
- scirrhous scirrhöses Karzinom n.
- simplex *d.e.* n.
–, small cell kleinzelliges Karzinom n.
–, stump Stumpfkarzinom n.
–, villous Zottenkarzinom n.
carcinomatosis Karzinomatose f.
carcinomatous karzinomatös
carcinophobia Karzinophobie f.
carcinosarcoma Karzinosarkom n.
carcinosis Karzinose f.
carcinostasis Karzinostase f.
carcinostatic karzinostatisch; Karzinostasemittel n.
cardamom Kardamom m.
cardboard splint Pappschiene f.
cardenolide Cardenolid n., Kardenolid n.
card file Karthothek f.
cardia *d.e.* f.
cardiac kardial; Herzpatient m., Herzpatientin f.; herzstärkendes Mittel n.
- arrest Herzstillstand m.
- asthma Herzasthma n.
- catheterization Herzkatheterisierung f.
-echo Herzultraschall m.
- infarction Herzinfarkt m.
- massage Herzmassage f.
- massage, closed chest äußere Herzmassage f.
- massage, open chest direkte Herzmassage f.
- minute output Herzminutenvolumen n.
- murmur Herzgeräusch n.
- neurosis Herzneurose f.
- palpitation Herzklopfen n.
cardial kardial
card-index Kartei f.
cardioacceleration Herzbeschleunigung f.
cardiodiaphragmatic kardiodiaphragmatisch
cardioesophageal (a) kardioösophageal
cardiogenic kardiogen
cardiogram Kardiogramm n.
cardiographic kardiographisch
cardiography Kardiographie f.
cardiohepatic kardiohepatisch
cardioinhibitory kardioinhibitorisch
cardiolipin *d.e.* n.

cardiologic kardiologisch
cardiologist Kardiologe m., Herzspezialist m., Herzspezialistin f.
cardiology Kardiologie f.
cardiolysis Kardiolyse f.
cardiomalacia Herzerweichung f.
cardiomegaly Kardiomegalie f.
cardiomyocyte Kardiomyozyt m.
cardiomyopathy Kardiomyopathie f.
cardiomyoplasty Kardiomyoplastie f.
cardioneurosis Herzneurose f.
cardio-oesophageal (e) kardioösophageal
cardio-omentopexy Kardioomentopexie f.
cardiopathy Kardiopathie f.
cardiophobia Kardiophobie f., Herzangst f.
cardiophrenic kardiodiaphragmatisch
cardioplegia Kardioplegie f.
cardioportal kardioportal
cardioprotection Kardioprotektion f.
cardioprotective kardioprotektiv
cardiopulmonary kardiopulmonal
cardiorespiratory kardiorespiratorisch
cardiosclerosis Kardiosklerose f.
cardioscope Kardioskop n.
cardioscopic kardioskopisch
cardioscopy Kardioskopie f.
cardioselective kardioselektiv
cardioselectivity Kardioselektivität f.
cardiospasm Kardiospasmus m.
cardiosurgery Herzchirurgie f.
cardiotherapy Herzbehandlung f.
cardiothermography Kardiothermographie f.
cardiotocograph Kardiotokograph m.
cardiotocographic kardiotokographisch
cardiotocography Kardiotokographie f.
cardiotonic kardiotonisch; Kardiotonikum n.
cardiotoxic kardiotoxisch
cardiotoxicity Kardiotoxizität f.
cardiovascular kardiovaskulär
cardiovascular disease Herz- und Kreislaufkrankheit f.
cardioversion Kardioversion f.
cardioverter *d.e.* m.
carditis Karditis f.
care Fürsorge f., Pflege f.
–, **basal (med.)** Grundversorgung f.
–, **basic (med.)** Grundversorgung f.
–, **central (med.)** Zentralversorgung f.
–, **maximal (med.)** Maximalversorgung f.
– **of the mouth** Mundpflege f.
–, **routine (med.)** Regelversorgung f.
–, **supportive** umfassende pflegerische und betreuende Maßnahmen f. pl.
career neurosis Aufstiegsneurose f.
Carhart's dip Carhart-Senke f.
caries Karies f.
carina *d.e.* f., Karina f.
carinal *d.e.*, karinal
carinamide Karinamid n.
carindacillin *d.e.* n.
cariogenic karieserzeugend
carious kariös
carisoprodol *d.e.* n.
Carlsbad salt Karlsbader Salz n.
carmellose *d.e.* f.
carminative blähungswidrig; Carminativum n.
carmine Karmin n.
carmustine Carmustin n.
carnauba wax Karnaubawachs n., Carnaubawachs n.
carneous fleischig
carnevore Fleischfresser m., Karnivore m.
carnification Karnifikation f.
carnify, to karnifizieren
carnitine Carnitin n.
carnivorous fleischfressend
carnosinase *d.e.* f.
carnosine Carnosin n.
carotenase Karotinase f.
carotene Karotin n.
carotenoid Karotinoid n.
caroticotympanic caroticotympanisch
carotid artery Arteria carotis
– –, **bifurcation of the** Carotisgabel f.
– **body** Glomus caroticum
– **pulse curve** Carotispulskurve f.
– **sinus** Carotissinus m.
carotinoid Karotinoid n.
carpal karpal
carphology Krozidismus m.
carpometacarpal karpometakarpal
carpopedal karpopedal
carrageen Irländisches Moos n.
carrageenate Carrageenat n.
carragheen Irländisches Moos n.
carrier Träger m.
–, **chronic** Dauerausscheider m.
– **protein** Trägerprotein n.
carrion (veter.) Aas n.
Carrión's disease Oroyafieber n.
carry, to tragen; verschleppen
cartilage Knorpel m.
–, **arthrodial** Gelenkknorpel m.
–, **articular** Gelenkknorpel m.
–, **coffin bone** Hufknorpel m.
–, **fibrous** Faserknorpel m.
– **knife** Knorpelmesser n.
–, **Luschka's** Luschkascher Knorpel m.

–, **Santorini's** Santorinischer Knorpel m.
–, **vomeronasal** Vomeronasalknorpel m.
–, **Wrisberg's** Wrisbergscher Knorpel m.
cartilaginification Verknorpelung f.
cartilaginous knorpelig
cartrizoate Cartrizoat n.
caruncle Karunkel f.
carvedilol *d.e.* n.
carver Modellierinstrument n.
carvone Carvon n.
caryotin Chromatin n.
cascade Kaskade f.
cascade stomach Kaskadenmagen m.
cascara sagrada, extract of Cascara-sagrada-Extrakt m.
case Fall m., Kasus m.; Behälter m.
–, **mailing culture** Versandgefäß n.
– **history** Krankengeschichte f.
– **of death** Todesfall m.
–, **operating** Operationsbesteckkasten m.
–, **postmortem** Sektionsbesteckkasten m.
– **reports** Kasuistik f.
– **study** Fallstudie f.
caseate, to verkäsen
caseation Verkäsung f.
casein Kasein n.
caseinate Kaseinat n.
caseinogen Kaseinogen n.
caseinogenate Kaseinogenat n.
casenotes, medical Krankenakten f. pl.
caseous käsig
caspase *d.e.* f.
caspofungin *d.e.* n.
cassette Kassette f.
– **changer** Kassettenwechsler m.
– **holder** Kassettenhalter m.
– **slide** Kassettenwagen m.
cast Ausgusskörper m.; Guss m.; Zylinder m.; Strabismus m.
– **crown** Gusskrone f.
–, **duplicate (dent.)** Abgussmodell n.
–, **fatty** Fettzylinder m.
–, **hyaline** hyaliner Zylinder m.
–, **Külz's** Komazylinder m.
–, **waxy** Wachszylinder m.
cast, to gießen (dent.)
caster, centrifugal Gussschleuder f.
casting Gießen n.; Guss m.
casting machine Gussmaschine f.
casting-on Angießen n., Anguss m.
Castle's factor Castle-Faktor m.
cast-on technique Angusstechnik f.
castor oil Rizinusöl n.
castrate Kastrat m.
castrate, to kastrieren
castration Kastration f.
casualty Unfall m.; Zufall m.; unfallgeschädigte Person f.
casualty department Unfallstation f.
casuistic kasuistisch
casuistics Kasuistik f.
cat Katze f.
CAT (computed axial tomography) Computer-Axial-Tomographie f.
catabiosis Katabiose f.
catabiotic katabiotisch
catabolic katabolisch; Katabolikum n.
catabolism Katabolismus m.
catabolite Katabolit m.
catabolize, to katabolisieren
catagen hair Katagenhaar n.
catalase Katalase f.
catalepsy Katalepsie f.
cataleptic kataleptisch
catalog Katalog m.
catalogia Verbigeration f.
catalysis Katalyse f.
catalyst Katalysator m.
catalytic katalytisch
catalyze, to katalysieren
catalyzer Katalysator m.
catamenia Menstruation f.
catamnesis Katamnese f.
catamnestic katamnestisch
cataphoresis Kataphorese f.
cataphoretic kataphoretisch
cataphoria Kataphorie f.
cataplasia Kataplasie f.
cataplasm Kataplasma n.
cataplastic kataplastisch
cataplexy Kataplexie f.
cataract Katarakt f., Star m. (med.)
–, **adherent** Cataracta accreta
–, **capsular** Cataracta capsularis, Kapselstar m.
–, **central** Cataracta centralis, Zentralstar m.
–, **cortical** Cataracta corticalis, Rindenstar m.
– **curette** Starlöffel m.
–, **fusiform** Cataracta fusiformis, Spindelstar m.
–, **glassblowers'** Glasbläserstar m.
–, **gray** grauer Star m.
–, **green** grüner Star m.
–, **hypermature** Cataracta hypermatura
–, **incipient** Cataracta incipiens
– **knife** Starmesser n.
–, **lamellar** Cataracta lamellaris, Schichtstar m.
–, **lenticular** Cataracta lenticularis, Linsenstar m.

–, mature Cataracta matura
–, nuclear Cataracta nuclearis, Kernstar m.
–, polar Cataracta polaris, Polstar m.
–, punctate Cataracta punctata, punktförmiger Star m.
–, radiation Strahlenkatarakt f.
–, secondary Nachstar m.
–, senile Cataracta senilis, Altersstar m.
–, zonular Cataracta zonularis, Schichtstar m.
catarrh Katarrh m.
catarrhal katarrhalisch
catathymic katathym
catatonic kataton
catatony Katatonie f.
catch a cold, to sich erkälten
catechin Katechin n.
catechol Brenzkatechin n.
catecholamine Brenzkatechinamin n.
catechu Katechu n.
category Kategorie f.
catenoid kettenartig
catering Verpflegung f., Versorgung f.
catgut Katgut n.
–, chromic Chromcatgut n.
catharsis Katharsis f.
cathartic kathartisch
cathepsin Kathepsin n.
catheter Katheter m.
–, balloon Ballonkatheter m.
–, Bozeman's Bozeman-Katheter m.
–, cardiac Herzkatheter m.
–, cava Kavakatheter m.
–, central venous Zentralvenenkatheter m.
–, de Pezzer Pezzerkatheter m.
–, disposable Einmalkatheter m.
– fever Katheterfieber n.
–, Fogarty Fogartykatheter m.
–, indwelling Verweilkatheter m.
–, irrigation Spülkatheter m.
–, Mercier's Mercierkatheter m.
–, Nélaton's Nélatonkatheter m.
–, pig-tail Einrollkatheter m.
–, Swan-Ganz flow-directed Einschwemmkatheter m.
–, ureter Harnleiterkatheter m.
–, ureteral Harnleiterkatheter m.
–, venous Venenkatheter m.
–, wash Spülkanüle f.
catheterism Katheterisierung f.
catheterization Katheterisierung f.
catheterize, to katheterisieren
cathexis Kathexis f.
cathode Kathode f.
cathode, hot Glühkathode f.
cathode ray Kathodenstrahl m.
– – tube Braunsche Röhre f.
cation Kation n.
– exchange Kationenaustausch m.
cationic kationisch
cattle plague Rinderpest f.
cauda equina Cauda equina
caudad kaudalwärts
caudal kaudal
caudate nucleus Nucleus caudatus
caul Epiploon n.; Omentum majus; Haube (obstetr.)
cauliflower-like blumenkohlartig
causal kausal
causalgia Kausalgie f.
causalgic kausalgisch
causality Kausalität f.
causation Verursachung f.
causative verursachend, ursächlich
cause Ursache f.
–, partial Teilursache f.
–, to bewirken, verursachen, veranlassen
caustic kaustisch; Kaustikum n.
– agent Ätzmittel n.
–, lunar Silbernitrat n.
– potash Ätzkali n.
– soda Ätznatron n.
cauter Kauter m.
cauterization Kauterisation f., Verätzung f.
cauterize, to kauterisieren
cautery Kaustik f.
caution Vorsicht f.
cava umbrella Kavaschirm m.
caval ligation Kava-Ligatur f.
cave Höhle f.
cavern Kaverne f.
cavernitis, fibrous of the penis Induratio penis plastica
cavernoma Kavernom n.
cavernoscopy Kavernoskopie f.
cavernosography Kavernosographie f.
cavernosometry Kavernosometrie f.
cavernostomy Kavernostomie f.
cavernous kavernös
cavitary kavitär
cavitation Höhlenbildung f., Kavernisierung f.
cavity Höhle f., Kavität f.
–, abdominal Bauchhöhle f.
–, articular Gelenkhöhle f., Gelenkpfanne f.
–, cotyloid Hüftgelenkpfanne f.
– liner (dent.) Unterfüllung f.
– lining agent Kavitätenlack m.
–, nasal Nasenhöhle f.
–, oral Mundhöhle f.

–, peritoneal Bauchhöhle f.
–, thoracic Brusthöhle f.
–, tympanic Paukenhöhle f.
cavography Kavographie f.
cavy Meerschweinchen n.
CBC (complete blood count) ganzes Blutbild n.
CC (common cold) banaler Infekt m. der oberen Luftwege
C.C. (cathodal closure) Kathodenschließung f.
CCK (Cholecystokinin) Cholecystokinin n. (CCK)
CCP (cyclic citrullinated peptide) CCP (zyklisches citrulliniertes Peptid) n.
CCU (coronary care unit) kardiologische Intensivstation f.
C-DNA (copy-DNA) Kopie-DNS f.
CEA (carcinoembryogenic antigen) carcinoembryogenes Antigen n. (CEA)
cebocephaly Zebozephalie f.
cecal (a) zökal
cecum (a) Zökum n., Coecum n.
cedarwood oil Zedernholzöl n.
CEE (Central European encephalitis) Frühsommermeningoenzephalitis f. (FSME)
cefa... see also:/siehe auch: cepha
cefacetril *d.e.* n.
cefalexin *d.e.* n.
cefaloridin *d.e.* n., Cephaloridin n.
cefalotin *d.e.* n.
cefamandol *d.e.* n.
cefapyrin *d.e.* n.
cefazedone Cefazedon n.
cefdinir *d.e.* n.
cefepim *d.e.* n.
cefetamet *d.e.* n.
cefixime Cefixim n.
cefodixime Cefodixim n.
cefoperazone Cefoperazon n.
ceforanide Ceforanid n.
cefotaxime Cefotaxim n.
cefotiam *d.e.* n.
cefoxitin *d.e.* n.
cefpirem *d.e.* n.
cefpodoxime Cefpodoxim n.
cefpodoxime proxetil Cefpodoximproxetil n.
cefprozil *d.e.* n.
cefradine Cefradin n.
cefsulodin *d.e.*
ceftazidim *d.e.* n.
ceftibutene Ceftibuten n.
ceftioxide Ceftioxid n.
ceftriaxone Ceftriaxon n.
cefuroximaxetil *d.e.* n.
cefuroxime Cefuroxim n.
celandine Chelidonium n.
celecoxib *d.e.* n.
celiac disease (a) Zöliakie f.
celiacography (a) Zöliakographie f.
celiotomy (a) Laparotomie f.
celiprolol *d.e.* n.
cell Zelle f.
–, adelomorphous Hauptzelle f.
–, adipose Fettzelle f.
–, adventitial Adventitiazelle f.
–, alpha Alphazelle f.
–, Alzheimer's Alzheimer-Zelle f.
–, B- B-Zelle f.
–, basal Basalzelle f.
–, basket Korbzelle f.
–, beta Betazelle f.
–, blast Blastzelle f.
–, border Belegzelle f.
–, bristle Haarzelle f. des Cortischen Organs
–, burr Stechapfelerythrozyt m.
–, C- C-Zelle f.
–, capsule Mantelzelle f.
–, central Hauptzelle f.
–, chief Hauptzelle f.
–, chromaffine chromaffine Zelle f.
–, Clara Clarazelle f.
–, clear Klarzelle f., klarzellig
–, cone Zapfenzelle f.
–, cover Deckzelle f.
–, cylindric Zylinderzelle f.
–, cytomegalic Zytomegaliezelle f.
–, daughter Tochterzelle f.
–, delomorphous Belegzelle f.
– division Zellteilung f.
–, effector Effektorzelle f.
–, egg Eizelle f.
–, endothelial Endothelzelle f.
–, ethmoid Siebbeinzelle f.
–, fat Fettzelle f.
–, fat-storing Fettspeicherzelle f.
–, Ferrata Ferratazelle f.
–, filling Füllkörper m.
– -fixed zellständig
–, foam Schaumzelle f.
– -free zellfrei
–, ganglion Ganglienzelle f.
–, germ Keimzelle f.
–, giant Riesenzelle f.
–, giant glia Alzheimer-Zelle f.
–, gitter Gitterzelle f.
–, glia Gliazelle f.
–, glitter Glitzerzelle f.
–, globoid Globoidzelle f.
–, goblet Becherzelle f.

–, **Golgi's** Astrozyt m.
–, **granular** Granularzelle f.
–, **ground-glass** Milchglaszelle f.
–, **gustatory** Geschmackszelle f.
–, **hair** Haarzelle f. des Cortischen Organs
–, **hairy** pathologische Haarzelle f., Tricholeukozyt m.
–, **heart-failure** Herzfehlerzelle f.
–, **helmet** Fragmentozyt m.
–, **helper** Helferzelle f.
–, **Hortega** Hortegazelle f.
–, **Hürthle** Hürthlezelle f.
–, **inflammatory** Entzündungszelle f.
–, **interstitial** Zwischenzelle f.
–, **islet** Inselzelle f.
–, **juxtaglomerular** Juxtaglomerularzelle f.
–, **killer** Killerzelle f.
–, **Kupffer's** Kupffersche Sternzelle f.
–, **Langhans'** Langhanszelle f.
–, **large** Großzelle f., große Zelle f.
–, **L. E.** L. E.-Zelle f.
–, **Leydig's** Leydigsche Zwischenzelle f.
–, **live** Frischzelle f.
–, **mantle** Mantelzelle f.
–, **mast** Mastzelle f.
–, **mastoid** Warzenfortsatzzelle f.
– **-mediated** zellvermittelt
–, **memory** Gedächtniszelle f.
–, **Merkel** Merkelzelle f.
–, **mesangium** Mesangialzelle f.
–, **Mikulicz's** Mikulicz-Zelle f.
–, **mitral** Mitrazelle f.
–, **mixed** gemischtzellig
–, **mother** Mutterzelle f.
–, **Mott's** Mott-Zelle f.
–, **mulberry** Maulbeerzelle f.
–, **nerve** Nervenzelle f.
– **nest** Zellnest n.
–, **neuroglia** Gliazelle f.
–, **null** Nullzelle f.
–, **oat** Haferzelle f.
–, **olfactory** Riechzelle f.
–, **oxyntic** Belegzelle f.
–, **pacemaker** Pacemakerzelle f.
–, **Paneth's** Panethzelle f.
–, **parietal** Belegzelle f.
–, **pavement** Pflasterzelle f.
–, **peptic** Hauptzelle f.
–, **pigment** Pigmentzelle f.
–, **pit** Pit-Zelle f.
–, **plasma** Plasmazelle f.
– **-poor** zellarm
–, **prickle** Stachelzelle f.
–, **principal** Hauptzelle f.
–, **pus** Eiterzelle f.
–, **pyramidal** Pyramidenzelle f.
–, **RA** Rhagozyt m.
–, **red blood** rotes Blutkörperchen n.
–, **resting** Ruhezelle f.
–, **reticulum** Retikulumzelle f.
– **-rich** zellreich
–, **Rieder's** Riederzelle f.
–, **round** Rundzelle f., rundzellig
–, **satellite** Mantelzelle f.
–, **scavenger** Abbauzelle f.
–, **sensation** Sinneszelle f.
–, **Sertoli's** Sertolizelle f.
–, **sickle** Sichelzelle f.
–, **signet ring** Siegelringzelle f.
–, **small** kleine Zelle f.; kleinzellig
–, **sperm** Samenzelle f.
–, **spindle** Spindelzelle f.
–, **squamous** Schuppenzelle f.
–, **stab** stabkerniger Leukozyt m.
–, **staff** stabkerniger Leukozyt m.
–, **stem** Stammzelle f.
–, **Sternberg's** Sternbergsche Riesenzelle f.
–, **T-** T-Zelle f.
–, **target** Schießscheibenzelle f.
–, **tart** Tart-Zelle f.
–, **theca** Thekazelle f.
–, **therapy** Zelltherapie f.
–, **Thoma-Zeiss counting** Thoma-Zeiss-Zählkammer f.
–, **transition** Übergangszelle f.
– **wall** Zellwand f.
–, **wandering** Wanderzelle f.
–, **white blood** weißes Blutkörperchen n.
celliform zellenförmig
cellobiase Zellobiase f.
cellobiose Zellobiose f.
celloidin Zelloidin n.
cellular zellulär
– **tissue** Zellgewebe n.
cellulase Zellulase f.
cellulitis Zellgewebeentzündung f.
cellulose Zellulose f.
celom (a) Zölom n.
cement Zement m.
–, **to** zementieren
cementification Zementbildung f.
cementitis Zementitis f.
cementoblast Zementoblast m.
cementoclasia Zementoklasie f.
cementoclast Zementoklast m.
cementocyte Zementozyt m.
cementodentinal zementodentinal
cementoma Zementom n.
cementosis Zementose f.
cenesthesia (a) Zönästhesie f.

cenesthopathy (a) Zönästhopathie f.
center (a) Zentrum n.
–, auditory Hörzentrum n.
–, Broca's Brocasches Zentrum n.
– dialysis Zentrumsdialyse f.
–, germinal Keimzentrum n.
–, gustatory Geschmackszentrum n.
–, motor motorisches Zentrum n.
–, olfactory Riechzentrum n.
–, reflex Reflexzentrum n.
–, respiratory Atmungszentrum n.
–, sensory sensorisches Zentrum n.
–, speech Sprachzentrum n.
–, visual Sehzentrum n.
centigrade scale Celsius-Skala f.
centigram Zentigramm n.
centiliter (a) Zentiliter n.
centilitre (e) Zentiliter n.
centimeter (a) Zentimeter n.
centimetre (e) Zentimeter n.
centinormal hundertstelnormal
centrad zentralwärts
central zentral
– body Zentralkörperchen n.
– gray zentrales Grau n.
– nervous system Zentralnervensystem n.
centralization Zentralisierung f.
–, circulatory Kreislaufzentralisation f.
centre (e) Zentrum n.
–, auditory Hörzentrum n.
–, Broca's Brocasches Zentrum n.
– dialysis Zentrumsdialyse f.
–, germinal Keimzentrum n.
–, gustatory Geschmackszentrum n.
–, motor motorisches Zentrum n.
–, olfactory Riechzentrum n.
–, reflex Reflexzentrum n.
–, respiratory Atmungszentrum n.
–, sensory sensorisches Zentrum n.
–, speech Sprachzentrum n.
–, visual Sehzentrum n.
centrencephalic zentrenzephal
centrifugal zentrifugal
centrifugate Zentrifugat n.
centrifugation Zentrifugierung f.
centrifuge Zentrifuge f.
–, to zentrifugieren
centrilobular zentrilobulär
centriole Zentriol n.
centripetal zentripetal
centroacinous zentroazinär, zentroazinös
centroblast Zentroblast m.
centroblastic zentroblastisch
centrocecal (a) zentrozökal
centrocoecal (e) zentrozökal
centrocyte Zentrozyt m.
centrocytic zentrozytär
centrolecithal zentrolezithal
centrolobar zentrolobär
centromere Zentromer n.
centroplasm Zentroplasma n.
centrosome Zentrosom n.
centrosphere Zentrosom n.
centrotemporal zentrotemporal
cephalad kopfwärts
cephalalgia Kopfschmerz m.
cephalexin *d.e.* n.
cephalhaematoma (e) Kephalhämatom n.
cephalhematoma (a) Kephalhämatom n.
cephalin Kephalin n.
cephalocele Kephalozele f.
cephalomedullary kephalomedullär, zephalomedullär
cephalometer Kephalometer n.
cephalometric kephalometrisch
cephalometry Schädelmessung f.
cephalopagus Kephalopagus m.
cephalopancreatectomy Zephalopankreatektomie f.
cephaloridin Cephaloridin n.
cephalosporin *d.e.* n.
cephalosporinase *d.e.* f.
cephalotin *d.e.* n.
cephalotomy Kephalotomie f.
cephalotripsy Kephalotripsie f.
cephalozin *d.e.* n.
cephprozyl *d.e.* n.
cephradine Cephradin n.
ceramic keramisch
ceramics Keramik f.
ceramidase *d.e.* f., Zeramidase f.
ceramide Ceramid n., Zeramid n.
ceramidosis Zeramidose f.
ceramist Keramiker m., Keramikerin f.
cercaria Zerkarie f.
cerclage *d.e.* f., Zerklage f.
cercosporosis Zerkosporose f.
cereal Zerealie f.
cerebellar zerebellär
cerebellopontile zerebellopontin
cerebellopontine zerebellopontin
cerebellopontine angle Kleinhirnbrückenwinkel m.
cerebellorubrospinal zerebellorubrospinal
cerebellovestibular zerebellovestibulär
cerebellum Kleinhirn n.
cerebral zerebral
cerebration Hirntätigkeit f.
cerebromacular zerebromakulär
cerebromenigeal zerebromeningeal

cerebron Zerebron n.
cerebrosclerosis Zerebralsklerose f.
cerebrosidase Zerebrosidase f.
cerebroside Zerebrosid n.
cerebrosidosis Zerebrosidose f.
cerebrospinal zerebrospinal
cerebrotendinous zerebrotendinös
cerebrovascular zerebrovaskulär
– accident (CVA) zerebraler vaskulärer Anfall
cerebrum Gehirn n.
cerium Zer n., Cer n.
ceroid *d.e.* n.
certation Zertation f.
certificate Bescheinigung f., Zeugnis n.
–, health insurance Krankenschein m.
–, medical ärztliches Zeugnis n.
– of death Totenschein m.
– of disability Behindertenausweis m.
certification Zertifizierung f.
certify, to zertifizieren
certoparin *d.e.* n.
cerivastatin *d.e.* n.
ceruletide Ceruletid n., Caerulein n.
ceruloplasmin (a) Coeruloplasmin n.
cerumen Ohrschmalz n.
ceruminal zeruminal
– plug Zeruminalpfropf m., Cerumen obturans
ceruminous zeruminös
cervical zervikal
– plexus Plexus cervicalis
– rib Halsrippe f.
– spinal column Halswirbelsäule f.
– – cord Halsmark n.
– vertebra Halswirbel m.
cervicoaxial zervikoaxial
cervicobrachial zervikobrachial
cervicobuccal zervikobukkal
cervicolingual zervikolingual
cervicothoracic zervikothorakal
cervicoscopy Zervikoskopie f.
cervicovaginal zervikovaginal
cervix Zervix f., Cervix f.
–, uterine Gebärmutterhals m.
cesarean section (a) Kaiserschnitt m.
cesium (a) Zäsium n.
cessation Aufhören n.
cestode Bandwurm m.
cetirizine Cetirizin n.
cetobemidone Zetobemidon n.
cetyl *d.e.* n.
CFS (chronic fatigue syndrome) chronisches Müdigkeitssyndrom n.
C.F.T. (complement-fixation test) Komplementbindungsreaktion f.
CG (chorionic gonadotropin) Choriongonadotropin n.
cGMP (cyclic guanosine monophosphate) cyclisches Guanosin-Monophosphat (cGMP) n.
chafe, to reiben, wundreiben
Chagas's disease Chagaskrankheit f.
chagoma Chagom n.
chain Kette f.
–, closed geschlossene Kette f.
–, double doppelkettig; Doppelkette f.
–, heavy schwere Kette f.; schwerkettig
– hook Kettenhaken m.
–, light leichte Kette f.; leichtkettig
–, long lange Kette f.; langkettig
–, multiple mehrkettig
–, open offene Kette f.
– reaction Kettenreaktion f.
–, respiratory Atmungskette f.
– saw Kettensäge f.
–, short kurze Kette f.; kurzkettig
–, single einkettig
chaining Verkettung f., Anschlingung f.
chair, dental zahnärztlicher Stuhl m.
chair, professor's Lehrstuhl m.
chairamine Chairamin n.
chalarosis Chalarose f.
chalazion *d.e.* n.
chalcosis Chalkose f.
chalicosis Chalikose f.
chalinoplasty Chalinoplastik f.
chalk Kalk m.; Kreide f.
chalone Chalon n.
chamber Kammer f.
–, Boyden's Boyden Kammer f.
–, climatic Klimakammer f.
– of the eye, anterior vordere Augenkammer f.
– of the eye, posterior hintere Augenkammer f.
– of the heart Herzkammer f.
–, pulp Pulpenkammer f.
chamfer Abschrägung f., Auskehlung f.
chamfer, to fasen, auskehlen, abschrägen
chamomile Kamille f.
– tea Kamillentee m.
chancre Schanker m.
chancroid weicher Schanker m.
chancrous schankrös
change Veränderung f.
– of meaning Meinungsänderung f.; Bedeutungswandel m.
– of voice Stimmbruch m.

- of weather Witterungsumschlag m.
- over Umschaltung f., Umstellung f.
-, positional Lageveränderung f.
changing room Umkleideraum m.
channel Kanal m.
Chaoul therapy Chaoulsche Nahbestrahlung f.
chapped rissig
chappy rissig, gespalten
character Charakter m.
- neurosis Charakterneurose f.
characteristical charakteristisch
characteristics Charakteristik f.
characterize, to charakterisieren
characterology Charakterkunde f.
charbon Milzbrand m.
charcoal, activated Medizinalkohle f.
-, animal Tierkohle f.
-, wood Holzkohle f.
charge Last f.; Ladung f.
charge, prescription Rezeptgebühr f.
charleyhorse Muskelkrampf m.; Muskelkater m.
Charrière scale Charrière-Skala f.
charting Eintragung f., Registrierung f.
chasma Gähnkrampf m.
chaste lamb Keuschlamm n.
chatter with cold, to vor Kälte f. schnattern
chaulmoogra oil Chaulmoograöl n.
CHD (coronary heart disease) koronare Herzkrankheit f. (KHK)
check, to steuern, kontrollieren, drosseln, hemmen
check, final Abschlusskontrolle f., Endkontrolle f.
checkbite Bissnahme f.
checking Steuerung f., Kontrolle f., Drosselung f., Hemmung f.
check up (a) Kontrolle f.
check up, to, a patient einen Patienten gründlich untersuchen
cheek Wange f., Backe f.
- pouch Backentasche f.
- protector Wangenschützer m.
- retractor Wangenhalter m.
cheesy käsig
cheilectomy Cheilektomie f.
cheilitis *d.e.* f.
cheilognathoschisis Lippen-Kieferspalte f.
cheiloplasty Lippenplastik f.
cheiloschisis Lippenspalte f.
cheilosis Cheilose f.
cheilotomy Cheilotomie f.
cheirokinaesthesia (e), cheirokinesthesia (a) Cheirokinästhesie f.
cheiropompholyx *d.e.* m.
cheiropractic chiropraktisch
chelatase *d.e.* f.
chelate Chelat n.
chelating agent Chelatbildner m.
chelen Ethylchlorid n.
Chelidonium *d.e.* n., Schöllkraut n.
chelometry Chelometrie f.
chemical chemisch; Chemikalie f.
chemicophysiologic physiologisch-chemisch
chemism Chemismus m.
chemist Chemiker m., Chemikerin f.
chemist's shop (e) Apotheke f.
chemistry Chemie f.
-, clinical klinische Chemie f.
-, physiologic physiologische Chemie f.
chemodectoma Chemodektom n.
chemoembolization Chemoembolisierung f.
chemokine Chemokin n.
chemokinetic chemokinetisch
chemokinetics Chemokinetik f.
chemolitholysis Chemolitholyse f.
chemoluminescence Chemolumineszenz f.
chemolysis Chemolyse f.
chemolytic chemolytisch
chemonucleolysis Chemonukleolyse f.
chemophysiology physiologische Chemie f.
chemoprophylactic chemoprophylaktisch; chemoprophylaktisches Mittel n.
chemoprophylaxis Chemoprophylaxe f.
chemoprotector Chemoprotektor m.
chemoradiotherapy Chemoradiotherapie f.
chemoreceptor Chemorezeptor m.
chemoresistance Chemoresistenz f.
chemoresistant chemoresistent
chemosensitive chemosensitiv
chemosensory chemosensorisch
chemosis *d.e.* f.
chemotactic chemotaktisch
chemotaxis *d.e.* f.
chemotherapeutical chemotherapeutisch
chemotherapy Chemotherapie f.
chemotropic chemotrop
chemotropism Chemotropie f.
chenotherapy Chenotherapie f.
cheoplastic cheoplastisch
cheoplasty Cheoplastik f.
cherubism Cherubismus m.
chest Brustkasten m., Thorax m.
-, barrel faßförmiger Thorax m.
-, cobbler's Schusterbrust f.
- electrode Brustwandelelektrode f.
-, flat Flachbrust f.
- fluoroscopy Thoraxdurchleuchtung f.
-, funnel Trichterbrust f.

–, keeled Hühnerbrust f.
– pain Brustschmerz m.
– radiography Thorax-Röntgenaufnahme f.
– wall Brustwand f.
–, width of Brustumfang m.
chestnut, with the size of a kastaniengroß
chew, to kauen
chewable tablet Kautablette f.
chewing function Kaufunktion f.
CHF (congestive heart failure) Stauungsherzinsuffizienz f.
Chiari disease Budd-Chiari-Syndrom n.
chiasm Chiasma n.
chiasmal chiasmatisch
chiastometer *d.e.* n.
chick Küken n.
chicken Küken n.
– cholera Geflügelcholera f.
chickenpest Hühnerpest f.
chickenpox Windpocken f. pl.
chief doctor Chefarzt m., Chefärztin f.
chief nurse Oberschwester f., Oberpfleger m.
chief of a hospital department Chefarzt m., Chefärztin f.
chigger Sarcopsylla penetrans; Milbenlarve f.
chigoe Sarcopsylla penetrans
chilblain Frostbeule f.
childbed Kindbett n.
childbirth Geburt f., Gebären n.
childhood Kindheit f.
childish kindisch
childlike kindlich
children's clinic Kinderklinik f.
– department Kinderabteilung f.
– nurse Kinderschwester f.
chill Frösteln n.; Erkältung f.
–, shaking Schüttelfrost m.
chilly fröstelnd; mutlos
–, to feel frösteln
chimera Chimäre f.
chimeric chimärisch
– antigen receptor (CAR) T cells pl. CAR-T-Zellen (chimäre Antigenrezeptor-T-Zellen) f. pl.
chimney-sweeps' cancer Schornsteinfegerkrebs m.
chin Kinn n.
–, double Doppelkinn n.
– holder Kinnstütze f.
– rest Kinnstütze f.
chinone Chinon n.
chip, bone Knochenspan m.
chiragra *d.e.* f.
chiral *d.e.*
chiropody Hand- und Fußpflege f.
chiropractic Chiropraxis f.; chiropraktisch
chiropractor Chiropraktiker m.
chirotherapy Chirotherapie f.
chisel Flachmeißel m.
–, bone Knochenmeißel m.
–, enamel Schmelzmeißel m.
–, rotary Drehmeißel m.
–, to meißeln
chitin *d.e.* n.
chitosamine Chitosamin n.
chlamydia Chlamydie f.
chloasma *d.e.* n.
chloracetate Chlorazetat n.
chloracne Chlorakne f.
chloral *d.e.* n.
– amide Chloralamid n.
– hydrate Chloralhydrat n.
chloralose *d.e.* f.
chloramine Chloramin n.
chloramphenicol *d.e.* n.
chlorate Chlorat n.
chlorazepate Chlorazepat n.
chlordane Chlordan n.
chlordantoin Clodantoin n.
chlordecone Clordecon n.
chlordiazepoxide Chlordiazepoxid n.
chlorodinitrobenzene Chlordinitrobenzol n.
chlorethyl *d.e.* n.
chlorethyl-cyclohexyl-nitroso-urea Chlorethyl-Cyclohexyl-Nitroso-Harnstoff m.
chlorhexidine Chlorhexidin n.
chloride Chlorid n.
– channel Chloridkanal m.
chlorinate, to chlorieren
chlorination Chlorierung f.
chlorine Chlor n.
– acne Chlorakne f.
–, residual Restchlor n.
chlorite Chlorit n.
chlormadinone Chlormadinon n.
chlormethiazole Chlormethiazol n.
chlormethine Stickstofflost m.
chlorobenzene Chlorbenzol n.
chlorobutanol Trichlorisobutylalkohol m.
chlorocyte Chlorozyt m.
chlorodontia Chlorodontie f.
chloroform *d.e.* n.
–, to chloroformieren
chloroformization Chloroformierung f.
chloroguanide Chloroguanid n.
chlorolymphosarcoma Chlorolymphosarkom n.
chloroma Chlorom n.
chloromethane Chlormethan n.
chloromyeloma Chloromyelom n.

chlorophenol *d.e.* n.
chlorophenotane Chlorophenotan n.
chlorophyll *d.e.* n.
chloroprivic chloropriv
chloropsia Chloropsie f.
chloropurine Chloropurin n.
chloroquine Chloroquin n.
chlorosis Chlorose f.
chlorothiazide Chlorothiazid n.
chlorotic chlorotisch
chlorotrianisene Chlorotrianisen n.
chloroxazone Chloroxazon n.
chlorphenamidine Chlorphenamidin n.
chlorphenesin *d.e.* n.
chlorpheniramine Chlorpheniramin n.
chlorphenol *d.e.* n.
chlorphenoxamine Chlorphenoxamin n.
chlorproguanil *d.e.* n.
chlorpromazine Chlorpromazin n.
chlorpropamide Chlorpromamid n.
chlorprothixene Chlorprothixen n.
chlorquinaldol *d.e.* n.
chlortalidone Chlortalidon n.
chlortetracycline Chlortetracyclin n.
choana Choane f.
choanal *d.e.*
chocolate cyst Schokoladenzyste f.
choke Erstickungsanfall m.; Drossel f. (tech.)
–, to ersticken, drosseln, erdrosseln, verstopfen, würgen
choking Erstickung f.; Erdrosselung f.; Drosselung f.; Verstopfung f.
cholaemia (e) Cholämie f.
cholaemic (e) cholämisch
cholagogue Cholagogum n.; cholagog
cholane Cholan n.
cholangiocarcinoma Gallengangskarzinom n.
cholangiocellular cholangiozellulär
cholangiodrainage Cholangiodrainage f., Gallengangsdrainage f.
cholangiogram Cholangiogramm n.
cholangiographic cholangiographisch
cholangiography Cholangiographie f.
cholangiolitis *d.e.* f.
cholangioma Cholangiom n.
cholangiometry Cholangiometrie f.
cholangiopancreaticography Cholangiopankreatikographie f.
cholangioscopy Cholangioskopie f.
cholangiostomy Cholangiostomie f.
cholangiotomy Cholangiotomie f.
cholangitic cholangitisch
cholangitis *d.e.* f.
cholanthrene Cholanthren n.
cholate Cholat n.
cholecystectomize, to cholezystektomieren
cholecystectomy Cholezystektomie f.
cholecystitic cholezystitisch
cholecystitis Cholezystitis f.
cholecystoduodenostomy Cholezystoduodenostomie f.
cholecystogastrostomy Cholezystogastrostomie f.
cholecystogram Cholezystogramm n.
cholecystographic cholezystographisch
cholecystography Cholezystographie f.
cholecystoileostomy Cholezystoileostomie f.
cholecystojejunostomy Cholezystojejunostomie f.
cholecystokinin *d.e.* n.
cholecystolithiasis Cholezystolithiasis f.
cholecystopathy Cholezystopathie f.
cholecystopexy Cholezystopexie f.
cholecystostomy Cholezystostomie f.
cholecystotomy Cholezystotomie f.
choledochectomy Choledochektomie f.
choledochoduodenostomy Choledochoduodenostomie f.
choledochoenterostomy Choledochoenterostomie f.
choledochojejunostomy Choledochojejunostomie f.
choledocholithiasis *d.e.* f.
choledocholithotomy Choledocholithotomie f.
choledochoplasty Choledochusplastie f.
choledochorrhaphy Choledochorrhaphie f.
choledochoscopy Choledochoskopie f.
choledochostomy Choledochostomie f.
choledochotomy Choledochotomie f.
cholelithiasis *d.e.* f.
cholelitholysis Cholelitholyse f.
cholemesis galliges Erbrechen n.
cholemia (a) Cholämie f.
cholemic (a) cholämisch
choleperitonitis gallige Peritonitis f.
cholera *d.e.* f.
– nostras *d.e.* f.
choleresis Cholerese f.
choleretic Choleretikum n.; choleretisch
choleric cholerisch
cholestane Cholestan n.
cholestasis Cholostase f.
cholestatic cholostatisch
cholesteatoma Cholesteatom n.
cholestene Cholesten n.
cholesterol Cholesterin n.
–, total Gesamtcholesterin n.
cholestipol *d.e.* n.

cholestyramine Cholestyramin n.
choline Cholin n.
cholinergic cholinergisch
cholinesterase *d.e.* f.
– inhibiting cholinesterase-hemmend
cholinomimetic cholinomimetisch
cholinomimetics Cholinomimetik f.
cholopoiesis Gallenbildung f.
cholostasis Cholostase f.
cholostatic cholostatisch
choluria Cholurie f.
chondral *d.e.*
chondrification Verknorpelung f., Knorpelbildung f.
chondrin *d.e.* n.
chondriome Chondriom n., Mitochondrie f.
chondriomite Chondriomit m.
chondriosome Chondriosom n.
chondritis *d.e.* f.
chondroadenoma Chondroadenom n.
chondroangioma Chondroangiom n.
chondroblast *d.e.* m.
chondroblastoma Chondroblastom n.
chondrocalcinosis Chondrokalzinose f.
chondroclast Chondroklast m.
chondrocostal chondrokostal
chondrocyte Chondrozyt m.
chondrodermatitis *d.e.* f.
chondrodysplasia Chondrodysplasie f.
chondrodystrophy Chondrodystrophie f.
chondrogenesis Chondrogenese f., Knorpelbildung f.
chondrogenic chondrogen
chondroitin *d.e.* n.
chondroitinase *d.e.* f.
chondrolysis Chondrolyse f.
chondrolytic chondrolytisch
chondroma Chondrom n.
chondromalacia Chondromalazie f.
chondromatosis Chondromatose f.
chondromyxoma Chondromyxom n.
chondro-osteodystrophy Chondroosteodystrophie f.
chondroplastic chondroplastisch
chondroplasty Knorpelplastik f.
chondroprotective chondroprotektiv
chondrosarcoma Chondrosarkom n.
chondrotomy Chondrotomie f.
chordata *d.e.* n. pl.
chorditis *d.e.* f.
chordoblastoma Chordoblastom n.
chordoma Chordom n.
chordotomy Chordotomie f.
chorea *d.e.* f.
–, chronic Chorea Huntington f.
–, Huntington's Chorea Huntington f.
–, Sydenham's Chorea minor Sydenham f.
choreatic choreatisch
choreiform *d.e.*
choreo-athetoid *d.e.*
choreo-athetosis Choreoathetose f.
choreomania Choreomanie f.
chorial *d.e.*
chorioallantois *d.e.* f.
chorioangioma Chorioangiom n.
chorioepithelioma Chorionepitheliom n.
choriocarcinoma Chorionkarzinom n.
chorioidal *d.e.*
chorioma Choriom n.
choriomeningitis *d.e.* f.
chorion *d.e.* n.
choriongonadotrophin Choriongonadotropin n.
chorioptic itch Chorioptesräude f.
chorioretinal *d.e.*
chorioretinitis *d.e.* f.
chorista Choristie f.
choristoma Choristom n.
choroid Chorioidea f.
choroidal chorioidal
choroidectomy Chorioidektomie f.
choroideremia Choroideremie f.
choroiditis Chorioiditis f.
choroidopathic chorioidopathisch
choroidopathy Chorioidopathie f.
Christchurch chromosome Christchurch-Chromosom n.
Christmas factor Christmasfaktor m.
chromaffin *d.e.*
chromaffinoma Chromaffinom n.
chromargentaffin *d.e.*
chromate Chromat n.
chromate lung Chromatlunge f.
chromatic chromatisch
chromatid Chromatide f.
chromatin *d.e.* n.
chromatogenous chromatogen
chromatogram Chromatogramm n.
chromatograph *d.e.* m.
chromatographic chromatographisch
chromatography Chromatographie f.
chromatolysis Chromatolyse f.
chromatophilia Chromatophilie f.
chromatophilic chromatophil
chromatophore Chromatophor n.
chromatopsia Chromatopsie f.
chromatosis Chromatose f.
chromatoskiameter *d.e.* n.
chromaturia Chromaturie f.
chrome alum Chromalaun m.

chrome-plate, to verchromen
chromidrosis Chromhidrose f.
chromitosis Chromitose f.
chromium Chrom n.
– **asthma** Chromasthma n.
– **-cobalt alloy** Chrom-Kobalt-Legierung f.
– **-nickel alloy** Chrom-Nickel-Legierung f.
– **-plate, to** verchromen
– **salt eczema** Chromatekzem n.
– **trioxide** Chromsäure f., Chromtrioxid n.
chromoblast *d.e.* m.
chromocystoscopical chromozystoskopisch
chromocystoscopy Chromozystoskopie f.
chromoendoscopy Chromoendoskopie f.
chromogen *d.e.* n.
chromogenic chromogen
chromogranine Chromogranin n.
chromomere Chromomer n.
chromomycosis Chromomykose f.
chromoneme Chromonema n.
chromophage *d.e.* m.
chromophobic chromophob
chromophor *d.e.* m.
chromoprotein *d.e.* n.
chromoscope Chromoskop n.
chromoscopic chromoskopisch
chromoscopy Chromoskopie f.
chromosomal *d.e.*
chromosome Chromosom n.
–, **Christchurch** Christchurch-Chromosom n.
–, **giant** Riesenchromosom n.
–, **ring** Ringchromosom n.
–, **sex** Geschlechtschromosom n.
chromotropic chromotrop
chromozyme Chromozym n.
chronaxia Chronaxie f.
chronaximeter *d.e.* n.
chronaximetric chronaximetrisch
chronaximetry Chronaximetrie f.
chronic chronisch
chronicity Chronizität f.
chronification Chronifizierung f.
chronify, to chronifizieren
chronobiological chronobiologisch
chronobiology Chronobiologie f.
chronokinetic chronokinetisch
chronokinetics Chronokinetik f.
chronomedicine Chronomedizin f.
chronopathology Chronopathologie f.
chronopharmacological chronopharmakologisch
chronopharmacology Chronopharmakologie f.
chronophobia Chronophobie f.
chronotoxicological chronotoxikologisch
chronotoxicology Chronotoxikologie f.
chronotropic chronotrop
chrysarobin *d.e.* n.
chrysene Chrysen n.
chrysiasis *d.e.* f.
chrysoidin *d.e.* n.
chrysophanate Chrysophanat n.
chrysotherapy Chrysotherapie f.
chrysotoxin *d.e.* n.
chuck (dent.) Futter n.
chylangioma Chylangiom n.
chyle Chylus m.
chyle-jet effect Chylusausstoßeffekt m.
chyloderma *d.e.* n.
chylomediastinum *d.e.* n.
chylomicron *d.e.* n.
chylomicronaemia (e) Chylomicronämie f.
chylomicronemia (a) Chylomicronämie f.
chylopericardium Chyloperikard n.
chyloperitoneum *d.e.* n.
chyloptysis Chyloptyse f.
chylothorax *d.e.* m.
chylous chylös
chyluria Chylurie f.
chymase *d.e.* f.
chyme Chymus m.
chymopapain *d.e.* n.
chymosin Labferment n.
chymotrypsin *d.e.* n.
chymous chymös
CI (colo(u)r index) Färbeindex m.
cibenzoline Cibenzolin n.
cibisotome Starmesser n.
cicatrice Narbe f.
cicatricial narbig
cicatrization Vernarbung f.
cicatrize, to vernarben
cicl ... see also:/siehe auch: cycl...
ciclacillin *d.e.* n.
cicletanine Cicletanin n.
ciclindole Ciclindol n.
ciclonium *d.e.* n.
ciclopirox *d.e.* n.
ciclosonide Ciclosonid n.
ciclosporin *d.e.* n., Zyklosporin n.
ciclosporine Cyclosporin n., Ciclosporin n., Zyklosporin n.
cicutoxin *d.e.* n.
cidofovir *d.e.* n.
ciguatera *d.e.* f.
ciguatoxin *d.e.* n.
cilastatin *d.e.* n.
cilazapril *d.e.* n.
cilextil *d.e.* n.

cilexetil *d.e.* n.
ciliary ziliar
- body Ziliarkörper m.
ciliata *d.e.* n. pl.
ciliated mit Zilien versehen
ciliectomy Ziliektomie f.
ciliospinal ziliospinal
cilium Zilie f.
cilostazol *d.e.* n.
cimetidine Cimetidin n.
Cimex lectularius *d.e.*, Bettwanze f.
Cimino shunt Cimino-Fistel f.
Cinchona Chinarinde f.
cinchonidine Cinchonidin n.
cinchonine Cinchonin n.
cinchophen Phenylchinolinkarbonsäure f.
cinclisis *d.e.* f.
cinder Schlacke f.
cineangiographic kineangiographisch
cineangiography Kineangiographie f.
cinematography Kinematographie f.
cineol Eucalyptol n.
cineradiography Kineradiographie f.
cineroentgenography Kineröntgenographie f.
cingulectomy Zingulektomie f.
cinnabar Zinnober m.
cinnamate Cinnamat n.
cinnamon Zimt m.
cinnarizin *d.e.* n.
cipionate Cipionat n.
ciprofloxacin *d.e.* n.
cipropride Ciproprid n.
ciproximide Ciproximid n.
circadian zirkadisch, einen 24-Stunden-Rhythmus betreffend, zirkadian
circinate kreisförmig, zirzinär
circle Zirkel m., Kreis m.
-, functional Funktionskreis m.
- of Willis Circulus arteriosus
circuit Stromkreis m., Kreislauf m., Umlauf m.; Ableitung f. (EKG)
-, control Regelkreis m.
-, short Kurzschluss m.
circular zirkulär
circulate, to zirkulieren
circulation Zirkulation f., Kreislauf m.
-, collateral Kollateralkreislauf m.
-, portal Pfortaderkreislauf m.
-, pulmonary kleiner Kreislauf m., Lungenkreislauf m.
-, residual Restkreislauf m.
-, systemic großer Kreislauf m.
- time Kreislaufzeit f.
circulatory zirkulatorisch
- collapse Kreislaufkollaps m.
- disorder Kreislaufstörung f.
- failure Kreislaufversagen n.
- function Kreislauffunktion f.
- shock Kreislaufschock m.
- standstill Kreislaufstillstand m.
circumanal zirkumanal
circumarticular zirkumartikulär
circumbulbar zirkumbulbär
circumcise, to beschneiden
circumcision Zirkumzision f., Umschneidung f., Beschneidung f.
circumcorneal zirkumkorneal
circumduction Zirkumduktion f.
circumference Umfang m.
-, thoracic Brustumfang m.
circumferential umfänglich
circumocular zirkumokulär
circumoral zirkumoral
circumorbital zirkumorbital
circumpulpal zirkumpulpal
circumscribe, to umschreiben
circumsporozoite Circumsporozoit m.
circumvascular zirkumsvaskulär
circumventricular zirkumventrikulär
circus movement zirkulärer Gang m.; kreisende Erregung f.
cirrhosis Zirrhose f.
cirrhosis, Hanot's Hanotsche Zirrhose f.
cirrhosis, Laennec's Laennecsche Zirrhose f.
cirrhosis of the liver Leberzirrhose f.
cirrhosis, pigmentary Pigmentzirrhose f.
cirrhotic zirrhotisch
cirsenchysis Krampfaderverödung f.
cirsoid varizenähnlich
cisapride Cisaprid n.
cis-configuration Cis-Konfiguration f.
cisepithelial *d.e.*
cis-platinum *d.e.* n.
cistern Zisterne f.
cisternal zisternal
- puncture Subokzipitalpunktion f.
cisternography Zisternographie f.
cisternostomy Zysternostomie f.
cistron *d.e.* n.
citalopram *d.e.* n.
cite, to zitieren
citrate Zitrat n.
citrin Zitrin n.
citrobacter *d.e.* m.
citrochloride Zitrochlorid n.
citrovorum factor Citrovorum-Faktor m.
citrullinaemia (e) Citrullinämie f.
citrullinate, to citrullinieren
citrullinated peptide citrulliniertes Peptid n.
citrullination Citrullinierung f.

citrulline Citrullin n., Zitrullin n.
citrullinemia (a) Citrullinämie f.
citrullinuria Citrullinurie f.
CK (creatine kinase) Creatinkinase f.
cladosporiosis Cladosporiose f.
cladribine Cladribin
clamp Klemme f., Klammer f.
–, adjustable verstellbare Klemme f.
–, crushing Quetschklemme f.
–, haemostatic (e) Gefäßklemme f.
–, hemostatic (a) Gefäßklemme f.
–, intestinal Darmklemme f.
–, Payr's Payrsches Darmkompressorium n.
–, to klemmen, abklemmen
clamping ring Klemmring m.
– roller Klemmrolle f.
clams Rinderaktinomykose f.
clap Tripper m.
clapotage Plätschergeräusch n.
clapotement Plätschergeräusch n.
clarification Klärung f., Reinigung f.
clarify, to klären, reinigen
clarithromycin *d.e.* n.
clasmatocyte Klasmatozyt m.
clasp Klammer f., Haken m., Spange f.
–, annular Ringklammer f.
–, approximal Approximalklammer f.
–, continuous endlose Klammer f.
–, hairpin Haarnadelklammer f.
–, to klammern
clasping Klammerung f., Klammern n.
class Klasse f.
classical klassisch
classifiable klassifizierbar
classification Klassifizierung f.
classify, to klassifizieren
clastic klastisch
clathrate Clathrat n.
Clauberg's culture medium Claubergscher Nährboden m.
claudication Hinken n., Claudicatio f.
–, intermittent intermittierendes Hinken n.
claustrophilia Klaustrophilie f.
claustrophobia Klaustrophobie f.
clavicepsin *d.e.* n.
clavicle Schlüsselbein n.
clavicular klavikulär
clavipectoral klavipektoral
clavulanate Clavulanat n.
clavus Leichdorn m., Hühnerauge n.
claw Klaue f., Kralle f., Pfote f.
–, dew (veter.) Afterklaue f.
– elevator Krallenheber m.
clawfoot Klauenfuß m.
clawhand Klauenhand f.
claw toe Krallenzehe f.
clazolimine Clazolimin n.
clean rein, sauber
–, to reinigen
cleanse, to reinigen, säubern; ausspülen
cleanser Reiniger m.
cleaning of toilets Reinigung der Toiletten f.
clear klar, hell, sauber
–, to klären, reinigen, aufhellen
– the throat, to sich räuspern
clearance Klärung f.; Räumung f.; Clearance f.
–, urea Harnstoffclearance f.
clearing Klärung f., Aufhellung f.
cleavable spaltbar
cleavage Segmentierung f., Spaltung f., Spaltbarkeit f.; Furchung f.
cleave, to spalten
cleaver Spalter m.
cleft Spalte f.
– foot Spaltfuß m.
–, gingival Gingivalspalte f.
– hand Spalthand f.
– palate Gaumenspalte f.
–, visceral Kiemengang m.
cleidocranial kleidokranial
cleidotomy Kleidotomie f.
clemastine Clemastin n.
clemizole Clemizol n.
clenbuterol *d.e.* n.
click Klick m.
clicking of a joint Gelenkknacken n.
clidinium *d.e.* n.
client Klient m., Klientin f.
clientele Klientel f.
climacteric klimakterisch; Klimakterium n.
–, complaints Wechseljahrbeschwerden f. pl.
climacterium Klimakterium n.
climate Klima n.
–, stimulating Reizklima n.
climatic klimatisch
climatological klimatologisch
climatology Klimatologie f.
climatotherapy Klimabehandlung f.
climax Höhepunkt m., Gipfel m.
clinafloxacin *d.e.* n.
clinic Klinik f.
–, stay in a Klinikaufenthalt m.
clinical klinisch
– course klinischer Verlauf m.; Krankheitsverlauf m.
– history Krankheitsgeschichte f.
clinician Kliniker m., Klinikerin f.
clinicopathological klinisch-pathologisch
clinodactyly Klinodaktylie f.

clioquinol Jodchloroxychinolin n.
clip Klemme f., Klammer f., Spange f.
clitoral klitoral, klitoridal
clitoridean klitoridal
clitoris Klitoris f., Kitzler m.
CLL (chronic lymphoblastic leukosis) chronische lymphatische Leukose f.
cloaca Kloake f.
cloacal kloakal
cloacogenic kloakogen
clobazam *d.e.* n.
clobetasol *d.e.* n.
clobetasone Clobetason n.
clobutinol *d.e.* n.
clocortolone Clocortolon n.
clodantoin *d.e.* n.
clodronate Clodronat n.
clofazimine Clofazimin n.
clofenapate Clofenapat n.
clofenotane Clofenotan n.
clofibrate Clofibrat n.
clog, to verstopfen
clomethiazole Clomethiazol n.
clomifen *d.e.* n.
clomifene Clomifen n.
clomipramine Clomipramin n.
clonal klonal
clonality Klonalität f.
clonazepam *d.e.*
clone Klon m.
–, to klonieren, klonen
clonic klonisch
clonicotonic klonisch-tonisch
clonidine Clonidin n.
cloning Klonierung f.
clonorchiosis Clonorchiose f., Leberegelbefall m.
Clonorchis sinensis *d.e.*
clonus Klonus m.
clopamide Clopamid n.
cloperidol *d.e.* n.
clopidogrel *d.e.* n.
clorazepate Clorazepat n.
clorgyline Clorgylin n.
clorindione Clorindion n.
clormethiazole Clormethiazol n.
close, to schließen
close-meshed engmaschig
closet, drying Trockenschrank m.
closilate Closilat m.
closing device Schließvorrichtung f.
clostridial infection Clostridieninfektion f.
clostridiopeptidase *d.e.* f.
clostridium Clostridie f.
closure Verschließen n., Verschluss m., Schluss m.
clot Gerinnsel n.
– timer Blutgerinnungsmessgerät n.
–, to gerinnen
clotrimazole Clotrimazol n.
clotting Gerinnung f.
– time Gerinnungszeit f.
– timer Gerinnungsmessgerät n.
clouding Trübung f.
cloudy trüb
clownism Clownismus m.
clozapine Clozapin n.
clubbed fingers Trommelschlägelfinger m. pl.
clubfoot Klumpfuß m.
clubhand Klumphand f.
club-moss seed Bärlappsamen m.
clue Anhaltspunkt m., Schlüssel m.
clunis Gesäßbacke f.
cluster Gruppe f., Anhäufung f.; Büschel n.
cluster headache Cluster-Kopfschmerz m.
clyers (veter.) Aktinomykose f.
clyster Klystier n.
CML (chronic myeloid leukosis) chronische myeloische Leukose f.
CMV (controlled mandatory ventilation) kontrollierte maschinelle Beatmung f.
cnidariasis Knidariasis f.
CNS (central nervous system) ZNS (Zentralnervensystem n.)
C.O. (cathodal opening) Kathodenöffnung f.
co-activate, to koaktivieren
co-activation Koaktivation f.
coadministration gemeinsame Verabfolgung f.; gemeinsame Anwendung f.; gemeinsame Verwaltung f.
coagglutination Koagglutination f.
coagglutinin Koagglutinin n.
coagulability Koagulabilität f., Gerinnbarkeit f.
coagulable gerinnbar
coagulant koagulierend; Koagulans n.
coagulase Koagulase f.
coagulate, to koagulieren
coagulation Koagulation f.
– cascad Gerinnungskaskade f.
–, disseminated intravascular Verbrauchskoagulopathie f.
– test Kochprobe f.
coagulative koagulativ
coagulator Koagulationsgerät n.
coagulogram Koagulogramm n.
coagulometer Koagulometer n.

coagulometric koagulometrisch
coagulometry Koagulometrie f.
coagulopathy Koagulopathie f.
coalescence Vereinigung f., Zusammenwachsen n.
coalition Verschmelzung f., Vereinigung f.
coal tar Steinkohlenteer m.
coamoxiclav *d.e.* n.
coarctation Einschnürung f., Einengung f.
– of aorta Aortenisthmusstenose f.
coarticulation Koartikulation f.
coasting Kontaktstörung f. bei Gefangenen
coat Belag m., Bedeckung f., Überzug m.; Fell n.
–, buffy Speckhaut f.; Leukozyten- und Thrombozytenzentrifugat n.
coated bedeckt, überzogen
coating Bedeckung f., Überzug m., Schicht f.; Beschichtung f.
coating antigen Mantelantigen n.
coating, barium (radiol.) Breibeschlag m.
coaxial koaxial
cobalamine Kobalamin n.
cobalt Kobalt m.
– irradiation Kobaltbestrahlung f.
cobamide Cobamid n.
cobra Kobra f.
– venom Kobragift n.
coca alkaloid Coca-Alkaloid n.
cocaine Kokain n.
cocainism Kokainismus m.
cocainist Kokainist m., Kokainistin f.
cocainization Kokainisierung f.
cocainize, to kokainisieren
cocarboxylase Kokarboxylase f.
cocarcinogenesis Kokarzinogenese f.
coccidioidomycosis Kokzidioidomykose f.
coccidiosis Kokzidiose f.
coccidiostatic kokzidiostatisch; Kokzidiostatikum n.
coccidium Kokzidie f., Coccidie f.
coccygeopubic kokzygeopubisch
coccygodynia Kokzygodynie f.
coccyx Steiß m.
cochlea Schnecke f. (des Ohrs)
cochlear kochleär
– joint Schraubengelenk n.
cochleography Kochleographie f.
cochleo-orbicular kochleoorbikular, cochleoorbikular
cochleopalpebral kochleopalpebral, cochleopalpebral
cochleovestibular kochleovestibulär, cochleovestibulär
cock Hahn m.
cockeyed schieläugig
cockroach Kakerlak m., Küchenschabe f.
cocoa Kakao m.
– butter Kakaobutter f.
cocoamphoacetate Cocoamphoazetat n.
cocoate Cocoat n.
coconut Kokosnuss f.
cocoon Kokon m.
code *d.e.* m.; Kode m.
– of medical ethics ärztliche Berufsordnung f.
–, to kodieren
codehydrase *d.e.* f.; Kodehydrase f.
codeine Kodein n.
coding Codierung f., Kodierung f.
cod liver oil Lebertran m.
codominant kodominant
codon *d.e.* n.
coecal (e) zökal
coefficient Koeffizient m.
coelenterata *d.e.* n. pl.
coeliac disease (e) Zöliakie f.
coeliacography (e) Zöliakographie f.
coeliotomy (e) Laparotomie f.
coelom (e) Zölom n.
coenaesthesia (e) Zönästhesie f.
coenaesthopathy (e) Zönästhopathie
coenurosis Coenurose f., Drehkrankheit f.
coenzyme Koenzym n., Koferment n.
coercion Zwang m.
coeruloplasmin (e) *d.e.* n.
coexist, to koexistieren
co-factor Ko-Faktor m.
coferment Koferment n.
coffee-ground like kaffeesatzähnlich, kaffeesatzartig
cofferdam Kofferdam m.
coffin Sarg m.
– bone Hufbein n.
– joint Hufgelenk n.
coformycin *d.e.* n.
cogitate, to, denken, überlegen, nachdenken
cogitation Denken n.
cognate verwandt
cognition Erkenntnisvermögen n.;Wissen n.
cognitive kognitiv
cognizable erkennbar
cognizance Kenntnis f., Erkenntnis f., Kenntnisnahme f.
cognizant kompetent
cognoscibility Erkennbarkeit f., Wahrnehmbarkeit f.
cognoscible wahrnehmbar, erkennbar
cohabitation Kohabitation f.
coherent kohärent
cohesion Kohäsion f.

cohesivity Kohäsionsvermögen n.
cohobation Redestillation f., Rektifizierung f.
cohort study Kohortenstudie f.
cohydrogenase *d.e.* f.
coil Spule f., Rolle f.
–, induction Induktionsspule f.
– kidney Spulenniere f.
coiling Wicklung f.; Spiralisation f.
coincidence Koinzidenz f.
coin counting Münzenzählen n.
coin lesion of the lung münzenförmige Lungenverschattung f.
coition Koitus m.
coitus Koitus m.
colation Kolation f.
colchicine Colchicin n.
colchicum *d.e.* n., Herbstzeitlose f.
cold kalt; Kälte f.; Erkältung f.
– (in the head) Erkältung f., Schnupfen m.
– agglutination Kälteagglutination f.
– agglutinin Kälteagglutinin n.
– antibody Kälteantikörper m.
– cream Kühlsalbe f.
– -cured (dent.) kaltgehärtet
– -curing (dent.) kalthärtend
– light Kaltlicht n.
– node kalter Knoten m.
–, to catch a sich erkälten
– water treatment Kaltwasserbehandlung f.
coldness Kälte f.
–, emotional Gemütskälte f.
coldsore Herpes labialis
colecalciferol *d.e.* n.
colectomy Kolektomie f.
coleitis Vaginitis f.
coleoptosis Scheidenvorfall m.
coles Penis m.
colestipol *d.e.* n.
colestyramine Colestyramin n.
coli-bacillosis Colibazillose f.
colic Kolik f.
–, biliary Gallenkolik f.
–, lead Bleikolik f.
–, renal Nierenkolik f.
–, ureteral Harnleiterkolik f.
colica mucosa *d.e.*
colicin Kolizin n.
co-linear kolinear
colipyelitis Coli-Pyelitis f.
colistimethate Colistinmethansulfonat-Natrium n.
colitis *d.e.* f., Kolitis f.
–, collagenous Kollagencolitis f., Kollagenkolitis f.
–, ulcerative Colitis ulcerosa

collagen Kollagen n.
– disease Kollagenkrankheit f.
collagenase Kollagenase f.
collagenic kollagen
collagenosis Kollagenose f.
collagenous kollagen
collapse Kollaps m.
collapsotherapy Kollapstherapie f.
collar bone Schlüsselbein n.
collateral kollateral
collateralization Kollateralisierung f.
collateralize, to kollateralisieren
collecting tubule Sammelröhrchen n.
collection bottle Sammelgefäß n.
collegue Kollege m., Kollegin f.
colliculitis *d.e.* f.
collimate, to parallel richten
collimator Kollimator m.
–, multi-leaf Tiefenblende f.
Collip unit Collip-Einheit f.
colliquation Kolliquation f., Einschmelzung f., Verflüssigung f.
colliquative kolliquativ
collochemistry Kolloidchemie f.
collodion Collodium n.
colloid Kolloid n.
colloid cancer Kolloidkrebs m.
colloid goiter (a) Kolloidkropf m.
colloid goitre (e) Kolloidkropf m.
colloid osmotic kolloidosmotisch
colloidal kolloidal
colloma Kolloidkrebs m.
collutory Spülflüssigkeit f.
collyrium Augenspülflüssigkeit f.
colo-anal koloanal
coloboma Kolobom n.
colocolostomy Kolokolostomie f.
colocynth Colocynthe f.
cologastrostomy Kologastrostomie f.
colon Colon n., Kolon n.
–, subphrenic displacement of Chilaiditi-Syndrom n.
colonic wall Dickdarmwand f.
colonization Kolonisation f., Besiedelung f.
colonography Kolonographie f.
colonoscope Kolonoskop n.
colonoscopic kolonoskopisch
colonoscopy Kolonoskopie f.
colony Kolonie f.
– -stimulating factor koloniestimulierender Faktor m.
colopexy Kolopexie f., Kolopexie f.
colophony Kolophonium n.
coloplication Kolonfaltung f.
coloproctology Koloproktologie f.

coloproctostomy Koloproktostomie f.
coloptosis Koloptose f.
color (a) Farbe f.
– blindness (a) Farbenblindheit f.
– coded duplex sonography Farbduplexsonographie f.
–, complementary (a) Komplementärfarbe f.
– index (a) Färbeindex m.
– matching (dent.) (a) Farbanpassung f.
–, to (a) färben
Colorado tick fever Coloradozeckenfieber n.
colorectal kolorektal
colorimeter Kolorimeter n.
colorimetric kolorimetrisch
colorimetry Kolorimetrie f.
coloscope Koloskop n.
coloscopic koloskopisch
coloscopy Koloskopie f.
colostomy Kolostomie f.
colostrum Vormilch f., Kolostrum n.
colotomy Kolotomie f.
colour (e) Farbe f.
– blindness (e) Farbenblindheit f.
– coded duplex sonography Farbduplexsonographie f.
–, complementary (e) Komplementärfarbe f.
– index (e) Färbeindex m.
– matching (dent.) (e) Farbanpassung f.
–, to (e) färben
colpatresia Vaginalatresie f.
colpeurynter Kolpeurynter m.
colpitic kolpitisch
colpitis Kolpitis f.
colpocleisis Kolpokleisis f.
colpocystocele Kolpozystozele f.
colpocystoplasty Blasenscheidenplastik f.
colpodynia Kolpodynie f.
colpoperineoplasty Scheidendammplastik f.
colpopexy Kolpopexie f.
colpophotography Kolpofotografie f.
colpoplasty Scheidenplastik f.
colpopoiesis, colonic Dickdarmscheide f.
colporrhaphy Kolporrhaphie f.
colposcope Kolposkop n.
colposcopical kolposkopisch
colposcopy Kolposkopie f.
colpostat Kolpostat m.
colpotomy Kolpotomie f.
colpocele Kolpozele f.
colpoceliotomy (a) Kolpozöliotomie f.
colpocoeliotomy (e) Kolpozöliotomie f.
colt Hengstfohlen n.
columbium Niob n.
columella *d.e.* f.
column Säule f.
–, anterior (of the gray matter of the spinal cord) Vordersäule f. (der grauen Rückenmarkssubstanz)
–, Burdach's Fasciclus cuneatus, Burdachscher Strang m.
– chromatography Säulenchromatographie f.
–, Clark's Clarksche Säule f.
–, Goll's Fasciculus gracilis, Gollscher Strang m.
–, lateral Seitenhorn n.
–, posterior (of the gray matter of the spinal cord) Hintersäule f. (der grauen Rückenmarkssubstanz)
–, spinal Wirbelsäule f.
–, vertebral Wirbelsäule f.
columnar kolumnär
colytic hemmend
coma Coma n., Koma n.
– vigil Wachkoma n.
comatose komatös
combined spectacles and hearing aid Hörbrille f.
combining site Bindungsstelle f.
combustion Verbrennung f.
– furnace Verbrennungsofen m.
combustor Verbrennungsofen m.
comedo Komedo m.
comfrey Beinwell m.
commensalism Kommensalismus m.
comminution Zerbröckelung f.
commissural kommissural
commissure Kommissur f.
–, great Balken m. (anatom.)
commissurotomy Kommissurotomie f.
commit suicide, to sich entleiben, Selbsttötung begehen
committee Komitee n.
common bile duct Ductus choledochus
common cold Erkältung f., Schnupfen m.
common side effects pl. häufige Nebenwirkungen f. pl.
communicable übertragbar
communicate, to kommunizieren
communication Kommunikation f.
–, personal persönliche Mitteilung f.
community health care center (a), centre (e) Sozialstation f.
comorbidity Komorbidität f.
compact kompakt
– bone Substantia compacta ossium
compacta Stratum compactum endometrii
comparable vergleichbar
compare, to vergleichen
compartment Kompartiment n.
compatibility Kompatibilität f., Verträglichkeit f.

compatible verträglich
compensate, to kompensieren
compensation Kompensation f.
– neurosis Begehrungsneurose f., Entschädigungsneurose f.
–, therapeutic Rekompensation f.
compensatory kompensatorisch
competence Kompetenz f.
–, mental Geschäftsfähigkeit f.
competency Kompetenz f.
competent kompetent
competition Wettbewerb m., Konkurrenz f.
competitive kompetitiv, wettbewerbsfähig, wettbewerbsmäßig
– inhibition Kompetitivhemmung f.
complain of, to leiden an, klagen über
complaint Leiden m., Klage f., Beschwerde f.
complement Komplement n.
– fixation Komplementbindung f.
complemental komplementär
complementary komplementär
complementation Komplementation f.
complete vollständig, komplett
completion Vervollständigung f.
– of a cure Nachkur f.
complex Komplex m.; komplex
– of symptoms Symptomenkomplex m.
complexing agent Komplexbildner m.
complexion Gesichtsfarbe f.
complexometric komplexometrisch
complexometry Komplexometrie f.
compliance (med.) Kooperationsbereitschaft f.; Nachgiebigkeit f., Dehnbarkeit f.
complicate, to komplizieren
complicated kompliziert
complication Komplikation f.
–, late Spätkomplikation f.
component Komponente f.
compose, to zusammensetzen
composite zusammengesetzt
composition Zusammensetzung f.
compound Verbindung f., Zusammensetzung f.
–, to zusammensetzen, mischen
comprehension Verständnis n., Auffassung f., Verstehen n.
comprehensive umfassend
compress Kompresse f.
–, long Longuette f.
compress, to komprimieren, zusammendrücken
compression Kompression f.
– fracture Kompressionsfraktur f.
– stocking Kompressionsstrumpf m.
compressor Kompressor m.
compressorium Kompressorium n.
compulsion Zwang m., Zwangshandlung f.
–, checking Kontrollzwang m.
– neurosis Zwangsneurose f.
compulsive zwanghaft
– action Zwangshandlung f.
– laughter Zwangslachen n.
– weeping Zwangsweinen n.
computed tomography Computer-Tomographie f.
computer Rechenmaschine f., Computer m.
computerassisted computerassistiert
computerize, to computerisieren
computerized tomography Computer-Tomographie f.
conamen Selbsttötungsversuch m.
concanavalin *d.e.* n.
concave konkav, hohl
– mirror Hohlspiegel m.
concavity Konkavität f.
concavoconvex konkavokonvex
concentrate Konzentrat n.
–, to konzentrieren
concentrating ability Konzentrationsvermögen n.
concentration Konzentration f.
– test Konzentrationsversuch m.
concentrative konzentrativ
concentric konzentrisch
concept Vorstellungsbild n., Konzept n.
conception Befruchtung f., Empfängnis f.; Konzeption f.
conceptive empfängnisfähig
conceptual begrifflich; planerisch
concertina effect Handharmonika-Phänomen n.
concha, nasal Nasenmuschel f.
conchoscopy Konchoskopie f.
conchotome Konchotom n.
conchotomy Konchotomie f.
conclination Konklination f.
conclusion Schlussfolgerung f., Schluss m.
concoction Abkochung f.
concomitant begleitend
concordance Konkordanz f.
concordant konkordant
concrement Konkrement n.
concrescence Verwachsung f.
concrete konkret
concretion Konkretion f., Verdichtung f., Verwachsung f.; Konkrement n.
concussion Erschütterung f.
– of the brain Gehirnerschütterung f.
condensate Kondensat n.

C

condensation Kondensation f., Verdichtung f.
condense, to kondensieren, verdichten
condenser Kondensor m.; Stopfer m.
condiment Gewürz n.
condition Kondition f., Bedingung f., Verfassung f., Zustand m., Affektion f.
–, general sense of Allgemeingefühl n.
–, mental psychische Verfassung f.
–, nutritional Ernährungszustand m.
– of health, general Allgemeinzustand m.
conditional konditionell; konditional
conditioning Konditionierung f.
condom Kondom n.
conductance Leitfähigkeit f.
conductibility Leitvermögen n., Leitfähigkeit f.
conductible leitfähig
conduction Konduktion f., Leitung f., Überleitung f.
– delay, left ventricular Linksverspätung f. (kardiol.)
– –, right ventricular Rechtsverspätung f. (kardiol.)
– disturbance Leitungsstörung f.
–, nerve Nervenleitung f.
– of sound waves Schall-Leitung f.
– system of the heart Erregungsleitungssystem n., Reizleitungssystem n.
– time Überleitungszeit f.
– velocity Leitgeschwindigkeit f.
conductive leitfähig
conductivity Leitfähigkeit f.
–, thermal Wärmeleitfähigkeit f.
conductometry Konduktometrie f.
conductor Leiter m., Leitmaterial n.; chirurgisches Führungsinstrument n.; Konduktor m., Konduktorin f.
condurango *d.e.* f.
condylar kondylär
condyle Condylus m.
condyloma Kondylom n.
condylomatosis Kondylomatose f.
condylomatous kondylomatös
condylotomy Kondylotomie f.
cone Konus m., Kegel m., Zapfen m.; Röntgentubus m.
–, retinal Zapfenzelle f.
cones and rods, retinal Zapfen m. pl. und Stäbchen n. pl. der Retina
confabulate, to konfabulieren
confabulation Konfabulation f.
confabulatory konfabulatorisch
confection Zubereitung f.
conference Konferenz f.
confidential vertraulich
– medical officer Vertrauensarzt m., Vertrauensärztin f.
configurate, to konfigurieren
configuration Konfiguration f.
confinement Entbindung f., Niederkunft f.; Beschränkung f., Einschränkung f.
confiscate, to beschlagnahmen
conflict Konflikt m.
confluence Konfluenz f.
confluent konfluierend
confusion Konfusion f., Verwirrung f., Verwirrtheit f.
congelation Frostbeule f., Erfrierung f.
– urticaria Kälteurtikara f.
congener Verwandter m., Verwandte f.
congeneric gleichartig
congenerous gleichartig
congenital kongenital
congest, to stauen, ansammeln, sich ansammeln
congestion Blutandrang m., Blutüberfüllung f., Stauung f.
– of the liver Stauungsleber f.
–, pelvic spastische Parametropathie f., vegetative Pelvipathie f.
–, pulmonary Lungenstauung f., Stauungslunge f.
congestive kongestiv
– cirrhosis Stauungscirrhose f.
– heart failure Stauungsinsuffizienz f. des Herzens, dekompensierte Herzinsuffizienz f.
conglobation Zusammenballung f.
conglomerate Konglomerat n.
conglutination Konglutination f.
conglutinin Konglutinin n.
conglutinogen Konglutinogen n.
Congo red Kongorot n.
– trypanosomiasis afrikanische Schlafkrankheit f.
congress Kongress m.
congruent kongruent
conical konisch
conidium Konidie f.
coniine Koniin n.
coning Konisation f.
coniosporosis Koniosporose f.
coniotomy Koniotomie f.
conization Konisation f.
conjugal ehelich
conjugase Konjugase f.
conjugate gepaart, konjugiert; Konjugat n; Konjugata f.
–, to konjugieren
conjugation Konjugation f.

conjugative konjugativ
conjunction Verbindung f.
conjunctiva Augenbindehaut f., Konjunktiva f.
conjunctival konjunktival
– sac Konjunktivalsack m.
conjunctivitis Konjunktivitis f.
conjunctivoglandular konjunktivoglandulär
conjunctivoplasty Bindehautplastik f.
connatal konnatal
connection (a) Verbindung f.
connective tissue Bindegewebe n.
connexion (e) Verbindung f.
conotruncal konotrunkal
conquer, to überwinden
conquinine Chinidin n.
consanguinity Blutsverwandtschaft f.
conscience Gewissen n.
conscious bewusst
consciousness Bewusstsein n.
–, gap of Bewusstseinslücke f.
–, loss of Bewusstseinsverlust m.
consensual konsensuell
consent Konsens m., Zustimmung f., Einwilligung f.
–, informed Einwilligungserklärung f. nach Aufklärung
conservation Erhaltung f.
conservative konservativ
consistence Konsistenz f.
consistency Konsistenz f.
consistometric konsistometrisch
consistometry Konsistometrie f.
consolidate, to konsolidieren
consolidation Konsolidierung f.
consonant Konsonant m.
constant konstant; Konstante f.
constipated obstipiert
constipation Obstipation f., Verstopfung f.
constitution Konstitution f.
constitutional konstitutionell
constitutive konstitutiv
constrict, to zusammenziehen; abbinden
constriction Zusammenziehung f.
constrictive konstriktorisch, konstriktiv
constrictor Konstriktor m.
constructive konstruktiv
consult, to konsultieren
consultant beratender Arzt m. beratende Ärztin f.; (e) Oberarzt m., Oberärztin f.
consultation Konsultation f.; Konsilium n.
consulting room Sprechzimmer n.
consulting room assistant Sprechstundenhilfe f.
consumption Verbrauch m., Aufbrauch m., Auszehrung f.
consumptive zehrend, aufbrauchend
contact Kontakt m.
– area Kontaktfläche f.
–, difficulty to have Kontaktschwäche f.
– lens Kontaktlinse, Haftschale f.
–, loose Wackelkontakt m.
–, multiple-point Mehrpunktkontakt m.
– person Kontaktperson f.
– thermography Kontaktthermographie f.
contactology Kontaktologie f.
contagion Ansteckung f.
contagiosity Ansteckungsfähigkeit f.
contagious ansteckend, kontagiös
– disease department Infektionsabteilung f.
contain, to enthalten
container Behälter m.
contaminant Schadstoff m.
contaminate, to verunreinigen
contamination Verunreinigung f.
–, environmental Umweltverschmutzung f.
content Rauminhalt m.
contents Inhalt m., Gehalt m.
– of the stomach Mageninhalt m.
contiguity Kontiguität f.
continence Kontinenz f.; Enthaltsamkeit f.
continency Enthaltsamkeit f.
continent kontinent; enthaltsam; Kontinent m.
continuity Kontinuität f.
continuous kontinuierlich, beständig, ununterbrochen
contour Kontur f.
–, to konturieren
contra-aperture Gegenöffnung f., Gegeninzision f.
contraception Empfängnisverhütung f.
contraceptive empfängnisverhütend; empfängnisverhütendes Mittel n.
contraceptive, oral Antibaby-Pille f.; orales Antikonzipiens n.
contract, to kontrahieren
contractile kontraktil
contractility Kontraktilität f.
contraction Kontraktion f.; Kontraktur f.
–, anodal closure Anodenschließungszuckung f.
–, anodal opening Anodenöffnungszuckung f.
–, atrial premature Vorhofextrasystole f.
–, cathodal closure Kathodenschließungszuckung f.
–, cathodal opening Kathodenöffnungszuckung f.

–, cicatricial Narbenkontraktur f.
–, Dupuytren's Dupuytrensche Kontraktur f.
–, flexion Beugekontraktur f.
–, ventricular premature ventrikuläre Extrasystole f.
contractor Schließer m., Schließmuskel m.
contractual capacity Testierfähigkeit f.
contracture Kontraktur f.
contra-incision Gegeninzision f.
contraindicant kontraindiziert
contraindication Kontraindikation f., Gegenanzeige f.
contrainsular kontrainsulär
contralateral kontralateral
contrary gegensätzlich, konträr
– to rule regelwidrig
– to taste geschmackswidrig
contrast Kontrast m.
–, double Doppelkontrast m.
– enhancement Kontrastverstärkung f., Signalverstärkung f.
– foot bath Wechselfußbad n.
–, high kontrastreich
–, long-scale kontrastarm
–, low kontrastarm
– medium Kontrastmittel n.
– radiography röntgenologische Kontrastdarstellung f.
– radiography of the gastrointestinal tract Röntgen-Magendarmpassage f. (MDP)
–, short-scale kontrastreich
contraversive kontraversiv
contrecoup *d.e.* m.
contribution Beitrag m.
control Kontrolle f., Aufsicht f., Beherrschung f., Steuerung f.
– desk Schalttisch m.
– lever Schalthebel m.
– range Regelbereich m.
– subject Kontrollperson f.
–, to kontrollieren, steuern
– unit Überwachungsanlage f.
controlled kontrolliert
controller, medical Vertrauensarzt m., Vertrauensärztin f.
controversial kontrovers
controversy Kontroverse f.
contusion Kontusion f., Quetschung f.
convalescence Rekonvaleszenz f.
convalescent Rekonvaleszent m., Rekonvaleszentin f.
convallamarin *d.e.* n.
convallarin *d.e.* n.
convallatoxin *d.e.* n.
convenience Bequemlichkeit f.; Vorteil m.; Klosett n.
convention Konvention f.; Versammlung f.
conventional konventionell
converge, to konvergieren
convergence Konvergenz f.
convergent konvergent
conversion Konversion f.
convert, to konvertieren, umwandeln
convertase Konvertase f.
convertin Konvertin n.
convex konvex
convexity Konvexität f.
convexoconcave konvexokonkav
convoluted tubules Tubuli contorti
convolution Windung f.; Gehirnwindung f.
convulsant krampfauslösend; Krampfmittel n.
convulsion Konvulsion f., Zuckung f., Krampf m.
convulsive zuckend, krampfend
convulsive disorder Krampfleiden n.
cook, to kochen
cool kühl; Kühle f.
–, to kühlen, erkalten
cooling Kühlung f.
– water Kühlwasser n.
co-operate, to zusammenarbeiten
co-operation Zusammenarbeit f.
co-operative kooperativ
co-operativity Kooperationsfähigkeit f., Kooperationsbereitschaft f.
co-ordinate Koordinate f.
–, to koordinieren
co-ordination Koordination f.
COPD (chronic obstructive pulmo-nary disease) chronische obstruktive Lungenerkrankung f.
copious kopiös
copolymer *d.e.* n., Kopolymer n.
copolymerization Mischpolymerisation f.
copolyol *d.e.* n.
copolyvidone Copolyvidon n.
copper Kupfer n.
– acetate Kupferazetat n.
– oxyphosphate Kupferoxyphosphat n.
– phosphate Kupferphosphat n.
copraemia (e) Koprämie f.
coprecipitation Kopräzipitation f.
copremesis Koterbrechen n., Miserere n.
copremia (a) Koprämie f.
coprolagnia Koprolagnie f.
coprolalia Koprolalie f.
coprolith Kotstein m.
coprophagy Koprophagie f.

coprophilia Koprophilie f.
coprophilous koprophil
coproporphyria Koproporphyrie f.
coproporphyrin Koproporphyrin n.
coprostane Koprostan n.
coprostanol Koprosterin n.
coprostasis Koprostase f.
coprosterol Koprosterin n.
copulate, to begatten, kopulieren, koitieren
copulation Geschlechtsverkehr m.
coracoacromial korakoakromial
coracobrachial korakobrachial
coracoclavicular korakoklavikulär
coracoid rabenschnabelartig
– process Processus coracoideus
cord Strang m., Kabel n.
– blood Nabelschnurblut n.
–, false vocal falsches Stimmband n., Taschenband n.
– handle Kabelgriff m.
–, medullary Markstrang m.
–, spermatic Samenstrang m.
–, spinal Rückenmark n.
–, umbilical Nabelschnur f.
–, vocal Stimmband n.
cordate herzförmig
cordectomy Cordektomie f.
cordial herzstärkend
cordiform herzförmig
corditis Samenstrangentzündung f.
cordotomy Cordotomie f.
core Kern m.
– temperature Kerntemperatur f.
coreceptor *d.e.* m., Korezeptor m.
corepressor Korepressor m.
coriander Koriander m.
corium Lederhaut f.
corn (med.) Hühnerauge n.
cornea *d.e.* f.
–, opacity of Hornhauttrübung f.
corneoscleral korneoskleral, corneoskleral
corniculate hornförmig
cornification Verhornung f.
cornify, to verhornen
cornutine Cornutin n.
coronal koronal
coronaritis Koronaritis f.
coronarographical koronarographisch
coronarography Koronarographie f.
coronary koronar
– care unit Herzinfarkt-Intensivstation f.
– perfusion Koronarperfusion f.
coroner Leichenbeschauer m.
coronet (veter.) Hufkrone f.
corporal körperlich
corporeal körperlich
corpse Leiche f.
– found in water Wasserleiche f.
corpulency Korpulenz f.
corpulent korpulent
corpus carcinoma Korpuskarzinom n.
corpuscle Korpuskel n., Körperchen n.
–, Golgi's Golgisches Körperchen n.
–, Guarnieri's Guarnierisches Körperchen n.
–, Hasall's Hasallsches Körperchen n.
–, Laveran's Laveransches Körperchen n.
–, malpighian Malpighishes Körperchen n.
–, pacinian Pacinisches Körperchen n.
corpuscular korpuskulär
corpus luteum hormone Corpus luteum-Hormon n.
correction Korrektur f.
correlate Korrelat n.
correlation Korrelation f.
correlative korrelativ
correspond, to korrespondieren
corresponding to nature naturgemäß
corrigent Korrigens n.; korrigierend
corrin *d.e.* n.
corrinoid *d.e.* n.
corrode, to ätzen, zerfressen
corrosion Korrosion f.
–, acid Säureverätzung f.
corrosive korrosiv; Ätzmittel n.
corset Korsett n.
–, supporting Stützkorsett n.
cortex Rinde f.
–, calcarine Sehrinde f.
–, cerebral Hirnrinde f.
–, suprarenal Nebennierenrinde f.
cortexolone Cortexolon n.
cortexone Cortexon n., Desoxycorticosteron n.
cortical kortikal
– blindness Rindenblindheit f.
– epilepsy Rindenepilepsie f.
corticobasal kortikobasal
corticofugal kortikofugal
corticoliberin *d.e.* n.
corticomedullary kortikomedullär
corticopetal kortikopetal
corticospinal kortikospinal
corticosteroid *d.e.* n.
corticosterone Corticosteron n.
corticostriatospinal kortikostriatospinal
corticotrophin Corticotropin n., Corticotrophin n.
corticotropic kortikotrop
corticotropin Corticotropin n.
– releasing factor Corticotropin freisetzender Faktor m.

cortin *d.e.* n.
cortisol Cortisol n., Hydrocortison n.
cortisone Cortison n.
cortodoxone Cortexolon n.
cortolone Cortolon n.
corundum Korund m.
corymbiform korymbiform
corynebacterium Corynebakterie f.
Corynebacterium diphtheriae Diphtheriebazillus m.
– pseudodiphtheriae Pseudodiphtheriebazillus m.
– xerosis Xerosebazillus m.
coryza Schnupfen m.
cosmesis Kosmetik f.
cosmetic kosmetisch; kosmetisches Mittel n.
cosmetics Kosmetik f.
cosmic kosmisch
costal kostal
cost-benefit analysis Kosten-Nutzen-Analyse f.
costive obstipiert
costiveness Obstipation f.
costoabdominal kostoabdominal
costocervical kostozervikal
costoclavicular kostoklavikulär
costopectoral kostopektoral
costophrenic kostodiaphragmatisch
costophrenic angle Zwerchfellrippenwinkel m.
costotomy Kostotomie f.
costotransverse kostotransversal
costovertebral kostovertebral
cosynthase Kosynthase f.
cot (leichtes) Bett n.
cotarnine Cotarnin n.
cot death plötzlicher Kindstod m.
co-trimoxazol *d.e.* n.
cotton Baumwolle f.; Watte f.; baumwollen
– bandage Baumwollbinde f.
– carrier Watteträger m.
– holder Watteträger m.
– roll Watterolle f.
– wool Watte f.
– wool spot Cotton-wool-Herd m.
cottonseed oil Baumwollsamenöl n.
cotyledon Kotyledone f.
cotyloiditis *d.e.* f.
couching Linsendislokation f.
cough Husten m.
– into the elbow, to in die Armbeuge husten
–, kennel (veter.) Zwingerhusten m.
–, to husten
– slightly, to hüsteln
coulomb *d.e.* n.
coumadin *d.e.* n.
coumarin Cumarin n., Coumarin n.
coumaryl *d.e.* n.
count, bacterial Keimzahl f.
count, blood Blutbild n.
counter Zähler m.
counteract, to entgegenwirken
countercurrent Gegenstrom m.
– process Gegenstromverfahren n.
counterelectrophoresis Gegenstromelektrophorese f.
counterextension Gegenextension f., Gegenzug m.
counterinvestment Gegenbesetzung f.
counterlight Gegenlicht n.
countermeasure Gegenmaßnahme f.
counterpoison Gegengift n.
counterpulsation Gegenpulsation f.
counterregulation Gegenregulation f.
counterregulatory gegenregulatorisch
counterstain, to gegenfärben
counterstroke Gegenstoß m.
countertraction Gegenzug m.
countertransference Gegenübertragung f.
counting cell Zählkammer f.
– chamber Zählkammer f.
couple Paar n.
– therapy Paartherapie f.
–, to paaren, koppeln
course Kurs m., Lauf m., Verlauf m.
–, advanced Kurs m. für Fortgeschrittene
– for beginners Anfängerkurs m.
–, spontaneous Spontanverlauf m.
courses Monatsblutung f.
court-physician Hofarzt m., Hofärztin f.
couveuse *d.e.* f.
covalence Bindigkeit f.
covalency Bindigkeit f.
covalent kovalent, bindig
covariance Kovarianz f.
cover Decke f.
– denture *d.e.* m.
– test Abdecktest m.
–, to bedecken, zudecken; (veter.) decken, beschälen
coverglass Deckglas n.
covering Auskleidung f., Überzug m.
COVID-19 (coronavirus disease 2019) COVID-19 (Coronavirus-Erkrankung 2019) f.
cow Kuh f.
Cowden's disease Cowdensche Krankheit f.
cow horn beak Kuhhornschnabel m.
coworker Mitarbeiter m., Mitarbeiterin f.

cowperitis *d.e.* f.
cowslip Primel f.
coxarthrosis Coxarthrose f.
coxa valga *d.e.*
– vara *d.e.*
coxiella *d.e.* f.
coxiellosis Coxiellose f.
coxitis *d.e.* f.
cozymase Kozymase f.
CPK (creatine phosphokinase) Creatinphosphokinase f. (CPK)
crab louse Filzlaus f.
cracked rissig
cradle Wiege f.
cramp Krampf m.
–, writers' Schreibkrampf m.
cramplike krampfartig
crampus neurosis Krampusneurose f.
cranial kranial
craniectomy Kraniektomie f.
craniocarpotarsal kraniokarpotarsal
craniocaudal kraniokaudal
craniocerebral kraniozerebral
craniocervical kraniozervikal
cranioclast Kranioklast m.
craniocleidal kraniokleidal
craniocorpography Kraniokorpographie f., Craniocorpographie f.
craniofacial kraniofazial
craniofenestria Kraniofenestrie f.
craniohypophyseal kraniohypophysär
craniomalacia Schädelerweichung f., Weichschädel m.
craniometaphyseal kraniometaphysär
craniometric kraniometrisch
craniometry Schädelmessung f.
craniopharyngeal kraniopharyngeal
craniopharyngioma Kraniopharyngiom n.
cranioplastic kranioplastisch
cranioplasty Schädelplastik f.
craniosacral kraniosakral
craniosynostosis Kraniosynostose f.
craniotabes Weichschädel m.
craniotomy Kraniotomie f.
crank, revolving Drehkurbel f.
crataegin *d.e.* n.
Crataegus oxyacantha *d.e.*
crater Krater m.
crazing (e) Maronage f. (dent.)
crazy verrückt; gebrechlich
crazy disease Bornasche Krankheit f.
creaking noise knarrendes Geräusch n.
cream Rahm m., Sahne f.
crease Falte f., Furche f.
–, simian Affenfurche f.
creatine Kreatin n.
– kinase Kreatinkinase f.
creatinine Kreatinin n.
creatinphosphate Kreatinphosphat n.
creative kreativ
creativity Kreativität f.
creature Kreatur f.
crèche Kinderhort m., Kindertagesstätte f.
Credé's method Credéscher Handgriff m.
creep, to kriechen
cremate, to einäschern
cremation Einäscherung f.
crematory Krematorium n.
creosol Kreosol n.
creosote Kreosot n.
crepitant krepitierend
crepitation Krepitation f.
crescendo *d.e.*
crescent wachsend, zunehmend
cresol Kresol n.
– phthalein Kresolphthalein n.
– purple Kresolpurpur m.
– red Kresolrot n.
–, saponated solution of Kresolseifenlösung f.
crest Leiste f.
–, alveolar Alveolarkamm m.
–, neural Neuralleiste f.
cresyl Kresyl n.
cretin Kretin m.
cretinism Kretinismus m.
cretinoid kretinoid
Creutzfeld-Jakob disease Creutzfeldt-Jakob-Krankheit f.
crevice, gingival Subgingivalspalt m.
CRF (corticotropin-releasing factor) Kortikotropin-freisetzender Faktor m.
crib Krippe f., Kinderbett n.; orthodontisches Gestell n., orthodontische Spange f.
– death plötzlicher Kindstod m.
crico-arytaenoid (e) krikoarytänoid
crico-arytenoid (a) krikoarytänoid
cricoid cartilage Ringknorpel m.
cricoidectomy Krikoidektomie f.
cricopharyngeal krikopharyngeal
cricothyroid krikothyreoidal
cricothyroidotomy Krikothyreoidotomie f.
cricotomy Krikotomie f.
crime Verbrechen n.
criminal kriminell; Verbrecher m., Verbrecherin f.
cripple Krüppel m.
–, to verkrüppeln
crisis Krise f.
–, addisonian Addison-Krise f.

–, oculogyric Blickkrampf m.
–, vascular Gefäßkrise f.
cristobalite Cristobalit m.
cristothermographical cristothermographisch
cristothermography Cristothermographie f.
criterion Kriterium n.
critical kritisch
critique Kritik f.
crocidismus Krozidismus m.
crocin *d.e.* n.
croconazol *d.e.* n.
Crohn's disease Morbus Crohn
cromesilate Cromesilat n.
cromoglycate Cromoglykat n.
cromolyn sodium Dinatrium cromoglicicum
croscarmellose *d.e.* f.
crospovidon *d.e.* n.
cross bite Kreuzbiss m.
– -eye Einwärtsschielen n.
– matching Kreuzprobe f.
– reaction Kreuzreaktion f.
– resistance gekreuzte Resistenz f.
– -section Querschnitt m.
–, to kreuzen
– typing Kreuzprobe f.
crossing Kreuzung f.
–, back Rückkreuzung f.
crosslinking Quervernetzung f.
crossover *d.e.* n.
crotin *d.e.* n.
crotonase Krotonase f.
crotonate Krotonat n.
crotonyl Krotonyl n.
croton oil Krotonöl n.
crotoxin *d.e.* n.
croup Croup m., Krupp m.
croup (veter.) Kruppe f.
croupous croupös, kruppös
crown (dent.) Krone f.
–, abutment Pfeilerkrone f.
–, acrylate Akrylatkrone f.
–, all-cast Vollgusskrone f.
–, all-metal Ganzmetallkrone f.
– band Kronenband n.
–, banded Bandkrone f.
– base Kronenbasis f.
–, bell Glockenkrone f.
–, cast Gusskrone f.
–, ceramic Keramikkrone f.
–, ceramic-metal Keramik-Metall-Krone f.
–, conical Kegelkrone f.
– core Kronenkern m.
– cover Kronendeckel m.
–, double-dowel Doppeldübelkrone f.
–, dowel Dübelkrone f.
–, dual-post Doppelstiftkrone f.
–, facing Facettenkrone f.
–, half Halbkrone f.
–, hollow Hohlkrone f.
– impression Kronenabdruck m.
–, jacket Mantelkrone f., Jacketkrone f.
– jacket Kronenmantel m.
– margin Kronenrand m.
–, metal Metallkrone f.
–, occlusal Aufbisskrone f.
–, plastic Kunststoffkrone f.
–, porcelain Porzellankrone f.
–, post Stiftkrone f., Stiftzahn m.
– post Kronenstift m.
–, primary Primärkrone f.
– pulp Kronenpulpa f.
– pusher Kronensetzer m.
–, ready-made Fertigkrone f.
–, secondary Sekundärkrone f.
–, shell Hülsenkrone f.
–, shoulder Schulterkrone f.
–, shoulderless schulterlose Krone f.
– slitter Kronenschlitzer m.
– splint Kronenschiene f.
–, telescope Teleskopkrone f.
–, thimble Fingerhutkrone f.
–, three-quarter Dreiviertelkrone f.
–, to (dent.) überkronen
–, veneer Verblendkrone f.
–, window gefensterte Krone f.
crowning (dent.) Überkronung f.
crowning (obstetr.) Einschneiden n.
crownwork Überkronung f.
cruciate gekreuzt
crucible Tigel m.
crude roh
cruor clot Cruorgerinnsel n.
crural krural
– ulcer Unterschenkelgeschwür n.
crurocrural krurokrural
crush, to quetschen, zermalmen
crushing Quetschung f.
crust Kruste f., Borke f.
–, milk Milchschorf m.
Crustacea *d.e.* n. pl.
crutch Krücke f.
cryaesthesia (e) Kälteempfindlichkeit f.
cryanaesthesia (e) Kälteunempfindlichkeit f.
cryanesthesia (a) Kälteunempfindlichkeit f.
cryesthesia (a) Kälteempfindlichkeit f.
crymotherapy Kälteanwendung f.
cryoablation Kryoablation f.
cryodesiccation Kryodesikkation f., Gefriertrocknung f.

cryogenic kryogen
cryoglobulin Kryoglobulin n.
cryoglobulinaemia (e) Kryoglobulinämie f.
cryoglobulinemia (a) Kryoglobulinämie f.
cryoprecipitate Kryopräzipitat n.
cryopreservation Kryokonservierung f.
cryoprobe Kältesonde f.
cryo-protectant Gefrierschutzmittel n.
cryoscopy Kryoskopie f.
cryosurgical kryochirurgisch
cryosurgery Kryochirurgie f.
cryothalamotomy Kryothalamotomie f.
cryotherapy therapeutische Kälteanwendung f.
crypt Krypte f.
cryptic kryptisch
cryptitis Kryptitis f.
cryptococcosis Kryptokokkose f.
cryptogenetic kryptogenetisch
cryptomerism Kryptomerie f.
cryptorchidism Kryptorchismus m.
cryptospermia Kryptospermie f.
cryptosporidiosis Kryptosporidiose f.
crystal Kristall m.
–, **Charcot-Leyden** Charcot-Leydenscher Kristall m.
–, **coffin lid** Sargdeckelkristall m.
– **lattice** Kristallgitter n.
–, **Teichmann's** Teichmannscher Kristall m.
– **violet** Kristallviolett n.
crystalline kristallisch
crystallization Kristallisation f.
crystallize, to kristallisieren
crystallographic kristallographisch
crystallography Kristallographie f.
crystalluria Kristallurie f.
crystalloid Kristalloid n.; kristalloid
crystule Kristallampulle f.
csf (colony stimulating factor) koloniestimulierender Faktor m.
c.s.f. (cerebrospinal fluid) Liquor cerebrospinalis
c.s.f., below-block Sperrliquor m.
CT (computed tomography) Computertomographie f.
cubic meter (a) Kubikmeter m.
cubic metre (e) Kubikmeter m.
cubital kubital
cuff Manschette f.
culdoscope Kuldoskop n.
culdoscopic kuldoskopisch
culdoscopy Kuldoskopie f.
culdotomy Kuldotomie f.
culicide Mückenvertilgungsmittel n.
cultivate, to kultivieren
cultivation Kultivierung f.
cultural kulturell
culture Kultur f.
–, **cell** Zellkultur f.
–, **liquid** Flüssigkultur f.
– **medium** Nährboden m.
–, **organ** Organkultur f.
–, **pure** Reinkultur f.
–, **stool** Stuhlkultur f.
–, **streak** Strichkultur f.
cumin Kreuzkümmel m.
cumulate, to kumulieren
cumulation Kumulation f.
cumulative kumulativ
cuneiform keilförmig
cunnilingus *d.e.* m.
cup (med.). Schröpfkopf m.; Exkavation f.
–, **measuring** Messbecher m.
–, **to** schröpfen
cupping glass Schröpfkopf m.
cupreine Cuprein n.
cupric kupferhaltig (zweiwertig)
cupric sulfate (a) Kupfersulfat n.
– **sulphate (e)** Kupfersulfat n.
cuprous kupferhaltig (einwertig)
cuproxoline Cuproxolin n.
cupula of the pleura Pleurakuppel f.
cupulate becherförmig
cupulogram Cupulogramm n.
cupulolithiasis *d.e.* f.
cupulometry Cupulometrie f., Kupulometrie f.
curability Heilbarkeit f.
curable heilbar
curableness Heilbarkeit f.
curare Curare n., Kurare n.
curarine Curarin n., Kurarin n.
curarization Kurarisierung f.
curative kurativ
cure Kur f.; Heilung f.
–, **five year** Fünfjahresheilung f.
–, **permanent** Dauerheilung f.
–, **to** kurieren, heilen; trocknen; aushärten (dent.)
curet Kürette f.
curet, to kürettieren
curettage Kürettage f.
curette Kürette f.
curettement Kürettierung f.
curfew Sperrstunde f.
curie *d.e.* n.
curium *d.e.* n.
current Strom m.; elektrischer Strom m.
–, **action** Aktionsstrom m.
–, **alternating** Wechselstrom m.

- **breakdown** Stromausfall m.
–, constant Gleichstrom m.
–, continuous Gleichstrom m.
– curve of the brain Hirnstromkurve f.
–, direct Gleichstrom m.
–, faradic faradischer Strom m.
–, galvanic galvanischer Strom m.
–, heating Heizstrom m.
–, high-frequency Hochfrequenzstrom m.
–, one phase Einphasenstrom m.
–, power Starkstrom m.
–, stimulation Reizstrom m.
– supply Stromversorgung f.
–, swelling Schwellstrom m.
–, three phase Drehstrom m.
Curschmann's spiral Curschmannsche Spirale f.
curvature Kurvatur f.
curve Kurve f.
–, calibration Eichkurve f.
–, Ellis-Garland Damoiseau-Ellissche Linie f.
–, Price-Jones Price-Jonessche Kurve f.
–, temperature Temperaturkurve f.
curved gebogen
cuscohygrine Cuscohygrin n.
Cushing's disease Cushingsche Krankheit f.
cushion Kissen n.
–, electric Heizkissen n.
–, plantar (veter.) Hufpolster n.
cusp Zipfel m.; Höcker m.
cuspid Eckzahn m.
cuspidor bowl (a) Speibecken n.
cut Schnitt m., Einschnitt m.
– in, to einschneiden
– off, to abschneiden, abtragen
– open, to aufschneiden
–, rapid Schnellschnitt m.
–, to schneiden
– to pieces, to zerschneiden, zerstückeln
cutaneous kutan
cutdown Venaesectio f.
cuticle Häutchen n.; Epidermis f.
cuticularization Überhäutung f.
cutireaction Hautreaktion f.
cutter Schneidegerät n.
cuvette Küvette f.
CVA (cerebral vascular accident) Schlaganfall m.
CVP (central venous pressure) zentraler Venendruck m.
cyanamide Cyanamid n.
cyanate Cyanat n.
cyanidanol *d.e.* n.
cyanide Cyanid n.
cyanidine Cyanidin n.
cyanin *d.e.* n.
cyanite Cyanit n., Zyanit n.
cyanoacrylate Zyanoakrylat n., Cyanoacrylat n.
cyanocobalamine Cyanokobalamin n.
cyanoformate Cyanoformat n.
cyanogen *d.e.* n.
– bromide Bromzyan n.
cyanopindolol Cyanopindolol n.
cyanopsia Cyanopsie f.
cyanosed zyanotisch
cyanosis Zyanose f.
–, shunt Mischzyanose f.
cyanotic zyanotisch
cybernetic kybernetisch
cybernetics Kybernetik f.
cycl... see also:/siehe auch: cicl...
cyclamate Zyclamat n.
cyclandelate Zyclandelat n.
cyclase Zyklase f.
cyclazocine Cyclazocin n.
cycle Zyklus m.
–, citric acid Zitronensäurezyklus m.
–, Cori Cori-Zyklus m.
–, Krebs Krebs-Zyklus m.
–, menstrual Menstruationszyklus m.
– per second Hertz n.
cyclectomy Zyklektomie f.
cyclic zyklisch
cyclitis Zyklitis f.
cyclization Ringbildung f., Ringschluss m.
cyclize, to (sich) zu einem Ring m. schließen
cyclizine Zyklizin n.
cyclobendazole Zyklobendazol n.
cyclobenzaprine Zyklobenzaprin n.
cyclodextrin *d.e.* n., Zyklodextrin n.
cyclodialysis Zyklodialyse f.
cyclodiene Zyklodien n.
cycloduction Zykloduktion f.
cycloguanil *d.e.* n., Zykloguanil n.
cyclohexane Hexamethylen n.
cyclohexanedione Zyklohexandion n.
cyclohexanol Zyklohexanol n.
cycloheximide Zykloheximid n.
cyclo-oxygenase Zyklooxygenase f.
cyclopentane Cyclopentan n., Zyklopentan n.
cyclopentanoperhydrophenanthrene Cyclopentanperhydrophenantren n., Zyklopentanperhydrophenanthren n.
cyclopenthiazide Cyclopenthiazid n., Zyklopenthiazid n.
cyclopentholate Cyclopentholat n., Zyklopentholat n.
cyclophoria Zyklophorie f.

cyclophosphamide Cyclophosphamid n., Zyklophosphamid n.
cyclophrenia Zyklothymie f.
cyclopia Zyklopie f.
cyclopropane Cyclopropan n., Zyklopropan n.
cyclopyrrolone Zyklopyrrolon n.
cycloserine Cycloserin n., Zykloserin n.
cyclospasm Zyklospasmus m.
cyclosporin *d.e.* n., Zyklosporin n.
cyclothymia Zyklothymie f.
cyclothymiac Zyklothymer m., Zyklothyme f.
cyclothymic zyklothym
cyclotomy Zyklotomie f.
cyclotron Zyklotron n.
cyclovergence Zyklovergenz f.
cyesis Gravidität f.
cylinder Zylinder m.
cylindrical zylindrisch
cylindroma Zylindrom n.
cylindruria Zylindrurie f.
cymarin Zymarin n.
cymarose Zymarose f.
cymaroside Zymarosid n.
cymogen Zymogen n.
cynarine Cynarin n.
CYP1A CYP-1A n.
cypionate Cypionat n., Cipionat n.
cyproheptadine Cyproheptadin n.
cyproterone Cyproteron n.
cyproximide Cyproximid n.
cyst Zyste f.
–, **dermoid** Dermoidzyste f.
–, **oophoritic** Ovarialzyste f.
–, **hydatid** Echinokokkuszyste f.
–, **subchondral** Geröllzyste f.
–, **yaw** Kieferzyste f.
cystadenocarcinoma Zystadenokarzinom n.
cystadenolymphoma Zystadenolymphom n.
cystadenoma Zystadenom n.
cystathionin Zystathionin n.
cystathioninuria Zystathioninurie f.
cysteamine Zysteamin n.
cystectomy Zystektomie f.
cysteine Zystein n.
cystic zystisch
cysticercosis Zystizerkose f.
cysticotomy Zystikotomie f.
cystine Zystin n.
cystinosis Zystinose f.
cystinuria Zystinurie f.
cystitic zystitisch
cystitis Zystitis f.
cystitome Zystitom n.
cystitomy Zystitomie f.
cystocarcinoma zystisches Karzinom n.
cystocele Zystozele f.
cystography Zystographie f.
cystojejunostomy Zystojejunostomie f.
cystoma Zystom n., Kystom n.
cystomanometer Zystomanometer n.
cystometer Zystometer n.
cystometry Zystometrie f.
cystopexy Blasenfixation f.
cystoplasty Blasenplastik f.
cystopyelitis Zystopyelitis f.
cystorrhaphy Blasennaht f.
cystoscope Zystoskop n.
cystoscopic zystoskopisch
cystoscopy Zystoskopie f.
cystostomy Zystostomie f.
cystotomy Zystotomie f., Blasenschnitt m.
cystourethroscope Zystourethroskop n.
cystourethroscopy Zystourethroskopie f.
cytarabine Cytarabin n.
cytase *d.e.* f., Zytase f.
cytidin, cytidine Zytidin n.
cytidylate Cytidylat n.
cytisine Cytisin n.
cytoarchitectonic zytoarchitektonisch
cytoarchitecture Zytoarchitektonik f.
cytocentrum Zentrosom n.
cytochalasin *d.e.* n.
cytochemical zytochemisch
cytochemistry Zellularchemie f., Zytochemie f.
cytochrome Zytochrom n.
cytochrome P450 *d.e.* n.
cytochromperoxidase Zytochromperoxidase
cytodiagnostic zytodiagnostisch
cytodiagnostics Zytodiagnostik f.
cytogenesis Zytogenese f.
cytogenetic zytogenetisch
cytogenetics Zytogenetik f.
cytoglobin Zytoglobin n.
cytohistomorphologic zytohistomorphologisch
cytohistomorphology Zytohistomorphologie f.
cytohormonal zytohormonal
cytohormone Zellhormon n.
cytokeratin Zytokeratin n.
cytokine Zytokin n.
cytokinesis Zytokinese f.
cytokinetic zytokinetisch
cytokinetics Zytokinetik f.
cytokinin *d.e.* n., Zytokinin n.
cytolipin Zytolipin n.
cytologic zytologisch
cytology Zytologie f.

cytolysis Zytolyse f.
cytolytic zytolytisch
cytomegalic inclusion zytomegaler Einschluss m.
cytomegaly Zytomegalie f.
cytomembrane Zellmembran f.
cytometaplasia Zellmetaplasie f.
cytometric zytometrisch
cytometry Zytometrie f.
cytomorphology Zellmorphologie f.
cytopathogenic zytopathogen
cytopathology Zellularpathologie f.
cytopempsis Zytopempsis f.
cytophage Zytophage m.
cytophysiology Zellphysiologie f.
cytoplasm Zytoplasma n.
cytoplasmatic zytoplasmatisch
cytoplasmic zytoplasmatisch
cytoprotection Zytoprotektion f.
cytoprotective zytoprotektiv, Zytoprotektivum n.
cytoreduction Zytoreduktion f.
cytoreductive zytoreduktiv
cytosine Zytosin n.
cytoskeletal zytoskeletal
cytoskeleton Zellskelett n.
cytosol Zytosol n.
cytosome Zytosom n.
cytosphere Zytosphäre f.
cytostasis Zytostase f.
cytostatic zytostatisch; Zytostatikum n.
cytotaxin Zytotaxin n.
cytotherapy Zellulartherapie f.
cytotoxic zytotoxisch
cytotoxicity Zytotoxizität f.
cytotoxin Zellgift n.
cytotrophoblast Zytotrophoblast m.
cytotropic zytotrop

D

dab, to tupfen, abtupfen
dabigatran *d.e.* n.
dacarbazine Dakarbazin n.
daclizumab *d.e.* n.
dacryadenitis Dakryoadenitis f.
dacryocanaliculitis Dakryokanalikulitis f.
dacryocystectomy Dakryozystektomie f.
dacryocystitis Dakryozystitis f.
dacryocystotomy Dakryozystotomie f.
dacryography Dakryographie f.
dacryolithiasis Dakryolithiasis f.
dacryotomy Dakryotomie f.
dactylogram Fingerabdruck m.
dacuronium *d.e.* n.
daidzein *d.e.* n.
dalfopristin *d.e.* n.
dalteparin *d.e.* n.
dalton *d.e.* n.
daltonism Farbenblindheit f.
damage Schaden m., Schädigung f.
–, genetic Erbschaden m.
–, postural Haltungsschaden m.
damage, to schädigen, beschädigen
daminozide Daminozid n.
damivudin *d.e.* n.
dammar *d.e.* n.
dammer Dammar n.
damp, to dämpfen
damper Befeuchter m., Dämpfer m.
danaparoid *d.e.* n.
dandruff Haarschuppenkrankheit f.
danepezil *d.e.* n.
danger Gefahr f.
– to life Lebensgefahr
– to the public Gemeingefährlichkeit f.
dangerous gefahrvoll, gefährlich
dangerously ill todkrank
dangle foot Fallfuß m.
Daniel's biopsy Skalenus-Biopsie f.
danthron Dantron n.
dantrolene Dantrolen n.
daphnin *d.e.* n.
dapsiprazol *d.e.* n.
dapsone Dapson n.
darbepoetin *d.e.* n.
Darier's disease Dariersche Krankheit f.
darifenacin *d.e.* n.
dark adaptation Dunkelanpassung f.
darkening Verdunkelung f.
darkfield Dunkelfeld n.
darkground Dunkelfeld n.
darkroom Dunkelkammer f.
dartre Herpes m.
data file Datei f.
– bank Datenbank f.
– base Datenbank f.
– library Datenbank f.
–, medical Krankenakten f. pl.
– piracy Datenpiraterie f.
– processing Datenverarbeitung f.
–, electronic – transmission elektronische Datenübertragung f.
date of expiry Verfallsdatum n.
daunomycin *d.e.* n.
daunorubicin *d.e.* n., Rubidomycin n.
day blindness Tagblindheit f.
day-dream Wachtraum m.
day-clinic Tagesklinik f.
day-hospital Tagesklinik f.
daylight Tageslicht n.
day nursery for infants Kindertagesstätte f.
dazidamine Dazidamin n.
dazolicine Dazolicin n.
dazzle, to blenden
D.C. (direct current) Gleichstrom m.
ddC (dideoxycytidin) *d.e.* n.
deacidification Entsäuerung f.
deacidify, to entsäuern
deacetyl Desazetyl n.
deacylase Desazylase f.
deacylate, to desazylieren
deacylation Desazylierung f.
dead tot, abgestorben
– body Leiche f.
deaden, to abtöten, töten
deadly todbringend, tödlich
deadspace Totraum m.
deaerate, to entlüften
deaeration Entlüftung f.
deaf taub
deaf and dumb taubstumm
deafferentation Deafferentierung f.
deaf-mutism Taubstummheit f.
deafness Taubheit f.
–, cortical Rindentaubheit f.
–, mind Seelentaubheit f.
–, word Worttaubheit f.
dealanate, to desalanieren
dealkylation Desalkylierung f.
deamidase Desamidase f.
deamidization Desamidierung f.
deamidize, to desamidieren
deaminase Desaminase f.
deamination Desaminierung f.

dean Dekan m.
deandrogenization Desandrogenisierung f.
deanol *d.e.* n.
death Tod m.
– certification Todesbescheinigung f.
–, chill of Totenkälte f.
–, cot Wiegentod m.
– -cup Knollenblätterpilz m.
–, determination of the time of Todeszeitpunktbestimmung f.
–, fetal (a) Fruchttod m.
–, foetal (e) Fruchttod m.
–, instantaneous cardiac Sekundenherztod m.
– rate Sterblichkeitsquote f.
– struggle Todeskampf m.
–, sudden infant plötzlicher Säuglingstod m.
debile debil
debility Debilität f.
deblock, to entblockieren
deboxamet *d.e.* n.
debranching enzyme Entzweigungsenzym n.
débridement Wundausschneidung f.
debris Detritus m.
debrisoquine Debrisochin n.
debugging Entstörung f.
decahydrate Dekahydrat n.
decalcification Entkalkung f.
decalcify, to entkalken
decamethonium Dekamethonium n.
decannulation Kanülenentfernung f.
decanoate Decanoat n.
decant, to dekantieren
decantation Dekantierung f.
decapacitation Dekapazitation f.
decapeptide Dekapeptid n.
decapeptyl Dekapeptyl n.
decapitate, to enthaupten, dekapitieren
decapitation Enthauptung f.
decapsulate, to dekapsulieren
decapsulation Dekapsulation f.
decarbonylate, to dekarbonylieren
decarbonylation Dekarbonylierung f.
decarboxylase Dekarboxylase f.
decarboxylate, to dekarboxylieren
decarboxylation Dekarboxylierung f.
decay Fäulnis f., Zerfall m., Alterung f.
decay, to faulen, zerfallen
decease, to ableben, sterben
decelerate, to verlangsamen
deceleration Verlangsamung f., Abbremsung f.
decerebrate, to enthirnen
decerebration Enthirnung f.
dechloridation Entchlorung f.
decholesterolize, to entcholesterinisieren
decibel Dezibel n.
decidua *d.e.* f.
decidual *d.e.*
deciduous teeth Milchgebiss n.
deciliter (a) Deziliter n.
decilitre (e) Deziliter n.
decimemide Decimemid n.
decimeter (a) Dezimeter n.
decimetre (e) Dezimeter n.
decinormal zehntelnormal
decitropine Decitropin n.
declination Deklination f.
decloxizine Decloxizin n.
decoct, to abkochen, auskochen
decoction Abkochung f.
decode, to entschlüsseln, dekodieren
decollation Enthauptung f.
decolor, to (a) entfärben
decolorize, to (a) entfärben
decolour, to (e) entfärben
decolourize, to (e) entfärben
decominol *d.e.* n.
decompensate, to dekompensieren
decompensation Dekompensation f.
decomplementation Dekomplementierung f.
decomposition Dekomposition f., Verwesung f.
decompress, to dekomprimieren
decompression Dekompression f.
deconditioning Dekonditionierung f.
decongestant abschwellend; abschwellendes Mittel n.
decontaminate, to dekontaminieren
decontamination Dekontamination f.
decortication Dekortikation f., Entrindung f.
decouple, to entkoppeln
decrease Verminderung f., Abnahme f.
decrease, to vermindern, abnehmen
decrescendo *d.e.* n.
decrudescence Dekrudeszenz f.
decrustation Krustenentfernung f.
dectaflur *d.e.* n.
decubitus Dekubitus m.
decumbence Liegen n., Lage f.
decumbency Liegen n., Lage f.
decumbent liegend
decussated gekreuzt
decussation Dekussation f., Kreuzung f.
–, tegmental Haubenkreuzung f.
dedifferentiate, to entdifferenzieren
dedifferentiation Entdifferenzierung f.
deep tief
– action Tiefenwirkung f.

– **brain stimulation** tiefe Gehirnstimulation f.
– **-frozen** tiefgefroren
– **roentgen therapy** Röntgentiefenbestrahlung f.
– **-seated** tiefsitzend
defaecate, to (e) defäkieren
defaecation (e) Defäkation f.
defat, to entfetten
defatigation Ermüdung f., Ermattung f.
defecate, to (a) defäkieren
defecation (a) Defäkation f.
defect Defekt m., Fehler m., Mangel m.
defect of the interventricular septum Ventrikelseptumdefekt m.
defect, valvular Klappenfehler m.
defective defekt, mangelhaft, fehlerhaft
defemination Entweiblichung f.
defence (e) Abwehr f.
defence, abdominal (e) abdominale Abwehrspannung f.
defence mechanism (e) Abwehrmechanismus m.
defense (a) Abwehr f.
defense, abdominal (a) abdominale Abwehrspannung f.
defense mechanism (a) Abwehrmechanismus m.
defensin *d.e.* n.
defensive defensiv
defensor *d.e.* m.
deferentitis *d.e.* f.
deferoxamine Desferrioxamin n.
defervescence Entfieberung f., Temperaturabfall m.
defibrillate, to defibrillieren
defibrillation *d.e.* f.
defibrillator *d.e.* m.
defibrinate, to defibrinieren
defibrination Defibrinierung f.
defibrotide Defibrotid n.
deficiency Defizit n., Mangel m., Fehlen n.
– **disease** Mangelkrankheit f.
deficient fehlend, mangelhaft, mangelnd
deficit, pulse Pulsdefizit n.
define, to definieren
definition *d.e.* f.
deflask, to ausküvettieren
deflection Deflexion f., Ablenkung f., Abbiegung f., Abweichung f.
–, **final ventricular** Kammerendschwankung f.
–, **initial ventricular** Kammeranfangsschwankung f.
defloration *d.e.* f., Entjungferung f.
deflower, to deflorieren
defoamer Antischaummittel n., Entschäumer m.
deform, to deformieren, entstellen
deformation *d.e.* f., Entstellung f.
–, **resistance to** Verformungswiderstand m.
deformity Deformität f.
–, **stress** Belastungsdeformität f.
deformylase *d.e.* f.
deformylation *d.e.* f.
defosfamide Dephosphamid n., Defosfamid n.
defurfurate, to abschilfern
defurfuration Abschilferung f.
degas, to entgasen
degassing Entgasung f.
degeneracy Entartungszustand m.
degenerate, to degenerieren
degeneration *d.e.* f.
–, **cystic** zystische Degeneration f.
–, **fatty** fettige Degeneration f.
–, **hepatolenticular** hepatolentikuläre Degeneration f., Wilsonsche Krankheit f.
–, **hyaline** hyaline Degeneration f.
–, **macular** Makuladegeneration f.
–, **wallerian** Wallersche Degeneration f.
degenerative degenerativ
degerminate, to entkeimen
degermination Entkeimung f.
deglobulinization Deglobulinisierung f.
degloving (oralchirurgische) Knochenfreilegung f.
deglutition Schlucken n.
deglycosylate, to deglykosylieren
deglycosylation Deglykosylierung f.
degradation Degradierung f., Abbau m.
degradative degradativ
degrade, to degradieren, abbauen, abwerten
degranulate, to degranulieren
degranulation *d.e.* f., Entgranulierung f.
degranulator *d.e.* m.
degrease, to entfetten
degree Grad m.
– **of cold** Kältegrad m.
– **of heat** Wärmegrad m.
degustation Schmecken n., Geschmack m.
dehiscence Dehiszenz f.
– **after laparotomy** Platzbauch m.
dehydratase *d.e.* f.
dehydrate, to dehydrieren, entwässern
dehydration Dehydrierung f., Entwässerung f.
dehydrocholate Dehydrocholat n.
dehydrocorticosterone Dehydrokortikosteron n.

dehydroemetine Dehydroemetin n.
dehydroepiandrosterone (DHEA) Dehydroepiandrosteron (DHEA) n.
dehydrogenase *d.e.* f.
dehydrolyze, to dehydrolysieren
dehydropeptidase *d.e.* f.
dehydrothromboxane Dehydrothromboxan n.
dehydroxylation Dehydroxylation f.
deiodase *d.e.* f.
deiodinase Deiodinase f.
deiodination Entjodierung f.
de-ionize, to entionisieren
déjà vu *d.e.*
Déjérine's sign Déjérine-Zeichen n.
dekapeptide Dekapeptid n.
delactation Abstillen m.
delavirdine Delavirdin n.
delay Verzögerung f., Aufschub m.
delay, to verzögern, verschleppen
delead, to entbleien
deleading Entbleiung f.
delergotrile Delergotril n.
deleterious deletär
deletion *d.e.* f., Vernichtung f.; Tilgung f.
delicate delikat, empfindlich, zart
deligation Abbindung f.
delimit, to begrenzen, abgrenzen
delimitate, to abgrenzen
delimitation Abgrenzung f.
delirious delirant
–, to be – delirieren
delirium *d.e.* n.
– tremens *d.e.*
deliver, to entbinden; ausliefern
delivery Entbindung f.; Auslieferung f., Abgabe f.
–, breech Steißgeburt f.
–, forced Schnellentbindung f.
–, forceps Zangenentbindung f.
–, precipitate Sturzgeburt f.
–, postmortem Leichengeburt f.
– room Kreißsaal m.
–, spontaneous Spontangeburt f.
delmadinone Delmadinon n.
Délorme's operation Délormesche Operation f.
delousing Entlausung f.
delprostenate Delprostenat n.
delta wave Deltawelle f.
delusion Wahn m.
–, descent Abstammungswahn m.
–, expansive Größenwahn m.
–, explanatory Erklärungswahn m.
–, messianic Sendungswahn m.
–, nihilistic Nichtigkeitswahn m.
– of being influenced Beeinflussungswahn m.
– of belittlement Kleinheitswahn m.
– of conversion Bekehrungswahn m.
– of grandeur Größenwahn m.
– of guilt Versündigungswahn m.
– of infestation Dermatozoenwahn m.
– of negation Verneinungswahn m.
– of observation Beobachtungswahn m.
– of persecution Verfolgungswahn m.
– of poverty Verarmungswahn m.
– of reference Beziehungswahn m.
– of revelation Offenbarungswahn m.
–, querulous Querulantenwahn m.
–, residual Residualwahn m.
delusional wahnhaft
demand pacemaker Demand-Schrittmacher m.
demand ventilation Abrufbeatmung f.
demarcation Demarkation f.
demasculinization Entmännlichung f.
demeclocycline Demeclocyclin n.
demecolcine Demecolcin n.
demecycline Demecyclin n.
demelanize, to depigmentieren
dement demente Person f.
demented dement
dementia Demenz f.
demential dementiell
demetasin *d.e.* n.
demethylate, to demethylieren
demethylation *d.e.* f.
demethylchlor-tetracycline Demethylchlortetrazyklin n.
demineralization Demineralisation f.
democonazole Democonazol n.
demodicosis *d.e.* f., Demodexausschlag m.
demodulate, to demodulieren
demodulation *d.e.* f.
demographic demographisch
demography Demographie f.
demonstrate, to demonstrieren
demonstration *d.e.* f.
demonstrative demonstrativ
demoxytocin *d.e.* n.
demulcent Linderungsmittel n.
demyelinate, to entmyelinisieren
demyelination Entmyelinisierung f.
demyelinization Entmyelinisierung f., Entmarkung f.
demyelinize, to entmyelinisieren, entmarken
denaturation Denaturierung f.
denature, to denaturieren
denaverine Denaverin n.

dendrite Dendrit m.
dendritic dendritisch
dendron Dendrit m.
denervate, to entnerven
denervation Entnervung f.
dengue fever Denguefieber n.
denicotinize, to entnikotinisieren
denitrification Denitrifikation f.
dense dicht
densiography Densiographie f.
densiometry Densiometrie f.
densitometer *d.e.* n.
densitometric densitometrisch
densitometry Densitometrie f.
density Dichte f.
density-gradient electrophoresis Dichtegradient-Elektrophorese f.
densography Densiographie f.
dental *d.e.*
– article Dentalartikel m.
– care Zahnpflege f.
– clinic Zahnklinik f.
– film Zahnfilm m.
– implant Zahnimplantat n.
– radiography Zahnröntgenuntersuchung f.
– technician Zahntechniker m., Zahntechnikerin f.
dentalgia Dentalgie f.
dentatorubral *d.e.*
dentifrice Zahnpulver n., Zahnpflegemittel n.
dentigerous zahntragend
dentin *d.e.* n.
–, adventitious Sekundärdentin n.
–, cover Manteldentin n.
–, mantle Manteldentin n.
–, primary Primärdentin n.
–, secondary Sekundärdentin n.
dentinal *d.e.*
dentinification Dentinbildung f.
dentinitis *d.e.* f.
dentinoblast *d.e.* m.
dentinoblastoma Dentinoblastom n.
dentino-cemental dentinozemental
dentino-enamel amelodentinal
dentinogenesis Dentinbildung f.
dentinoma Dentinom n.
dentist Zahnarzt m., Zahnärztin f.
dentistry Zahnheilkunde f.
dentistry, conservative konservierende Zahnheilkunde f.
dentistry, operative Zahnchirurgie f.
dentition *d.e.* f.
dentition, primary erste Dentition f.
–, secondary zweite Dentition f.
dentoalveolar *d.e.*
dentobuccal dentobukkal
dentocemental dentozemental
dentofacial dentofazial
dentogenic dentogen
dentogingival *d.e.*
dentolabial *d.e.*
denture Gebiss n., künstliches Gebiss n.
– adaption Zahnprothesenanpassung f.
–, artificial künstliches Gebiss n., Zahnprothese f.
–, clasp mit Klammern verankerte Teilprothese f.
–, complete Vollprothese f.
–, fixed festsitzende Prothese f.
–, free end artificial Freiendprothese f. (dent.)
–, immediate artificial Immediatprothese f. (dent.)
–, lower Unterkieferprothese f.
–, partial Teilprothese f.
–, removable herausnehmbares künstliches Gebiss n.
–, residual Restgebiss n.
– supporting (dent.) prothesenstützend
–, temporary provisorische Prothese f.
–, upper Oberkieferprothese
denudation Freilegung f., Entblößung f.
deodorant desodorierend; desodorierendes Mittel n.
deodorization Desodorierung f.
deodorize, to desodorieren
deontology Standeskunde f.
deorsumvergence Abwärtsneigung f., Abwärtsrichtung f.
deoxidation Desoxidation f.
deoxidize, to desoxidieren
deoxy... see also:/siehe auch: desoxy...
deoxyadenosine Desoxyadenosin n.
deoxycholate Desoxycholat n.
deoxycorticosterone Desoxykortikosteron n.
deoxycytidine Desoxyzytidin n.
deoxygenate, to desoxygenieren
deoxygenation Sauerstoffentladung f.
deoxyglucose Deoxyglukose f., Desoxyglukose f.
deoxyguanosine Desoxyguanosin n.
deoxynucleoside Desoxynukleosid n.
deoxypyridoxine Desoxypyridoxin n.
deoxyribonuclease Desoxyribonuklease f.
deoxyribonucleoside Desoxyribonukleosid n.
deoxyribose Desoxyribose f.
deoxyriboside Desoxyribosid n.
deoxyspergualine Desoxyspergualin n.

D

deoxystreptamine Desoxystreptamin n.
deoxythymidine Desoxythymidin n.
deoxyuridine Desoxyuridin n.
depancreatize, to pankreatektomieren
department Abteilung f.; Fachgebiet n.
–, out-patient Poliklinik f.
–, university Universitätsklinik f.
dependant abhängig, bedingt
dependence, dependency Abhängigkeit f., Bedingtheit f.
dependency, high hochgradige Abhängigkeit f.
dependent abhängig, bedingt
depersonalization Entpersönlichung, Depersonalisierung f.
dephosphorylate, to dephosphorylieren
dephosphorylation *d.e.* f.
depigment, to depigmentieren
depigmentation Depigmentierung f.
depilate, to enthaaren
depilation Enthaarung f.
depilatory Enthaarungsmittel n.
deplete, to entleeren
depletion Entleerung f.
depolarization Depolarisation f.
depolarize, to depolarisieren
depolymerase *d.e.* f.
depolymerization Depolymerisierung f.
depolymerize, to depolymerisieren
deposit Ablagerung f., Sediment n.
deposit, brick dust Ziegelmehlsediment n.
depot *d.e.* n.
– insulin Depotinsulin n.
– penicillin Depotpenicillin n.
depramine Depramin n.
depravation Verschlechterung f., Verderbnis f.
depraved verschlechtert, verdorben
depress, to niederdrücken, eindrücken, deprimieren
depressant depressorisch; depressorisches Mittel n.
depressed fracture of skull Schädelimpressionsfraktur f.
depression *d.e.* f.
–, agitated agitierte Depression f.
–, alienation Entfremdungsdepression f.
–, endogenous endogene Depression f.
–, inhibited gehemmte Depression f.
–, involutional Involutionsdepression f.
–, larvate larvierte Depression f.
–, of exhaustion Erschöpfungsdepression f.
–, pacchionian Pacchionisches Grübchen n.
–, reactive reaktive Depression f.
depressive depressiv
depressor *d.e.* m.
–, abdominal Bauchspatel m.
–, Sims's Simssches Spekulum n.
–, tongue Zungenspatel m.
deprival Verlust m., Fehlen n.
deprivation Beraubung f., Entzug m., Verlust m.
–, maternal Verlust m. der mütterlichen Fürsorge
deprostil *d.e.* n.
deproteinize, to enteiweißen
depth dose Tiefendosis f.
depth psychology Tiefenpsychologie f.
depth of field Tiefenschärfe f.
deptropine Deptropin n.
depurated gereinigt
depyridination Depyridinierung f.
derangement Störung f.
– of mind Geistesverwirrung f.
Dercum's disease Dercumsche Krankheit f.
derealization Derealisation f.
dereism Dereismus m.
dereistic dereistisch
dereistic thinking Wunschdenken n.
derepression *d.e.* f.
derivation Ableitung f.
derivative ableitend; ableitendes Mittel n.; Derivat n.
derive, to ableiten
dermabrasion Hautabschürfung f.
dermatan *d.e.* n.
dermatitis *d.e.* f.
dermatitis, atopic endogenes Ekzem n.
–, grass Wiesendermatitis f.
dermatoautoplasty Dermatoautoplastie f.
dermatochalasis *d.e.* f.
dermatofibroma Dermatofibrom n.
dermatofibrosarcoma Dermatofibrosarkom n.
dermatoglyphics Hauttastleistenmuster n.; Beurteilung f. des Tastleistenmusters
dermatoliposclerosis Dermatoliposklerose f.
dermatological dermatologisch
dermatologist Dermatologe m., Dermatologin f.
dermatology Dermatologie f.
dermatolysis Dermatolyse f.
dermatomania Dermatomanie f.
dermatome Dermatom n.
dermatomycosis Dermatomykose f.
dermatomyositis *d.e.* f.
dermatophobia Dermatophobie f.
dermatophyte Dermatophyt m.
dermatophytide Dermatophytid n.
dermatophytosis Dermatophytose f.

dermatoscopy Dermatoskopie f.
dermatosis Dermatose f.
–, ashy Erythema dyschromicum perstans
dermatosclerosis Dermatosklerose f.
dermatovisceral kutiviszeral
dermochondrocorneal dermochondrokorneal
dermographia Dermographie f.
dermographism Dermographismus m.
dermoid dermoid; Dermoid n.
– cyst Dermoidzyste f.
dermolipectomy Dermolipektomie f.
desalinate, to entsalzen
desalination Entsalzung f.
desalt, to entsalzen
desaminase *d.e.* f.
desaspidin *d.e.* n.
desaturase *d.e.* f.
descemetitis *d.e.* f.
descend, to abstammen, absteigen, abfallen
descendant Nachkomme m.
descending absteigend, deszendierend
descent Abstieg m., Abfall m.; Abstammung f.
desciclovir *d.e.* n.
descinolone Descinolon n.
description Beschreibung f.
descriptive deskriptiv
desensitization Desensibilisierung f.
desensitize, to desensibilisieren
deserpidine Deserpidin n.
desert sore Barcookrankheit f.
desethyloxybutinine Desethyloxybutinin n.
desferrioxamine Desferrioxamin n.
desflurane Desfluran n.
desiccate, to austrocknen
desiccation Austrocknung f.
desiccator Trockenschrank m.
design, experimental Versuchsanordnung f.
desinsertion *d.e.* f.
desipramine Desipramin n.
desire Verlangen n., Wunsch m.
–,to show off Geltungsbedürfnis n.
desirudin *d.e.* n.
deslanoside Deslanosid n.
desloratadine Desloratadin n.
desmethylimipramine Demethylimipramin
desmocyte Desmozyt m.
desmodontal *d.e.*
desmolase *d.e.* f.
desmology Desmologie f.
desmoplakin *d.e.* n.
desmoplastic desmoplastisch
desmopressin *d.e.* n.
desmose *d.e.* f.
desmosome Desmosom n.
desmoteplase *d.e.* f.
desobliterate, to desobliterieren
desobliteration *d.e.* f.
desogestrel *d.e.* n.
desomorphine Desomorphin n.
desonide Desonid n.
desorption *d.e.* f.
desoxyuridine Desoxyuridin n.
despeciate, to entarten
despeciation Entartung f.
despecification Despezifizierung f.
desperation Verzweiflung f.
d'Espine's sign d'Espine-Zeichen n.
despiralization Despiralisation f., Despiralisierung f.
desquamate, to schuppen, abschuppen
desquamation *d.e.* f., Abschuppung f.
desquamative desquamativ
destruct, to zerstören
destruction Destruktion f., Zerstörung f.
destructive destruktiv
destructor Destruktor m.
desulfurization (a) Entschwefelung f.
desulfurize, to (a) entschwefeln
desulphurization (e) Entschwefelung f.
desulphurize, to (e) entschwefeln
desultory sprunghaft
desynchronization Desynchronisation f.
detachment Loslösung f., Ablösung f.
detector Detektor m.
deterenol *d.e.* n.
detergent Detergens n.
deterioration Verschlechterung f.; Verstimmung f.
–, mental geistiger Abbau m.
determinant Determinante f.
determination Bestimmung f.
determination, rapid Schnellbestimmung f.
detoxicate, to entgiften
detoxication Entgiftung f.
detoxification Entgiftung f.
detoxify, to entgiften
detralfate Detralfat n.
detritus *d.e.* m.
detrusor *d.e.* m.
detumescence Abschwellung f.
deuteranopia Deuteranopie f., Grünblindheit f.
deuterium *d.e.* n.
deuteron *d.e.* n.
deuterosome Deuterosom n.
devascularization Devaskularisation f.
devascularize, to devaskularisieren
develop, to entwickeln

D

developer Entwickler m.
development Entwicklung f.
developmental entwicklungsmäßig
deviance Abweichung f.
deviation *d.e.* f.
– of the nasal septum Nasenseptumdeviation f.
– to the left Linksverschiebung f., Linksabweichung f.
device Gerät n.
device, intrauterine Intrauterinspirale f.
devil's grip Bornholmkrankheit f.
devitalization Devitalisation f.
devitalize, to devitalisieren, abtöten
devour, to verschlingen
dewatering Entwässerung f.
dew-claw Afterklaue f.
dewlap (veter.) Wamme f.
deworming Wurmkur f.
dew point Taupunkt m.
dexamethasone Dexamethason n.
dexamisole Dexamisol n.
dexfenfluramine Dexfenfluramin n.
dexibuprofen *d.e.* n.
dexiocardia Dextrokardie f.
dexivacaine Dexivacain n.
dexketoprofen *d.e.* n.
dexpropanolol *d.e.* n.
dextran *d.e.* n.
dextranase *d.e.* f.
dextranomer *d.e.* n.
dextrin *d.e.* n.
dextrinosis Dextrinose f.
dextroamphetamine Dextroamphetamin n.
dextrocardiography Dextrocardiographie f.
dextrofemine Dextrofemin n.
dextromanual rechtshändig
dextromethorphane Dextromethorphan n.
dextromoramide Dextromoramid n.
dextroposed dextroponiert
dextroposition *d.e.* f.
dextropropoxyphene Dextropropoxyphen n.
dextrorotation Rechtsdrehung f.
dectrorotatory rechtsdrehend
dextrorphan *d.e.* n.
dextrose *d.e.* f.
dextrothyroxine Dextrothyroxin n.
dextroversion *d.e.* f.
dextroverted dextrovertiert
dezymotize, to entfermentieren
DHA (dehydroepiandrosterone) Dehydroepiandrosteron n.
Dhobie itch Eczema marginatum
diabetes *d.e.* m.
–, adult-onset Erwachsenendiabetes m.
–, bronze Bronzediabetes m.
– in children kindlicher Diabetes m.
– insipidus *d.e.*
–, insulin-deficient Insulinmangeldiabetes m.
– mellitus *d.e.*
–, neonatal Neugeborenendiabetes m.
– of old age Altersdiabetes m.
–, phosphate Phosphatdiabetes m.
–, renal Diabetes renalis
–, to regulate a einen Diabetes einstellen
diabetic diabetisch; Diabetiker m., Diabetikerin f.
diabetogenic diabetogen
diabetologist Diabetologe m., Diabetologin f.
diabetology Diabetologie f.
diacetamate Diazetamat n.
diacetate Diazetat n.
diacetolol Diazetolol n.
diacetyl Diazetyl n.
diacetylmorphine Diazetylmorphin n., Heroin n.
diacoptic diakoptisch
diacrinous diakrin
diactyl sodium sulfosuccinate (a),
– – sulphosuccinate (e) Docusatnatrium n.
diacyl Diacyl n.
diad zweiwertig
diadokokinesia Diadochokinese f.
diafiltration *d.e.* f.
diagnose, to diagnostizieren
diagnosis Diagnose f.
–, differential Differentialdiagnose f.
–, tentative Vermutungsdiagnose f.
diagnostic diagnostisch
– set Untersuchungsbesteck n.
diagnosticate, to diagnostizieren
diagnostician Diagnostiker m., Diagnostikerin f.
diagnostics Diagnostik f.
–, functional Funktionsdiagnostik f.
diagnosticum Diagnostikum n.
diagonal *d.e.*
diagram Diagramm n.
diakinesis Diakinese f.
dialdehyde Dialdehyd m.
diallyl *d.e.* n.
diallylbisnortoxiferine Alcuroniumchlorid n.
dialysate Dialysat n.
dialysis Dialyse f.
– fluid Dialysierflüssigkeit f.
– unit Dialysestation f.
dialyze, to dialysieren
dialyzer Dialysator m.

diameter Durchmesser m.
–, Baudelocque's Baudelocquescher Durchmesser m.
–, diagonal conjugate Conjugata diagonalis
–, external conjugate Conjugata externa
–, true conjugate Conjugata vera
diamide Diamid n.
diamidine Diamidin n.
diamido-monoester Diamidomonoester m.
diamine Diamin n.
diaminoazobenzene Diaminoazobenzol n.
diaminobenzidine Diaminobenzidin n.
diaminocyclohexane Diaminozyklohexan n.
diaminodiphosphatide Diaminodiphosphatid n.
diaminomonophosphatide Diaminomonophosphatid n.
diamniotic diamniotisch
diamocaine Diamocain n.
diamond bur Diamantbohrer m.
diamorphine Diamorphin n.
dianhydrogalactitol Dianhydrogalaktitol n.
dianisidine Dianisidin n.
dianisyl *d.e.* n.
dianitidine Dianitidin n.
diapedesis Diapedese f.
diaper (a) Windel f.
diaphanoscopy Diaphanoskopie f.
diaphorase *d.e.* f.
diaphoresis Diaphorese f.
diaphoretic diaphoretisch, schweißtreibend; Diaphoretikum n.
diaphragm Zwerchfell n.; Scheidewand f.; Blende f.
diaphragmatic diaphragmatisch
diaphysary diaphysär
diaphyseal diaphysär
diaphysis Diaphyse f.
diaplacental diaplazentar
diapyesis Eiterung f.
diaquoferrate Diaquoferrat n.
diarginyl *d.e.* n.
diarrhea (a) Diarrhö f.
–, traveler's (a) Reisediarrhö
–, white bacillary (a) Kükenruhr f.
diarrheal (a) diarrhoisch
diarrhoea (e) Diarrhö f.
–, traveller's (e) Reisediarrhö f.
–, white bacillary (e) Kükenruhr f.
diarrhoeal (e) diarrhoisch
diarthrodial *d.e.*
diarthrosis Diarthrose f., Kugelgelenk n.
diaschisis *d.e.* f.
diascopy Diaskopie f.
diastase *d.e.* f.
diastasis Diastase f. (anatom.)
– recti abdominis Rektusdiastase f.
diastematomyelia Diastematomyelie f.
diastereoisomer *d.e.* n.
diastereoisomeric diastereoisomer
diastereoisomerism Diastereoisomerie f.
diastole *d.e.* f.
diastolic diastolisch
diathermy Diathermie f.
diathesis Diathese f.
–, gouty Gichtdiathese f.
–, haemorrhagic (e) hämorrhagische Diathese f.
–, hemorrhagic (a) hämorrhagische Diathese f.
–, varicose Krampfaderneigung f.
diathetic diathetisch
diatrizoate Diatrizoat n.
diaveridine Diaveridin n.
diazepam *d.e.* n.
diazepine Diazepin n.
diazepoxide Diazepoxid n.
diazine Diazin n.
diazo compound Diazoverbindung f.
– reaction Diazoreaktion f.
diazotize, to diazotieren
diazoxide Diazoxyd n., Diazoxid n.
dibasic zweibasig
dibenamine Dibenamin n.
dibenzanthracene Dibenzanthracen n.
dibenzodiazepine Dibenzodiazepin n.
dibenzodioxin *d.e.* n.
dibenzoxazepine Dibenzoxazepin n.
dibenzpyran *d.e.* n.
dibromide Dibromid n.
dibrompropamidine Dibrompropamidin n.
dibromsalan *d.e.* n.
dibunate Dibunat n.
dibutyl *d.e.* n.
dibutyryladenosinemonophosphate Dibutyryladenosinmonophosphat n.
DIC (disseminated intravascular coagulation) Verbrauchskoagulopathie f.
dicalutamide Dicalutamid n.
dicarbamate Dikarbamat n.
dicentric dizentrisch
dichloramine Dichloramin n.
dichlorbenzene Dichlorbenzol n.
dichlordifluormethane Dichlordifluormethan n.
dichloride Dichlorid n.
dichlorisoprenaline Dichlorisoprenalin n.
dichlorisopropylcarbamate Dichlorisopropylkarbamat n.
dichloroacetate Dichlorazetat n.

dichloroethane Dichlorethan n.
dichlorphenamide Dichlorphenamid n.
dicholine Dicholin n.
dichotomy Dichotomie f.
dichroism Dichroismus m.
dichromat dichromate Person f.
dichromate Dichromat n.
dichromatic dichromatisch, dichromat
dichromatopsia Dichromatopsie f.
dichromography Dichromographie f.
diciferron *d.e.* n.
diclofenac *d.e.* n.
diclofensine Diclofensin n.
diclophenamide Diclophenamid n.
dicloxacillin *d.e.* n.
dicoumarin Dikumarin n.
dicoumarol *d.e.* n., Dikumarol n.
dicroceliasis (a) Dikrozöliose f.
dicrocoeliasis (e) Dikrozöliose f.
dicrotic dikrot
dicrotism Dikrotie f.
dictating machine Diktiergerät n.
dictyosome Diktyosom n.
dicumarol *d.e.* n., Dikumarol n.
dicyanodiamide Dizyandiamid n.
dicyanodiamidine Dizyandiamidin n.
dicyclohexylamine Dizyklohexylamin n.
dicyclomine Dizykloverin n.
didactic didaktisch
didanosine Didanosin n.
dideoxyadenosine Didesoxyadenosin n.
dideoxycytosine Didesoxycytosin n.
dideoxyinosine Didesoxyinosin n.
dideoxynucleoside Didesoxynukleosid n.
didrovaldrate Didrovaldrat n.
die (dent.) Gussform f.
die, to sterben
– of hunger verhungern
– of thirst verdursten
dieldrin *d.e.* n.
dielectric dielektrisch
– constant Dielektrizitätskonstante f.
diencephalic dienzephal
diencephalon Dienzephalon n., Zwischenhirn n.
diene (chem.) Dien n.
dienestrol (a) Dienestrol n.
dienoestrol (e) Dienestrol n.
diester *d.e.* m.
diesterase *d.e.* f.
diet Diät f.
–, adequate Vollkost f.
–, bland Schonkost f.
–, diabetic Diabetesdiät f.
–, fruit-juice Saftfasten n.
–, gluten-free glutenfreie Diät f.
–, high caloric kalorienreiche Diät f.
–, high protein eiweißreiche Diät f.
–, high vitamin vitaminreiche Diät f.
–, ketogenic ketogene Diät f.
–, low caloric kalorienarme Diät f.
–, low fat fettarme Diät f.
–, low gluten glutenarme Diät f.
–, low purine purinarme Diät f.
–, low roughage schlackenarme Diät f.
–, low salt salzarme Diät f.
–, normal Normalkost f.
–, raw Rohkost f.
–, rice Reisdiät f.
–, vegan vegane Diät f.
–, vegetarian vegetarische Diät f.
dietary Diätschema n.
dietetic diätetisch
dietetics Diätetik f.
diethadione Dietroxin n.
diethazine Diethazin n.
diethyl *d.e.* n.
diethylamide Diethylamid n.
diethylamine Diethylamin n.
diethylcarbamazine Diethylkarbamazin n.
diethylene glycol Diethylenglykol n.
diethyl malonate Diethylmalonat n.
diethyl nicotinamide Nikotinsäurediethylamid n.
diethylpropion Diethylpropion m.
diethylstilbestrol (a) Diethylstilbestrol n.
diethylstilboestrol (e) Diethylstilbestrol n.
dietician Diätetiker m., Diätetikerin f.
dietkitchen Diätküche f.
dietotherapy Diätbehandlung f.
difenoxine Difenoxin n.
difference Differenz f.
different *d.e.*
differential differential, differentiell
– diagnosis Differentialdiagnose f.
differentiate, to differenzieren
differentiation Differenzierung f.
diffract, to beugen, brechen
diffraction Diffraktion f.
diffractometry Diffraktometrie f.
diffuse diffus
diffuse, to diffundieren
diffusion *d.e.* f.
– capacity Diffusionskapazität f.
– chamber Diffusionskammer f.
diflorasone Diflorason n.
difluanazine Difluanazin n.
diflucortolone Diflucortolon n.
difluprednate Difluprednat n.
digest, to verdauen

digestant verdauungsfördernd; Digestivum n.
digestibility Verdaulichkeit f.
digestible verdaulich
digestion Verdauung f.
digestive digestiv; Verdauungsmittel n.
– tract Verdauungstrakt m.
diginatigenin *d.e.* n.
digipurpidase *d.e.* f.
digit Finger m.
digital *d.e.*
– display Digitalanzeige f.
digitalin *d.e.* n.
digitalis *d.e.* f.
digitalization (a), digitalisation (e) digitaler Wandel m.
digitaloid *d.e.* n.
digitalose *d.e.* f.
digitise, to (e) digitalisieren
digitization (a), digitisation (e) Digitalisierung f.
digitize, to (a) digitalisieren
digitogenin *d.e.* n.
digitonin *d.e.* n.
digitoxigenin *d.e.* n.
digitoxin *d.e.* n.
digitoxose *d.e.* f.
digluconate Diglukonat n.
diglucoside Diglukosid n.
diglyceride Diglyzerid n.
diglycol Diglykol n.
dignity Dignität f.
digoxigenin *d.e.* n.
digoxin *d.e.* n.
digressive abschweifend, weitschweifig
diguanidine Diguanidin n.
dihexose Dihexosid n.
dihexosidase *d.e.* f.
dihexoside Dihexosid n.
dihexyverine Dihexyverin n.
dihydrate Dihydrat n.
dihydric dihydrisch
dihydrochloride Dihydrochlorid n.
dihydrocodeinone Dihydrocodeinon n.
dihydrodigoxin *d.e.* n.
dihydroergocriptin *d.e.* n.
dihydroergotamine Dihydroergotamin n.
dihydrofolate Dihydrofolat n.
dihydrogen phosphate Dihydrogenphosphat n.
dihydro-orotase Dihydroorotase f.
dihydro-orotate Dihydroorotat n.
dihydrophenylalanine Dihydrophenylalanin n.
dihydropteridine Dihydropteridin n.
dihydropyridine Dihydropyridin n.
dihydrotachysterol Dihydrotachysterin n.
dihydrotestosterone Dihydrotestosteron n.
dihydrotheelin Estradiol n.
dihydrothiazine Dihydothiazin n.
dihydroxycholecalciferol *d.e.* n.
di-imide Diimid n.
di-imine Diimin n.
di-iodide Dijodid n., Diiodid n.
di-iodothyronine Diiodthyronin n., Dijodthyronin n.
di-iodotyrosine Dijodtyrosin n., Diiodtyrosin n.
di-isetionate Diisetionat n.
di-isobutylphthalate Diisobutylphthalat n.
di-isocyanate Diisozyanat n.
di-isopropyl Diisopropyl n.
di-isopropylphenol *d.e.* n.
diketone Diketon n.
dilatable erweiterungsfähig
dilatation *d.e.* f., Erweiterung f.
dilatative dilatativ
dilate, to dilatieren, erweitern
dilation Erweiterung f.
dilator Dilatator m., Dehner m., Erweiterer m.
dilaurate Dilaurat n.
dilazep *d.e.* n.
dilevalol *d.e.* n.
diloxanide Diloxanid n.
diltiazem *d.e.* n.
diluent Verdünnungsmittel n.
dilute, to verdünnen
dilution Verdünnung f.
– curve Verdünnungskurve f.
– test Verdünnungsversuch m.
dilutor *d.e.* m.
dimaleate Dimaleat n.
dimefline Dimeflin n.
dimenhydrinate Dimenhydrinat n.
dimension *d.e.* f.
dimer *d.e.* n.
dimercaprol *d.e.* n.
dimeric dimer
dimerisate Dimerisat n.
dimerization Dimerisierung
dimerous dimer
Dimesna *d.e.* n.
dimethicon *d.e.* n., Dimeticon n.
dimethoxyamphetamine Dimethoxyamphetamin n.
dimethylamine Dimethylamin n.
dimethylaminoazobenzene Dimethylaminoazobenzol n.
dimethylarginine Dimethylarginin n.

D

dimethylbiguanide Dimethylbiguanid n.
dimethylcysteine Dimethylzystein n.
dimethylfumarate Dimethylfumarat n.
dimethylguanidine Dimethylguanidin n.
dimethylguanosine Dimethylguanosin n.
dimethylnitrosamine Dimethylnitrosamin n.
dimethyl sulfoxide (a) Dimethylsulfoxid n.
– sulphoxide (e) Dimethylsulfoxid n.
dimeticon *d.e.* n., Dimethicon n.
diminished breath sounds abgeschwächtes Atmungsgeräusch n.
diminution Verminderung f., Verkleinerung f.
dimitrocresol Dimitrokresol n.
dimorphic dimorph
dimorphism Dimorphismus m.
dimple Delle f., Grübchen n.
dinicotinate Dinikotinat n.
dinitrate Dinitrat n.
dinitrobenzene Dinitrobenzol n.
dinitrophenol *d.e.* n.
dinitrotoluene Dinitrotoluol n.
dinoprost *d.e.* n.
dinoprostone Dinoproston n.
dinucleotidase Dinukleotidase f.
dinucleotide Dinukleotid n.
dioctyl *d.e.* n.
– sodium sulfosuccinate (a) Docusatnatrium n.
– sodium sulphosuccinate (e) Docusatnatrium n.
diode *d.e.* f.
diol *d.e.* n.
dioleate Dioleat n.
dione Dion n.
diopter Dioptrie f.
dioptre Dioptrie f.
dioptry Dioptrie f.
diosmine Diosmin n.
diotic diotisch
dioxane Dioxan n.
dioxanone Dioxanon n.
dioxide Dioxid n.
dioxime Dioxim n.
dioxin *d.e.* n.
dioxyacetone Dioxyazeton n.
dioxygenase *d.e.* f.
dioxynaphthalene Dioxynaphthalin n.
dipantoylferrate Dipantoylferrat n.
dipeptidase *d.e.* f.
dipeptide Dipeptid n.
diphasic diphasisch
diphebuzol Phenylbutazon n.
diphenhydramine Diphenhydramin n.
diphenicillin *d.e.* n.
diphenoloxidase *d.e.* f.
diphenoxylate Diphenoxylat n.
diphenyl *d.e.* n.
diphenylpyraline Diphenylpyralin n.
diphosphatase *d.e.* f.
diphosphate Diphosphat n.
diphosphogalactose Diphosphogalaktose f.
diphosphoglucuronate Diphosphoglukuronat n.
diphosphoglycerate Diphosphoglyzerat n.
diphosphoglyceromutase Diphosphoglyzeromutase f.
diphosphonate Diphosphonat n.
diphosphonucleoside Diphosphonukleosid n.
diphosphopyridinenucleotide Diphosphopyridinnukleotid n.
diphosphoramidate Diphosphoramidat n.
diphosphorodithioate Diphosphorodithioat n.
diphoxazide Diphoxazid n.
diphtheria Diphtherie f.
diphtheric diphtherisch
diphtheroid *d.e.*
diphthongia Diplophonie f.
Diphyllobothrium latum Fischbandwurm m., Bothriocephalus latus
dipicrylamine Dipikrylamin n.
dipiproverine Dipiproverin n.
dipivaloylepinephrine Dipivaloylepinephrin n.
dipivefrin *d.e.* n.
diplegia Diplegie n.
diplegic diplegisch
diplobacillus Diplobazillus m.
diplococcus Diplokokkus m.
diploe Diploe f.
diploid *d.e.*
diplopia Diplopie f.
diplotene Diplotän n.
dipolar *d.e.*
diponium *d.e.* n.
dipper Löffel m.
diprenorphine Diprenorphin n.
diprobutine Diprobutin n.
diprofene Diprofen n.
diprophylline Diprophyllin n.
dipropionate Dipropionat n.
diprotrizoate Diprotrizoat n.
diproxadol *d.e.* n.
dipsomania Dipsomanie f.
dipyridamole Dipyridamol n.
dipyridilium *d.e.* n.
dipyrone Metamizol n.

dipyrrole Dipyrrol n.
dirazepate Dirazepat n.
direct direkt
directional direktional, richtungsmäßig, gerichtet
direction of arrows Pfeilrichtung f.
- of entry Eingangsrichtung f.
- of exit Ausgangrichtung f.
directly acting oral anticoagulant (DOAC) direktes orales Antikoagulans (DOAK) n.
director of nursing service leitende Oberschwester f., leitender Oberpfleger m., Pflegedienstleiter m., Pflegedienstleiterin f.
directory leitend (als Führungskraft tätig), Direktorium n., Leitfaden m.,Verzeichnis n., Sammlung f.
dirithromycin *d.e.* n.
dirt Kot m.
disability Unfähigkeit f.; Invalidität f.
-, to place under - entmündigen
disabled adult behinderte erwachsene Person f.
- person invalide Person f.
disablement Invalidität f.
disaccharidase *d.e.* f.
disaccharide Disaccharid n.
disacidify, to entsäuern
disaccustom, to abgewöhnen
disappear, to verschwinden
disappearance rate Abklingquote f.
disappearing bone disease kryptogenetische progressive Osteolyse f.
disarticulation Exartikulation f.
disc see:/siehe: disk
discal diskal
discerning ability Einsichtsfähigkeit f.
discerning inability mangelnde Einsichtsfähigkeit f.
discharge Entladung f., Entlastung f., Entlassung f., Freisetzung f.; Eiterung f.
discharge, to entladen, entlasten, entlassen, freisetzen; eitern
discharge slip Entlassungsschein m.
discission Diszision f.
disclination Disklination f.
discography Diskographie f.
discoid meniscus Scheibenmeniskus m.
discoidin *d.e.* n.
discoloration (a) Verfärbung f.
discolouration (e) Verfärbung f.
disconnect, to trennen, abschalten
discontinuance of a therapy Absetzen n. einer Therapie
discontinuation of a therapy Absetzen n. einer Therapie
discontinue a treatment, to eine Behandlung f. absetzen
discontinuous diskontinuierlich
discovery Entdeckung f.
discordance Diskordanz f.
discordant diskordant
discrepancy Diskrepanz f.
discrete diskret
discriminate, to unterscheiden
discrimination Unterscheidung f.
discussion Diskussion f.
disease Krankheit f., Morbus m.
-, atopic Allergose f.
- broad beta Dysbetalipoproteinämie f.
-, Bowen's Bowensche Krankheit f.
-, central core Zentralfibrillenmyopathie f.
-, Duchenne's Duchennesche Krankheit
-, Duchenne-Aran's Duchenne-Aransche-Krankheit
-, fifth Fünfte Krankheit f., Erythema infectiosum
-, fourth Vierte Krankheit f., Rubeolae scarlatinosae
-, fourth venereal Lymphogranuloma inguinale
-, Hartnup's Hartnupsche Krankheit f.
-, hereditary Erbkrankheit f.
-, v. Hippel's Netzhautangiomatose f.
-, infectious bursal Gumborokrankheit f. (veter.)
-, Machado-Joseph Machado-Joseph-Krankheit f.
-, Madelung's Madelungsche Krankheit f.
-, mixed connective tissue Mischkollagenose f.
-. metabolic Stoffwechselkrankheit f.
-, Münchmeyer's Münchmeyer-Syndrom n.
-, Mulberry heart Maulbeerherzkrankheit f.
-, Ormond's Morbus Ormond m.
-, Pringle's Pringlesche Krankheit f., Adenoma sebaceum
-, Senear-Usher's Senear-Ushersche Krankheit f.
-, Sturge-Weber's Sturge-Webersche Krankheit f.
-, tropical Tropenkrankheit f.
-, von Willebrand's von Willebrandsche Krankheit f.
-, Waldenstroem's Waldenströmsche Krankheit f.
-, Wegener's Morbus Wegener m.
diseased krank
disequilibrium Gleichgewichtsstörung f.

disfigure, to entstellen
disgust Ekel m., Widerwillen m., Überdruss m.
–, to ekeln, verekeln
disgusting widerlich
dish Schüssel f., Schale f.
–, evaporating Abdampfschale f.
–, kidney Nierenschale f.
–, Petri Petrischale f.
disialoganglioside Disialogangliosid n.
disinfect, to desinfizieren
disinfectant desinfizierend; Desinfektionsmittel n.
disinfecting bells Desinfizieren von Klingeln
– buttons Desinfizieren von Schaltern und Tasten
– pens Desinfizieren von Schreibstiften
– seating surfaces Desinfizieren von Sitzflächen
disinfection Desinfektion f.
–, concomitant laufende Desinfektion f.
–, scrub Scheuerdesinfektion f.
–, terminal Schlussdesinfektion f.
disinfestation Entwesung f., Entlausung f.
disinhibit, to enthemmen
disinhibition Enthemmung f.
disinsectization Insektenvernichtung f.
disintegrate, to desintegrieren
disintegration Desintegration f.
–, stone Steinzertrümmerung f.
disinterment Exhumierung f.
disjunction Trennung f., Auseinandertreten n.
disk Scheibe f.; Diskus m.
disk, carborundum Karborundscheibe f.
disk, choked Stauungspapille f.
disk electrophoresis Disk-Elektrophorese f.
disk, intervertebral Zwischenwirbelscheibe f., Bandscheibe f.
disk, slipped intervertebral Bandscheibenvorfall m.
dislocate, to dislozieren, ausrenken
dislocation Dislokation f.
– of (lateral/mesial) articular cartilage of the knee Dislokation des (lateralen/medialen) Meniskus am Knie
dislodge, to umlagern; aufjagen
dismantle, to abmontieren
dismiss, to entlassen, kündigen
dismissal Entlassung f., Kündigung f.
dismount, to abmontieren
dismutase *d.e.* f.
dismutation *d.e.* f.
disobutamide Disobutamid n.
disodium salt Dinatriumsalz n.

disomic disom
disopyramide Disopyramid n.
disorder Unordnung f., Störung f.
–, eating Essstörung f.; Fressstörung f. (veter.)
–, seasonal affective jahreszeitlich bedingte Gemütsverstimmung f.
disorganization Desorganisation f., Zerrüttung f.
disorientation Desorientierung f., Desorientiertheit f.
disoriented desorientiert
disparate disparat
dispareunia Dispareunie f.
dispensary Dispensarium n., Krankenhausapotheke f.; Behandlungsstation f.
dispense, to dispensieren
dispenser Dispensor m.
dispensing Rezeptur f.
disperse dispers
dispersion *d.e.* f.
dispersonalization Entpersönlichung f.
displace, to verlagern, verschieben, verdrängen
displacement Verlagerung f., Verschiebung f., Verdrängung f.
displeasure Verdruss m., Unlust f., Missfallen n.
disposable product Einmalartikel m., Einmalprodukt n.
– gloves Einmalhandschuhe m. pl.
– handkerchief Einmaltaschentücher n. pl.
– overall Einmalanzug m.
– protective clothing Einmalkleidung f.
disposal Verfügung f.
disposition *d.e.* f.
–, hereditary Erbanlage f.
disproportion Missverhältnis n.
disproportional *d.e.*
disruption Zerreißung f., Spaltung f.
dissect, to sezieren, präparieren (anatom.)
dissecting set Präparierbesteck n.
dissection Sektion f., Dissektion f., Leichensektion f.
disseminated disseminiert
dissemination *d.e.* f.
dissertation *d.e.* f.
dissimilate, to dissimilieren, abbauen
dissimilation *d.e.* f., Abbau m.
dissimulation *d.e.* f., Verheimlichung f.
dissociate, to dissoziieren
dissociative identity disorder dissoziative Identitätsstörung f.
dissociation Dissoziation f.
dissoluble löslich
dissolution Auflösung f., Lösung f.

dissolve, to auflösen, lösen
dissolving power Auflösungsvermögen n.
distad distalwärts
distal *d.e.*
distance Distanz f.
distance learning Distanzunterricht m.
distemper, avian atypische Hühnerpest f.
distemper, canine Hundestaupe f.
distend, to ausdehnen, sich ausdehnen
distention Ausdehnung f.
distichiasis *d.e.* f.
distigmine Distigmin n.
distil, to destillieren
distillate Destillat n.
distillation Destillation f.
distilling apparatus Destillierapparat m.
distoangular distoangulär
distobuccal distobukkal
distobucco-occlusal distobukkookklusal
distobuccopulpal distobukkopulpal
distocclucion Distokklusion f.
distolabial d.e
distolingual *d.e.*
distomer *d.e.* n.
distomiasis *d.e.* f.
distomolar *d.e.*
distort, to verrenken, verzerren, verbiegen, verdrehen
distortion Distorsion f.
distoversion *d.e.* f.
distract, to zerstreuen, ablenken
distractibility Ablenkbarkeit f.
distractible ablenkbar
distraction Distraktion f.; Zerstreuung f., Ablenkung f.
distress Elend n., Not f., Bedrängnis f.
–, fetal Fruchtschädigung f.
distribution Verteilung f.
– curve Verteilungskurve f.
distributor Verteiler m.
district nurse Gemeindeschwester f., Gemeindepfleger m.
distrust Misstrauen n.
disturb, to stören
disturbance Störung f.
–, circulatory Kreislaufstörung f.
–, nutritional Ernährungsstörung
–, sensory Sensibilitätsstörung f.
disulergine Disulergin n.
disulfate (a) Disulfat n.
disulfide (a) Disulfid n.
disulfiram (a) *d.e.* n.
disulphate (e) Disulfat n.
disulphide (e) Disulfid n.
disulphiram (e) Disulfiram n.
diterminal *d.e.*
diterpene Diterpen n.
dithiocarbamate Dithiokarbamat n.
dithiocarbamoylhydrazine Dithiokarbamoylhydrazin n.
dithiocarbonate Dithiokarbonat n.
dithiol *d.e.* n.
dithionate Dithionat n.
dithizone Dithizon n.
dithranol *d.e.* n.
dithymol *d.e.* n.
ditiocarb *d.e.* n.
ditolamide Ditolamid n.
Dittrich's plugs Dittrichsche Pfröpfe m. pl.
diuresis Diurese f.
diuretic diuretisch; Diuretikum n.
–, loop Schleifendiuretikum n.
divalent bivalent, zweiwertig
diver Taucher m.
divergence Divergenz f.
divergent *d.e.*
divers' disease Caissonkrankheit f., Taucherkrankheit f.
diversion *d.e.*
diversion *d.e.* f., Umleitung f.
diverticulectomy Divertikulektomie f.
diverticulitits *d.e.* f.
diverticulosis Divertikulose f.
diverticulum Divertikel n.
division Teilung f.
–, equational Äquationsteilung f.
–, nuclear Kernteilung f.
divulse, to absprengen
divulsion Absprengung f.
dixyrazin *d.e.* n.
dizygotic dizygot
DMSO (dimethylsulfoxide (a), dimethylsulphoxide (e)) Dimethylsulfoxid n. (DMSO)
DNA (deoxyribonucleic acid) Desoxyribonukleinsäure f. (DNS, international: DNA)
DOAC (directly acting oral anticoagulant) DOAK (direktes orales Antikoagulans) n.
dobesilate Dobesilat n.
dobutamine Dobutamin n.
DOC (deoxycorticosterone) Desoxykortikosteron n.
DOCA (deoxycorticosterone acetate) Desoxykortikosteronazetat n.
docetaxel *d.e.* n.
docetrizoate Docetrizoat n.
doconazole Doconazol n.
doctor Doktor m., Arzt m.; Doktorin f., Ärztin f.

D

–, employed angestellte Ärztin f., angestellter Arzt m.
–, honorary Ehrendoktor m.
– in attendance diensttuender Arzt m., diensttuende Ärztin f.
– with hospital affiliation Belegarzt m., Belegärztin f.
doctor's advice ärztlicher Rat m.
– assistant Arzthelfer m., Arzthelferin f.
– consulting room Praxisraum m. des Arztes
– office Arztpraxis f., Praxisräume m. pl. des Arztes
– practice Arztpraxis f.
– report Arztbericht m.
doctrine Doktrin f.
document Dokument n.
–, to dokumentieren
documentation Dokumentation f.
dodecahydrate Dodekahydrat n.
dodecyl Dodezyl n.
Döderlein's bacillus Döderleinscher Bazillus m.
dog-bite Hundebiss m.
dogma *d.e.* n.
dogmatic dogmatisch
dolasetrone Dolasetron n.
dolichobasilar dolichobasilär
dolichocephalic dolichozephal
dolichocephaly Dolichozephalie f.
dolichol *d.e.* n.
dolichomelia Dolichomelie f.
dolichostenomelia Dolichostenomelie f.
dolorific schmerzerzeugend
dolorogenic schmerzerzeugend
dome of diaphragm Zwerchfellkuppel f.
domestic animal Haustier n.
domiciliary häuslich
dominance Dominanz f.
dominant *d.e.*
domiphen *d.e.* n.
domperidone Domperidon n.
donee Empfänger m., Empfängerin f.
donepecil *d.e.* n.
donepezil *d.e.* n.
Donnan equilibrium Donnan-Gleichgewicht n.
donor Spender m., Spenderin f.
donovania Donovanie f.
donovanosis Donovanose f.
dopa *d.e.* n.
dopamine Dopamin n.
dopaminergic dopaminerg
dopaoxidase *d.e.* f.
dope Aufputschmittel n.
dopexamine Dopexamin n.
doping *d.e.* n.
Doppler effect Doppler-Effekt m.
Doppler sonography, continuous wave Doppler-Sonographie f. mit kontinuierlicher Schallemission
Doppler sonography, pulsed gepulste Doppler-Sonographie f.
dormancy Ruhestadium n., Dormanz f.
dornase *d.e.* f.
dorsad dorsalwärts
dorsal *d.e.*
dorsoanterior *d.e.*
dorsolateral *d.e.*
dorsolumbar dorsolumbal
dorsomedial *d.e.*
dorsopathy Dorsopathie f.
dorsoposterior *d.e.*
dorsoradial *d.e.*
dorsoventral *d.e.*
dorsovolar *d.e.*
dorzolamide Dorzolamid n.
dosage Dosierung f.
–, high hohe Dosierung f.
–, increased erhöhte Dosierung f.
–, low niedrige Dosierung f.
–, reduced erniedrigte Dosierung f.
dose Dosis f.
–, average Durchschnittsdosis f.
–, daily Tagesdosis f.
– dependent dosisabhängig
–, effective Wirkungsdosis f.
–, erythema Erythemdosis f.
–, incident Einfallsdosis f.
–, lethal Dosis letalis
–, maintenance Erhaltungsdosis f.
–, maximum permissible höchste zulässige Dosis f.
–, protective Schutzdosis f.
– related dosisbezogen, dosisabhängig
–, single Einzeldosis f.
–, skin Hautdosis f.
–, therapeutic therapeutische Dosis f.
–, threshold Schwellendosis f.
–, tissue Gewebsdosis f.
–, to dosieren
dosimeter *d.e.* n.
dosimetric dosimetrisch
dosimetry Dosimetrie f.
dosing device Dosiergerät n.
dosulepin *d.e.* n.
dot Fleck m., Tupfen m.
dotage Vergreisung f., senile Geistesschwäche f.
dotard altersdemente Person f.
dothiepin Dosulepin n.

double bind Doppelbindung f.
– **blind study** Doppelblindversuch m.
– **blind trial** Doppelblindversuch m.
– **combination** Zweifachkombination f.
– **cannula** Doppelkanüle f.
– **contrast enema** Doppelkontrasteinlauf m.
– **diffusion** Doppeldiffusion f.
– **helix** Doppelhelix f.
– **sound** Doppelton m.
– **staining** Doppelfärbung f.
– **vessel disease** Zweigefäßerkrankung f.
douche Dusche f.
Douglas' cul-de-sac Douglasscher Raum m.
Douglas' pouch Douglasscher Raum m.
dourine Beschälseuche f.
Dover's powder Doversches Pulver n.
dovetail (dent.) Schwalbenschwanz m.
dowel Dübel m.
downward bending Abwärtsbiegung f.
– **displacement** Abwärtsverlagerung f.
– **motion** Abwärtsbewegung f.
doxapram *d.e.* n.
doxazosin *d.e.* n.
doxepin *d.e.* n.
doxibetasol *d.e.* n.
doxifluridine Doxifluridin n.
doxorubicin *d.e.*, Adriamycin n.
doxycycline Doxycyclin n.
doxylamine Doxylamin n.
doze leichter kurzer Schlaf
dracontiasis Drakunkulose f.
draft (a) Trank m.; Zugluft f.; Entwurf m.
dragée *d.e.* n.
drain *d.e.* m.
–, **to** dränieren, drainieren
drainage *d.e.* f.
–, **Bülau's** Bülaudrainage f.
– **clip** Drainageklammer f.
–, **lymphatic** Lymphdrainage f.
–, **Monaldi's** Monaldidrainage f.
–, **Redon's** Redondrainage f.
–, **suction** Saugdrainage f.
–, **tidal** Tidaldrainage f.
dramatic dramatisch
drastic drastisch; drastisches Abführmittel n.
draught (e) Trank m.; Zugluft f.; Entwurf m.
drawer sign Schubladenphänomen n.
draw off, to entziehen, ableiten
dream Traum m.
– **thought** Traumdenken n.
–, **to** träumen
– **-work** Traumarbeit f.
dredger Streudose f.
drench (veter.) Trank m.; Tierarznei f.
drepanocyte Drepanozyt m.
dress, to anziehen; verbinden
dressing Verband m.; Verbinden n.; Bekleidung f.
–, **adhesive** Pflasterverband m.
– **drum** Verbandsstofftrommel f.
–, **first aid** Schnellverband m.
–, **occlusive** Okklusivverband m.
– **room** Verbandraum
–, **splint** Schienenverband m.
– **station** Verbandplatz m.
dribbling (of urine) Nachträufeln n. (des Urins)
Drigalski medium Drigalski-Nährboden m.
drill Bohrer m.
–, **to** bohren
– **wire** Bohrdraht m.
drilling engine Bohrmaschine f.
drink Getränk n.
–, **to** trinken
drip, to tröpfeln
drip, intravenous intravenöse Dauertropfinfusion f.
drive (med.) Trieb m., Antrieb m.
driving ability Fahrtauglichkeit f.
drofenine Drofenin n.
droloxifen *d.e.* n.
dromography Dromographie f.
dromomania Dromomania f., Vagabundentum n.
dromostanolone Dromostanolon n.
dromotropic dromotrop
drop Tropfen m.
– **counter** Tropfenzähler m.
– **foot** Fallfuß m.
– **hand** Fallhand f.
–, **hanging** hängender Tropfen
– **in, to** einträufeln
– **seizure** Sturzanfall m.
–, **to** tropfen, tröpfeln
– **tube** Tropfrohr n.
droperidol *d.e.* n.
droplet Tröpfchen n.
dropper Tropfer m.
dropping bottle Tropfflasche f.
dropropizine Dropropizin n.
dropsical wassersüchtig
dropsy Wassersucht f.
dross Schlacke f.
drostanolone Drostanolon n.
drotaverine Drotaverin n.
drotrecogin *d.e.* n.
drown, to ertränken
drowned, to be ertrinken
droxypropine Droxypropin n.

drug Arzneimittel n.; Droge f.
– addiction Arzneimittelsucht f.
–, delayed action Depot-Arzneimittel n., Retard-Arzneimittel n.
– dependence Arzneimittelabhängigkeit f., Drogenabhängigkeit f.
– for animals Tierarzneimittel n.
– -induced arzneimittelinduziert, arzneimittelbedingt, drogenbedingt
– laboratory Arzneimittellabor n.
–, radiopharmaceutical Radiopharmakon n.
– reaction Arzneimittelreaktion f.
– release Arzneimittelfreisetzung f.
– resistance Arzneimittelresistenz f.
–, slow release Retard-Arzneimittel n.
– store (a) Apotheke f.
– therapy Arzneimitteltherapie f., Pharmakotherapie f.
druggist Drogist m., Apotheker m.; Drogistin f., Apothekerin f.
drum Trommel f.; Mittelohr n.
drunkard Säufer m., Trinker m.; Trinkerin f.
drunken betrunken
drunkenness Trunkenheit f., Rausch m.
– test Berauschungsprüfung f.
druse *d.e.* f.
dry trocken
– burring Trockenbohren n.
– cough Reizhusten m.
– grinding Trockenschleifen n.
– ice Trockeneis n.
drying apparatus Trockengerät n.
drying cabinet Trockenschrank m.
drying oven Trockenofen m.
DSA (digital subtraction angiography) digitale Subtraktionsangiographie f. (DSA)
dual *d.e.*
dualism Dualismus m.
dualistic dualistisch
dubious dubiös
duct Gang m., Durchgang m.
–, arterial Ductus arteriosus
–, Botallo's Ductus arteriosus Botalli
–, common bile Ductus choledochus
–, cystic Ductus cysticus
–, hepatic Ductus hepaticus
–, lacrimal Ductus lacrimalis
–, tear Tränengang m., Tränenkanal m.
–, thoracic Ductus thoracicus
–, thyroglossal Ductus thyreoglossus
–, wolffian Wolffscher Gang m.
ductal system Gangsystem n.
ductile biegsam, dehnbar
ductless gland endokrine Drüse f.
ductography Duktographie f., Ductographie f.
Dukes' disease Rubeola scarlatinosa
dulcite Galaktit m.
dulcitol Galaktit m.
dull dumm; dumpf, gedämpft, stumpf
dullness (e) Dämpfung f.
dulness (a) Dämpfung f.
dulofibrate Dulofibrat n.
duloxetin *d.e.* n.
dumb stumm
dumping syndrome Dumpingsyndrom n.
duodenal *d.e.*
duodenal papilla Vatersche Papille f.
– tube Duodenalsonde f.
duodenal ulcer Ulcus duodeni
duodenitis *d.e.* f.
duodenobiliary duodenobiliär
duodenocholecystostomy Duodenocholezystostomie f.
duodenocholedochotomy Duodenocholedochotomie f.
duodenogastroesophageal (a) duodenogastroösophageal
duodenogastro-oesophageal (e) duodenogastroösophageal
duodenography Duodenographie f.
duodenojejunal *d.e.*
duodenopancreatectomy Duodenopankreatektomie f.
duodenoscope Duodenoskop n.
duodenoscopic duodenoskopisch
duodenoscopy Duodenoskopie f.
duodenostomy Duodenostomie f.
duodenum *d.e.* n., Zwölffingerdarm m.
duplex *d.e.* n.
duplex sonography Duplexsonographie f.
duplex system Duplexsystem n.
duplicate, to verdoppeln
duplication Verdoppelung f., Doppelung f., Duplikation f.
durable dauerhaft
dural *d.e.*
duraplasty Duraplastik f.
duration Dauer f.
Duret's lesion Erythrom n.
Duroziez's sign Duroziezsches Doppelgeräusch n.
dust Staub m.
– filter Staubfilter m.
duty of notification Meldepflicht f.
duty of prescription Verschreibungspflicht f.
dwarf Zwerg m.
dwarfishness Zwergwuchs m.
dwarfism Zwergwuchs m.

dydrogesterone Dydrogesteron n.
dye Farbe f., Farbstoff m.
– **-dilution curve** Farbstoffverdünnungskurve f.
–, **to** färben
dynamic dynamisch
dynamics Dynamik f.
dynamo *d.e.* m.
dynamometer *d.e.* n.
dynein *d.e.* n.
dynorphine Dynorphin n.
dyphylline Diprophyllin n.
dysacousia Dysakusis f.
dysacusis Dysakusis f.
dysaesthesia (e) Dysästhesie f.
dysarthria Dysarthrie f.
dysautonomia Dysautonomie f., vegetative Dystonie f.
dysbalance Gleichgewichtsstörung f., Ungleichgewicht n.
dysbasia Dysbasie f.
dysbetalipoproteinaemia (e), dysbetalipoproteinemia (a) Dysbetalipoproteinämie f.
dysbolic stoffwechselgestört
dyscalculia Dyskalkulie f.
dyscephaly Dyszephalie f.
dyschezia Dyschezie f.
dyschondroplasia Dyschondroplasie f.
dyschromatic dyschromatisch
dyschromatopsia Dyschromatopsie f.
dyschromia Dyschromie f.
dyschronia Dyschronie f.
dyschylia Dyschylie f.
dyscontrol mangelhafte Kontrolle f.
dyscrania Dyskranie f.
dyscrasia Dyskrasie f.
dyscrasic dyskrasisch
dyscrinia Dyskrinie f.
dysdiadochokinesia, dysdiadokokinesia Dysdiadochokinesie f.
dysembryoma Dysembryom n.
dysencephaly Dysenzephalie f.
dysenteric dysenterisch
dysentery Dysenterie f., Ruhr f.
–, **bacillary** Bazillenruhr f.
–, **amoebic (e)** Amöbenruhr f.
–, **amebic (a)** Amöbenruhr f.
dysergia Dysergie f.
dysergic dysergisch
dysergy Dysergie f.
dysergy, neurovegetative vegetative Neurodysergie f., vegetative Dystonie f.
dysesthesia (a) Dysästhesie f.
dysfunction Dysfunktion f.
dysgenesia Dysgenesie f.
dysgenesis Dysgenese f.
dysgenetic dysgenetisch
dysgerminoma Dysgerminom n.
dysgeusia Dysgeusie f.
dysglossia Dysglossie f.
dysgnathia Dysgnathie f.
dysgrammatism Dysgrammatismus m.
dysgraphia Dysgraphie f.
dyshidria Dyshidrie f.
dyshidrosis Dyshidrose f.
dyshidrotic dyshidrotisch
dyshormonal dyshormonell
dyskeratosis Dyskeratose f.
dyskinesia Dyskinesie f.
dyskinetic dyskinetisch
dyslalia Dyslalie f.
dyslexia Dyslexie f., Legasthenie f.
dyslipoproteinaemia (e) Dyslipoproteinämie f.
dyslipoproteinemia (a) Dyslipoproteinämie f.
dyslogomathia Dyslogomathie f.
dysmelia Dysmelie f.
dysmenorrhea (a) Dysmenorrhö f.
dysmenorrhoea (e) Dysmenorrhö f.
dysmetria Dysmetrie f.
dysmimia Dysmimie f.
dysmnesia Dysmnesie f.
dysmobility Mobilitätsstörung f.
dysmorphia Dysmorphie f.
dysmorphic dysmorph
dysmorphophobia Dysmorphophobie f.
dysmorphopsia Dysmorphopsie f.
dysmorphous dysmorph
dysontogenesis Dysontogenese f.
dysopsia Dysopsie f.
dysosmia Dysosmie f.
dysostosis Dysostose f.
dysovarism Dysovarismus m.
dyspareunia Dyspareunie f.
dyspepsia Dyspepsie f.
dyspeptic dyspeptisch
dysphagia Dysphagie f., Schluckstörung f.
dysphasia Dysphasie f., Sprachstörung f.
dysphonia Dysphonie f.
dysphoria Dysphorie f., Verstimmung f.
dysphoric dysphorisch
dyspituitarism Hypophysenstörung f.
dysplasia Dysplasie f.
–, **ectodermal** Ektodermaldysplasie f.
dysplastic dysplastisch
dyspnea (a) Dyspnoe f.
– **on exertion (a)** Belastungsdyspnoe f.
dyspneic (a) dyspnoisch

dyspnoea (e) Dyspnoe f.
– on exertion (e) Belastungsdyspnoe f.
dyspnoic (e) dyspnoisch
dysponesis transitorische reversible motorische Störung f. der Hirnrinde
dyspraxia Dyspraxie f.
dysprosium *d.e.* n.
dysproteinaemia (e) Dysproteinämie f.
dysproteinemia (a) Dysproteinämie f.
dysrhaphia Dysrhaphie f.
dysrhaphic dysrhaphisch
dysrhaphism Dysrhaphie f.
dysrhythmia Dysrhythmie f.
dysrhythmic dysrhythmisch
dyssynergia Dyssynergie f.
dystelectasis Dystelektase f.
dystelectatic dystelektatisch
dysthermia Dysthermie f.
dysthymia Dysthymie f.; Melancholie f.
dysthyreosis Dysthyreose f.
dystocia Dystokie f.
dystonia Dystonie f.
dystonic dystonisch
dystopy Dystopie f.
dystopic dystopisch
dystrophic dystrophisch
dystrophin *d.e.* n.
dystrophy Dystrophie f.
–, infantile Säuglingsdystrophie f.
–, sympathetic reflex Sudeck-Atrophie f.
dysuria Dysurie f.
dysuric dysurisch

E

Eales' disease Eales-Syndrom n.
ear Ohr m.
earache Ohrschmerz m.
ear, bat abstehendes Ohr n.
ear block Ohrblock m.
ear-cap Ohrklappe f.
ear discharge Ohrfluss m.
ear-drum Mittelohr n.; Trommelfell n.
ear, external Außenohr n.
ear-flap Ohrläppchen n.
ear, inner Innenohr n.
ear-lap Ohrläppchen n.
ear, lop abstehendes Ohr n.
ear magnifier Ohrlupe f.
ear, middle Mittelohr n.
ear noise Ohrgeräusch n.
ear polypus loop Ohrpolypenschlinge f.
ear, prominent abstehendes Ohr n.
ear speculum Ohrtrichter m.
ear syringe Ohrspritze f.
ear tick disease Ohrenzeckenkrankheit f.
early antigen Frühantigen
early detection Früherkennung f., Frühentdeckung f.
early diastolic frühdiastolisch
early infantile frühkindlich
early stage Frühstadium n.
earning, capable of erwerbsfähig
earning capacity Erwerbsfähigkeit f.
earning, incapable of erwerbsunfähig
earth, alkaline Erdalkalie f.
earth connexion Erdung f.
earthy erdig
ear-trumpet Hörrohr n.
ear-wax Ohrenschmalz n.
eat, to essen; fressen (veter.)
eatable essbar, genießbar
eating disorder Essstörung f.; Fressstörung f. (veter.)
EBCT (electron beam computed tomography) Elektronenstrahlcomputertomographie f.
Ebola-Marburg virus disease Ebola-Fieber n.
ebriety Alkoholrausch m.
Ebstein's anomaly Ebsteinsche Anomalie f.
ebullism Ebullismus m.
eburnation Eburnisation f.
écarteur *d.e.* m.
eccentric exzentrisch
ecchondroma Ekchondrom n.
ecchymosis Ekchymose f.
eccrine exkretorisch
ecdysone Ecdyson n.
ECF (extracellular fluid) extrazelluläre Flüssigkeit f.
E.C.G. (electrocardiogram) Elektrokardiogramm n. (EKG)
E.C.G., agonal Absterbe-EKG n.
E.C.G., limb lead Extremitäten-EKG n.
E.C.G. monitoring EKG-Überwachung f.
E.C.G., precordial Brustwand-EKG n.
E.C.G., prolonged Langzeit-EKG n.
E.C.G. tape recorder EKG-Bandspeichergerät n.
ecgonine Ekgonin n.
echinacea *d.e.* f.
echinococcosis Echinokokkose f.
echinococcus Echinokokkus m.
echinocyte Echinozyt m.
echinostomiasis *d.e.* f.
echinuriosis Echinuriose f.
echo *d.e.* n.
– acousia Echoakusis f.
echocardiograph Echokardiograph m.
echocardiographical echokardiographisch
echocardiography Echokardiographie f., Herzsonographie f.
echoencephalograph Echoenzephalograph m.
echoencephalographical echoenzephalographisch
echoencephalography Echoenzephalographie f.
echographic echographisch
echography Echographie f.
–, cross-sectional zweidimensionale Echographie f.
–, M-mode eindimensionale Echographie f.
echolalia Echolalie f.
echomammograph Echomammograph m.
echomammographical echomammographisch
echomammography Echomammographie f.
echo-ophthalmograph Echoophthalmograph m.
echo-ophthalmographical echoophthalmographisch
echo-ophthalmography Echoophthalmographie f.
echopraxis Echopraxie f.
echoscopic echoskopisch
echoscopy Echoskopie f.
echosonic echosonisch
echosystole Umkehrsystole f.

echothiopate Echothiopat n., Ecothiopat n.
echotomography Echo-Tomographie f.
echoventriculographical echoventrikulographisch
echoventriculography Echoventrikulographie f.
echo-window Echofenster n.
e-cigarette (electronic cigarette) E-Zigarette (elektronische Zigarette) f.
ecipramidil *d.e.* n.
eclampsia Eklampsie f.
eclamptic eklamptisch
ecmnesia Ekmnesie f.
ecology (a) Ökologie f.
economy Ökonomie f.
econazole Econazol n.
ecosystem Ökosystem n.
ecotaxis Ökotaxis f.
ecothiopate Ecothiopat n.
ecphoria Ekphorie f.
ecstasy Ekstase f.
ecstatic ekstatisch
ecstrophy Ekstrophie f.
ECT (emission-computed tomography) Emissionscomputertomographie f. (ECT)
ectasy Ektasie f.
ectatic ektatisch
ecthyma Ekthym n.
ectoderm Ektoderm n.
ectodermal ektodermal
ectodermosis Ektodermose f.
ectogenous ektogen
ectoglia Ektoglia f.
ectogony Ektogonie f.
ectolecithal ektolezithal
ectomy Ektomie f., Ausschneidung f.
ectoparasite Ektoparasit m.
ectoparasitosis Ektoparasitose f.
ectopic ektopisch
– beat Systole f. nichtsinusalen Ursprungs
ectoplasm Ektoplasma n.
ectopy Ektopie f.
ectropion Ektropion n.
ectropionize, to ektropionieren
eczema Ekzem n.
eczematization Ekzematisierung f.
eczematous ekzematös
edema (a) Ödem n.
–, malignant (a) malignes Ödem n.
–, pulmonary (a) Lungenödem n.
edematous (a) ödematös
edentulous zahnlos
edetate Edetat n.
edible essbar
edipism (a) Ödipismus m.
edisylate Edisylat n.
editorial Herausgeberartikel m.
edoxudine Edoxudin n.
edrophonium *d.e.* n.
EDTA (ethylenediaminetetra-acetate) Ethylendiamintetraazetat n.
edulcate, to süßen
educate, to erziehen, ausbilden, bilden
education Erziehung f., Ausbildung f., Bildung f.
–, continuing Fortbildung f.
edulcorate, to süßen
edwardsiella Edwardsielle f.
E.E.G. (electroencephalogram) Elektroenzephalogramm n. (EEG)
E.E.G. monitoring EEG-Überwachung f.
eelworm Spulwurm m.
efavirenz *d.e.* n.
efegatran *d.e.*
efface, to auslöschen
effect Effekt m., Wirkung f.
–, protective Schutzwirkung f.
–, Raman Raman-Effekt m.
–, to bewirken
effective effektiv
effectiveness Wirksamkeit f.
–, loss of Wirkungsverlust m.
effemination Verweiblichung f.
efference Efferenz f.
efferent *d.e.*
effervescent powder Brausepulver n.
efficacy Wirksamkeit f.
efficience Leistungsfähigkeit f.
efficiency Leistungsfähigkeit f.
–, masticatory Kautüchtigkeit f.
efficient leistungsfähig
efflorescence Effloreszenz f.
effluvium Ausdünstung f.
efflux Ausfluss m., Erguss m.
effort Anstrengung f.
effusion Erguss m.
– of blood Bluterguss m.
–, pericardial Perikarderguss m.
–, pleural Pleuraerguss m.
eflornithin *d.e.* n.
efloxate Efloxat n.
e.g. (exempli gratia) zum Beispiel
EGF (epidermal growth factor) epidermaler Wachstumsfaktor m.
egg Ei n.
– albumin *d.e.* n., Hühnereiweiß n.
ego *d.e.* n., Ich n.
–, consciousness of – Ichbewusstsein n.
–, disturbance of – Ichstörung f.

egocentric egozentrisch
ego-complex Ich-Komplex m.
egopathy Egopathie f.
egophony (a) Ägophonie f.
EHEC (enteroh(a)emorrhagic Escherichia coli) EHEC (enterhämorrhagische Escherichia Coli)
Ehrlichia *d.e.* f., Ehrlichie f.
ehrlichiosis Ehrlichiose f.
eiconometer Eikonometer n.
eicosanoate Eicosanoat n., Icosanoat n., Arachidat n.
eicosanoid *d.e.* n.
eidetical eidetisch
einsteinium *d.e.* n.
Eisenmenger complex Eisenmengerkomplex m.
ejaculate Ejakulat n.
–, to ejakulieren
ejaculation Ejakulation f.
ejection Austreibung f., Auswurf m.
– time Austreibungszeit f.
ejector, apical fragment Wurzelspitzenheber m.
ektebin *d.e.* n.
elaidin *d.e.* n.
elaidinize, to elaidinisieren
elastance Elastanz f., Spannkraft f.
elastase *d.e.* f.
elastic elastisch
– tissue elastisches Gewebe n.
elasticity Elastizität f.
elastin *d.e.* n.
elastinase *d.e.* f.
elastinolysis Elastinolyse f.
elastinolytic elastinolytisch; Elastinolytikum n.
elastogenesis Elastogenese f.
elastoidosis Elastoidose f.
elastolysate Elastolysat n.
elastomere Elastomer n.
elastometer *d.e.* n.
elastoplastic elastoplastisch
elastoproteinase *d.e.* f.
elastorrhexis *d.e.* f.
elastosis Elastose f.
elastotonometer *d.e.* n.
elastotonometric elastotonometrisch
elastotonometry Elastotonometrie f.
elbow Ellenbogen m.
–, capped (veter.) Ellenbogenhygrom n.
– lameness (veter.) Ellenbogenlähme f.
–, miners' Bergmannsellenbogen m.
–, tennis Tennisellenbogen m.
elderblossom Fliederblüte f.
elderly onset arthritis im Alter beginnende Arthritis
elective elektiv
– subject (a) Wahlfach n.
electric elektrisch
– shock Elektroschock m.
– syringe pump elektrische Spritzenpumpe f.
– torch Taschenlampe f.
electricity Elektrizität f.
electrify, to elektrifizieren
electrization Elektrisierung f.
electrize, to elektrisieren
electroacoustic elektroakustisch
electroacoustics Elektroakustik f.
electroanalysis Elektroanalyse f.
electroanalytic elektroanalytisch
electroatriogram Elektroatriogramm n.
electrobiological elektrobiologisch
electrobiology Elektrobiologie f.
electrocardiogram Elektrokardiogramm n.
– after work Belastungselektrokardiogramm n.
–, limb lead Extremitäten-Elektrokardiogramm n.
–, orthostatic Stehelektrokardiogramm n.
–, precordial Brustwandelektrokardiogramm n.
electrocardiograph Elektrokardiograph m.
electrocardiographical elektrokardiographisch
electrocardiography Elektrokardiographie f.
– (lead I-II-III) (Ableitung I-II-III)
– (P-wave) (P-Zacke f.)
– (QRS-complex) (QRS-Komplex m.)
– (T-wave) (T-Zacke f.)
– (U-wave) (U-Welle f.)
electrocardiophonography Elektrophonokardiographie f., elektrische Herzschallschreibung f.
electrocautery Elektrokauter m.
electrochemical elektrochemisch
electrocoagulation Elektrokoagulation f.
electrocoagulator Elektrokoagulator m.
electrocochleography Elektrokochleographie f.
electroconversion Elektrokonversion f.
electroconvulsion Elektrokrampf m.
electrocorticogram Elektrokortikogramm n.
electrocorticographical elektrokortikographisch
electrocorticography Elektrokortikographie f.
electrocytochemical elektrozytochemisch
electrocytochemistry Elektrozytochemie f.

E

electrode Elektrode f.
–, **coagulation** Koagulationselektrode f.
– **current** Elektrodenstrom m.
–, **double** Doppelelektrode f.
–, **extremity** Extremitätenelektrode f.
– **holder** Elektrodenhalter m.
–, **precordical** Brustwandelektrode f.
–, **screw-in** Schraubelektrode f.
–, **suction** Saugelektrode f.
electrodiagnostic elektrodiagnostisch
electrodiagnostics Elektrodiagnostik f.
electroencephalogram Elektroenzephalogramm n.
electroencephalograph Elektroenzephalograph m.
electroencephalographic elektroenzephalographisch
electroencephalography Elektroenzephalographie f.
electroendosmosis Elektroendosmose f.
electroendosmotic elektroendosmotisch
electroenterography Elektroenterographie f.
electroflotation Elektroflotation f.
electrofocussing Elektrofokussierung f.
electrogalvanic elektrogalvanisch
electrogastrogram Elektrogastrogramm n.
electrogastrography Elektrogastrographie f.
electrogram Elektrogramm n.
electrogustometry Elektrogustometrie f.
electrohydraulic elektrohydraulisch
electrokymography Elektrokymographie f.
electrolysis Elektrolyse f.
electrolyte Elektrolyt m.
electrolytic elektrolytisch
electromagnet Elektromagnet m.
electromagnetic elektromagnetisch
electromassage Elektromassage f.
electromechanical elektromechanisch
electromedical elektromedizinisch
electromedicine Elektromedizin f.
electrometer Elektrometer n.
electromotive elektromotorisch
electromyogram Elektromyogramm n.
electromyograph Elektromyograph m.
electromyographical elektromyographisch
electromyography Elektromyographie f.
electron Elektron n.
– **accelerator** Elektronenbeschleuniger n.
– **beam** Elektronenstrahl m.
– **beam computed tomography** Elektronenstrahlcomputertomographie f.
–, **emission** Sekundärelektron n.
–, **fast** schnelles Elektron n.
– **microscope** Elektronenmikroskop m.
electronarcosis Elektronarkose f.
electronegative elektronegativ
electroneurogram Elektroneurogramm n.
electroneurograph Elektroneurograph m.
electroneurographical elektroneurographisch
electroneurography Elektroneurographie f.
electroneurolysis Elektroneurolyse f.
electronic elektronisch
– **cigarette (e-cigarette)** elektronische Zigarette (E-Zigarette) f.
– **data transmission** elektronische Datenübertragung f.
electronics Elektronik f.
electronystagmogram Elektronystagmogramm n.
electronystagmograph Elektronystagmograph m.
electronystagmographical elektronystagmographisch
electronystagmography Elektronystagmographie f.
electro-oculogram Elektrookulogramm n.
electro-oculograph Elektrookulograph m.
electro-oculographical elektrookulographisch
electro-oculography Elektrookulographie f.
electropharmacology Elektropharmakologie f.
electrophilic elektrophil
electrophoresis Elektrophorese f.
–, **cell** Zellelektrophorese f.
–, **continuous flow** Durchflusselektrophorese f.
–, **filter paper** Papierelektrophorese f.
–, **high voltage** Hochspannungselektrophorese f.
–, **lipid** Lipidelektrophorese f.
–, **zone** Zonenelektrophorese f.
electrophoretic elektrophoretisch
electrophoretogram Elektrophoretogramm n.
electrophotometer Elektrophotometer n.
electrophotometry Elektrophotometrie f.
electrophysiological elektrophysiologisch
electrophysiology Elektrophysiologie f.
electroplating bath Galvanisierbad n.
electroplexy Elektroschocktherapie f.
electropositive elektropositiv
electropupillographical elektropupillographisch
electropupillography Elektropupillographie f.
electroreceptor Elektrorezeptor m.
electroretinographical elektroretinographisch

electroretinography Elektroretinographie f.
electroshock Elektroschock m.
electrospectrography Elektrospektrographie f.
electrostatic elektrostatisch
electrosurgery Elektrochirurgie f.
electrosurgical elektrochirurgisch
electrotechnical elektrotechnisch
electrothalamogram Elektrothalamogramm n.
electrothalamographic elektrothalamographisch
electrothalamography Elektrothalamographie f.
electrotherapeutical elektrotherapeutisch
electrotherapeutist Elektrotherapeut m., Elektrotherapeutin f.
electrotherapy Elektrotherapie f.
electrothermometer Elektrothermometer n.
electrotocographical elektrotokographisch
electrotocography Elektrotokographie f.
electrotome Elektrotom n.
electrotonic elektrotonisch
electrotonus Elektrotonus m.
electroventriculogram Elektroventrikulogramm n.
electroventriculographical elektroventrikulographisch
electuary Elektuarium n.
element *d.e.* n.
elementary elementar
eleoma Oleom n.
elephantiasic elephantiastisch
elephantiasis *d.e.* f.
elevate, to elevieren, anheben; erhöhen
elevation *d.e.* f., Anhebung f., Hochlagerung f.
–, **diaphragmatic** Zwerchfellhochstand m.
elevator Elevatorium n., Elevator m.
eliminase *d.e.* f.
eliminate, to eliminieren
elimination *d.e.* f.
ELISA (enzyme-linked immunosorbent assay) Enzymimmunoassay m.
elixir Elixier n.
ellipsoid joint Ellipsoidgelenk n.
elliptical elliptisch
elliptocyte Elliptozyt m.
elliptocytosis Elliptozytose f.
elongation Verlängerung f.; *d.e.* f.
eluate Eluat n.
elucidate, to aufhellen; erläutern
elucidation Aufhellung f.; Aufklärung f.; Erläuterung f.
elute, to eluieren, auswaschen
elution *d.e.* f.
emaciated abgemagert
emaciation Magersucht f.
emanation *d.e.* f.
emasculation Entmannung f.
embalm, to einbalsamieren
embalming Einbalsamierung f.
embed, to einbetten
embedding Einbettung f.
embitter, to vergällen
embolectomize, to embolektomieren
embolectomy Embolektomie f.
embolic embolisch
embolism Embolie f.
–, **air** Luftembolie f.
–, **distant** Fernembolie f.
–, **pulmonary** Lungenembolie f.
embolization Embolisierung f.
embolize, to embolisieren
embololalia Embololalie f.
embolus *d.e.* m.
embonate Embonat n.
embouchment Einmündung f.
embrace Umarmung f. pl.
embramine Embramin n.
embrasure, interdental Interdentaleinziehung f.
embrocate, to einreiben
embrocation Einreibung f.
embryoblast *d.e.* m.
embryocardia Embryokardie f.
embryogeny Embryogenese f.
embryological embryologisch
embryologist Embryologe m., Embryologin f.
embryology Embryologie f.
embryoma Embryom n.
embryonal *d.e.*
embryonary embryonal
embryonic embryonal
embryopathic embryopathisch
embryopathy Embryopathie f.
embryotomy Embryotomie f.
embryotoxical embryotoxisch
embryotoxicity Embryotoxizität f.
embryotransfer *d.e.* m.
embutramide Embutramid n.
emedullate, to entmarken
emepronium *d.e.* n.
emergency Notfall m.
– **admission** Notaufnahme f. (ins Krankenhaus)
– **care** Notfallversorgung f.
– **dressing** Notverband m.
– **endoscopy** Notfallendoskopie f.

E

– **measure** Sofortmaßnahme f.
– **medical service** Notarztdienst m.
– **medical technician (a)** Rettungssanitäter m.
– **operation** Notoperation f.
– **set** Notfallbesteck n.
– **surgery** Notfallchirurgie f.
emergent dringlich, notfallmäßig
emery Schmirgel m.
–, **to** schmirgeln
emesis Erbrechen n.
– **basin** Brechschale f.
emetic emetisch; Brechmittel n.
emetine Emetin n.
emetogenic brechreizverursachend; brechreizverursachendes Mittel f.
emetomania Emetomanie f.
EMG (electromyogram) Elektromyogramm n. (EMG)
emilium *d.e.* n.
eminence (med.) Vorwölbung f.
emission *d.e.* f.
emission-computed tomography Emissionscomputertomographie f.
emmenagogue emmenagog; Emmenagogum n.
emmetropia Emmetropie f.
emmetropic emmetrop
emodin *d.e.* n.
emollient weichmachend; weichmachendes Mittel n.
emorfazone Emorfazon n.
emotion *d.e.* f., Gemütsbewegung f.
emotional emotionell
– **disposition** Gemütsverfassung f., Gemütslage f.
– **instability** unausgeglichene Gemütsverfassung f.
– **stability** ausgeglichene Gemütsverfassung f.
emotionality Emotionalität f.; Gemüt n.
emotivity Emotivität f.
empathic einfühlbar
empathize, to sich einfühlen
empathy Einfühlungsvermögen n.
emphysema Emphysem n.
–, **pulmonary** Lungenemphysem n.
emphysematous emphysematös
empiric empirisch; Empiriker m., Empirikerin f.
empiricism Empirie f.; Quacksalberei f.
empoison, to vergiften
empty leer
–, **to** leeren, entleeren
emptying Entleerung f.
empyema Empyem n.
EMS (emergency medical service) Notarztdienst m.
emulsifier Emulgator m.
emulsify, to emulgieren
emulsion *d.e.* f.
enalapril *d.e.* n.
enamel (med.) Zahnschmelz m.
– **cleaver** Schmelzspalter m.
– **epithelium** Schmelzepithel n.
– **hatchet** Schmelzmesser n.
– **matrix** Schmelzmatrix f.
–, **mottled** gesprenkelter Zahnschmelz m.
enantate (a) Enanthat n., Önanthat n.
enanthate (a) Enanthat n., Önanthat n.
enanthema Enanthem n.
enanthematous enanthematös
enantiomer *d.e.* n.
enantiomorphic enantiomorph
enantioselective enantioselektiv
enarthrodial *d.e.*
enarthrosis Enarthrose f.
en bloc *d.e.*
enbucrilate Enbucrilat n.
encainide Encainid n.
encanthitis Enkanthitis f.
encapsulate, to einkapseln, verkapseln
encapsulation Einkapselung f., Verkapselung f.
enceinte schwanger
encephalitic enzephalitisch
encephalitis Enzephalitis f.
–, **Central European** Frühsommermeningoenzephalitis f.
–, **lethargic** epidemische Enzephalitis f.
–, **purulent** eitrige Enzephalitis f.
–, **spring-summer** Frühsommermeningoenzephalitis f.
encephalitogenic enzephalitogen
encephalitozoon *d.e.* n.
encephalo-arteriography Enzephaloarteriographie f.
encephalocele Enzephalocele f.
encephalogram Enzephalogramm n.
encephalograph Enzephalograph m.
encephalographical enzephalographisch
encephalography Enzephalographie f.
encephalomalacia Enzephalomalazie f.
encephalomeningitis Enzephalomeningitis f.
encephalomyelitis Enzephalomyelitis f.
–, **equine** Bornasche Krankheit f., Pferdeenzephalomyelitis f.
encephalomyelopathy Enzephalomyelopathie f.
encephalo-ophthalmic enzephalo-ophthalmisch

encephalopathy Enzephalopathie f.
encephalosis Enzephalose f.
encephalotrigeminal enzephalotrigeminal
enchondral *d.e.*
enchondroma Enchondrom n.
enchondromatosis Enchondromatose f.
enciprazine Enciprazin n.
enclomifene Enclomifen n.
encode, to verschlüsseln, kodieren
encopresis Stuhlinkontinenz f.
encourage, to ermutigen
encyprate Encyprat n.
encyst, to einkapseln, abkapseln
end Ende n.
–, to beendigen
Endamoeba histolytica (a) Entamoeba histolytica
endangiitis *d.e.* f.
endarterectomy Endarterektomie f.
endarteritis Endarteriitis f.
end-artery Endarterie f.
endbrain Telenzephalon n., Endhirn n.
end-diastolic enddiastolisch
endeavor for recognition (a) Geltungstrieb m.
endeavour for recognition (e) Geltungstrieb m.
endemic endemisch; Endemie f.
endergonic endergonisch
end-expiratory endexpiratorisch
ending Endigung f.
endo-amnioscopic endoamnioskopisch
endo-amnioscopy Endoamnioskopie f.
endo-aneurysmorrhaphy Endoaneurysmorrhaphie f.
endo-antitoxin Endoantitoxin n.
endoarterial access endoarterieller Zugang m.
endobronchial *d.e.*
endocapillary endokapillär
endocardial endokardial
endocarditic endokarditisch
endocarditis Endokarditis f.
–, subacute bacterial Endokarditis lenta
endocardium Endokard n.
endocellular intrazellulär
endocervical endozervikal
endochondral *d.e.*
endochorial *d.e.*
endocochlear endokochleär
endocranial endokranial
endocrine endokrin
endocrinological endokrinologisch
endocrinologist Endokrinologe m., Endokrinologin f.
endocrinology Endokrinologie f.
endocrinopathy Endokrinopathie f.
endocrinous endokrin
endocytosis Endozytose f.
endodeoxyribonuclease Endodesoxyribonuklease f.
endodontia Endodontie f.
endodontic endodontisch
endodontics Endodontie f.
endodontology Endodontologie f.
endo-enzyme Endoenzym n.
endogamy Endogamie f., Inzucht f.
endogastric endogastral
endogenous endogen
– access endogener Zugang m.
endognathion *d.e.* n.
endograft Endoimplantat n., Endotransplantat n.
endolabyrinthitis *d.e.* f.
endolaryngeal *d.e.*
endolaser *d.e.* m.
endoleak, endoleakage Endoleckage f.
endolumbar endolumbal
endoluminal *d.e.*, endoluminär
endolymph Endolymphe f.
endometrial *d.e.*
endometriosis Endometriose f.
endometritis *d.e.* f.
endometrium *d.e.* n.
endomitosis Endomitose f.
endomyocardial endomyokardial
endomyocarditis Endomyokarditis f.
endomysial *d.e.*
endomysium *d.e.* m.
endonasal *d.e.*
endoneural *d.e.*
endoneurium *d.e.* n.
endoneurolysis Endoneurolyse f.
endonuclear endonukleär
endonuclease Endonuklease f.
endonucleolytic endonukleolytisch
endoparasite Endoparasit m.
endoparasitosis Endoparasitose f.
endopelvic endopelvin
endopeptidase *d.e.* f.
endoperitoneal *d.e.*
endoperoxide Endoperoxid n.
endopharyngeal *d.e.*
endopharynx *d.e.* m.
endophasia Endophasie f., innere Stimme f.
endophlebitis *d.e.* f.
endophotography Endophotographie f.
endophthalmitis *d.e.* f.
endophyte Endophyt m.
endophytic endophytisch

endoplasm Endoplasma n.
endoplasmic endoplasmatisch
endoprosthesis Endoprothese f.
endoprosthetic endoprothetisch
endopsychic endopsychisch
endoradiosonde *d.e.* f.
endoreactive endoreaktiv
endoreduplication Endoreduplikation f.
end-organ Endorgan n.
endorphin *d.e.* n.
endosalpingitis *d.e.* f.
endoscope Endoskop n.
endoscopic endoskopisch
endoscopy Endoskopie f.
endosecretory innersekretorisch
endosite Endoparasit m.
endosmosis Endosmose f.
endosmotic endosmotisch
endosonographical endosonographisch
endosonography Endosonographie f.
endospore *d.e.* f.
endosteal endostal
endosteitis Endostitis f.
endosteoma Endosteom n.
endosteum *d.e.* n.
endothelial *d.e.*
endothelin *d.e.* n.
endothelitis *d.e.* f.
endothelioblastoma Endothelioblastom n.
endothelioma Endotheliom n.
endotheliosis Endotheliose f.
endothelium Endothel n.
endothermic endotherm
endothymic endothym
endotoxaemia (e) Endotoxämie f.
endotoxemia (a) Endotoxämie f.
endotoxic endotoxisch
endotoxin *d.e.* n.
endotracheal *d.e.*
– anaesthesia (e) Endotrachealnarkose f.
– anesthesia (a) Endotrachealnarkose f.
endo-urethral endourethral
endo-uterine endouterin
endovascular endovaskulär
– access endovaskulärer Zugang m.
endovenous intravenös
– access endovenöser Zugang m.
endovesical endovesikal
endozepin *d.e.* n.
end-plate Endplatte f.
endpleasure Endlust f.
end position Endstellung f.
end product Endprodukt n.
endralazine Endralazin n.
endrisone Endrison n.
endstage Endstadium n.
endsystolic telesystolisch
end to end anastomosis End-zu-End-Anastomose f.
end to side anastomosis End-zu-Seit-Anastomose f.
endurance Dauer f., Ausdauer f.
– loading Dauerbelastung f.
– test Dauerversuch m.
endure, to erdulden, aushalten, ertragen; dauern
enema Klistier n.
–, cleansing Reinigungseinlauf m.
–, contrast Kontrasteinlauf m.
–, double contrast Doppelkontrasteinlauf m.
–, nutritive Nährklistier n.
energetic energetisch
energetics Energielehre f.
energy Energie f.
enervate, to entnerven
enflurane Enfluran n.
ENG (electronystagmogram) Elektronystagmogramm n. (ENG)
engagement (obstetr.) Geburtsbeginn m., Eintritt m. des Kopfes sub partu
engine, dental zahnärztliche Bohrmaschine f.
engineering, genetic Gentechnologie f.
engineering, medical Medizintechnik f.
engorge, to verschlingen; überfüllen, verstopfen
engorgement Überfüllung f.; Anschoppung f.; Blutandrang m.
engraftment erfolgreiche (Knochenmarks-) Transplantation f.
engram Engramm n.
enhance, to erhöhen
enhancement Erhöhung f., Vergrößerung f.
eniclobrate Eniclobrat n.
enilconazole Enilconazol n.
eniluracil *d.e.* n.
enjoyment Genuss m.
enkephalin *d.e.* n.
enlargement Vergrößerung f., Erweiterung f., Ausdehnung f., Verbreiterung f.
enol *d.e.* n.
enolase *d.e.* f.
enomania (a) Trunksucht f.
enophthalmus Enophthalmus m.
enostosis Enostose f.
enoxacin *d.e.* n.
enoxaparin *d.e.* n.
enoximone Enoximon n.
enoxolone Enoxolon n.
enpiprazole Enpiprazol n.

enprazepine Enprazepin n.
enprofylline Enprofyllin n.
enrich, to anreichern
enrichment Anreicherung f.
enrofloxacine Enrofloxacin n.
enrol, to immatrikulieren
ensanguino-transfusion Eigenblutübertragung f.
ensheathed eingehüllt
ENT (ear, nose, throat) HNO (Hals, Nase, Ohren)
Entamoeba histolytica (e) *d.e.*
entelechy Entelechie f.
enteral *d.e.*
enteritis *d.e.* f.
entero-anastomosis Enteroanastomose f.
enterobacter *d.e.* m.
enterobiasis Oxyuriasis f.
enterobiliary enterobiliär
Enterobius vermicularis Oxyuris vermicularis, *d.e.*
enterocele *d.e.* f.
enteroceptor Enterorezeptor m.
enterocholecystostomy Enterocholezystostomie f.
enterocholecystotomy Enterocholezystotomie f.
enterochromaffin *d.e.*
enterocleisis Enterokleisis f.
enteroclysis Enteroklyse f.
enterococcus Enterokokkus m.
enterocolectomy Enterokolektomie f.
enterocolitis *d.e.* f., Enterokolitis f.
enterocolostomy Enterocolostomie f., Enterokolostomie f.
enterocutaneous enterokutan
enterocyst Enterozyste f.
enterocystoplasty Enterozystoplastie f.
enterocystozoon *d.e.* n.
enterocyte Enterozyt m.
enterogastrone Enterogastron n.
enteroglucagon Enteroglukagon n.
enterohaemorrhagic (e) enterohämorrhagisch
enterohemorrhagic (a) enterohämorrhagisch
enterohepatic enterohepatisch
enterohepatitis *d.e.* f.
enterohormone Enterohormon n.
enterohydrocele Enterohydrozele f.
enterokinase *d.e.* f.
enterolith *d.e.* m.
enterolithiasis *d.e.* f.
enterology Enterologie f.
enteromycosis Enteromykose f.
enteropathy Enteropathie f.
–, protein-losing eiweißverlierende Enteropathie f.
enteropeptidase *d.e.* f.
enteropexy Enteropexie f.
enteroptosis Enteroptose f.
enteroreceptor Enterorezeptor m.
enterorrhaphy Darmnaht f.
enteroscopical enterskopisch
enteroscopy Enteroskopie f.
enterostomal *d.e.*
enterostomy Enterostomie f.
enterotomy Enterotomie f.
enterotoxaemia (e) Enterotoxämie f.
enterotoxemia (a) Enterotoxämie f.
enterotoxin *d.e.* n.
enterotropic enterotrop
enterovirus *d.e.* n.
enthesis Enthese f.
enthesitis *d.e.* f.
enthesopathy Enthesiopathie f.
enthusiasm Enthusiasmus m.
enthusiastic enthusiastisch
entirety Ganzheit f.
entity Sein n., Dasein n., Entität f.
entocone Entokon m.
entoconid Entokonid m.
entoderm *d.e.* n.
entomology Entomologie f.
entoptic entoptisch
entotic entotisch
entrails Eingeweide n. pl.
entrance Eintritt m., Eingang m.
– block Eintrittsblock m.
entropion *d.e.* n.
entry Eintritt m., Eingang m., Beginn m.
enucleate, to enukleieren
enucleation Enukleation f.
enumeration Aufzählung f.
enuresis *d.e.* f.
envelope *d.e.* f.
environment Umwelt f.; Milieu n.
– protection Umweltschutz m.
environmental conditions Umweltbedingungen f. pl.
– pollution Umweltverschmutzung f.
environtological environtologisch
environtologist Environtologe m., Environtologin f.
environtology Environtologie f.
enviroxime Enviroxim n.
enzootic enzootisch
– muscular dystrophy (veter.) Weißmuskelkrankheit f.
enzygotic enzygot

enzymatic enzymatisch
enzyme Enzym n., Ferment n.
–, branching Verzweigungsenzym n.
–, cell Zellenzym n.
–, debranching Entzweigungsenzym n.
– defect Enzymdefekt m.
– immunoassay Enzymimmunoassay m.
– pattern Enzymmuster n.
–, respiratory Atmungsferment n.
–, yellow gelbes Ferment n.
enzymic regulation Enzymregulation f.
enzymology Enzymologie f.
enzymolysis Enzymolyse f.
enzymopathy Enzymopathie f.
eosin *d.e.* n.
eosinopenia Eosinopenie f.
eosinophil eosinophiler Leukozyt m.
eosinophile eosinophil
eosinophilia Eosinophilie f.
eosinophilic eosinophil
eosinophilous eosinophil
EP (evoked potential) provoziertes Potential n.
ependyma Ependym n.
ependymal *d.e.*
ependymitis *d.e.* f.
ependymocyte Ependymzelle f.
ependymoma Ependymom n.
EPF (exophthalmus-producing factor) Exophthalmus-produzierender Faktor m.
EPH gestosis (edema, proteinuria, hypertension gestosis) Gestose f. mit Ödemen, Proteinurie und Hochdruck
ephapse *d.e.* f.
ephedrine Ephedrin n.
ephemeral ephemer
– fever Eintagsfieber n.
ephetonine Ephetonin n.
epiblast *d.e.* m.
epicainide Epicainid n.
epicanthus *d.e.* m.
epicardia Epikardia f.
epicardial epikardial
epicardiectomy Epikardiektomie f.
epicardium Epikard n.
epicarin *d.e.* n.
epicillin *d.e.* n.
epicondylitis *d.e.* f.
epiconus Epikonus m.
epicranial epikranial
epicrisis Epikrise f.
epicritic epikritisch
epidemic epidemisch; Epidemie f.
epidemiological epidemiologisch
– situation epiodemiologische Lage, Seuchenlage
epidemiology Epidemiologie f.
epidermal *d.e.*
epidermis *d.e.* f.
epidermolysis Epidermolyse f.
epidermophytid *d.e.* n.
epidermophytosis Epidermophytose f.
epidiascope Epidiaskop n.
epididymis Nebenhoden m.
epididymitis *d.e.* f.
epididymo-orchitis *d.e.* f.
epidural *d.e.*
epiduroscopy Epiduroskopie f.
epifascial epifaszial
epifascicular epifaszikulär
epigastric epigastrisch
epigastrium *d.e.* n.
epigenetic epigenetisch
epigenoma Epigenom n.
epiglottic epiglottisch
epiglottis *d.e.* f.
epiglottitis *d.e.* f.
epignathus *d.e.* m.
epilate, to epilieren
epilation *d.e.* f.
epilatory epilatorisch, haarentfernend; Haarentfernungsmittel n.
epilepsy Epilepsie f.
–, abdominal Abdominalepilepsie f.
–, affect Affektepilepsie f.
–, awakening Aufwachepilepsie f.
–, cursive Prokursivanfall m.
–, delayed Spätepilepsie f.
–, frontal lobe Frontallappenepilepsie f.
–, idiopathic genuine Epilepsie f.
–, jacksonian Jackson-Epilepsie f.
–, matutinal Aufwachepilepsie f.
–, nocturnal nächtliche Epilepsie f.
–, opercular Operkulumepilepsie f.
–, reflex Reflexepilepsie f.
–, traumatic traumatische Epilepsie f.
epileptic epileptisch; Epileptiker m., Epileptikerin f.
epileptiform *d.e.*
epileptogenic epileptogen
epileptoid *d.e.*
epileptological epileptologisch
epileptology Epileptologie f.
epiloia tuberöse Sklerose f.
epimer *d.e.* n.
epimerase *d.e.* f.
epimerism Epimerie f.
epimerization Epimerisierung f.
epimestrol *d.e.* n.

epinephrine Epinephrin n.
epineural *d.e.*
epineurectomy Epineurektomie f.
epineurium *d.e.* n.
epineurotomy Epineurotomie f.
epipharyngitis *d.e.* f.
epipharynx *d.e.* m.
epiphora *d.e.* f.
epiphyseal epiphysär
- line Epiphysenlinie f.
- separation Epiphysenlösung f.
epiphysial epiphysär
epiphysiodesis Epiphysiodese f.
epiphysiolysis Epiphysiolyse f.
epiphysis Epiphyse f.
epiphysitis *d.e.* f.
epiplocele Epiplozele f.
epiplopexy Epiplopexie f., Netzanheftung f.
epipodophyllotoxin *d.e.* n.
epiretinal *d.e.*
epirizole Epirizol n.
epirubicine Epirubicin n.
episcleral episkleral
episcleritits Episkleritis f.
episome Episom n.
episcope Episkop n.
episioplasty Dammplastik f.
episiorrhaphy Dammnaht f.
episiotomy Episiotomie f., Dammschnitt m.
episode *d.e.* f.
episode, schizophrenic schizophrener Schub m.
episodical episodisch
epispadias Epispadie f.
epistasis Epistase f.
epistatic epistatisch
epistaxis *d.e.* f., Nasenbluten n.
epistemology Erkenntnistheorie f.
episternal *d.e.*
epitarsus *d.e.* m.
epitestosterone Epitestosteron n.
epithalamic epithalamisch
epithalamus *d.e.* m.
epithalaxia Epithalaxie f.
epithelial *d.e.*
epithelioma Epitheliom n.
–, basal Basalzellenepitheliom n.
epitheliosis Epitheliose f.
epithelium Epithel n.
–, ciliated Flimmerepithel n.
–, columnar Zylinderepithel n.
–, cubical kubisches Epithel n.
–, germinal Keimepithel n.
–, glandular Drüsenepithel n.
–, pavement Pflasterepithel n.
–, pigmentary Pigmentepithel n.
–, sensory Sinnesepithel n.
–, squamous Plattenepithel n.
–, stratified mehrschichtiges Epithel n.
–, transitional Übergangsepithel n.
epithelization Epithelisierung f.
epithelize, to epithelisieren
epitheloid *d.e.*
epithem *d.e.* n.
epithesis Epithese f.
epitizide Epitizid n.
epitope Epitop n.
epitrochlea *d.e.* f.
epitrochlear epitrochleär
epituberculosis Epituberkulose f.
epitympanic epitympanal
epitympanitis *d.e.* f.
epitympanum *d.e.* n.
epitype Epityp m.
epizoonosis Epizoonose f.
epizootic epizootisch
eplerenone Eplerenon n.
epoetin *d.e.* n.
eponemycin *d.e.* n.
eponychium *d.e.* n.
eponym *d.e.* n.
epoxidation *d.e.* f.
epoxide Epoxid n.
epoxy Epoxid n.
eprazinone Eprazinon n.
eprosartan *d.e.* n.
Epsom salt Bittersalz n.
eptazocine Eptazocin n.
eptifibatid *d.e.* n.
eptifibastide Eptifibastid n.
epulis *d.e.* f.
equation Gleichung f.
equilateral gleichseitig
equilenin *d.e.* n.
equilibrate, to äquilibrieren
equilibration Äquilibrierung f.
equilibriometry Äquilibriometrie f., Gleichgewichtsprüfung f.
equilibrium Gleichgewicht n.
equimolar äquimolar
equimolecular äquimolekular
equine equin
equinia Malleus m.
equipment Ausrüstung f.
equipotent äquipotent
equivalence Äquivalenz f.
equivalent äquivalent; Äquivalent n.
–, phobic Angstäquivalent n.
eradicate, to ausrotten
eradication Ausrottung f.

E

erbium *d.e.* n.
ERCP (endoscopic retrograde cholangiopancreaticography) endoskopische retrograde Cholangiopankreatikographie f. (ERCP)
erect aufrecht
–, to aufrichten
erectile erektil
erectiometer Erektiometer n.
erection Erektion f.
– disorder Erektionsstörung f.
erepsin *d.e.* n.
erethism Erethismus m.
erethistic erethisch
ERG (electroretinogram) Elektroretinogramm n. (ERG)
erg *d.e.* n.
ergasiomania Ergasiomanie f.
ergastoplasm Ergastoplasma n.
ergocalciferol *d.e.* n.
ergochrysin *d.e.* n.
ergoclavine Ergoclavin n.
ergocornine Ergocornin n.
ergocristine Ergocristin n.
ergograph *d.e.* m.
ergographic ergographisch
ergography Ergographie f.
ergokryptine Ergokryptin n.
ergometer *d.e.* n.
ergometric ergometrisch
ergometrine Ergometrin n.
ergometrinine Ergometrinin n.
ergometry Ergometrie f.
ergomonamine Ergomonamin n.
ergonomic ergonomisch
ergonomics Ergonomie f.
ergonovine Ergometrin f.
ergosine Ergosin n.
ergosinine Ergosinin n.
ergospirometric ergospirometrisch
ergospirometry Ergospirometrie f.
ergosterol Ergosterin n.
ergot Mutterkorn n.
ergotamine Ergotamin n.
ergotaminine Ergotaminin n.
ergotherapy Ergotherapie f., Arbeitstherapie f.
ergothioneine Ergothionein n.
ergotine Ergotin n.
ergotinine Ergotinin n.
ergotism Ergotismus m.
ergotoxine Ergotoxin n.
ergotropic ergotrop
eriodictin *d.e.* n.
eriodictyol *d.e.* n.
erogenous erogen
erosion *d.e.* f.
erotic erotisch
eroticism Erotik f.
erotomania Erotomanie f.
error range Fehlerbereich m.
ertapenem *d.e.* n.
erucate Erucat n., Erukat n.
eructation Rülpsen n.
eruption *d.e.* f., Ausbruch m.
–, creeping Larva migrans
– of a tooth Zahndurchbruch m.
eruptive eruptiv
erwinia Erwinie f.
erysipelas Erysipel n.
erysipeloid *d.e.* n., Schweinerotlauf m.
Erysipelothrix insidiosa *d.e.*
erythema Erythem n.
erythema dose Erythemdosis f.
erythema infectiosum *d.e.*, Fünfte Krankheit f.
erythema multiforme Erythema exsudativum multiforme
erythematous erythematös
erythraemia (e) Erythrämie f.
erythraemic (e) erythrämisch
erythrasma *d.e.* n.
erythermalgia Erythermalgie f.
erythremia (a) Erythrämie f.
erythremic (a) erythrämisch
erythrism Rutilismus m.
erythritol Erythrit m.
erythroblast *d.e.* m.
erythroblastic erythroblastisch
– anaemia (e) Erythroblastenanämie f.
– anemia (a) Erythroblastenanämie f.
erythroblastoma Erythroblastom n.
erythroblastosis Erythroblastose f.
erythroconte Erythrokont m.
erythrocyanosis Erythrozyanose f.
erythrocyte Erythrozyt m.
–, ring-shaped Anulozyt m.
erythrocytic erythrozytär
erythrocytosis Erythrozytose f.
erythroderma Erythrodermie f.
erythrodermic erythrodermisch
erythrodontia Erythrodontie f.
erythrogenesis Erythrogenese f.
erythrogenetic erythrogenetisch
erythrohepatic erythrohepatisch
erythrokeratoderma Erythrokeratodermie f.
erythrokinetic erythrokinetisch
erythroleukaemia (e) Erythroleukämie f.
erythroleukemia (a) Erythroleukämie f.
erythrol tetranitrate Erythroltetranitrat n.

erythromelalgia Erythromelalgie f.
erythromelia Erythromelie f.
erythromycin *d.e.* n.
erythrophagocytosis Erythrophagozytose f.
erythrophobia Erythrophobie f.
erythropia Rotsehen n.
erythroplakia Erythroplakie f.
erythroplasia Erythroplasie f.
erythropoiesis Erythropoese f.
erythropoietic erytropoetisch
erythropoietin Erythropoetin n.
erythroprosopalgia Erythroprosopalgie f.
erythrose *d.e.* f. (chem.)
erythrosine Erythrosin n.
erythrosis Erythrose f. (dermatol.)
erythrotrichia Erythrotrichie f.
erythrulose *d.e.* f.
erythruria Erythrurie f.
escape rhythm Ersatzrhythmus m.
escape beat Ersatzschlag m.
eschar Schorf m.
escharotic ätzend; ätzendes Mittel n., verschorfendes Mittel n.
Escherichia coli Colibazillus m., Bacillus coli communis, *d.e.*
escherichiosis Escherichiose f.
escin (a) Aescin n.
escinate (a) Aescinat n.
escitalopram *d.e.* n.
esculent essbar
esculetin (a) Äsculetin n.
esculin (a) Äsculin n.
eserine Eserin n.
esodic zentripetal
esomeprazol *d.e.* n.
esophageal (a) ösophageal
esophagectasia (a) Speiseröhrenektasie f.
esophagitis (a) Ösophagitis f., Speiseröhrenentzündung f.
esophagobronchial (a) ösophagobronchial
esophagocolonic (a) ösophagokolisch
esophagoduodenostomy (a) Ösophagoduodenostomie f.
esophagogastric (a) ösophagogastrisch
esophagogastroduodenoscopy (a) Ösophagogastroduodenoskopie f.
esophagogastrostomy (a) Ösophagogastrostomie f.
esophagojejunogastrostomy (a) Ösophagojejunogastrostomie f.
esophagoplasty (a) Speiseröhrenplastik f.
esophagoscope (a) Ösophagoskop n.
esophagoscopical (a) ösophagoskopisch
esophagoscopy (a) Ösophagoskopie f.
esophagostomy (a) Ösophagostomie f.
esophagus (a) Ösophagus m., Speiseröhre f.
esophoria Esophorie f.
esoteric esoterisch
esotropia Einwärtsschielen n.
ESR (erythrocyte sedimentation rate) BSG (Blutsenkungsgeschwindigkeit) f.
essence Essenz f.
essential essentiell; wesentlich
establishment Anstalt f., Einrichtung f.
esteolate Esteolat n.
ester *d.e.* m.
esterase *d.e.* f.
esterification Veresterung f.
esterify, to verestern
esterize, to verestern
esterolysis Esterolyse f.
esterolytic esterolytisch
esthesioneuroblastoma (a) Ästhesioneuroblastom n.
esthetical (a) ästhetisch
estimation Bestimmung f.; Beurteilung f.; Schätzung f.
estivoautumnal malaria (a) Malaria tropica
estradiol (a) Estradiol n.
estramucin *d.e.* n.
estramustine Estramustin n.
estrane (a) Estran n.
estrangement Entfremdung f.
estriol (a) Estriol n.
estrogen (a) Östrogen n., Estrogen n.
estrogenic (a) östrogen, estrogen
estrone (a) Östron n., Estron n.
estrus (a) Brunst f.
etacrynate Etacrynat n.
etafedrine Etafedrin n.
etamivane Etamivan n.
etamsylate Etamsylat n.
etanercept *d.e.* n.
etazolate Etazolat n.
etch, to ätzen, beizen
etezimib *d.e.* n.
ethacridine Ethacridin n.
ethambutol *d.e.* n.
ethamivan Etamivan n.
ethamoxytriphetol *d.e.* n.
ethane Ethan n.
ethanercept *d.e.* n.
ethanol Ethylalkohol m., Ethanol n.
ethanolamine Ethanolamin n.
ethanolaminekinase Ethanolaminkinase f.
ethanolaminose *d.e.* f.
ethanolate Ethanolat n.
etharine Etarin n.
ethaverine Ethaverin n.
ethenzamide Ethenzamid n.

ether *d.e.* m.
– **for anaesthesia (e)** Narkoseether m.
– **for anesthesia (a)** Narkoseether m.
ethical ethisch
ethics Ethik f.
ethinamate Ethinamat n.
ethinodioldiacetate Ethinodioldiazetat n.
ethinyl *d.e.* n.
ethionamide Ethionamid n.
ethionate Ethionat n.
ethmoid bone Siebbein n.
ethmoidal *d.e.*
ethmoidectomy Ethmoidektomie f.
ethmoiditis *d.e.* f.
ethnic ethnisch
ethnographic ethnographisch
ethnography Ethnographie f.
ethnological ethnologisch
ethnology Ethnologie f.
ethoheptazine Ethoheptazin n.
ethology Ethologie f.
ethnomedicine Ethnomedizin f.
ethnopharmacology Ethnopharmakologie f.
ethosuximide Ethosuximid n.
ethoxazorutoside Ethoxazorutosid n.
ethyl *d.e.* n.
– **acrylate** Ethylakrylat n.
– **alcohol** Ethylalkohol m.
– **amide** Ethylamid n.
– **cellulose** Ethylzellulose f.
– **chloride** Chlorethyl n., Chloräthyl n.
– **ester** Ethylester
ethylation Ethylierung f.
ethylene Ethylen n., Äthylen n.
ethylenediamine Ethylendiamin n.
ethylene-imino group Ethylenimino-Gruppe f.
ethylhydrogenfumarate Ethylhydrogenfumarat n.
ethylism Ethylismus m., Äthylismus m.
ethylmorphine hydrochloride Ethylmorphinhydrochlorid n.
ethyl succinate Ethylsukzinat n.
ethyl sulfate (a) Ethylsulfat n.
ethyl sulphate (e) Ethylsulfat n.
etiandiolone Ätiandiolon n.
etianolone Ätianolon n.
etidocaine Etidocain n.
etidronate Etidronat n.
etil... see also:/siehe auch: ethyl...
etilefrine Etilefrin n.
etiocholanolone fever Äthiocholanolonfieber n.
etiologic (a) ätiologisch
etiology (a) Ätiologie f.
etionate Äthionat n.
etioporphyrin Ätioporphyrin n.
etiotropic (a) ätiotrop
etofenamate Etofenamat n.
etofibrate Etofibrat n.
etofylline Etofyllin n.
etomidate Etomidat n.
etonorgestrel *d.e.* n.
etoposide Etoposid n.
etoprine Etoprin n.
etoricoxib *d.e.* n.
etorphine Etorphin n.
etoxadrol *d.e.* n.
etozoline Etozolin n.
etretinate Etretinat n.
eubiotic eubiotisch
eubiotics Eubiotik f.
eucalyptol *d.e.* n., Eukalyptol n.
eucalyptus Eukalyptus m.
eucapnia Eukapnie f.
euchinine Euchinin n.
euchromatin *d.e.* n.
euchromatopsy Euchromatopsie f.
euchylia Euchylie f.
euchymia Euchymie f.
eudermic hautfreundlich
eugenic eugenisch
eugenics Eugenik f.
eugenol *d.e.* n.
eugenolate Eugenolat n.
euglobulin *d.e.* n.
– **lysis test** Euglobulinlysistest m.
euglycaemia (e) Euglykämie f.
euglycaemic (e) euglykämisch
euglycemia (a) Euglykämie f.
euglycemic (a) euglykämisch
eugnathic eugnath
eukaryont *d.e.* m., Eukaryot m.
eukaryontic, eukaryotic eukaryontisch, eukaryotisch
eumetabolic eumetabolisch, stoffwechselgesund
eumydrine Eumydrin n.
eunuch *d.e.* m.
eunuchoid *d.e.*
eunuchoidism Eunuchoidismus m.
eupareunia Eupareunie f.
eupatorin *d.e.* n.
eupeptic eupeptisch
euphoria Euphorie f.
euphoric euphorisch
euphoristic euphorisierend; euphorisierendes Mittel n.
euploid *d.e.*
euploidy Euploidie f.

eupraxia Eupraxie f.
eupraxic eupraktisch
eurhythmia Eurhythmie f.
eurhythmic eurhythmisch
europium *d.e.* n.
euryopia Euryopie f.
eurythermic eurytherm
eusomia Eusomie f.
eustachitis *d.e.* f.
eutectic eutektisch; Eutektikum m.
euthanasia Euthanasie f.
euthymia Euthymie f.
euthymism Euthymie f.
euthyroid euthyreot
eutomer *d.e.* n.
eutrophia Eutrophie f.
eutrophic eutrophisch
evacuation Entleerung f.
evagination Ausstülpung f.
evaluate, to auswerten
evaluation Auswertung f.
Evan's blue Evan-Blau n.
evaporate, to verdampfen, evaporieren
evaporation Verdampfung f.
even gerade, gleichmäßig, eben
eventration *d.e.* f.
eversion Umstülpung f., Auswärtsdrehung f.
everninomycin *d.e.* n.
evert, to umstülpen, auswärtsdrehen
every hour stündlich
evidence Evidenz f., Klarheit f.; Beweismittel n.; Asservat n.; Zeugnis n.; Zeuge m., Zeugin f.
– based evidenzbasiert
– based medicine *d.e.* f., auf Beweiskraft gegründete Medizin f.
–, medical ärztliches Gutachten n., ärztliches Zeugnis n.
evident *d.e.*
eviration Entmannung f.
evisceration Eviszeration f.
evoke, to evozieren
evolution *d.e.* f., Entwicklung f.
–, spontaneous Selbstentwicklung f.
evolutive evolutiv
ewe Mutterschaf n.
Ewing's tumor (a) Ewing-Tumor m.
– tumour (e) Ewing-Tumor m.
exacerbation Exazerbation f.
exacrinous exokrin
exact exakt, genau
exaggerate, to übertreiben
exaltation *d.e.* f.
exalted exaltiert
examination Prüfung f., Untersuchung f.
– anxiety Prüfungsangst f.
– chair Untersuchungsstuhl m.
– couch Untersuchungsliege f.
– findings Untersuchungsergebnis n.
–, preventive Vorsorgeuntersuchung f.
–, prophylactic prepartal Schwangerenvorsorgeuntersuchung f.
– report Untersuchungsbericht m., Untersuchungsbefund m.
–, serial Reihenuntersuchung f.
– table Untersuchungstisch m.
examine, to prüfen, untersuchen
– by the microscope, to mikroskopisch untersuchen
examinee Prüfling m.
examiner Prüfer m., Prüferin f. Untersuchender m., Untersuchende f.
exanthem *d.e.* n.
exanthema Exanthem n.
exanthema, vesicular Exanthema vesiculosum, Bläschenausschlag m.
exanthematous exanthematisch
exarticulate, to exartikulieren
exarticulation Exartikulation f.
excavate, to exkavieren, aushöhlen
excavation Exkavation f.
excavator Exkavator m.
exceed, to überschreiten, übertreffen
excentric exzentrisch
excerebration Enthirnung f., Exzerebration f.
excess Exzess m., Übermaß n., Überschuss m.
– mortality Übersterblichkeit
excessive exzessiv
exchangeable auswechselbar
– lenses Auswechseloptik f.
exchanger Austauscher m.
exchange transfusion Austauschtransfusion f.
excimer *d.e.* m.
– laser Excimerlaser m.
excipient Exzipiens n.
excise, to exzidieren, ausschneiden
excision Exzision f., Ausschneidung f.
–, exploratory Probeexzision f.
excitability Erregbarkeit f.
excitable erregbar
excitant Erregungsmittel n.
excitation Erregung f.
excite, to erregen
excited, to be aufgeregt sein, erregt sein
excitement Aufregung f., Erregung f.
excitatory erregend
exclusion Ausschaltung f., Ausschluss m.
– principle Ausschlussprinzip n.
excochleation Exkochleation f.

excoriation Exkoriation f., Schürfwunde f.
excrement Exkrement n.
excrescence Wucherung f., Auswuchs m.
excrete Exkret n.
–, to ausscheiden
excretion Ausscheidung f., Exkretion f.
– urography Ausscheidungsurographie f.
excretory exkretorisch
excursion Exkursion f.
excyclophoria Exzyklophorie f.
exemestane Exemestan n.
exenteration *d.e.* f.
exercise Übung f.
– angina Belastungsangina f.
– bone Exerzierknochen m.
–, physical körperliche Übung f., körperliche Belastung f.
–, to üben
exerciser (a) Übungsgerät n.
exercisor (e) Übungsgerät n.
exeresis Exhairese f.
exergic exergonisch
exfoliate, to abblättern
exfoliation *d.e.* f.
– of teeth Zahnausfall m.
exfoliative exfoliativ
exhalation *d.e.* f.
exhale, to ausatmen
exhaust, to erschöpfen, ausschöpfen
exhaustible erschöpflich
exhaustion Erschöpfung f.
exhibitionism Exhibitionismus m.
exhibitionist Exhibitionist m., Exhibitionistin f.
exhumation Exhumierung f.
exhume, to exhumieren
exigence Befürfnis n., Erfordernis n.
exigency Bedürfnis n., Erfordernis n.
exiproben *d.e.* n.
exist, to existieren
existence Existenz f.
existential existentiell
exit Austritt m., Ausgang m.
– block Austrittsblock m.
– dose Austrittsdosis f.
exo-antigen *d.e.* n.
exochorial *d.e.*
exocrine exokrin
exocytosis Exozytose f.
exodic zentrifugal
exodontia Exodontie f.
exodontology Zahnextraktionslehre f.
exo-enzyme Exoenzym n.
exogamy Exogamie f.
exogenic exogen
exogenous exogen
exognathia Exognathie f.
exon (expressed region) Exon n.
exonerate, to entlasten
exoneration Entlastung f.
exonuclease Exonuklease f.
exonucleolytic exonukleolytisch
exophoria Exophorie f.
exophthalmic exophthalmisch
– goiter Glotzaugenkrankheit f., Basedowsche Krankheit f.
exophthalmus *d.e.* m.
exophytic exophytisch
exorcism Exorzismus m.
exosmosis Exosmose f.
exosmotic exosmotisch
exospore *d.e.* f.
exostosis Exostose f.
exothermic exotherm
exotic exotisch
exotoxin *d.e.* n.
exotropia Auswärtsschielen n.
expand, to expandieren, ausdehnen
expandable expandierbar
expander *d.e.* m.
expansion *d.e.* f.
– arch (dent.) Dehnungsbogen m.
– wire Expansionsdraht m.
expansive expansiv
expect, to abwarten, erwarten
expectant abwartend
– mother werdende Mutter f.
expectation Erwartung f.
– neurosis Erwartungsneurose f.
– of life Lebenserwartung f.
expectorant Expektorans f.
expectorate, to expektorieren
expectoration Expektoration f.
expel, to austreiben
expenditure Aufwand m.; Verbrauch m.
experience Erfahrung f.; Erlebnis n.
–, field of – Erlebnisfeld n.
–, moring tiefgreifendes Erlebnis n.
experiment *d.e.* n.
–, antecedent Vorversuch m.
–, to experimentieren
–, Valsalva's Valsalvascher Versuch m.
experimental experimentell
experimenter Experimentator m.
expert sachverständig, erfahren; gutachtlich; Sachverständiger m., Sachverständige f.; Gutachter m., Gutachterin f.
– opinion Expertengutachten n.
expertise Gutachtertätigkeit f.; Sachkenntnis f.; Gutachten n.

expiration Exspiration f., Ausatmung f.
– resistance Atemwiderstand m.
expiratory exspiratorisch
– flow rate exspiratorische Atemstromstärke f.
– reserve volume exspiratorisches Reservevolumen n.
– volume Exspirationsvolumen n.
expire, to exspirieren, ausatmen
expirium Exspirium n.
explain, to erklären
explanation Erklärung f.
explant Explantat n.
–, to explantieren
explantation *d.e.* f.
explode, to explodieren
exploration *d.e.* f., Erforschung f.
exploratory exploratorisch
– excision Probeexzision f.
– laparotomy Probelaparotomie f.
explore, to explorieren, erforschen, ausforschen
explorer Sonde f.; Erforscher m., Erforscherin f.
explosion *d.e.* f.
explosive explosiv
explosiveness Explosivität f.
exponent *d.e.* m.
expose, to exponieren, aussetzen; belichten
exposure Aussetzung f.; Belichtung f., Bestrahlung f.; Exposition f.
–, blank Leeraufnahme f.
– chart Belichtungstabelle f.
– dose Bestrahlungsdosis f.
–, double Doppelbelichtung f.
–, faulty Fehlbelichtung f.
– latitude Belichtungsspielraum m.
–, overtable Übertischaufnahme f.
– table Belichtungstabelle f.
– time Belichtungszeit f.
– timer Belichtungsautomat m.
–, undertable Untertischaufnahme f.
–, x-ray Röntgenaufnahme f.
express, to ausdrücken
expression *d.e.* f.; Ausdrücken n.; Ausdruck m.
– deficiency Ausdrucksmangel m.
expressiveness Ausdrucksvermögen n.
–, facial Mimik f.
expulsion Austreibung f.
exsanguinate, to blutleer machen, ausbluten
exsanguination Entblutung f., Verblutung f.
exsanguinotransfusion Austauschtransfusion f.
exsiccate, to austrocknen
exsiccation Austrocknung f.
exsiccosis Exsikkose f.
exstrophy Exstrophie f.
extend, to dehnen; sich erstrecken
extension *d.e.* f.
– bed Streckbett n.
– stirrup Extensionsbügel m.
extensor Strecker m., Streckmuskel m.
external extern, äußerlich
– brain stimulation externe Gehirnstimulation f.
exteroceptive exterozeptiv
extinction Extinktion f., Auslöschung f., Erlöschen n.
extinguish, to auslöschen
extirpation Exstirpation f.
extorsion Disklination f.
extra-alveolar extraalveolär
extra-amniotic extraamniotisch
extra-articular extraartikulär
extrabulbar extrabulbär
extracanalicular extrakanalikulär
extracapillary extrakapillär
extracapsular extrakapsulär
extracardial extrakardial
extracarotideal extrakarotideal
extracavitary extrakavitär
extracellular extrazellulär
– fluid extrazelluläre Flüssigkeit f.
extrachromosomal *d.e.*
extraciliary extraziliär
extracoronal extrakoronal
extracortical extrakortikal
extracorporeal extrakorporal
extracranial extrakranial, extrakraniell
extract Extrakt m.
–, to extrahieren
extractable extrahierbar
extracting forceps Zahnzange f.
extraction Extraktion f.
extractor Extraktor m.
extraductal extraduktal
extradural *d.e.*
extrafascial extrafaszial
extrafocal extrafokal
extrafoveal *d.e.*
extragastric extragastral, extragastrisch
extragenital *d.e.*
extrahepatic extrahepatisch
extraintestinal *d.e.*
extralobar extralobär
extraluminal *d.e.*
extralymphatic extralymphatisch
extramarital außerehelich
extramaxillary extramaxillär

E

extramedullary extramedullär
extramitochondrial *d.e.*
extramural *d.e.*
extranodal *d.e.*
extranodular extranodulär
extranuclear extranukleär
extraoral *d.e.*
extra-orbital extraorbital
extraosseous extraossär
extraovarian extraovariell
extrapancreatic extrapankreatisch
extrapapillary extrapapillär
extrapelvic extrapelvin
extraperitoneal *d.e.*
extrapituitary extrahypophysär
extrapleural *d.e.*
extrapolate, to extrapolieren
extrapolation Extrapolierung f.
extraprostatic extraprostatisch
extrapulmonary extrapulmonal
extrapyramidal *d.e.*
extrarenal *d.e.*
extrasensory außersinnlich
extraserous extraserös
extrasphincteric extrasphinkterisch
extrastimulus Extrareiz m.
extrasynovial *d.e.*
extrasystole *d.e.* f.
–, atrial Vorhofextrasystole f.
–, ventricular ventrikuläre Extrasystole f.
extratemporal *d.e.*
extrathyroid extrathyreoidal
extratracheal *d.e.*
extratubal extratubar
extra-uterine extrauterin
extravaginal *d.e.*
extravasation Blutaustritt m. ins Gewebe, Flüssigkeitsaustritt m. ins Gewebe
extravascular extravasal
extraventricular extraventrikulär
extravert, to extravertieren
extravertebral *d.e.*
extravesical extravesikal
extreme extrem
extremity Extremität f.
extrinsic factor Extrinsic-Faktor m.
extroversion *d.e.* f.
extroverted extrovertiert
extrude, to extrudieren
extruder *d.e.* m.
extrusion *d.e.* f.
extubate, to extubieren
extubation *d.e.* f.
extubator *d.e.* m.
exuberant überschießend
exudate Exsudat n.
exudation Exsudation f.
exudative exsudativ
exungulation Ausschuhen n.
eye Auge n.; Öhr n.
eyeball Augapfel m.
eye bank Augenbank f.
eyebrow Augenbraue f.
eyedness Äugigkeit f.
eyedrop Augentropfen m.
eye-ear plane Ohr-Augen-Ebene f.
eyeground Augenhintergrund m.
eyeguard Augenschutz m.
eye lancet Augenlanzette f.
eyelash Augenwimper f.
eyelid Augenlid n.
eye loop Augenschlinge f.
eye-lotion Augenwasser n.
eye-magnifier Augenlupe f.
eye ointment Augensalbe f.
eyepiece Okular n.
eye shield Augenklappe f.
eye specialist Augenspezialist m., Augenspezialistin f.
eye speculum Augenlidhalter m.
eyestrain Asthenopie f.
eye test for glasses Brillenbestimmung f.
eye-tooth Eckzahn m.
eyewater Augenwasser n.
ezetimib *d.e.* n.

F

fab *d.e.* n.
fabella *d.e.* f.
Fabry's disease Fabrysche Krankheit f.
face Gesicht n.
–, bird Vogelgesicht n.
– bow Gesichtsbogen m.
–, frog Froschgesicht m.
–, mask-like Maskengesicht n.
–, moon-shaped Vollmondgesicht n.
–, oily Salbengesicht n.
facet Facette f.
faceted facettiert
facette *d.e.* f.
facial muscle Gesichtsmuskel m.
– nerve Nervus facialis
– paralysis Fazialislähmung f.
facilitate, to bahnen, erleichtern
facilitation Bahnung f., Erleichterung f.
facing Facette f.
faciobrachial faziobrachial
faciocervical faziozervikal
facioliasis *d.e.* f.
faciolingual faziolingual
facioplasty Gesichtsplastik f.
facioscapulohumeral fazioskapulohumeral
facioversion Fazioversion f.
factitious künstlich
factor Faktor m.
factor Xa inhibitor Faktor-Xa-Inhibitor m.
facultative fakultativ
faculty Fakultät f.; Fähigkeit f.
– of smelling Geruchsvermögen n.
FAD (flavin adenine dinucleotide) Flavin-Adenin-Dinukleotid n. (FAD)
fading Abblassen n.
fadrozole Fadrozol n.
faecal (e) fäkal
– fistula (e) Kotfistel f.
– occult blood test (FOBT) (e) Untersuchung auf Blut im Stuhl f.
faeces (e) Kot m.
fagopyrism Buchweizenvergiftung f.
fail, to fehlen; schwächer werden; versagen; versäumen
failure Versagen n., Ausbleiben n.
– rate Ausfallquote f.
–, renal Niereninsuffizienz f.
–, right ventricular Rechtsherzinsuffizienz f.
faint matt, schwach, ohmächtig; Ohnmacht f.
–, to ohnmächtig werden
fainting fit Ohnmachtsanfall m.
fair blond; unparteiisch
fall Fall m., Sturz m.
fall asleep, to einschlafen
falling sickness Fallsucht f.
false attitude Fehlhaltung f.
false-conclusion Trugschluss m.
false-negative falsch-negativ
false-positive falsch-positiv
falsification Fälschung f.
famciclovir *d.e.* n.
familial familiär
family allowance Kindergeld n.
– doctor Hausarzt m., Hausärztin f.
– medicine-chest Hausapotheke f.
– physician Hausarzt m., Hausärztin f.
– planning Familienplanung f.
– tree Stammbaum m.
famine dropsy Hungerödem n.
famotidine Famotidin n.
fanatic fanatisch
fancy, to sich einbilden, Gefallen finden
fang (anatom.) Zahnwurzel f.
fang (zool.) Giftzahn m., Fangzahn m.
fango *d.e.* m.
fantom limb (a) Phantomglied n.
farad *d.e.* n.
Faraday's cage Faradayscher Käfig m.
faradic faradisch
faradization Faradisation f.
faradize, to faradisieren
far advanced in pregnancy hochschwanger
farcy Malleus chronicus
farina Mehl n.
farinaceous mehlig
farmers' lung Farmerlunge f.
farmers' skin Farmerhaut f.
farnesyldiphosphate Farnesyldiphosphat n.
farrow, to (veter.) abferkeln
farsighted weitsichtig
farsightedness Weitsichtigkeit f.
fascia Faszie f.
fascial faszial
fasciaplasty Faszienplastik f.
fascicle Bündel n., Faszikel m.
fascicular faszikulär
fasciculus Faszikel m., Bündel n.
fasciectomy Fasziektomie f.
fasciitis Fasziitis f.
Fasciola hepatica *d.e.*
fasciolopsiasis *d.e.* f.
fasciodesis Fasziodese f.
fasciotomy Fasziotomie f.

F

fast fest, resistent; schnell
–, to fasten
fasting blood glucose Nüchtern-Blutzucker m.
fat fett; Fett n.
– embolism Fettembolie f.
– soluble fettlöslich
– splitting fettspaltend
fatal verhängnisvoll; tödlich
father-fixation Vaterbindung f.
fatherhood Vaterschaft f.
fatigability Ermüdbarkeit f.
fatigable ermüdbar
fatigue Erschöpfung f., Ermüdung f.
fatty fettig
– degeneration fettige Degeneration f.
– liver Fettleber f.
– meal Fettmahlzeit f.
– tissue Fettgewebe n.
faucial die Schlundenge betreffend
fault Gebrechen n.
faulty diet Diätfehler m.
fauna *d.e.* f.
favism Favismus m.
favorable (a) günstig
favourable (e) günstig
favus Erbgrind m., Favus m.
fazadinium *d.e.* n.
FBS (fasting blood sugar) Nüchternblutzucker m.
fear of death Todesangst f.
– of height Höhenangst f., Hypsophobie f.
– of lactation Stillangst f.
feather allergy Federnallergie f.
feathers Federn f. pl., Gefieder n.
featural mimisch
feature (med.) Gesichtszug m.
features, play of – Mimik f.
febarbamate Febarbamat n.
febrifacient fiebererzeugend
febrifugal fiebersenkend
febrifuge fiebersenkendes Mittel n.
febrile febril, fieberhaft
febuprol *d.e.* n.
fecal (a) fäkal
– fistula (a) Kotfistel f.
fecal occult blood test (FOBT) (a) Untersuchung auf Blut im Stuhl f.
feces (a) Kot m.
fecundate, to befruchten
fecundation Befruchtung f.
fecundity Fruchtbarkeit f.
fedrilate Fedrilat n.
fee Gebühr f., Honorar n.
–, capitation Regelbetrag m.
feeble schwächlich, matt
feebleminded schwachsinnig
feeblemindedness Schwachsinn m.
feed, to füttern, ernähren; stillen
feedback Rückkopplung f.
feeding Fütterung f., Ernährung f.
–, tube Sondenernährung f.
– cup Schnabeltasse f.
feel, to fühlen, verspüren
feeling Gefühl n.
– of one's own value Selbstwertgefühl n.
– of repletion Völlegefühl n.
– tone Gefühlslage f., Gemütslage f.
Feer's disease Feersche Krankheit f.
fees, to pay – honorieren, Honorar n. bezahlen
feign, to fingieren, täuschen
felbamate Felbamat n.
felbinac *d.e.* n.
feline Katzen betreffend
fellatio *d.e.* f.
fellowship (med.) (a) subspezialistische ärztliche Ausbildung f.
felodipine Felodipin n.
felon Panaritium n.
felypressin *d.e.* n.
female weiblich; weibliches Wesen n.; Weibchen n.
femconazole Femaconazol n.
feminity Weiblichkeit f., Feminität f.
feminization Verweiblichung f.
feminize, to verweiblichen
femoral *d.e.*
femorocrural femorokrural
femorofemoral *d.e.*
femoropopliteal *d.e.*
femorotibial *d.e.*
fenbendazol *d.e.* n.
fenbufene Fenbufen n.
fencamfamine Fencamfamin n.
fenchone Fenchon n.
fendiline Fendilin n.
fenestrate, to fenstern
fenestration Fensterung f.
fenetylline Fenetyllin n.
fenfluramine Fenfluramin n.
fennel Fenchel m.
fenofibrate Fenofibrat n.
fenoterol *d.e.* n.
fenoverine Fenoverin n.
fenoxypropazine Fenoxypropazin n.
fenozolone Fenozolon n.
fenpipramide Fenpipramid n.
fenproporex *d.e.* n.
fenquizone Fenquizon n.

fentanyl *d.e.* n.
fenticonazole Fenticonazol n.
fenyramidol *d.e.* n.
feredetate Feredetat n.
ferment *d.e.* n.
–, protective Abwehrferment n.
–, to fermentieren
fermental fermentativ
fermentation *d.e.* f., Gärung f.
– test Gärungsprobe f.
fern Farn m.
ferret Frettchen n.
ferric ammonium sulfate (a) Eisenammoniumsulfat n.
ferric ammonium sulphate (e) Eisenammoniumsulfat n.
– compound dreiwertige Eisenverbindung f.
ferricyanide Ferrizyanid n., Ferricyanid n.
ferrioxamine Ferrioxamin n.
ferrite Ferrit n.
ferritin *d.e.* n.
ferrochelatase *d.e.* f.
ferrochelate Ferrochelat n.
ferrocholinate Ferrocholinat n.
ferrocyanide Ferrozyanid n., Ferrocyanid n.
ferroglycine Ferroglycin n.
ferrokinetic ferrokinetisch
ferrokinetics Ferrokinetik f.
ferrolactate Ferrolaktat n.
ferrotherapy Eisentherapie f.
ferrous compound zweiwertige Eisenverbindung f.
fertile fruchtbar
fertility Fruchtbarkeit f.
fertilization Befruchtung f., Fertilisierung f.
–, in vitro extrakorporale Befruchtung f.
fertilize, to fruchtbar machen, befruchten
ferucarbotran *d.e.* n.
fervescence Temperaturanstieg m.
fester, to eitern
festoon, gum Zahnfleischrandwulst m.
fetal (a) fötal
fetid (a) fötid
fetishism Fetischismus m.
fetishist Fetischist m., Fetischistin f.
fetlock Fesselhaar n.; Fesselgelenk n.
fetlock joint Fesselgelenk n.
fetlow Hufgeschwür n., Klauengeschwür n.
fetofetal (a) *d.e.*
fetomaternal (a) *d.e.*, fötomaternal
fetopathy (a) Fetopathie f., Fötopathie f.
fetoplacental (a) fetoplazentar, fötoplazentar
fetoprotein Fetoprotein n., Fötoprotein n.
fetor (a) Fötor m.
fetoscopy (a) Fetoskopie f., Fötoskopie f.
fetotoxic (a) fetotoxisch, fötotoxisch
fetuin *d.e.* n.
fetus (a) Fötus m.
fever Fieber m.
–, black Rocky-Mountain-Fieber n.; Kalaazar f.
–, boutonneuse Boutonneuse-Fieber n.
–, cane Zuckerrohrfieber n.
–, Chagres Chagresfieber n.
– chart Fieberkurve f.
–, childbed Kindbettfieber n.
–, Colorado tick Coloradozeckenfieber n.
–, Crimean-Congo Krim-Kongofieber n.
– curve Fieberkurve f.
–, Dandy Denguefieber n.
–, Dumdum Kalaazar f.
–, famine Rückfallfieber n.
–, foundryman's Gießerfieber n.
–, gate Torfieber n.
–, glandular Pfeiffersches Drüsenfieber n.
–, haemoglobinuric (e) Schwarzwasserfieber n.
–, Haverhill Erythema arthriticum epidemicum
–, hay Heufieber n., Heuschnupfen m.
– heat Fieberhitze f.
–, hemoglobinuric (a) Schwarzwasserfieber n.
–, jungle Dschungelfieber n.
–, Katayama Katayamafieber n.
–, Lassa Lassafieber n.
–, Malta Maltafieber n.
–, Marburg Marburgfieber n.
–, Marsh Malaria f.
–, Mediterranean Maltafieber n.
–, Mediterranean exanthematous Olmersche Krankheit f.
–, Mediterranean familial familär gehäuft auftretendes Fieber n. der Mittelmeerländer
–, Mediterranean yellow Morbus Weil
–, metal fume Gießerfieber n.
–, nine mile Q-Fieber n.
–, octan Octana f.
–, Oroya Oroyafieber n.
–, pappataci Pappatacifieber n.
–, Pfeiffer's glandular Pfeiffersches Drüsenfieber n.
–, phlebototomus Pappatacifieber n.
–, Pontiac Pontiacfieber n.
–, puerperal Kindbettfieber n.
–, quintan wolhynisches Fieber n.
–, rabbit Tularämie f.
–, recurrent Rückfallfieber n.
–, red Schweinerotlauf m.
–, Rift Valley Rifttalfieber n.

F

–, **Rocky Mountain** Rocky-Mountain-Fieber n.
–, **Sindbis** Sindbisfieber n.
–, **Spondweni** Spondwenifieber n.
– **therapy** Fiebertherapie f.
–, **thirst** Durstfieber n.
–, **tick** Zeckenfieber n.
–, **trench** Wolhynisches Fieber n.
–, **tsutsugamushi** Tsutsugamushifieber n.
–, **undulant** undulierendes Fieber n., Febris undulans
–, **vaccinal** Impffieber n.
–, **Volhynia** Wolhynisches Fieber n.
–, **yellow** Gelbfieber n.
feverish fiebernd, fiebrig
FFA (free fatty acids) freie Fettsäuren f. pl. (FFS)
FFP (fresh frozen plasma) Tiefkühlfrischplasma n.
FGF (fibroblast growth factor) Fibroblastenwachstumsfaktor m.
fiber (a), fibre (e) Faser f.
–, **climbing** Kletterfaser f.
–, **collagenous** Kollagenfaser f.
–, **elastic** elastische Faser f.
–, **lattice** Gitterfaser f.
–, **medullated** markhaltige Faser f.
–, **Purkinje's** Purkinje-Faser f.
–, **reticular** Gitterfaser f.
–, **tendril** Kletterfaser f.
–, **Tomes'** Tomes-Faser f.
–, **unmedullated** marklose Faser f.
fiberendoscopic fiberendoskopisch
fiberendoscopy Fiberendoskopie f.
fiberoptic fiberoptisch
fiberoptics Fiberoptik f.
fiberscope Fiberskop f.
fibre (e) see:/siehe: fiber (a)
fibril Fibrille f.
fibrillary fibrillär
fibrillate, to fibrillieren
fibrillation Flimmern n., Muskelflimmern n.
–, **ventricular** Kammerflimmern n.
fibrillo-flutter Flimmerflattern n.
fibrillosis Fibrillose f.
fibrin *d.e.* n.
fibrinogen *d.e.* n.
fibrinogenic fibrinogen
fibrinogenolysis Fibrinogenolyse f.
fibrinogenolytic fibrinogenolytisch
fibrinogenopenia Fibrinogenopenie f.
fibrinoid *d.e.* n.
fibrinokinase *d.e.* f.
fibrinolysin *d.e.* n.
fibrinolysis Fibrinolyse f.
fibrinolysokinase *d.e.* f.
fibrinolytic fibrinolytisch
fibrinopenia Fibrinopenie f.
fibrinopeptide Fibrinpeptid n.
fibrinous fibrinös
fibroadenia Fibroadenie f.
fibroadenoma Fibroadenom n.
fibroareolar fibroareolär
fibroblast *d.e.* m.
fibroblastic fibroblastisch
fibroblastoma Fibroblastom n.
fibrocarcinoma Fibrokarzinom n.
fibrocartilage Faserknorpel m.
fibrocartilaginous fibrokartilaginös
fibrocystic fibrozystisch
fibrocyte Fibrozyt m.
fibro-elastosis Fibroelastose f.
fibroepithelioma Fibroepitheliom n.
fibroglioma Fibrogliom n.
fibrohistiocytoma Fibrohistiozytom n.
fibrohyaline fibrohyalin
fibroid *d.e.*
fibrokeratoma Fibrokeratom n.
fibrolamellar fibrolamellär
fibrolipoma Fibrolipom n.
fibrolysin *d.e.* n.
fibroma Fibrom n.
fibromatosis Fibromatose f.
fibromatous fibromatös
fibromuscular fibromuskulär
fibromyalgia Fibromyalgie f.
fibromyoma Fibromyom
fibromyxoma Fibromyxom n.
fibromyxosarcoma Fibromyxosarkom n.
fibronectin *d.e.* n.
fibro-osteitis Fibroostitis f.
fibro-osteoclasia Fibroosteoklasie f.
fibroplasia Fibroplasie f.
fibroplastic fibroplastisch
fibroplastin *d.e.* n.
fibrosarcoma Fibrosarkom n.
fibrosis Fibrose f.
–, **radiation** Strahlenfibrose f.
fibrositis *d.e.* f.
fibrothorax Pleuraschwarte f.
fibrous fibrös
fibular *d.e.*
ficin *d.e.* n.
field emission Feldemission f.
–, **apical** Spitzenfeld n.
– **hospital** Hauptverbandplatz m.
–, **lower** Unterfeld n.
–, **luminous** Leuchtfeld n.
–, **middle** Mittelfeld n.
– **of operation** Operationsgebiet n.

– of vision Gesichtsfeld n.
–, pulsed Pulsfeld n.
– radiotherapy Feldbestrahlung f.
– strength Feldstärke f.
– study Feldstudie
– trial Feldversuch m.
–, upper Oberfeld n.
five-membered fünfgliedrig
figure Figur f., Gestalt f.; Ziffer f.
fig wart Feigwarze f.
filament Faden m.
–, incandescent Glühfaden m., Glühdraht m.
filamentous filamentös
filaria Filarie f.
– bancrofti *d.e.*
filariasis *d.e.* f.
file Feile f.
–, finishing Finierfeile f.
– off, to abfeilen
–, to feilen
filgrastim *d.e.* n.
filial *d.e.*
filiform *d.e.*, fadenförmig
fill, to füllen
fillet Schleife f.
filling Füllung f.
–, cast Gussfüllung f.
– defect Füllungsdefekt m.
– out Abfüllung f.
– phase Füllungszeit f.
– pressure Füllungsdruck m.
–, root canal Wurzelkanalfüllung f.
–, temporary Einlage f. (dent.)
– time Füllungszeit f.
filly Stutenfohlen n.
film Film m.; Häutchen n., Belag m.; Abstrich m.
–, abdominal plain Abdomenübersichtsaufnahme f.
– badge Filmdosimeter n., Strahlenschutzplakette f.
– changer Filmwechsler m.
–, dental Dentalfilm m., Zahnröntgenfilm m.
– development Filmentwicklung f.
– dryer Filmtrockner m.
– marking Filmbeschriftung f.
– sensitivity Filmempfindlichkeit f.
– size Filmformat n.
– viewer Filmbetrachtungsgerät n.
–, x-ray Röntgenfilm m.
filmaron *d.e.* n.
filter *d.e.* n.
–, membrane Membranfilter n.
–, to filtrieren
filth Schmutz m.
filtrable filtrabel, filtrierbar
filtrate Filtrat n.
filtration *d.e.* f.
fimbria Fimbrie f.
fimbriolysis Fimbriolyse f.
final *d.e.*
– stage Endstadium n.
finasterid *d.e.* n.
finasteride Finasterid n.
findings Befund m.
–, normal Normalbefund m.
– on admission Aufnahmebefund m.
fine adjustment Feineinstellung f.
fine focus Feinfokus m.
fine needle biopsy Feinnadelbiopsie f.
fine structure Feinstruktur f.
finger *d.e.* m.
– agnosia Fingeragnosie f.
– cot Fingerling m.
– joint Fingergelenk n.
– -nose test Finger-Nasenversuch m.
– protector Fingerschützer m.
–, puffy geschwollener Finger m.
– stall Fingerling m.
– tip Fingerspitze f.
–, trigger schnellender Finger m.
fingernail Fingernagel m.
fingerprint Fingerabdruck m.
finish, to beenden, vollenden; finieren (dent.)
finisher Finierer m.
finisher, cone-shaped Kegelfinierer m.
finishing bur Finierbohrer m.
– instrument Finierinstrument n.
Finsen lamp Finsenlampe f.
Finsen light Finsenlampe f.
fipexide Fipexid n.
fire Brand m., Feuer n.
fire in, to einbrennen
fireproof feuerfest
firing Anheizen n., Brennen n., Brand m., Einbrennen n.
first aid Erste Hilfe f.
– aid man Sanitäter m.
– aid post Rettungsstation f.
– choice erste Wahl f.
fish Fisch m.
fishhook stomach Angelhakenmagen m.
fish-oil Lebertran m.
fish poisoning Fischvergiftung f.
fissable spaltbar
fissile spaltbar
fission Spaltung f.
–, atomic Atomspaltung f.
– product Spaltprodukt n.

fissionable spaltbar
fissure Fissur f.
– bur Fissurenbohrer m.
–, palpebral Lidspalte f.
fist Faust f.
–, with the size of a faustgroß
fistula Fistel f.
–, anal Analfistel f.
–, biliary Gallenfistel f.
–, dental Zahnfistel f.
–, Eck's Ecksche Fistel f.
–, gastric Magenfistel f.
–, gingival Zahnfleischfistel f.
–, lacteal Milchfistel f.
–, rectovesical Blasenmastdarmfistel f.
–, salivary Speichelfistel f.
–, stercoral Kotfistel f.
–, vaginal Scheidenfistel f.
–, vesicovaginal Blasen-Scheidenfistel f.
–, Witzel's Witzel-Fistel f.
fistulization Fistelbildung f.
fistulography Fistulographie f.
fistulotomy Fistulotomie f.
fistulous fistulös
fit Anfall m.; geeignet, passend
– for tropical climates tropentauglich
– for work arbeitsfähig
–, running Prokursivanfall m.
–, screaming Schreikrampf m.
–, to anpassen, einrichten
fitting passend; Anpassung f.
– accuracy Passgenauigkeit f.
–, poorly schlecht passend
fix, to fixieren; ruhigstellen
fixation Fixierung f., Bindung f.
– clasp Befestigungsklammer f.
– device Fixiervorrichtung f.
– screw Befestigungsschraube f.
fixative Fixiermittel n.
fixator *d.e.* m.
fixed field Stehfeld n.
fixing agent Fixiermittel n.
fixing bath Fixierbad n.
flabby welk
flaccid schlaff
flaccidity Schlaffheit f.
flaccidness Schlaffheit f.
flagellata *d.e.* n. pl.
flagellation *d.e.* f.
flagellin *d.e.* n.
flail mitral valve Mitralklappensehnenfadenabriss m.
flake Flocke f.
flaky flockig
flamelike flammig
flame photometer Flammenphotometer n.
flame photometric flammenphotometrisch
flame photometry Flammenphotometrie f.
flank Flanke f.
flap Lappen m., Gewebelappen m.; Flattern n.; Klappe f.; Schlag m.
–, advancement Verschiebelappen m.
–, bipedicle doppelt gestielter Lappen m.
–, free freier Lappen m.
–, island Insel-Lappen m.
– of the ear Ohrläppchen n.
–, pedicle gestielter Lappen m.
–, rope Roll-Lappen m.
–, rotation Rotationslappen m.
flaps (veter.) Maulfäule f.
flare-up Aufflackern n.
–, to aufflackern
flash Blitz m., Strahl m.
flask Kolben m., Flasche f., Küvette f.; Muffel f.
–, Erlenmeyer Erlenmeyerkolben m.
–, to küvettieren
flatfoot Plattfuß m.
flatfooted plattfüßig
flattening Verflachung f.
flatulence Flatulenz f.
flatulent blähend
flavan *d.e.* n.
flavanone Flavanon n.
flavin *d.e.* n.
flavine Trypaflavin n.
flavobacterium *d.e.* n.
flavodoxin *d.e.* n.
flavone Flavon n.
flavonoid *d.e.* n.
flavonolignane Flavonolignan n.
flavoprotein *d.e.* n.
flavor (a), flavour (e) Aroma n.
flavoxate Flavoxat n.
flaxseed Leinsamen m.
flea Floh m.
flecainide Flecainid n.
Flechsig's fasciculus Flechsigsches Bündel n.
flesh Fleisch n.
fleshy fleischig
fleroxacin *d.e.* n.
flexibility Biegsamkeit f., Gelenkigkeit f.
flexible flexibel, biegsam
flexile flexibel, biegsam
flexion *d.e.* f.
Flexner's bacillus Flexnerbazillus m.
flexor Beuger m.
flexure Flexur f.
–, hepatic Flexura hepatica
–, splenic Flexura lienalis

flicker, to flimmern, flackern
flightiness Zerfahrenheit f.
flight of ideas Gedankenflucht f.
flint disease Chalikose f.
Flint's murmur Flintsches Geräusch n.
floaters, vitreous Mückensehen n.
floating flottierend
floccilation Floccilegium n.
flocculation Flockung f., Ausflockung f.
flocculoreaction Flockungsreaktion f.
floor markings Bodenmarkierungen f. pl.
floppy schlapp, schlaff
– mitral valve Mitralklappenprolaps m.
flora *d.e.* f.
–, intestinal Darmflora f.
–, oral Mundflora f.
–, vaginal Scheidenflora f.
florenal Fluorenal n.
florid *d.e.*
flotation *d.e.* f., Flottieren n.
flour Mehl n.
– allergy Mehlallergie f.
flow Fluss m., Strom m., Strömung f.
– cytometry Durchflusszytometrie f.
– rate Strömungsgeschwindigkeit f.
– resistance Strömungswiderstand m.
–, to fließen, rinnen
flow-off channel Abflusskanal m.
flow off, to abfließen
flowing off Abfluss m.
flow-meter Flussmesser m., Durchflussmesser m., Stromuhr f.
flow property Fließeigenschaft f.
floxacin *d.e.* n.
floxuridin *d.e.* n.
flu grippaler Infekt m.
fluacizine Fluacizin n.
flubendazole Flubendazol n.
fluclorolone Fluclorolon n.
flucloxapenicillin *d.e.* n.
fluconazole Fluconazol n.
fluctuant fluktuierend
fluctuate, to fluktuieren
fluctuation Fluktuation f.
flucytosine Flucytosin n.
fludarabine Fludarabin n.
fludrocortisone Fludrocortison n.
fludroxycortide Fludroxycortid n.
flufenamate Flufenamat n.
fluid flüssig; Flüssigkeit f.
–, amniotic Fruchtwasser n.
–, cerebrospinal Liquor cerebrospinalis m.
–, cerebrospinal below-block Sperrliquor m.
– collection Flüssigkeitsansammlung f.
–, extracellular extrazellulare Flüssigkeit f.
– level in the small intestine Dünndarmspiegelbildung f.
– loss Flüssigkeitsverlust m.
– retention Flüssigkeitsretention f.
–, separating Separierflüssigkeit f.
– substitution Flüssigkeitsersatz m.
fluidextract Fluidextrakt m.
fluidity flüssiger Zustand m.; gasförmiger Zustand m.
fluidographic fluidographisch
fluidography Fluidographie f.
fluke Trematode f.
flumazenil *d.e.* n.
flumethasone Flumethason n.
flumethiazide Flumethiazid m.
flunarizine Flunarizin n.
flunisolid *d.e.* n.
flunitrazepam *d.e.* n.
fluoangiography Fluoangiographie f.
fluocinolone Fluocinolon n.
fluocortine Fluocortin n.
fluocortolone Fluocortolon n.
fluorbenside Fluorbensid n.
fluordesoxyglucose test Fluordesoxyglucosetest (roentg.) m.
fluorene Fluoren n.
fluorenone Fluorenon n.
fluorenylacetamide Fluorenylazetamid n.
fluoresce, to fluoreszieren
fluorescein Fluoreszein n.
fluorescence Fluoreszenz f.
– spectroscopy Fluoreszenzspektroskopie f.
fluorescent fluoreszierend
– screen Röntgenschirm m.
fluoresone Fluoreson n.
fluoridate, to fluoridieren
fluoridation Fluoridierung f.
fluoride Fluorid n.
fluorinate, to fluorieren
fluorination Fluorierung f.
fluorine Fluor n.
fluorite Fluorit n.
fluoroacetate Fluoroazetat n.
fluoroapatite Fluoroapatit m.
fluoroborate Fluoroborat n.
fluorocaptopril *d.e.* n.
fluorocarbon Fluorkohlenstoff m.
fluorochlorohydrocarbon Fluorchlorkohlenwasserstoff m.
fluorocyte Fluorozyt m.
fluorocytosine Fluorozytosin n.
fluorodeoxyglucose Fluorodesoxyglukose f.
fluorodeoxythymidine Fluorodesoxythymidin n.
fluorodeoxyuridine Fluorodesoxyuridin n.

fluorodinitrobenzene Dinitrofluorbenzol n.
fluorodopa *d.e.* n.
fluorohydrocortisone Fluorohydrocortison n.
fluoroimmunoassay *d.e.* n.
fluorometholone Fluorometholon n.
fluorophosphate Fluorophosphat n.
fluoroprednisolone Fluoroprednisolon n.
fluoropyrimidine Fluoropyrimidin n.
fluoroquinolone Fluorochinolon n.
fluoroscopy Durchleuchtung f.
fluorosis Fluorose f., Fluorvergiftung f.
fluorouracil *d.e.* n.
fluor-spar Flussspat m.
fluoxacin *d.e.* n.
fluoxamine Fluoxamin n.
fluoxetine Fluoxetin n.
flupentixol *d.e.* n.
fluphenazine Fluphenazin n.
flupirtine Flupirtin n.
fluprednidene Flupredniden n.
flurandrenolide Fludroxycortid n.
flurane Fluran n.
flurazepam *d.e.* n.
flurbiprofen *d.e.* n.
flurocitabine Flurocitabin n.
flurophate Flurophat n.
fluroxene Fluroxen n.
flush Gesichtsrötung f.
–, hot Hitzewallung f.
fluspirilene Fluspirilen n.
flutamide Flutamid n.
fluticasone Fluticason n.
flutter Flattern n.
fluvastatin *d.e.* n.
fluvograph *d.e.* m.
fluvographic fluvographisch
fluvography Fluvographie f.
fluvoxamine Fluvoxamin n.
flux Fluss m., Fließen n., Flussmittel n.
fluxion Fluss m.
fluxmetry Fluxmetrie f.
fly Fliege f.
– agaric Fliegenpilz m.
–, bluebottle Schmeißfliege f.
foal Fohlen n.
foal, to fohlen
foam Schaum m.
– bath Schaumbad n.
– forming schaumbildend
– rubber Schaumgummi m.
focal fokal
– distance Brennweite f.
– infection Herdinfektion, Fokalinfektion f.
– plain Brennebene f.
– spot Brennfleck m.
– toxicosis Fokaltoxikose f.
focus Fokus m.
–, dual Doppelfokus m.
– -film distance Fokus-Filmabstand m.
– -object distance Fokus-Objektabstand m.
–, fine Feinfokus m.
–, round Rundherd m.
– -screen distance Fokus-Schirmabstand m.
–, to fokussieren
–, ultrafine Feinstfokus m.
focussing Fokussierung f.
– cone (dent.) Zentrierkonus m.
Förster's operation Förstersche Operation f.
foetal (e) fötal
foetid (e) fötid
foetofoetal (e) fetofetal, fötofötal
foetomaternal (e) fetomaternal, fötomaternal
foetopathy (e) Fetopathie f., Fötopathie f.
foetoprotein (e) Fetoprotein n., Fötoprotein n.
foetor (e) Fötor m.
foetoscopy (e) Fetoskopie f., Fötoskopie f.
foetotoxic (e) fetotoxisch, fötotoxisch
foetus (e) Fötus m.
fog dichter Nebel m.
–, gray (a) Grauschleier m.
–, grey (e) Grauschleier m.
foil Folie f.
– carrier Folienträger m.
– impression Folienabdruck m.
folate Folat n.
fold Falte f.
–, conjunctival Konjunktivalfalte f.
–, gluteal Glutäalfalte f.
–, Kerckring's Kerckringsche Falte f.
–, Kohlrausch's Kohlrauschsche Falte f.
–, neural Neuralwulst m.
–, synovial Synovialfalte f.
–, ventricular falsches Stimmband n.
–, vestibular falsches Stimmband n.
–, vocal Stimmband n.
fold, to falten
folding apparatus Faltapparat m.
folie Geisteskrankheit f.
folinate Folinat n.
folinerin *d.e.* n.
follicle Follikel m.
–, dental Zahnfollikel m.
–, graafian Graafscher Follikel m.
–, Lieberkühn's Lieberkühnsche Drüse f.
–, Naboth's Nabothsches Ei n.
– -stimulating hormone Follikelreifungshormon n.

follicular follikulär
– hormone Follikelhormon n.
folliculitis *d.e.* f.
follow-up Katamnese f.
– examination Kontrolluntersuchung f.
– study Verlaufsbeobachtung f., Verlaufsstudie f.
fomentation feuchtwarmer Umschlag m.
fomes infiziertes Material n.
fomite infiziertes Material n.
fomivirsene Formivirsen n.
fomocaine Fomocain n.
fondaparinux *d.e.* n.
fonophos *d.e.* n.
fontanel Fontanelle f.
fontanelle Fontanelle f.
food Nahrung f., Kost f.
–, additional Zusatzkost f.
– allergy Nahrungsmittelallergie f.
– ball Phytobezoar m.
–, highly nutritious Vollwertkost f.
–, mashed Breikost f.
– poisoning Lebensmittelvergiftung f.
– remains Speiserest m.
–, supplementary Zusatzkost f., Beikost f.
–, value Nährwert m.
foot Fuß m.
– and mouth disease Maul- und Klauenseuche f.
–, back of the – Fußrücken m.
– bath Fußbad n.
– easer Plattfußeinlage f.
–, flat Plattfuß m.
–, hollow Hohlfuß m.
– powder Fußpuder m.
–, reel Klumpfuß m.
–, splay Spreizfuß m.
– support Fußstütze f.
forage *d.e.* f.
foramen *d.e.* n., Loch n.
–, Botallo's Foramen Botalli, Foramen ovale
–, epiploic Foramen Winslowi
–, intervertebral Zwischenwirbelloch n.
–, occipital Foramen occipitale magnum
– of Luschka Luschkasches Loch n.
– of Magendie Magendiesches Loch n.
foraminotomy Foraminotomie f.
forbidden clones *d.e.* m. pl.
force Kraft f.
–, attractive Anziehungskraft f.
–, defensive Abwehrkraft f.
–, rotational Drehkraft f.
forced forciert
forceps Zange f., Klemme f., Pinzette f.
–, angiotribe Druckklemme f.
–, approximation Wundrandpinzette f.
–, artery Arterienklemme f.
–, biopsy Biopsiezange f.
–, bone rongeur Hohlmeißelzange f.
–, chalazion Chalazionpinzette f.
–, clip applying Wundklammerzange f.
–, clip removing Klammerentfernungszange f.
–, cover glass Deckglaspinzette f.
–, crushing Quetschklemme f.
–, dentist Zahnspange f.
–, dissecting anatomische Pinzette f.
–, dressing Kornzange f.
–, entropium Entropionpinzette f.
–, epilating Epilationspinzette f.
–, extracting Extraktionszange f.
–, fixation Fixierpinzette f.
–, foreign body removing Fremdkörperzange f.
–, gallstone Gallensteinfasszange f.
–, grasping Greifzange f., Fasszange f.
–, gum guillotine Zahnfleischkappenstanze f.
–, haemostatic (e) Gefäßklemme f.
–, hemostatic (a) Gefäßklemme f.
–, high hohe Zange f.
–, hooked Hakenzange f.
–, intestinal Darmfasszange f., Darmklemme f.
–, iris Irispinzette f.
–, Kocher's Kocher-Klemme f.
–, lung grasping Lungenfasszange f.
–, midwifery Geburtszange f.
–, mosquito Moskitoklemme f.
–, nasal dressing Nasentamponpinzette f.
–, obstetrical Geburtszange f.
–, orthodontic Orthodontiezange f., Kieferorthopädiezange f.
–, ovum Abortuszange f.
–, Péan's Péansche Klemme f.
–, polypus Polypenzange f.
–, rectal biopsy Mastdarmbiopsiezange f.
–, scoop Löffelzange f.
–, seizing Fasszange f.
–, sequestrum Sequesterzange f.
–, skull Schädelzange f.
–, slide holding Objektträgerpinzette f.
–, specimen Probeexzisionszange f.
–, splinter Splitterpinzette f.
–, sterilizing Sterilisierpinzette f.
–, strabismus Schielpinzette f.
–, Tarnier's Tarniersche Zange f.
–, tenaculum Hakenzange f.
–, tissue Hakenpinzette f., chirurgische Pinzette f.

F

–, tongue Zungenzange f.
–, towel Tuchklemme f.
–, uterine dressing Uterustamponzange f.
–, wire twisting Drahtspannzange f.
–, wound clip Wundklammerpinzette f.
forcible feeding Zwangsernährung f.
forearm Unterarm m.
forebrain Vorderhirn n.
forefinger Zeigefinger m.
forefoot Vorderfuß m.
foreground Vordergrund m.
forehead Vorderhaupt m.
– position Vorderhauptshaltung f.
foremilk Vormilch f.
forensic forensisch
forensic medicine Rechtsmedizin f.
foreplay Vorspiel n.
forepleasure Vorlust f.
foreskin Vorhaut f.
forewaters Vorwasser n.
foreword Vorwort n.
forgeable schmiedbar
forget, to vergessen
forgetfull vergesslich
forgetfulness Vergesslichkeit f.
fork Gabel f.
form Form f., Gestalt f.
– of administration Darreichungsform f.
formaldehyde Formaldehyd m.
formamidase *d.e.* f.
formamide Formamid n.
formamidine Formamidin n.
formate Formiat n.
formation Bildung f.; Gebilde n.
–, reticular Formatio reticularis
–, rouleaux Geldrollenbildung f.
formebolone Formebolon n.
formication Ameisenlaufen n.
formilase *d.e.* f.
formiminotransferase *d.e.* f.
forminitrazole Forminitrazol n.
formolgel test Formolgeltest m.
formoterol *d.e.* n.
formula Formel f.
–, dental Zahnformel f.
–, Read's Readsche Formel f.
–, structural Strukturformel f.
formulary Formelsammlung f.
form wrongly, to verbilden, verbauen
formyl *d.e.* n.
formylase *d.e.* f.
formylglutamate Formylglutamat n.
formylkynurenine Formylkynurenin n.
formyltransferase *d.e.* f.
fornicotomy Fornikotomie f.
fornix Gewölbe n.
forward bending Vorwärtsbiegung f.
– displacement Vorwärtsverlagerung f.
– failure Vorwärtsversagen n.
– motion Vorwärtsbewegung f.
foscarnet *d.e.* n.
fosfate Fosfat n., Phosphat n.
fosfestrol *d.e.* n.
fosfomycin *d.e.* n.
fosinopril *d.e.* n.
fosmidomycin *d.e.* n.
fossa, popliteal Kniekehle f.
fotemustine Fotemustin n.
foul brood Faulbrut f. (veter.)
foulage Knetung f.
foul-smelling übelriechend
founder, to (veter.) lahmen; an Hufrehe f. leiden
four-legged vierbeinig
four-membered viergliedrig
fourth disease Rubeola scarlatinosa
four-valve apparatus Vierventilgerät n.
fovea *d.e.* f.
foveal *d.e.*
foveate grubenförmig
foveola Grübchen n.
fowl Geflügel n.
– plague klassische Geflügelpest f.
Fowler's solution Fowlersche Lösung f.
Fox-Fordyce disease Fox-Fordycesche Krankheit f.
foxglove Digitalis f.
Foxia mansoni *d.e.*
f.p. (freezing point) Gefrierpunkt m.
fraction Fraktion f.
fractional fraktioniert
– removal of the gastric juice fraktionierte Magenausheberung f.
fractionate, to fraktionieren
fractionation Fraktionierung f.
fracture Fraktur f.
–, articular Gelenkfraktur f.
–, avulsion Abrissfraktur f.
–, bending Biegungsfraktur f.
–, Bennett's Bennettfraktur f.
–, buttonhole Lochfraktur f.
–, chip Absprengfraktur f.
–, clay-shovelers' (a) Schipperfraktur f.
–, clay-shovellers' (e) Schipperfraktur f.
–, cleavage Abschälungsfraktur f.
–, closed geschlossene Fraktur f.
–, comminuted Splitterfraktur f.
–, compound komplizierte Fraktur f.
–, compound comminuted komplizierte Splitterfraktur f.

–, **compression** Kompressionsfraktur f.
–, **contusion** Quetschfraktur f.
–, **Cooper's** Cooper-Fraktur f.
–, **depressed** Impressionsfraktur f.
–, **eggshell** Eierschalenfraktur f.
–, **extra-articular** extraartikuläre Fraktur f.
–, **extracapsular** extrakapsuläre Fraktur f.
–, **fatigue** Ermüdungsfraktur f.
–, **Gosselin's** Gosselin-Fraktur f.
–, **greenstick** Grünholzfraktur f.
–, **gunshot** Schussfraktur f., Schussbruch m.
–, **impacted** eingekeilte Fraktur f.
–, **intracapsular** intrakapsuläre Fraktur f.
–, **inversion** Inversionsfraktur f.
–, **longitudinal** Längsfraktur f.
–, **Malgaigne's** Malgaigne-Fraktur f.
–, **march** Marschfraktur f.
–, **Monteggia's** Monteggia-Fraktur f.
–, **navvy's** Schipperfraktur
– **of the tooth neck** Kollumfraktur f. (dent.)
–, **open** offene Fraktur f.
–, **pertrochanteric** pertrochantäre Fraktur f.
–, **serial** Serienfraktur f.
–, **simple** einfache Fraktur f.
–, **spiral** Spiralfraktur f.
–, **spontaneous** Spontanfraktur f.
–, **Stieda's** Stieda-Fraktur f.
–, **strain** Dehnungsfraktur f.
– **strength** Bruchfestigkeit f.
–, **subcapital** subkapitale Fraktur f.
–, **supracondylar** suprakondyläre Fraktur f.
–, **to** frakturieren, brechen
–, **transverse** Querfraktur f.
fragile fragil, brüchig
fragility Brüchigkeit f.
– **of erythrocytes** Erythrozytenresistenz f.
fragilocyte Fragilozyt m.
fragment *d.e.* n.
fragmentation *d.e.* f.
frail gebrechlich
fraise Fräse f.; Erdbeere f.
frambesia (a) Frambösie f.
framboesia (e) Frambösie f.
frame Gefüge n., Bau m., Gerüst n., Rahmen m.
framework Bau m., Einfassung f.
framycetin *d.e.* n.
francisella Franciselle f.
francium *d.e.* n.
frangulin *d.e.* n.
Frankfort horizontal plane Frankfurter Horizontale f.
frankincense, true Weihrauch m.
fraxiparin *d.e.* n.
freckle Sommersprosse f.
free frei
– **from complaints** beschwerdefrei
– **HCl** freie Salzsäure f.
– **sale drug** Handverkaufsmedikament n.
freeze-drying Gefriertrocknung f.
freeze microtome Gefriermikrotom n.
–, **to** gefrieren, trocknen, erstarren; zum Gefrieren bringen, vereisen
– **to death, to** erfrieren
freezing apparatus Gefrierapparat n.
– **point** Gefrierpunkt m.
– **depression** Gefrierpunktserniedrigung f.
fremitus *d.e.* m.
frenulotomy Frenulotomie f.
Frenzel goggles Frenzelbrille f.
frenzy Tobsucht f., Raserei f.
–, **tropical** Tropenkoller m.
frequency Frequenz f., Häufigkeit f.
– **-dependent** frequenzabhängig
–, **high** Hochfrequenz f.
–, **low** Niederfrequenz f.
–, **respiratory** Atemfrequenz f.
–, **super high** Superhochfrequenz f.
–, **ultra high** Ultrahochfrequenz f.
frequent häufig, *d.e.*
– **cleaning** häufige Reinigung f.
fressreflex *d.e.* m.
freudian slip Freudscher Versprecher m.
FRF (FSH-releasing factor) FSH-freisetzender Faktor m.
friction Reibung f., Abreibung f.
–, **murmur** Reibegeräusch n.
–, **pericardial** Perikardreiben n.
–, **pleural** Pleurareiben n.
–, **sound** Reibegeräusch n.
Friedreich's ataxia Friedreichsche Ataxie f.
fright Schrecken m.
frigid *d.e.*
frigidity Frigidität f.
frog Frosch m.; (veter.) Strahl m.
– **belly** Froschbauch m.
front Stirn f.
frontal *d.e.*
– **lobe** Frontallappen m.
– **plane** Frontalebene f.
frontobasal *d.e.*
frontomalar frontozygomatisch
frontonasal *d.e.*
fronto-occipital frontookzipital
frontoparietal *d.e.*
frontotemporal *d.e.*
frost-bite Erfrierung f. (eines Körperteils)
frostbitten erfroren
frotteurism Friktionismus m.
frovatriptan *d.e.* n.

F

fructofuranosidase Fruktofuranosidase f.
fructokinase Fruktokinase f.
fructolysis Fruktolyse f.
fructose Fruktose f.
fructosuria Fruktosurie f.
fruit Frucht f.
fruitful fruchtbar
frustrane frustran
frustration *d.e.* f.
fry, to schmoren
FSD (female sexual dysfunction) weibliche sexuelle Dysfunktion f.
FSH (follicle-stimulating hormone) follikelstimulierendes Hormon n.
FTA-Abs-test (fluorescence treponema pallidum antibody absorption test) Fluoreszenz-Treponema-pallidum-Antikörper-Absorptionstest m.
ftalofyne Ftalofyn n.
ftorafur *d.e.* n.
fuadin *d.e.* n.
fuberidazole Fuberidazol n.
fuchsin *d.e.* n.
fuchsinophilous fuchsinophil
fucopentaose *d.e.* f.
fucosamine Fucosamin n.
fucose *d.e.* f.
fucosedehydrogenase *d.e.* f.
fucosidase *d.e.* f.
fucoside Fucosid n.
fucosidosis Fucosidose f.
fucosyllactose Fucosyllaktose f.
fucosyltransferase *d.e.* f.
fuel Brennstoff m., Kraftstoff m.
fugue *d.e.* f.
fulgurant blitzartig
fulguration *d.e.* f.
full bath Vollbad n.
full-breasted vollbrüstig
fulminant *d.e.*
fumagillin *d.e.* n.
fumarase *d.e.*
fumarate Fumarat n.
fume Rauch m.
fumigate, to räuchern, ausräuchern
fumigation Ausräucherung, *d.e.* f.
function Funktion f.
– test Funktionsprüfung f.
function, to funktionieren
functional funktionell
fundament *d.e.* n.
fundamental *d.e.*
fundectomy Fundektomie f.
fundoplicatio *d.e.* f.
fundus *d.e.* m.
fundus oculi Augenhintergrund m.
funduscope Funduskop n.
funduscopical funduskopisch
funduscopy Funduskopie f.
funeral Bestattung f.
fungaemia (e) Fungämie f.
fungal fungös, mykotisch
fungemia (a) Fungämie f.
fungicidal fungizid
fungicide Fungizid n.; fungizid
fungistatic fungistatisch; Fungistatikum n.
fungous fungös, mykotisch
fungus Pilz m.
–, filamentous Fadenpilz m.
–, yeastlike Sprosspilz m.
funicle Strang m.
funicular funikulär
– myelosis funikuläre Spinalerkrankung f.
funiculitis Funikulitis f.
funiculus *d.e.* m., Strang m.
–, cuneate Burdachscher Strang m.
–, dorsal (of the white matter of the spinal cord) Hinterstrang m. (der weißen Rückenmarkssubstanz)
–, lateral (of the white matter of the spinal cord) Seitenstrang m. (der weißen Rückenmarkssubstanz)
–, ventral (of the white matter of the spinal cord) Vorderstrang m. (der weißen Rückenmarkssubstanz)
funnel Trichter m.
– chest Trichterbrust f.
–, separating Scheidetrichter m.
– shaped trichterförmig
F.U.O. (fever of undetermined origin) Fieber n. ungeklärter Ursache
fur Belag m.; Pelz m.
furaltadone Furaltadon n.
furan *d.e.* n.
furane Furan n.
furanocoumarin Furanocumarin n.
furanone Furanon n.
furanose *d.e.* f.
furanoside Furanosid n.
furazolidone Furazolidon n.
furazone Furazon n.
furcation Gabelung f.
furetonide Furetonid n.
furfuran Furan n.
furnace, annealing (dent.) Glühofen m.
furoate Furoat n.
furosemide Furosemid n.
furred belegt, bedeckt
furrow Furche f.
furrowing Furchung f.

fursultiamine Fursultiamin n.
furuncle Furunkel m.
furuncular furunkulös
furunculosis Furunkulose f.
furylalanine Furylalanin n.
fusafungine Fusafungin n.
fuscin *d.e.* f.
fuse (electr.) Sicherung f.
–, to schmelzen; aufbrennen (dent.)
fusel oil Fuselöl n.
fusible schmelzbar
fusidate Fusidat n.
Fusiformis dentium Fusobacterium fusiforme
fusing Schmelzen n.; schmelzend, schmelzbar
–, high schwer schmelzbar
–, low leicht schmelzbar
fusion Verschmelzung f.
– defect Hemmungsmissbildung f.
– nucleus Verschmelzungskern m.
– protein Fusionsprotein n.
Fusobacterium fusiforme *d.e.*, Bacillus fusiformis
fusoborreliosis Fusoborreliose f.
fusospirillary fusospirillär
futile wirkungslos, leer
– treatment Lebensverlängerung um jeden Preis f.
future expectation Zukunftserwartung f.
futurology Futurologie f.
fuze (electr.) Sicherung f.

F

G

GABA (gamma-aminobutyric acid) Gammaaminobuttersäure f. (GABS)
gabapentin *d.e.* n.
gabexate Gabexat n.
gadfly Viehbremse f., Bremse f.
gadolinium *d.e.* n.
Gaffkya tetragena Mikrokokkus tetragenus
gag Mundsperrer m.
gage Pfand n.; Eichmaß n.; Normalmaß n.; Schublehre f.; Kaliber n.
gain control Verstärkungsregelung f.
gain from illness Krankheitsgewinn m.
gait Gangart f., Gang m., Gehen m.
–, ataxic ataktischer Gang m.
–, reeling taumelnder Gang m.
–, scissor Scherengang m.
–, shuffling schlurfender Gang m.
–, steppage Steppergang m.
–, waddling Watschelgang m.
galactagogue milchtreibend; Laktagogum n.
galactane Galaktan n.
galactase Galaktase f.
galactitol Galaktit m.
galactocele Galaktozele f.
galactocerebroside Galaktozerebrosid n.
galactocerebrosidosis Galaktozerebrosidose f.
galactoflavin Galaktoflavin n.
galactographic galaktographisch
galactography Galaktographie f.
galactokinase Galaktokinase f.
galactolipid Galaktolipid n.
galactolipin Galaktolipid n.
galactolipine Galaktolipid n.
galactophoritis Milchgangentzündung f.
galactopoiesis Galaktopoese f., Milchbildung f.
galactorrhea (a) Galaktorrhö f.
galactorrhoea (e) Galaktorrhö f.
galactosaemia (e) Galaktosämie f.
galactosamine Galaktosamin n.
galactosaminyltransferase Galaktosaminyltransferase f.
galactoscopic galaktoskopisch
galactoscopy Galaktoskopie f.
galactose Galaktose f.
– tolerance Galaktosetoleranz f.
– – test Galaktosebelastungsprobe f.
galactosemia (a) Galaktosämie f.
galactosidase Galaktosidase f.
galactoside Galaktosid n.
galactostasis Milchstauung f.
galactosuria Galaktosurie f.
galactosyl Galaktosyl n.
galactosylhydroxylysyl Galaktosylhydroxylysyl n.
galactosyltransferase Galaktosyltransferase f.
galantamine Galantamin n.
galenic galenisch; galenisches Mittel n.
galenics Galenik f.
galenism Galenik f.
galeotomy Galeotomie f.
gall Galle f.
gallamine Gallamin n.
gallate Gallat n.
gallbladder Gallenblase f.
–, fibroatrophic Schrumpfgallenblase f.
–, porcelain Porzellangallenblase f.
gallium *d.e.* n.
gallopamil *d.e.* n.
gallop rhythm Galopprhythmus m.
gallsickness Anaplasmose f.
gallstone Gallenstein m.
Galton's whistle Galtonsche Pfeife f.
galvanic galvanisch
galvanization Galvanisierung f.
galvanize, to galvanisieren
galvanocautery Galvanokaustik f.
galvanometer *d.e.* n.
galvanotactic galvanotaktisch
galziekte Anaplasmose f.
gamasoidosis Vogelmilbenkrätze f.
Gambian horse sickness Gambiafieber n.
gamete Gamet m.
gametocyte Gametozyt m.
gametogony Gametogonie f.
gametopathy Gametopathie f.
gametophyte Gametophyt m.
gamma camera Gammakamera f.
gamma emitter Gammastrahler m.
gamma globulin Gammaglobulin n.
gamma GT (gamma glutamyl transpeptidase) Gammaglutamyltranspeptidase f.
gamma ray Gamma-Strahl m.
gamma ray spectrometry Gammaspektrometrie f.
gamma wave Gammawelle f.
gammatron *d.e.* n.
gammopathy Gammopathie f.
gamone Gamon n.
ganciclovir *d.e.* n.
gangliectomy Gangliektomie f.
gangliocyte Ganglienzelle f.

ganglioglioma Gangliogliom n.
ganglioma Gangliom n.
ganglion Ganglion n.; Überbein n.
–, Frankenhäuser's Frankenhäusersches Ganglion n.
–, gasserian Gassersches Ganglion n.
–, stellate Ganglion stellatum
ganglionectomy Ganglionektomie f.
ganglioneuroblastoma Ganglioneuroblastom n.
ganglioneuroma Ganglioneurom n.
ganglionic ganglionär
ganglionic blocking agent Ganglienblocker m.
ganglionitis *d.e.* f.
ganglioplegic ganglioplegisch; Ganglioplegikum m.
ganglioside Gangliosid n.
gangliosidosis Gangliosidose f.
gangosa *d.e.* f.
gangrene Gangrän f.
gangrenous gangränös
gap Lücke f.
gapicomine Gapicomin n.
Gardnerella Gardnerelle f.
gargarism Gurgelwasser n.
garget (veter.) Euterentzündung f.
gargle Gurgelwasser n.; Mundspülwasser n.
–, to gurgeln
gargoylism Pfaundler-Hurlersche Krankheit f.
garlic Knoblauch m.
gas *d.e.* n.
– analysis Gasanalyse f.
– analyzer Gasanalysator m.
– chromatography Gaschromatographie f.
– cylinder Gasflasche f.
– exchange Gasaustausch m.
– gangrene Gasbrand m.
– gangrene antitoxin Gasbrandantitoxin n.
–, illuminating Leuchtgas n.
–, inert Edelgas n.
–, intestinal Darmgas n.
– -mask set Atemschutzgerät n.
–, noble Edelgas n.
–, rare Edelgas n.
–, tear Tränengas n.
–, to load with – (dent.) begasen
–, waste Abgas n.
gaseous gasförmig, gasartig
gas-filled gasgefüllt
gasoline Benzin n.
gasp, to keuchen, schwer atmen
gastralgia Gastralgie f.
gastralgic gastralgisch
gastrectasis Gastrektasie f.
gastrectomize, to gastrektomieren
gastrectomy Gastrektomie f.
gastric gastrisch
– acid Magensäure f.
– cancer Magenkrebs m.
– function test Magenfunktionsprüfung f.
– juice Magensaft m.
– lavage Magenspülung f.
– tolerance Magenverträglichkeit f.
– ulcer Magengeschwür n.
gastrin *d.e.* n.
gastrin-cell hyperplasia, antral Polak-Syndrom n.
gastrinoma Gastrinom n.
gastritic gastritisch
gastritis *d.e.* f.
–, congestive Stauungsgastritis f.
–, metaplastic Umbaugastritis f.
gastrocamera *d.e.* f.
gastrocardiac gastrokardial
gastrocardial gastrokardial
gastrocolic gastrokolisch
gastrocolostomy Gastrokolostomie f.
gastrodisciasis *d.e.* f.
gastrodiscoides *d.e.* m.
gastroduodenal *d.e.*
gastroduodenitis *d.e.* f.
gastroduodenostomy Gastroduodenostomie f.
gastroenteritic gastroenteritisch
gastroenteritis *d.e.* f.
gastroenterocolitis Gastroenterokolitisf.
gastroenterological gastroenterologisch
gastroenterologist Gastroenterologe m., Gastroenterologin f.
gastroenterology Gastroenterologie f.
gastroenteroptosis Gastroenteroptose f.
gastroenterostomy Gastroenterostomie f.
gastroesophageal (a) gastroösophageal
gastrooesophageal (e) gastroösophageal
gastrogastrostomy Gastrogastrostomie f.
gastrogavage Magenfistelernährung f.
gastrogenic gastrogen
gastrointestinal *d.e.*
gastrojejunal *d.e.*
gastrojejunostomy Gastrojejunostomie f.
gastrokinetic gastrokinetisch
gastrolienal *d.e.*
gastrone Gastron n.
gastroparesis Gastroparese f., Magenlähmung f.
gastroparetic gastroparetisch
gastropathic gastropathisch
gastropathy Gastropathie f.

G

gastropexy Gastropexie f.
gastrophrenic gastrophrenisch, gastrodiaphragmatisch
gastroplasty Gastroplastik f., Magenplastik f.
gastroplegia Gastroplegie f.
gastroplicatio *d.e.* f.
gastroptosis Gastroptose f.
gastroscope Gastroskop n.
gastroscopic gastroskopisch
gastroscopy Gastroskopie f.
gastrostomy Gastrostomie f.
gastrosuccorrhea (a) Gastrosukkorrhö f.
gastrosuccorrhoea (e) Gastrosukkorrhö f.
gastrotomy Gastrotomie f.
gastrula *d.e.* f.
gastrulation *d.e.* f.
gathering Abszess m., Schwellung f.
gatifloxacin *d.e.* n.
gatism Inkontinenz f.
Gaucher's disease Gauchersche Speicherkrankheit f.
gauge Eichmaß n.; Normalmaß n.; Schublehre f.; Kaliber n.
–, to eichen
gauze Gaze f.
– bandage Mullbinde f.
– packer Tamponstopfer m.
– strip Gazestreifen m.
gavage Sondenernährung f.
gaze spasm Blickkrampf m.
Gee's disease Zöliakie f.
Geiger counter Geiger-Zählrohr n.
gel *d.e.* n.
– chromatography Gelchromatographie f.
– diffusion Gel-Diffusion f.
– filtration Gel-Filtration f.
– plastic Gel-Kunstharz n.
gelatin Gelatine f.
gelatinase *d.e.* f.
gelatiniform gallertig
gelatinize, to gelatinieren
gelatinous gelatinös
gelation Gelierung f.
geld, to kastrieren
gelding Wallach m.
gelolepsy Gelolepsie f.
gelosis Gelose f.
gelotripsy Gelotripsie f.
gelsemine Gelsemin n.
gelseminine Gelseminin n.
gemazocine Gemazocin n.
gemcitabine Gemcitabin n.
gemellology Zwillingsforschung f.
gemeprost *d.e.* n.
gemfibrozil *d.e.* n.
gemtuzumab *d.e.* n.
gen *d.e.* n.
gene Gen n.
– amplification Genamplifikation f.
– construct Genkonstrukt m.
–, mosaic Mosaik-Gen n.
–, mother Mutter-Gen n.
–, mutator Mutatorgen n.
–, operator Operatorgen n.
–, regulator Regulatorgen n.
–, silent stilles Gen n.
– technology Gentechnologie f.
– transfer Gentransfer m.
–, transfer Transfer-Gen n.
genealogy Genealogie f.
general generell, allgemein
– paralysis of the insane Dementia paralytica
– paresis Dementia paralytica
– state of health Allgemeinbefinden n.
generalize, to generalisieren
general-purpose machine Allzweckmaschine f.
generation *d.e.* f.
–, spontaneous Urzeugung f.
generative generativ
generator *d.e.* m.
generic drug Generikum m.
– name Trivialbezeichnung f.
genesis Genese f.
genetic genetisch
geneticist Genetiker m., Genetikerin f.
genetics Genetik f.
geniculocalcarine genikulokalkarin
geniohyoid geniohyoidal
genital *d.e.*
genitopelvic genitopelvisch
genitospinal *d.e.*
genito-urinary urogenital
genoblast *d.e.* m.
genodermatosis Genodermatose f.
genom Genom n.
genome Genom n.
genomic genomisch
genomics Genomik f.
genotoxic genotoxisch
genotoxicity Genotoxizität f.
genotype Genotyp m.
genotypical genotypisch
genotyping Genotypisierung f.
gentamicin *d.e.* n., Gentamycin n.
gentamycin *d.e.* n.
gentian Enzian m.
– violet Gentianaviolett n.
gentiobiose *d.e.* f.
gentisate Gentisat n.

geomedicine Geomedizin f.
geometrical geometrisch
geometry Geometrie f.
geophagism Geophagie f.
geophagy Geophagie f.
geotrichosis Geotrichose f.
gepefrine Gepefrin n.
gephyrophobia Brückenangst f.
gerbil *d.e.* m., Wüstenrennmaus f.
geriatric geriatrisch
geriatrician Geriater m., Geriatrin f.
geriatrics Geriatrie f.
germ Keim m.
–, contaminating Fremdkeim m.
– content Keimgehalt m.
– layer Keimschicht f., Keimblatt n.
germanium *d.e.* n.
German measles Röteln f. pl.
German silver Neusilber n.
germfree keimfrei
germicidal keimtötend
germicide keimtötendes Mittel n.
germinal *d.e.*
germinate, to keimen
germination Keimung f.
germinative germinativ
germinoblastic germinoblastisch
germinoblastoma Germinoblastom n.
germinoma Germinom n.
germline Keimbahn f.
germ-plasm Keimplasma n.
gerontological gerontologisch
gerontologist Gerontologe m., Gerontologin f.
gerontology Gerontologie f.
gerontoneurology Gerontoneurologie f.
gerontopsychiatry Gerontopsychiatrie f., Alterspsychiatrie f.
Gertier's disease Vertigo epidemica paralysans
gestagen *d.e.* n.
gestalt psychology Gestaltpsychologie f.
gestalt therapy Gestalttherapie f.
gestation *d.e.* f., Schwangerschaft f.
–, time of Schwangerschaftsdauer f.
gestational Schwangerschafts…; Trächtigkeits…
gestodene Gestoden n.
gestonorone Gestonoron n.
gestosis Gestose f.
gesture Gebärde f.
GFR (glomerular filtration rate) glomeruläre Filtrationsrate f.
GH (growth hormone) STH (somatotropes Hormon) n., Wachstumshormon n.

Ghon tubercle Ghonscher Tuberkel m.
GHRIH (growth hormone release inhibiting hormone) Hemmhormon n. für Wachstumshormonfreisetzung
giant Riese m.
Giardia lamblia Lamblia intestinalis
giardiasis Lambliasis f.
gibbus *d.e.* m.
gid Drehkrankheit f., Zönurose f.
giddiness Schwindel m., Schwindelgefühl n.
Giemsa's staining method Giemsafärbung f.
v. Gierke's disease Glykogenspeicherkrankheit f.
van Gieson staining van Gieson-Färbung f.
GIF (growth hormone inhibiting factor) Somatotropinhemmfaktor m.
gigantism Riesenwuchs m., Gigantismus m.
–, pituitary hypophysärer Gigantismus m.
gigantoblast *d.e.* m.
gigantocyte Gigantozyt m.
Gigli's saw Gigli-Säge f.
Gilbert's sign Gilbert-Zeichen n.
Gilchrist's disease Gilchristsche Krankheit f., nordamerikanische Blastomykose f.
gill (zool.) Kieme f.
gimlet Handbohrer m.
ginger Ingwer m.
gingival *d.e.*
– curettage Zahnfleisch-Kürettage f.
gingivectomy Gingivektomie f.
gingivitis *d.e.* f.
gingivodental *d.e.*
gingivolabial *d.e.*
gingivoplasty Gingivoplastik f.
gingivostomatitis *d.e.* f.
ginglymus Scharniergelenk n.
gingko biloba extract Ginkgo biloba-Extrakt m.
ginseng *d.e.* m.
GIP (gastric inhibitory polypeptide) gastrisch inhibierendes Polypeptid n. (GIP)
gipoma Gipom n.
girdle Gürtel m.
– pain gürtelförmiger Schmerz m.
–, shoulder Schultergürtel m.
gitalin *d.e.* n.
gitaloxigenin *d.e.* n.
gitaloxin *d.e.* n.
gitoformate Gitoformat n.
gitogenin *d.e.* n.
gitoxigenin *d.e.* n.
gitoxin *d.e.* n.
glacialin Borglyzerin n.
glafenine Glafenin n.
glancarubin *d.e.* n.

G

gland Drüse f.
–, **adrenal** Nebenniere f.
–, **Bartholin's** Bartholinsche Drüse f.
–, **Blandin's** Nuhnsche Drüse f.
–, **Brunner's** Brunnersche Drüse f.
–, **bulbourethral** Cowpersche Drüse f., Bulbourethraldrüse f.
–, **carotid** Glomus caroticum
–, **ciliary** Mollsche Drüse f.
–, **Cowper's** Cowpersche Drüse f.
–, **endocrine** endokrine Drüse f.
–, **exocrine** exocrine Drüse f.
–, **gastric** Magendrüse f.
–, **genital** Geschlechtsdrüse f.
–, **lacrimal** Tränendrüse f.
–, **lactiferous** Milchdrüse f.
–, **Littre's** Littresche Drüse f.
–, **Luschka's** Luschkasche Drüse f.
–, **mammary** Brustdrüse f.
–, **meibomian** Meibomsche Drüse f.
–, **Moll's** Mollsche Drüse f.
–, **Montgomery's** Montgomerysche Drüse f.
–, **mucous** Schleimdrüse f.
–, **Nuhn's** Nuhnsche Drüse f.
–, **parotic** Ohrspeicheldrüse f.
–, **pilosebaceous** Haarbalgdrüse f.
–, **pineal** Zirbeldrüse f.
–, **prostate** Prostata f.
–, **Rosenmüller's** Rosenmüllersche Drüse f.
–, **salivary** Speicheldrüse f.
–, **sebaceous** Talgdrüse f.
–, **sentinel** Virchowsche Drüse f.
–, **Serres'** Serressche Drüse f.
–, **Skene's** Skenesche Drüse f.
–, **sudoriparous** Schweißdrüse f.
–, **sweat** Schweißdrüse f.
–, **thyroid** Schilddrüse f.
–, **Tyson's** Tysonsche Drüse f.
–, **urethral** Littresche Drüse f.
–, **Virchow's** Virchowsche Drüse f.
glanders Rotz m., Malleus m.
glandotropic glandotrop
glandular glandulär
glare Blendung
–, **to** blenden, strahlen
glarometer *d.e.* n.
glarometric glarometrisch
glarometry Glarometrie f.
glass Glas n.
– **beads pharmacon** Glasperlenpharmakon n.
– **tray** Glasschale f.
glasses Brille f.
glassy glasig
glatiramer *d.e.* n.
glatirameracetate Glatiramerazetat n.
Glauber's salt Glaubersalz n.
glaucarubin Glaukarubin n.
glaucobilin Glaukobilin n.
glaucoma Glaukom n.
–, **acute angle-closure** Glaukomanfall m.
–, **narrow angle** Engwinkelglaukom n.
–, **open angle** Weitwinkelglaukom n.
–, **wide angle** Weitwinkelglaukom n.
glaucomatous glaukomatös
glaze Glasur f.
–, **to** glasieren
glaziovine Glaziovin n.
GLDH (glutamate dehydrogenase) Glutamat-Dehydrogenase f.
gleet chronischer Harnröhrentripper m.
–, **nasal** (veter.) Nasenkatarrh m., nasaler Rotz m.
glenohumeral *d.e.*
glenoid glenoidal
gleptoferron *d.e.* n.
glia *d.e.* f.
gliacyte Gliazelle f.
gliadin *d.e.* n.
glial node Gliaknötchen n.
glibenclamide Glibenclamid n.
glibornuride Glibornurid n.
glibutimine Glibutimin n.
gliclazide Gliclazid n.
glimepirid *d.e.* n.
glimepiride Glimepirid n.
glinide Glinid n.
glioblast *d.e.* m.
glioblastoma Glioblastom n.
glioblastosis Glioblastose f.
glioma Gliom n.
gliomatosis Gliomatose f.
glioneuronal *d.e.*
gliosarcoma Gliosarkom n.
gliosis Gliose f.
gliotic rod Gliastift m.
glipentide Glipentid n.
glipizide Glipizid
gliquidone Gliquidon n.
glisoxepide Glisoxepid n.
glitazone Glitazon n.
Glisson's sling Glisson-Schlinge f.
global *d.e.*
globalization (a), globalisation (e) Globalisierung f.
globin *d.e.* n.
globoid *d.e.*
globose kugelig
globoside Globosid n.
globule Kügelchen n.

globulin *d.e.* n.
–, cold-insoluble Fibronectin n.
globus feeling Globusgefühl n.
glomangioma Glomangiom n.
glomangiosis Glomangiose f.
glomectomy Glomektomie f.
glomerular glomerulär
glomerulitis *d.e.* f.
glomerulonephritis *d.e.* f.
glomerulopathy Glomerulopathie f.
glomerulosclerosis Glomerulosklerose f.
glomus tumor (a) Glomustumor m.
glomus tumour (e) Glomustumor m.
glossectomy Glossektomie f.
Glossina morsitans *d.e.*
– palpalis *d.e.*
glossitis *d.e.* f.
glossodynia Glossodynie f.
glosso-epiglottic glossoepiglottisch
glossokinaesthesia (e), glossokinesthesia (a) Glossokinästhesie f.
glossolabial *d.e.*
glossolalia Glossolalie f.
glossomania Glossomanie f.
glossopalatine glossopalatinal
glossopharyngeal *d.e.*
glossoplasty Zungenplastik f.
glossoplegia Glossoplegie f.
glossopsychic glossopsychisch
glossoptosis Glossoptose f.
glossopyrosis Zungenbrennen n.
glossoschisis *d.e.* f.
glossospasm Glossospasmus m.
glossotomy Glossotomie f.
glossotrichia Haarzunge f.
glossy glänzend
glottic glottisch
glottis *d.e.* f.
glove Handschuh m.
–, lead impregnated Bleihandschuh m.
gloxazone Gloxazon n.
glubionate Glubionat n.
glucagon Glukagon n.
glucagonoma Glukagonom n.
glucaldrate Glucaldrat n., Glukaldrat n.
glucamine Glukamin n.
glucan Glukan n.
glucanase Glukanase f.
glucano-hydrolase Glukano-Hydrolase f.
glucaspaldrate Glucaspaldrat n.
gluceptate Glukeptat n.
glucocerebrosidase Glukozerebrosidase f.
glucocerebroside Glukozerebrosid n.
glucocerebrosidosis Glukozerebrosidose f.
glucocorticoid Glukokortikoid n.
glucogenesis Glukogenese f.
glucoheptonate Glukoheptonat n.
glucokinase Glukokinase f.
glucokinin *d.e.* n., Glukokinin n.
glucometer Glukometer n.
gluconate Glukonat n.
gluconazol Glukonazol n.
gluconeogenesis Glukoneogenese f.
glucoplastic glukoplastisch
glucoprotein Glukoprotein n.
glucopyranose Glukopyranose f.
glucosamine Glukosamin n.
glucosaminidase Glukosaminidase f.
glucosazone Glukosazon n.
glucoscillaren Glukoszillaren n.
glucose Glukose f., Glykose f.
glucose load Glukosebelastung f.
glucosephosphatase Glukosephosphatase f.
glucosephosphate Glukosephosphat n.
glucosidase Glukosidase f.
glucoside Glykosid n.
glucosylceramidase Glukozerebrosidase f.
glucosyltransferase Glukosyltransferase f.
glucurolactone Glukurolakton n.
glucuronate Glukuronat n.
glucuronidase Glukuronidase f.
glucuronidation Glukuronidierung f.
glucuronide Glukuronid n.
glucuronide, to glukuronidieren
glucuronoside Glukuronosid n.
glucuronosyltransferase Glukuronosyltransferase f.
glue ear mukoide Mittelohrentzündung f.
gluelike leimartig
glue-sniffing Trichlorethylensucht f.
glukagon *d.e.* n.
gluside Saccharin n.
glut Überfüllung f., Verstopfung f.
–, to überfüllen, übersättigen, verstopfen
glutamate Glutamat n.
glutamatergic glutamaterg
glutamic oxalacetic transaminase Glutaminsäure-Oxalessigsäure-Transaminase f.
– pyruvic transaminase Glutaminsäure-Brenztraubensäure-Transaminase f.
glutaminase *d.e.* f.
glutaminate Glutaminat n.
glutamine Glutamin n.
glutamylcyclotransferase Glutamylzyklotransferase f.
glutamylcysteine Glutamylzystein n.
glutamyltransferase *d.e.* f.
glutaral *d.e.* n.
glutaraldehyde Glutaraldehyd m.
glutarate Glutarat n.

glutardialdehyde Glutardialdehyd m.
glutathione Glutathion n.
gluteal glutäal
glutelin *d.e.* n.
gluten *d.e.* n.
– allergy Glutenallergie f.
– free diet glutenfreie Diät f.
glutenil Glutenin n.
glutenin *d.e.* n.
gluteofemoral glutäofemoral
gluteoinguinal glutäoinguinal
glutethimide Glutethimid n.
glyburide Glyburid n.
glycaemia (e) Glykämie f.
glycaemic (e) glykämisch
glycan Glykan n.
glycated hemoglobin glykiertes Hämoglobin n.
glycemia (a) Glykämie f.
glycemic (a) glykämisch
glyceraldehyde Glyzerinaldehyd m.
glycerataemia (e) Glyzeratämie f.
glycerate Glyzerat n.
glyceratemia (a) Glyzeratämie f.
glyceric aldehyde Glyzerinaldehyd m.
glyceride Glyzerid n.
glycerin Glyzerin n.
glycerite Glyzerit n.
glycerokinase Glyzerokinase f.
glycerol Glyzerin n.
glycerophosphatase Glyzerophosphatase f.
glycerophosphate Glyzerophosphat n.
– dehydrogenase Glyzerinphosphatdehydrogenase f.
glycerophosphatide Glyzerophosphatid n.
glycerophosphoryl choline Glyzerophosphorylcholin n.
glyceryl Glyzeryl n.
– trinitrate Glyzeryltrinitrat n.
glycidaldehyde Glyzidaldehyd m.
glycinamide Glyzinamid n.
glycinate Glyzinat n.
glycine Glykokoll n.
glycinuria Glyzinurie f.
glycocalix Glykokalix m.
glycoceramidosis Glykozeramidose f.
glycocoll Glykokoll n.
glycocyamine Glykozyamin n.
glycodiazine Glycodiazin n., Glykodiazin n.
glycogen Glykogen n.
– storage disease Glykogenspeicherkrankheit f.
glycogenase Glykogenase f.
glycogenesis Glykogenese f.
glycogenolysis Glykogenolyse f.
glycogenolytic glykogenolytisch
glycogenosis Glykogenspeicherkrankheit f.
glycogeny Glykogenie f.
glycogeusia Glykogeusie f.
glycol Glykol n.
– ether Glykolether m.
glycolate Glykolat n.
glycolipid Glykolipid n.
glycolysis Glykolyse f.
glycolytic glykolytisch
glyconeogenesis Glykoneogenese f.
glycopeptide Glykopeptid n.
glycophorin Glykophorin n.
glycoprival glykopriv
glycoprotein Glykoprotein n.
glycopyrrolate Glykopyrrolat n.
glycopyrronium Glykopyrronium n.
glycosaminoglycan Glykosaminoglykan n.
glycosidase Glykosidase f.
glycoside Glykosid n.
–, pure Reinglykosid n.
glycosuria Glykosurie f.
glycosylase *d.e.* f.
glycosylate, to glykosylieren
glycosylation Glykosylierung f.
glycosyltransferase Glykosyltransferase f.
glycuronate Glykuronat n.
glycylglycine Glyzylglyzin n.
glcycylhistidine Glyzylhistidin n.
glycylleucine Glyzylleuzin n.
glycylnorleucine Glyzylnorleuzin n.
glycylserine Glyzylserin n.
glycyrrhizate Glyzyrrhizat n.
glycyrrhizin Glyzyrrhizin n.
glymidine Glymidin n.
glyoxal *d.e.* n.
glyoxalase *d.e.* f.
glyoxalate Glyoxalat n.
glyoxalyl urea Glyoxalylharnstoff m.
glysobuzole Glysobuzol n.
gnaifenesin *d.e.* n.
gnash, to knirschen
gnat (a) Stechmückchen n.
gnat (e) Moskito m.
gnathion *d.e.* n.
gnathometry Gnathometrie f.
gnathoplasty Kieferplastik f.
gnathoschisis Kieferspalte f.
gnathostomiasis *d.e.* f.
gnaw, to nagen
gnotobiotic gnotobiotisch
GnRH (gonadotropin releasing hormone) Gonadotropin-Releasing-Hormon n. (GnRH)
goat's milk Ziegenmilch f.

goat weed Ziegenkraut n.
goggles, X-ray Röntgenbrille f.
goiter (a), goitre (e) Kropf m., Struma f.
goiter, adolescent Adoleszentenkropf m.
–, colloid Kolloidkropf m.
–, diving Tauchkropf m.
–, nodular Knotenkropf m.
–, parenchymatous Parenchymkropf m.
–, toxic toxischer Kropf m.
goitrigenous kropferzeugend
goitrogenic kropferzeugend
goitrogenous kropferzeugend, strumigen
goitrous kropfig
gold *d.e.* n.
– alloy Goldlegierung f.
–, dental Zahngold n.
–, rolled Walzgold n.
– salt Goldsalz n.
–, soft Weichgold n.
– sol test Goldsolreaktion f.
–, white Weißgold n.
–, yellow Gelbgold n.
Goldberger lead Goldberger-Ableitung f.
goldplate, to vergolden
golf arm Golfspielerarm m.
Goll's fasciculus Fasciculus gracilis, Gollscher Strang m.
gomphosis Gomphose f.
gonad Keimdrüse f., Geschlechtsdrüse f.
– protection Gonadenschutz m.
gonadal dysgenesis Gonadendysgenesie f.
gonadectomy Keimdrüsenentfernung f.
gonadoblastoma Gonadoblastom n.
gonadoliberin *d.e.* n.
gonadorelin *d.e.* n.
gonadotrophin Gonadotropin n.
gonadotropic gonadotrop
gonadotropin *d.e.* n.
–, chorionic Choriongonadotropin n.
– releasing hormone Gonadotropin-Releasing-Hormon n.
gonarthritis *d.e.* f., Kniegelenksentzündung f.
gonarthrosis Gonarthrose f.
gongylonema *d.e.* n.
gongylonemiasis *d.e.* f.
goniometer *d.e.* n.
gonion *d.e.* n.
gonioscope Gonioskop n.
gonioscopical gonioskopisch
gonioscopy Gonioskopie f.
goniotomy Goniotomie f.
gonitis *d.e.* f.
gonoblennorrhea (a) Gonoblenorrhö f.
gonoblennorrhoea (e) Gonoblennorrhö f.
gonococcal infection Gonokokkeninfektion f.
gonococcus Gonokokkus m.
gonocyte Gonozyt m.
gonocytoma Gonozytom n.
gonomery Gonomerie f.
gonorrhea (a) Gonorrhö f.
gonorrheal (a) gonorrhoisch
gonorrhoea (e) Gonorrhö f.
gonorrhoeal (e) gonorrhoisch
gonosomal *d.e.*
gonosome Gonosom n.
goose flesh (cutis anserina) Gänsehaut f.
Gordon's sign Gordonsches Zeichen n.
gorge Gurgel f., Schlund f.
goserelin *d.e.* n.
GOT (glutamic oxalacetic transaminase) GOT (Glutaminsäure-Oxalessigsäure-Transaminase f.)
gouge Hohlmeißel m.
gout Gicht f.
gouty gichtisch
government action Regierungsmaßnahmen f. pl.
– authority Regierungsbehörde f.
Gowers' fasciculus Gowerssches Bündel n.
GP (general practitioner) Allgemeinpraktiker m., Allgemeinpraktikerin f.
GPT (glutamic pyruvic transaminase) GPT (Glutaminsäure-Brenztraubensäure-Transaminase f.)
graafian follicle Graafscher Follikel m.
gradation Gradierung f.
grade Neugrad m.
gradient *d.e.* m.
grading Feststellung f. des Malignitätsgrades
gradual graduell
graduate graduiert; promovierte Person f.
–, to graduieren
graduation Graduierung f.; Promotion f.
graft Transplantat n., Implantat n.
– rejection Abstoßung f. eines Transplantats
–, Reverdin's Reverdinsche Transplantation f.
–, Thiersch's Thiersch-Transplantat n.
–, to verschieben, verpflanzen, transplantieren, implantieren; aufpfropfen
– versus host reaction Reaktion f. des Transplantates gegen den Wirt
graininess Körnigkeit f.
gram Gramm n.
gramicidin *d.e.* n.
gramme Gramm n.
gram-molecule Gramm-Molekül n.
gram-negative gramnegativ
gram-positive grampositiv

G

Gram's staining method Gramfärbung f.
grand mal *d.e.* n.
granisetrone Granisetron n.
grant, mileage Wegegeld n.
granular granulär
– cast granulierter Zylinder m.
granularity Körnelung f.
granulate, to granulieren
granulation *d.e.* f.
– tissue Granulationsgewebe n.
granule Körnchen n.
granulocyte Granulozyt m.
granulocytopenia Granulozytopenie f.
granulocytopenic granulozytopenisch
granulocytopoiesis Granulozytopoese f.
granulocytopoietic granulozytopoetisch
granuloma Granulom n.
–, apical (dent.) Wurzelspitzengranulom n.
– inguinale *d.e.*, Granuloma venereum pudendi
–, Polak's Polaksches Granulom n.
– venereum Granuloma venereum pudendi, Granuloma inguinale
granulomatosis Granulomatose f.
granulomatous granulomatös
granulomere Granulomer n.
granulosa cell tumor (a) Granulosazelltumor m.
granulosa cell tumour (e) Granulosazelltumor m.
granulosis Granulose f.
grapefruit Grapefruit n.
grape sugar Traubenzucker m.
graph graphische Darstellung f.
graphic graphisch
graphite Graphit m.
graphitosis Graphitose f.
graphological graphologisch
graphologist Graphologe m., Graphologin f.
graphology Graphologie f.
graphomania Graphomanie f.
graphophobia Graphophobie f.
grasp Griff m.
grass disease Graskrankheit f.
Gratiolet's optic radiation Gratioletsche Sehstrahlung f.
gravel Nierengrieß m., Harngrieß m.
Grave's disease Basedowsche Krankheit f.
grave-wax Leichenwachs n.
gravid schwanger
gravidity Schwangerschaft f.
gravimeter *d.e.* n.
gravimetric gravimetrisch
gravimetry Gravimetrie f.
gravitation *d.e.* f.
gravity Gewicht n., Schwere f.
–, specific spezifisches Gewicht n.
Grawitz's tumor (a) Grawitztumor m.
– tumour (e) Grawitztumor m.
gray-haired grauhaarig
gray, nervous graue Substanz f. des Nervensystems
gray syndrome Syndrom n. der grauen Farbe
graze Schramme f.
grazing shot Streifschuss m.
grease Schmalz n.
–, to einfetten
– -heel Fußekzem n. (veter.)
greater curve große Kurvatur f.
great tubercle Tuberculum majus
greediness Gier f.
green-sickness Bleichsucht f.
grenz ray Grenzstrahl m.
grepafloxacin *d.e.* n.
grey-haired grauhaarig
grey, nervous graue Substanz f. des Nervensystems
GRF (growth hormone releasing factor) STH-freisetzender Faktor m.
grid Gitter n.; Stromnetz n.; Raster m. (roentg.)
– irradiation Siebbestrahlung f.
–, moving Rasterblende f.
– voltage Gitterspannung f.
grief Gram m., Kummer m.
grimacing Grimassieren n.
grind, to schleifen; knirschen; reiben, mahlen
grind off, to abschleifen
grinder Schleifer m.; Molar m.
grinders' disease Silikose f.
grinding Knirschen n.; Schleifen m., Schmirgeln n., Reiben n.
– apparatus Schleifgerät n.
– head Schleifkopf m.
– -in Einschleifen n.
– stone Schleifstein m.
– surface Kaufläche f.
– wheel Schmirgelscheibe f.
grip Griff m.; Grippe f.
gripes Darmgrimmen n.
grippe *d.e.* f.
griseofulvin *d.e.* n.
gristle Knorpel m.
grit Grieß m.
groan, to stöhnen
groin Leistengegend f.
grommet Öse f.
groove Furche f., Rinne f.
–, neural Neuralrinne f.

ground connection Erdung f.
ground substance Grundsubstanz f.
group Gruppe f.
– nursing Gruppenpflege f.
– psychotherapy Gruppenpsychotherapie f.
– -specific gruppenspezifisch
– therapy Gruppentherapie f.
grow up, to heranwachsen
growing, rapidly schnellwachsend
–, slowly langsamwachsend
growth Wuchs m., Wachstum n.
– disturbance Wachstumsstörung f.
– factor Wachstumsfaktor m.
– hormone Wachstumshormon n.
growth-regulating wachstumsregulierend
gruebelsucht Grübelsucht f.
gruel Haferschleim m.
guaiacol Guajakol n.
guaiacol glyceryl ether Guajakolglyzerinether m.
guaiazulene Guajazulen n.
guaifenesin *d.e.* n., Guajakolglyzerinether m.
guamecycline Guamecyclin n.
guanabenz *d.e.* n.
guanase *d.e.* f.
guanethidine Guanethidin n.
guanfacine Guanfacin n.
guanidase *d.e.* f.
guanide Guanid n.
guanidine Guanidin n.
guanine Guanin n.
guanosine Guanosin n.
– monophosphate Guanosinmonophosphat n.
guanoxane Guanoxan n.
guanyl *d.e.* n.
guanylate Guanylat n.
guanylhistamine Guanylhistamin n.
guanylyl *d.e.* n.
guar gum Guargummi n.
guardianship Vormundschaft f.
guarding muskuläre Abwehrspannung f.
guide-line Richtlinie f.
guide wire Führungsdraht m.
guinea-pig Meerschweinchen n.
gullet Speiseröhre f., Schlund m.
Gullstrand's lamp Gullstrandsche Spaltlampe f.
gulonolactone Gulonolakton n.
gulose *d.e.* f.
gum Gummi m.; Zahnfleisch n.
– lancet Zahnfleischmesser n.
– scissors Zahnfleischschere f.
gumboil Parulis f.
Gumboro disease Gumborokrankheit f.
gumma *d.e.* n.
gummatous gummös
gummose *d.e.* f.
Gumprecht's shadow Gumprechtsche Scholle f.
Gunn's dot Gunnscher Flecken m.
gunshot wound Schusswunde f.
gush, to quellen
gustation Geschmackssinn m., Geschmack m.
gustatory geschmacklich
– organ Geschmacksorgan n.
gustometer *d.e.* n.
gustometric gustometrisch
gustometry Gustometrie f.
gut Darm m.
gutta-percha Guttapercha f.
guttural *d.e.*
gymnastic gymnastisch
gymnastics Gymnastik f.
–, medical Heilgymnastik f.
–, postpartum Wochenbettgymnastik f.
–, pregnancy Schwangerschaftsgymnastik f.
gymnophobia Gymnophobie f.
gynaecological (e) gynäkologisch
gynaecologist (e) Gynäkologe m., Gynäkologin f.
gynaecology (e) Gynäkologie f.
gynaecomastia (e) Gynäkomastie f.
gynandroblastoma Gynandroblastom n.
gynatresia Gynatresie f.
gynecological (a) gynäkologisch
gynecologist (a) Gynäkologe m., Gynäkologin f.
gynecology (a) Gynäkologie f.
gynecomastia (a) Gynäkomastie f.
gypsum Gips m.
gyrase *d.e.* f.
– inhibitor Gyrasehemmer m.
gyre Gyrus m.
–, precentral Gyrus praecentralis
gyrus *d.e.* m.
–, central Zentralwindung f.

G

H

habenular habenulär
habit Gewohnheit f.; Prädisposition f.; Körperverfassung f.
- forming zur Gewohnheit f. führend; zur Abhängigkeit f. führend
habitual habituell
habituation Gewöhnung f., Angleichung f.
habronemiasis *d.e.* f.
hachimycin *d.e.* n.
haema ... (e) see:/siehe: hema... (a)
haematospermia (e) Hämatospermie f.
haeme (e) Häm n.
haemin (e) Hämin n.
haemo... (e) see:/siehe: hemo... (a)
haemofiltration (e) Hämofiltration f.
haemostasiological (a) hämostaseologisch
haemostasiology (a) Hämostaseologie f.
haemoxygenase (e) Hämoxygenase f.
Haff disease Haffkrankheit f.
hafnia Hafnie f.
hafnium *d.e.* n.
Hageman factor Hageman-Faktor m.
hair Haar
- ball Trichobeozar m.
- follicle Haarbalg m.
-, knotted Trichonodose f.
-, pubic Schamhaar n.
- root Haarwurzel f.
- shaft Haarschaft m.
hairless haarlos
hair loss Haarverlust m., Haarausfall m.
hair outflowing Haarausfall m.
hairy haarig
halcinonide Halcinonid n.
halfaxial halbaxial
half bath Halbbad n.
half-closed halbgeschlossen
half-consciousness Dämmerzustand m.
half-life Halbwertzeit f.
half-lying halbliegend
half-open halboffen
half-saturation Halbsättigung f.
half wave Halbwelle f.
halide kochsalzähnlich; Halid n., Halogenid n.
halisteresis Halisterese f.
halitosis Foetor ex ore
Hallervorden-Spatz disease Hallervorden-Spatzsche Krankheit f.
hallucination Halluzination f.
-, auditory Gehörshalluzination f.
-, gustatory Geschmackshalluzination f.
-, haptic Berührungshalluzination f.
-, olfactory Geruchshalluzination f.
-, optic optische Halluzination f.
-, tactile Berührungshalluzination f.
hallucinogen Halluzinogen n.
hallucinogenic halluzinogen
hallucinosis Halluzinose f.
hallux valgus *d.e.*
hallux varus *d.e.*
halobacterium Halobakterium n.
halofantrine Halofantrin n.
halofenate Halofenat n.
halogen *d.e.* n.
halogenate, to halogenieren
halogenide Halogenid n., Halid n.
halometasone Halometason n.
halometer *d.e.* n.
halometric halometrisch
halometry Halometrie f.
halopenium *d.e.* n.
haloperidol *d.e.* n.
halophilic halophil
halopredone Halopredon n.
haloprogesterone Haloprogesteron n.
halothane Halothan n.
haloxon *d.e.* n.
Halstedt's operation Halstedsche Operation f.
hamamelin *d.e.* n.
Hamamelis *d.e.* f.
hamartia Hamartie f.
hamartoma Hamarton n.
hammer *d.e.* m.
-, percussion Perkussionshammer m.
-, reflex Reflexhammer m.
- toe Hammerzehe f.
hamster *d.e.* m.
hamstring Kniesehne f.
hand Hand f.
-, back of the Handrücken m.
-, benediction Predigerhand f.
- disinfection Händedesinfektion f.
- instrument Handinstrument n.
-, monkey Affenhand f.
-, obstetrician's Geburtshelferhand f.
-, preacher's Predigerhand f.
handbarrow Trage f.
handbook Handbuch n.
handicap Behinderung f.
- accessible entrance Zugang für Behinderte m.

handicapped behindert; behinderte Person f.
–, seriously schwerbehindert; schwerbehinderte Person f.
handle Handgriff m., Griff m.
handpiece Handstück n.
Hand-Schueller-Christian disease Hand-Schüller-Christiansche Krankheit f.
hang, to hängen
hang-nail Niednagel m.
hangover Kater m. (schlechtes Befinden)
hanseniasis Aussatz m.
Hansen's disease Aussatz m.
haphalgesia Haphalgesie f.
haplodont *d.e.*
haploid *d.e.*
haploidism Haploidie f.
haplotype Haplotyp m.
hapten *d.e.* n.
haptene Hapten n.
haptic haptisch
haptoglobin *d.e.* n.
haptophore Haptophor m.
Harada's disease Harada-Syndrom n.
harbinger Vorbote m.
hard of hearing schwerhörig
hard ray method Hartstrahltechnik f.
harden, to härten, abhärten
hardener Härter m.
hardening Verhärtung f.; Härten n.
–, quench (dent.) Abschreckhärtung f.
– solution Härterlösung f.
hardness Härte f.
– scale Härteskala f.
harelip Hasenscharte f.
harmine Harmin n.
harpoon Harpune f.
Hashimoto's disease Hashimoto-Thyreoiditis f.
hashish Haschisch n.
hashishism Haschischsucht f.
hatch Brut f.
–, to brüten, ausbrüten
hatchet Beil n.
–, claw Klauenbeil n.
hatching Inkubationszeit f.
haunch Hüfte f.
haustration Haustrierung f.
HAV (hepatitis-A virus) HAV (Hepatitis-A-Virus n.)
haw Hagebutte f.; Nickhaut f.; Räuspern n.
hawk's bill Habichtschnabel m.
hawthorn Weißdorn m.
haze Dunst m., Schleier m.
Hb (h(a)emoglobin) Hämoglobin n. (Hb)
HBDH (hydroxybutyrate dehydrogenase) Hydroxybutyratdehydrogenase f. (HBDH)
HBV (hepatitis-B virus) HBV (Hepatitis-B-Virus n.)
HCG (human chorionic gonadotropin) menschliches Choriongonadotropin n.
HCS (human chorionic somatomammotropin) menschliches Chorionsomatomammotropin n.
HCV (hepatitis-C virus) HCV (Hepatitis-C-Virus n.)
HDV (hepatitis-delta virus) HDV (Hepatitis-Delta-Virus n.)
head Kopf m., Haupt n.
headache Kopfschmerz m.
head, appearance of the Durchtreten n. des Kopfes (sub partu)
headband mirror Stirnreflektor m.
headgear (dent.) Kopfhaube f.
head holder Kopfhalter m.
head-injured kopfverletzt
head injury Kopfverletzung f.
head lamp Stirnlampe f.
headlight Kopflicht n.
head louse Kopflaus f.
head, floating (obstetr.) Kopfhochstand m.
– nurse Oberschwester f., Oberpfleger m.
– of the femur Oberschenkelkopf m.
– of the humerus Oberarmkopf m.
– of the pancreas Pankreaskopf m.
– -phone Kopfhörer m.
– physician Chefarzt m., Chefärztin f.
– surgeon Chefchirurg m.
heal, to heilen
healing Heilung f.
– by first intention Heilung f. per primam intentionem
– by second intention Heilung f. per secundam intentionem
– power Heilkraft f.
–, process of Heilungsprozess m.
health Gesundheit f.
– authority (e) Gesundheitsamt n.
– care Gesundheitspflege f.
– – costs Gesundheitskosten f. pl.
– care, primary medizinische Grundversorgung f.
– control Gesundheitsüberwachung f.
– crisis Gesundheitskrise f.
– department (a) Gesundheitsamt n.
– insurance Krankenversicherung f.
– –, sanctioned by the kassenzulässig
– politics Gesundheitspolitik f.

– **protection** Gesundheitsschutz m.
– **resort** Kurort m.
– **risk** Gesundheitsrisiko n.
– **scandal** Skandal im Gesundheitswesen m.
– **situation** Gesundheitslage f.
healthy gesund
heal up, to zuheilen
hear, to hören
hearing Gehör n., Hören n.
– **aid** Hörgerät n.
–, **defective** Schwerhörigkeit f.
–, **directional** Richtungshören n.
–, **hard of** schwerhörig
– **loss** Hörverlust m., Hörsturz m.
– **of voices** Stimmenhören n.
– **precipitation** Hörsturz m.
–, **residual** Hörrest m.
– **test** Hörprüfung f.
– **threshold** Hörschwelle f.
heart Herz n.
– **activity** Herztätigkeit f.
– **apex** Herzspitze f.
– **apex beat** Herzspitzenstoß m.
–, **armored (a)** Panzerherz n.
–, **armour (e)** Panzerherz n.
– **attack** Herzanfall m.
– **axis** Herzachse f.
–, **ball** Kugelherz
– **beat** Herzschlagen m., Herztätigkeit f.
– **block** Herzblock m.
– **block, atrio-ventricular** atrio-ventrikulärer Herzblock m.
– **block, bundle branch** Schenkelblock m.
– **block, sinu-atrial** sinuatrialer Herzblock m.
– **burn** Sodbrennen n.
– **catheterization** Herzkatheterisierung f.
– **death** Herztod m.
– **disease** Herzleiden n., Herzkrankheit f.
– –, **arteriosclerotic** arteriosklerotisches Herzleiden n.
– –, **hypertensive** Herzleiden n. bei Hypertonie
– –, **hyperthyroid** hyperthyreotisches Herzleiden n.
– –, **syphilitic** syphilitisches Herzleiden n.
– –, **rheumatic** rheumatisches Herzleiden n.
– –, **valvular** Herzklappenerkrankung f.
–, **drop** Tropfenherz n.
– **failure** Herzinsuffizienz f., Herzversagen n.
– –, **congestive** dekompensierte muskuläre Herzinsuffizienz f., Stauungsinsuffizienz f. des (rechten) Herzens
– –, **right-sided** Rechtsherzinsuffizienz f.
–, **fatty** Fettherz n.
– **function test** Herzfunktionsprüfung f.
– **lung machine** Herz-Lungenmaschine f.
–, **ox** Cor bovinum
– **rate** Herzfrequenz f.
– **rhythm** Herzrhythmus m.
– **shadow** Herzschatten m.
– **shaped** herzförmig
– **silhouette** Herzsilhouette f.
– **size** Herzgröße f.
– **sound** Herzton m.
– –, **split** gespaltener Herzton m.
–, **suspended** Tropfenherz n.
–, **tabby cat** Tigerfellherz n.
– **transplantation** Herztransplantation f.
– **valve** Herzklappe f.
– **wall** Herzwand f.
– **water (veter.)** Herzwasser n.
– **work** Herzarbeit f.
heat Wärme f., Hitze f.; (veter.) Brunst f.
– **collapse** Hitzekollaps m.
– **conductor** Wärmeleiter m.
– **exchange** Wärmeaustausch m.
– **exchanger** Wärmeaustauscher m.
–, **prickly** Schweißflechte f.
– **prostration** Hitzschlag m.
– **radiation** Wärmestrahlung f.
– **-resisting** hitzebeständig
– **-shock protein** Hitze-Schock-Protein n.
– **-stable** hitzebeständig
– **stroke** Hitzschlag m.
–, **to** heizen, erhitzen
heater Heizgerät n.; Heizkörper m.
heating current Heizstrom m.
heating pad Heizkissen n.
heat-treat, to vergüten (dent.)
heaves (veter.) paroxysmale Dyspnoe f.
hebephrenia Hebephrenie f.
–, **grafted** Pfropfhebephrenie f.
hebephrenic hebephren
Heberden's node Heberdenscher Knoten m.
heboidia Heboidie f.
hebosteotomy Hebosteotomie f., Pubiotomie f.
hectic hektisch
hectoliter (a) Hektoliter n.
hectolitre (e) Hektoliter n.
HDL (high-density lipoprotein) Lipoprotein n. mit hoher Dichte
heel Ferse f.
Heerfordt's disease Heerfordt-Syndrom n.
Hegar's dilator Hegarstift m.
heifer Färse f.
height adjustment Höhenverstellung f.
heliation Besonnung f.
helicase *d.e.* f.

helicobacter *d.e.* m.
heliophobia Heliophobie f.
heliotherapy Heliotherapie f.
helium *d.e.* n.
helix *d.e.* f.
–, double Doppelhelix f.
–, triple Tripelhelix f.
hellebore Helleborus m.
helminth Eingeweidewurm m.
helminthiasis *d.e.* f., Wurmbefall m.
helminthological helminthologisch
helminthology Helminthologie f.
helpless hilflos
helplessness Hilflosigkeit f.
hema... (a), haema... (e) häma...
hemacytometer Hämazytometer n.
hemagglutination Hämagglutination f.
hemagglutinin Hämagglutinin n.
hemangioendothelioma Hämangioendotheliom n.
hemangioma Hämangiom n.
hemangiopericytoma Hämangioperizytom n.
hemapoiesis Blutbildung f.
hemapoietic hämopoetisch
hemarginate Hämarginate n.
hemarthrosis Hämarthros m., blutiger Gelenkerguss m.
hematemesis Hämatemesis f., Bluterbrechen n.
hematin Hämatin n.
hematinuria Hämatinurie f.
hematoblast Hämatoblast m.
hematocele Hämatocele f.
hematochezia Hämatochezie f.
hematocolpos Hämatokolpos m.
hematocrit Hämatokrit n.
hematocyturia Hämatozyturie f.
hemato-encephalic barrier Blut-Liquor-schranke f.
hematogenesis Blutbildung f.
hematogenic hämatogen
hematogenous hämatogen
hematogone Hämatogonie f.
hematoidin Hämatoidin n.
hematological hämatologisch
hematologist Hämatologe m., Hämatologin f.
hematology Hämatologie f.
hematoma Hämatom m.
–, bilateral periocular Brillenhämatom n.
–, unilateral periocular Monokelhämatom n.
hematomyelia Hämatomyelie f.
hematoporphyrin Hämatoporphyrin n.
hematospermia (a) Hämatospermie f.
hematothorax Hämatothorax m.
hematotoxic hämatotoxisch
hematoxylin Hämatoxylin n.
hematuria Hämaturie f.
heme (a) Häm n.
hemeralopia Hemeralopie f.
hemiacetal Hemiazetal n.
hemiachromatopsia Hemiachromatopsie f.
hemialbumose *d.e.* f.
hemialgia Hemialgie f.
hemiamblyopia Hemiamblyopie f.
hemianaesthesia (e) Hemianästhesie f.
hemianesthesia (a) Hemianästhesie f.
hemianopsia Hemianopsie f.
–, binasal binasale Hemianopsie f.
–, bitemporal bitemporale Hemianopsie f.
–, heteronymous heteronyme Hemianopsie f.
–, homonymous homonyme Hemianopsie f.
–, quadrantic Quadrantenhemianopsie f.
hemianoptic hemianoptisch
hemiapraxia Hemiapraxie f.
hemiataxia Hemiataxie f.
hemiathetosis Hemiathetose f.
hemiatrophy Hemiatrophie f.
hemiballism Hemiballismus m.
hemiblock *d.e.* m.
hemicellulase Hemizellulase f.
hemicellulose Hemizellulose f.
hemichorea *d.e.* f., Halbseitenchorea f.
hemicorporectomy Hemikorporektomie f.
hemicrania Hemikranie f.
hemicraniectomy Hemikraniektomie f.
hemidesmosome Hemidesmosom n.
hemiepilepsy Hemiepilepsie f., Halbseiten-epilepsie f.
hemifacial hemifazial
hemifumarate Hemifumarat n.
hemigastrectomy Hemigastrektomie f.
hemignathia Hemignathie f.
hemihydrate Hemihydrat n.
hemihydrochloride Hemihydrochlorid n.
hemiphyperhidrosis Hemihyperhidrose f.
hemihypertrophy Hemihypertrophie f.
hemilaminectomy Hemilaminektomie f.
hemilaryngectomy Hemilaryngektomie f.
hemilumbalization Hemilumbalisation f.
hemin (a) Hämin n.
heminephrectomy Heminephrectomie f.
hemiparaesthesia (e) Hemiparästhesie f.
hemiparalysis Halbseitenlähmung f.
hemiparaplegic hemiparaplegisch
hemiparesis Hemiparese f.
hemiparesthesia (a) Hemiparästhesie f.
hemipelvectomy Hemipelvektomie f.
hemiplegia Hemiplegie f.

H

hemiplegic hemiplegisch
hemisacralization Hemisakralisation f.
hemispasm Hemispasmus m.
hemisphere Hemisphäre f.
hemispherectomy Hemisphärektomie f.
hemispheric hemisphärisch
hemistrumectomy Hemistrumektomie f.
hemisuccinate Hemisukzinat n.
hemisulfate (a) Hemisulfat n.
hemisulphate (e) Hemisulfat n.
hemitartrate Hemitartrat n.
hemizygotic hemizygot
hemlock, poison Schierling m.
hemo… (a), haemo… (e) hämo…
hemobilia Hämobilie f.
hemoblast Hämoblast m.
hemoblastosis Hämoblastose f.
hemochromatosis Hämochromatose f.
hemochromometer Hämochromometer n.
hemoculture Blutkultur f.
hemocytoblast Hämozytoblast m.
hemocytometer Blutkörperchenzählgerät n.
hemodialysis Hämodialyse f.
hemodialyzer Hämodialysegerät n.
hemodilution Hämodilution f.
hemodynamic hämodynamisch
hemodynamics Hämodynamik f.
hemofiltration (e) Hämofiltration f.
hemoglobin Hämoglobin n.
hemoglobinolysis Hämoglobinolyse f.
hemoglobinometer Hämoglobinometer n.
hemoglobinopathy Hämoglobinopathie f.
hemoglobinuria Hämoglobinurie f.
hemogram Hämogramm n., Blutbild n.
hemolysin Hämolysin n.
hemolysis Hämolyse f.
hemolytic hämolytisch
hemolyzate Hämolysat n.
hemolyzation Hämolysierung f.
hemolyze, to hämolysieren
hemometer Hämometer n.
hemoperfusion Hämoperfusion f.
hemopericardium Hämoperikard n.
hemophilia Hämophilie f.
hemophiliac Bluter m.
hemophilic hämophil
Hemophilus influenzae Influenzabazillus m.
Hemophilus of Ducrey Streptobacterium ulceris mollis
Hemophilus of Koch-Weeks Koch-Weeks-Bakterium n.
Hemophilus of Morax-Axenfeld Morax-Axenfeld-Bazillus m.
Hemophilus pertussis Bordet-Gengou-Bazillus m.
hemophthalmus Hämophthalmus m.
hemopoiesis Hämopoese f.
hemopoietic hämopoetisch
hemoptysis Hämoptyse f.
hemopyrrol Hämopyrrol n.
hemorrhage Hämorrhagie f., Blutung f., Blutsturz m.
–, capsular Kapselblutung f.
–, cerebral Gehirnblutung f.
–, gastric Magenblutung f.
–, intestinal Darmblutung f.
– into the adrenal gland Nebennierenblutung f.
–, oozing Sickerblutung f.
– of pregnancy Schwangerschaftsblutung f.
–, pulmonary Lungenblutung f.
–, postpartum Nachgeburtsblutung f.
–, renal Nierenblutung f.
–, subarachnoid Subarachnoidalblutung f.
–, subdural Subduralblutung f.
hemorrhagic hämorrhagisch
hemorrhoid Hämorrhoide f.
hemorrhoidal hämorrhoidal
hemorrhoidectomy Hämorrhoidektomie f.
hemosiderin Hämosiderin n.
hemosiderosis Hämosiderose f.
hemostasiological (a) hämostaseologisch
hemostasiology (a) Hämostaseologie f.
hemostasis Hämostase f., Blutstillung f.
hemostatic hämostatisch, hämostyptisch; Hämostyptikum n.
hemostyptic hämostyptisch; Hämostyptikum n.
hemothorax Hämothorax m., Hämatothorax m.
hemotoxin Hämotoxin n., Blutgift n.
hemovolumeter Blutvolumenmessgerät n.
hemoxygenase (a) Hämoxygenase f.
hemp Hanf m.
– fever Cannabismus m.
henbane Bilsenkraut n.
hen Henne f.
hen's egg Hühnerei n.
–, with the size of a hühnereigroß
henna oil Hennaöl n.
henry *d.e.* n.
heparan *d.e.* n.
heparin *d.e.* n.
– inhibitor Heparinhemmer m.
heparinization Heparinisierung f.
heparinize, to heparinisieren
heparinoid *d.e.* n.
hepatargy Hepatargie f.
heptectomy Hepatektomie f.
hepatic hepatisch

– and biliary ducts Leber- und Gallenwege m. pl.
hepaticocholecystojejunostomy Hepatikocholezystojejunostomie f.
hepaticoduodenostomy Hepatikoduodenostomie f.
hepaticogastrostomy Hepatokogastrostomie f.
hepaticojejunal hepatikojejunal
hepaticojejunostomy Hepatikojejunostomie f.
hepaticostomy Hepatikostomie f.
hepaticotomy Hepatikotomie f.
hepatitis A/B/C/D/E, non A, non B *d.e.* f.
hepatitis B vaccine Hepatitis-B-Impfstoff m.
hepatization Hepatisation f.
hepatized hepatisiert
hepatobiliary hepatobiliär
hepatocardial hepatokardial
hepatocellular hepatozellulär
hepatocerebral hepatozerebral
hepatocholangioduodenostomy Hepatocholangioduodenostomie f.
hepatocholangitis *d.e.* f.
hepatocyte Hepatozyt m.
hepatogastric hepatogastrisch
hepatogenous hepatogen
hepatography Hepatographie f.
hepatolenticular hepatolentikulär
hepatolienal *d.e.*
hepatology Hepatologie f.
hepatomegaly Hepatomegalie f.
hepatopathy Hepatopathie f.
hepatorenal *d.e.*
hepatosis Hepatose f.
hepatosplenic hepatosplenisch
hepatosplenomegaly Hepatosplenomegalie f.
hepatotherapy Lebertherapie f.
hepatotoxic hepatotoxisch
hepatotoxicity Hepatotoxizität f.
hepatotropic hepatotrop
hepcidin *d.e.* n.
heptachlor *d.e.* n.
heptadecyl *d.e.* n.
heptaene Heptaen n.
heptahydrate Heptahydrat n.
heptaminol *d.e.* n.
heptane Heptan n.
heptanoate Heptanoat n.
heptathiophene Heptathiophen n.
heptaverine Heptaverin n.
heptolamide Heptolamid n.
heptonate Heptonat n.
heptose *d.e.* f.
heptulose *d.e.* f.
heptyl *d.e.* n.
heptylpenicillin *d.e.* n.
herb Kraut n.
herbal Kräuterbuch n.
herbicidal herbizid
herbicide Herbizid n.
herbivore Pflanzenfresser m., Herbivore m.
herbivorous pflanzenfressend
hereditable vererbbar
hereditary erblich
heredity Erblichkeit f., Vererbung f.
heredoataxia Heredoataxie f.
heredodegeneration *d.e.* f.
heredodegenerative heredodegenerativ
heredopathy Erbkrankheit f.
heritable vererbbar
hermaphrodite Zwitter m.
hermaphroditism Hermaphroditismus m.
hermetical hermetisch
hernia Hernie f.
–, crural Schenkelhernie f.
–, diaphragmatic Zwerchfellhernie f.
–, epigastric epigastrische Hernie f.
–, hiatal Hiatushernie f.
–, incarcerated inkarzerierte Hernie f.
–, incisional Narbenhernie f.
–, inguinal Leistenhernie f.
–, internal innere Hernie f.
–, irreducible irreponible Hernie f.
–, Littre's Littresche Hernie f.
–, Malgaigne's Malgaignesche Hernie f.
–, muscular Muskelhernie f.
–, obturator Hernia obturatoria
–, omental Netzhernie f.
–, reducible reponible Hernie f.
–, scrotal Skrotalhernie f.
–, sliding Gleithernie f.
–, slip Gleithernie f.
–, spigelian Spigelsche Hernie f.
–, strangulated eingeklemmte Hernie f.
– support Bruchband n.
–, Treitz's Treitzsche Hernie f.
–, umbilical Nabelhernie f.
–, vesical Blasenhernie f.
hernial sac Bruchsack m.
herniation Hernienbildung f.
– of intervertebral disk Bandscheibenvorfall m.
herniorrhaphy Herniorrhaphie f.
herniotomy Herniotomie f., Bruchoperation f.
heroic heroisch
heroin *d.e.* n.
heroinism Heroinsucht f.
herpangina *d.e.* f.

herpes *d.e.* m.
– zoster *d.e.* m., Zoster m., Gürtelrose f.
herpetic herpetisch
herpetiform *d.e.*
herpetism Herpetismus m.
hersage Endoneurolyse f.
Herter's disease Zöliakie f.
hertz *d.e.* n.
HERV (human endogenous retrovirus) humanes endogenes Retrovirus n.
HES (hydroxyethyl starch) Hydroxyethylstärke f.
hesperidin *d.e.* n.
hetaflur *d.e.* n.
hetastarch Hydroxyethylstärke f.
heteroagglutination *d.e.* f.
heteroantigen *d.e.* n.
heteroantibody Heteroantikörper m.
heteroautoplasty Heteroautoplastik f.
heterocentric heterozentrisch
heterochromatic heterochromatisch
heterochromatin *d.e.* n.
heterochromia Heterochromie f.
heterochromosome Heterochromosom n.
heterochromous heterochrom
heterocomplement Heterokomplement n.
heterocomplex Heterokomplex m.
heterocrine heterokrin
heterocyclic heterozyklisch
heterodesmotic heterodesmotisch
heterodimer *d.e.* n.
heterodont *d.e.*
heteroduplex *d.e.* n.
heterofermental heterofermentativ
heterogeneous heterogen
heterogenetic heterogenetisch
heterogony Heterogonie f.
heterograft Heterotransplantat n.
heteroimmunity Heteroimmunität f.
heteroinfection Heteroinfektion f.
heteroinoculation Heteroinokulation f.
heterointoxication Heterointoxikation f.
heterokinesis Heterokinese f.
heterolalia Heterolalie f.
heterologous heterolog
heterology Heterologie f.
heteromorphia Heteromorphie f.
heteromorphous heteromorph
heteronium *d.e.* n.
heteronomous heteronom
heteronymous heteronym
hetero-oligomeric heterooligomer
heterophagy Heterophagie f.
heterophilic heterophil
heterophonic heterophon
heterophoria Heterophorie f.
heteroplasia Heteroplasie f.
heteroplastic heteroplastisch
heteroploid *d.e.*
heteroploidy Heteroploidie f.
heteropolysaccharide Heteropolysaccharid n.
heterosaccharide Heterosaccharid n.
heteroscopy Heteroskopie f.
heterosexuell heterosexuell
heterosis Heterose f.
heterosome Heterosom n.
heterospecific heterospezifisch
heterosuggestion *d.e.* f.
heterotopic heterotop
heterotopy Heterotopie f.
heterotoxin *d.e.* n.
heterotransplant Heterotransplantat n.
heterotransplantation *d.e.* f.
heterotrophia Heterotrophie f.
heterotrophic heterotroph
heterotypical heterotypisch
heteroxenic heteroxen
heteroxenous heteroxen
heterozygosis Heterozygotie f.
heterozygote heterozygotes Individuum n.
heterozygous heterozygot
hetrazepine Hetrazepin
Heubner's disease Heubnersche Krankheit f.
HEV (hepatitis-E virus) HEV (Hepatitis-E-Virus n.)
hexacetonide Hexacetonid n.
hexachloride Hexachlorid n.
hexachlorocyclohexane Hexachlorozyklohexan n.
hexachloroethane Hexachlorethan n.
hexachlorophene Hexachlorophen n.
hexachlorophenol Hexachlorphenol n.
hexaconazole Hexaconazol n.
hexacyanoferrate Hexacyanoferrat n., Hexazyanoferrat n.
hexacyclonate Hexazyklonat n.
hexadecylphosphocholine Hexdecylphosphocholin n.
hexafluoride Hexafluorid n.
hexafluorozirconate Hexafluorozirkonat n.
hexagonal sechseckig
hexahydrate Hexahydrat n.
hexahydric hexahydrisch
hexahydrobenzoate Hexahydrobenzoat n.
hexamer *d.e.* n.
hexameric hexamer
hexamerous hexamer
hexamethylenamine (a) Hexamethylentetramin n.

hexamethylendiamine Hexamethylendiamin n.
hexamethylentetramine Hexamethylentetramin n.
hexamethylmelamine Hexamethylmelamin n.
hexamethylpararosaniline Kristallviolett n.
hexamethylphosphamide Hexamethylphosphamid n.
hexamethylpropylene aminoxim Hexamethylpropylen-Aminoxim n.
hexamide Hexamid n.
hexamidine Hexamidin n.
hexamine (e) Hexamethylentetramin n.
hexane Hexan n.
hexanicotinate Hexanikotinat n.
hexanitrate Hexanitrat n.
hexanoate Hexanoat n.
hexanol *d.e.* n.
hexaose *d.e.* f.
hexapeptide Hexapeptid n.
hexaploid *d.e.*
hexapropymate Hexapropymat n.
hexavalent sechswertig
hexazonium *d.e.* n.
hexedrine Hexedrin n.
hexestrol (a) *d.e.* n.
hexetidine Hexetidin n.
hexetil *d.e.* n.
hexidine Hexidin n.
heximide Heximid n.
hexitol Hexit m.
hexobarbital *d.e.* n.
hexobendine Hexobendin n.
hexoestrol (e) Hexestrol n.
hexokinase *d.e.* f.
hexone Hexon n.
hexopeptidase *d.e.* f.
hexoprenaline Hexoprenalin n.
hexopyrronium *d.e.* n.
hexosamine Hexosamin n.
hexosaminidase *d.e.* f.
hexosan *d.e.* n.
hexosazone Hexosazon n.
hexose *d.e.* f.
hexose diphosphatase *d.e.* f.
– diphosphate Hexosediphosphat n.
– monophosphate Hexosemonophosphat n.
hexose phosphatase *d.e.* f.
hexosidase *d.e.* f.
hexosyltransferase *d.e.* f.
hexuronate Hexuronat n.
hexyl *d.e.* n.
hexylamine Hexylamin n.
hexylcaine Hexylcain n.
hexylresorcinol Hexylresorzin n.
HGH (human growth hormone) menschliches Wachstumshormon n.
HIAA (hydroxyindolacetic acid) Hydroxyindolessigsäure f. (HIES)
HIAP (human inhibitory apoptose-protein) humanes inhibitorisches Apoptose-Protein n. (HIAP)
hiatal *d.e.*
hiatodontia offener Biss m.
hiatopexy Hiatopexie f.
hiatoplasty Hiatusplastik f.
hiatus *d.e.* m.
hibenzate Hibenzat n.
hibernate, to hibernieren
hibernation Winterschlaf m.
–, artificial künstlicher Winterschlaf m.
hibernoma Hibernom n.
hiccough Schluckauf m.
hiccup Schluckauf m.
hide Haut f., Fell n.
–, to verbergen
hidradenitis *d.e.* f.
hidradenoma Hidradenom n.
hidroa Hautreizung f. durch Schweiß
hidrosis Hidrose f.
hidrotic hidrotisch
hierarchical hierarchisch
hierarchy Hierarchie f.
high-altitude health resort Höhenkurort m.
high calcium diet kalziumreiche Diät f.
– capacity Hochleistung f.
– care Intensivpflege f.
– dose therapy Hochdosistherapie f.
– energetic energiereich
– energy phosphate energiereiches Phosphat n.
– field Hochfeld
– frequency Hochfrequenz f.
– frequent hochfrequent
– grade hochgradig
high-low bed Niveaubett n.
high molecular hochmolekular
– performance liquid chromatography Hochleistungsflüssigchromatographie f.
– pressure Hochdruck m.
– pressure liquid chromatography Hochdruckflüssigkeitschromatographie f.
– proof spirits hochprozentiger Alkohol m.
– protein diet eiweißreiche Diät f.
– resolution Hochauflösung f.
– risk measure risikoreiche Maßnahme f.
– temperature short time sterilization Hochtemperaturkurzzeitsterilisation f.

– **tension** Hochspannung f.
– **vacuum sterilizer** Hochvakuum-Sterilisationsapparat m.
– **vitamin diet** vitaminreiche Diät f.
– **voltage** Hochspannung f.
highly disperse hochdispers
highly effective hochwirksam
highly feverish hochfieberhaft
highly inflammable feuergefährlich
hilar hilär
hilifugal *d.e.*
hilipetal *d.e.*
hilitis *d.e.* f.
hillock Vorwölbung f.
hilus *d.e.* m.
hindbrain Rautenhirn n.
hinge Scharnier n.
hinge joint Scharniergelenk n.
hip Hüfte f.; Hagebutte f.; Schwermut f.
– **bone** Hüftbein n.
– **joint** Hüftgelenk
– – **disease, degenerative** Coxarthrose f.
– **prosthesis** Hüftprothese f.
–, **snapping** schnappende Hüfte f.
– **socket** Hüftpfanne f.
Hippel-Lindau disease Hippel-Lindausche Krankheit f.
hippocampal hippokampal
hippocampus major Ammonshorn n.
hippocampectomy Hippokampektomie f.
hippocratic oath hippokratischer Eid m.
hippotherapy Hippotherapie f.
hippurate Hippurat n.
hippuria Hippurie f.
hippus Irisschlottern n.
Hirschsprung's disease Hirschsprungsche Krankheit f.
hirsuties Hypertrichose f.
hirsutism Hirsutismus m.
hirudin *d.e.* n.
hirudinea *d.e.* n. pl.
His's bundle Hissches Bündel n.
– **bundle ablation** His-Bündel-Ablation f.
histaminase *d.e.* f.
histamine Histamin n.
histaminergic histaminergisch
histidase *d.e.* f.
histidinaemia (e) Histidinämie f.
histidinase *d.e.* n.
histidine Histidin n.
histidinemia (a) Histidinämie f.
histidyl *d.e.* n.
histidylglycine Histidylglyzin n.
histioblast *d.e.* m.
histiocyte Histiozyt m.
histiocytic histiozytär
histiocytoma Histiozytom n.
histiocytosis Histiozytose f.
histioadhesive Gewebe-Klebstoff m.
histiochemical histochemisch
histochemistry Histochemie f.
histocompatibility Gewebeverträglichkeit f.
histocompatible gewebeverträglich
histogenesis Histogenese f.
histogram Histogramm n.
histological histologisch
histologist Histologe m., Histologin f.
histology Histologie f.
histolysis Histolyse f.
histolytic histolytisch
histomorphological histomorphologisch
histomorphology Histomorphologie f.
histomorphometric histomorphometrisch
histomorphometry Histomorphometrie f.
histone Histon n.
histopathological histopathologisch
histopathology Histopathologie f.
histoplasmosis Histoplasmose f.
history, family case – Familienanamnese f.
– **of medicine** Medizingeschichte f.
–, **previous** Vorgeschichte f., Anamnese f.
histotoxic histotoxisch
histotropic histiotrop
histrelin *d.e.* n.
HIV (human immunodeficiency virus) humanes Immundefizienz-Virus n. (HIV)
hives Nesselsucht f.
HKS (hyperkinetic syndrome) hyperkinetisches Syndrom n. (HKS)
HL-A system (human leukocyte locus A system) HLA-Histokompatibilitätssystem n.
HMG (human menopausal gonadotropin) menschliches Menopausen-Gonadotropin n.
HMG-CoA-reductase HMG-CoA-Reduktase f.
hoarse heiser
hoarseness Heiserkeit f.
hobble, to hinken, humpeln
Hodge's pessary Hodge-Pessar n.
Hodgkin's disease Lymphogranulomatose f.
hog cholera Schweinecholera f.
holandric holandrisch
holder Halter m.
hole Loch n.
hollow of the knee Kniekehle f.
hollow probe Hohlsonde f.
– **bur** Hohlbohrer m.

hollow cast Hohlguss m.
– -chested hohlbrüstig
– organ Hohlorgan n.
– space Hohlraum m.
holmium *d.e.* n.
holoblastic holoblastisch
holocellulose Holozellulose f.
holocrine holokrin
holodiastolic holodiastolisch
hologamy Hologamie f.
holography Holographie f.
hologynic hologyn
holoparasite Holoparasit m.
holosystolic holosystolisch
holotype Holotyp m.
Holter ECG Holter-EKG n.
Holter monitoring *d.e.* n.
– – of blood pressure Holter-Blutdruckmessung m.
holoxenic holoxenisch
homalography Homalographie f.
homatropine Homatropin n.
– hydrobromide Homatropinhydrobromid n.
home care Hauspflege f.
home dialysis Heimdialyse f.
home for aged people Altenheim n.
home for treatment of alcoholics Trinkerheilstätte f.
homeograft (a) Homöotransplantat n.
homeopathical (a) homöopathisch
homeopathist (a) Homöopath m., Homöopathin f.
homeopathy (a) Homöopathie f.
homeostasis (a) Homöostase f.
homeotherapy (a) Homöotherapie f.
homeotransplant (a) Homöotransplantat n.
homeotransplantation (a) Homöotransplantation f.
homeotypic (a) homöotypisch
homesickness Heimweh n.
homicide Mord m.
homidium *d.e.* n.
homo-arginine Homoarginin n.
homocentric homozentrisch
homochlorcyclizine Homochlorzyklizin n.
homocitrulline Homocitrullin n.
homocyclic homozyklisch
homocysteine Homozystein n.
homocysteinuria Homozysteinurie f.
homocytotropic homozytotrop
homodesmotic homodesmotisch
homoeograft (e) Homöotransplantat n.
homoeopathical (e) homöopathisch
homoeopathist (e) Homöopath m., Homöopathin f.
homoeopathy (e) Homöopathie f.
homoeostasis (e) Homöostase f.
homoeotherapy (e) Homöotherapie f.
homoeotransplant (e) Homöotransplantat n.
homoeotransplantation (e) Homöotransplantation f.
homoeotypic (e) homöotypisch
homoerotic homoerotisch
homofenazine Homofenazin n.
homofermental homofermentativ
homogenate Homogenat n.
homogeneity Homogenität f.
homogenic homogen
homogenization Homogenisierung f.
homogenize, to homogenisieren
homogeneous homogen
homogentisate Homogentisat n.
homograft Homotransplantat n.
homoioplastic homoioplastisch
homolateral *d.e.*
homologen Homolog n.
homologous homolog
homologue Homolog n.
homology Homologie f.
homomerism Homomerie f.
homonomous homonom
homonymous homonym
homo-oligomeric homooligomer
homophenazine Homophenazin n.
homoplastic homoplastisch
homoplasty Homoplastik f.
homoproline Homoprolin n.
homosalate Homosalat n.
homoserine Homoserin n.
homosexual homosexuell; homosexuelle Person f.
homosexuality Homosexualität f.
homotaurine Homotaurin n.
homothermal homothermisch
homothermic homothermisch
homotransplant Homotransplantat n.
homotransplantation *d.e.* f.
homozygosis Homozygotie f.
homozygote homozygotes Individuum n.
homozygous homozygot
honeycomb Wabe f.
– lung Wabenlunge f.
honeycombed wabig
honey of rose Rosenhonig m.
hoof Huf m.
hoof and mouth disease Maul- und Klauenseuche f.
hoof beat Hufschlag m.

H

hoof boot Hufstiefel m.
hoof-bound zwanghufig
hoof grease Huffett n.
hoofed animal Huftier n.
hook Haken m.
– **forceps** Hakenzange f.
– **retractor** Muskelhaken m.
–, **sharp** scharfer Haken m.
hookworm Hakenwurm m.
hoove Tympanie f. des Pansens
hooven Tympanie f. des Pansens
hop Hopfen m.
hopogan Magnesiumperoxid n.
horary stündlich
hordein *d.e.* n.
hordenine Hordenin n.
hordeolum *d.e.* n., Gerstenkorn n.
horizon Horizont m.
horizontal *d.e.*
hormion *d.e.* n.
hormonal hormonell
hormone Hormon n.
– **replacement therapy (HRT)** Hormonersatztherapie (HET) f.
– **suppression** Hormonsuppression f.
hormonotherapy Hormontherapie f.
horn *d.e.* n.
–, **Ammon's** Ammonshorn n.
–, **anterior** Vorderhorn n.
–, **inferior** Unterhorn n.
–, **lateral** Seitenhorn n.
–, **posterior** Hinterhorn n.
hornet Hornisse f.
horny hornig
horopter *d.e.* m.
horse Pferd n.
–, **black** Rappe
– **chestnut** Rosskastanie f.
– **leech** Pferdeegel m.
– **pox** Pferdepocken f. pl.
– **serum** Pferdeserum n.
– **sickness** Pferdepest f., Paardenziekte f.
– **shoe** Hufeisen n.
–, **white** Schimmel m., weißes Pferd n.
H space (Holzknecht space) Holzknechtraum m., Hinterherzraum m. (HHR)
hospital Krankenhaus n.
– **administration** Krankenhausverwaltung f.
–, **after-care** Nachsorgekrankenhaus n.
– **association** Krankenhausgesellschaft f.
– **board** Krankenhausvorstand m.
– **care** Krankenhauspflege f.
– **committee** Krankenhausausschuss m.
–, **cottage** kleines Belegkrankenhaus n.
– **department** Krankenhausabteilung f.
– **director** Krankenhausdirektor m.
– **doctor** Krankenhausärztin f., Krankenhausarzt m.
– **for incurables** Pflegeanstalt f.
– **insurance** Krankenhausversicherung f.
– **kitchen** Krankenhausküche f.
– **library** Krankenhausbibliothek f.
– **manpower** Krankenhauspersonal n.
– **midwife** Krankenhaushebamme f.
– **personnel** Krankenhauspersonal n.
– **pharmacist** Krankenhausapotheker m.
– **pharmacy** Krankenhausapotheke f.
– **region** Krankenhauseinzugsbereich m.
–, **regional** Kreiskrankenhaus n., Bezirkskrankenhaus n.
– **social worker** Krankenhaussozialarbeiter m., Krankenhaussozialarbeiterin f.
– **spiritual care** Krankenhausseelsorge f.
– **staff members** Krankenhauspersonal n.
– **stay** Krankenhausaufenthalt m.
– –, duration of Krankenhausverweildauer f.
–, **to admit to a –** in ein Krankenhaus aufnehmen
–, **to leave the –** das Krankenhaus verlassen, aus dem Krankenhaus entlassen werden
–, **to lie in the –** im Krankenhaus liegen
hospitalism Hospitalismus m.
hospitalization Hospitalisierung f., Krankenhauseinlieferung f., Krankenhausaufnahme f.
–, **compulsory** Zwangshospitalisierung f.
– **insurance** Krankenhausversicherung f.
hospitalize, to hospitalisieren, in ein Krankenhaus einliefern, in einem Krankenhaus aufnehmen
host Wirt m.
–, **additional** Zusatzwirt m.
– **change** Wirtswechsel m.
–, **definitive** Endwirt m.
–, **final** Endwirt m.
–, **intermediary** Zwischenwirt m.
– **of predilection** Hauptwirt m.
–, **paratenic** Nebenwirt m.
hot air Heißluft f.
– **node** heißer Knoten m.
– **pack** heiße Packung f.
Hottentot apron Hottentottenschürze f.
hot-water bottle Wärmflasche f.
hound Hund m.
hourglass contraction of stomach Sanduhrmagen m.
hour of death Todesstunde f.
house dust Hausstaub m.
house officer (med.) Assistenzärztin f., Assistenzarzt m.

– –, junior Medizinalpraktikant m., Medizinalpraktikantin f.
– –, senior Oberärztin f., Oberarzt m.
housemaids' knee Hausmädchenknie n.
hoven Tympanie f. des Pansens
HPCE (high performance capillary electrophoresis) Hochleistungskapillarelektrophorese f.
HPI (history of present illness) Vorgeschichte f. der gegenwärtigen Erkrankung
HPL (human placenta lactogen) menschliches Plazentalaktogen n. (HPL)
HPMC (hydroxypropylmethylcellulose) Hydroxypropylmethylzellulose f.
HR (heart rate) Herzfrequenz f. (HF)
HRT (hormone replacement therapy) HET (Hormonersatztherapie) f.
HSV (herpes simplex virus) Herpes-simplex-Virus n. (HSV)
HTLV (human T-cell lymphotropic virus) HTLV n.
hubble, to humpeln
hue Farbe f.
hum, venous Nonnensausen n.
human menschlich, human
human albumin Humanalbumin n.
human growth hormone menschliches Wachstumshormon n.
human insulin Humaninsulin n.
humanity Menschlichkeit f., Humanität f.
human plasma Humanplasma n.
humeroscapular humeroskapular
humidification Befeuchtung f.
humidifier lung Befeuchterlunge f.
humidify, to befeuchten
humidity Feuchtigkeit f., Feuchtigkeitsgrad m.
–, atmospheric Luftfeuchtigkeit f.
humor (a) Flüssigkeit f.; Hautleiden n.
–, aqueous (a) Kammerwasser n.
–, vitreous (a) Glaskörper m.
humoral *d.e.*
humour (e) Flüssigkeit f.; Hautleiden n.
–, aqueous (e) Kammerwasser n.
–, vitreous (e) Glaskörper m.
hump Buckel m., Gibbus m.
humpback Gibbus m.
humpbacked gibbös; gibböse Person f.
hunchback Rundrücken m.
hunger Hunger m.
hunger-pain Nüchternschmerz m.
hungry hungrig
–, to be hungern
Hunter's glossitis Huntersche Glossitis f.
hurt, to beschädigen, verletzen
hurtful schädlich
Hutchinson's triad Hutchinsonsche Trias f.
hyalin *d.e.* n.
hyaline hyalin
– cast hyaliner Zylinder m.
hyalinization Hyalinisierung f.
hyalinize, to hyalinisieren
hyalinosis Hyalinose f.
hyalitis *d.e.* f.
hyaloid *d.e.*
hyalomere Hyalomer n.
hyaloplasm Hyaloplasma n.
hyaluronate Hyaluronat n.
hyaluronic acid injection Hyaluronsäureinjektion f.
hyaluronidase *d.e.* f.
hybrid Hybride f.
hybridization Hybridation f.
hybridize, to hybridisieren
hybridoma Hybridom n.
hycanthone Hycanthon n.
hyclate Hyclat n.
hydantoin *d.e.* n.
hydantoinase *d.e.* f.
hydantoinate Hydantoinat n.
hydatid Hydatide f.
– disease Echinokokkose f.
– fremitus Hydatidenschwirren n.
hydatidosis Echinokokkose f.
hydrabamine Hydrabamin n.
hydracarbazine Hydracarbazin n.
hydraemia (e) Hydrämie f.
hydraemic (e) hydrämisch
hydragogue Hydragogum n.; hydragog
hydralazine Hydralazin n.
hydramine Hydramin n.
hydramnion *d.e.* n.
hydramniotic hydramniotisch
hydrargyrism chronische Quecksilbervergiftung f.
hydrarthrosis wässeriger Gelenkerguss m., Hydrarthros m.
hydrastine Hydrastin n.
hydrastinine Hydrastinin n.
hydratase *d.e.* f.
hydrate Hydrat n.
hydration *d.e.* f.
hydraulic hydraulisch
hydrazide Hydrazid n.
hydrazine Hydrazin n.
hydrazinophthalazine Hydrazinophthalazin n.
hydrazone Hydrazone n.
hydremia (a) Hydrämie f.
hydremic (a) hydrämisch

hydride Hydrid n.
hydriodate Hydriodat n.
hydroa Bläschenausschlag m.
– **vacciniforme** *d.e.*
hydro-alcoholic solution wässrig-alkoholische Lösung f.
hydrobilirubin *d.e.* n.
hydrobromate Hydrobromat n.
hydrobromide Hydrobromid n.
hydrobulbia Hydrobulbie f.
hydrocarbazin *d.e.* n.
hydrocarboline Hydrokarbolin n.
hydrocarbon Kohlenwasserstoff m.
–, **halogenated** Halogenkohlenwasserstoff m.
hydrocele *d.e.* f.
hydrocephalus *d.e.* m.
hydrochloride Hydrochlorid n.
hydrochlorothiazide Hydrochlorothiazid n.
hydrocholesterol Hydrocholesterin n.
hydrocodone Hydrocodon n.
hydrocolloid Hydrokolloid n.
hydrocolloidal hydrokolloidal
hydrocortisone Hydrocortison n.
hydrocupreine Hydrocuprein n.
hydrodynamic hydrodynamisch
hydrodynamics Hydrodynamik f.
hydroelectric hydroelektrisch
hydroflumethiazide Hydroflumethiazid n.
hydrogel *d.e.* n.
hydrogen Wasserstoff m.
– **chloride** Chlorwasserstoff m.
–, **heavy** schwerer Wasserstoff m.
– **ion concentration** Wasserstoffionenkonzentration f.
– **peroxide** Wasserstoffsuperoxid n.
– **phosphate** Hydrogenphosphat n.
– **sulfide (a)** Schwefelwasserstoff m.
– **sulphide (e)** Schwefelwasserstoff m.
hydrogenase *d.e.* f.
hydrogenate, to hydrieren
hydrogenation Hydrierung f.
hydrogenlyase *d.e.* f.
hydrol *d.e.* n.
hydrolabile hydrolabil
hydrolability Hydrolabilität f.
hydrolase *d.e.* f.
hydrolysate Hydrolysat n.
hydrolysis Hydrolyse f.
hydrolytic hydrolytisch
hydrolyzable hydrolysabel
hydrolyze, to hydrolysieren
hydromediastinum *d.e.* n.
hydrometra *d.e.* f.
hydromorphone Hydromorphon n.
hydromyelomeningocele Hydromyelomeningozele f.
hydronephrosis Hydronephrose f.
hydronium *d.e.* n.
hydropapaveroline Hydropapaverolin n.
hydropathic hydropathisch
hydropexic hydropektisch
hydropericardium Hydroperikard n.
hydrophilia Hydrophilie f.
hydrophilic hydrophil
hydrophilous hydrophil
hydrophobia Hydrophobie f.
hydrophobic hydrophob
hydrophthalmus *d.e.* m.
hydropic hydropisch
hydrops *d.e.* m.
hydroquinone Hydrochinon n.
hydrorrhea (a) Hydrorrhö f.
hydrorrhoea (e) Hydrorrhö f.
hydrosalpinx *d.e.* f.
hydrosomal *d.e.*
hydrosonography Hydrosonographie f.
hydrotalcite Hydrotalcit n.
hydrotherapeutical hydrotherapeutisch
hydrotherapeutics Hydrotherapie f., Hydrotherapeutik f.
hydrotherapy Hydrotherapie f.
hydrothorax *d.e.* m.
hydrotomy Hydrotomie f.
hydrotropism Hydrotropie f.
hydrotubation *d.e.* f.
hydroureter *d.e.* m.
hydrous wasserhaltig
hydroxide Hydroxid n.
hydroxindasol *d.e.* n.
hydroxocobalamine Hydroxokobalamin n.
hydroxonium *d.e.* n.
hydroxyapatite Hydroxyapatit m.
hydroxybenzoate Hydroxybenzoat n.
hydroxybutyrate Hydroxybutyrat n.
hydroxycalciferol *d.e.* n.
hydroxycarotene Hydroxykarotin n.
hydroxychloroquine Hydroxychloroquin n.
hydroxycholecalciferol *d.e.* n.
hydroxycobalamine Hydroxykobalamin n.
hydroxycodeine Hydroxykodein n.
hydroxycorticosteroid Hydroxykortikosteroid n.
hydroxydopamine Hydroxydopamin n.
hydroxyethylsalicylate Hydroxyethylsalizylat n.
hydroxyethyl starch Hydroxyethylstärke f.
hydroxyl *d.e.* n.
hydroxylamine Hydroxylamin n.
hydroxylapatite Hydroxylapatit m.

hydroxylase *d.e.* f.
hydroxylate, to hydroxylieren
hydroxylation Hydroxylierung f.
hydroxylysine Hydroxylysin n.
hydroxymethyl cellulose Hydroxymethylzellulose f.
hydroxymethyl-glutaryl-coenzyme-A-reductase Hydroxymethyl-Glutaryl-Coenzym-A-Reduktase f.
hydroxynervone Hydroxynervon n.
hydroxynitrile Hydroxynitril n.
hydroxyphenyl *d.e.* n.
hydroxyprogesterone Hydroxyprogesteron n.
hydroxyprolinaemia (e) Hydroxyprolinämie f.
hydroxyproline Hydroxyprolin n.
hydroxyprolinemia (a) Hydroxyprolinämie f.
hydroxyprolinuria Hydroxyprolinurie
hydroxypropylidene Hydroxypropyliden n.
hydroxypropylmethylcellulose Hydroxypropylmethylzellulose f.
hydroxyquinoline Hydroxychinolin n.
hydroxysteroid *d.e.* n.
hydroxytoluene Hydroxytoluol n.
hydroxytryptamine Hydroxytryptamin n.
hydroxytryptophan *d.e.* n.
hydroxyurea Hydroxykarbamid n.
hydroxyzine Hydroxyzin n.
hygiene *d.e.* f.
–, hand Handhygiene f.
–, oral Mundhygiene f.
–, mental Psychohygiene
–, personal Körperpflege f.
hygienic hygienisch
hygienics Hygiene f. (Lehrfach)
hygienist Hygieniker m., Hygienikerin f.
hygroma Hygrom n.
hygromatosis Hygromatose f.
hygrometer *d.e.* n.
hygrometric hygrometrisch
hygrometry Hygrometrie f.
hygroscopic hygroskopisch
hymecromon *d.e.* n.
hymen *d.e.* n.
hymenal *d.e.*
hymenectomy Hymenektomie f.
hymenitis *d.e.* f.
hymenolepiasis *d.e.* f.
hyobranchial *d.e.*
hyoglossal *d.e.*
hyoid bone Zungenbein n.
hyoscine Hyoscin n.
hyoscyamine Hyoszyamin n.
Hyoscyamus *d.e.* m., Bilsenkraut n.
hyothyroid hyothyreoidal
hypacid subazid
hypacidity Hypazidität f., Subazidität f.
hypaesthesia (e) Hypästhesie f.
hypaesthetic (e) hypästhetisch
hypalbuminosis Hypalbuminämie f.
hypalgesia Hypalgesie f.
hypalgesic hypalgetisch
hyperabduction Hyperabduktion f.
hyperacid superazid, hyperazid
hyperacidity Superazidität f., Hyperazidität f.
hyperacousia (e) Hyperakusis f.
hyperactive hyperaktiv
hyperactivity Hyperaktivität f.
hyperacusis (a) Hyperakusis f.
hyperacute hyperakut, perakut
hyperadrenalism Hyperadrenalismus m.
hyperaemia (e) Hyperämie f.
hyperaemic (e) hyperämisch
hyperaesthesia (e) Hyperästhesie f.
hyperaesthetic (e) hyperästhetisch
hyperalbuminosis Hyperalbuminose f., Hyperalbuminämie f.
hyperaldosteronism Hyperaldosteronismus m.
hyperalgesia Hyperalgesie f.
hyperalgesic hyperalgetisch
hyperalgia Hyperalgie f.
hyperalimentation Überernährung f.
hyperalphalipoproteinaemia (e) Hyperalphalipoproteinämie f.
hyperalphalipoproteinemia (a) Hyperalphalipoproteinämie f.
hyperaminoaciduria Hyperaminoazidurie f.
hyperammoniaemia (e) Hyperammoniämie f.
hyperammoniemia (a) Hyperammoniämie f.
hyperamylasaemia (e) Hyperamylasämie f.
hyperamylasemia (a) Hyperamylasämie f.
hyperandrogenaemia (e) Hyperandrogenämie f.
hyperandrogenemia (a) Hyperandrogenämie f.
hyperandrogenism Hyperandrogenismus m.
hyperargininaemia (e) Hyperargininämie f.
hyperargininemia (a) Hyperargininämie f.
hyperarousal Schreckhaftigkeit f., Konzentrationsstörung f., seelische Anspannung f.
hyperbaric hyperbar
hyperbetalipoproteinaemia (e) Hyperbetalipoproteinämie f.
hyperbetalipoproteinemia (a) Hyperbetalipoproteinämie f.

hyperbilirubinaemia (e) Hyperbilirubinämie f.
hyperbilirubinaemic (e) hyperbilirubinämisch
hyperbilirubinemia (a) Hyperbilirubinämie f.
hyperbilirubinemic (a) hyperbilirubinämisch
hyperbola Hyperbel f.
hypercalcaemia (e) Hyperkalzämie f.
hypercalcemia (a) Hyperkalzämie f.
hypercalcitoninism Hypercalcitoninismus m.
hypercalciuria Hyperkalziurie f.
hypercaloric hyperkalorisch
hypercapnia Hyperkapnie f.
hypercapnic hyperkapnisch
hypercementosis Hyperzementose f.
hyperchloraemia (e) Hyperchlorämie f.
hyperchloraemic (e) hyperchlorämisch
hyperchloremia (a) Hyperchlorämie f.
hyperchloremic (a) hyperchlorämisch
hyperchlorhydria Hyperchlorhydrie f.
hyperchlorhydric hyperchlorhydrisch
hypercholesteraemia (e) Hypercholesterinämie f.
hypercholesteremia (a) Hypercholesterinämie f.
hyperchromatic hyperchromatisch
hyperchromatism Hyperchromasie f.
hyperchromatosis Hyperchromasie f.
hyperchromic hyperchrom
hypercoagulability Hyperkoagulabilität f.
hypercoagulable hyperkoagulabel
hypercorticalism Hyperkortizismus m.
hypercupraemia (e) Hypercuprämie f.
hypercupremia (a) Hypercuprämie f.
hypercytokine Hyperzytokin n.
hyperdense hyperdens
hyperdensity Hyperdensität f.
hyperdicrotism Hyperdikrotie f.
hyperdiploid *d.e.*
hyperdistention übermäßige Ausdehnung f.; Überstreckung f.
hyperemesis *d.e.* f.
hyperemia (a) Hyperämie f.
hyperemic (a) hyperämisch
hypereosinophilia Hypereosinophilie f.
hyperergic hyperergisch
hyperergy Hyperergie f.
hyperesthesia (a) Hyperästhesie f.
hyperesthetic (a) hyperästhetisch
hyperexcitability Übererregbarkeit f.
hyperexcitable übererregbar
hyperexpansion *d.e.* f.
hyperextend, to überdehnen, überstrecken
hyperextension *d.e.* f.
hyperfibrinogenaemia (e) Hyperfibrinogenämie f.
hyperfibrinogenemia (a) Hyperfibrinogenämie f.
hyperfibrinolyis Hyperfibrinolyse f.
hyperfibrinolytic hyperfibrinolytisch
hyperflexibility Hyperflexibilität f.
hyperflexion *d.e.* f.
hyperflorin *d.e.* n.
hyperfunction Überfunktion f., Hyperfunktion f.
hypergalactia Hypergalaktie f.
hypergenitalism Hypergenitalismus m.
hypergeusia Hypergeusie f.
hyperglobulia Hyperglobulie f.
hyperglobulinaemia (e) Hyperglobulinämie f.
hyperglobulinemia (a) Hyperglobulinämie f.
hyperglucagonaemia (e) Hyperglukagonämie f.
hyperglucagonemia (a) Hyperglukagonämie f.
hyperglycaemia (e) Hyperglykämie f.
hyperglycaemic (e) hyperglykämisch
hyperglycemia (a) Hyperglykämie f.
hyperglycemie (a) hyperglykämisch
hyperglycinaemia (e) Hyperglyzinämie f.
hyperglycinemia (a) Hyperglyzinämie f.
hypergonadism Keimdrüsenüberfunktion f.
hyperhidration *d.e.* f.
hyperhidrosis Hyperhidrose f.
hyperhomocysteinaemia (e) Hyperhomozysteinäme f.
hyperhomocysteinemia (a) Hyperhomozysteinäme f.
hypericin *d.e.* n.
hyperimmune hyperimmun
hyperimmunglobulin *d.e.* n.
hyperinsulinaemia (e) Hyperinsulinämie f.
hyperinsulinemia (a) Hyperinsulinämie f.
hyperinsulinism Hyperinsulinismus m.
hyperirritability übermäßige Reizbarkeit f.
hyperirritable übermäßig reizbar
hyperkalaemia (e) Hyperkaliämie f.
hyperkalemia (a) Hyperkaliämie f.
hyperkeratosis Hyperkeratose f.
hyperkeratotic hyperkeratotisch
hyperkinesia Hyperkinese f.
hyperkinetic hyperkinetisch
– **heart syndrome** hyperkinetisches Herzsyndrom n.
hyperlactacidaemia (e) Hyperlaktazidämie f.
hyperlactacidemia (a) Hyperlaktazidämie f.

hyperleptinaemia (e) Hyperleptinämie f.
hyperleptinemia (a) Hyperleptinämie f.
hyperleukocytosis Hyperleukozytose f.
hyperlipaemia (e) Hyperlipämie f.
hyperlipemia (a) Hyperlipämie f.
hyperlipidaemia (e) Hyperlipidämie f.
hyperlipidemia (a) Hyperlipidämie f.
hyperlipoproteinaemia (e) Hyperlipoproteinämie f.
hyperlipoproteinemia (a) Hyperlipoproteinämie f.
hyperlordosis Hyperlordose f., Hohlkreuz n.
hyperluteinization Hyperluteinisierung f.
hyperlysinaemia (e) Hyperlysinämie f.
hyperlysinemia (a) Hyperlysinämie f.
hypermagnesaemia (e) Hypermagnesiämie f.
hypermagnesemia (a) Hypermagnesiämie f.
hypermature überreif
hypermaturity Überreife f.
hypermenorrhea (a) Hypermenorrhö f.
hypermenorrhoea (e) Hypermenorrhö f.
hypermethioninaemia (e) Hypermethioninämie f.
hypermethioninemia (a) Hypermethioninämie f.
hypermethylation *d.e.* f.
hypermetria Hypermetrie f.
hypermetric hypermetrisch
hypermetropia Hypermetropie f.
hypermetropic hypermetrop
hypermineralization Hypermineralisation f.
hypermotility Hypermotilität f.
hypernasality Hypernasalität f.
hypernatraemia (e) Hypernatriämie f.
hypernatremia (a) Hypernatriämie f.
hypernephroma Hypernephrom n.
hypernormal *d.e.*, übernormal
hypernutrition Überernährung f.
hyperopia Hyperopie f., Weitsichtigkeit f.
–, axial Achsenhyperopie f.
hyperopic hyperopisch
hyperoside Hyperosid n.
hyperornithinaemia (e) Hyperornithinämie f.
hyperornithinemia (a) Hyperornithinämie f.
hyperorthognathous hyperorthognath
hyperosmia Hyperosmie f.
hyperosmolar *d.e.*
hyperosmolarity Hyperosmolarität f.
hyperosmosis Hyperosmose f.
hyperostosis Hyperostose f.
hyperostosis, ankylosing, of the spinal column Spondylosis hyperostotica
hyperostotic hyperostotisch
hyperoxaluria Hyperoxalurie f.
hyperoxaluric hyperoxalurisch
hyperoxia Hyperoxie f.
hyperparathyroidism Epithelkörperchenüberfunktion f., Hyperparathyreoidismus m.
hyperpathia Hyperpathie f.
hyperperistalsis Hyperperistaltik f.
hyperphagia Hyperphagie f.
hyperphenylalaninaemia (a) Hyperphenylalaninämie f.
hyperphenylalaninemia (a) Hyperphenylalaninämie f.
hyperphosphataemia (e) Hyperphosphatämie f.
hyperphosphatemia (a) Hyperphosphatämie f.
hyperpiesia essentielle Hypertonie f.
hyperpigmentation *d.e.* f., Überpigmentierung f.
hyperpituitarism Hypophysenüberfunktion f.
hyperplasia Hyperplasie f.
hyperplastic hyperplastisch
hyperploid *d.e.*
hyperpnea (a) Hyperpnoe f.
hyperpnoea (e) Hyperpnoe f.
hyperpolarization Hyperpolarisierung f.
hyperpotassaemia (e) Hyperkaliämie f.
hyperpotassemia (a) Hyperkaliämie f.
hyperproinsulinaemia (e) Hyperproinsulinämie f.
hyperproinsulinemia (a) Hyperproinsulinämie f.
hyperprolactinaemia (e) Hyperprolaktinämie f.
hyperprolactinemia (a) Hyperprolaktinämie f.
hyperprolinaemia (e) Hyperprolinämie f.
hyperprolinemia (a) Hyperprolinämie f.
hyperprosexia Hyperprosexie f.
hyperproteinaemia (e) Hyperproteinämie f.
hyperproteinemia (a) Hyperproteinämie f.
hyperpyretic hyperpyretisch
hyperpyrexia Hyperpyrexie f.
hyperpyrexial hyperpyretisch
hyperreactive hyperreaktiv
hyperreactivity Hyperreaktivität f.
hyperreflexia Hyperreflexie f.
hyperresponsiveness erhöhte Ansprechbarkeit f.
hypersalivation *d.e.* f.
hypersarcosinaemia (e) Hypersarcosinämie f.
hypersarcosinemia (a) Hypersarcosinämie f.
hypersecretion Hypersekretion f.
hypersecretory hypersekretorisch

hypersegmentation *d.e.* f.
hypersegmented übersegmentiert, hypersegmentiert
hypersensibility Überempfindlichkeit f.
hypersensible überempfindlich
hypersensitive hypersensitiv, überempfindlich
hypersensitiveness Hypersensitivität f., Überempfindlichkeit f.
hypersensitivity Hypersensitivität f., Hypersensibilität f., Überempfindlichkeit f.
hypersexuality Hypersexualität f.
hypersignal (MRI) Hypersignal (MRT) n.
hypersomnia Schlafsucht f.
hypersplenia Hypersplenie f.
hypersplenism Hypersplenie f.
hypersthenuria Hypersthenurie f.
hypersystole *d.e.* f.
hypertelorism Hypertelorismus m.
hypertension *d.e.* f., Hochdruck m.
– due to vascular resistance Widerstandshochdruck m.
–, essential essentielle Hypertonie f.
–, Goldblat Goldblat-Hypertonie f.
–, neurogenic essentielle Hypertonie f.
–, pale blasser Hochdruck m.
–, portal Pfortaderhochdruck m.
hypertensive hypertensiv
hyperthermia Hyperthermie f.
hyperthermic hyperthermisch
hyperthymia Hyperthymie f.
hyperthymic hyperthym
hyperthymism Thymusdrüsenüberfunktion f.
hyperthymization Thymusdrüsenüberfunktion f.
hyperthyreosis Hyperthyreose f.
hyperthyroid hyperthyreotisch
hyperthyroidism Hyperthyreose f.
hyperthyroxinaemia (e) Hyperthyroxinämie f.
hyperthyroxinemia (a) Hyperthyroxinämie f.
hypertonia Hypertonie f.
hypertonic hypertonisch
hypertrichosis Hypertrichose f.
hypertriglyceridaemia (e), hypertriglyceridemia (a) Hypertriglyzeridämie f.
hypertriploid *d.e.*
hypertrophic hypertrophisch
hypertrophy Hypertrophie f.
– of activity Arbeitshypertrophie f.
hyperuricaemia (e) Hyperurikämie f.
hyperuricemia (a) Hyperurikämie f.
hyperuricosuria Hyperurikosurie f.
hypervalent *d.e.*
hypervalinaemia (e) Hypervalinämie f.
hypervalinemia (a) Hypervalinämie f.
hypervariable hypervariabel
hypervascularity Hypervaskularisation f.
hyperventilate, to hyperventilieren
hyperventilation *d.e.* f.
hyperviscosity Hyperviskosität f.
hyperviscous hyperviskös
hypervitaminosis Hypervitaminose f.
hypervolaemia (e) Hypervolämie f.
hypervolemia (a) Hypervolämie f.
hypesthesia (a) Hypästhesie f.
hypesthetic (a) hypästhetisch
hypha Hyphe f., Pilzfaden m.
hyphaemia (e) Hyphäma n.
hyphemia (a) Hyphäma n.
hyphomycete Hyphomyzet m.
hyphomycosis Hyphomykose f.
hypinosis Hypinose f.
hypnagogic hypnagog
hypnagogue hypnotisch
hypnoanalysis Hypnoanalyse f.
hypnocatharsis Hypnokatharsis f.
hypnogenic hypnogen
hypnopompic hypnopomp
hypnosis Hypnose f.
hypnotherapy Hypnotherapie f.
hypnotic hypnotisch; Hypnotikum n.
hypnotism Hypnotismus m.
hypnotist Hypnotiseur m.
hypnotization Hypnotisierung f.
hypnotize, to hypnotisieren
hypo-affectivity Gemütsarmut f.
hypo-aldosteronism Hypoaldosteronismus m.
hypo-alimentation Unterernährung f.
hypoallergen *d.e.* n.
hypo-alphalipoproteinaemia (e) Hypoalphalipoproteinämie f.
hypo-alphalipoproteinemia (a) Hypoalphalipoproteinämie f.
hypo-androgenism Hypoandrogenismus m.
hypobaric hypobar
hypobarism Hypobarismus m.
hypobaropathy Höhenkrankheit f.
hypoblast *d.e.* m.
hypobetalipoproteinaemia (e) Hypobetalipoproteinämie f.
hypobetalipoproteinemia (a) Hypobetalipoproteinämie f.
hypobromite Hypobromit n.
hypobulia Hypobulie f.
hypocalcaemia (e) Hypokalzämie f.
hypocalcaemic (e) hypokalzämisch

hypocalcemia (a) Hypokalzämie f.
hypocalcemic (a) hypokalzämisch
hypocaloric hypokalorisch, unterkalorisch
hypocapnia Hypokapnie f.
hypocapnic hypokapnisch
hypochloraemia (e) Hypochlorämie f.
hypochloraemic (e) hypochlorämisch
hypochloremia (a) Hypochlorämie f.
hypochloremic (a) hypochlorämisch
hypochlorhydria Hypochlorhydrie f.
hypochlorhydric hypochlorhydrisch
hypochlorite Hypochlorit n.
hypocholesteraemia (e) Hypocholesterinämie f.
hypocholesteremia (a) Hypocholesterinämie f.
hypochondriac Hypochonder m.
hypochondriacal hypochondrisch
hypochondriasis Hypochondrie f.
hypochondrium *d.e.* n.
hypochromasia Hypochromasie f.
hypochromatic hypochromatisch
hypochromia Hypochromie f.
hypochromic hypochrom
hypochylia Hypochylie f.
hypocoagulability Hypokoagulabilität f.
hypocomplementaemia (e) Hypokomplementämie f.
hypocomplementemia (a) Hypokomplementämie f.
hypoconid Hypokonid m.
hypoconulid Hypokonulid m.
hypoconvertinaemia (e) Hypokonvertinämie f.
hypoconvertinemia (a) Hypokonvertinämie f.
hypocorticalism Nebennierenrindenunterfunktion f.
hypocortisolism Hypocortisolismus m.
hypodense hypodens
hypodensity Hypodensität f.
hypodermiasis Hypodermose f.
hypodermic subkutan
hypodermoclysis subkutane Infusion f.
hypodiploid *d.e.*
hypodipsia Hypodipsie f.
hypodontia Hypodontie f.
hypodynamic hypodynamisch, hypodynam
hypoestrogenemia (a) Hypo-Estrogenämie f.
hypo-oestrogenaemia (e) Hypo-Estrogenämie f.
hypo-eutectic hypoeutektisch
hypoferraemia (e) Hyposiderämie f.
hypoferremia (a) Hyposiderämie f.
hypofibrinogenaemia (e) Hypofibrinogenämie f.
hypofibrinogenemia (a) Hypofibrinogenämie f.
hypofunction Unterfunktion f.
hypogalactia Hypogalaktie f.
hypogammaglobulinaemia (e) Hypogammaglobulinämie f.
hypogammaglobulinemia (a) Hypogammaglobulinämie f.
hypogastric hypogastrisch
hypogastrium *d.e.* n.
hypogenesia Hypogenesie f.
hypogenesis Hypogenesie f., Unterentwicklung f.
hypogenetic hypogenetisch
hypogenia Hypogenie f.
hypogenitalism Hypogenitalismus m.
hypogeusia Hypogeusie f.
hypoglossal *d.e.*
hypoglycaemia (e) Hypoglykämie f.
hypoglycaemic (e) hypoglykämisch
hypoglycemia (a) Hypoglykämie f.
hypoglycemic (a) hypoglykämisch
hypognathia Hypognathie f.
hypognathous hypognath
hypogonadal *d.e.*
hypogonadism Hypogonadismus m.
hypohalite Hypohalit n.
hypoiodite Hypoiodit n., Hypojodit n.
hypokalaemia (e) Hypokaliämie f.
hypokalemia (a) Hypokaliämie f.
hypokinesia Hypokinese f.
hypokinetic hypokinetisch
hypolipaemia (e) Hypolipidämie f.
hypolipemia (a) Hypolipidämie f.
hypolipoproteinaemia (e) Hypolipoproteinämie f.
hypolipoproteinemia (a) Hypolipoproteinämie f.
hypoliquorrhea (a) Hypoliquorrhö f.
hypoliquorrhoea (e) Hypoliquorrhö f.
hypologia Hypologie f.
hypomagnesaemia (e) Hypomagnesiämie f.
hypomagnesemia (a) Hypomagnesiämie f.
hypomania Hypomanie f.
hypomaniac Hypomaniker m., Hypomanikerin f.
hypomanic hypomanisch
hypomastia Hypomastie f.
hypomelanosis Hypomelanose f.
hypomenorrhea (a) Hypomenorrhö f.
hypomenorrhoea (e) Hypomenorrhö f.
hypometria Hypometrie f.
hypometropia Hypometropie f.

H

hypomimia Hypomimie f.
hypomineralization Hypomineralisation f.
hypomnesis Hypomnesie f.
hypomotility Hypomotilität f.
hyponasality Hyponasalität f.
hyponatraemia (e) Hyponatriämie f.
hyponatremia (a) Hyponatriämie f.
hyponatruria Hyponatriurie f.
hyponitrite Hyponitrit n.
hyponoia *d.e.* f.
hypo-orchidism Hyporchidie f.
hypo-osmotic hyposmotisch
hypopallaesthesia (e) Hypopallästhesie f.
hypopallesthesia (a) Hypopallästhesie f.
hypoparathyroidism Epithelkörperchenunterfunktion f., Hypoparathyreoidismus m.
hypophalangism Hypophalangie f.
hypophamine Hypophysenhinterlappenhormon n.
hypopharyngeal *d.e.*
hypopharyngoscopy Hypopharyngoskopie f.
hypopharynx *d.e.* m.
hypophonia Hypophonie f.
hypophoria Hypophorie f.
hypophosphataemia (e) Hypophosphatämie f.
hypophosphatasia Hypophosphatasie f.
hypophosphate Hypophosphat n.
hypophosphatemia (a) Hypophosphatämie f.
hypophosphaturia Hypophosphaturie f.
hypophosphite Hypophosphit n.
hypophrasia Hypophrasie f.
hypophysectomize, to hypophysektomieren
hypophysectomy Hypophysektomie f.
hypophysial hypophysär
hypophysin *d.e.* n.
hypophysio-sphenoidal *d.e.*
hypophysis Hypophyse f.
–, anterior lobe of the – Hypophysenvorderlappen m.
–, posterior lobe of the – Hypophysenhinterlappen m.
hypopiesia arterielle Hypotonie f.
hypopituitarism Hypophysenunterfunktion f.
hypoplasia Hypoplasie f.
hypoplastic hypoplastisch
hypoploid *d.e.*
hypoploidy Hypoploidie f.
hypoponesis verminderte Freisetzung f. motorischer Hirnrindenaktionspotentiale
hypopotassaemia (e) Hypokaliämie f.
hypopotassemia (a) Hypokaliämie f.
hypoproconvertinaemia (e) Hypoprokonvertinämie f.
hypoproconvertinemia (a) Hypoprokonvertinämie f.
hypoproteinaemia (e) Hypoproteinämie f.
hypoproteinemia (a) Hypoproteinämie f.
hypoprothrombinaemia (e) Hypoprothrombinämie f.
hypoprothrombinemia (a) Hypoprothrombinämie f.
hypopyon *d.e.* n.
hyporeactivity Hyporeaktivität f.
hyporeflexia Hyporeflexie f.
hyporesponder Individuum n. mit verminderter Reagibilität
hyposalivation *d.e.* f.
hyposignal (MRI) Hyposignal (MRT) n.
hyposmia Hyposmie f.
hyposomia Hyposomie f.
hyposmosis Hyposmose f.
hypospadias Hypospadie f.
hypospermia Hypospermie f.
hypostasis Hypostase f.
hypostatic hypostatisch
hyposthenuria Hyposthenurie f.
hypotaxia Hypotaxie f.
hypotelorism Hypotelorismus m.
hypotension Hypotonie f., Hypotension f.
hypotensive hypotensiv
hypothalamic hypothalamisch
hypothalamo-hypophysiogonadal *d.e.*
hypothalamotomy Hypothalamotomie f.
hypothalamus *d.e.* m.
hypothermia Hypothermie f.
–, accidental Spontanhypothermie f.
hypothermic hypothermisch
hypothesis Hypothese f.
hypothetical hypothetisch
hypothiocyanite Hypothiocyanit
hypothymia Hypothymie f.
hypothymic hypothym
hypothyreosis Hypothyreose f.
hypothyroid hypothyreotisch
hypothyroidism Hypothyreose f.
hypothyroxinaemia (e) Hypothyroxinämie f.
hypothyroxinemia (a) Hypothyroxinämie f.
hypotonia Hypotonie f.
hypotonic hypotonisch
hypotrichosis Hypotrichose f.
hypotrophic hypotrophisch
hypotrophy Hypotrophie f.
hypotropia Hypotropie f.
hypotympanotomy Hypotympanotomie f.
hypotympanum *d.e.* n.
hypoventilation *d.e.* n.
hypovitaminosis Hypovitaminose f.
hypovolaemia (e) Hypovolämie f.

hypovolaemic (e) hypovolämisch
hypovolemia (a) Hypovolämie f.
hypovolemic (a) hypovolämisch
hypovolia Hypovolie f.
hypoxaemia (e) Hypoxämie f.
hypoxaemic (e) hypoxämisch
hypoxanthine Hypoxanthin n.
hypoxemia (a) Hypoxämie f.
hypoxemic (a) hypoxämisch
hypoxia Hypoxie f.
hypoxic hypoxisch
hypozoospermia Hypozoospermie f.
hyprolose *d.e.* f.
hypromellosum *d.e.* n.
hypsarrhythmia Hypsarrhythmie f.
hypsicephaly Oxyzephalie f.
hypsochromy Hypsochromie f.
hypsodont *d.e.*
hypsophobia Hypsophobie f., Höhenangst f.
hysterectomy Hysterektomie f.
hysteresis Hysterese f.
hysteria Hysterie f.
hysteriac Hysteriker m., Hysterikerin f.
hysterical hysterisch
hysterocele Hysterozele f.
hysterocervicotomy Hysterozervikotomie f.
hystero-epilepsy Hysteroepilepsie f.
hysterogenous hysterogen
hysterographical hysterographisch
hysterography Hysterographie f.
hysteromucography Hysteromukographie f.
hysteronarcolepsy Hysteronarkolepsie f.
hysteropexy Hysteropexie f.
hysteroptosis Hysteroptose f.
hysterosalpingectomy Hysterosalpingektomie f.
hysterosalpingography Hysterosalpingographie f.
hysterosalpingostomy Hysterosalpingostomie f.
hysteroscope Hysteroskop n.
hysteroscopical hysteroskopisch
hysteroscopy Hysteroskopie f.
hysterostomatotomy Hysterostomatotomie f.
hysterotocotomy Hysterotokotomie f.
hysterotomy Hysterotomie f.
hysterotonin *d.e.* n.

I

IA (intraarterial) i.a. (intraarteriell)
IABP (intraaortic balloon pump) intraaortale Ballonpumpe f.
ianthinopsia Ianthinopsie f.
iatrogenic iatrogen
iactitation Iaktation f.
ibandronate Ibandronat n.
ibazocine Ibazocin n.
IBC (iron-binding capacity) Eisenbindungskapazität f.
ibogaine Ibogain n.
ibopamine Ibopamin n.
ibrotamide Ibrotamid n.
ibudilast *d.e.* n.
ibuprofen *d.e.* n.
ibuverine Ibuverin n.
ICD (international classification of diseases) internationaler Diagnosenschlüssel m.
ICD (intrauterine contraceptive device) Intrauterinpessar n.
ice bag Eisbeutel m.
ICF (intracellular fluid) intrazelluläre Flüssigkeit f.
ichnogram Ichnogramm n.
ichor jauchiges Sekret n.
ichthammol Ammoniumsulfobituminat n.
ichthyosarcotoxism Ichthyosarkotoxismus m.
ichthyosiform *d.e.*
ichthyosis Ichthyose f.
ichthyotic ichthyotisch
icosanoate Icosanoat n., Eicosanoat n., Arachidat n.
icosanoid *d.e.* n., Eicosanoid n.
ICS (intercostal space) Intercostalraum m. (ICR)
ICSH (interstitial-cell-stimulating hormone) Leydigzellenstimulierendes Hormon n.
icteric ikterisch
icterus Ikterus m.
idarubicin *d.e.* n.
IDD (insulin dependent diabetes) insulinabhängiger Diabetes m.
idea Gedanke m., Idee f.
–, delusional Wahnidee f.
–, purposive Zielvorstellung f.
ideal ideal; Ideal n.
ideas, flight of – Ideenflucht f.
ideation *d.e.* f.
ideational ideatorisch
identical identisch
identification Identifizierung f.
identify, to identifizieren
identity Identität f.
ideogenetic ideogenetisch
ideokinetic ideokinetisch
ideometric ideometrisch
ideomotor ideomotorisch
ideoplastia Ideoplastie f.
idioagglutinin *d.e.* n.
idiochromatic idiochromatisch
idiochromatin *d.e.* n.
idiochromidia Idiochromidie f.
idiocratic idiokratisch
idiocy Idiotie f.
idioelectric idioelektrisch
idioglossia Idioglossie f.
idiogram Idiogramm n.
idioisoagglutinin *d.e.* n.
idioisolysin *d.e.* n.
idiokinetic idiokinetisch
idiolalia Idiolalie f.
idiologism Idiologismus m.
idiolysin *d.e.* n.
idiomuscular idiomuskulär
idiopathic idiopathisch
– steatorrhea (a) Zöliakie f.
– steatorrhoea (e) Zöliakie f.
idiophase *d.e.* f.
idiophrasia Idiophrasie f.
idiosyncrasy Idiosynkrasie f.
idiosyncratic idiosynkratisch
idiot *d.e.* m., Idiotin f.
idiotic idiotisch
idiotopic idiotopisch
idiotopy Idiotopie f.
idiotropic idiotrop
idiotype Idiotyp m.
idiotypic idiotypisch
idioventricular idioventrikulär
iditol Idit m.
idose *d.e.* f.
idoxuridine Idoxuridin n.
iduronate Iduronat n.
iduronidase *d.e.* f.
ifosfamide Isophosphamid n.
IFT (immunofluorescence test) Immunfluoreszenztest m. (IFT)
IG (immunoglobulin) Immunglobulin n. (IG)
ignatia Ignatiusbohne f.
ignipuncture Ignipunktur f.

IHSS (idiopathic hypertrophic subaortic stenosis) idiopathische hypertrophische Subaortenstenose f. (IHSS)
ILA (insulin-like activity) insulinartige Aktivität f.
ileitis *d.e.* f.
–, terminal Ileitis terminalis
ileo-anal ileoanal
ileocaecal (e) ileozökal
ileocecal (a) ileozökal
ileocolic ileokolisch
ileocolitis Ileokolitis f.
ileocolostomy Ileokolostomie f.
ileocolotomy Ileokolotomie f.
ileocystoplasty Ileozystoplastie f.
ileocystostomy Ileozystostomie f.
ileocystotomy Ileozystotomie f.
ileo-ileostomy Ileo-Ileostomie f.
ileo-jejunostomy Ileo-Jejunostomie f.
ileoproctostomy Ileoproktostomie f.
ileorectal ileorektal
ileorrhaphy Ileorrhaphie f.
ileosacral ileosakral
ileosigmoidostomy Ileosigmoidostomie f.
ileostomy Ileostomie f.
ileotomy Ileotomie f.
ileotransversostomy Ileotransversostomie f.
ileum *d.e.* n.
ileus *d.e.* m.
iliac iliakal
iliac crest Darmbeinkamm m.
iliac venous thrombosis Beckenvenenthrombose f.
iliococcygeal iliokokzygeal
iliofemoral *d.e.*
ilio-inguinal ilioinguinal
iliopectineal iliopektineal
iliopelvic iliopelvin
iliopubic iliopubisch
iliosacral iliosakral
iliotibial *d.e.*
ill krank, übel; Krankheit f.
–, to fall krank werden, erkranken
–, mentally geisteskrank; Geisteskranker m., Geisteskranke f.
illacrimation Epiphora f.
illaqueation *d.e.* f.
illness Leiden n., Erkrankung f.
illegitimate ungesetzlich, illegitim
illumination Beleuchtung f.
illusion *d.e.* f.
illusional illusionär
iloprost *d.e.* n.
IM (intramuscular) intramuskulär
image Bild n.
– converter Bildwandler m.
–, double Doppelbild n.
–, fluorographic Schirmbild n.
– intensifier Bildverstärker m.
– interpretation Bilddeutung f.
– plane Bildebene f.
– quality Bildqualität f.
–, retinal Netzhautbild n.
imager Bildgeber m.
imagery bildliche Darstellung f.; geistige Vorstellung f.; Einbildung f.
imaginary imaginär
imagination Einbildungskraft f., Vorstellung f.
imagine, to sich einbilden, sich vorstellen
imaging, medical medizinisches bildgebendes System n.
–, nuclear magnetic resonance Kernspintomographie f.
– supported bildunterstützt
imatinib *d.e.* n.
imbalance Ungleichgewicht n., Gleichgewichtsstörung f.
– of the autonomic nervous system vegetative Dystonie f.
imbecile imbezill, schwachsinnig
–, to grow – verblöden
imbecillity Imbezillität f.
imbibition *d.e.* f., Durchtränkung f.
– power Quellkraft f.
imiclopazine Imiclopazin n.
imidapril *d.e.* n.
imidazole Imidazol n.
imidazole pyruvate Imidazolpyruvat n.
imidazolidine Imidazolidin n.
imidazoline Imidazolin n.
imidazolylethylamine Imidazolylethylamin n.
imidazopyridine Imidazopyridin n.
imide Imid n.
imiglucerase *d.e.* f.
iminazole Iminazol n.
imine Imin n.
iminodibenzyl *d.e.* n.
iminodipeptiduria Iminodipeptidurie f.
iminoglycinuria Iminoglycinurie f.
iminophenimide Iminophenimid n.
iminostilbene Iminostilben n.
imipenem *d.e.* n.
imipramine Imipramin n.
imitate, to imitieren
imitation *d.e.* f.
imitatory imitatorisch
immature unreif
immaturity Unreife f.

immediate unmittelbar
immerse, to eintauchen
immersion *d.e.* f.
immigrate, to einwandern
immigration Einwanderung f.
imminent drohend, bevorstehend
immiscible unmischbar
immission *d.e.* f.
– **protection** Immissionsschutz m.
immitigable unstillbar
immobile unbeweglich, immobil
immobility Unbeweglichkeit f.
immobilization Immobilisierung f.
immobilize, to immobilisieren
immoral unmoralisch
immune adherence Immunadhärenz f.
– **adsorption** Immunadsorption f.
– **complex** Immunkomplex m.
– **from** immun gegen
– **reaction** Immunreaktion f.
– **response** Immunantwort f.
– **suppression** Immunsuppression f.
– **system** Immunsystem n.
immunity from Immunität f. gegen
immunizate, to immunisieren
immunization Immunisierung f.
– **register** Impfliste f., f.
immunoadsorption Immunadsorption f.
immunoaffinity Immunaffinität f.
immunoassay *d.e.* m.
immunoblast *d.e.* m.
immunoblastic immunoblastisch
immunoblot *d.e.* m.
immunochemical immunchemisch
immunochemistry Immunchemie f.
immunochromatography Immunchromatographie f.
immunocompetent immunkompetent
immunoconjugate Immunkonjugat n.
immunocyte Immunozyt m.
immunocytochemical immunzytochemisch
immunocytochemistry Immunzytochemie f.
immunocytoma Immunozytom n.
immunodeficiency Immunmangel m.
immunodermatological immundermatologisch
immunodermatology Immundermatologie f.
immunodiagnostic immundiagnostisch
immunodiagnostics Immundiagnostik f.
immunodiffusion *d.e.* f.
immunoelectrophoresis Immunelektrophorese f.
immunofluorescence Immunfluoreszenz f.
immunoglobulin Immunglobulin n.
immunohaematology (e) Immunhämatologie f.
immunohematology (a) Immunhämatologie f.
immunohistochemistry Immunhistochemie f.
immunohistopathology Immunhistopathologie f.
immunological immunologisch
immunologically competent immunkompetent
immunology Immunologie f.
immunometric immunometrisch
immunomodulation Immunmodulation f.
immunomodulator Immunmodulator m.
immunomodulatory immunmodulatorisch
immunonephelometric immunnephelometrisch
immunoperoxidase *d.e.* f.
immunopharmacological immunpharmakologisch
immunopharmacology Immunpharmakologie f.
immunoprecipitation Immunpräzipitation f.
immunoproliferative immunproliferativ
immunoradiometric immunradiometrisch
immunoradiometry Immunradiometrie f.
immunoreaction Immunreaktion f.
immunoreactive immunreaktiv
immunoreactivity Immunreaktionsfähigkeit f.
immunoscintigraphy Immunszintigraphie f.
immunosensor Immunsensor m.
immunostimulant immunstimulierend; immunstimulierendes Mittel n.
immunostimulation Immunstimulation f.
immunostimulatory immunstimulierend
immunsuppressant immunsupprimierendes Mittel m.
immunosuppression Immunsuppression f.
immunosuppressive immunsuppressiv
immunotherapheutical immuntherapeutisch
immunotherapy Immuntherapie f.
immunotoxin *d.e.* n.
imolamine Imolamin n.
impact Zusammenprall m., Stoß m.; Einwirkung f.
impacted eingeklemmt, eingekeilt
impaction Einklemmung f., Einkeilung f., Stauchung f.
impairment Störung f., Schwächung f.
impalement Pfählung f.
impalpable nicht tastbar
impassibility Teilnahmslosigkeit f.

impedance Impedanz f.
– plethysmography Impedanzplethysmographie f.
impede, to erschweren, behindern
impenetrable undurchdringlich
impenetrability Undurchdringlichkeit f.
imperative imperativ
imperceptible unmerklich, nicht wahrnehmbar
impermeable undurchgängig
impervious undurchgängig
impetiginization Impetiginisierung f.
impetiginous impetiginös
impetigo *d.e.* f.
impingement Stoß m., Zusammenstoß m.
implant Implantat n.
–, cochlear elektronische Innenohrprothese f.
implant, to implantieren, einpflanzen
implantable implantabel, einpflanzbar
implantation *d.e.* f.
implantology Implantologie f.
implication Übergreifen n., Einbeziehung f.; Folgerung f.
impotence Impotenz f.
impotent *d.e.*
impoverishment Verarmung f.
imprecise ungenau, unbestimmt
impregnate, to imprägnieren; schwängern
impregnation Imprägnation f.; Schwängerung f.
impression Impression f., Eindruck m.; Abdruck m. (dent.), Abformung f. (dent.)
–, bite Bissabdruck m.
– compound (dent.) Abdruckmasse f.
– material (dent.) Abdruckmaterial n.
–, partial (dent.) Teilabdruck m.
– technique Abdrucktechnik f.
–, tooth Zahnabdruck m.
– tray Abdrucklöffel m.
imprint, to einprägen
improper unpassend, unrichtig, ungenau
improve, to bessern, verbessern
improvement Besserung f.
impulsator *d.e.* m.
impulse Impuls m., Drang m., Antrieb m.
impulsion Antrieb m.
impulsive impulsiv
impulsorium (dent.) Stoßeisen n.
impure unrein, unsauber
IMRT (intensity-modulated radiotherapy) intensitätsmodulierte Radiotherapie f. (IMRT)
IMV (intermittent mandatory ventilation) intermittierende maschinelle Beatmung f.
inability to earn a living Erwerbsunfähigkeit f.
inaccessible unzugänglich
inaccuracy Ungenauigkeit f.
inactivate, to inaktivieren
inactivation Inaktivierung f.
inactivator Inaktivator m.
inactive inaktiv
inactivity Inaktivität f.
inadequacy Inadäquanz f.
inadequate inadäquat
inanimate leblos, unbelebt
inanition *d.e.* f.
inappetence Inappetenz f.
inattention Aufmerksamkeitsmangel m.
inaudible nicht hörbar
inborn angeboren
inbreeding Inzucht f.
incalculable unberechenbar
incapacitate, to entmündigen
incapacitation Entmündung f.
incarcerate, to inkarzerieren
incarceration Inkarzeration f.
–, omental Netzeinklemmung f.
incest Inzest m.
incidence Häufigkeitsquote f., Vorkommen n.; Einfall m.
incident Zwischenfall m.; Zufall m.; vorkommend; zufällig
– dose Einfalldosis f.
– finding Zufallsbefund m.
incidentaloma Inzidentalom n.
incinerate, to veraschen
incineration Veraschung f.
incisal inzisal
incision Einschnitt m., Inzision f.
–, collar Kragenschnitt m.
–, crucial Kreuzschnitt m.
–, fishmouth Fischmaulschnitt m.
–, Pfannenstiel's Pfannenstiel-Schnitt m.
–, rectus Rektusschnitt m.
–, relief Entlastungsschnitt m.
–, semicircular Bogenschnitt m.
–, stab Stichinzision f.
incisor Schneidezahn m.
incisure Inzisur f.
incitement Anregung f.
inclination Inklination f., Neigung f.
–, distal Distalneigung f.
inclusion Einschluss m.
inclusion body Einschlusskörperchen n.
incoagulable ungerinnbar
incoherence Inkohärenz f.
incoherent inkohärent

incompatibility Inkompatibilität f., Unverträglichkeit f.
incompatible unverträglich
incompetence Insuffizienz f.; Inkompetenz f.
–, mental Geschäftsunfähigkeit f.
incompetency Insuffizienz f.; Inkompetenz f.
incomplete unvollständig
incongruent inkongruent
inconstancy Unbeständigkeit f., Inkonstanz f.
inconstant unbeständig, inkonstant
incontinence Inkontinenz f.
– of stools Stuhlinkontinenz f.
– of urine Harninkontinenz f.
incontinent inkontinent
incoordination Inkoordination f.
incorporate, to einverleiben
incorporation Einverleibung f.
increase Steigerung f., Zunahme f.
– in weight Gewichtszunahme f.
–, to steigern, vermehren
– treatment gradually, to einschleichend behandeln
increment Inkrement n.
incretin *d.e.* n.
incretion innere Sekretion f.
incretory inkretorisch
incrustation Krustenbildung f.
incubate, to inkubieren
incubation Inkubation f.
incubator Inkubator m., Brutkasten m.
incubus Alpdrücken n.
incudectomy Inkudektomie f.
incudomalleal inkudomalleal
incudostapedial inkudostapedial
incurable unheilbar
incus Amboss m.
indamine Indamin n.
indan *d.e.* n.
indanazoline Indanazolin n.
indandione Indandion n.
indapamide Indapamid n.
indenolol *d.e.* n.
indentation Zackung f., Buchtung f.
indenture Zähnelung f., Einkerbung f.; Vertrag m., Lehrvertrag m.
independent unabhängig
indestructible unzerstörbar
index Index m.; Zeigefinger m.
–, color (a) Färbeindex m.
–, colour (e) Färbeindex m.
–, palatal Gaumenindex m.
–, Sokolow Sokolow-Index m.
indican Indikan n.
indicanuria Indikanurie f.
indicate, to anzeigen, indizieren
indication Indikation f.
indicator Indikator m.; Zeigefinger m.
– dilution Indikatorverdünnung
indifference Indifferenz f.
indifferent *d.e.*
indigestible unverdaulich
indigestion Verdauungsstörung f., *d.e.* f.
indigo *d.e.* m.
– blue Indigoblau n.
– carmine Indigokarmin n.
indigotin *d.e.* n.
indinavir *d.e.* n.
indirect indirekt, mittelbar
indisposed indisponiert, unpässlich
indisposition *d.e.* f., Unpässlichkeit f.
indissoluble unlöslich, unauflöslich
indistinct undeutlich
indium *d.e.* n.
individual individuell
individuality Individualität f.
individualize, to individualisieren
individuation *d.e.* f.
indobufen *d.e.* n.
indoctrination Indoktrination f.
indocyanine green Indozyaningrün n.
indolaceturia Indolazeturie f.
indolamine Indolamin n.
indole Indol n.
indolence Indolenz f.
indolency Indolenz f.
indolent *d.e.*
indolone Indolon n.
indometacin *d.e.* n., Indomethacin n.
indomethacin *d.e.* n.
indophenol *d.e.* n.
indoramin *d.e.* n.
indorenate Indorenat n.
indospicin *d.e.* n.
indoxyl *d.e.* n.
indoxyluria Indoxylurie f.
indriline Indrilin n.
induce, to induzieren
inducer *d.e.* m.
induced coma künstliches Koma n.
inductance Selbstinduktion f.
induction Induktion f.
–, anaesthetic (e)/anesthetic (a) Narkoseeinleitung f.
inductive induktiv
– capacity, specific Dielektrizitätskonstante f.
inductor Induktor m.
indurate, to indurieren
induration *d.e.* f.
indurative indurativ
inebriant berauschend; Rauschmittel n.

inebriate betrunken
inebriation Berauschung f.
inebriety Trunkenheit f., Rausch m.
ineducable unerziehbar
inefficiency Wirkungslosigkeit f.
inefficient wirkungslos, unwirksam
inert *d.e.*
inertia, uterine Wehenschwäche f.
inevitable unvermeidlich
inexact ungenau
inexactitude Ungenauigkeit f.
inexcitable unerregbar
infancy Säuglingsalter n.
infant Kleinkind n., Säugling m.
– mortality Säuglingssterblichkeit f.
– welfare Säuglingsfürsorge f.
infantile infantil
infantilism Infantilismus m.
–, intestinal Herter-Heubnersche Krankheit f.
infarct Infarkt m.
–, to infarzieren
infarction Infarzierung f., Infarkt m.
–, cardiac Herzinfarkt m.
–, endocardial layer Innenschichtinfarkt m.
–, lateral Lateralinfarkt m.
–, recent frischer Infarkt m.
–, silent stummer Infarkt m.
infect, to infizieren, verseuchen
infectiology Infektiologie f.
infection Infektion f.
–, mixed Mischinfektion f.
–, mononucleosis Pfeiffersches Drüsenfieber n.
–, secondary Sekundärinfektion f.
–, smear Schmierinfekt f.
–, Vincent's Angina Plaut-Vincent f., fusospirilläre Infektion f.
infectiology Infektologie f.
infectiosity Infektiosität f.
infectious infektiös
– disease Infektionskrankheit f.
– erythema Erythema infectiosum
infective infektiös
infectivity Infektivität f., Infektiosität f.
infecundity Unfruchtbarkeit f.
inference Schlussfolgerung f.
inferiority complex Minderwertigkeitskomplex m.
inferoanterior *d.e.*
inferofrontal *d.e.*
inferolateral *d.e.*
inferomedian *d.e.*
inferoposterior *d.e.*
inferotemporal *d.e.*
infertibility Unfruchtbarkeit f.
infertility Unfruchtbarkeit f.
infestation Parasitenbefall m.
infestment Parasitenbefall m.
infiltrate Infiltrat n.
–, to infiltrieren
infiltration *d.e.* f.
infinitesimal *d.e.*
infirmary Sanitätseinrichtung f., Verbandplatz m., Krankenhaus n., Behandlungsstation f.
infirmity Gebrechlichkeit f., Schwäche f.
inflame, to entzünden, sich entzünden
inflammation Entzündung f.
inflammatory entzündlich
inflatable aufblasbar
inflate, to aufblasen, aufpumpen, einblasen
inflating bulb Aufblasballon m.
inflation Aufblasung f., Einblasung f.
inflection Einwärtsbeugung f.
inflexibility Inflexibilität f.
infliximab *d.e.* n.
inflow Zufluss m., Einfließen n.
inflow congestion Einflussstauung f.
influenza *d.e.* f., Grippe f.
–, avian Vogelgrippe f.
influenzal grippal
information *d.e.* f., Aufklärung f.
informosome Informosom n.
infra-apical infraapikal
infra-auricular infraaurikulär
infra-axillary infraaxillär
infrachiasmatic infrachiasmatisch
infraclavicular infraklavikulär
infraclusion Infraklusion f.
infraction Infraktion f.
infradiaphragmatic infradiaphragmatisch
infraduction Infraduktion f.
infraglottic infraglottisch
infrahisian unterhalb des His-Bündels
infrahyoid infrahyoidal
inframammary inframammär
inframandibular inframandibulär
inframarginal *d.e.*
inframaxillary inframaxillär
infranuclear infranukleär
infraocclusion Infraokklusion f.
infraorbital *d.e.*
infrapatellar *d.e.*
infrapubic infrapubisch
infra-red Infrarot n.; infrarot
– thermography Infrarotthermographie f.
infrarenal *d.e.*
infrascapular infraskapulär
infracarinal infrakarinal

I

infrasellar infrasellär
infraspinal *d.e.*
infraspinous infraspinal
infrasternal *d.e.*
infrastructure Infrastruktur f.
infratemporal *d.e.*
infratentorial infratentoriell
infratonsillar infratonsillär
infratracheal *d.e.*
infratrochlear infratrochleär
infratubal infratubar
infraturbinal *d.e.*
infraumbilical infraumbilikal
infravalvular infravalvulär
infravergence Infravergenz f.
infraversion *d.e.* f.
infriction Einreibung f.
infundibular infundibulär
infundibulectomy Infundibulektomie f.
infuse, to infundieren
infuser Infusionsgerät n.
infusible nicht schmelzbar
infusion *d.e.* f.; Aufguss m.
– bag Infusionsbeutel m.
– bottle Infusionsflasche f.
– pump Infusionspumpe f.
infusoria Infusorien n. pl.
ingestion Nahrungsaufnahme f., *d.e.* f.
– tuberculosis Ingestionstuberkulose f.
ingravescent (allmählich) an Schwere f. zunehmend
ingredient Ingredienz f.
–, foreign Fremdbestandteil m.
ingrown eingewachsen
inguinal *d.e.*
– ring Inguinalring m.
inguinoabdominal *d.e.*
inguinocrural inguinokrural
inguinolabial *d.e.*
inguinoscrotal inguinoskrotal
INH (isonicotinic acid hydrazide) Isonikotinsäurehydrazid n. (INH)
inhabit, to bewohnen, innewohnen
inhalant Inhalat n.
inhalation *d.e.* f.
inhalational die Inhalation betreffend
inhale, to inhalieren
inhaler Inhalationsapparat m.
–, pocket Tascheninhalator m.
inherit, to erben, vererben
inheritance Vererbung f., Erbgang m.
inherited vererbt
inhibin *d.e.* n.
inhibit, to hemmen
inhibition Hemmung f.
inhibitive hemmend
inhibitor *d.e.* m.
–, mitotic Mitosehemmer m.
inhibitory hemmend
inhomogeneity Inhomogenität f.
inhomogeneous inhomogen
in-hospital treatment stationäre Behandlung f.
inhuman unmenschlich, inhuman
inhumanity Unmenschlichkeit f.
inion *d.e.* n.
initial *d.e.*
– deflection (E.C.C.) Initialschwankung f.
– sclerosis Initialsklerose f.
– stage Initialstadium n., Anfangsstadium n.
initiation *d.e.* f., Ingangkommen n., Ingangsetzen n.
initiator *d.e.* m., Initiatorin f.
inject, to injizieren, einspritzen
injectable injizierbar
injection Injektion f., Einspritzung f.
–, ready for – spritzfertig, spritzbereit
injector Injektionsgerät n.
injure, to verletzen
injurious schädlich
injury Verletzung f., Schaden m.
–, previous Vorschädigung f.
–, self-inflicted Selbstbeschädigung f.
ink Tinte f.
inlay (dent.) *d.e.* n.
– casting Inlayguss m.
– holder Inlayhalter m.
– impression Inlayabdruck m.
– investment Inlayeinbettung f.
– technique Inlaytechnik f.
inlet Einlass m., Eingang m.
INN (international nonproprietary name) generische Bezeichnung f.
innate angeboren
inner ear Innenohr n.
innervate, to innervieren
innervation *d.e.* f.
innocent unschädlich
innocuous unschädlich
innoxious unschädlich
inoculate, to inokulieren
inoculation Inokulation f.
inoculum Inokulum n.
inocyte Bindegewebszelle f.
inodilatator *d.e.* m.
inogenesis Bindegewebsbildung f.
inoperability Inoperabilität f.
inoperable inoperabel
inorganic anorganisch
inosine Inosin n.

inositol Inosit m.
inotropic inotrop
inotropism Inotropie f.
in-patient stationärer Patient m., stationäre Patientin f.
in-person in Präsenz
inproquone Inproquon n.
input Eingabe f.
– voltage Eingangsspannung f.
inructation Luftschlucken n.
inquest, coroner's gerichtliche Leichenschau f.
inquest, to hold an – obduzieren
insalivate, to einspeicheln
insalivation Speicheldurchmischung f.
insane geisteskrank, geistesgestört
insanitary unhygienisch
insanity Geisteskrankheit f., geistige Störung f., Wahn m., Irresein n.
inscription Inskription f.
insect Insekt n.
– powder Insektenpulver n.
– sting Insektenstich m.
insecticidal insektizid
insecticide Insektizid n.
insecure unsicher
insecurity Unsicherheit f.
inseminate, to besamen
insemination *d.e.* f., Besamung f.
–, artifical künstliche Insemination f.
insenescence Altern n.
insensible gefühllos, unempfindlich
insensibility Gefühllosigkeit f., Unempfindlichkeit f.
insensitive (to) unempfindlich (gegen)
insert, to einfügen, einführen
inserter Einführgerät n.
insertion *d.e.* f., Einführung f.; Einlage f. (radiol.)
insertional insertionell
insight (into) Einsicht f. (in); Einblick m.
insolation Sonnenbestrahlung f.
insoluble unlösbar
insomnia Schlaflosigkeit f., Insomnie f.
–, fatal familial tödliche familiäre Insomnie f.
–, initial Einschlafstörung f.
inspection Inspektion f.; Körung f. (veter.)
inspector of butcher's meat Fleischbeschauer m.
inspiration *d.e.* f.
inspiratory inspiratorisch
– flow-rate inspiratorische Atemstromstärke f.
– reserve volume inspiratorisches Reservevolumen n.
inspire, to inspirieren
inspissate, to verdicken, eindicken
instabile instabil
instability Instabilität f., Unbeständigkeit f., Haltlosigkeit f.
– of a joint Wackelgelenk n.
instantaneous augenblicklich, momentan
instep Rist m.
– -raiser Senkfußeinlage f.
instil, to (e) instillieren
instill, to (a) instillieren
instillation *d.e.* f.
instinct Instinkt m., Trieb m.
–, herd Herdentrieb m.
–, mother Mutterinstinkt m.
–, sexual Geschlechtstrieb m.
instinctive instinktiv
institute Institut n.
– of virology virologisches Institut n.
instruction Instruktion f., Unterricht m.
–, programmed programmierter Unterricht m.
instrument *d.e.* m.
– cabinet Instrumentenschrank m.
–, double-ended Doppelinstrument n.
– holder Instrumentenhalter m.
–, polishing Polierinstrument n.
–, ruby Rubininstrument n.
– table Instrumententisch m.
– tray Instrumentenkorb m.
instrumental instrumentell
instrumentation Instrumentierung f.
insufficiency Insuffizienz f.
–, left ventricular Linksherzinsuffizienz f.
insufficient insuffizient
insufflate, to insufflieren
insufflation *d.e.* f., Einblasung f.
insular insulär
– tissue Inselgewebe n.
insulin *d.e.* n.
–, bovine Rinderinsulin n.
–, combination Mischinsulin n.
–, depot Depotinsulin n.
–, human Humaninsulin n.
–, isophane Isophaninsulin n.
–, monospecies Monospeciesinsulin n.
–, ordinary Altinsulin n.
–, porcine Schweineinsulin n.
insulinase *d.e.* f.
insulin deficiency Insulinmangel m.
insulin-dependent insulinbedürftig
insulin detemir *d.e.* n.
insulin glargine Insulin glargin *d.e.* n.

insulin-requiring insulinbedürftig
insulin resistance Insulinresistenz f.
insulinizate, to insulinisieren
insulinization Insulinisierung f., Insulinbehandlung f.
insulinotropic insulinotrop
insulin-zinc suspension Insulinzinksuspension f.
insuloma Insulom n.
insurance Versicherung f.
–, accident Unfallversicherung f.
–, health Krankenversicherung f.
–, liability Haftpflichtversicherung f.
–, life Lebensversicherung f.
–, social Sozialversicherung f.
intake Einnahme f.
intact intakt
integral *d.e.*
integrase *d.e.* f.
integrate, to integrieren
integration *d.e.* f.
integrelin *d.e.* n.
integrin *d.e.* n.
integrity Integrität f.
integument Haut f.
intellect Intellekt m.
intellectual intellektuell
intelligence Intelligenz f.
– quotient Intelligenzquotient m.
– test Intelligenztest m.
intelligent *d.e.*
intemperance Maßlosigkeit f.
intensification Intensivierung f.
intensify, to intensivieren
intensimeter *d.e.* n.
intensimetric intensimetrisch
intensimetry Intensimetrie f.
intensity Intensität f.
intensive intensiv
– care Intensivpflege f.
– care unit Intensivpflegestation f.
– nursing Intensivpflege f.
– therapy Intensivbehandlung f.
intention Absicht f.; Naturvorgang m.; Zweck m.
intentional absichtlich, beabsichtigt; zweckbestimmt
inter, to beerdigen
interaction Wechselwirkung f.
interalveolar interalveolär
interatrial *d.e.*
interaural *d.e.*
interauricular interaurikulär
interbrain Zwischenhirn n.
interbulbar interbulbär
intercalary interkalär
intercalation Interkalation f.
intercarpal interkarpal
intercellular interzellulär
interception Interzeption f.
interceptive interzeptiv
interchange Austausch m.
–, to austauschen
interchangeable auswechselbar
interchromosomal *d.e.*
intercistronic intercistronisch
intercolumnar interkolumnär
intercondylar interkondylär
interconversion Interkonversion f., Zwischenumwandlung f.
intercorporeal interkorporell
intercostal interkostal
intercostobrachial interkostobrachial
intercostohumeral interkostohumeral
intercourse Verkehr m.; geschlechtlicher Verkehr m.
intercricothyrotomy Interkrikothyreotomie f.
intercurrent interkurrent
intercusping Interkuspidation f.
interdental *d.e.*
interdentium *d.e.* n.
interdiction Verbot n.; Entmündigung f.
interdigital *d.e.*
interdisciplinary interdisziplinär
interfacial interfazial
interfascicular interfaszikulär
interfere, to interferieren, überlagern, störend einwirken
interference Interferenz f.
interferometer *d.e.* n.
interferometry Interferometrie f.
interferon *d.e.* n.
– alpha-2b Interferon alfa 2b n.
intergenic intergenisch
interglobular interglobulär
intergrade Zwischenstufe f., Zwischenstadium n.
interim prosthesis Interimprothese f.
interindividual interindividuell
interior innere; Innere n.
interiorization Verinnerlichung f.
interjacent dazwischenliegend
interkinesis Interkinese f.
interlayer Zwischenschicht f.
interleukin *d.e.* n.
interlobar interlobär
interlobular interlobulär
interlock, to ineinandergreifen
intermarriage Inzucht f.

intermaxillary intermaxillär
– bone Zwischenkiefer m.
intermediary intermediär
intermediate zwischengelagert, dazwischenliegend
– form Zwischenform f.
– reaction Zwischenreaktion f.
– result Zwischenergebnis n.
intermediolateral *d.e.*
intermedin *d.e.* n.
intermenstrual intermenstruell
intermenstruum *d.e.* n.
interment Beerdigung f.
intermission *d.e.* f.
intermit, to intermittieren, zeitweilig aussetzen
intermittent intermittierend
– fever Wechselfieber n.
intermolecular intermolekular
intermuscular intermuskulär
intern (a) Assistenzärztin f., Assistenzarzt m.
internal intern, innerlich
– medicine Innere Medizin f.
interneuron Schaltneuron f.
interneuronal *d.e.*
internist *d.e.* m., Internistin f.
internistic internistisch
internodal *d.e.*
internuclear internukleär
interocclusal interokklusal
interoceptive interozeptiv
interoceptor Interozeptor m.
interparietal *d.e.*
interpediculate interpedikulär
interpeduncular interpedunkulär
interpersonal *d.e.*
interphalangeal *d.e.*
interphase Zwischenphase f.; Interphase f.
interpolate, to interpolieren
interpolation Interpolierung f.
interpose, to interponieren
interposition *d.e.* f.
interprismatic interprismatisch
interproximal *d.e.*
interradicular interradikulär
interrelationship Beziehung f., Wechselbeziehung f.
interrenalism Interrenalismus m.
interridge distance Interalveolarraum m. (dent.)
interrupt, to unterbrechen
interruption *d.e.* f., Unterbrechung f.
interscapular interskapulär
intersegmental intersegmentär
intersphincteric intersphinkterisch
intersex *d.e.* m.
intersexual intersexuell
intersexuality Intersexualität f.
interspace Zwischenraum m.
interspecific interspezifisch
interspinal *d.e.*
interstice Interstitium n.
interstitial interstitiell
intertarsal *d.e.*
interthalamic interthalamisch
intertrabecular intertrabekulär
intertransverse intertransversal
intertriginous intertriginös
intertrigo *d.e.* f.
intertrochanteric intertrochanterisch
intertubercular intertuberkulär
interureteric interureteral
interval Intervall n.
–, postsphygmic Entspannungszeit f.
–, presphygmic Anspannungszeit f.
intervalvular intervalvulär
intervention *d.e.* f.
–, surgical chirurgischer Eingriff m.
interventional interventionell
interventricular interventrikulär
intervertebral *d.e.*
– space Zwischenwirbelraum m.
intervesicular intervesikulär
intervillous intervillös
intestinal *d.e.*
– infantilism Herter-Heubnersche Krankheit f.
intestine Darm m.
–, large Dickdarm m.
–, small Dünndarm m.
intima *d.e.* f.
intimacy Intimität f., Vertraulichkeit f.
intimal *d.e.*
intimate intim, vertraut
intimidation *d.e.* f.
intimitis *d.e.* f.
intoe Hallux valgus
intolerance Intoleranz f.
intolerant *d.e.*
intonation *d.e.* f.
intorsion *d.e.* f.
intoxicate, to vergiften
intoxication Intoxikation f., Vergiftung f.
intra-abdominal *d.e.*
intra-acinous intraazinös
intra-alveolar intraalveolär
intra-amniotic intraamniotisch
intra-anal intraanal
intra-aortic intraaortal
intra-arterial intraarteriell

I

intra-articular intraartikulär
intra-atrial *d.e.*
intrabronchial *d.e.*
intracanalicular intrakanalikulär
intracapillary intrakapillär
intracapsular intrakapsulär
intracardial intrakardial
intracarotideal intrakarotideal
intracavernous intrakavernös
intracavitary intrakavitär
intracellular intrazellulär
intracerebellar intrazerebellar
intracerebral intrazerebral
intracervical intrazervikal
intrachromosomal *d.e.*
intraciliary intraziliär
intracisternal intrazisternal
intracistronic intracistromisch
intracoronal intrakoronal
intracoronary intrakoronar
intracorporeal intrakorporal
intracortical intrakortikal
intracranial intrakraniell
intracytoplasmatic intrazytoplasmatisch
intradermal *d.e.*
intraductal intraduktal
intraduodenal *d.e.*
intradural *d.e.*
intraepithelial *d.e.*
intraesophageal (a) intraösophageal
intrafocal intrafokal
intragastric intragastral
intragenic intragenisch
intraglandular intraglandulär
intraglomerular intraglomulär
intrahepatic intrahepatisch
intraindividual intraindividuell
intralaryngeal *d.e.*
intraligamentary intraligamentär
intralingual *d.e.*
intralobar intralobär
intralobular intralobulär
intralumbar intralumbal
intraluminal *d.e.*
intramammary intramammär
intramaxillary intramaxillär
intramedullary intramedullär
intrameningeal *d.e.*
intramitochondrial *d.e.*
intramucosal intramukosal
intramural *d.e.*
intramuscular intramuskulär
intramyocardiac intramyokardial
intramyocardial intramyokardial
intranasal *d.e.*
intraneural *d.e.*
intranodal *d.e.*
intranodular intranodulär
intranuclear intranukleär
intraocular intraokulär
- pressure Augeninnendruck m.
intraoesophageal (e) intraösophageal
intraoral *d.e.*
intraorbital *d.e.*
intraossal *d.e.*
intraosseous intraossär
intrapancreatic intrapankreatisch
intrapapillary intrapapillär
intraparietal *d.e.*
intrapartal *d.e.*
intrapelvic intrapelvin
intrapericardial intraperikardial
intraperitoneal *d.e.*
intrapituitary intrahypophysär
intraplacental intraplazental
intrapleural *d.e.*
intraprostatic interprostatisch
intrapsychic intrapsychisch
intrapulmonary intrapulmonal
intrarectal intrarektal
intrarenal *d.e.*
intrascrotal intraskrotal
intraspecific intraspezifisch
intrasphincteric intrasphinkterisch
intraspinal *d.e.*
intrasplenic intralienal
intrasternal *d.e.*
intrasynovial *d.e.*
intrathecal intrathekal
intrathoracic intrathorakal
intrathyroid intrathyreoidal
intratracheal *d.e.*
intratubal intratubar
intraurethral *d.e.*
intrauterine intrauterin
- device Intrauterinspirale f.
intravaginal *d.e.*
intravalvular intravalvulär
intravascular intravasal
intravenous intravenös
intraventricular intraventrikulär
- pressure Ventrikeldruck m.
intravesical intravesikal
intravital *d.e.*
intravitreous intravitreal
intrinsic factor Intrinsic-Faktor m.
intriptyline Intriptylin n.
introduce, to einführen
introducer Einführgerät n.
introduction Introduktion f., Einführung f.

introjection Introjektion f.
intromission Einführung f.
intron (intervening region) Intron n.
introspection Selbstbeobachtung f.
introversion *d.e.* f.
introvert, to introvertieren
intrusion *d.e.* f.
intubate, to intubieren
intubation *d.e.* f.
– set Intubationsbesteck n.
intuition *d.e.* f.
intuitive intuitiv
intumescence Intumeszenz f., Anschwellung f.
intussusception Invagination f., Einstülpung f.
inulase *d.e.* f.
inulin *d.e.* n.
inunction Einreibung f., Inunktion f.
inure, to abhärten, gewöhnen; gültig werden
invade, to eindringen
invagination *d.e.* f.
invalid Invalide m.; invalid
invalid's wheel-chair Krankenfahrstuhl m.
invalidity Invalidität f.
– insurance Invalidenversicherung f.
invasion *d.e.* f.
invasive invasiv
invasiveness Eindringungsvermögen n.
inversely proportional umgekehrt proportional
inverse invers
inversion *d.e.* f.
invert sugar Invertzucker m.
invert, to einwärtsdrehen, umkehren, umstellen
invertebrate wirbellos; wirbelloses Tier n.
invertin *d.e.* n.
invertose Invertzucker m.
invert, to (dent.) einbetten, einhüllen
investigate, to forschen, erforschen
investigation Forschung f., Erforschung f.
investigator Forscher m., Forscherin f.
inveterate inveteriert
invigorate, to stärken, kräftigen
invigoration Stärkung f., Kräftigung f.
invisible unsichtbar
in vitro *d.e.*
in vivo *d.e.*
involuntary unfreiwillig, unwillkürlich
involution *d.e.* f.
involutional involutiv
involve, to befallen
involvement Befall m.
inward flexion Einwärtsbeugung f.
incyclophoria Inzyklophorie f.
incyclotropia Inzyklotropie f.
incyclovergence Inzyklovergenz f.
iodamide Jodamid n., Iodamid n.
iodate Jodat n., Iodat n.
iodic jodhaltig
iodide Jodid n., Iodid n.
iodinate, to jodieren
iodination Jodierung f.
iodine Jod n., Iod n.
iodize, to jodieren
iodized oil Jodöl n.
iodoamphetamine Jodamphetamin n., Iodamphetamin n.
iodobenzylguanidine Jodobenzylguanidin n., Iodobenzylguanidin n.
iododerma Jododermie f.
iodoform Jodoform n.
iodohippurate Jodhippurat n., Iodhippurat n.
iodometric jodometrisch
iodometry Jodometrie f.
iodopyracet Diodon n.
iodostearate Jodostearat n., Iodostearat n.
iodothiuracil Jodthiouracil n., Iodthiouracil n.
iohexol *d.e.* n.
ion *d.e.* n.
– channel Ionenkanal m.
– exchange Ionenaustausch m.
– exchanger Ionenaustauscher m.
– gradient Ionengradient m.
ionium *d.e.* n.
ionization Ionisierung f.
ionize, to ionisieren
ionogram Ionogramm n.
ionometer *d.e.* n.
ionometric ionometrisch
ionometry Ionometrie f.
iontophoresis Iontophorese f.
iontophoretical iontophoretisch
iopamidol *d.e.* n.
iopentol *d.e.* n.
iophendylate Iophendylat n.
iopodate Iopodat n.
iopromide Iopromid n.
iopydol *d.e.* n.
iopydone Iopydon n.
iosulamide Iosulamid n.
iothalamate Iothalamat n.
iotrolane Iotrolan n.
iovastatin *d.e.* n.
ioversol *d.e.* n.
IP (intraperitoneal) intraperitoneal
ipecac Brechwurzel f.
– and opium powder Pulvis ipecacuanhae opiatus

I

ipexidine Ipexidin n.
ipilimumab *d.e.* n.
ipragratine Ipragratin n.
ipratropium *d.e.* n.
ipratropiumbromide Ipratropiumbromid n.
iprazochrome Iprazochrom n.
iprindole Iprindol n.
ipronidazole Ipronidazol n.
iproxamine Iproxamin n.
iprozilamine Iprozilamin n.
ipsalazide Ipsalazid n.
ipsation *d.e.* f.
ipsilateral *d.e.*, gleichseitig
ipsiversive ipsiversiv
IQ (intelligence quotient) Intelligenzquotient m.
irbesartane *d.e.* n.
iridectomize, to iridektomieren
iridectomy Iridektomie f.
iridectropium Iridektropium n.
iridencleisis Iridenkleisis f.
iridentropium *d.e.* n.
iridesis *d.e.* f.
iridium *d.e.* n.
iridocele *d.e.* f.
iridochoroiditis Iridochorioiditis f.
iridociliary iridoziliär
iridocorneal iridokorneal
iridocyclitis Iridozyklitis f.
iridodiagnosis Irisdiagnose f., Augendiagnose f.
iridodialysis Iridodialyse f.
iridodonesis Irisschlottern n.
iridolenticular iridolentikulär
iridoplegia Iridoplegie f.
iridosclerotomy Iridosklerotomie f.
iridoscope Iridoskop n.
iridoscopical iridoskopisch
iridoscopy Iridoskopie f.
iridotomy Iridotomie f.
irinotecane Irinotecan n.
iris *d.e.* f.
– bombée Napfkucheniris f.
– diaphragm Irisblende f.
iritis *d.e.* f.
iron Eisen n.
– binding capacity Eisenbindungskapazität f.
–, branding Glüheisen n.
– deficiency Eisenmangel m.
– lung Eiserne Lunge f.
–, masked maskiertes Eisen n.
– pigment Eisenpigment n.
–, reduced Ferrum reductum
irradiate, to bestrahlen; ausstrahlen
irradiation Bestrahlung f.; Ausstrahlung f.
–, contact Kontaktbestrahlung f.
–, convergent Konvergenzbestrahlung f.
–, moving field Bewegungsbestrahlung f.
–, short distance Nahbestrahlung f.
irrational *d.e.*
irregular irregulär, regelwidrig, unregelmäßig
irregularity Irregularität f.
irresponsibility Unzurechnungsfähigkeit f.
irresponsible unzurechnungsfähig
irreversibility Irreversibilität f.
irreversible irreversibel
irrevocable unwiderruflich
irrigate, to ausspülen
irrigation *d.e.* f., Spülung f., Ausspülung f.
– cannula Spülkanüle f.
– instrument Spülinstrument n.
irrigator *d.e.* m.
irrigoscopy Irrigoskopie f.
irritability Reizbarkeit f.
irritable reizbar
– heart Effort-Syndrom n.
– intestine Reizdarm m.
irritant irritierend; Reizmittel n.
irritate, to reizen, irritieren
irritation *d.e.* f., Reizung f.
irtemazole Irtemazol n.
IS (intercostal space) Intercostalraum n. (ICR)
ISA (intravenous subtraction angiography) intravenöse Subtraktionsangiographie f. (ISA)
ischaemia (e) Ischämie f.
ischaemic (e) ischämisch
ischemia (a) Ischämie f.
ischemic (a) ischämisch
ischial ischiatisch
ischiatic ischiatisch
ischiocrural ischiokrural
ischiopubic ischiopubisch
ischiorectal ischiorektal
ischuria paradoxa *d.e.*
isetionate Isoethionat n.
island of Langerhans Langerhanssche Insel f.
island of Reil Reilsche Insel f.
Isle of Wight disease Milbenseuche f. der Honigbiene
isoagglutination *d.e.* f.
isoagglutinin *d.e.* n.
isoalloxazine Isoalloxazin n.
isoaminildihydrogencitrate Isoaminildihydrogenzitrat n.
isoamylamine Isoamylamin n.
isoamylase *d.e.* f.
isoantibody Isoantikörper m.

isoantigen *d.e.* n.
isoarecaidine Isoarecaidin n.
isobornyl *d.e.* n.
isobutanol Isobutylalkohol m.
isobutyrate Isobutyrat n.
isocaproate Isokaproat n.
isocarboxazide Isokarboxazid n.
isochromatic isochromatisch
isochromatide *d.e.* f.
isochromosome Isochromosom n.
isochronia Isochronie f.
isochronic isochron
isochronous isochron
isocitrate Isozitrat n.
isocomplement Isokomplement n.
isoconazole Isoconazol n.
isocoproporphyrin Isokoproporphyrin n.
isocoria Isokorie f.
isocyanate Isozyanat n.
isocyanide Isozyanid n.
isocytosis Isozytose f.
isodense isodens
isodontic isodontisch
isodynamic isodynamisch
isoelectric isoelektrisch
isoenergetic isoenergetisch
isoenzyme Isoenzym n.
isoetarine Isoetarin n.
isofamide Isofamid n.
isoflurane Isofluran n.
isogamous isogam
isogenic isogen
isohaemolysin (e) Isohämolysin n.
isohemolysin (a) Isohämolysin n.
isohydria Isohydrie f.
isoiconia Isoikonie f.
isoimmunization Isoimmunisation f.
isoionia Isoionie f.
isolate Isolat n.
–, to isolieren
isolation Isolierung f., Absonderung f.
– ward Isolierstation f.
isolecithal isolezithal
isoleucine Isoleucin n.
isologous isolog
isolysin *d.e.* n.
isomaltase *d.e.* f.
isomaltose *d.e.* f.
isomer *d.e.* n.
isomerase *d.e.* f.
isomeric isomer
isomerism Isomerie f.
isomerose *d.e.* f.
isometamidium *d.e.* n.
isomethadone Isomethadon n.
isometheptene Isomethepten n.
isometric isometrisch
isometropia Isometropie f.
isometry Isometrie f.
isomorphous isomorph
isomylamine Isomylamin n.
isomyosin *d.e.* n.
isoniazid *d.e.* n.
isonitrile Isonitril n.
iso-oncotic isoonkotisch
iso-osmotic isoosmotisch
isopathic isopathisch
isopentenyl *d.e.* n.
isoperistaltic isoperistaltisch
isophoria Isophorie f.
isophosphamide Isophosphamid n.
isopia Isopie f.
isoplastic isoplastisch
isopotential *d.e.* n.
isoprenaline Isoprenalin n.
isoprene Isopren n.
isoprinosine Isoprinosin n.
isoprismatic isoprismatisch
isopropamide Isopropamid n.
isopropanol *d.e.* n.
isopropicillin *d.e.* n.
isopropyl *d.e.* n.
isopropylarterenol *d.e.* n.
isopropylhydrazine Isopropylhydrazin n.
isopropylthiogalactoside Isopropylthiogalaktosid n.
isoproterenol Isopropylnoradrenalin n.
isopter Isoptere f.
isopyknic isopyknisch
isopyknosis Isopyknose f.
isopyknotic isopyknotisch
isoquinoline Isochinolin n.
isorhythmic isorhythmisch
isorrhea (a) Isorrhö f.
isorrheic (a) isorrhoisch
isorrhoea (e) Isorrhö f.
isorrhoic (e) isorrhoisch
isoserum *d.e.* n.
isosexual isosexuell
isosorbide dinitrate Isosorbiddinitrat n.
– mononitrate Isosorbidmononitrat n.
Isospora belli/hominis *d.e.*
isosporiasis *d.e.* f.
isosteric isosterisch
isosterism Isosterie f.
isosthenuria Isosthenurie f.
isosthenuric isosthenurisch
isostimulation *d.e.* f.
isosulpride Isosulprid n.
isotachophoresis Isotachophorese f.

I

isotachophoretic isotachophoretisch
isothermic isothermisch
isothiazine Isothiazin n.
isothiazole Isothiazol n.
isothiocyanate Isothiozyanat n.
isothipendyl *d.e.* n.
isotone Isoton n.
isotonia Isotonie f.
isotonic isotonisch
isotope Isotop n.
isotopic isotop
isotransplantation *d.e.* f.
isotretinoin *d.e.* n.
isotropic isotrop
isotype Isotyp m.
isotypic isotypisch
isovalerate Isovalerat n.
isovalerylglycine Isovalerylglyzin n.
isovolaemia (e) Isovolämie f.
isovolemia (a) Isovolämie f.
isovolumetric isovolumetrisch
isovolumic isovolumisch
isoxazole Isoxazol n.
isoxazolidone Isoxazolidon n.
isoxazolyl *d.e.* n.
isoxsuprine Isoxsuprin n.
isozygous isozygot
isozyme Isozym n.
isradipine Isradipin n.
issue Ausgabe f.; Ausgang m., Abfluss m.; Resultat m.; Ausfluss m.; Streitfrage f.; eitriges Geschwür n.
istasis Istase f.
isthmectomy Isthmektomie f.
isthmian isthmisch
isthmic isthmisch
isthmus *d.e.* m.
itanoxone Itanoxon n.
itch Jucken n.; Krätze f.
–, mad Pseudowut f., Aujeszkysche Krankheit f.
–, to jucken
itching Jucken n.
–, anal Afterjucken n.
iteration *d.e.* f.
iterative iterativ
itraconazole Itraconazol n.
itramin *d.e.* n.
IU (international unit) internationale Einheit f.
IUD (intrauterine device) Intrauterinspirale f.
IV (intravenous) i.v. (intravenös)
ivermectin *d.e.* n.
ivory Elfenbein n.; Dentin n.
– bones Marmorknochenkrankheit f.
ivy Efeu m.
ixodes *d.e.* m.
ixodiasis *d.e.* f., Zeckenbefall m.

J

jaagsiekte (veter.) Hetzseuche f., Lungenadenomatose f.
jaborine Jaborin n.
jackscrew Dehnungsschraube f.
Jacobson's anastomosis Jacobsonsche Anastomose f.
Jakob's disease Creutzfeldt-Jakob-Krankheit f.
jalapin *d.e.* n.
Jansky-Bielschowsky disease Dollinger-Bielschowsky-Syndrom n.
Janus green Janusgrün n.
jar Krug m.
jaundice Gelbsucht f.
–, acute infectious Weilsche Krankheit f.
–, Budd's akute gelbe Leberatrophie f.
–, leptospiral Weilsche Krankheit f.
–, neonatal Neugeborenenikterus m.
–, obstructive Verschlussikterus m.
–, virus Virusphepatitis f.
jaundiced gelbsüchtig
Javal's ophthalmometer Javal-Ophthalmometer n.
jaw Kiefer m.; Branche f. (med.)
– angle Kieferwinkel m.
– big Rinderaktinomykose f.
– bone, lower Unterkiefer m.
– –, upper Oberkiefer m.
– drop tollwutbedingte Kieferlähmung f.
– fracture appliance Kieferfrakturschiene f.
– gag Kiefersperrer m.
–, lumpy Aktinomykose f.
–, underhung Progenie f.
J chain J-Kette f.
jejunal *d.e.*
jejunitis *d.e.* f.
jejunocolostomy Jejunokolostomie f.
jejuno-ileal *d.e.*
jejunoileostomy Jejunoileostomie f.
jejunojejunostomy Jejunojejunostomie f.
jejunostomy Jejunostomie f.
jelly Gallerte f.
Jendrassik's maneuver (a)/manoeuvre (e) Jendrassikscher Handgriff m.
jequirity Paternostererbse f.
jerk Reflexbewegung f., Zuckung f.
–, ankle Achillessehnenreflex m.
jet Strahl m.; Düse f.; Rinne f.
– cut Wasserstrahlschnitt m.
– of water Wasserstrahl m.
J gene J-Gen n.
jigger Sandfloh m.
Jocasta complex Jokastekomplex m.
jocularity Witzelsucht f.
johimbine Yohimbin n.
Johne's disease (veter.) Paratuberkulose f.
join, to vereinigen, sich vereinigen, zusammentreffen, einholen
joint Gelenk n.
–, ankle oberes Sprunggelenk n.
–, axial rotation Axialrotationsgelenk n.
–, ball and socket Nussgelenk n.
– capsule Gelenkkapsel f.
– cavity Gelenkhöhle f.
–, Chopart's Chopartsches Gelenk n.
–, flail Wackelgelenk n.
–, irritable Reizgelenk n.
–, Lisfranc's Lisfrancsches Gelenk n.
–, loose Wackelgelenk n.
– replacement Gelenkersatz m.
–, saddle Sattelgelenk n.
–, talocalcaneal hinteres Sprunggelenk n.
–, talocalcaneonavicular vorderes Sprunggelenk n.
–, talocrural oberes Sprunggelenk n.
–, vertebral Wirbelgelenk n.
jointed gegliedert
jointless gelenklos
jointmouse Gelenkmaus f.
josamycin *d.e.* n.
joule *d.e.* n.
journal, professional Fachzeitschrift f.
Jüngling's disease Jünglingsche Krankheit f.
juglone Juglon n.
jugomaxillar jugomaxillär
jugular jugulär
– fossa Drosselgrube f.
– vein Drosselvene f.
juice Saft m.
junction Knotenpunkt m., Verbindungsstelle f., Verbindung f.
–, atrioventricular Atrioventrikularknoten m. und nicht verzweigtes His-Bündel n.
–, gap Haftzone f.
junctional eine Verbindung betreffend, verbindungsmäßig
juncture Verbindung f., Fuge f.
jungle fever Dschungelfieber n.
jungle yellow fever Buschgelbfieber n.
jurisprudence Rechtswissenschaft f.
justomajor bulb Megabulbus m.
justominor bulb Mikrobulbus m.
juvenile juvenil, jugendlich
juxta-articular juxtaartikulär

J

juxtaepiphyseal juxtaepiphysär
juxtafoveal *d.e.*
juxtaglomerular juxtaglomerulär
juxtamembranous juxrtamembranös
juxtamedullary juxtamedullär
juxtaoral *d.e.*
juxtapapillary juxtapapillär
juxtaposition *d.e.* f.
juxtapyloric juxtapylorisch
juxtaspinal *d.e.*

K

Kahler's disease Kahlersche Krankheit f.
kainotophobia Situationsangst f.
kalaazar *d.e.* f.
kaliuresis Kaliurese f.
kaliuretic kaliuretisch; Kaliuretikum n.
kallidin *d.e.* n.
kallidinogen *d.e.* n.
kallidinogenase *d.e.* f.
kallikrein *d.e.* n.
kallikreinogen *d.e.* n.
kanamycin *d.e.* n.
kaolin *d.e.* n.
kaolinosis Kaolinose f.
karaya gum Karayagummi m.
karyoblast *d.e.* m.
karyogamy Karyogamie f.
karyogram Karyogramm n.
karyokinesis Karyokinese f.
karyokinetic karyokinetisch
karyolysis Karyolyse f.
karyolytic karyolytisch
karyometric karyometrisch
karyometry Karyometrie f.
karyoplasm Karyoplasma n.
karyoplast *d.e.* m.
karyorrhexis *d.e.* f.
karyosome Karyosom n.
karyotropic karyotrop
karyotype Karyotyp m.
karyotypical karyotypisch
katabolic katabolisch
katal *d.e.* n.
katalase *d.e.* f.
katamnesis Katamnese f.
kataphoria Kataphorie f.
kation *d.e.* n.
kava *d.e.* f.
kawain Kavain n.
keeping distance Abstand halten
kefir *d.e.* m.
Keith-Flack node Keith-Flackscher Knoten m.
keloid *d.e.* n.
–, cicatricial Narbenkeloid n.
kelotomy Kelotomie f.
kelvin *d.e.* n.
Kent's bundle Kentsches Bündel n.
kerasin *d.e.* n.
keratan *d.e.* n.
keratectomize, to keratektomieren
keratectomy Keratektomie f.
keratin *d.e.* n.
keratinization Verhornung f., Keratinisierung f.
keratinize, to verhornen, keratinisieren
keratinocyte Keratinozyt m.
keratitis *d.e.*
–, band-shaped Bandkeratitis f.
–, interstitial interstitielle Keratitis f.
–, neuroparalytic Keratitis neuroparalytica
–, phlyctaenular (e) Keratitis phlyctaenulosa
–, phlyctenular (a) Keratitis phlyctaenulosa
keratoacanthoma Keratoakanthom n.
keratocentesis Keratozentese f.
keratocochlear keratokochleär
keratoconjunctivitis Keratokonjunktivitis f.
keratoconus Keratokonus m.
keratoderma *d.e.* n.
keratodermia Keratodermie f.
keratohyaline keratohyalin
kerato-iritis *d.e.* f.
keratolysis Keratolyse f.
keratolytic keratolytisch
keratoma Keratom n.
keratomalacia Keratomalazie f.
keratomileusis *d.e.* f.
keratoplasty Keratoplastie f.
keratoprosthesis Keratoprothese f.
keratoscopy Keratoskopie f.
keratosis Keratose f.
keratotic keratotisch
keratotomy Keratotomie f.
keratouveitis *d.e.* f.
kerion of Celsus Kerion Celsi
kernel Kern m.
kernicterus Kernikterus m.
Kernig's sign Kernig-Zeichen n.
ketamine Ketamin n.
ketanserin *d.e.* n.
ketazocine Ketazocin n.
ketimipramine Ketimipramin n.
ketoacidosis Ketoazidose f.
ketobemidone Ketobemidon n.
ketobutyrate Ketobutyrat n.
keto compound Ketoverbindung f.
ketoconazole Ketoconazol n.
ketogenic ketogen
– diet ketogene Diät f.
ketoglutarate Ketoglutarat n.
ketoheptose *d.e.* f.
ketohexokinase *d.e.* f.
ketohexose *d.e.* f.
ketoisocaproate Ketoisokaproat n.
ketoisovalerate Ketoisovalerat n.

K

ketolaurate Ketolaurat n.
ketolytic ketolytisch
ketonaemia (e) Ketonämie f.
ketone Keton n.
- body Ketonkörper m.
ketonemia (a) Ketonämie f.
ketonuria Ketonurie f.
ketopiperazine Ketopiperazin n.
ketoplastic ketoplastisch
ketoprofen *d.e.* n.
ketorolac *d.e.* n.
ketose *d.e.* f.
ketosis Ketosis f., Ketose f.
ketosteroid *d.e.* n.
ketotetrose *d.e.* f.
ketohiolase *d.e.* f.
ketotic ketotisch
ketotifen *d.e.* n.
khellidine Khellidin n.
khelline Khellin n.
khellinine Khellinin n.
khelloside Khellosid n.
kidney Niere f.
-, artificial künstliche Niere f.
- bank Nierenbank f.
- biopsy Nierenbiopsie f.
-, caked Kuchenniere f.
-, cystic Zystenniere f.
-, floating Wanderniere f.
- function test Nierenfunktionsprüfung f.
-, gouty Gichtniere f.
-, horseshoe Hufeisenniere f.
-, pelvic Beckenniere f.
-, pregnancy Schwangerschaftsniere f.
-, putty Kittniere f.
- transplantation Nierentransplantation f.
- wandering Wanderniere f.
Kienböck's disease Kienböcksche Krankheit f.
kieselguhr Kieselgur f.
Kiesselbach's area Kiesselbachscher Ort m.
kiln, drying Trockenofen m.
kilobase *d.e.* f.
kilocalorie Kilokalorie f.
kilocurie *d.e.* n.
kilogram Kilogramm n.
kilohertz *d.e.* n.
kiloliter (a) *d.e.* n.
kilolitre (e) Kiloliter n.
kilometer *d.e.* n.
kilovolt *d.e.* n.
kilowatt *d.e.* n.
kinaesthesia (e) Kinästhesie f.
kinaesthetic (e) kinästhetisch
kinase *d.e.* f.
kind Art f., Gattung f.
kindergarten *d.e.* m.
kindergartner Kindergärtnerin f.
kindred verwandt; Verwandtschaft f.
kineradiography Kineradiographie f.
kineroentgenography Kineröntgenographie f.
kinesiological kinesiologisch
kinesiology Kinesiologie f.
kinesitherapist Bewegungstherapeut m., Bewegungstherapeutin f.
kinesitherapy Bewegungstherapie f.
kinesthesia (a) Kinästhesie f.
kinesthetic (a) kinästhetisch
kinetic kinetisch
kinetics Kinetik f.
kinetism Kinetik f.
kinetochore Kinetochor n.
kinetoplasm Kinetoplasma n.
kinetoscopy Kinetoskopie f.
kinetosis Kinetose f.
kinin *d.e.* n.
kininase *d.e.* f.
kininogen *d.e.* n.
kininogenase *d.e.* f.
kink Knoten m., Knick m.
kink-cough Keuchhusten m.
kinky hair disease Trichopoliodystrophie f.
kissing spine Osteoarthrosis interspinalis
kissing ulcer Abklatschgeschwür n.
kit Besteckkasten m.; Ausstattung f.
-, pocket first aid Taschenapotheke f.
kitasamycin Leucomycin n.
Kjeldahl's method Kjeldahlverfahren n.
Kjelland's forceps Kjellandzange f.
Klatskin tumor (a), Klatskin tumour (e) Klatskintumor m.
Klebsiella *d.e.* f., Klebsielle f.
kleptomania Kleptomanie f.
kleptomaniac Kleptomane m., Kleptomanin f.
kleptophobia Kleptophobie f.
knacker Abdecker m.
knackery Abdeckerei f.
knead, to kneten
knee Knie n.
knee-bending Kniebeuge f.
kneecap Kniescheibe f.
knee, in Genu valgum
knee-joint Kniegelenk n.
knee, knock Genu valgum
knee, out Genu varum
kneel, to knien

knee MRI (magnetic resonance imaging) Kernspintomographie (MRT) des Knies f.
kneepan Kniescheibe f.
kneippism Kneippbehandlung f.
knemidokoptiasis *d.e.* f.
knife Messer n.
–, amputating Amputationsmesser n.
–, cartilage Knorpelmesser n.
–, cataract Starmesser n.
–, flap Lappenmesser n.
–, folding Bistouri m.
–, operating Operationsskalpell n.
–, plaster Gipsmesser n.
–, surgical Skalpell n.
– tonsil Tonsillenmesser n.
knob Knopf m.
knock knee X-Bein n.
knot Knoten m.
–, granny Weiberknoten m.
–, reef Schifferknoten m.
–, sailors' Schifferknoten m.
–, square Schifferknoten m.
–, surgeons' chirurgischer Knoten m.
knuckle Knöchel m.
– pads Fingerknöchelpolster n.
Köhler's disease Köhlersche Krankheit f.
koilocytosis Koilozytose f.
koilonychia Koilonychie f.
kola *d.e.* f.
Kollmann's dilator Kollmanndilatator m.
konometer Koniometer n.
koumiss Kumyss m.
kratometer *d.e.* n.
kraurosis Kraurose f.
Kristeller's method Kristellerscher Handgriff m.
Kromayer's lamp Kromayerlampe f.
Krukenberg's arm Krukenbergarm m.
krypton *d.e.* n.
kryptorchism Kryptorchismus m.
KUB (kidney, ureter, bladder) Niere f., Harnleiter m., Harnblase f.
Kufs's disease Kufs-Syndrom n.
Kuhn's mask Kuhnsche Maske f.
kumyss *d.e.* m.
kuru Kuru f.
kwashiorkor *d.e.* m.
kymogram Kymogramm n.
kymograph *d.e.* m.
kymographic kymographisch
kymography Kymographie f.
kynureninase *d.e.* f.
kynurenine Kynurenin n.
kyphoplasty Kyphoplastie f.
kyphoscoliosis Kyphoskoliose f.
kyphosis Kyphose f.
kyphotic kyphotisch
Kyrle's disease Kyrlesche Hyperkeratose f.

L

LA (left atrium) linkes Atrium n. (LA)
lab ferment Labferment n.
label, to markieren, etikettieren
labial *d.e.*
– angle Mundwinkel m.
labile labil
lability Labilität f.
labioalveolar *d.e.*
labiodental *d.e.*
labioglossolaryngeal *d.e.*
labiomental *d.e.*
labionasal *d.e.*
labiopalatine labiopalatinal
labioplasty Lippenplastik f.
labium majus pudendi *d.e.*, große Schamlippe f.
labium minus pudendi *d.e.*, kleine Schamlippe f.
labium vocale Stimmlippe f.
labor (a) Arbeit f.; Geburt f., Gebären n.
–, induction of (a) Geburtseinleitung f.
– pains (a) Wehen f. pl.
– –, first stage (a) Eröffnungswehen f. pl.
– –, second stage (a) Austreibungswehen f. pl., Presswehen f. pl.
laboratorian Laborant m., Laborantin f.
laboratory Laboratorium n., Labor n.
–, dental zahntechnisches Labor n.
– report Laborbericht m., Laborbefund m.
– table Labortisch m.
– technician, medical medizinisch-technischer Laborassistent m., medizinisch-technische Laborassistentin f.
labour (e) Arbeit f.; Geburt f., Gebären n.
–, induction of (e) Geburtseinleitung f.
– pains (e) Wehen f. pl.
– –, first stage (e) Eröffnungswehen f. pl.
– –, second stage (e) Austreibungswehen f. pl., Presswehen f. pl.
labyrinth *d.e.* n.
labyrinthectomy Labyrinthektomie f.
labyrinthine labyrinthär
– deafness Innenohrschwerhörigkeit f.
– disturbance Labyrinthstörung f.
labyrinthitis *d.e.* f.
labyrinthotomy Labyrinthotomie f.
lac Lack m.
lacerate, to zerreißen
laceration Zerreißung f.; Risswunde f.
lachesine Lachesin n.
lachrymation Tränen n.
lacidipin *d.e.* n.
lack of blood Blutarmut f.
lack of discrimination Kritikschwäche f.
lacmoid Lakmoid n.
lac-operator Lac-Operator m.
lac-operon Lac-Operon n.
lacquer Lack m.
lac-repressor Lac-Repressor m.
lacrimal lakrimal
– duct Tränengang m.
– fluid Tränenflüssigkeit f.
– gland Tränendrüse f.
– lake Tränensee m.
– obstruction Tränengangverstopfung f.
– point Tränenpunkt m.
– sac Tränensack m.
lacrimation Tränen n.
lacrimotomy Lakrimotomie f.
lactacidogen Laktazidogen n.
lactalbumin Laktalbumin n.
lactam *d.e.* n.
lactamase *d.e.* f.
lactase Laktase f.
lactate Laktat n.
lactation Laktation f.
lacteal milchig; chylusführendes Lymphgefäß n.
lactenin *d.e.* n.
lactigenous milchbildend
lactim *d.e.* n.
lactitol Laktitol n.
Lactobacillus acidophilus *d.e.*
– bifidus *d.e.*
– bulgaricus *d.e.*
lactobionate Laktobionat n.
lactodensimeter Laktodensimeter n.
lactoferrin Laktoferrin n.
lactoflavin Laktoflavin n.
lactogen, human placenta menschliches Plazenta-Laktationshormon n.
lactogenic laktogen; milchtreibend
lactoglobulin Laktoglobulin n.
lactogluconate Laktoglukonat n.
lactone Lakton n.
lactoperoxidase Laktoperoxidase f.
lactose Laktose f., Milchzucker m.
– allergy Lactoseallergie f.
lactoside Laktosid n.
lactosuria Laktosurie f.
lactotropic laktotrop
lactovegetarian Laktovegetarier m., Laktovegetarierin f.; laktovegetabil
lactulose Laktulose f.

lacuna Lakune f.
lacunar lakunär
ladle Löffel m., Schöpflöffel m.
(lady) doctor Ärztin f.
laev... see also:/siehe auch: lev...
laevocardiogram (e) Lävokardiogramm n.
laevallorphan (e) Lävallorphan n.
laevorotation (e) Linksdrehung f.
laevorotatory (e) linksdrehend
laevoversion (e) Lävoversion f.
laevulinate (e) Lävulinat n.
laevulose (e) Lävulose f.
laevulosuria (e) Lävulosurie f.
lag Latenzzeit f.
lagging Nachhinken n.
lagophthalmus *d.e.* m.
laical laienhaft
lalling Lallen n.
lalopathy Lalopathie f.
lalophobia Lalophobie f.
laloplegia Laloplegie f.
lamb, to (veter.) lammen, ablammen
lambdacism Lambdazismus m.
lambda vector Lambdavektor m.
lambda wave Lambdawelle f.
lambdoid suture Lambdanaht f.
lambert *d.e.* n.
lambliasis *d.e.* f.
lamdacism Lambdazismus m.
lame lahm
–, to go hinken, lahmen
lamella Lamelle f.
lamellar lamellär
lameness Lahmheit f.
lamifiban *d.e.* n.
lamina, dental Zahnleiste f.
laminar *d.e.*
– air flow Lamellenluftstrom m.
laminaria tent Laminariastift m.
lamination Schichtung f.
laminectomy Laminektomie f.
laminin laminine
laminitis (veter.) *d.e.* f.; Rehe f. (veter.), Hufrehe (veter.)
laminographical laminographisch
laminography Laminographie f.
laminotomy Laminotomie f.
lamivudine Lamivudin n.
lamofibane Lamofiban n.
lamotrigine Lamotrigin n.
lamp Lampe f.
lampas (veter.) Gaumengeschwulst f.
lamziekte *d.e.* f.
lanatoside Lanatosid n.
lance, to aufschneiden, spalten
lancet Lanzette f.
–, spring Schnäpper m.
lancinating lanzinierend
Langenbeck's operation Langenbecksche Operation f.
language Sprache f.
– disorder Sprachstörung f.
languish, to erschlaffen, verschmachten, dahinsiechen
lanolate Lanolat n.
lanosterol Lanosterin n.
lansoprazole Lansoprazol n.
lanthanide Lanthanid n.
lanthanum Lanthan n.
lanthionine Lanthionin n.
lanugo *d.e.* f.
LAP (leucine aminopeptidase) Leuzinaminopeptidase f.
lap of the ear Ohrläppchen n.
laparoscope Laparoskop n.
laparoscopical laparoskopisch
laparoscopy Laparoskopie f.
laparotomize, to laparotomieren
laparotomy Laparotomie f.
lapinize, to lapinisieren
lard Schweinefett n.
large intestine Dickdarm m.
large-sized großformatig, großkalibrig
laronidase *d.e.* f.
larva Larve f., Finne f.
– migrans *d.e.*
larvate larviert
–, to larvieren
larvicide Larvenvertilgungsmittel n.
laryngeal *d.e.*
laryngectomize, to laryngektomieren
laryngectomy Laryngektomie f.
laryngitic laryngitisch
laryngitis *d.e.* f.
laryngocele Laryngozele f.
laryngographical laryngographisch
laryngography Laryngographie f.
laryngological laryngologisch
laryngologist Laryngologe m., Laryngologin f.
laryngology Laryngologie f.
laryngomalacia Laryngomalazie f.
laryngopharyngeal *d.e.*
laryngopharyngitis *d.e.* f.
laryngoplasty Kehlkopfplastik f.
laryngoplegia Laryngoplegie f.
laryngoscope Laryngoskop n., Kehlkopfspiegel m.
laryngoscopical laryngoskopisch
laryngoscopy Laryngoskopie f.
–, suspension Schwebelaryngoskopie f.

laryngospasm Laryngospasmus m.
laryngostenosis Kehlkopfstenose f.
laryngostomy Laryngostomie f.
laryngotomy Laryngotomie f.
laryngotracheitis *d.e.* f.
laryngotracheobronchitis *d.e.* f.
laryngotracheoscopy Laryngotracheoskopie f. Laser
larynx *d.e.* m.
– cannula, artificial Sprechventilkanüle f.
lasalocid *d.e.* n.
laser Laser m.
– angioplasty Laser-Angioplastie f.
– coagulation Laser -Koagulation f.
– coagulator Laser -Koagulationsgerät n.
– eye surgery Augenlaser m.
– lithotripsy Laser -Lithotripsie f.
– peeling Laser-Peeling m.
– ray Laser -Strahl m.
– stimulation LASER-Stimulation f.
– stimulator Laser -Stimulationsgerät n.
Lassar's paste Lassar-Paste f.
lassitude Müdigkeit f.
latanoprost *d.e.* n.
late spät
– damage Spätschaden n.
– result Spätresultat n.
latency Latenz f.
– period Latenzperiode f.
latent *d.e.*
lateral *d.e.*
– sclerosis Lateralsklerose f.
– vision optical system Seitblickoptik f.
lateralization Lateralisierung f.
lateralize, to lateralisieren
laterality Lateralität f.
lateroflexion *d.e.* f.
laterognathism Laterognathie f.
lateroposition *d.e.* f.
lateropulsion *d.e.* f.
laterotorsion *d.e.* f.
laterotrusion *d.e.* f.
lateroventral *d.e.*
lateroversion *d.e.* f.
latex drop test Latex-Tropfentest m.
lathyrism Lathyrismus m.
latitude Ausdehnung f., Breite f.
latrine *d.e.* f.
latrodectism Latrodectismus m., Giftspinnenbiss m.
LATS (long-acting thyroid stimulator) langwirkender Schilddrüsenstimulator m.
lattice Gitter n.
–, crystal Kristallgitter n., Raumgitter n.
laudanum Opiumtinktur f.
laugh Lachen n.
laughing death disease Kuru-Krankheit f.
laughing gas Lachgas n.
laughter Lachen n., Gelächter n.
–, fit of Lachanfall m., Lachzwang m.
laurate Laurat n.
laureate Preisträger m., Preisträgerin f.
laurogualdine Laurogualdin n.
lauryl *d.e.* n.
LAV (lymphadenopathy associated virus) lymphadenopathie-assoziiertes Virus n. (LAV)
lavage Waschung f., Spülung f.
– solution Spüllösung f.
lavation Waschung f., Spülung f.
lavatory Waschraum m., Toilette f.
– bed Klosettbett n.
– matress Klosettmatratze f.
lavement Waschung f., Spülung f.
lavender Lavendel m.
law Gesetz n.
–, all-or-none Alles-oder-Nichts-Gesetz n.
–, Avogadro's Avogadrosches Gesetz n.
–, Boyle's Boyle-Mariottesches Gesetz n.
–, Gay-Lussac's Gay-Lussacsches Gesetz n.
–, mendelian Mendelsches Gesetz n.
–, Mendel's Mendelsches Gesetz n.
– of mass action Massenwirkungsgesetz n.
–, Poiseuille's Poiseuillesches Gesetz n.
laxative laxierend; Laxativum n., Abführmittel n.
laxity Schlaffheit f.
layer (med.) Schicht f., Lage f.
–, bacillary Schicht f. der Stäbchen und Zapfen
–, cuticular Kutikularsaum m.
–, germinal Keimschicht f.
–, granular Körnerschicht f.
–, inner Innenschicht f.
–, outer Außenschicht f.
–, Tomes' granular Tomessche Körnerschicht f.
layered geschichtet
layman Laie m.
lazy feeder trinkfaul; trinkfauler Säugling m.
LBBB (left bundle branch block) Linksschenkelblock m.
LCAT (lecithin-cholesterol-acyltransferase) Lezithin-Cholesterin-Acyltransferase f. (LCAT)
LD (lethal dose) Dosis letalis
LDH (lactate dehydrogenase) Laktatdehydrogenase f. (LDH)
LDL (low-density lipoprotein) Lipoprotein n. mit geringer Dichte

L.E. (lupus erythematosus) Erythematodes m.
leach, to auslaugen; anfeuchten
lead Blei n.; Führung f., Leitung f., Ableitung f.
– acetate Bleiazetat n.
– apron Bleischürze f.
–, connecting Verbindungsleitung f., Verbindungskabel n.
– glove Bleihandschuh m.
– oxide Bleioxid n.
– protection Bleischutz m.
– time Entwicklungszeit f.
leaflet, mitral Mitralsegel n.
leak Leakage f.
leakage Lecksein n., Undichtigkeit f.
lean hager, mager; Neigung f., Abweichung f.
leaven, to säuern, ansäuern; durchmischen
lecithin Lezithin n.
lecithinase Lezithinase f.
lectin Lektin n.
lecture Vorlesung f.
leech Blutegel m.
leeches Kyphomycosis destruens (veter.)
leeching Kyphomycosis destruens (veter.)
leflunomid *d.e.* n.
left anterior linksanterior
left anterior oblique projection zweiter Schrägdurchmesser m.
left-handed linkshändig
left-handedness Linkshändigkeit f.
left posterior linksposterior
left-to-right shunt Links-Rechts-Shunt m.
left ventricular linksventrikulär
leg Schenkel m., Bein n.
–, bandy Genu varum
– holder Beinhalter m.
– support Beinstütze f.
–, supporting (veter.) Stützbein n.
–, swinging (veter.) Hangbein n.
legal *d.e.*
legible lesbar, leserlich
legionella pneumophila *d.e.* f.
legionellosis Legionellose f.
legionnaires' disease Legionärskrankheit f.
leguminous leguminös
leiodermia Glanzhaut f.
leiomyoma Leiomyom n.
leiomyomatosis Leiomyomatose f.
leiomyosarcoma Leiomyosarkom n.
leiopyrrole Leiopyrrol n.
Leishmania donovani *d.e.*
leishmaniasis Leishmaniose f.
lemnocyte Lemnozyt m.
length adjustment Längenverstellung f.
lengthen, to verlängern
lengthening Verlängerung f.
– of life Lebensverlängerung f.
lenitive lindernd; Linderungsmittel n.
lenograstim *d.e.* n.
lenograstime Lenograstim n.
lenperone Lenperon n.
lens Linse f.
–, adherent Kontaktlinse f.
–, attachment Vorsatzlinse f.
–, contact Kontaktlinse f.
–implant Linsenimplantat n.
– optics Linsenoptik f.
lenticonus Lentikonus m.
lenticular lentikulär
lenticulothalamic lentikulothalamisch
lentiginosis Lentiginose f.
lentigo Sommersprosse f.
–, senile Altersfleck m.
leontiasis *d.e.* f.
leper leprakranke Person f.
lepidosis Schuppenausschlag m., Lepidose f.
lepirudin *d.e.* n.
leprid *d.e.* n.
leprologist Leprologe m., Leprologin f.
leprology Leprologie f.
leproma Leprom n.
lepromin *d.e.* n.
leprosary Leprosorium n.
leprosy Lepra f.
leprous leprös
leptacline Leptaclin n.
leptazol Pentetrazol n.
leptin *d.e.* n.
leptocyte Leptozyt m.
leptodactyly Leptodaktylie f.
leptomeningitis *d.e.* f.
leptophos *d.e.* n.
leptosomatic leptosom
Leptospira autumnalis *d.e.*
– canicola *d.e.*
– grippotyphosa *d.e.*
– icterohaemorrhagiae Leptospira icterogenes
– morsus muris Spirillum morsus muris
leptospirosis Leptospirose f.
leptotene Leptotän n.
leptothricosis Leptothrikose f.
Leptothrix *d.e.* f.
lercanidipin *d.e.* n.
lergotrile Lergotril n.
Leriche's operation periarterielle Sympathektomie f. nach Leriche
lesbian lesbisch
lesbianism lesbische Liebe f.

lesion Läsion f., Verletzung f.
lesionectomy Läsionektomie f.
lesser curve kleine Kurvatur f.
- **tubercle** Tuberculum minus
LET (linear energy transfer) linearer Energietransfer m.
lethal letal
lethality Letalität f.
lethargic lethargisch
lethargy Lethargie f.
lethe Gedächtnisverlust m.
letimide Letimid n.
letrozol *d.e.* n.
Letterer-Siwe disease Abt-Letterer-Siwesche Krankheit f.
leuc... see also:/siehe auch: leuk...
leucine Leucin n., Leuzin n.
- **aminopeptidase** Leucin-Aminopeptidase f.
leucinosis Leucinose f., Leuzinose f.
leucocianidol *d.e.* n.
leucomycin Leukomycin n., Leucomycin n.
leucorrhoea (e) Leukorrhö f.
leucosin Leukosin n., Leucosin n.
leucoverine Leukoverin n.
leukaemia (e) Leukämie f.
-, **lymphoblastic (e)** lymphatische Leukämie f.
-, **monocytic (e)** Monozytenleukämie f.
-, **myeloid (e)** myeloische Leukämie f.
-, **plasma-cell (e)** Plasmazellenleukämie f.
leukaemic (e) leukämisch
leukaemoid (e) leukämoid
leukanaemia (e) Leukanämie f.
leukanemia (a) Leukanämie f.
leukemia (a) Leukämie f.
-, **lymphoblastic (a)** lymphatische Leukämie f.
-, **monocytic (a)** Monozytenleukämie f.
-, **myeloid (a)** myeloische Leukämie f.
-, **plasma-cell (a)** Plasmazellenleukämie f.
leukemic (a) leukämisch
leukemoid (a) leukämoid
leukin *d.e.* n.
leukoblast *d.e.* m.
leukocidin Leukozidin n.
leukocyte Leukozyt m.
leukocytic leukozytär
leukocytoclastic leukozytoklastisch
leukocytolysis Leukozytolyse f.
leukocytopenia Leukozytopenie f.
leukocytosis Leukozytose f.
leukocytotoxic leukozytotoxisch
leukocyturia Leukozyturie f.
leukoderma Leukodermie f.
leukodystrophy Leukodystrophie f.
leukoencephalitis Leukoenzephalitis f.
leukoencephalopathy Leukoenzephalopathie f.
leukolysin *d.e.* n.
leukoma Leukom n.
leukomaine Leukomain n.
leukomalacia Leukomalazie f.
leukomyelitis *d.e.* f.
leukonychia Leukonychie f.
leukopenia Leukopenie f.
leukopenic leukopenisch
leukopheresis Leukopherese f.
leukoplakia Leukoplakie f.
leukopoiesis Leukopoese f.
leukopoietic leukopoetisch
leukopsin *d.e.* n.
leukorrhea (a) Leukorrhö f.
leukorrhoea (e) Leukorrhö f.
leukosarcomatosis Leukosarkomatose f.
leukosis Leukose f.
leukotaxine Leukotaxin n.
leukotaxis *d.e.* f.
leukotomy Leukotomie f.
leukotoxic leukotoxisch
leukotoxin *d.e.* n.
leukotrichia Leukotrichie f.
leukotriene Leukotrien n.
leuko-urobilin *d.e.* n.
leuprolide Leuprolid n.
leuprorelin *d.e.* n.
lev... see also:/siehe auch: laev...
levallorphan (a) Lävallorphan n.
levamfetamine Levamphetamin n.
levamisole Levamisol n.
level Ausgangspunkt m., Niveau n.; Schaltstelle f., Stufe f.; eben, gleich, waagerecht
-, **intestine air-fluid** Spiegelbildung f. im Darm (radiol.)
- **of care** Pflegestufe f.
lever Hebel m.
- **off, to** abhebeln
leverage Hebelkraft f., Hebelwirkung f.
levitation *d.e.* f.
levobunolol *d.e.* n.
levocabastin *d.e.* n.
levocardiogram (a) Lävokardiogramm n.
levocarnitine Levocarnitin n.
levocetirizine Levocetirizin n.
levodopa *d.e.* n.
levofacetoperane Levofacetoperan n.
levofloxacin *d.e.* n.
levofuraltadone Levofuraltadon n.
levomenol *d.e.* n.
levomepromazine Levomepromazin n.
levomethadone Levomethadon n.
levomethorphan *d.e.* n.

levometiomeprazine Levometiomeprazin n.
levonorgestrel *d.e.* n.
levoprotiline Levoprotilin n.
levorotation (a) Linksdrehung f.
levorotatory (a) linksdrehend
levorphanol *d.e.* n.
levothyroxin *d.e.* n.
Levothyrox scandal Levothyrox-Skandal m.
levoversion (a) Lävoversion f.
levulinate (a) Lävulinat n.
levulose (a) Lävulose f.
levulosuria (a) Lävulosurie f.
Leyden's ataxia Leydensche Ataxie f.
LH (luteinizing hormone) luteinisierendes Hormon n.
LHRH (LH-releasing hormone) LH-freisetzendes Hormon n.
liability Haftpflicht f., Haftung f.
libecillide Libecillid n.
liberate, to befreien, freisetzen
liberation Befreiung f., Freisetzung f.
libidinal libidinös
libidinous libidinös
libido *d.e.* f.
–, cathexis of Libidobesetzung f.
library Bücherei f., Bibliothek f.
licence (e) Lizenz f.
license (a) Lizenz f.
lichen *d.e.* m.
lichenification Lichenifizierung f.
lichenoid *d.e.*
lick, to lecken
licorice (a) Lakritze f.
– root (a) Süßholzwurzel f.
lid Lid n., Deckel m.
lidamidine Lidamidin n.
lidloading Lidbeladung f.
lidocaine Lidocain n.
lidoflazine Lidoflazin n.
lie, abnormal Lageanomalie f.
lie, normal Normallage f.
Lieberkühn's crypt Lieberkühnsche Krypte f.
lienal *d.e.*
lienomedullary lienomedullär
lienopancreatic lienopankreatisch
lienorenal *d.e.*
lientery Lienterie f.
life Leben n.
– expectancy Lebenserwartung f.
lifeless leblos
lifelessness Leblosigkeit f.
life-saving lebensrettend
life span Lebensdauer f.
life-sustaining lebenserhaltend
life-threatening lebensbedrohlich
lifter Heber m.
lifting of lockdown restrictions Abbau der Ausgangsbeschränkungen m.
ligament Ligament n., Band n.
–, broad, of the uterus breites Mutterband n.
–, collateral Seitenband n.
–, cruciate Kreuzband n.
–, Gimbernat's Gimbernatsches Band n.
–, inguinal Leistenband n.
–, intra-articular Binnenband n.
–, lateral collateral Außenband n.
–, longitudinal Längsband n.
–, medial collateral Innenband n.
–, Poupart's Leistenband n.
–, round, of the uterus rundes Mutterband n.
ligamentary ligamentär
ligand *d.e.* m.
ligase *d.e.* f.
ligase chain reaction Ligasekettenreaktion f.
ligate, to ligieren, unterbinden
ligation Unterbindung f.; Verknüpfung f.
– carrier Fadenführer m.
– catcher Fadenfänger m.
ligature Unterbindungsfaden m., Unterbindungsdraht m.; Unterbindung f., Ligatur f.; (dent.) Befestigung f.
– cutter Fadenabschneider m.
– fork Fadengabel f.
– guide Ligaturenführer m.
– holder Ligaturenhalter m.
– knife Ligaturmesser n.
– needle Ligaturennadel f.
– of Stannius Staniussche Ligatur f.
light Licht n.; leicht
– bath Lichtbad n.
– beam Lichtstrahl m.
– bulb Glühlampe f.
– metal Leichtmetall n.
– metering Belichtungsmessung f.
–, protection Lichtschutz m.
–, red Rotlicht n.
– threshold Lichtschwelle f.
lightcuring lichthärtend (dent.)
lightning shock Schock m. durch Blitzschlag
lignin *d.e.* n.
lignocaine Lignocain n.
limb Glied n., Extremität f.
–, artificial Kunstglied n.
limbal limbisch
limbic limbisch
limbs Gliedmaßen f. pl.
lime Kalk m., Kalziumoxid n.
– borreliosis Lime-Krankheit f.
–, chlorinated Chlorkalk m.
– water Kalkwasser n.

limit Grenze f.
–, amelocemental Schmelz-Zement-Grenze f.
–, audibility Hörgrenze f.
–, to limitieren, begrenzen
limitation Begrenzung f.
limp, to hinken
lincosamide Lincosamid n.
lincture Latwerge f.
linctus Latwerge f.
lindane Lindan n.
line Linie f.
–, Béau's Béau-Reilsche Linie f., Béausche Furche f.
–, blue Bleisaum m. am Zahnfleisch
–, Burton's Bleisaum m. am Zahnfleisch
–, Ellis-Garland Damoiseau-Ellissche Linie f.
–, finish (dent.) Abschlusslinie f.
–, Fraunhofer's Fraunhofersche Linie f.
–, midclavicular Medioklavikularlinie f.
–, Monro-Richter Monro-Richtersche Linie f.
–, Nélaton's Nétlatonsche Linie f.
– of demarcation Demarkationslinie f.
–, Retzius' Retziussche Linie f.
–, Shoemaker's Schoemakersche Linie f.
–, spectral Spektrallinie f.
linear *d.e.*
– accelerator Linearbeschleuniger m.
liner, cavity Kavitätenschutzlack m.
lingua-alveolar lingua-alveolär
linguadental *d.e.*
lingual *d.e.*
Linguatula serrata *d.e.*
linguaversion *d.e.* f.
linguistic linguistisch
linguistics Linguistik f.
Lingula *d.e.* f.
linguoaxial *d.e.*
linguocclusion Linguokklusion f.
linguodental *d.e.*
linguodistal *d.e.*
linguofacial linguofazial
linguogingival *d.e.*
linguolabial *d.e.*
liniment *d.e.* n.
lining Auskleidung f.
linitis *d.e.* f.
link, to verbinden, verketten
linkage Bindung f.
linking Bindung f.
linoleate Linoleat n.
linolein *d.e.* n.
linseed Leinsamen m.
– oil Leinöl n.
lint Verbandstoff m.
liothyronine Liothyronin n.
lip Lippe f.
– reading Lippenlesen n.
– retractor Lippenhalter m.
– salve Lippensalbe f.
–, tapiroid Tapirlippe f.
lipaciduria Lipazidurie f.
lipaemia (e) Lipämie f.
lipaemic (e) lipämisch
lipamide Lipamid n.
lipase *d.e.* f.
lipedema (a) Lipödem n.
lipemia (a) Lipämie f.
lipemic (a) lipämisch
lipid *d.e.* n.
lipidosis Lipidose f.
lipin Lipid n.
lipoamide Lipamid n.
lipoate Lipoat n.
lipoatrophic lipoatrophic
lipoatrophy Lipoatrophie f.
lipoblast *d.e.* m.
lipoblastoma Lipoblastom n.
lipocaic factor Lipocaic-Faktor m.
lipochondrodystrophy Lipochondrodystrophie f.
lipochondroma Lipochondrom n.
lipochrome Lipochrom n.
lipocortin *d.e.* n.
lipocyte Lipozyt m.
lipodystrophy Lipodystrophie f.
lipoedema (e) Lipödem n.
lipofibromatosis Lipofibromatose f.
lipofuscin Lipofuszin n.
lipofuscinosis Lipofuszinose f.
–, neuronal ceroid Spielmeyer-Vogt-Syndrom n.
lipogenic lipogen
lipoglycoproteinosis Lipoglykoproteinose f.
lipogranulomatosis Lipogranulomatose f.
lipoid lipoid; Lipoid n.
lipoidcalcinogranulomatosis Lipoidkalzinogranulomatose f.
lipoidosis Lipoidose f.
–, cerebroside Zerebrosidlipoidose f.
–, cholesterol Cholesterinlipoidose f.
lipoiduria Lipoidurie f.
lipolysis Lipolyse f.
lipolytic lypolytisch; Lipolytikum n.
lipoma Lipom n.
lipomatosis Lipomatose f.
lipometabolism Fettstoffwechsel m.
lipomucopolysaccharidosis Lipomukopolysaccharidose f.

lipomyoma Lipomyom n.
lipomyxoma Lipomyxom n.
lipo-oligosaccharide Lipooligosaccharid n.
lipo-oxygenase Lipooxygenase f.
lipopeptide Lipopeptid n.
lipopexia Lipopexie f.
lipophagocytosis Lipophagozytose f.
lipophanerosis Fettphanerose f.
lipophil *d.e.*
lipopolysaccharide Lipopolysaccharid n.
lipoprotein *d.e.* n.
–, high-density Lipoprotein mit hoher Dichte f.
–, low-density Lipoprotein mit niedriger Dichte
–, very-low-density Lipoprotein mit sehr niedriger Dichte
lipoproteinaemia (e) Lipoproteinämie f.
lipoproteinemia (a) Lipoproteinämie f.
lipoproteinlipase *d.e.* f.
liposarcoma Liposarkom n.
liposoluble fettlöslich
liposomal *d.e.*
liposome Liposom n.
liposuction Liposuktion f., Fettabsaugung f.
lipotropic lipotrop
lipotropin *d.e.* n.
lipoxygenase *d.e.* f.
lipping Randwulstbildung f.
lippitude Blepharitis marginalis
lipuria Lipurie f.
lipuric lipurisch
liquefaction Verflüssigung f., Einschmelzung f.
liquefy, to verflüssigen, einschmelzen
liquid flüssig; Flüssigkeit f.
– chromatograph Flüssigkeitschromatograph m.
– chromatography Flüssigkeitschromatographie f.
– crystal thermography Flüssigkristallthermographie f.
– extract (e) Fluidextrakt m.
– nitrogen Flüssigstickstoff m.
– scintillation counting Flüssigkeitsszintillationszählung f.
liquor *d.e.* m., Flüssigkeit f.
–, mother Mutterlauge f.
liquorice (e) Lakritze f.
– root (e) Süßholzwurzel f.
liquorrhea (a) Liquorrhö f.
liquorrhoea (e) Liquorrhö f.
lisinopril *d.e.* n.
lisp Lispeln n.
–, to lispeln
lissencephaly Lissenzephalie f.
listen, to horchen, hören, abhorchen
Listerella monocytogenes Listeria monocytogenes
listerellosis Listeriose f.
Listeria monocytogenes *d.e.*
listeriolysin *d.e.* n.
listeriosis Listeriose f.
lisuride Lisurid n.
liter (a) *d.e.* m. oder/or n.
literature Literatur f.
– source Literaturquelle f.
lithium *d.e.* n.
– oxalate Lithiumoxalat n.
lithocholate Lithocholat n.
lithocystotomy Lithozystotomie f.
lithogenesis Lithogenese f.
lithogenetic lithogenetisch
lithogenic lithogen
lithogenous lithogen, steinbildend
litholapaxy Litholapaxie f.
litholysis Litholyse f.
litholytic litholytisch
lithotomy Lithotomie f., Steinschnitt m.
– position Steinschnittlage f.
lithotripsy Lythotripsie f.
lithotriptor Lithotripter m.
lithotrity Steinzertrümmerung f.
lithuresis Lithurie f.
litigation Rechtsstreit n.
litmus Lackmus n.
litre (e) Liter m. oder/or n.
litter Tragbahre f.; Unordnung f.; Streu f.; (zool.) Wurf m.
Little's disease Littlesche Krankheit f.
Litzmann's obliquity Litzmannsche Obliquität f.
live, to leben
live vaccine Lebendimpfstoff m.
livedo *d.e.* f.
liver Leber f.
– abscess Leberabszess m.
– biopsy Leberbiopsie f.
– cytokines pl. Leber-Zytokine n. pl.
– fluke Leberegel m.
– function test Leberfunktionsprüfung f.
– injection Leberextraktinjektion f.
– spot Leberfleck m.
– transplantation Lebertransplantation f.
livid livide
living lebend; Lebensweise f.
– donor Lebendspende f.
lixivium Lauge f.
Loa Loa Filaria loa f.

load Ladung f., Last f.
– capacity Belastbarkeit f.
–, to laden, beladen, belasten
–, useful Nutzlast f.
loaded, capable of being – belastbar
loading Laden n., Ladung f., Belastung f.
–, endurance Dauerbelastung f.
loathe, to sich ekeln
loathing Ekel m., Widerwille m.
lobar lobär
– pneumonia Lobärpneumonie f.
lobe Lappen m.
–, frontal Frontallappen m.
–, Home's Homescher Lappen m.
– knife Lappenmesser n.
–, lower Unterlappen m.
–, middle Mittellappen m.
–, occipital Hinterhauptlappen m.
–, parietal Parietallappen m.
–, temporal Temporallappen m.
–, upper Oberlappen m.
lobectomy Lobektomie f.
lobeline Lobelin n.
lobendazole Lobendazol n.
lobostomy Lobostomie f.
lobotomy Lobotomie f.
Lobstein's disease Osteogenesis imperfecta
lobular lobulär
lobulation Lappung f.
lobule Läppchen n.
– of the ear Ohrläppchen n.
local lokal, örtlich
localization Lokalisierung f., Lokalisation f.
localize, to lokalisieren
localizer Lokalisator m.
location Ortung f.; Lage f.
locator Lokalisator m.
lochia Lochien f. pl.
lochial *d.e.*
lochiometra *d.e.* f.
lochiostasis Lochienstauung f.
lock Verschluss m., Schloss n.; Locke f.
– attachment Riegelgeschiebe n.
lockdown Ausgangsbeschränkung f.
locking Arretierung f.
lockjaw Trismus m.; Tetanus m.
locomotion Fortbewegung f., Bewegung f.
locomotor lokomotorisch
– ataxia Tabes dorsalis f.
– system Bewegungsapparat m.
locomotorium Bewegungsapparat m.
lodiperone Lodiperon n.
lodoxamide Lodoamid n.
lodoxamine Lodoxamin n.
Löffler's stain Löfflerfärbung f.
lofepramine Lofepramin n.
loflazepate Loflazepat n.
logagnosia Logagnosie f.
logarithm Logarithmus m.
logarithmic logarithmisch
logasthenia Logasthenie f.
logical logisch
logoclonia Logoklonie f.
logopaedics (e) Logopädie f.
logopaedist (e) Logopäde m., Logopädin f.
logopathy Logopathie f., Sprachstörung f.
logopedics (a) Logopädie f.
logopedist (a) Logopäde m., Logopädin f.
logophobia Logophobie f.
logorrhea (a) Logorrhö f.
logorrhoea (e) Logorrhö f.
logosemiotic logosemantisch
logotherapeutical logotherapeutisch
logotherapeutist Logotherapeut m., Logotherapeutin f.
logotherapy Logotherapie f.
loiasis *d.e.* f.
loin Lende f.
lomefloxacin *d.e.* n.
lomustine Lomustin n.
lonazolac *d.e.* n.
long-acting langwirkend
longevity Langlebigkeit f.
longitudinal *d.e.*
long-lasting langdauernd
longsighted weitsichtig
longsightedness Weitsichtigkeit f.
long-term Langzeit…
– care Langzeitpflege f.
– dialysis Langzeitdialyse f.
– electrocardiogram Langzeitelektrokardiogramm n.
– illness Langzeiterkrankung (kassenärztl.)
– memory Langzeitgedächtnis n.
– patient Langzeitpatient m.
– recording Langzeitschreibung f.
– respiration Langzeitbeatmung f.
– therapy Langzeitbehandlung f.
long wave Langwelle f.
lonidamine Lonidamin n.
loop Schleife f., Öse f., Schlinge f.
–, afferent zuführende Schlinge f.
– diuretic Schleifendiureticum n.
–, efferent wegführende Schlinge f.
– of Henle Henlesche Schleife f.
loosening, tooth Zahnlockerung f.
loperamide Loperamid n.
lopinavir *d.e.* n.
loprazolam *d.e.* n.

loquacity Redseligkeit f., Geschwätzigkeit f.
loracarbef *d.e.* n.
lorapride Loraprid n.
loratadine Loratadin n.
lorazepam *d.e.* n.
lorbamate Lorbamat n.
lorcainide Lorcainid n.
lordosis Lordose f.
lordotic lordotisch
lormetazepam *d.e.* n.
losartan *d.e.* n.
losartane Losartan n.
lose weight, to abmagern
losindole Losindol n.
loss Verlust m.
– in weight Gewichtsverlust m.
lotifazole Lotifazol n.
lotion Waschflüssigkeit f.
–, white Lotio alba
lotucaine Lotucain n.
louchette Schielbrille f.
loupe Lupe f.
louping ill Springkrankheit f. (veter.)
louse Laus f.
–, body Kleiderlaus f.
–, crab Filzlaus f.
–, head Kopflaus f.
lousiness Verlausung f.
lovastatin *d.e.* n.
low-back pain Kreuzschmerz m.
low calcium diet kalkarme Kost f.
– dose therapy Niedrigdosistherapie f.
– disperse niederdispers
– energetic niederenergetisch, energiearm
– frequency Niederfrequenz f.
– frequent niederfrequent
– gluten diet glutenarme Diät f.
– grade geringgradig
– molecular niedermolekular
– pressure Niederdruck m.
– protein diet eiweißarme Kost f.
– risk measure risikoarme Maßnahme f.
– salt syndrome Salzmangelsyndrom n.
– tension Niederspannung f.
– vitamin diet vitaminarme Kost f.
– voltage Niederspannung f.
lower abdomen Unterbauch m.
– body Unterkörper m.
– jaw Unterkiefer m.
– leg Unterschenkel m.
– lip Unterlippe f.
loxapine Loxapin n.
loxia Schiefhals m.
loxic gewunden, verzerrt
loxiglumide Loxiglumid n.
lozenge Tablette f.
LP (lumbar puncture) Lumbalpunktion f. (LP)
LRF (LH-releasing factor) LH-freisetzender Faktor m.
LTH (luteotropic hormone) luteotropes Hormon n.
lubricant Schmiermittel n.
lucanthone Lucanthon n.
lucency Aufhellung f., Transparenz f., Klarheit f.
lucid interval lichter Augenblick m.
luciferase *d.e.* f.
luciferin *d.e.* n.
lückenschädel *d.e.* m.
Luer cone Luer-Ansatz m.
lues *d.e.* f.
luetic luetisch; Luetiker m., Luetikerin f.
lumbago *d.e.* f.
lumbarization Lumbalisation f.
lumbar lumbal
– region Lendengegend f.
– puncture Lumbalpunktion f.
– spinal column Lendenwirbelsäule f.
– vertebra Lendenwirbel m.
lumbodorsal *d.e.*
lumboperitoneal *d.e.*
lumbosacral lumbosakral
lumbrical lumbrikal
lumefantrine Lumefantrin n.
lumen *d.e.* n.
luminal *d.e.*
luminescence Lumineszenz f.
luminometer *d.e.* n.
luminosity Leuchtkfraft f.
luminous leuchtend
lumiracoxib *d.e.* n.
lumpectomy Tumorexstirpation f.
lumpy klumpig
lunacy Wahnsinn m.
lunar *d.e.*
lunatic wahnsinnig, irr, geistesgestört
– asylum Irrenanstalt f.
lung Lunge f.
–, farmers' Farmerlunge f.
– field Lungenfeld n.
–, fluid Flüssigkeitslunge f.
–, humidifier Befeuchterlunge f.
–, pigeon fanciers' Taubenzüchterlunge f.
–, snowstorm Schneegestöberlunge f.
– volume Lungenvolumen n.
lupinosis Lathyrismus m.
lupoid *d.e.*
lupoma Lupom n.

L

lupus erythematosus Erythematodes m.
- **erythematosus, systemic** generalisierter Erythematodes m.
- **pernio** *d.e.*
- **vulgaris** *d.e.*
lutecium Lutetium n.
lutein *d.e.* n.
luteinization Luteinisierung f.
luteinize, to luteinisieren
luteinizing hormone Luteinisierungshormon n.
luteotropic luteotrop
lux *d.e.* n.
luxate, to verrenken, luxieren
luxation *d.e.* f.
luxuriant wuchernd
LV (left ventricle) linker Ventrikel m. (LV)
LVP (lysin-vasopressin) Lysin-Vasopressin n.
lycopodium *d.e.* n.
lyase *d.e.* f.
lye Lauge f.
–, **mother** Mutterlauge f.
lying-in hospital Entbindungsanstalt f.
lying-in woman Wöchnerin f.
lykopene Lykopin n.
Lyme disease Lyme-Borreliose f.
lymph Lymphe f.
- **node** Lymphknoten m.
- **sinus** Lymphsinus m.
- **vessel** Lymphgefäß n.
lymphadenectomy Lymphadenektomie f.
lymphadenitis *d.e.* f.
lymphadenoma Lymphadenom n.
lymphadenopathy Lymphadenopathie f., Lymphknotenerkrankung f.
–, **immunoblastic** immunoblastische Lymphadenopathie f., Lymphogranulomatosis X f.
lymphadenosis Lymphadenose f.
–, **acute** akute Lymphadenose f.
–, **aleukaemic (e)** aleukämische Lymphadenose f.
–, **aleukemic (a)** aleukämische Lymphadenose f.
–, **chronic** chronische Lymphadenose f.
–, **leukaemic (a)** leukämische Lymphadenose f.
–, **leukemic (a)** leukämische Lymphadenose f.
lymphangiectasis Lymphangiektasie f.
lymphangiectatic lymphangiektatisch
lymphangioendothelioma Lymphangioendotheliom n.
lymphangioleiomyomatosis Lymphangioleiomyomatose f.
lymphangiology Lymphangiologie f.
lymphangioma Lymphangiom n.
lymphangiomyomatosis Lymphangiomyomatose f.
lymphangitic lymphangitisch
lymphangitis *d.e.* f.
lymphatic lymphatisch
- **duct** Lymphgang m.
- **scissure** Lymphspalte f.
- **vessel** Lymphgefäß n.
lymphatism lymphatische Diathese f.
lymphoadenoma Lymphadenom n.
lymphoangiosarcoma Lymphangiosarkom n.
lymphoblast *d.e.* m.
lymphoblastic lymphoblastisch
lymphoblastoma Lymphoblastom n.
lymphocele Lymphozele f.
lymphocyst Lymphzyste f.
lymphocyte Lymphozyt m.
lymphocytic lymphozytär
lymphocytopenia Lymphozytopenie f.
lymphocytophthisis Lymphozytophthise f.
lymphocytopoiesis Lymphozytopoese f.
lymphocytosis Lymphozytose f.
lymphocytotoxic lymphozytotoxisch
lymphocytotoxin Lymphozytotoxin n.
lymphocytotropic lymphozytotrop
lymphoepithelial *d.e.*
lymphogenous lymphogen
lymphogranuloma Lymphogranulom n.
–, **venereal** Lymphogranuloma inguinale
lymphogranulomatosis Lymphogranulomatose f.
lymphogranulomatous lymphogranulomatös
lymphoid *d.e.*
lymphoidocyte Lymphoidozyt m.
lymphokine Lymphokin n.
lymphological lymphologisch
lymphologist Lymphologe m., Lymphologin f.
lymphology Lymphologie f.
lymphoma Lymphom n.
–, **Burkitt's** Burkitt-Lymphom n.
–, **mixed cell** gemischtzelliges Lymphom n.
–, **non Hodgkin** nicht lymphogranulomatöses Lymphom n.
lymphomatosis Lymphomatose f.
lymphomatous lymphomatös
lymphonodectomy Lymphonodektomie f.
lymphopenia Lymphopenie f.
lymphopenic lymphopenisch

lymphoplasmapheresis Lymphoplasmapherese f.
lymphoplasmacytic lymphoplasmazytär
lymphoplasmatic lymphoplasmatisch
lymphoplasmocytoid lymphoplasmozytoid
lymphopoiesis Lymphopoese f.
lymphopoietic lymphopoetisch
lymphoproliferative lymphoproliferativ
lymphoreticular lymphoretikulär
lymphoreticulosis Lymphoretikulose f.
lymphorrhea (a) Lymphorrhö f.
lymphorrhoea (e) Lymphorrhö f.
lymphosarcoma Lymphosarkom n.
lymphosarcomatosis Lymphosarkomatose f.
lymphospecific lymphospezifisch
lymphostatis Lymphstauung f.
lymphotoxin *d.e.* n.
lynestrenol *d.e.* n., Lynöstrenol n.
lyonization Lyonisierung f.
lyophile lyophil
lyophilic lyophil
lyophilisate Lyophilisat n.
lyophilization Lyophilisierung f.
lyophilize, to lyophilisieren
lyophobe lyophob
lyotropic lyotrop
lypressin *d.e.* n.
lyra Psalter m.
lysate Lysat n.
lysbalance Gleichgewichtsstörung f., Ungleichgewicht n.
lysergamide Lysergamid n.
lysergide Lysergid n. (LSD)
lysin *d.e.* n. (Antikörper, antibody)
lysinate Lysinat n.
lysine (amino acid) Lysin n. (Aminosäure)
– hydroxylase Lysinhydroxylase f.
lysis Lyse f.
lysoform *d.e.* n.
lysogenic lysogen
lysogeny Lysogenie f.
lysokinase *d.e.* f.
lysolecithin Lysolezithin n.
lysolipid *d.e.* n.
lysophosphatase *d.e.* f.
lysophosphoglyceride Lysophosphoglyzerid n.
lysophospholipid *d.e.* n.
lysosomal *d.e.*
lysosome Lysosom n.
lysozyme Lysozym n.
lyssa Tollwut f.
lyssophobia Lyssophobie f.
lysyl *d.e.* n.
lysyllysine Lysyllysin n.
lysyloxidase *d.e.* f.
lytic lytisch
lyxoketose *d.e.* f.
lyxulose *d.e.* f.

L

M

MAC (maximum allowable concentration) maximal akzeptable (Arbeitsplatz-) Konzentration f. (MAK)
MAC (minimum alveolar concentration) minimale alveoläre Konzentration f. (MAK)
macaque Makake m.
macerate Mazerat n.
macerate, to mazerieren
maceration Mazeration f.
Machado-Joseph disease Machado-Josephsche Krankheit f.
macintosh Billroth-Batist m.
macroamylase Makroamylase f.
macroblast Makroblast m.
macrocellular großzellig
macrocephalous makrozephal
macrocheilia Makrocheilie f.
macrocirculation Makrozirkulation f.
macro creatine kinase Makro-Kreatinkinase f.
macrocyclic makrozyklisch
macrocyte Makrozyt m.
macrocytic makrozytär
macrodontia Makrodontie f.
macroenzyme Makroenzym n.
macrofollicular großfollikulär
macrogamete Makrogamet m.
macrogenitalism Makrogenitalismus m.
macroglobulin Makroglobulin n.
macroglobulinaemia (e) Makroglobulinämie f.
macroglobulinemia (a) Makroglobulinämie f.
macroglossia Makroglossie f.
macrognathia Makrognathie f.
macrogol Makrogol n., Polyethylenglykol n.
macrogyria Makrogyrie f.
macrohaematuria (e) Makrohämaturie f.
macrohematuria (a) Makrohämaturie f.
macrolecithal makrolezithal
macrolide Makrolid n.
macrolymphocyte Makrolymphozyt m.
macromastia Makromastie f.
macromelia Makromelie f.
macromolecular makromolekular
macromolecule Makromolekül n.
macronucleus Makronukleus m.
macro-orchidism Makroorchidie f.
macrophage Makrophage m.
– migration test Makrophagenmigrationstest m.
macrophthalmia Makrophthalmie f.
macroprolactinoma Makroprolaktinom n.
macropsia Makropsie f.
macroscopic makroskopisch
macrosigmoid Makrosigmoid n.
macrosomia Großwuchs m.
macrostomia Makrostomie f.
macrothrombocyte Makrothrombozyt m.
macrotia Makrotie f.
macrotrauma Makrotrauma n.
macula Makula f., Fleck m.
macular makulär
maculation Tüpfelung f.
macule Fleck m.
maculocerebral makulozerebral
maculopapular makulopapulös
maculopathy Makulopathie f.
maculovesicular makulovesikulär
mad wahnsinnig
– cow disease Rinderwahn m.
madefaction Befeuchtung f., Anfeuchtung f.
mad itch Pseudowut f., Pseudorabies f.
madness Wahnsinn m., Verrücktheit f.
–, canine Hundetollwut f.
maduromycosis Madurafuß m.
MAF (macrophages activating factor) makrophagenaktivierender Faktor m. (MAF)
mafenide Mafenid n.
magaldrate Magaldrat n.
magenblase *d.e.* f.
magenta Fuchsin n.
maggot Made f.
maggotty madig
magma of magnesia Magnesiamilch f.
magnesia *d.e.* f.
magnesium *d.e.* n.
– sulfate (a) Magnesiumsulfat n.
– sulphate (e) Magnesiumsulfat n.
magnet *d.e.* m.
– encephalography Magnetenzephalographie f.
– probe Magnetsonde f.
– rate Magnetfrequenz f.
magnetic magnetisch
– field Magnetfeld n.
–, nuclear kernmagnetisch
magnetize, to magnetisieren
magnetocardiography Magnetokardiographie f.
magnetoelectrophoresis Magnetelektrophorese f.

magnetopneumography Magnetopneumographie f.
magnicellular großzellig
magnification Vergrößerung f.
magnify, to vergrößern
magnifying glass Vergrößerungsglas n.
– lens Vergrößerungsglas n., Lupe f.
magnitude, order of Größenordnung f.
maidism Pellagra f.
mailing case Versandgefäß n.
maim Verstümmelung f.
–, to verstümmeln
main dressing station Hauptverbandplatz m.
main switch Hauptschalter m.
mains cable Netzkabel n.
mains connection Netzanschluss m.
maintain, to erhalten, warten
maintenance Erhaltung f., Aufrechterhaltung f., Wartung f.
– dose Erhaltungsdosis f.
– therapy Erhaltungstherapie f.
major in pathology, to (a) sich in Pathologie f. spezialisieren
major surgery große Chirurgie f.
malabsorption intestinale Resorptionsstörung f.
malachite Malachit n.
malacia Malazie f., Erweichung f.
malacic malazisch
malacoplakia Malakoplakie f.
malacotic malakotisch
malady Krankheit f.
malaise Unwohlsein n., Unpässlichkeit f.
malalignment (e) Ausrichtung f. in abnormer Reihe
malalignment, dental (e) Zahnstellungsanomalie f.
malalinement (a) Ausrichtung f. in abnormer Reihe
malalinement, dental (a) Zahnstellungsanomalie f.
malanders Mauke f.
malar zygomatisch
malaria *d.e.* f.
–, benignant Malaria tertiana
–, falciparum Malaria tropica
–, malignant Malaria tropica
–, ovale Ovale-Malaria f.
–, pernicious Malaria tropica
–, quartan Malaria quartana
–, subtertian Malaria tropica
–, tertian Malaria tertiana
malariotherapy Malariatherapie f.
malassezia *d.e.* f.
malate Malat n.
malathion *d.e.* n.
mal de Caderas Mal de Caderas m.
– – coit Beschälseuche f.
maldevelopment Fehlentwicklung f.
maldigestion Verdauungsstörung f.
male männlich; Mann m.; Männchen n. (veter.)
maleate Maleat n.
maleimide Maleimid n.
maleonyl *d.e.* n.
malformation Verbildung f., Missbildung f.
malfunction Fehlfunktion f.
malignancy Malignität f.
malignant bösartig, maligne
– pustule Pustula maligna
malignization bösartige Umwandlung f.
malignolipin *d.e.* n.
malignoma Malignom n.
malingerer Simulant m., Simulantin f.
malingering Simulation f.
mallanders Mauke f.
malassimilation *d.e.* f., Fehlassimilation f.
malleal *d.e.*
mallein *d.e.* n.
mallenders Mauke f.
malleolar malleolär
malleolus Knöchel m.
mallet Hammer m., Holzhammer m.
malleus (ear) Hammer m.
malleus (infection) Rotz m.
mallow Malve f.
malnourished schlecht ernährt
malnutrition Unterernährung f.; Fehlernährung f.
malocclusion Malokklusion f.
malodorant übelriechend
malondialdehyde Malondialdehyd m.
malonyl *d.e.* n.
malotilate Malotilat n.
malposed tooth Zahn m. in schlechter Stellung
malposition Fehlstellung f.
malpractice Fehlbehandlung f.; unkorrekte Praxisführung f.
malpresentation Fehllage f. (obstetr.)
malrotation *d.e.* f.
malt Malz n.
malthusianism Malthusianismus m.
maltase *d.e.* f.
maltitol Maltit m.
maltose *d.e.* f.
maltreat, to misshandeln, schlecht behandeln
maltreatment Misshandlung f.; schlechte Behandlung f.

M

mamilla Mamille f., Brustwarze f.
mamillary mamillär
mamillitis Brustwarzenentzündung f.
mammal Säugetier n.
mammalian Säugetier...
mammaplasty Mammaplastik f.
mammary mammär
– cancer Mammakarzinom n.
mammilla Mamille f., Brustwarze f.
mammillary mamillär
mammillitis Brustwarzenentzündung f.
mammillotegmental mamillotegmental
mammillothalamic mamillothalamisch
mammographic mammographisch
mammography Mammographie f.
mammotropin Laktationshormon n.
management Behandlung f., Handhabung f., Leitung f.
Manchester classification Manchester-Einteilung f.
mandatory verpflichtend
mandatory mask policy Maskenpflicht f.
mandelate Mandelat n.
mandible Unterkiefer m., Mandibel f.
mandibular mandibulär
mandibulofacial mandibulofazial
mandibulomaxillary mandibulomaxillär
mandibulo-oculofacial mandibulookulofazial
mandibulopharyngeal *d.e.*
mandragorine Mandragorin n.
mandrel Mandrell m.
mandril Mandrell m.
mandrin *d.e.* m.
mane Mähne f. (veter.)
maneuver (a) Kunstgriff m., Manöver n.
manganese Mangan n.
manganism Manganismus m.
mange Räude f.
manger Krippe f.
mangy räudig
manhood Männlichkeit f.
mania Manie f., Sucht f.
–, collecting Sammelsucht f.
– for drinking Trunksucht f.
maniacal manisch
manic manisch; manische Person f.
– depressive psychosis manisch-depressive Psychose f.
manifest, to manifestieren
manifestation *d.e.* f.
–, early Frühmanifestation f.
–, late Spätmanifestation f.
manifold manyplies Omasum n., Blättermagen m.
manikin anatomisches Modell n.
manipulation *d.e.* f.
mannane Mannan n.
manner Art, Gestalt f.
– of death Todesart f.
mannered manieriert
mannerism Manieriertheit f.
mannitol Mannit m.
– hexanitrate Nitromannit m.
mannokinase *d.e.* f.
mannosamine Mannosamin n.
mannose *d.e.* f.
mannosidase *d.e.* f.
mannoside Mannosid n.
mannosidosis Mannosidose f.
manoeuvre (e) Manöver n., Kunstgriff m.
manometer *d.e.* n.
manometric manometrisch
manometry Manometrie f.
manpower, medical medizinisches Personal n.
manslaughter Totschlag m.
Mansonella Mansonelle f.
mansonellosis Mansonelliasis f.
mantle Mantel m.
manual manuell
manubriosternal *d.e.*
map cracking (a) Maronage f. (dent.)
MAO (maximum acid output) maximale Magensäuresekretion f.
MAO (monoamino-oxidase) Monoaminooxidase f. (MAO)
maple syrup urine disease Ahornsirupharnkrankheit f.
mapping Kartierung f.
maprotiline Maprotilin n.
marantic marantisch
marasmic marantisch
marasmus *d.e.* m.
marble bones Marmorknochenkrankheit f.
marble dust Marmorpulver n.
marbleization Marmorisierung f.; Marmorierung f.
mare Stute f.
Marek's disease (veter.) Marcksche Krankheit f.
margin Rand m.
marginal *d.e.*
margination *d.e.* f.
marihuana *d.e.* n.
marijuana Marihuana n.
marine resort Seebad n.
marital ehelich
mark Marke f., Merkmal n.
marker *d.e.* m.
– gene Marker-Gen n.

marketing authorisation (pharm.) Verkaufszulassung (pharm.) f.
marking Markierung f.
marmoration *d.e.* f., Marmorisierung f.
marriage counselling Eheberatung f.
– guidance Eheberatung f.
marrow Mark n.
– bone Markknochen m.
–, red rotes Knochenmark n.
–, spinal Rückenmark n.
–, yellow gelbes Knochenmark n.
marshmallow root Radix Althaeae
marsupial Beuteltier n.
marsupialization Marsupialisation f.
MASA (Morgagni-Adams-Stokes attack) Morgagni-Adams-Stokesscher Anfall m. (MASA)
masculine maskulin, männlich
masculinity Männlichkeit f.
masculinization Vermännlichung f.
masculinize, to vermännlichen
MASER ray MASER-Strahl m.
mash Maische f.
mask Maske f.
mask, to maskieren
masochism Masochismus m.
masochist *d.e.* m., Masochistin f.
masochistic masochistisch
masquerade, to maskieren
mass Masse f.
– movement Massenbewegung f.
– psychosis Massenpsychose f.
– radiography Röntgenreihenuntersuchung f.
– spectrometer Massenspektrometer n.
– spectrometric massenspektrometrisch
– spectrometry Massenspektrometrie f.
– x-ray examination Röntgenreihenuntersuchung f.
massage *d.e.* f.
–, to massieren
massagist Masseur m., Masseuse f.
masseur *d.e.* m.
masseuse *d.e.* f.
massive massiv
mastectomy Mastektomie f., Ablatio mammae
master tooth Fangzahn m.; Eckzahn m.
mastic Mastix m.
masticate, to kauen
mastication Kauen n.
masticatory mastikatorisch
mastitic mastitisch
mastitis *d.e.* f.
mastocarcinoma Mammakarzinom n.
mastocyte Mastzelle f., Mastozyt m.
mastocytoma Mastozytom n.
mastocytosis Mastozytose f.
mastodynia Mastodynie f.
mastoid Warzenfortsatz m.; mastoidal
– process Warzenfortsatz m.
mastoidal *d.e.*
mastoidectomy Mastoidektomie f.
mastoiditis *d.e.* f.
mastoidotomy Mastoidotomie f.
mastoidotympanectomy Mastoidotympanektomie f.
mastopathy Mastopathie f.
mastoptosis Mastoptose f.
mastosis Mastose f.
mastotomy Mastotomie f.
masturbate, to masturbieren
masturbation *d.e.* f.
masturbatory masturbatorisch
match, to passend machen, passend auswählen
mate Genosse m., Genossin f., Gatte m., Gattin f.
–, to verbinden, paaren, sich paaren
material materiell; Material n.
–, raw Rohmaterial n.
maternal mütterlich
maternity Mutterschaft f.
– care Wochenpflege f.
– center (a) Mütterberatungszentrum n.
– centre (e) Mütterberatungszentrum n.
– hospital Entbindungsanstalt f.
– nurse Hebamme f.
– patient Wöchnerin f.
– protection Mutterschutz m.
maternofetal (a) maternofötal
maternofoetal (e) maternofötal
mathematical mathematisch
mating Paarung f.
matrass Destillierkolben m.
matriculate, to immatrikulieren
matriculation Immatrikulation f.
matrix Matrize f.; Gebärmutter f.
– band (dent.) Formband n.
matron Hausmutter f., Oberin f.
matter Substanz f.; Eiter m.
–, gray (a) graue Substanz f. (des Gehirns)
–, grey (e) graue Substanz f. (des Gehirns)
–, white weiße Substanz f.
mattress Matraze f.
maturation Reifung f.
– arrest Reifungsstillstand m.
– division Reifungsteilung f.
– inhibition Reifungshemmung f.
mature reif

M

maturity Reife f.
–, sexual Geschlechtsreife f.
matutinal morgendlich
Maudsley medical questionnaire Maudsley Persönlichkeitsfragebogen m.
mawworm Spulwurm m.
may-thorn Weißdornblüte f.
maxilla Kiefer m.; Oberkiefer m.
–, inferior Unterkiefer m.
–, superior Oberkiefer m.
maxillary maxillär
– sinus Kieferhöhle f.
maxillofacial maxillofazial
maxillomandibular maxillomandibulär
maxillonasal *d.e.*
maximize, to maximieren
maximum *d.e.* n.; maximal
– allowable concentration maximal zulässige Konzentration f.
– breathing capacity Atemgrenzwert m.
– care Maximalpflege f., Intensivpflege f.
maytansinoid *d.e.* n.
maza Mutterkuchen m.
maze Verwirrung f.
mazic plazentar
mazipredone Mazipredon n.
MB isoenzyme MB-Isoenzym n.
MCS (multiple chemical sensitivity) multiple Chemikaliensensitivität f.
MCTD (mixed connective tissue disease) Mischkollagenose f.
MCV (mean corpuscular volume) mittleres Erythrozytenvolumen n. (MEV)
M.D. (medicinae doctor, Doctor of Medicine) Doktor m./Doktorin f. der Medizin (Dr. med.)
meadow saffron Herbstzeitlose f.
meager (a) mager
meagerness (a) Magerkeit f.
meagre mager
meagreness Magerkeit f.
meal Mahlzeit f.
mean Mittelwert m.; Mittel n.
measles Masern f. pl.
measly zystizerkös
measure Maß n.
–, to messen
measurement Messung f.
–, comparative Vergleichsmessung f.
measuring accuracy Messgenauigkeit f.
– arrangement Messanordnung f.
– chamber Messkammer f.
– equipment Messvorrichtung f.
– error Messfehler m.
– instrument Messgerät n.
– method Messmethode f.
– point Messpunkt m.
– position Messstelle f.
– range Messbereich m.
– result Messergebnis n.
– tape Messband n.
meat inspection Fleischbeschau f.
– inspector Fleischbeschauer m.
meatal *d.e.*, einen Gang betreffend
meatless diet fleischfreie Kost f.
meatotome Meatotom n.
meatotomy Meatotomie f.
mebanazine Mebanazin n.
mebendazole Mebendazol n.
mebenoside Mebenosid n.
mebeverine Mebeverin n.
mebhydroline Mebhydrolin n.
mebolazine Mebolazin n.
mebutamate Mebutamat n.
mebutizide Mebutizid n.
mecamylamine Mekamylamin n.
mecarbinate Mecarbinat n.
mecetronium *d.e.* n.
mechanical mechanisch
mechanics Mechanik f.
mechanism Mechanismus m.
– of action Wirkungsmechanismus m.
– of speech Sprechmechanismus m.
mechanocardiography Mechanokardiographie f.
mechanoreceptor Mechanorezeptor m.
mechanotherapy Mechanotherapie f.
Meckel's diverticulum Meckelsches Divertikel n.
meclizine Meclizin n.
meclocycline Meclocyclin n.
meclofenoxate Meclofenoxat n.
meclozine Meclozin n.
meconium Mekonium n.
mecrilate Mecrylat n., Mecrilat n.
medazepam *d.e.* n.
medazomide Medazomid n.
mediad medialwärts
medial *d.e.*
median *d.e.*
– nerve Nervus medianus
mediastinal *d.e.*
mediastinitis *d.e.* f.
mediastinopericarditis Mediastinoperikarditis f.
mediastinoscope Mediastinoskop n.
mediastinoscopic mediastinoskopisch
mediastinoscopy Mediastinoskopie f.
mediastinotomy Mediastinotomie f.
mediastinum *d.e.* n.

mediate mittelbar
mediate, to vermitteln
mediation Vermittlung f.
mediator *d.e.* m., Mediatorin f.
Mediator scandal Mediator-Skandal m.
medical ärztlich
- **advice** ärztlicher Rat m.
- **engineering** Medizintechnik f.
- **imaging** bildgebendes Verfahren n.
- **opinion** ärztliches Gutachten n.
- **society** Ärzteverein m., ärztliche Gesellschaft f.
- **treatment** ärztliche Behandlung f.; Heilverfahren n.

medically-assisted procreation (MAP) medizinisch unterstützte Fortpflanzung f.
medicament Medikament n., Heilmittel n.
medicate, to Arzneimittel verordnen, Arzneimittel verwenden, behandeln
medication Medikation f.
medicinal medizinisch
- **spring** Heilquelle f.

medicine Medizin f.; Innere Medizin f.; Heilmittel n.
–, **chest** Arzneischrank m.
–, **emergency** Notfallmedizin f.
–, **environmental** Umweltmedizin f.
–, **forensic** Gerichtsmedizin f.
–, **general** Allgemeinmedizin f.
–, **intensive** Intensivmedizin f.
–, **industrial** Arbeitsmedizin f., Gewerbemedizin f.
–, **internal** Innere Medizin f.
–, **laboratory** Labormedizin f.
–, **legal** Gerichtsmedizin f.
–, **mainstream** Schulmedizin f.
–, **nuclear** Nuklearmedizin f.
–, **occupational** Arbeitsmedizin f.
–, **psychosomatic** Psychosomatik f.
–, **reproductive** Reproduktionsmedizin f.
–, **social** Sozialmedizin f.
–, **sports** Sportmedizin f.
–, **to study** Medizin studieren
–, **to take one's** seine Medizin einnehmen
–, **travel** Reisemedizin f.
–, **tropical** Tropenmedizin f.
–, **veterinary** Veterniärmedizin f., Tiermedizin f.
medicolegal medikolegal, gerichtsmedizinisch
medicomechanical medikomechanisch
medicopedagogical heilpädagogisch
medicotechnical medizinisch-technisch
medifoxamine Medifoxamin n.
mediolateral *d.e.*
mediosagittal *d.e.*
medium *d.e.* n.; Nährboden m.
–, **curative** Kurmittel n.
–, **Endo's** Endo-Nährboden m.
–, **separating** Separiermittel n.
medium-sized mittelgroß, mittelformatig, mittelkalibrig
medley Mischung f., Gemisch n.
medoxomil *d.e.* n.
medrogestone Medrogeston n.
medronate Medronat n.
medroxyprogesterone Medroxyprogesteron n.
medrylamine Medrylamin n.
medrysone Medryson n.
medulla *d.e.* f., Mark n.
medullary medullär
medullated markhaltig
medulloblast *d.e.* m.
medulloblastoma Medulloblastom n.
medulloculture Markkultur f., Knochenmarkkultur f.
medullography Medullographie f.
medusa head Medusenhaupt n.
meeting Treffen n., Versammlung f., Tagung f.
mefaclorazine Mefachlorazin n.
mefenamate Mefenamat n.
mefenorex *d.e.* n.
mefentidine Mefentidin n.
mefloquine Mefloquin n.
mefruside Mefrusid n.
MEG (magnetoencephalogram) Magnetoenzephalogramm n. (MEG)
megacolon Megakolon n.
megacycle per second Megahertz n.
megaesophagus (a) Megaösophagus m.
megahertz *d.e.* n.
megakaryoblast *d.e.* m.
megakaryocyte Megakaryozyt m.
megalecithal megalezithal
megalerythema epidemicum *d.e.*, Großfleckenkrankheit f.
megaloblast *d.e.* m.
megaloblastosis Megaloblastose f.
megalocyte Megalozyt m.
megalocytic megalozytär
megalocytosis Megalozytose f.
megaoesophagus (e) Megaösophagus m.
megasigmoid Megasigma n.
megavoltage radiotherapy Megavolt-Strahlentherapie f.
megestrol *d.e.* n.
meglitinide Meglitinid n.

meglumine Meglumin n.
megrim Migräne f.
mehlnährschaden *d.e.* m.
meibomian gland Meibomsche Drüse f.
meiosis Meiose f.
Meissner's plexus Meissnerscher Plexus m.
meladrazine Meladrazin n.
melaena (e) *d.e.* f.
melamine Melamin n.
melancholia Melancholie f.
–, involutional Rückbildungsmelancholie f.
melancholiac melancholisch; melancholische Person f.
melancholic melancholisch
melanin *d.e.* n.
melanizing pigmentationsfördernd
melanoblast *d.e.* m.
melanoblastoma Melanoblastom n.
melanocarcinoma Melanokarzinom n.
melanocortin *d.e.* n.
melanocyte Melanozyt m.
– stimulating melanozytenstimulierend
melanodendrocyte Melanodendrozyt m.
melanoderma Melanodermie f.
melanodontia Melanodontie f.
melanogen *d.e.* n.
melanogenic melanogen
melanoglossia Melanoglossie f.
melanoliberin *d.e.* n.
melanoma Melanom n.
melanophage *d.e.* n.
melanophore Melanophor n.
melanoplakia Melanoplakie f.
melanosarcoma Melanosarkom n.
melanosis Melanose f.
melanostatin *d.e.* n.
melanotic melanotisch
melanotropin *d.e.* n.
melanuria Melanurie f.
melarsonyl *d.e.* n.
melarsoprol *d.e.* n.
melasma *d.e.* n.
melatonin *d.e.* n.
melena (a) Melaena f.
meletimide Meletimid n.
melibiose *d.e.* f.
melinamide Melinamid n.
melioidosis Melioidose f.
melioration Besserung f.
melissa Melisse f.
meloplasty Meloplastie f.
melorheostosis Melorheostose f.
meloxicam *d.e.* n.
melperone Melperon n.
melphalane Melphalan n.
melt, to schmelzen
melting point Schmelzpunkt m.
melting range Schmelzbereich m.
memantine Memantin n.
member Glied n.; Mitglied n.
–, honorary Ehrenmitglied n.
memberment Gliederung f.
membranaceous membranös
membrane Membran f.
–, basement Basalmembran f.
–, cell Zellmembran f.
–, Descemet's Descemetsche Membran f.
–, drum Trommelfell n.
–, false Diphteriebelag m.
–, fetal Eihaut f.
– filtration Membranfiltration f.
–, keratogenous Nagelmatrix f.
–, limiting Grenzmembran f.
–, periodontal Wurzelhaut f.
–, Ranvier's Ranviersche Membran f.
–, Reissner's Reissnersche Membran f.
–, ruffled Bürstensaum m.
–, Shrapnell's Shrapnellsche Membran f.
–, tympanic Trommelfell n.
membranelle *d.e.* f.
membranoid *d.e.*
membranoproliferative membranproliferativ
membranous membranös
memory Gedächtnis n.
– falsification Erinnerungsfälschung f.
–, long-term Langzeitgedächtnis n.
–, remote Altgedächtnis n.
–, short-term Immediatgedächtnis n.
–, weakened Gedächtnisschwäche f.
MEN (multiple endocrine neoplasia) multiple endokrine Neoplasie f.
menadiol *d.e.* n.
menadione Menadion n.
menaquinone Menachinon n.
menarche *d.e.* f.
menatetrenone Menatetrenon n.
menbutone Menbuton n.
mendelevium *d.e.* n.
mendelize, to mendeln
Menge's pessary Menge-Pessar n.
menhidrosis Menhidrose f.
meninge Hirnhaut f.
meningeal *d.e.*
meningioma Meningiom n.
meningiosis Meningiose f.
meningism Meningismus m.
meningitic meningitisch
meningitis *d.e.* f., Hirnhautentzündung f.
–, acute aseptic akute aseptische Meningitis f.

–, **epidemic cerebrospinal** Meningitis epidemica
–, **lymphocytic** lymphozytäre Meningitis f.
–, **purulent** eitrige Meningitis f.
–, **serous** seröse Meningitis f.
–, **tuberculous** tuberkulöse Meningitis f.
meningocele Meningozele f.
meningococcus Meningokokkus m.
meningoencephalitis Meningoenzephalitis f.
meningoencephalomyelitis Meningoenzephalomyelitis f.
meningomyelocele Meningomyelozele f.
meningoradiculoneuritis Meningoradikuloneuritis f.
meningosis Meningose f.
meningovascular meningovaskulär
meniscectomy Meniskektomie f.
meniscotomy Meniskotomie f.
– **knife** Meniskusmesser n.
meniscus Meniskus m.
menoctone Menocton n.
menolysis Menolyse f.
menometrorrhagia Menometrorrhagie f.
menopause *d.e.* f.
menopausal *d.e.*
menorrhagia Menorrhagie f.
menses Monatsblutung f.
Mensinga diaphragm Mensingapessar n.
menstrual menstruell
– **flow** Monatsblutung f.
menstruate, to menstruieren
menstruation *d.e.* f.
–, **scanty** Schmierblutung f.
mensual monatlich
mensuration Messung f.
mental geistig; mental
– **deficiency** Schwachsinn m.
– **disease** Geisteskrankheit f.
– **disorder** Geistesstörung f.
– **disturbance** Geistesverwirrung f.
mentality Mentalität f.
mentally handicapped geistig behindert; geistig behinderte Person f.
menthol *d.e.* n.
menthone Menthon n.
menthyl *d.e.* n.
mentism Mentismus m.
mentoanterior *d.e.*
mentodorsoposterior *d.e.*
mentolabial *d.e.*
mento-occipital mentookzipital
mentoparietal *d.e.*
mentoposterior *d.e.*
meobentine Meobentin n.
mepacrine Mepacrin n.
mepazine Mepazin n.
mepenzolate Mepenzolat n.
meperidine Meperidin n., Pethidin n.
mephenamine Mephenamin n., Orphenadrin n.
mephenesin *d.e.* n.
mephentermine Mephentermin n.
mephenytoin *d.e.* n.
mepindolol *d.e.* n.
mepivacaine Mepivakain n.
meprobamate Meprobamat n.
meproscillarine Meproscillarin n.
meptazinol *d.e.* n.
mepyramine Mepyramin n.
meq (milliequivalent) Milliäquivalent n.
mequitazine Mequitazin n.
meralein *d.e.* n.
meralgia Meralgie f.
– **paraesthetica** *d.e.*
merbromin *d.e.* n.
mercaptan Merkaptan n.
mercaptoethanesulfonate (a) Merkaptoethansulfonat n.
mercaptoethanesulphonate (e) Merkaptoethansulfonat n.
mercaptoethanol Merkaptoethylalkohol m.
mercaptopurine Merkaptopurin n.
mercaptovaline Merkaptovalin n.
mercurial quecksilberhaltig
– **ointment** graue Salbe f.
mercurialism Merkurialismus m.
mercurialization Quecksilberbehandlung f.
mercuric quecksilberhaltig (zweiwertig)
– **chloride** Quecksilberbichlorid n., Sublimat n.
mercurobutol *d.e.* n.
mercurous quecksilberhaltig (einwertig)
– **chloride** Quecksilberchlorid n., Kalomel n.
mercury Quecksilber n.
– **bichloride** Quecksilberbichlorid n.
– **quartz lamp** Quecksilberdampfquarzlampe f.
merfalan *d.e.* n.
meridian *d.e.* m.
meridional *d.e.*
meristoma Meristom n.
meroblastic meroblastisch
merocrine merokrin
merogony Merogonie f.
meropenem *d.e.* n.
merozoite Merozoit m.
merphalan *d.e.* n., Merfalan n.
Merseburg triad Merseburger Trias f.
Merzbacher-Pelizaeus disease Merzbacher-Pelizäussche Krankheit f.

mesabolone Mesabolon n.
mesad medianwärts
mesalamine Mesalamin n.
mesalazine Mesalazin n.
mesangial *d.e.*
mesangiocapillary mesangiokapillär
mesangioproliferative mesangioproliferativ
mesangium *d.e.* n.
mesaortitis *d.e.* f.
mescaline Meskalin n.
meseclazone Meseclazon n.
mesencephalic mesenzephal
mesencephalitis Mesenzephalitis f.
mesencephalon Mittelhirn n.
mesenchyma Mesenchym n.
mesenchymal *d.e.*
mesenchymoma Mesenchymom n.
mesenteric mesenterial
mesentericography Mesenterikographie f.
mesentery Mesenterium n.
mesh Masche f.
meshgraft Maschentransplantat n.
mesial *d.e.*
mesilate Mesilat n.
mesioangular mesioangulär
mesiobuccal mesiobukkal
mesiocclusion Mesiokklusion f.
mesiodiencephalic mesiodienzephal
mesiodistal *d.e.*
mesiolingual *d.e.*
mesio-occlusal mesiookklusal
mesio-occlusodistal mesiookklusodistal
mesioposition Mesialstellung f.
mesioversion *d.e.* f.
mesna *d.e.* n.
mesoaortitis Mesaortitis f.
mesobilifuscin *d.e.* n.
mesobilirubin *d.e.* n.
mesobilirubinogen *d.e.* n.
mesobiliviolin *d.e.* n.
mesoblast *d.e.* m.
mesocaval mesokaval
mesoderm *d.e.* n.
mesodermal *d.e.*
mesodiastolic mesodiastolisch
mesogastrium *d.e.* n.
mesoinositol Mesoinosit m.
mesomelic mesomel
mesomerism Mesomerie f.
mesometric mesometrisch
mesometritis *d.e.* f.
mesometrium *d.e.* n.
mesonephros Wolffscher Körper m.
mesopharynx *d.e.* m.
mesopic mesopisch
mesoptometer *d.e.* n.
mesoptometric mesoptometrisch
mesoptometry Mesoptometrie f.
mesoridazine Mesoridazin n.
mesosystolic mesosystolisch
mesothelioma Mesotheliom n.
mesothelium *d.e.* n.
mesotil *d.e.* n.
mesotympanic mesotympanal
mesotympanum *d.e.* n.
mesoxalate Mesoyxalat n.
mesoxalyl urea Mesoxalylharnstoff m.
messenger-RNA Botschafter-RNS f., Messenger-RNS f.
mestanolone Mestanolon n.
mesterolone Mesterolon n.
mestranol *d.e.* n.
mesudipine Mesudipin n.
mesuprine Mesuprin n.
mesuximide Mesuximid n.
mesylate Mesylat n., Mesilat n.
meta-analysis Metaanalyse f.
meta-analytic metaanalytisch
metabolic metabolisch, stoffwechselmäßig
– **status** Stoffwechselstatus m.
– **type** Metabolisierungstyp m.
metabolism Stoffwechsel m.
–, **intermediary** Intermediärstoffwechsel m.
metabolite Stoffwechselprodukt n.
metabolizable metabolisierbar
metabolization Metabolisierung f.
metabolize, to metabolisieren
metacarpal metakarpal
metacarpus Mittelhand f.
metacentric metazentrisch
metacercaria Metazerkarie f.
metacetamol *d.e.* n.
metacholine Metacholin n.
metachromasia Metachromasie f.
metachromatic metachromatisch
metaclazepam *d.e.* n.
metahexamide Metahexamid n.
metakinesis Metakinese f.
metal Metall n.
– **chelate chromatography** Metallchelatchromatographie f.
– **cutting forceps** Blechschere f.
–, **heavy** Schwermetall n.
–, **light** Leichtmetall n.
–, **noble** Edelmetall n.
–, **precious** Edelmetall n.
– **rack** Metallständer m.
–, **semiprecious** Halbedelmetall n.
–, **soft** Weichmetall n.
metallic metallisch

metalloid *d.e.* n.
metallophilic metallophil
metalloproteinase *d.e.* f.
metallothioneine Metallothionein n.
metallurgy Metallurgie f.
metamfazone Metamfazon n.
metamfepramone Metamfepramon n.
metamizol *d.e.* n.
metamorphopsia Metamorphopsie f.
metamorphosis Metamorphose f.
metampicillin *d.e.* n.
metamyelocyte Metamyelozyt m.
metanephrine Metanephrin n.
metanephros Nachniere f.
metaniline yellow Metanilgelb n.
metaphase *d.e.* f.
metaphylaxis Metaphylaxe f.
metaphyseal metaphysär
metaphysis Metaphyse f.
metaplasia Metaplasie f.
metaplastic metaplastisch
metapneumonic metapneumonisch
meta position Meta-Stellung f.
metaraminol *d.e.* n.
metarteriole *d.e.* f.
metastasis Metastase f.
–, distant Fernmetastase f.
– formation Metastasenbildung f.
metastasize, to metastasieren
metastatic metastatisch
Metastrongylus *d.e.* m.
metasyphilis *d.e.* f.
metasyphilitic metasyphilitisch
metatarsal *d.e.*
– head Metatarsalköpfchen n.
metatarsalgia Metatarsalgie f.
metatarsus Mittelfuß m.
metaterol *d.e.* n.
metathalamus *d.e.* m.
metatrophic metatrophisch
metaxalene Metaxalen n.
metazide Metazid n.
metazocine Metazocin n.
metazoon *d.e.* n.
metencephalitic metenzephalitisch
metencephalitis Metenzephalitis f.
metencephalon Hinterhirn n.
metenolone Metenolon n.
meteorism Meteorismus m.
meteorological meteorologisch
meteorology Meteorologie f.
meteoropathy Meteoropathie f.
meteorosensitive wetterfühlig
meteorosensitivity Wetterfühligkeit f.
meteorotropic meteorotrop
meter Messgerät n.
– (a) *d.e.* m. oder/or n.
metergoline Metergolin n.
metescufylline Metescufyllin n.
metesculetol *d.e.* n.
metformin *d.e.* n.
methacholine Methacholin n.
methacrylate Methakrylat n., Methacrylat n.
methadol *d.e.* n.
methadone Methadon n.
methaemoglobin (e) Methämoglobin n.
methaminodiazepoxide Methaminodiazepoxid n.
methamphetamine Methamphetamin n.
methandriol *d.e.* n.
methandrostenolone Methandrostenolon n.
methane Methan n.
methanesulfonate (a) Methansulfonat n.
methanesulphonate (e) Methansulfonat n.
methanogenic metanogen
methanol Methylalkohol m.
methantheline Methanthelin n.
methaqualone Methaqualon n.
methasone Methason n.
methemoglobin (a) Methämoglobin n.
methenamine Hexamethylentetramin n.
methergoline Methergolin n.
methiazide Methiazid n.
methiazole Methiazol n.
methicillin *d.e.*
methimazole Methimazol n., Thiamazol n.
methionine Methionin n.
methobromide Methobromid n.
methocarbamol *d.e.* n., Methokarbamol n.
method Methode f.
methodical methodisch
methodological methodologisch
methodology Methodologie f.
methohexital *d.e.* n.
methomania Methomanie f.
methonitrate Methylnitrat n.
methonium *d.e.* n.
methopterine Methopterin n.
methopyrapone Methopyrapon n.
methotrexate Methotrexat n.
methoxamine Methoxamin n.
methoxsalen *d.e.* n., Methoxypsoralen n.
methoxyflurane Methoxyfluran n.
methoxypurine Methoxypurin n.
methoxytryptamine Methoxytryptamin n.
methyl *d.e.* n.
methylacetate Methylazetat n.
methylamine Methylamin n.
methylarginine Methylarginin n.
methylase *d.e.* f.

methylate Methylat n.
–, to methylieren
methylation Methylierung f.
methyl benzoate Benzoesäuremethylester m.
methylbromide Methylbromid n.
methylbutanol *d.e.* n.
methylcellulose Methylzellulose f.
methylcholantrene Methylcholantren n.
methylcholine Methylcholin n.
methylcrotonylglycine Methylkrotonylglyzin n.
methylcytosine Methylzytosin n.
methyldigoxin *d.e.* n.
methyldimethoxyamphetamine Methyldimethoxyamphetamin n.
methyl dopa Methyldopa n.
methyldopate Methyldopat n.
methylene Methylen n.
– blue Methylenblau n.
– dioxymethamphetamine Methylendioxymethamphetamin n.
– tetrahydrofolate reductase Methylentetrahydrofolatreduktase f.
methyl ester Methylester m.
methylglycoside Methylglykosid n.
methylguanine Methylguanin n.
methylhistamine Methylhistamin n.
methylhistidine Methylhistidin n.
methylhydrocortisone Methylhydrocortison n.
methylhydroxypropylcellulose Methylhydroxypropylzellulose f.
methylhypoxanthine Methylhypoxanthin n.
methylinosine Methylinosin n.
methyliodide Methyljodid n.
methylnitrosourea Methylnitroseharnstoff m.
methyl orange Methylorange n.
methylphenidate Methylphenidat n.
methylphenylhydrazine Methylphenylhydrazin n.
methylprednisolone Methylprednisolon n.
methyl red Methylrot n.
methylrosanilin *d.e.* n.
methylsalicylate Methylsalizylat n.
methylsulfate (a) Methylsulfat n.
methylsulphate (e) Methylsulfat n.
methyl-tert-butyl ether Methyltertbutylether m.
methyltestosterone Methyltestosteron n.
methylthionine chloride Methylenblau n.
methyl thiouracil Methylthiouracil n.
methyltransferase *d.e.* f.
methylvalerate Methylvalerat n.
methyl violet Methylviolett n.

methysergide Methysergid n.
metiamide Metiamid n.
metil... see:/siehe: methyl...
metipranolol *d.e.* n.
metixene Metixen n.
metizoline Metizolin n.
metmyoglobin *d.e.* n.
metoclopramide Metoclopramid n.
metofenazate Metofenazat n.
metolazone Metolazon n.
metopimazine Metopimazin n.
metopism Metopismus m.
metoprolol *d.e.* n.
metoxenous metoxen
metoxeny Metoxenie f.
metrazol *d.e.* n.
metre (e) Meter m. oder/or n.
metreurynter *d.e.* m.
metric metrisch
metrifonate Metrifonat n.
metritis *d.e.* f.
metrizoate Metrizoat n.
metronidazole Metronidazol n.
metropathia Metropathie f.
metropathic metropathisch
metropenem *d.e.* n.
metrorrhagia Metrorrhagie f.
metrosalpingography Metrosalpingographie f.
metyl... see/siehe: methyl...
metyrapone Metyrapon n.
metyrosine Metyrosin n.
Meulengracht's disease Meulengrachtsche Krankheit f.
mevalonate Mevalonat n.
mexiletine Mexiletin n.
Meynert's bundle Meynertsches Bündel n.
mezcaline Meskalin n.
mezlocillin *d.e.*
mianserin *d.e.* n.
mibefradil *d.e.* n.
mibolerone Miboleron n.
MIC (minimum inhibitory concentration) minimale Hemmkonzentration f. (MHK)
micelle *d.e.* f.
Michalelis' rhomboid Michaelissche Raute f.
miconazole Miconazol n.
microabscess Mikroabszess m.
microaggregate Mikroaggregat n.
microanalysis Mikroanalyse f.
microanalytic mikroanalytisch
microaneurysm Mikroaneurysma n.
microangiopathy Mikroangiopathie f.
microaspiration Mikroaspiration f.

microbe Mikrobe f.
microbial mikrobiell, mikrobisch
microbicidal mikrobizid
microbicide Mikrobizid n.; mikrobizid
microbiological mikrobiologisch
microbiologist Mikrobiologe m., Mikrobiologin f.
microbiology Mikrobiologie f.
microbiosensor Mikrobiosensor m.
microblast Mikroblast m.
microbody Mikrokörper m.
micro bur Mikrobohrer m.
microcalorimeter Mikrokalorimeter n.
microcalorimetric mikrokalorimetrisch
microcalorimetry Mikrokalorimetrie f.
microcapsule Mikrokapsel f.
microcapsule processing Mikroverkapselung f.
microcellular kleinzellig
microcephaly Mikrozephalie f.
microcephalic mikrozephal
microcheilia Mikrocheilie f.
microchemical mikrochemisch
microchemistry Mikrochemie f.
microcirculation Mikrozirkulation f.
microcirculatory mikrozirkulatorisch
microclimate Mikroklima n.
micrococcus Mikrokokkus m.
microcomputer Mikrocomputer m.
microcoria Mikrokorie f.
microcrania Mikrokranie f.
microcrystal Mikrokristall m.
microcrystalline mikrokristallinisch
microculture Mikrokultur f.
microcurie Mikrocurie n.
microcystic kleinzystisch
microcyte Mikrozyt m.
microcytic mikrozytär
microcytosis Mikrozytose f.
microdactyly Mikrodaktylie f.
microdensitometer Mikrodensitometer n.
microdensitometric mikrodensitometrisch
microdensitometry Mikrodensitometrie f.
microdetermination Mikrobestimmung f.
microdialysis Mikrodialyse f.
microdontia Mikrodontie f.
microdosage device Mikrodosiergerät n.
microelectrode Mikroelektrode f.
microelectrophoresis Mikroelektrophorese f.
microelement Mikroelement n.
microembolism Mikroembolie f.
microembolus Mikroembolus m.
microencapsulation Mikroverkapselung f.
microfibril Mikrofibrille f.
microfilament Mikrofilament n.
microfilaria Mikrofilarie f.
microfilm Mikrofilm m.
microfilter Mikrofilter m.
microfiltration Mikrofiltration f.
microflocculation Mikroflockung f.
microfracture Mikrofraktur f.
microgamete Mikrogamet m.
microgenia Mikrogenie f.
microglia Mikroglia f.
microgliomatosis Mikrogliomatose f.
microglobulin Mikroglobulin n.
microglossia Mikroglossie f.
micrognathia Mikrognathie f.
micrograin Mikrokorn n.
microgram Mikrogramm n.
microgyria Mikrogyrie f.
microhaematuria (e) Mikrohämaturie f.
microhaemorrhage (e) Sickerblutung f.
microhardness Mikrohärte f.
microheating table apparatus Mikroheiztisch m.
microhematuria (a) Mikrohämaturie f.
microhemorrhage (a) Sickerblutung f.
microinfarction Mikroinfarkt m., Mikroinfarzierung f.
microinjection Mikroinjektion f.
microlaryngoscopy Mikrolaryngoskopie f.
micro-leakage mikroskopische Undichtigkeit f.
microlecithal mikrolezithal
microliter (a) Mikroliter m.
microlitre (e) Mikroliter m.
microlymphocytotoxic mikrolymphozytotoxisch
microlymphography Mikrolymphographie f.
microlyssencephaly Mikrolyssenzephalie f.
micromania Kleinheitswahn m.
micromanipulator Mikromanipulatorm.
micromanometer Mikromanometer n.
micromanometric mikromanometrisch
micromanometry Mikromanometrie f.
micromastia Mikromastie f.
micromazia Mikromastie f.
micromeasurement Mikromessung f.
micromelia Mikromelie f.
micrometer (a) Mikrometer m.
micromethod Mikromethode f.
micrometre (e) Mikrometer m.
micromol Mikromol n.
micromolecular mikromolekular
micromolecule Mikromolekül n.
micromyelia Mikromyelie f.
micromyeloblast Mikromyeloblast m.
micromyelocyte Mikromyelozyt m.

micron Mikron n.
microneurosurgery Mikroneurochirurgie f.
microneurosurgical mikroneurochirurgisch
micronucleus Mikronukleus m.
micro-orchidism Mikroorchidie f.
micro-organism Mikroorganismus m.
microparaproteinosis Mikroparaproteinose f.
microparticle Mikropartikel f.
microperfusion Mikroperfusion f.
microphage Mikrophage m.
microphakia Mikrophakie f.
microphone Mikrophon n.
microphonics, cochlear Bray-Wever-Phänomen n.
microphthalmia Mikrophthalmie f.
microphysics Mikrophysik f.
microphyte Mikrophyt m.
micropinocytosis Mikropinozytose f.
micropolyadenia Mikropolyadenie f.
micropolygyria Mikropolygyrie f.
microprobe Mikrosonde f.
micropsia Mikropsie f.
micropuncture Mikropunktion f.
microquantity Mikroquantität f.
microradiographic mikroradiographisch
microradiography Mikroradiographie f.
microradiological mikroradiologisch
microradiology Mikroradiologie f.
microreaction Mikroreaktion f.
microrheological mikrorheologisch
microrheology Mikrorheologie f.
microsatellite Mikrosatellit m.
microscope (monocular/binocular) (monokuläres/binokuläres) Mikroskop n.
–, corneal Hornhautmikroskop n.
microscopic mikroskopisch
– preparation Ausstrich m., Abstrich m.
– set Mikroskopiebesteck n.
microscopy Mikroskopie f.
microsmatic mikrosmatisch
microsomal mikrosomal
microsome Mikrosom n.
microsomia Kleinwuchs m.
microspectrophotometer Mikrospektrophotometer n.
microspectrophotometric mikrospektrophotometrisch
microspectrophotometry Mikrospektrophotometrie f.
microsphere Mikrosphäre f., Zentrosom n.
microsporidiosis Mikrosporidiose f.
microsporidium Mikrosporidie f.
microsporosis Mikrosporie f.
Microsporum audouini Mikrosporon Audouini
– furfur Mikrosporon furfur
– mentagrophytes Mikrosporon mentagrophytes
– minutissimum Mikrosporon minutissimum
micro slide Objektträger m.
microstomia Mikrostomie f.
microsurgery Mikrochirurgie f.
microsurgical mikrochirurgisch
microthelia Mikrothelie f.
microthrombosis Mikrothrombose f.
microthrombotic mikrothrombotisch
microthrombus Mikrothrombus m.
microtia Mikrotie f.
microtiter (a) Mikrotiter m.
microtitre (e) Mikrotiter m.
microtome Mikrotom n.
microtoxic mikrotoxisch
microtoxicity Mikrotoxizität f.
microtrabecula Mikrotrabekel f.
microtransfusion Mikrotransfusion f.
microtrauma Mikrotrauma n.
microtubular mikrotubulär
microtubule Mikrotubulus m.
microunit Mikroeinheit f.
microvascular mikrovaskulär
microvasculature Kapillargefäßversorgung f.
microvillus Kleinzotte f.
microwave Mikrowelle f.
– therapy equipment Mikrowellentherapiegerät n.
miction Miktion f.
micturate, to urinieren
micturition Wasserlassen n.
– disorder Miktionsstörung f.
midaxillary medioaxillär
midazolam *d.e.* n.
midbrain Mittelhirn n.
midcarpal mediokarpal
midclavicular medioklavikular
middle abdomen Mittelbauch m.
middle-aged patient Patient m./Patientin f. in mittlerem Lebensalter
middle ear Mittelohr n.
middle finger Mittelfinger m.
middle point Mittelpunkt m.
middle position Mittellage f.
mid-expiratory mittelexpiratorisch
midfoot Mittelfuß m.
midge Gnitze f., Schnake f.
mid-inspiratory mittelinspiratorisch
midlife Lebensmitte f.
midline Mittellinie f.

midodrine Midodrin n.
midpain Mittelschmerz m.
midpregnancy Schwangerschaftsmitte f.
midrectum mittleres Rektumdrittel n.
midriff Zwerchfell n.
midsection Mittelschnitt m.
midstream urine Mittelstrahlharn m.
midwife Hebamme f.
midwifery Geburtshilfe f.
MIF (migration inhibition factor) migrationsinhibierender Faktor m. (MIF)
MIF (MSH inhibiting factor) MSH-hemmender Faktor m.
mifepristone Mifepriston n.
migerose *d.e.* f.
migraine Migräne f.
migrate, to wandern
migration *d.e.* f.,Wanderung f.
migratory wandernd
Mikulicz's disease Mikuliczsche Krankheit f.
mildew Mehltau m., Schimmel m. (botan.)
mile Meile f.
milenperone Milenperon n.
milfoil Schafgarbe f.
miliaria crystallina Miliaria cristallina
miliary miliar
milipertine Milipertin n.
milk Milch f.
–, breast Brustmilch f.
–, cancer Krebsmilch f.
–, cow's Kuhmilch f.
– crust Milchschorf m.
– curdled Sauermilch f.
– cyst Milchzyste f.
–, diluted 50% Halbmilch f.
– fever Milchfieber n.
– line Milchleiste f.
– sickness (veter.) Milchkrankheit f.
– teeth Milchgebiß
–, to melken
– tooth Milchzahn m.
milkers' nodule Melkerknötchen n.
milky milchig
mill, to mahlen, fräsen, quirlen
milliampere *d.e.* n.
millibar *d.e.* n.
millicurie *d.e.* n.
milliequivalent Milliäquivalent n.
milligram Milligramm n.
milliliter (a) *d.e.*m.
millilitre (e) Milliliter m.
millimeter (a) *d.e.*m.
millimetre (e) Millimeter m.
millimicron Millimikron n.
millimol *d.e.* n.
millimole Millimol n.
mill in, to einschleifen
milling-in Einschleifen n.
milling tool Fräse f.
millisievert *d.e.* n.
millivolt *d.e.* n.
Mills' hemiplegia Millssche Hemiplegie f.
millwheel murmur Mühlradgeräusch n.
milnacipram *d.e.* n.
milrinone Milrinon n.
miltefosin *d.e.* n.
mimbane Mimban n.
mimetic mimetisch; Mimetikum n.
mimicry Mimikry f.
mimokinetic mimokinetisch
minaprine Minaprin n.
minaxolone Minaxolon n.
mind Geist m., Gemüt n., Seele f.
– blindness Seelenblindheit f.
– deafness Worttaubheit f.
mindoperone Mindoperon n.
minepentate Minepentat n.
miners' disease Bergmannskrankheit f.
mineral *d.e.* n.; mineralisch
– bath Mineralbad n.
– oil Mineralöl n.
– waters Mineralwasser n.
mineralization Mineralisation f.
mineralocorticoid Mineralokortikoid n.
mineralogy Mineralogie f.
minibiopsy Minibiopsie f.
minify, to verkleinern
minimal *d.e.*
– change Minimalveränderung f.
– invasive minimalinvasiv
minimize, to minimieren
minimum *d.e.* n.; minimal
miniscopy Miniskopie f.
ministry of health Gesundheitsministerium n.
Minnesota multiphasic personality inventory Minnesota-Persönlichkeitsfragebogentest m.
minocyclin *d.e.* n.
minoxidil *d.e.* n.
minute chromosome Minute-Chromosom n.
minute output Minutenvolumen n.
minute volume Minutenvolumen n.
miolecithal miolezithal
miosis *d.e.* f.; Meiose f.
miotic miotisch; Miotikum n.
mire Kot m.
mirror Spiegel m.
–, dental Zahnspiegel m.
– optics Spiegeloptik f.

mirtazapin *d.e.* n.
miry kotig
misanthropia Misanthropie f.
misarticulate, to fehlartikulieren
misarticulation fehlerhafte Artikulation f.
miscarriage Fehlgeburt f.
miscast Fehlguss m.
miscibility Mischbarkeit f.
miscible mischbar
misdiagnosis Fehldiagnose f.
misfortune Unglück n., Unglücksfall m.
misinterpret, to fehlinterpretieren
misinterpretation Fehlinterpretation f.
misoneism Misoneismus m.
misonidazole Misonidazol n.
misoprostol *d.e.* n.
missed abortion verhaltene Fehlgeburt f.
– labor (a) verhaltene Totgeburt f.
– labour (e) verhaltene Totgeburt f.
missile Geschoss n.
–, retained Steckschuss m.
mist Nebel m.
mistletoe Mistel f.
mistrust Misstrauen n.
misuse Missbrauch m.
misuse, to missbrauchen
mite Milbe f.
mitella *d.e.* f.
mitigate, to mildern, lindern
mitigation Milderung f., Linderung f.
mitochondria Mitochondrien n. pl.
mitochondrial *d.e.*
mitogen *d.e.* n.
mitogenesis Mitogenese f.
mitogenic mitogen
mitognazone Mitognazon n.
mitome Mitom n.
mitomycin *d.e.* n.
mitoplasm Mitoplasma n.
mitopodozide Mitopodozid n.
mitosis Mitose f.
mitosome Mitosom n.
mitostatic Mitostatikum n.; mitostatisch
mitotenamine Mitotenamin n.
mitotic mitotisch
mitoxantrone Mitoxantron n.
mitral insufficiency Mitralinsuffizienz f.
– regurgitation Mitralinsuffizienz f.
– stenosis Mitralstenose f.
– valve Mitralklappe f.
– – prolapse Mitralklappenprolaps m.
mitralization Mitralisation f.
mix, to mischen, vermengen; anrühren (dent.)
mixed infection Mischinfektion f.
mixer Mischer m.
mixidine Mixidin n.
mixing pad (dent.) Mischblock m.
mixing slab (dent.) Mischplatte f.
mixoscopia Mixoskopie f.
mixture Mixtur f., Mischung f.
–, shaking Schüttelmixtur f.
Miyagawanella *d.e.*
mizolastin *d.e.* n.
mizoribine Mizoribin n.
MMA (mastitis, metritis, agalactia) (veter.) Mastitis f., Metritis f., Agalaktie f. (MMA)
M-mode (motion mode) M-mode f.
M-mode echography eindimensionale Echographie f.
mnemic mnemisch
mnemonic mnestisch
mnemonics Mnemotechnik f.
mnestic mnestisch
moan, to stöhnen
mobbing *d.e.* n., Psychoterror m. am Arbeitsplatz
mobentoxamine Mobentoxamin n.
mobile mobil, beweglich
mobility Mobilität f., Beweglichkeit f.
–, inherent Eigenbeweglichkeit f.
mobilization Mobilisierung f.
mobilize, to mobilisieren
moclobemid *d.e.* n.
moctamide Moctamid n.
modal *d.e.*
modality Modalität f.
mode of action Wirkungsweise f.
mode of living Lebensweise f.
model Modell n.
– casting technique Modellgusstechnik f.
–, to modellieren
modeling instrument (a) Modellierinstrument n.
modelling instrument (e) Modellierinstrument n.
moderate mäßig
modification Modifikation f.
modify, to modifizieren
modifyer Modifikator m.
modiolus *d.e.* m.
modulate, to modulieren
modulation *d.e.* f.
modulator *d.e.* m.
module Modul m.
Moeller-Barlow disease Moeller-Barlowsche Krankheit f.
mofebutazone Mofebutazon n.
mofetil *d.e.* n.

mofloverine Mofloverin n.
mofoxime Mofoxim n.
mogigraphia Mogigraphie f.
mogilalia Mogilalie f.
mogiphonia Mogiphonie f.
M.O.H. (medical officer of health) Amtsärztin f., Amtsarzt m.
moist feucht
moisten, to befeuchten, anfeuchten
moisture Feuchtigkeit f.
mol *d.e.* n.
molality Molalität f.
molar molar; Molar m., Mahlzahn m.
molarity Molarität f.
mold (a) Schimmelpilz m., Schimmel m. (botan.); Gussform f.
moldine (a) *d.e.* f.
molding (a) fötale Konfiguration f. des Kopfes sub partu
mole *d.e.* f.; Muttermal n.; Mol n.; (zool.) Maulwurf m.
–, blood Blutmole f.
–, carneous Fleischmole f.
–, flat Naevus spilus
–, fleshy Fleischmole f.
–, hydatid Blasenmole f.
–, hydatidiform Blasenmole f.
–, stone Steinmole f.
–, vesicular Blasenmole f.
molecular molekular
– biology Molekularbiologie f.
– genetic molekulargenetisch
– weight Molekulargewicht n.
molecule Molekül n.
molestation Belästigung f.
molgramostin *d.e.* n.
molindone Molindon n.
molluscicidal molluskizid
molluscum contagiosum *d.e.*
mollusk Molluske f.
molsidomine Molsidomin n.
molting Mauserung f.
mol wt (molecular weight) Molekulargewicht n. (Mol.-Gew.)
molt (a) Mauser f.
molt, to (a) mausern
molybdate Molybdat n.
molybdenum Molybdän n.
molybdic molybdänhaltig (sechswertig)
molybdous molybdänhaltig (dreiwertig)
mometasone Mometason n.
Monakow's fasciculus Monakowsches Bündel n.
monalazone Monalazon n.
monamide Monamid n.
monamine Monamin n.
monaminomonophosphatide Monaminomonophosphatid n.
monamniotic monamniotisch
monaural *d.e.*
monarthritis *d.e.* f.
Mondor's disease Mondorsche Krankheit f.
mongoloid *d.e.*
monilethrix *d.e.* f.
Monilia *d.e.* f.
moniliasis *d.e.* f.
monitor *d.e.* m.
monitoring Beobachten n. und/oder Registrieren n., *d.e.* n.
–, biological Biomonitoring n.
monkey Affe m.
– paw Affenhand f.
– pox Affenpocken f. pl.
monoacetate Monoazetat n.
monoamine Monoamin n., Monamin n.
monoaminergic monoaminergisch
monoarticular monoartikulär
monobactam *d.e.* n.
monobasic monobasisch
monobenzone Monobenzon n.
monoblast *d.e.* m.
monobrachia Monobrachie f.
monochromatic monochromatisch
monochromatophil monochromatophile Zelle f.
monochromatophilic monochromatophil
monochromator *d.e.* m.
monocistronic monozistronisch
monoclonal monoklonal
monoclonal antibodies monoklonale Antikörper m. pl.
monocrotic monokrot
monocular monokulär
monocularity Einäugigkeit f.
monocyclic monozyklisch
monocyte Monozyt m.
monocytic monozytär
– leukaemia (e) Monozytenleukämie f.
– leukemia (a) Monozytenleukämie f.
monocytosis Monozytose f.
monodactyly Monodaktylie f.
monodisciplinary monodisziplinär
monofascicular monofaszikulär
monofluorophosphate Monofluorophosphat n.
monogenetic monogenetisch
monogenic monogen
monogenous monogen
monoglyceride Monoglyzerid n.
monohybrid Monohybride f.

M

monohydrate Monohydrat n.
monohydric monohydrisch
monohydrolase *d.e.* f.
monoideism Monoideismus m.
monoiodotyrosine Monojodtyrosin n.
monokine Monokin n.
monolaurate Monolaurat n.
monolayer culture Einschichtkultur f.
monomania Monomanie f.
monomer *d.e.* n.
monomeric monomer
monomolecular monomolekular
monomorphic monomorph
monomorphism Monomorphie f.
monomphalus *d.e.* m.
mononeuritis *d.e.* f.
mononitrate Mononitrat n.
mononuclear mononukleär
mononucleosis Mononukleose f.
mononucleotide Mononukleotid n.
mono-oxygenase Monooxygenase f.
monophasic monophasisch
monophenol *d.e.* n.
monophobia Monophobie f.
monophosphate Monophosphat n.
monophosphothiamine Monophosphothiamin n.
monophthalmia Monophthalmie f.
monophyodont *d.e.*
monopia Monopie f., Monophthalmie f.
monoplasmatic monoplasmatisch
monoplegia Monoplegie f.
monorchidism Monorchismus m.
monorchism Monorchismus m.
monosaccharide Monosaccharid n.
monosialoganglioside Monosialogangliosid n.
monosodium urate Mononatriumurat n.
monosomal *d.e.*
monosome Monosom n.
monosomia Monosomie f.
monosomy Monosomie f.
monospecific monospezifisch
monosporiosis Monosporiose f.
monostotic monostotisch
monosymptomatic monosymptomatisch
monosynaptic monosynaptisch
monotherapy Monotherapie f.
monothioglycerol Monothioglyzerin n.
monothiopyrophosphate Monothiopyrophosphat n.
monotic monotisch
monotrichous monotrich
monotropic monotrop
monoureide Monoureid n.
monovalent *d.e.*, einwertig
monovulatory monovulatorisch
monoxenic monoxen
monoxenous monoxen
monoxide Monoxid n.
monoxim *d.e.* n.
monoxime Monoxim n.
monoxygenase *d.e.* f.
monozygotic monozygot
mons pubis *d.e.*, Schamhügel m.
monster Missbildung f., Missgeburt f.
monstrosity Missbildung f.
montelukast *d.e.* n.
Montgomery's disease (veter.) afrikanische Schweinepest f.
monthlies Monatsblutung f.
mood Stimmung f., Laune f.
– deterioration Stimmungseintrübung f.
– improvement Stimmungsaufhellung f.
–, state of – Stimmungslage f.
– swing Stimmungsschwankung f.
moon face Mondgesicht n.
– -shaped mondförmig
moonstruck mondsüchtig
moperone Moperon n.
mopidamol *d.e.* n.
Morax-Axenfeld diplococcus Diplokokkus Morax-Axenfeld
Moraxella lacunata Diplokokkus Morax-Axenfeld
morazone Morazon n.
morbid *d.e.*
morbidity Morbidität f.
morbific krankmachend
morbilliform *d.e.*
morcellation Morcellement n.
Morgagni's crypt Morgagnische Krypte f.
morgue Leichenschauhaus n.; (a) Archiv n., Nachrufarchiv n.
moria Witzelsucht f.
moribund *d.e.*
moroctocog *d.e.* n.
moronity Debilität f.
moroxidine Moroxydin n.
morphea (a) umschriebene Sklerodermie f.
morpheme Morphem n.
morphoea (e) umschriebene Sklerodermie f.
morphine Morphium n., Morphin n.
morphinism Morphinismus m.
morphinization Morphinbehandlung f.
morphinomania Morphinsucht f.
morphogenesis Morphogenese f.
morphogenetic morphogenetisch
morpholine Morpholin n.
morphologic morphologisch

morphology Morphologie f.
morphometric morphometrisch
morphometry Morphometrie f.
morphopsia Morphopsie f.
morrhuate Morrhuat n.
morsuximide Morsuximid n.
mortal tödlich, sterblich
mortality Mortalität f.
– statistics Sterblichkeitsstatistik f.
mortar Mörser m.
mortification Absterben n.
mortify, to absterben
mortuary Leichenhalle f.
morula *d.e.* f.
morulation *d.e.* f.
mosaic Mosaik n.
mosaicism Mosaizismus m.
mosquito Moskito m.
moss Moos n.
–, Iceland Isländisches Moos n.
–, Irish Irländisches Moos n.
mother complex Mutterkomplex m.
– -fixation Mutterbindung f.
– hood Mutterschaft f.
– instinct Mutterinstinkt m.
– tissue Muttergewebe n.
mother's mark Muttermal n.
– milk Muttermilch f.
motile beweglich
motilin *d.e.* n.
motility Beweglichkeit f., Motilität f.
motion Bewegung f.; Stuhlgang m.
–, backward Rückwärtsbewegung f.
–, downward Abwärtsbewegung f.
–, forward Vorwärtsbewegung f.
–, lateral Seitwärtsbewegung f.
– path Bewegungsbahn f.
– sickness Reisekrankheit f., Kinetose f.
–, upward Aufwärtsbewegung f.
motionless regungslos
motivate, to motivieren
motivation *d.e.* f.
motofacient bewegungswirksam
motoneuron motorisches Neuron n.
motor *d.e.* m.; motorisch
motor car driving Autofahren n.
motorial motorisch
motoricity Motorik f.
motretinide Motretinid n.
mottled enamel gefleckter Schmelz m.
moulage *d.e.* f.
mould (e) Schimmelpilz m., Schimmel m. (botan.); Gussform f.
mouldine (e) Moldine f.
moulding (e) fötale Konfiguration f. des Kopfes sub partu
moult (e) Mauser f.
moult, to (e) mausern
mount, to montieren; steigen, besteigen; reiten
mountain sickness Bergkrankheit f.
mourn, to trauern
mourning Trauer f.
–, work of Trauerarbeit f.
mouth Mund m.; Maul n. (veter.)
– and nose covering (mask) Mund-Nasen-Bedeckung f. (Maske f.)
– angle Mundwinkel m.
– breathing Mundatmung f.
– dryness Mundtrockenheit f.
– gag Mundsperrer m.
– lamp Mundlampe f.
– mirror Mundspiegel m.
– mucosa Mundschleimhaut f.
– piece Mundstück n.
– protection cloth Mundschutztuch n.
– rinsing device Mundduschgerät n.
– toilet Mundpflege f.
– -to-mouth insufflation Mund-zu-Mund-Beatmung f.
– -to-nose insufflation Mund-zu-Nase-Beatmung f.
mouthwash Mundspülung f.; Mundspülflüssigkeit f.
move, to bewegen
movement Bewegung f.
– disorder Bewegungsstörung f.
moving field irradiation Bewegungsbestrahlung f.
moxa *d.e.* m.
moxalactam *d.e.* n.
moxaprindine Moxaprindin n.
moxastine Moxastin n.
moxaverine Moxaverin n.
moxazocine Moxazocin n.
moxibustion *d.e.* f.
moxifloxacin *d.e.* n.
moxipraquine Moxipraquin n.
moxisylyte Moxisylyt n.
moxnidazole Moxnidazol n.
moxonidine Moxonidin n.
m.p. (melting point) Schmelzpunkt m.
MPD (maximum permissible dose) höchstzulässige Dosis f.
MPS (mucopolysaccharidosis) Mukopolysaccharidose f. (MPS)
MRCP (magnetic resonance cholangiopancreaticography) Magnetresonanzcholangiopankreatikographie f. (MRCP)

M

MRF (MSH releasing factor) MSH-freisetzender Faktor m.
MRI (magnetic resonance imaging) Kernspinresonanztomographie f., Kernspintomographie f. (KST)
mRNA (messenger ribonucleic acid) Messenger-RNS (mRNS) f., Messenger-RNA (mRNA) f.
mRNA vaccine mRNA-Impfstoff m.
MRT (magnetic resonance tomography) Magnetresonanztomographie f. (MRT)
MSH (melanocyte stimulating hormone) melanozytenstimulierendes Hormon n.
MSUD (maple syrup urine disease) Ahornsirupkrankheit f.
mucigenous schleimbildend
mucilage Schleim m. (pharm.)
mucin *d.e.* n., Muzin n.
mucinase *d.e.* f., Muzinase f.
mucingene Mucingen n., Muzingen n.
mucinosis Muzinose f.
mucinous schleimig
muciparous schleimbildend
mucocele Mukozele f.
mucociliary mukoziliar
mucoclasis Mukoklase f.
mucocutaneous mukokutan
mucocyte Mukozyt m.
mucoepidermoid mukoepidermoid
mucogingival mukogingival
mucoglobulin Mukoglobulin n.
mucoid Mukoid n.; mukoid
mucoitin Mukoitin n.
mucolipidosis Mukolipidose f.
mucolysis Mukolyse f.
mucolytic mukolytisch; Mukolytikum n.
mucopeptide Mukopeptid n.
mucoperiosteal mukoperiostal
mucopolysaccharide Mukopolysaccharid n.
mucopolysaccharidosis Mukopolysaccharidose f.
mucopolysacchariduria Mukopolysaccharidurie f.
mucoprotein Mukoprotein n.
mucormycosis Mukormykose f.
mucosa Schleimhaut f.
mucosaccharide Mukosaccharid n.
mucosal mukosal
mucosal block Mucosa-Block m.
mucosectomy Mukosektomie f.
mucositis Mukositis f.
mucostatic mukostatisch; Mukostatikum n.
mucosulfatidosis (a) Mukosulfatidose f.
mucosulphatidosis (e) Mukosulfatidose f.
mucous mukös
– **membrane** Schleimhaut f.
mucoviscidosis Mukoviszidose f.
mucus Schleim m.
–, **cervical** Zervixschleim m.
– **thread** Schleimfaden m.
mud Schmutz m., Schlamm m.
– **bath** Schlammbad n.
– **fever** Schlammfieber n.
muddy schlammig, schmutzig, trübe
mule Maultier n.
mull *d.e.* m.
multiarticular multiartikulär
multiaxial *d.e.*
multicapsular multikapsulär
multicellular multizellulär
multicenter study (a) wissenschaftliche Gemeinschaftsarbeit f. mehrerer Kliniken, multizentrische Arbeit f.
multicentre study (e) wissenschaftliche Gemeinschaftsarbeit f. mehrerer Kliniken
multicentric multizentrisch
multi-channel system Mehrkanalsystem n.
multicuspid vielzipfelig, mehrhöckerig
multicuspidate vielzipfelig, mehrhöckerig
multicystic multizystisch
multidimensional mehrdimensional
multidisciplinary multidisziplinär
multifactorial multifaktoriell
multifid mehrfach gespalten
multifocal multifokal
multigated mehrtorig
multiglandular multiglandulär
multilayer film Mehrschichtfilm m.
multilayered mehrschichtig
multilobular multilobulär
multilocular multilokulär
multimer *d.e.* n.
multimeric multimer
multimodal *d.e.*
multimorbid *d.e.*
multimorbidity Multimorbidität f.
multinodular multinodulär
multinuclear multinukleär
multinucleate multinukleär
multipara *d.e.* f.
multiparous patient multipare Patientin f.
multiphasic multiphasisch, mehrphasig
multiplane multiplan
multiple multipel
– **chemical sensitivity** multiple Chemikaliensensitivität f.
– **choice examination** Auswahlfragen-Examen n.

– **organ failure** multiples Organversagen n.
– **sclerosis** Multiple Sklerose f.
– **vessel disease** Mehrgefäßerkrankung f.
multiply, to vervielfachen, multiplizieren
multipoint contact Mehrpunktkontakt m.
multipolar *d.e.*
multipurpose instrument Mehrzweck-Instrument n.
multiresistance Multiresistenz f.
multiresistant multiresistent
multirooted mehrwurzelig, vielwurzelig
multisensory multisensorisch
multislice spiral Mehrschichtspirale f.
multispan mehrspannig
multisystem involvement Vielsystembefall m.
multitransfused mehrfach transfundiert
multitude Menge f., Vielfalt f.
multivalent *d.e.*
multivalvular multivalvulär
multivessel disease Mehrgefäßerkrankung f.
multivitamin *d.e.* n.
mummification Mumifizierung f.
mummify, to mumifizieren
mumps *d.e.* m., Parotitis epidemica
mupirocin *d.e.* n.
mural *d.e.*; wandständig
muramidase *d.e.* f.
muraminidase *d.e.* f.
muramyldipeptide Muramyldipeptid n.
murder Mord m.
murein *d.e.* n.
murexide Murexid n.
– **test** Murexidprobe f.
muriatic muriatisch
murmur Geräusch n.
muromonab *d.e.* n.
muromonab-CD$_3$ *d.e.* n.
muscarine Muskarin n.
muscimol *d.e.* n.
muscle Muskel m.
– **biopsy** Muskelbiopsie f.
–, **chewing** Kaumuskel m.
– **fiber (a)** Muskelfaser f.
– **fibre (e)** Muskelfaser f.
– **group** Muskelgruppe f.
–, **heart** Herzmuskel m.
– **hook** Muskelhaken m.
–, **respiratory** Atemmuskel m.
– **wasting** Muskelschwund m.
– **weakness** Muskelschwäche f.
muscular muskulär
– **dystrophy, progressive** Dystrophia musculorum progressiva (Erb)
– **hernia** Muskelhernie f.
– **relaxant** Muskelrelaxans n.
– **rheumatism** Muskelrheumatismus m.
– **system** Muskulatur f.
– **tension** Muskelspannung f.
musculature Muskulatur f.
–, **smooth** glatte Muskulatur f.
–, **striated** quergestreifte Muskulatur f.
musculocutaneous muskulokutan
musculomembranous muskulomembranös
musculoskeletal muskuloskeletal
musculotropic muskulotrop
musculous muskulös
mushbite Ober- und Unterkieferbissnahme f.
mushroom essbarer Pilz m.; Ständerpilz m.; Egerling m.
musical musikalisch
music therapy Musiktherapie f.
musk Moschus m.
muskrat Bisamratte f.
mustard Senf m.
– **flour** Senfmehl n.
– **oil** Senföl n.
– **paper** Senfpapier n.
mustine Stickstofflost m.
mutagen Mutagen n.
mutagenesis Mutagenese f.
mutagenic mutagen, mutagenetisch
mutagenicity Mutagenität f.
mutant Mutante f.
mutarotase *d.e.* f.
mutarotation *d.e.* f.
mutase *d.e.* f.
mutation *d.e.* f.
mutator gene Mutatorgen n.
mute stumm
mutilate, to verstümmeln
mutilation Verstümmelung f.
mutism Stummheit f., Mutismus m.
muton *d.e.* n.
mutual gegenseitig
mutualism Mutualismus m.
muzolimine Muzolimin n.
muzzle Schnauze f.; Maulkorb m.
M.V. (Medicus veterinarius) Tierarzt m., Tierärztin f.
myalgia Myalgie f.
myasthenia Myasthenie f.
– **gravis** Myasthenia gravis pseudoparalytica
myasthenic myasthenisch
myatonia Myatonie f.
myatrophic myatrophisch
myatrophy Myatrophie f.
mycelium Mycel n., Myzel n.
mycetoma Madurafuß m.
mycobacterial mykobakteriell

mycobacterium Mykobakterie f.
– **bohemicum** *d.e.*
– **leprae** *d.e.*, Leprabazillus m.
– **smegmatis** *d.e.*, Smegmabazillus m.
– **tuberculosis** *d.e.*, Tuberkelbazillus m.
– **tuberculosis avium** *d.e.*
– **tuberculosis bovis** *d.e.*
mycological mykologisch
mycologist Mykologe m., Mykologin f.
mycology Mykologie f.
mycophenolate Mykophenolat n.
– **mofetil** Mycophenolatmofetil n.
mycoplasma *d.e.* n.
mycosis Mykose f.
– **fungoides** *d.e.*
mycotic mykotisch
mycotoxic mykotoxisch
mycotoxicity Mykotoxizität f.
mycotoxicosis Mykotoxikose f.
mycotoxin Mykotoxin n.
mydriasis *d.e.* f.
mydriatic mydriatisch; Mydriatikum n.
myectomy Myektomie f.
myelencephalon Nachhirn n.
myelin *d.e.* n.
myelin sheath Myelinscheide f.
myelinization Myelinisierung f.
myelinolysis Myelinolyse f.
myelinopathy Myelinopathie f.
myelinosis Myelinose f.
myelitic myelitisch
myelitis *d.e.* f.
myeloablation Myeloablation f.
myeloablative myeloablativ
myeloarchitecture Myeloarchitektonik f.
myeloblast *d.e.* m.
myeloblastoma Myeloblastom n.
myeloblastosis Myeloblastose f.
myelocathexis Myelokathexis f.
myelocele Myelozele f.
myelocyte Myelozyt m.
myelodysplasia Myelodysplasie f.
myelodysplastic myelodysplastisch
myelofibrosis Markfibrose f.
myelogenesis Myeologenese f.
myelogenic myelogen
myelogenous myelogen
myelogram Myelogramm n.
myelographical myelographisch
myelography Myelographie f.
myeloid *d.e.*
myelolipoma Myelolipom n.
myelolysis Myelolyse f.
myeloma Myelom n.
myelomalacia Myelomalazie f.
myelomatosis Myelomatose f.
myelomeningocele Myelomeningozele f.
myelo-optico-neuropathy Myelooptikoneuropathie f.
myelopathy Myelopathie f.
myeloperoxidase *d.e.* f.
myelophthisis Myelophthise f.
myeloproliferative myeloproliferativ
myeloradiculopathy Myeloradikulopathie f.
myelosarcoma Myelosarkom n.
myeloscintigraphy Myeloszintigraphie f.
myelosclerosis Myelosklerose f.
myelosis Myelose f.
–, **aleukaemic (e)** aleukämische Myelose f.
–, **aleukemic (a)** aleukämische Myelose f.
–, **funicular** funikuläre Spinalerkrankung f.
–, **leukaemic (e)** leukämische Myelose f.
– **leukemic (a)** leukämische Myelose f.
myelotomy Myelotomie f.
myiasis *d.e.* f.
mylohyoid mylohyoidal
myoadenylate Myoadenylat n.
myoarchitectonic myoarchitektonisch
myoblast *d.e.* m.
myoblastoma Myoblastom n.
myocardial myokardial
– **damage** Herzmuskelschaden m.
– **insufficiency** muskuläre Herzinsuffizienz f.
myocardiopexy Myokardiopexie f.
myocarditic myokarditisch
myocarditis Myokarditis f.
myocardium Myokard n., Herzmuskel m.
myocardosis Myokardose f.
myocele Myozele f.
myoclonia Myoklonie f.
myoclonic myoklonisch
myoclonus Myoklonus m.
– **epilepsy** Myoklonusepilepsie f.
myoculator Myokulator m.
myocyte Myozyt m.
myodegeneration *d.e.* f.
myodystrophy Muskeldystrophie f.
myoelectric myoelektrisch
myofascial myofaszial
myofiber (a) Muskelfaser f.
myofibre (e) Muskelfaser f.
myofibril Myofibrille f.
myofibroblast *d.e.* m.
myofibroma Myofibrom n.
myofibrosis Myofibrose f.
myogelosis Myogelose f.
myogenous myogen
myoglobin *d.e.* n.
myoglobinaemia (e) Myoglobinämie f.
myoglobinemia (a) Myoglobinämie f.

myoglobinuria Myoglobinurie f.
myoglobulin *d.e.* n.
myograph *d.e.* m.
myographic myographisch
myography Myographie f.
myohaemoglobin (e) Myohämoglobin n.
myohemoglobin (a) Myohämoglobin n.
myoid *d.e.*
myokinase *d.e.* f.
myokymia Myokymie f.
myolipoma Myolipom n.
myological myologisch
myology Myologie f.
myolysis Myolyse f.
myolytic myolytisch; Myolytikum n.
myoma Myom n.
- screw Myomheber m.
myomalacia Myomalazie f.
myomatosis Myomatose f.
myomatous myomatös
myomectomy Myomektomie f.
myometritis *d.e.* f.
myometrium *d.e.* n.
myon *d.e.* n.
myonecrosis Muskelnekrose f.
myoneme Myonem n.
myoneural *d.e.*
myoneuroma Myoneurom n.
myopathic myopathisch
myopathy Myopathie f.
myope myope Person f.
myophosphorylase *d.e.* f.
myopia Myopie f.
-, axial Achsenmyopie f.
myopic myopisch
myoplasm Myoplasma n.
myoplasmatic myoplasmatisch
myoplasty Muskelplastik f.
myorrhexis Muskelriss m.
myosalpingitis *d.e.* f.
myosarcoma Myosarkom n.
myosclerosis Myosklerose f.
myosin *d.e.* n.
myositis *d.e.*
-, ossifying Myositis ossificans
myospasm Muskelspasmus m.
myosuture Muskelnaht f.
myotenotomy Myotenotomie f.
myothermal *d.e.*
myotome Myotom n.
myotomy Myotomie f.
myotonia Myotonie f.
- congenita *d.e.*, Thomsensche Krankheit f.
myotonic myotonisch
myotonometer *d.e.* n.
myotropic myotrop
myovascular myovaskulär
myringitis *d.e.* f.
myringoplasty Myringoplastik f.
myringostomy Myringostomie f.
myringotome Myringotom n.
myringotomy Myringotomie f.
myristate Myristat n.
myristicin *d.e.* n.
myristicism Muskatnussvergiftung f.
myristin *d.e.* n.
myrophine Myrophin n.
myrrh Myrrhe f.
myrtecaine Myrtecain n.
myrtle Myrte f.
myrtol *d.e.* n.
mysophobia Mysophobie f.
mythomania Mythomanie f.
mytilotoxin *d.e.* n.
myxadenoma Myxadenom n.
myxedema (a) Myxödem n.
myxedematous (a) myxödematös
myxobacterium Myxobakterie f.
myxoblastoma Myxoblastom n.
myxochondrofibrosarcoma Myxochondrofibrosarkom n.
myxochondroma Myxochondrom n.
myxochondrosarcoma Myxochondrosarkom n.
myxocyte Myxozyt m.
myxoedema (e) Myxödem n.
myxoedematous (e) myxödematös
myxoendothelioma Myxoendotheliom n.
myxofibroma Myxofibrom n.
myxofibrosarcoma Myxofibrosarkom n.
myxoglioma Myxogliom n.
myxolipoma Myxolipom n.
myxoma Myxom n.
myxomatosis Myxomatose f.
myxomatous myxomatös
myxomyoma Myxomyom n.
myxoneuroma Myxoneurom n.
myxoneurosis Myxoneurose f.
myxosarcoma Myxosarkom n.
myxovirus *d.e.* n.

N

nabumetone Nabumeton n.
NAD (nicotinamide adenine dinucleotide) Nikotinamid-Adenin-Dinukleotid n.
NAD (nothing abnormal detected) ohne pathologischen Befund m. (o.B.)
nadide Nadid n., Nikotinamid-Adenin-Dinukleotid n.
nadroparin *d.e.* n.
Nägele's obliquity Nägelesche Obliquität f.
naepaine Naepain n.
naevobasamiola (e) Naevobasaliom n.
naevocyte (e) Naevuszelle f.
naevoid (e) *d.e.*
naevoid amentia (e) Sturge-Weber-Syndrom n.
naevolipoma (e) Naevolipom n.
naevoxanthoendothelioma (e) Naevoxanthoendotheliom n.
naevus (e) *d.e.* m.
nafarelin *d.e.* n.
nafcillin *d.e.* n.
nafiverine Nafiverin n.
nafomine Nafomin n.
nafoxidine Nafoxidin n.
nafronyl *d.e.* n.
naftalene Naftalin n., Naphthalin n.
naftazone Naftazon n.
naftidrofuryl *d.e.* n.
naftifine Naftifin n.
naftypramide Naftypramin n.
nagana *d.e.* f.
nail Nagel m.
– affection Nagelerkrankung f.
– bed Nagelbett n.
– biting Fingernägelbeißen n.
–, body of the Nagelplatte f.
– cleaner Nagelreiniger m.
– clipper Nagelzange f.
– extraction forceps Nagelextraktionszange f.
– extractor Nagelzieher m.
– file Nagelfeile f.
– fold Nagelfalz m.
–, ingrown eingewachsener Nagel m.
– matrix Nagelmatrix f.
–, picked-up (veter.) Nageltritt m.
– pulse Nagelpuls m.
– root Nagelwurzel f.
– scissors Nagelschere f.
–, to nageln
– wall Nagelwall m.
–, watch-glass Uhrglasnagel m.
nailing Nagelung f.
naked nackt
nalbuphine Nalbuphin n.
naled *d.e.* n.
nalidixin *d.e.* n.
nalmexone Nalmexon n.
nalorphine Nalorphin n.
naloxane Naloxan n.
naloxone Naloxon n.
naltrexone Naltrexon n.
nandrolone Nandrolon n.
nanism Zwergwuchs m.
nanogram Nanogramm n.
nanomelia Nanomelie f.
nanoparticle Nanopartikel f.
nanosomia Zwergwuchs m.
nanous zwergwüchsig
nape Nacken m.
naphazoline Naphazolin n.
naphthalene Naphthalin n.
naphthamine Hexamethylentetramin n.
naphthidine Naphthidin n.
naphthoate Naphthoat n.
naphthol *d.e.* n.
naphtholate Naphtholat n.
naphtholphthalein *d.e.* n.
naphthol violet Naphtholviolett n.
naphthonone Naphthonon n.
naphthoquinone Naphthochinon n.
naphthyl *d.e.* n.
napkin Serviette f.; Windel f.; Monatsbinde f.
– holder Serviettenhalter m.
naprodoxime Naprodoxim n.
naproxen *d.e.* n.
naproxol *d.e.* n.
napsilate Napsilat n., Napsylat n.
napsylate Napsylat n.
narasin *d.e.* n.
naratriptan *d.e.* n.
narcissism Narzissmus n.
narcissistic narzisstisch
narcoanalysis Narkoanalyse f.
narcolepsy Narkolepsie f.
narcoleptic narkoleptisch
narcomania Schlafmittelmissbrauch m.
narcosis Narkose f.
narcotic narkotisch; Narkotikum n.
narcotine Narcotin n., Noscapin n.
narcotize, to narkotisieren
narcylen *d.e.* n.
narrow, to verengen, einengen
narrowing Verengung f.

nasal *d.e.*
nasalize, to näseln
nasion *d.e.* n.
nasoalveolar nasoalveolär
nasoantral *d.e.*
nasobronchial *d.e.*
nasociliary nasoziliar
nasofrontal *d.e.*
nasogastric nasogastrisch
nasolabial *d.e.*
nasolacrimal nasolakrimal
nasonnement Näseln n.
naso-ocular nasookular
naso-oral nasooral
nasopalatine nasopalatinal
nasopalpebral *d.e.*
nasopharyngeal *d.e.*
nasopharyngitis *d.e.* f.
nasopharynx *d.e.* m., Nasenrachenraum m.
nasoseptal *d.e.*
nasotracheal *d.e.*
nasoturbinal *d.e.*
natality Geburtenhäufigkeit f.
natamycin *d.e.* n.
nateglinide Nateglinid n.
natis Gesäßbacke f.
native nativ
natriuresis Natriurese f.
natriuretic Natriuretikum n.; natriuretisch
natron *d.e.* n.
natural natürlich
– law Naturgesetz n.
– science Naturwissenschaft f.
nature Natur f.
–, according to naturgemäß
naturopath Naturheilkundiger m.
naturopathy Naturheilkunde f.
naupathia Seekrankheit f.
nausea Brechreiz m., Nausea f.
navel Nabel m.
– ring Nabelring m.
– string Nabelschnur f.
– stump Nabelstumpf m.
navicular navikular
nead Naht f.
nearsighted kurzsichtig
neat Rind n.
nebidrazine Nebidrazin n.
nebivolol *d.e.* n.
nebulization Vernebelung f.
nebulize, to vernebeln
nebulizer Vernebler m.
Necator americanus *d.e.*
necessity of care Pflegebedürftigkeit f.
necessity of treatment Behandlungsbedürftigkeit f.
neck Hals m.
–, Madelung's Madelungscher Fetthals m.
– of the femur Schenkelhals m.
– – – toth Zahnhals m.
– – – womb Gebärmutterhals m.
– roll Nackenrolle f.
–, stiff Nackensteife f.
– support Nackenstütze f.
– vein congestion Halsvenenstauung f.
–, vesical Blasenhals m.
necrobiosis Nekrobiose f.
necrobiotic nekrobiotisch
necrolysis Nekrolyse f.
necrolytic nekrolytisch
necrophilism Nekrophilie f.
necrophilous nekrophil
necrophobia Nekrophobie f.
necropsy Nekropsie f., Autopsie f.; Leichenschau f.
necrosis Nekrose f.
–, medial Medianekrose f.
–, pressure Drucknekrose f.
–, papillary Papillennekrose f.
necrospermia Nekrospermie f.
necrotic nektrotisch
necrotize, to nekrotisieren
necrotomy Nekrotomie f.
nedocromil *d.e.* n.
needle Nadel f.
– biopsy Nadelbiopsie f.
–, boomerang Bumerang-Nadel f.
–, Deschamp's Deschamps-Nadel f.
– holder Nadelhalter m.
–, intestinal Nadel f. für Darmnaht
–, ligature Unterbindungsnadel f.
–, post mortem Sektionsnadel f., Leichennadel f.
–, Silverman's Vim-Silverman-Nadel f.
–, spinal puncture Lumbalpunktionsnadel
–, Strauß Straußsche Kanüle f.
–, suture chirurgische Nadel f.
–, Vim-Silverman's Vim-Silverman-Nadel f.
neencephalon Neenzephalon n.
NEFA (non esterified fatty acids) freie Fettsäuren f. pl. (FFS)
nefopam *d.e.* n.
negation *d.e.* f.
negative negativ
negativism Negativismus m.
neglect Vernachlässigung f.; Nachlässigkeit f.
neglect, senile Diogenessyndrom n.
neglect, to vernachlässigen

neighboring (a) benachbart
neighbouring (e) benachbart
Neisseria gonorrhoeae Gonokokkus m.
– **intracellularis** Meningokokkus m.
– **weichselbaumii** Meningokokkus m.
nelfinavir *d.e.* n.
nema Nematode f.
nemaline Nemalin n.
nemathelminth *d.e.* m.
nematode *d.e.* f.
nematodiasis Nematodenbefall m.
neoadjuvant *d.e.*
neoantigen *d.e.* n.
neoarsphenamine Neoarsphenamin n.
neoarthrosis Pseudarthrose f.
neocortical neokortikal
neodymium Neodym n.
neoformation Neubildung f.
neogenesis Neogenese f.
neoglossia Neoglossie f.
neohexaose *d.e.* f.
neologism Neologismus m.
neomycin *d.e.* n.
neon *d.e.* n.
neonatal *d.e.*
– **period** Neugeborenenperiode f.
neonate Neugeborenes n.
neonatology Neonatologie f.
neopallium *d.e.* n.
neophobia Neophobie f.
neoplasia Neoplasie f.
neoplasm Neoplasma n.
neoplastic neoplastisch
neopterin *d.e.* n.
neostigmine Neostigmin n.
neostomy Neostomie f.
neostriatic neostriatal
neostriatum *d.e.* n.
neoteny Neotenie f.
neotetraose *d.e.* f.
neothalamus *d.e.* m.
neovascularization Neovaskularisierung f., Gefäßneubildung f.
nephelometer *d.e.* n.
nephelometric nephelometrisch
nephelometry Nephelometrie f.
nephelopsia Nephelopsie f.
nephrectomize, to nephrektomieren
nephrectomy Nephrektomie f.
nephritic nephritisch
nephritis *d.e.* f., Nierenentzündung f.
–, **acute glomerular** akute Glomerulonephritis f.
–, **chronic** chronische Nephritis f.
–, **focal** Herdnephritis f.
–, **interstitial** interstitielle Nephritis f.
–, **war** Feldnephritis f.
nephroblastoma Nephroblastom n.
nephrocalcinosis Nephrokalzinose f.
nephrocapsectomy Nierendekapsulation f.
nephrocirrhosis Nephrozirrhose f., Nierenschrumpfung f., Schrumpfniere f.
nephrogenous nephrogen
nephrography Nephrographie f.
–, **isotope** Isotopennephrographie f.
nephrolithiasis *d.e.* f.
nephrological nephrologisch
nephrologist Nephrologe m., Nephrologin f.
nephrology Nephrologie f.
nephrolumbar nephrolumbal
nephron *d.e.* n.
nephronophthisis Nephronophthise f.
nephropathy Nephropathie f.
nephropexy Nephropexie f.
nephroprotective nephroprotektiv
nephroptosis Nephroptose f.
nephrosclerosis Nephrosklerose f.
–, **arteriolar** Nierenarteriolosklerose f.
nephrosclerotic nephrosklerotisch
nephrosis Nephrose f.
–, **amyloid** Amyloidnephrose f.
–, **lipoid** Lipoidnephrose f.
nephrosonephritis Nephritis f. mit nephrotischem Einschlag
nephrostomy Nephrostomie f.
nephrotic nephrotisch
nephrotomy Nephrotomie f.
nephrotoxic nephrotoxisch
nephrotoxicity Nephrotoxizität f.
nephrotropic nephrotrop
nephroureterectomy Nephroureterektomie f.
neptunium *d.e.* n.
nerium *d.e.* n.
nerval *d.e.*
nerve Nerv m.
–, **abducens** Nervus abducens
–, **accessory** Nervus accessorius
–, **acoustic** Nervus acusticus
–, **auditory** Nervus acusticus
– **center (a)** Nervenzentrum n.
– **centre (e)** Nervenzentrum n.
–, **cochlear** Nervus cochlearis
– **conduction velocity** Nervenleitgeschwindigkeit f.
–, **cranial** Hirnnerv m.
– **ending** Nervenendigung f.
–, **facial** Nervus facialis
–, **femoral** Nervus femoralis
– **fiber (a)** Nervenfaser f.
– **fibre (e)** Nervenfaser f.

N

–, genitofemoral Nervus genitofemoralis
–, glossopharyngeal Nervus glossopharyngeus
– growth factor Nervenwachstumsfaktor m.
–, hypoglossal Nervus hypoglossus
–, iliohypogastric Nervus iliohypogastricus
–, ilioinguinal Nervus ilioinguinalis
–, infraorbital Nervus infraorbitalis
–, intercostal Nervus intercostalis
–, intermediary Nervus intermedius
–, median Nervus medianus
–, obturator Nervus obturatorius
–, oculomotor Nervus oculomotorius
–, olfactory Nervus olfactorius
–, optic Nervus opticus
–, peroneal Nervus peroneus
–, phrenic Nervus phrenicus
–, pneumogastric Nervus vagus
–, radial Nervus radialis
–, recurrent Nervus recurrens
– root Nervenwurzel f.
–, sciatic Nervus ischiadicus
–, splanchnic Nervus splanchnicus
–, sympathetic Nervus sympathicus
–, tibial Nervus tibialis
–, trifacial Nervus trigeminus
–, trigeminal Nervus trigeminus
–, trisplanchnic Nervus sympathicus
–, trochlear Nervus trochlearis
– trunk Nervenstamm m.
–, ulnar Nervus ulnaris
–, vagus Nervus vagus
–, vestibular Nervus vestibularis
–, vestibulocochlear Nervus vestibulocochlearis
nervone Nervon n.
nervosity Nervosität f.
nervous nervös
– attack Nervenanfall m.
– breakdown Nervenzusammenbruch m.
– complaint Nervenleiden n.
– debility Nervenschwäche f.
– pathway Nervenbahn f.
– system Nervensystem n.
nervousness Nervosität f.
nesidioblastoma Nesidioblastom n.
netilmicin *d.e.* n.
nettle Nessel f., Brennnessel f.
–, rash Nesselsucht f.
–, stinging Brennessel f.
network Netz n., Geflecht n., Fasernetz n., Faserwerk n.
neutral *d.e.*
neuralgia Neuralgie f.
–, ciliar Erythroprosopalgie f.
–, intercostal Interkostalneuralgie f.
–, Sluder's Sluder-Neuralgie f.
–, trigeminal Trigeminusneuralgie f.
neuralgic neuralgisch
neuralgiform *d.e.*
neuraminidase *d.e.* f.
neurapraxia Neurapraxie f.
neurasthenia Neurasthenie f.
neurastheniac Neurastheniker m., Neurasthenikerin f.
neurasthenic neurasthenisch
neuraxon Achsenzylinderfortsatz m.
neuraxonal *d.e.*
neurectomy Neurektomie f.
neurilemma Schwannsche Scheide f., Neurilemm n.
neurin *d.e.* n.
neurinoma Neurinom n.
neurite Neurit m.
neuritic neuritisch
neuritis *d.e.* f.
–, diphtheric diphtherische Neuritis f.
–, multiple alcoholic Polyneuritis alcoholica
–, optic Neuritis optica
–, retrobulbar Neuritits retrobulbaris
neuroblast *d.e.* m.
neuroblastoma Neuroblastom n.
neuroborreliosis Neuroborreliose f.
neurocirculatory neurozirkulatorisch
neurocutaneous neurokutan
neurocyte Nervenzelle f.
neurodegeneration *d.e.* f.
neurodegenerative neurodegenerativ
neurodermatitis *d.e.* f.
neurodermatosis Neurodermatose f.
neurodermitis *d.e.* f.
neurodystrophic neurodystrophisch
neurodystrophy Neurodystrophie f.
neuroectodermal neuroektodermal
neuroendocrine neuroendokrin
neuroendocrinium Neuroendokrinium n.
neuroendocrinology Neuroendokrinologie f.
neuroenterochordal *d.e.*
neuroepithelioma Neuroepitheliom m.
neuroepithelium Neuroepithel n.
neurofibril Neurofibrille f.
neurofibrillar neurofibrillär
neurofibroma Neurofibrom n.
neurofibromatosis Neurofibromatose f.
neurofibrosarcoma Neurofibrosarkom n.
neurofilament *d.e.* n.
neurogenic neurogen
neurogenous neurogen
neuroglia *d.e.* f.

neurogliocytoma Neurogliozytom n.
neuroglioma Neurogliom n.
neurogliosis Neurogliose f.
neuroglycaemia (e) Neuroglykämie f.
neuroglycaemic (e) neuroglykämisch
neuroglycemia (a) Neuroglykämie f.
neuroglycemic (a) neuroglykämisch
neurography Neurographie f.
neurohormonal *d.e.* f.
neurohormone Neurohormon n.
neurohumoral d.e
neurohypophysial neurohypophysär
neurohypophysis Neurohypophyse f.
neuroimmunology Neuroimmunologie f.
neuroinsular neuroinsulär
neurokeratin *d.e.* n.
neurokinin *d.e.* n.
neurolabyrinthitis *d.e.* f.
neurolemma Neurilemm n.
neuroleptanaesthesia (e) Neuroleptanästhesie f.
neuroleptanesthesia (a) Neuroleptanästhesie f.
neuroleptanalgesia Neuroleptanalgesie f.
neuroleptic neuroleptisch; Neuroleptikum n.
neurological neurologisch
neurologist Neurologe m., Neurologin f.
neurology Neurologie f.
neurolues *d.e.* f.
neurolysis Neurolyse f.
neuroma Neurom n.
neuromicrosurgery Neuromikrochirurgie f.
neuromicrosurgical neuromikrochirurgisch
neuromodulation *d.e.* f.
neuromodulator *d.e.* m.
neuromonitoring *d.e.* n.
neuromuscular neuromuskulär
neuromyelitis *d.e.* f.
neuromyositis *d.e.* f.
neuromyotony Neuromyotonie f.
neuron, neurone Neuron n.
neuronal *d.e.*
neuronavigation *d.e.* f.
neuronitis *d.e.* f.
neuronopathy Neuronopathie f.
neuronophage *d.e.* m.
neuronophagy Neuronophagie f.
neuro-ophthalmology Neuro-Ophthalmologie f.
neuro-otology Neuro-Otologie f.
neuropapillitis *d.e.* f.
neuroparalysis Neuroparalyse f.
neuroparalytic neuroparalytisch
neuropath Neuropath m., Neuropathin f.
neuropathic neuropathisch
neuropathologic neuropathologisch
neuropathology Neuropathologie f.
neuropathy Neuropathie f.
neuropaediatrics (a) Neuropädiatrie f.
neuropediatrics (e) Neuropädiatrie f.
neuropeptide Neuropeptid n.
neuropharmacology Neuropharmakologie f.
neurophonia Neurophonie f.
neurophrenia Neurophrenie f.
neurophysin *d.e.* n.
neurophysiological neurophysiologisch
neurophysiology Neurophysiologie f.
neuropil Neuropilem n.
neuropile Neuropilem n.
neuropilem *d.e.* n.
neuroplasm Neuroplasma n.
neuroplasticity Neuroplastizität f.
neuroplegic neuroplegisch; Neuroplegikum n.
neuropore Neuroporus m.
neuroprotection Neuroprotektion f.
neuroprotective neuroprotektiv
neuropsychiatry Neuropsychiatrie f.
neuropsychopharmacology Neuropsychopharmakologie f.
neuroradiological neuroradiologisch
neuroradiology Neuroradiologie f.
neuroreceptor Neurorezeptor m.
neuroretinitis *d.e.* f.
neurorrhaphy Nervennaht f.
neurosarcoidosis Neurosarkoidose f.
neurosecretion Neurosekretion f.
neurosecretomotor neurosekretomotorisch
neurosecretory neurosekretorisch
neurosis Neurose f.
–, anxiety Angstneurose f.
–, cardiac Herzneurose f.
–, characterogenic Kernneurose f.
–, collective Kollektivneurose f.
–, compensation Entschädigungsneurose f.
–, compulsion Zwangsneurose f.
–, endopsychic conflict Schichtneurose f.
–, exogenous Fremdneurose f.
–, expectation Erwartungsneurose f.
–, sexual Sexualneurose f.
–, vasomotor Vasoneurose f.
neurosome Neurosom n.
neurosotropy Neurosebereitschaft f.
neurospora *d.e.* f.
neurosteroid *d.e.* n.
neurostimulation *d.e.* f.
neurostimulator *d.e.* m.
neurosurgeon Neurochirurg m.
neurosurgery Neurochirurgie f.
neurosurgical neurochirurgisch
neurosyphilis *d.e.* f.

N

neurotensin *d.e.* n.
neurotic neurotisch
neuroticism Neurotizismus m.
neurotmesis *d.e.* f.
neurotomy Neurotomie f.
neurotonia Neurotonie f.
neurotony Nervendehnung f.
neurotoxic neurotoxisch
neurotoxicity Neurotoxizität f.
neurotoxicology Neurotoxikologie f.
neurotoxin *d.e.* n., Nervengift n.
neurotransducer *d.e.* m.
neurotransmission *d.e.* f.
neurotransmitter *d.e.* m.
neurotransplantation *d.e.* f.
neurotripsy Neurotripsie f.
neurotrophic neurotrophisch
neurotrophin *d.e.* n.
neurotrophy Neurotrophie f.
neurotropic neurotrop
neurotropism Neurotropie f.
neurotubule Neurotubulus m.
neurovaccine Neurovakzine f.
neurovascular neurovaskulär
neurovegetative neurovegetativ
– dysergy vegetative Neurodysergie f., vegetative Dystonie f.
neurovisceral neuroviszeral
neurula *d.e.* f.
neurulation *d.e.* f.
neuter sächlich; Neutrum n.; geschlechtslos; geschlechtsloses Lebewesen n.; Kastrat m.
neuter, to kastrieren
neutral *d.e.*
– fat Neutralfett n.
– red Neutralrot n.
neutralization Neutralisierung f.
neutralize, to neutralisieren
neutramycin *d.e.* n.
neutrino *d.e.* n.
neutrocclusion Neutrokklusion f.
neutrocytosis Neutrozytose f.
neutron *d.e.* n.
neutropenia Neutropenie f.
neutropenic neutropenisch
neutrophil neutrophil; neutrophiler Leukozyt m.
neutrophilia Neutrophilie f.
neutrophilic neutrophil
nevirapin *d.e.* n.
nevirapine Nevirapin n.
nevobasalioma (a) Naevobasaliom n.
nevocyte (a) Naevuszelle f.
nevoid (a) naevoid
– amentia (a) Sturge-Weber-Syndrom n.
nevolipoma (a) Naevolipom n.
nevoxanthoendothelioma (a) Naevoxanthoendotheliom n.
nevus (a) Naevus m.
newborn Neugeborenes n.; neugeboren
– bassinet Neugeborenenbettchen n.
Newcastle disease Newcastle-Krankheit f., atypische Geflügelpest f.
newton *d.e.* n.
nexeridine Nexeridin n.
nexin *d.e.* n.
NHL (non Hodgkin lymphoma) nicht lymphogranulomatöses Lymphom n., Non-Hodgkin-Lymphom n.
N.H.S. (National Health Service) Staatlicher Gesundheitsdienst m.
niacin Nikotinsäure f.
nialamide Nialamid n.
niaprazine Niaprazin n.
nibble, to knabbern, nagen; nörgeln
nicametate Nicametat n.
nicardipine Nicardipin n.
nicergoline Nicergolin n.
nicethamide Nicethamid n.
niceverine Niceverin n.
niche Nische f.
nickel *d.e.* n.
nickel-plate, to vernickeln
niclosamide Niclosamid n.
nicoboxil *d.e.* n.
Nicol prism Nicolsches Prisma n.
nicomorphine Nicomorphin n.
niconazole Niconazol n.
nicothiazone Nicothiazon n.
nicotinamide Nikotinamid n.
nicotinate Nikotinsäuresalz n., Nikotinat n.
nicotine Nikotin n.
– poisoning Nikotinvergiftung f.
– acid amide Nikotinsäureamid n.
nicotinism Nikotinvergiftung f.
nicotinoyl Nikotinoyl n.
nictindole Nictindol n.
nictitate, to blinzeln
nictitation Niktitation f.
nidation *d.e.* f.
nidroxyzone Nidroxyzon n.
Niemann-Pick disease Niemann-Picksche Krankheit f.
nifedipine Nifedipin n.
nifenazone Nifenazon n.
nifuraldezone Nifuraldezon n.
nifuroxazide Nifuroxazid n.
nifurpipone Nifurpipon n.
nifurthiazole Nifurthiazol n.
nifurtimox *d.e.* n.

night blindness Nachtblindheit f.
night clinic Nachtklinik f.
night-hospital Nachtklinik f.
nightmare Albdrücken n., Albtraum
night myopia Nachtmyopie f.
nightshade Belladonna f.
night splint Nachtschiene f.
nightsweats Nachtschweiß m.
night watch Nachtwache f.
night work Nachtarbeit f.
nigrostriatal nigrostriär
nihilism Nihilismus m.
nihilistic nihilistisch
nikethamide Nikethamid n.
nikkomycin *d.e.* n.
niludipine Niludipin n.
nilutamide Nilutamid n.
nilvadipine Nilvadipin n.
nimesulide Nimesulid n.
nimidane Nimidan n.
nimodipine Nimodipin n.
nimorazole Nimorazol n.
nimustine Nimustin n.
ninhydrin *d.e.* n.
niobium Niob n.
nioxime Nioxim n.
nipple Brustwarze f.
– shield Brustwarzenhütchen n.
niprofazone Niprofazon n.
niridazole Niridazol n.
nirvanol *d.e.* n.
nisobamate Nisobamat n.
nisoldipine Nisoldipin n.
nisoxetine Nisoxetin n.
nit Nisse f.
Nitabuch's stria Nitabuch-Streifen m.
nitarsone Nitarson n.
nitavirus *d.e.* n.
nitazoxanide Nitazoxanid n.
niter Kaliumnitrat n.
niton Radiumemanation f.
nitracrine Nitracrin n.
nitraemia (e) Niträmie f.
nitramine Nitramin n.
nitramisole Nitramisol n.
nitrate Nitrat n.
nitration Nitrierung f.
nitrazepam *d.e.* n.
nitre Kaliumnitrat n.
nitremia (a) Niträmie f.
nitrendipine Nitrendipin n.
nitric stickstoffhaltig (fünfwertig)
nitricholine Nitricholin n.
nitride Nitrid n.
nitrification Nitrifizierung f.
nitrify, to nitrifizieren
nitrilase *d.e.* f.
nitrile Nitril n.
nitrite Nitrit n.
nitroalkyl *d.e.* n.
nitroaniline Nitroanilin n.
nitroaryl *d.e.* n.
nitrobenzene Nitrobenzol n.
nitrobenzylthioinosine Nitrobenzylthioinosin n.
nitroblue Nitroblau n.
nitrocellulose Nitrozellulose f.
nitrocompound Nitroverbindung f.
nitrofuran *d.e.* n.
nitrofurantoin *d.e.* n.
nitrofurazone Nitrofurazon n.
nitrogen Stickstoff m.
– dioxide Stickstoffdioxid n.
– monoxide Lachgas n.
– mustard Stickstofflost m.
– trichloride Stickstofftrichlorid n.
nitrogenase *d.e.* f.
nitrogenous stickstoffhaltig
nitroglycerin Nitroglyzerin n.
nitroimidazole Nitroimidazol n.
nitrophenol *d.e.* n.
nitroprusside Nitroprussid n.
nitroreductase Nitroreduktase f.
nitrosamine Nitrosamin n.
nitrose stickstoffhaltig
nitroso compound Nitrosoverbindung f.
nitrosourea Nitrosoharnstoff m.
nitrostigmine Nitrostigmin n.
nitrous stickstoffhaltig (dreiwertig)
nitrous gas nitroses Gas n.
nitroxoline Nitroxolin n.
nivolumab Nivolumab n.
nizatidine Nizatidin n.
nizofenone Nizofenon n.
NMR tomography (nuclear magnetic resonance tomography) Kernspintomographie f. (KST)
Nobel prize Nobelpreis m.
nobelium *d.e.* n.
noble gas Edelgas n.
noble metal Edelmetall n.
Nocardia *d.e.*
nocardiosis Nocardiose f.
nociception Nozizeption f.
nociceptive nozizeptiv
nociceptor Nozizeptor m.
nocodazole Nocodazol n.
noctambulism Noktambulismus m.
noctiphobia Nachtangst f.
nocturia Nokturie f.

nocturnal nächtlich
nodal *d.e.*
– rhythm Knotenrhythmus m.
nodding spasm Salaamkrampf m.
node Knoten m.
nodoc *d.e.* n.
nodose knotig
nodoventricular nodoventrikulär
nodular nodulär
nodule Knötchen n.
–, Aschoff's Aschoffsches Knötchen n.
–, Schmorl's Schmorlsches Knötchen n.
noematic noëtisch
noetic noëtisch
nofecainide Nofecainid n.
Noguchia granulosis Bacterium granulosis
noise apparatus Lärmapparat m.
nolinium *d.e.* n.
noma Wasserkrebs m.
nomenclature Nomenklatur f.
nomogram Nomogramm n.
nomothetic nomothetisch
nomotopic nomotop
nonanginal nichtanginös
nonapeptide Nonapeptid n.
nonaperone Nonaperon n.
nonapyrimine Nonapyrimin n.
noncompliance mangelnde Kooperationsbereitschaft f.
nonconductor Nichtleiter m.
nondermatophyte Nichtdermatophyt m.
nonesterified unverestert, nicht verestert
nongenomic nichtgenomisch
nonhaemorrhagic (e) nicht hämorrhagisch
nonhemorrhagic (a) nicht hämorrhagisch
non Hodgkin lymphoma nicht lymphogranulomatöses Lymphom n.
nonidentical nichtidentisch
noninfarcted nichtinfarziert
noninvasive nichtinvasiv
nonirritating ohne Reizwirkung f., reizlos
nonisotopic nichtisotop
nonivamide Nonivamid n.
nonketotic nicht ketotisch
nonlinear nichtlinear
nonmedullated marklos
nonmetal Nichtmetall n.
nonmetallic nichtmetallisch
nonmotofacient bewegungsunwirksam
nonobstructive nicht obstruktiv
nonoxinol *d.e.* n.
nonpathogenic apathogen
nonpathological nicht pathologisch
nonprotein nitrogen Reststickstoff m.
nonresectable nicht resezierbar
nonreversible nicht reversibel
nonsedating nichtsedierend
non small cell nicht kleinzellig
nonsmoker Nichtraucher m., Nichtraucherin f.
nonspecific nicht spezifisch, unspezifisch
nonsteroidal nichtsteroidal
nonsuppressible nicht unterdrückbar
nonsuppurative nichteitrig
nontraumatic nichttraumatisch
nontropical nichttropisch
non-valvular atrial fibrillation nichtvalvuläres Vorhofflimmern n.
nonvenereal nichtvenerisch
nonviable nicht lebensfähig
nonvital nicht vital
noogenic noogen
noopsyche *d.e.* f.
noothymopsychic noothymopsychisch
nootropic nootrop; nootropes Mittel n.
noradrenaline Noradrenalin n.
noradrenergic noradrenergisch
noramidopyrine Noramidopyrin n.
norandrostenolone Norandrostenolon n.
norboletone Norboleton n.
norbornene Norbornen n.
norbudrine Norbudrin n.
norcodeine Norcodein n.
nordazepam *d.e.* n.
nordinone Nordinon n.
norephedrine Norephedrin n.
norepinephrine Noradrenalin n.
no responder Individuum n. ohne Reagibilität
norethandrolone Norethandrolon n.
norethindrone Norethindron n.
norethisterone Norethisteron n.
norfenefrine Norfenefrin n.
norfloxacin *d.e.* n.
norflurane Norfluran n.
norgestimate Norgestimat n.
norgestrel *d.e.* n.
norleucine Norleucin n.
norlevorphanol *d.e.* n.
norm Norm f.
normal *d.e.*
– pressure hydrocephalus Normaldruckhydrozephalus m.
– value Normalwert m.
– weight Normalgewicht n.
normality Normalität f.
normalization Normalisierung f.
normalize, to normalisieren
normergic normergisch
normethadone Normethadon n.

normoblast *d.e.* m.
normochromasia Normochromasie f.
normochromia Normochromie f.
normochromic normochrom
normocyte Normozyt m.
normogeusia Normogeusie f.
normoglycaemic (e) normoglykämisch
normoglycemic (a) normoglykämisch
normorphine Normorphin n.
normosmia Normosmie f.
normospermia Normospermie f.
normotensive normoton
normothermia Normothermie f.
normothermic normothermisch
normovolaemia (e) Normovolämie f.
normovolemia (a) Normovolämie f.
normoxic normoxisch
norprogesterone Norprogesteron n.
norpseudoephedrine Norpseudoephedrin n.
nortestosterone Nortestosteron n.
Northern blot Northern-Blot m.
nortilidine Nortilidin n.
nortriptyline Nortriptylin n.
noscapine Noscapin n.
nose Nase f.
–, bridge of the Nasenrücken m.
– drops Nasentropfen m. pl.
– elevator Nasenelevatorium n.
– ointment Nasensalbe f.
–, root of the Nasenwurzel f.
– septum Nasenscheidewand f.
– speculum Nasenspekulum n.
–, tip of the Nasenspitze f.
– wing Nasenflügel m.
nosebleed Nasenbluten n.
nosematosis Nosematose f.
nosiheptide Nosiheptid n.
nosocomial nosokomial
nosological nosologisch
nosology Nosologie f.
nosomania Nosomanie f.
nosophobia Nosophobie f.
nostalgia Heimweh n.
nostalgy Heimweh n.
nostril Nasenloch n.
nostrum Geheimmittel n.
notatin *d.e.* n.
notch Inzisur f.; Verengung f.; Stufe f.
not eatable ungenießbar
note blindness Notenblindheit f.
notification, duty of Anzeigepflicht f., Meldepflicht f.
notochord Chorda dorsalis
notochordoma Chordom n.
nourish, to nähren, ernähren
nourishing nahrhaft
nourishment Speise f., Nahrung f., Ernährung f.
novobiocin *d.e.* n.
noxa Noxe f.
noxious schädlich
noxiptiline Noxiptilin n.
nozzle Düse f.
– nebulizer Düsenvernebler m.
NPT (nocturnal penile tumescence) nächtliche Penisschwellung f.
NSAR (nonsteroidal antirheumatic) nichtsteroidales Antirheumatikum n. (NSAR)
NSE (neurone-specific enolase) neuronenspezifische Enolase f. (NSE)
NSILA (nonsuppressible insulin-like activity) nicht unterdrückbare insulinartige Aktivität f.
nubecula *d.e.* f.
nuchal *d.e.*
nuclear nukleär
– magnetic kernmagnetisch
– magnetic resonance tomography Kernspinresonanztomographie f.
– medical nuklearmedizinisch
– medicine Nuklearmedizin f.
– physics Kernphysik f.
– reactor Kernreaktor m.
nuclease Nuklease f.
nucleated kernhaltig
nuclein Nuklein n.
nucleinate Nukleinat n.
nucleoalbumin Nukleoalbumin n.
nucleocapsid Nukleokapsid n.
nucleohistone Nukleohiston n.
nucleoid Nukleoid n.
nucleolar nukleolär
nucleoloneme Nukleolonema n.
nucleolus Nukleolus m.
nucleolysis Nukleolyse f.
nucleophilic nukleophil
nucleon *d.e.* n.
nucleoplasm Nukleoplasma n.
nucleoprotein Nukleoproteid n., Nukleoprotein n.
nucleosidase Nukleosidase f.
nucleoside Nukleosid n.
nucleosome Nukleosom n.
nucleotidase Nukleotidase f.
nucleotide Nukleotid n.
nucleotidyltransferase Nukleotidyltransferase f.
nucleus Kern m.
–, amygdaloid Mandelkern m., Nucleous amygdalae

–, **atomic** Atomkern m.
–, **caudate** Nucleus caudatus
–, **cell** Zellkern m.
–, **cuneate** Burdachscher Kern m.
–, **Deiters'** Deitersscher Kern m.
–, **Edinger's** Edingerscher Kern m.
–, **lenticular** Linsenkern m.
–, **olivary** Olivenkern m.
–, **Stilling's** Stillingscher Kern m.
–, **tegmental** roter Kern m.
–, **vestibular** Nucleus vestibularis
nuclide Nuklid n.
nuclotixene Nuclotixen n.
nude nackt
nudity Nacktheit f.
nudomania Nudomanie f.
nudophobia Nudophobie f.
null *d.e.* f.
nullipara *d.e.* f.
nulliparous patient Nullipara f.
nullisomia Nullisomie f.
numb gefühllos
number, atomic Atomzahl f.
numbing Abstumpfung f.
numeric numerisch
numerous zahlreich
nummiform münzenförmig
nummular nummulär
nurse Pflegeperson f.
–, **auxiliary** Pflegehelfer m., Pflegehelferin f.
–, **charge** Oberschwester f., Oberpfleger m.
–, **child's** Kinderpflegerin f., Kinderkrankenschwester f.
–, **community (e)** Gemeindeschwester f.
–, **district** Gemeindeschwester f., Distriktschwester f.
–, **dry** Säuglingspflegerin f.
–, **geriatric** Altenpflegerin f.
–, **head** Oberschwester f., Oberpfleger m.
–, **licensed practical** Krankenpflegehelfer m., Krankenpflegehelferin f.
–, **male operating room** Operationspfleger m.
–, **male registered** Krankenpfleger m.
–, **obstetric** Wochenpflegerin f.
–, **operating room** Operationsschwester f.
–, **paediatric (e)** Kinderkrankenschwester f.
–, **pediatric (a)** Kinderkrankenschwester f.
–, **practitioner (a)** Gemeindeschwester f.
–, **public health** Gesundheitspflegerin f.
–, **registered** Krankenschwester f.
–, **school** Schulschwester f.
–, **scrub** Instrumentierschwester f.
–, **specialist, clinical** Funktionsschwester f., Funktionspfleger m.
– **student** Schwesternschülerin f.; Pflegeschüler m.
–, **teaching** Schulschwester f., Schulpfleger m.
–, **wet** Amme f.
–, **to** säugen; pflegen
nurses' training Krankenpflegeausbildung f.
nursing Pflege f., Krankenpflege f.; Stillen n.; Säugen n.
– **care, special** Sonderkrankenpflege f.
– **education** Ausbildung f. in Krankenpflege
– **home** Pflegeanstalt f., Pflegeheim n.
– **period** Stillperiode f.
– **personnel** Pflegepersonal n.
– –, **auxiliary** pflegerisches Hilfspersonal n.
– **service** Pflegedienst m.
– –, **director of** Pflegedienstleiter m., Pflegedienstleiterin f.
nut Nuss f.
nutation Wackeln n.
nutcracker esophagus (a)/oesophagus (e) Nussknacker-Ösophagus m.
nutmeg Muskatnuss f.
nutrient nährend; Kräftigungsmittel n.
nutriment Nahrung f., Nahrungsstoff m.
nutrition Ernährung f.
– **probe** Ernährungssonde f.
– **science** Ernährungswissenschaft f.
nutritional ernährungsmäßig, ernährungsbedingt
nutritionist Ernährungswissenschaftler m., Ernährungswissenschaftlerin f.
nutritious nahrhaft
nutritiousness Nahrhaftigkeit f.
nutritive nutritiv, nährend
– **quality** Nährwert m.
nux vomica *d.e.*
nyctalgia Nachtschmerz m.
nyctalopia Nyktalopie f.
nyctometer Nyktometer n.
nyctometric nyktometrisch
nyctometry Nyktometrie f.
nyctophobia Nyktophobie f.
nycturia Nykturie f.
nymaline myopathy Stäbchenmyopathie f.
nympha kleine Schamlippe f.
nympholabial *d.e.*
nymphomania Nymphomanie f.
nystagmogenic nystagmogen
nystagmogram Nystagmogramm n.
nystagmograph *d.e.* m.
nystagmographical nystagmographisch
nystagmography Nystagmographie f.
nystagmus *d.e.* m.
–, **fixation** Fixationsnystagmus m.
–, **jerk** Rucknystagmus m.

–, **miners'** Bergmannsnystagmus m.
–, **oscillating** Pendelnystagmus m.
–, **pendular** Pendelnystagmus m.
–, **positional** Lagenystagmus m.
–, **rotatory** rotatorischer Nystagmus m.
–, **undulatory** Pendelnystagmus m.
–, **vibratory** Pendelnystagmus m.
nystatin *d.e.* n.

O

OAA (oxalacetic acid) Oxalessigsäure f. (OES)
o.a.d. (once a day) einmal täglich
OAF (osteoclast-activating factor) osteoklastenaktivierender Faktor m.
oak, poison Rhus toxicodendron
oaric ovariell
oarium Eierstock m.
oatmeal Hafermehl m.
obdormition Eingeschlafensein n. einer Körperpartie
obduction Obduktion f.
–, to perform an obduzieren, eine Obduktion durchführen
obelion *d.e.* n.
obese fettleibig
obesity Fettleibigkeit f., Fettsucht f.
–, alimentary Mastfettsucht f.
–, truncal Stammfettsucht f.
– with pituitary disturbance hypophysäre Fettsucht f.
obex *d.e.* m.
obidoxime Obidoxim n.
object Objekt n.
– cathexis Objektbesetzung f.
– choise Objektwahl f.
– loss Objektverlust m.
– plane Objektebene f.
objective objektiv; Objektiv n.
oblativity Oblativität f.
obligation Pflicht f.
oblique schief, schräg
– vision optical system Schrägblickoptik f.
obliquity Obliquität f.
obliterate, to obliterieren, veröden
obliteration *d.e.* f.
oblongata *d.e.* f.
obnubilation Benommenheit f.
observation Beobachtung f.
– period Beobachtungszeitraum m.
– window Beobachtungsfenster n.
obsession Zwangsvorstellung f.
obsessional zwanghaft
obsessive zwanghaft
obsolete obsolet
obstetrical geburtshilflich
– department Entbindungsabteilung f., geburtshilfliche Abteilung f.
– nurse Wochenpflegerin f.
obstetrician Geburtshelfer m., Geburtshelferin f.
obstetrics Geburtshilfe f.
obstruct, to verstopfen, verlegen
obstruction Verstopfung f., Verlegung f.
obstructive obstruktiv
obturation *d.e.* f.
obturator *d.e.* m.
obtuse stumpf
obtusion *d.e.* f., Abstumpfung f.
obviate, to entgegentreten, vorbeugen
occasional gelegentlich
– side effects pl. gelegentliche Nebenwirkungen f. pl.
occipital okzipital
occipitoanterior okzipitoanterior
occipitobregmatic okzipitobregmatisch
occipitocervical okzipitozervikal
occipitofrontal okzipitofrontal
occipitomental okzipitomental
occipitoparietal okzipitoparietal
occipitoposterior okzipitoposterior
occipitotemporal okzipitotemporal
occiput anterior position vordere Hinterhauptshaltung f.
occiput posterior position hintere Hinterhauptshaltung f.
occludator Okkludator m.
occlude, to verschließen
occluder Okkludator m.
occlusal okklusal
– area Okklusionsbereich m.
– contact Okklusionskontakt m.
– impression Okklusionsabdruck m.
– plane Okklusionsebene f.
– plate Okklusionsplatte f.
– position Okklusionslage f.
– zone Okklusionszone f.
– –, lateral Seitenzahnokklusionszone f.
occlusion Okklusion f., Verschluss m.
–, arterial Arterienverschluss m.
–, balanced Okklusionsausgleich m.
–, centric Zentralokklusion f.
–, cross Kreuzbiss m.
–, deep Deckbiss m.
–, distal Distokklusion f.
–, edge-to-edge Kopfbiss m.
–, gliding Gleitbiss m.
–, intermediate Zwischenbiss m.
–, lateral laterale Okklusion f.
–, mesial Mesiokklusion f.
–, normal Neutralbiss m.
–, open offener Biss m.
–, postnormal Rückbiss m.
–, protrusive protrale Okklusion f.

–, **retrusive** retrale Okklusion f.
– **rim** Bisswall m.
–, **terminal** Schlussbiss m.
–, **venous** Venenverschluss m.
occlusive okklusiv
– **disease, arterial** arterielle Verschlusskrankheit f.
– **dressing** Okklusivverband m.
occlusometer Okklusometer n.
occlusometric okklusometrisch
occlusometry Okklusometrie f.
occult okkult
occupation Beschäftigung f., Beruf m.
– **neurosis** Beschäftigungsneurose f.
occupational beruflich, berufsbedingt
– **disease** Berufskrankheit f.
– **medical service** gewerbeärztlicher Dienst m.
– **therapy** Beschäftigungstherapie f.
occurence Vorkommen n.
ochratoxin *d.e.* n.
ochronosis Ochronose f.
ocrase *d.e.* f.
ocrilate Ocrilat n.
OCT (optical coherence tomography) optische Kohärenztomographie f.
octabenzone Octabenzon n.
octadecyl *d.e.* n.
octagonal achteckig
octamylamine Octamylamin n.
octanoate Octanoat n.
octapeptide Octapeptid n.
octastine Octastin n.
octatropine Octatropin n.
octavalent achtwertig
octaverine Octaverin n.
octazamide Octazamid n.
octenidine Octenidin n.
octocrilene Octocrilen n.
octodrine Octodrin n.
octopamine Octopamin n.
octotiamine Octotiamin n.
octreotide Octreotid n.
octriptyline Octriptylin n.
octyl... Octyl..., Oktyl...
ocular okulär; Okular n.
oculist Augenarzt m., Augenärztin f.
oculoauricular okuloaurikulär
oculocardiac okulokardial
oculocerebral okulozerebral
oculocerebrorenal okulozerebrorenal
oculocutaneous okulokutan
oculodental okulodental
oculodentodigital okulodentodigital
oculomandibulofacial okulomandibulofazial
oculomotor okulomotorisch
oculonasal okulonasal
oculo-otocutaneous okulootokutan
oculopharyngeal okulopharyngeal
oculopupillary okulopupillär
oculovascular okulovaskulär
oculovertebral okulovertebral
odditis *d.e.* f.
odontalgia Zahnweh n., Zahnschmerz m.
odontiatria Zahnheilkunde f.
odontoameloblastoma Odontoameloblastom n.
odontoblast *d.e.* m.
odontoblastoma Odontoblastom n.
odontoclamis Zahnkapuze f.
odontoclast Odontoklast m.
odontogenesis Odontogenese f., Zahnbildung f.
odontogenic dentogen
odontogeny Zahnbildung f.
odontograph *d.e.* m.
odontoid *d.e.* n.
odontolith Zahnstein m.
odontology Odontologie f.
odontoma Odontom n.
odontophobia Odontophobie f.
odontotomy Zahntrepanation f.
odontotrypsis *d.e.* f.
odor (a) Geruch m., Duft m.
odorant duftend; Duftstoff m.
odorless (a) geruchlos
odorous (a) duftend
odour (e) Geruch m., Duft m.
odourless (e) geruchlos
odourous (e) duftend
odynophagia Odynophagie f.
oecology (e) Ökologie f.
oedema (e) Ödem n.
oedematous (e) ödematös
oedipism (e) Ödipismus m.
Oedipus complex Ödipuskomplex m.
oenanthate (e) Önanthat n.
oenanthotoxin (e) Önanthotoxin n.
oenomania (e) Trunksucht f.
oesophageal (e) ösophageal
oesophagectasia (e) Ösophagektasie f.
oesophagitis (e) Ösophagitis f.
oesophagobronchial (e) ösophagobronchial
oesophagocolonic (e) ösophagokolisch
oesophagoduodenostomy (e) Ösophagoduodenostomie f.
oesophagogastric (e) ösophagogastrisch
oesophagogastroduodenoscopy (e) Ösophagogastroduodenoskopie f.

oesophagogastrostomy (e) Ösophagogastrostomie f.
oesophagoplasty (e) Speiseröhrenplastik f.
oesophagoscope (e) Ösophagoskop n.
oesophagoscopical (e) ösophagoskopisch
oesophagoscopy (e) Ösophagoskopie f.
oesophagus (e) Ösophagus m., Speiseröhre f.
oestradiol (e) Estradiol n.
oestrane (e) Estran n.
oestriol (e) Estriol n.
oestrogen (e) Estrogen n.
oestrogenic (e) estrogen
oestrone (e) Estron n.
oestrus (e) Brunst f.
offensive widerlich, ekelhaft
office Büro n., Amt n.; Dienst m.
–, **dentist's** Zahnarztpraxis f.
–, **doctor's** Arztpraxis f., Praxisräume m. pl. des Arztes
officer, confidential medical Vertrauensarzt m., Vertrauensärztin f.
officer of health, medical Amtsärztin f., Amtsarzt m., beamteter Arzt m.
official offiziell; offizinell
officinal offizinell
offpump ohne Pumpe f.
offspring Nachkommenschaft f.
ofloxacin *d.e.* n.
oftasceine Oftascein n.
ogo Gangosa f.
ohm *d.e.* n.
–, **reciprocal** Siemens n.
oidiomycosis Oidiomykose f.
Oidium *d.e.* n.
oikology Oikologie f.
oil Öl n.
– **bath** Ölbad n.
–, **calamus** Kalmusöl n.
–, **castor** Rizinusöl n.
–, **cedarwood** Zedernöl n.
–, **cod liver** Lebertran m.
– **diffusion pump** Öldiffusionspumpe f.
–, **essential** etherisches Öl n.
–, **eucalyptus** Eukalyptusöl n.
– **-hydraulic chair (dent.)** Ölpumpstuhl m.
– **immersion** Ölimmersion f.
– **-in-water emulsion** Öl-in-Wasser-Emulsion f.
–, **linseed** Leinsamenöl n.
–, **mineral** Mineralöl n.
–, **myrtle** Myrtenöl n.
– **of almonds** Mandelöl n.
– – **anise** Anisöl n.
– – **bitter almonds** Bittermandelöl n.
– – **chaulmoogra** Chaulmoograöl n.
– – **chenopodium** Oleum Chenopodii anthelminthici
– – **cinnamon** Zimtöl n.
– – **cloves** Nelkenöl n.
– – **coriander** Korianderöl n.
– – **gaultheria** Gaultheriaöl n.
– – **mustard** Senföl n.
– – **peanut** Erdnussöl n.
– – **savin** Sabinaöl n.
– – **tar** Teeröl n.
– – **theobroma** Kakaobutter f.
– – **thuja** Thujaöl n.
– – **turpentine** Terpentinöl n.
–, **olive** Olivenöl n.
–, **pumilio pine** Latschenkieferöl n.
–, **salmon** Lachsöl n.
–, **sassafras** Sassafrasöl n.
– **soluble** öllöslich
–, **teel** Sesamöl n.
–, **to** ölen
– **transformer** Öltransformator m.
–, **vegetable** Pflanzenöl n.
–, **volatile** etherisches Öl n.
–, **wheat-germ** Weizenkeimöl n.
ointment Salbe f.
– **base** Salbengrundlage f.
–, **emulsifying** Emulsionssalbe f.
– **stick** Salbenstäbchen n.
olamine (a) Ethanolamin n.
olanzapin *d.e.* n.
old people care Altenfürsorge f.
old people's home Altersheim n.
old tuberculin Alttuberkulin n.
oleaginous ölig
oleander *d.e.* m.
oleandomycin *d.e.* n.
oleandrin *d.e.* n.
oleate Oleat n.
olefin ungesättigter aliphatischer Kohlenwasserstoff m.
olein *d.e.* n.
oleoresin *d.e.* n.
oleostearate Oleostearat n.
oleothorax *d.e.* m.
olfactogenital olfaktogenital
olfactometer Olfaktometer n.
olfactory olfaktorisch
– **epithelium** Riechepithel n.
– **organ** Riechorgan n.
– **threshold** Riechschwelle f.
– **tract** Riechbahn f.
olibanum Weihrauch m.
oligaemia (e) Oligämie f.
oligaemic (e) oligämisch
oligemia (a) Oligämie f.

O

oligemic (a) oligämisch
oligo-anuria Oligoanurie f.
oligoastrocytoma Oligoastrozytom n.
oligoclonal oligoklonal
oligodactylia Oligodaktylie f.
oligodendroblastoma Oligodendroblastom n.
oligodendrocyte Oligodendrozyt m.
oligodendroglia *d.e.* f.
oligodendroglioma Oligodendrogliom n.
oligodeoxynucleotide Oligodesoxynukleotid
oligodipsia Oligodipsie f.
oligodontia Oligodontie f.
oligodynamic oligodynamisch
oligo-epilepsy Oligo-Epilepsie f.
oligolecithal oligolezithal
oligogenic oligogen
oligomenorrhea (a) Oligomenorrhö f.
oligomenorrhoea (e) Oligomenorrhö f.
oligomer *d.e.* n.
oligomeric oligomer
oligomerism Oligomerie f.
oligomorphic oligomorph
oligonucleide Oligonukleid n.
oligonucleotide Oligonukleotid n.
oligopeptide Oligopeptid n.
oligophrenia Oligophrenie f.
oligophrenia phenylpyruvica *d.e.*, Brenztraubensäureschwachsinn m.
oligosaccharide Oligosaccharid n.
oligosaccharidosis Oligosaccharidose f.
oligosialia Oligosialie f.
oligospermatism Oligospermie f.
oligospermia Oligospermie f.
oligosymptomatic oligosymptomatisch
oligotrichia Oligotrichie f.
oligotrophic oligotroph
oligozoospermatism Oligozoospermie f.
oliguresis Oligurie f.
oliguria Oligurie f.
oliguric oligurisch
olive *d.e.* f.
olivocerebellar olivozerebellar
olivomycin *d.e.* n.
olivopontocerebellar olivopontozerebellar
olmesartan *d.e.* n.
olsalazine Olsalazin n.
oltipraz *d.e.* n.
omagra *d.e.* f.
omalgia Omalgie f.
omalizumab *d.e.* n.
omapatrilate Omapatrilat n.
omarthritis *d.e.* f.
omasitis *d.e.* f.
omasum *d.e.* n.
Ombrédanne's mask Ombrédanne-Maske f.
omental *d.e.*
omentitis *d.e.* f.
omentopexy Omentopexie f., Netzanheftung f.
omentoplasty Netzplastik f.
omeprazole Omeprazol n.
omit, to unterlassen
omnipotence Omnipotenz f.
omnipotent *d.e.*
omnivorous allesfressend
omoconazole Omoconazol n.
omohyoid omohyoidal
omonasteine Omonastein n.
omphalectomy Omphalektomie f.
omphalitis *d.e.* f.
omphalocele *d.e.* f.
omphalopagus *d.e.* m.
omphalophlebitis *d.e.* f.
omphalotomize, to abnabeln
omphalotomy Omphalotomie f.
onanism Onanie f.
onapristone Onapriston n.
on call duty Rufbereitschaft f.
onchocerciasis Onchozerkiasis f.
onchocercoma Onchozerkom n.
oncocyte Onkozyt m.
oncofetal onkofetal, onkofötal
oncogen Onkogen n.
oncogenesis Geschwulstbildung f.
oncogenetic onkogenetisch
oncogenic onkogen
oncological onkologisch
oncologist Onkologe m., Onkologin f.
oncology Onkologie f.
oncotic onkotisch
oncolysis Onkolyse f.
oncolytic onkolytisch
oncostatin Onkostatin n.
ondansetrone Ondansetron n.
Ondiri disease Ondiriitis f.
one-armed einarmig
one-carbon fragment Einkohlenstoff-Fragment n.
one-dimensional eindimensional
one-eyed einäugig
oneirism Oneirismus m.
oneirogenic oneirogen
oneiroid *d.e.*
oneirology Traumlehre f.
oneirophrenia Oneirophrenie f.
one-legged einbeinig
one-membered eingliedrig
one-vessel disease Eingefäßerkrankung f.
oniomania Kaufsucht f.

onlay *d.e.* n.
online online
onset Anfall m., Einsetzen n., Angriff m., Ausbruch m.
onto-analysis Daseinsanalyse f.
ontogenesis Ontogenese f.
ontogenetic ontogenetisch
onychauxis *d.e.* f.
onychia Nagelbettentzündung f.
onychoclasis Nagelbrüchigkeit f.
onychodystrophy Onychodystrophie f.
onychogryposis Onychogrypose f.
onycholysis Onycholyse f.
onychomalacia Onychomalazie f.
onychomycosis Onychomykose f.
onychophagia Onychophagie f.
onychophyma Onychophym n.
onychorrhexis *d.e.* f.
onychoschizia Onychoschisis f.
onychosis Onychose f.
onychotillomania Onychotillomanie f.
ooblast *d.e.* m.
oocyst Oozyste f.
oocyte Oozyt m.
oogenesis Oogenese f.
oogonium Oogonie f.
ookinete Ookinet m.
oolemma Zona pellucida
oophorectomize, to ovarektomieren
oophorectomy Oophorektomie f., Ovarektomie f.
oophoritis *d.e.* f.
oophorohysterectomy Oophorohysterektomie f.
oophyte Oophyt m.
oosporosis Oosporose f.
opacifying schattengebend, kontrastgebend
opacity Opazität f.
opalescence Opaleszenz f.
opalescent opaleszierend
opalgia Gesichtsneuralgie f.
opaque strahlenundurchlässig
– enema Kontrasteinlauf m.
OPC (outpatient clinic) Poliklinik f.
OPD (outpatient department) Ambulanz f.
open offen
–, to öffnen
– air Freiluft f.
opening Öffnung f.
–, hernial Bruchpforte f.
– snap Öffnungston m.
operability Operabilität f.
operable operabel
operant *d.e.*
operate, to operieren; handhaben, betreiben; bewirken; funktionieren
operate on, to operieren
operate upon, to operieren
operating chair Operationsstuhl m.
– gastroscope Operationsgastroskop n.
– instructions Betriebsanleitung f.
– lamp Operationslampe f.
– surgeon Operateur m.
– table Operationstisch m.
– theater (a) Operationssaal m.
– theatre (e) Operationssaal m.
– voltage Betriebsspannung f.
operation *d.e.* f.; Betrieb m.; Bedienung f.; Wirkung f.
–, continuous Dauerbetrieb m.
–, Killian's Killiansche Operation f.
–, Kocher's Kochersche Operation f.
–, Krönlein's Krönleinsche Operation f.
–, Küster's Küstersche Operation f.
–, Leriche's periartielle Sympathektomie f.
–, Polya's Polya-Operation f.
–, pulsed Impulsbetrieb m.
–, Ramstedt's Ramstedt-(Weber-)Operation f.
–, Schauta's Schautasche Operation f.
–, to carry out an – eine Operation vornehmen
–, to submit to an – sich einer Operation unterziehen
–, to undergo an – sich operieren lassen
–, Wertheim's Wertheimsche Operation f.
operative operativ
operator Operateur m.; Handelnde f., Handelnder m., Ausführende f., Ausführender m.
– gene Operator-Gen n.
opercle Operkulum n.
opercular operkulär
operon *d.e.* n.
ophiasis *d.e.* f.
ophidism Ophidismus m.
ophryon *d.e.* n.
ophryosis Augenbrauenkrampf m., Augenbrauenspasmus m.
ophryospinal *d.e.*
ophthalmia Ophthalmie f.
–, welders' Schweißerophthalmie f.
ophthalmic ophthalmisch; augenärztliches Medikament n.
ophthalmic department Augenabteilung f.
ophthalmic ointment Augensalbe f.
ophthalmitis *d.e.* f.
ophthalmoangiotonometer *d.e.* n.

ophthalmodiaphanoscope Ophthalmodiaphanoskop n.
ophthalmodiaphanoscopy Ophthalmodiaphanoskopie f.
ophthalmodynamometer *d.e.* n.
ophthalmodynamometry Ophthalmodynamometrie f.
ophthalmogenetics Ophthalmogenetik f.
ophthalmologic ophthalmologisch
ophthalmologist Ophthalmologe m., Ophthalmologin f., Augenarzt m., Augenärztin f.
ophthalmology Augenheilkunde f.
ophthalmometer *d.e.* n.
ophthalmomyiasis *d.e.* f.
ophthalmopathy Ophthalmopathie f.
ophthalmophacometer *d.e.* n.
ophthalmophantom *d.e.* n.
ophthalmoplasty Augenplastik f.
ophthalmoplegia Ophthalmoplegie f.
ophthalmoplegic ophthalmoplegisch
ophthalmoscope Ophthalmoskop n., Augenspiegel m.
ophthalmoscopic ophthalmoskopisch
ophthalmoscopy Ophthalmoskopie f.
ophthalmospectroscope Ophthalmospektroskop n.
ophthalmostat *d.e.* m.
ophthalmotomy Ophthalmotomie f.
ophthalmotonometer *d.e.* n.
opiate Opiat n.
opine Opin n.
opiniazide Opiniazid n.
opinion, medical ärztliches Gutachten n.
–, to call in a medical ein ärztliches Gutachten einholen
–, to give a medical ein ärztliches Gutachten abgeben
opioid *d.e.* n.
opipramol *d.e.* n.
opisthiobasal *d.e.*
opisthion *d.e.* n.
opsithionasal *d.e.*
opisthogenia Opisthogenie f.
opisthognathia Opisthognathie f.
opisthognathism Opisthognathie f.
opisthorchiasis *d.e.* f.
opisthorchis *d.e.* m.
opisthotonus Opisthotonus m.
opium *d.e.* n.
opodeldoc, fluid flüssiger Opodeldok m.
opodeldoc, solid fester Opodeldok m.
opportune günstig
opportunistic opportunistisch
opposite entgegengesetzt, gegenüberliegend
oppression Beklemmung f.
OPSI (overwhelming postsplenectomy infection) fulminante Postsplenektomiesepsis f.
opsin *d.e.* n.
opsiuria Opsiurie f.
opsoclonia Opsoklonie f.
opsomania Opsomanie f.
opsonification Opsonisation f.
opsonify, to opsonisieren
opsonin *d.e.* n.
opsonization Opsonisation f.
opsonize, to opsonisieren
opsonocytophagic opsonozytophagisch
opsonocytophagy Opsonozytophagie f.
optic optisch
– atrophy Sehnervatrophie f.
– disk Sehnervpapille f.
– fundus Augenhintergrund m.
– glioma Optikusgliom n.
– nerve Sehnerv m.
optical optisch
– coherence tomography (OCT) optische Kohärenztomographie
optician Optiker m., Optikerin f.
opticochiasmatic optikochiasmatisch
optics Optik f.
optimal *d.e.*
optimise, to optimieren
optimistic optimistisch
optimization Optimierung f.
optimize, to optimieren
optimum *d.e.* n.
optional subject (e) Wahlfach n.
optogram Optogramm n.
optokinetic optokinetisch
optometer *d.e.* n.
optometric optometrisch
optometrist Optometrist m., Optometristin f.
optometry Optometrie f.
optotype *d.e.* f.
orad oralwärts
oral *d.e.*
– cavity Mundhöhle f.
– desensitisation (e) Oraldesensibilisierung f.
– desensitization (a) Oraldesensibilisierung f.
– hygiene Mundpflege f.
– wedge Mundkeil m.
orality orale Phase f.
orange *d.e.* f.; orangefarben
– flower Orangenblüte f.
– peel skin Orangenschalenhaut f.
– skin Orangenhaut f.
orazamide Orazamid n.
orbicular orbikulär

orbiculoanterocapsular orbikuloanterokapsulär
orbiculociliary orbikuloziliär
orbiculoposterocapsular orbikuloposterokapsulär
orbit Orbita f.
orbital *d.e.*
orbitale *d.e.* f.
orbitofrontal *d.e.*
orbitonasal *d.e.*
orbitonometer *d.e.* n.
orbitonometry Orbitonometrie f.
orbitopathy Orbitopathie f.
orbitotemporal *d.e.*
orbitotomy Orbitotomie f.
orcein Orzein n.
orchectomy Orchiektomie f., Hodenentfernung f.
orchidectomy Hodenentfernung f.
orchidometer *d.e.* n.
orchiectomy Hodenentfernung f.
–, unilateral Semikastration f.
orchiopexy Orchiopexie f.
orchitis *d.e.* f.
orcin Orzin n.
orcinol Orzin n.
orciprenaline Orziprenalin n.
orconazole Orconazol n.
order Ordnung f., Anordnung f., Verordnung f.; Bestellung f.
–, to ordnen; anordnen, verordnen; bestellen
orderly Krankenwärter m.
ordinance Verordnung f.
ordinate *d.e.* f.
ordure Exkrement n.; Schmutz m.
orexigenous orexigen
orf Schafstomatitis f.; Maul- und Klauenseuche f.
organ *d.e.* n.
–, adjacent Nachbarorgan n.
– conserving organerhaltend
– donor Organspender m.
–, genital Geschlechtsorgan n.
–, genito-urinary Urogenitalorgan n.
–, internal inneres Organ n.
– neurosis Organneurose f.
– of Corti Cortisches Organ n.
– of Jacobson Jacobsonsches Organ n.
– of smell Geruchsorgan n.
– of Zuckerkandl Zuckerkandlsches Organ n.
– preserving organerhaltend
–, reproductive Fortpflanzungsorgan n.
–, sensory Sinnesorgan n.
–, sexual Geschlechtsorgan n.
organella Organelle f.
organelle *d.e.* f., Organell n.
organic organisch
organism Organismus m.
organization Organisation f.
organize, to organisieren
organizer Organisator m.
organogenesis Organbildung f.
organoid Organoid n.; organoid
organoleptic organoleptisch
organological organologisch
organology Organologie f.
organon *d.e.* n.
organophosphate Organophosphat n.
organophosphorus organischer Phosphor m.
organotherapeutic organotherapeutisch; Organtherapeutikum n.
organotropic organotrop
organotropy Organotropie f.
organ-specific organspezifisch
orgasm Orgasmus m.
orgastic orgastisch
orgotein *d.e.* n.
oriental boil Orientbeule f.
oriental sore Aleppobeule f.
orientate, to orientieren
orientation Orientierung f.
orifice Öffnung f., Mündung f.
origin Ursprung m.; Herkunft f.
originate, to seinen Ursprung nehmen
origination, anomalous Ursprungsanomalie f.
oripavine Oripavin n.
orlistat *d.e.* n.
ornidazole Ornidazol n.
ornipressin *d.e.* n.
ornithine Ornithin n.
Ornithodorus moubata *d.e.*
ornithosis Ornithose f.
oro-basal orobasal
oro-facial orofazial
oro-facio-digital orofaziodigital
orohypopharynx *d.e.* m.
oronasal *d.e.*
oropharyngeal *d.e.*
orosomucoid Orosomukoid n.
orotase *d.e.* f.
orotate Orotat n.
orotidine Orotidin n.
orotidylate Orotidylat n.
orotidyldecarboxylase Orotidyldekarboxylase f.
orotidylpyrophosphorylase *d.e.* f.
orotracheal *d.e.*

O

orphan drug Medikament n. gegen eine seltene Krankheit
– disease seltene Krankheit f.
orphenadrine Orphenadrin n.
ortetamine Ortetamin n.
orthochromasia Orthochromasie f.
orthochromatic orthochromatisch
orthochromia Orthochromie f.
orthochromic orthochrom
orthodontia Orthodontie f., Kieferorthopädie f.
orthodontic orthodontisch, kieferorthopädisch
orthodontics Orthodontie f., Kieferorthopädie f.
orthodontist Orthodontist m., Orthodontistin f.; Kieferorthopäde m., Kieferorthopädin f.
orthodontology Kieferorthopädie f.
orthodromic orthodrom
orthogenesis Orthogenese f.
orthognathous orthognath
orthogonal *d.e.*
orthograde orthograd
orthokin *d.e.* n.
orthological orthologisch
orthology Orthologie f.
orthomolecular orthomolekular
orthopaedic (e) orthopädisch
orthopaedics (e) Orthopädie f.
orthopaedist (e) Orthopäde m., Orthopädin f.
orthopantomography Orthopantomographie f.
orthopedic (a) orthopädisch
orthopedics (a) Orthopädie f.
orthopedist (a) Orthopäde m., Orthopädin f.
orthophenylphenol *d.e.* n.
orthophoria Orthophorie f.
orthophosphate Orthophosphat n.
orthophrenia Orthophrenie f.
orthoploid *d.e.*
orthoploidy Orthoploidie f.
orthopnea (a) Orthopnoe f.
orthopnoea (e) Orthopnoe f.
ortho position Ortho-Stellung f.
orthoptics Orthoptik f.
orthoptist Orthoptist m., Orthoptistin f.
orthoptoscope Orthoptoskop n.
orthoptoscopy Orthoptoskopie f.
orthorhythmic orthorhythmisch
orthoscope Orthoskop n.
orthoscopic orthoskopisch
orthoscopy Orthoskopie f.
orthosis Orthese f.
orthostatic orthostatisch
orthostatism Orthostase f.
orthotic device Orthese f.
orthotonic orthotonisch
orthotopic orthotopisch
orthotropic orthotrop
orthovanadate Orthovanadat n.
os of the uterus, external äußerer Muttermund m.
os of the uterus, internal innerer Muttermund m.
os ungulare (veter.) Hufbein n.
osazone Osazon n.
oscillate, to oszillieren
oscillation Oszillation f.
oscillogram Oszillogramm n.
oscillograph Oszillograph m.
oscillographic oszillographisch
oscillography Oszillographie f.
oscillometer Oszillometer n.
oscillometric oszillometrisch
oscillometry Oszillometrie f.
oscillopsia Oszillopsie f., Augenflimmern n.
oscitation Gähnen n.
oseltamivir *d.e.* n.
Osgood-Schlatter's disease Osgood-Schlattersche Krankheit f.
Osler's disease Oslersche Krankheit f.
osmadizone Osmadizon n.
osmate Osmat n.
osmidrosis Osmidrose f.
osmiophilic osmiophil
osmium *d.e.* n.
osmolality Osmolalität f.
osmolarity Osmolarität f.
osmole Osmol n.
osmology Osmologie f.
osmometer *d.e.* n.
osmometric osmometrisch
osmometry Osmometrie f.
osmophoresis Osmophorese f.
osmoreceptor Osmorezeptor m.
osmoregulation *d.e.* f.
osmosis Osmose f.
osmotherapy Osmotherapie f.
osmotic osmotisch
ossein *d.e.* n.
osseofibrous osseofibrös
osseous knöchern
ossicle Knöchelchen n.
–, auditory Gehörknöchelchen n.
ossiferous knochenbildend
ossification Ossifikation f., Verknöcherung f.
– center (a) Ossifikationszentrum n.
– centre (e) Ossifikationszentrum n.

ossify, to verknöchern
ostectomy Ostektomie f.
osteitis Ostitis f.
osteo-angio-lathyrism Osteo-Angio-Lathyrismus m.
osteoarthritis Arthrosis deformans
osteoarthropathy Osteoarthropathie f.
osteoarthrosis Arthrosis deformans
osteoblast *d.e.* m.
osteoblastic osteoblastisch
osteoblastoma Osteoblastom n.
osteocalcin *d.e.* n.
osteocampsia Osteokampsis f.
osteochondritis *d.e.* f.
– dissecans *d.e.*
osteochondrofibroma Osteochondrofibrom n.
osteochondroma Osteochondrom n.
osteochondromatosis Osteochondromatose f.
osteochondrosarcoma Osteochondrosarkom n.
osteochondrosis Osteochondrose f.
–, vertebral Osteochondrosis juvenilis, Scheuermannsche Krankheit f.
osteoclasia Osteoklasie f.
osteoclasis Osteoklasie f.
osteoclast Osteoklast m.
osteoclastic osteoklastisch
osteoclastoma Osteoklastom n.
osteocyte Osteozyt m.
osteodensitometry Osteodensitometrie f.
osteodentin *d.e.* n.
osteodentinoma Osteodentinom n.
osteodesmosis Osteodesmose f.
osteodynia Osteodynie f.
osteodystrophia Osteodystrophie f.
osteofibrochondrosarcoma Osteofibrochondrosarkom n.
osteofibroma Osteofibrom n.
osteogenic osteogen
osteogenesis Osteogenese f., Knochenbildung f.
– imperfecta *d.e.*
osteogenetic osteogenetisch
osteogeny Knochenbildung f.
osteoid *d.e.*; Osteoid n.
osteologic osteologisch
osteology Osteologie f.
osteolysis Osteolyse f.
osteolytic osteolytisch
osteoma Osteom n.
osteomalacia Osteomalazie f.
osteomalacic osteomalazisch
osteomyelitic osteomyelitisch
osteomyelitis *d.e.* f.
osteomyelofibrosis Osteomyelofibrose f.
osteomyelography Osteomyelographie f., Medullographie f.
osteon *d.e.* n.
osteonecrosis Osteonekrose f.
osteonectin *d.e.* n.
osteo-neuro-endocrine osteo-neuro-endokrin
osteopathy Osteopathie f.
–, disseminated condensing Marmorknochenkrankheit f.
osteopenia Osteopenie f.
osteopenic osteopenisch
osteopetrosis Osteopetrose f.
osteophyte Osteophyt m.
osteoplastic osteoplastisch
osteoplasty Osteoplastie f.
osteopoikilosis Osteopoikilie f.
osteoporosis Osteoporose f.
osteoporotic osteoporotisch
osteoprotegerin *d.e.* n.
osteopsathyrosis Osteopsathyrose f.
osteosarcoma Osteosarkom n.
osteosclerosis Osteosklerose f.
osteosclerotic osteosklerotisch
osteosynthesis Osteosynthese f.
osteotome Osteotom n.
osteotomy Osteotomie f.
ostreogrycin *d.e.* n.
otalgia Otalgie f.
otectomy Otektomie f.
othaematoma (e) Othämatom n.
othematoma (a) Othämatom n.
otiatric otiatrisch
otiatrics Otiatrie f.
otitis *d.e.* f.
– externa/interna/media *d.e.*
otoacoustic otoakustisch
otoacoustics Otoakustik f.
otocephaly Otozephalie f.
otodental *d.e.*
otodynia Otodynie f.
otogenous otogen
otolith *d.e.* m.
otolithic otolithisch
otological otologisch
otologist Otologe m., Otologin f.
otology Otologie f.
otomandibular otomandibulär
otomastoiditis *d.e.* f.
otomycosis Otomykose f.
oto-neurological oto-neurologisch
otoplasty Ohrplastik f.

otorhinolaryngologist Hals-Nasen-Ohrenarzt m., Hals-Nasen-Ohrenärztin f.
otorhinolaryngology Hals-Nasen-Ohrenheilkunde f.
otorrhea (a) Otorrhö f.
otorrhoea (e) Otorrhö f.
otosclerosis Otosklerose f.
otoscope Otoskop n.
otoscopic otoskopisch
otoscopy Otoskopie f.
ototoxic ototoxisch
ototoxicity Ototoxizität f.
otovertebral *d.e.*
ouabain g-Strophanthin n.
Ouchterlony technique Ouchterlonytechnik f.
OUR (oxygen uptake rate) Sauerstoffaufnahmerate f.
outbreak (of a disease) Ausbruch m. (einer Krankheit)
outburst Ausbruch m.
outcome Ergebnis n., Ausgang m., Folge f.
– research Ergebnisforschung f.
outfit Ausstattung f., Ausrüstung f.
outflow Ausfluss m.
outgrowth Auswuchs m.
outlet of pelvis Beckenausgang m.
outlet tube Abflussrohr n., Abflussschlauch m.
outpatient ambulanter Krankenhauspatient m., ambulante Krankenhauspatientin f.
– clinic Ambulatorium n., Poliklinik f.
– department Ambulanz f., Ambulatorium n.
– treatment ambulante Behandlung f.
output Ausstoß m.
–, cardiac Herzleistung f.
– voltage Ausgangsspannung f.
outside dimension Außenmaß n.
outward flexion Auswärtsbeugung f.
ovalbumin *d.e.* n.
ovalocyte Ovalozyt m.
ovalocytosis Ovalozytose f.
ovarectomy Ovarektomie f.
ovarian ovariell
– follicle Eifollikel m.
– hormone weibliches Keimdrüsenhormon n.
– insufficiency ovarielle Insuffizienz f.
ovariectomize, to ovarektomieren
ovariectomy Eierstockentfernung f., Ovarektomie f.
ovarioabdominal *d.e.*
ovariocentesis Ovariozentese f.
ovariocyesis Ovarialgravidität f.
ovariopexy Ovariopexie f.
ovariosalpingectomy Ovariosalpingektomie f.
ovariostomy Ovariostomie f.
ovariotomy Ovariotomie f.
ovariotubal *d.e.*
ovariprival ovaripriv
ovary Eierstock m., Ovar n.
oven, annealing (dent.) Glühofen m.
overacidification Übersäuern n., Übersäuerung f.
overacidify, to übersäuern
overactive hyperaktiv
overactivity Überaktivität f.
overbite Überbiss m.
overcome, to überkommen
overcompensation Überkompensation f.
overcorrection Überkorrektur f.
overdeveloped überentwickelt
overdosage Überdosierung f.
overdose Überdosis f.
–, to überdosieren
overeat, to überessen
overexcite, to übererregen
overexert, to überanstrengen
overexertion Überanstrengung f.
overexpose, to überbelichten, übermäßig aussetzen
overexposure Überbelichtung f., übermäßige Aussetzung f.
overexpression Überexpression f.
overextend, to überstrecken, überdehnen
overextension Überstreckung f., Überdehnung f.
overfeed, to überfüttern
overfeeding Überfütterung f.
overfill, to überfüllen
overfilling Überfüllung f.
overflow Überlauf m.
overgrowth Hyperplasie f.
overhang (dent.) Füllungsüberschuss m.
overhaul Überholung f., Reparatur f.; gründliche Untersuchung f.
overhydration Überwässerung f.
overlap Überlappung f.
overlap, to überlappen
overlapping überlappend, übereinanderstehend; Überlappung f.
– toes übereinanderstehende Zehen f. pl.
overlay Bedeckung f., Überzug m., Überlagerung f.
overlay (dent.) *d.e.* n.
overload relay, electric elektrischer Überlastungsschutz m.
overload, to überladen, überlasten

overloading Überlastung f., Überbelastung f., Überladung f.
overpressure Überdruck m.
overproduction Überproduktion f.
overprotection Überprotektion f.
overripe überreif
overripeness Überreife f.
oversaturate, to übersättigen
oversaturation Übersättigung f.
oversensitive überempfindlich
oversensitiveness Überempfindlichkeit f.
oversew, to übernähen
overshooting überschießend
overstain, to überfärben
overstimulate, to überreizen
overstrain Überforderung f., Überlastung f.; Überanstrengung f.
–, to überanstrengen, überlasten, überfordern
overstretch, to überstrecken, überdehnen
overtable radiography Übertisch-Röntgenaufnahme f.
overtired übermüdet
overtoe Überzehe f.
overtone Oberton m.
overtrain, to übertrainieren
overtransfuse, to übertransfundieren
overtransfusion Übertransfusion f.
overweight Übergewicht n.
overwork Überarbeitung f.
overwork, to überarbeiten
oviduct Eileiter m.
ovinia Schafpocken f. pl.
ovotestis Testovarium n.
ovular ovulär
ovulation *d.e.* f.
– inhibitor Ovulationshemmer m.
ovulatory ovulatorisch
ovule Ovulum m.
ovum Ei n.
–, blighted Windei n.
– forceps Abortuszange f.
– scoop Abortuslöffel m.
ox Ochse m.
oxabolone Oxabolon n.
oxabrexine Oxabrexin n.
oxacepam *d.e.* n.
oxaceprol *d.e.* n.
oxacillin *d.e.* n.
oxadimedine Oxadimedin n.
oxaflozane Oxaflozan n.
oxaflumazine Oxaflumazin n.
oxalacetate Oxalazetat n.
oxalate Oxalat n.
oxaliplatin *d.e.* n.
oxaliplatinum Oxaliplatin n.
oxalosis Oxalose f.
oxalosuccinate Oxalosukzinat n.
oxaluria Oxalurie f.
oxanamide Oxanamid n.
oxandrolone Oxandrolon n.
oxantil *d.e.* n.
oxaprotiline Oxaprotilin n.
oxarbazole Oxarbazol n.
oxatomide Oxatomid n.
oxazafone Oxazafon n.
oxazaphosphorine Oxazaphosphorin n.
oxazepam *d.e.* n.
oxazidione Oxazidion n.
oxazol *d.e.* n.
oxazolam *d.e.* n.
oxazolidonone Oxazolidonon n.
oxazone Oxazon n.
oxazorone Oxazoron n.
oxbile Rindergalle f.
oxcarbazepine Oxcarbazepin n.
oxdralazine Oxdralazin n.
oxeladin *d.e.* n.
oxendolone Oxendolon n.
oxetacaine Oxetacain n.
oxetorone Oxetoron n.
oxfendazole Oxfendazol n.
oxgall Rindergalle f.
oxi... see also:/siehe auch: oxy...
oxibendazole Oxibendazol n.
oxibenzone Oxibenzon n.
oxiclipine Oxiclipin n., Oxyclipin n.
oxiclozanide Oxiclozanid n.
oxiconazole Oxiconazol n., Oxyconazol n.
oxidant Oxidationsmittel n.
oxidase Oxidase f.
– -negative oxidasenegativ
– -positive oxidasepositiv
oxidation Oxidation f.
– number Oxidationszahl f.
oxidative oxidativ
oxide Oxid n.
–, nitric Stickoxid n.
–, nitrous Stickoxidul n.
oxidizability Oxidierbarkeit f.
oxidizable oxidierbar
oxidize, to oxydieren, oxidieren
oxidopamine Oxidopamin f.
oxidoreductase Oxidoreduktase f.
oxidosis Oxidose f.
oxifedrine Oxifedrin n.
oxifenamate Oxifenamat n.
oxilofrin *d.e.* n.
oxim *d.e.* n.
oxime Oxim n.
oxiramide Oxiramid n.

oxitriptan *d.e.* n.
oxitriptyline Oxitriptylin n.
oxitropium *d.e.* n.
oxmetidine Oxmetidin n.
oxoadipate Oxoadipat n.
oxobutyrate Oxobutyrat n.
oxogestone Oxogeston n.
oxoglutaramide Oxoglutaramid n.
oxoglutarate Oxoglutarat n.
oxogulonate Oxogulonat n.
oxoimine Oxoimin n.
oxomemazine Oxomemazin n.
oxophenarsine Oxophenarsin n.
oxophilic oxophil
oxoprolinase *d.e.* f.
oxoproline Oxoprolin n.
oxoprolinuria Oxoprolinurie f.
oxosteroid *d.e.* n.
oxotestosterone Oxotestosteron n.
oxotremorine Oxotremorin n.
oxprenolol *d.e.* n.
oxy... see also:/siehe auch: oxi...
oxybarbiturate Oxybarbiturat n.
oxybenzone Oxybenzon n., Oxibenzon n.
oxybuprocaine Oxybuprocain n.
oxybutinin *d.e.* n.
oxycephaly Turmschädel m.
oxyclipine Oxyclipin n.
oxyclozanide Oxyclozanid n.
oxycodon *d.e.* n.
oxyconazole Oxyconazol n.
oxyfedrine Oxyfedrin n.
oxyfenamate Oxyfenamat n.
oxygen Sauerstoff m.
– **bath** Sauerstoffbad n.
– **bottle** Sauerstoffflasche f.
– **breathing** Sauerstoffatmung f.
– **consumption** Sauerstoffverbrauch m.
– **cylinder** Sauerstoffflasche f.
– – **stand** Sauerstoffflaschenständer m.
– **spectacles** Sauerstoffbrille f.
– **therapy** Sauerstofftherapie f.
– – **apparatus** Sauerstofftherapiegerät n.
oxygenase *d.e.* f.
oxygenate, to mit Sauerstoff m. beladen, mit Sauerstoff behandeln
oxygenation Sauerstoffsättigung f., Sauerstoffbeladung f.
oxygenator *d.e.* m.
oxygenic sauerstoffhaltig
oxyhaemoglobin (e) Oxyhämoglobin n.
oxyhemoglobin (a) Oxyhämoglobin n.
oxymesterone Oxymesteron n.
oxymetazoline Oxymetazolin n.
oxymeter *d.e.* n.
oxymetholone Oxymetholon n.
oxymetrical oxymetrisch
oxymetry Oxymetrie f.
oxymorphone Oxymorphon n.
oxypertine Oxypertin n.
oxyphenbutazone Oxyphenbutazon n.
oxyphencyclimine Oxyphencyclimin n.
oxyphenisatine Oxyphenisatin n.
oxyphenyluria Oxyphenylurie f.
oxyphilous oxyphil
oxyphosphate Oxyphosphat n.
oxypurine Oxypurin n.
oxyquinoline Oxychinolin n.
oxyridazine Oxyridazin n.
oxysulfide (a) Oxysulfid n.
oxysulphide (e) Oxysulfid n.
oxytetracycline Oxytetracyclin n.
oxytocic agent Wehenmittel n.
oxytocin *d.e.* n.
oxytriptyline Oxitriptylin n., Oxytriptylin n.
oxyuriasis *d.e.* f.
Oxyuris vermicularis *d.e.*
ozaena (e) Ozaena f.
ozena (a) Ozaena f.
ozocerite Ozokerit m.
ozone Ozon n.

P

pacchionian depression Pacchionisches Grübchen n.
pace Schritt m., Gang m.
pacemaker Schrittmacher m.
–, bifocal bifokaler Schrittmacher m.
–, demand Demand-Schrittmacher m.
–, fixed-rate festfrequenter Schrittmacher m.
–, sequential sequentieller Schrittmacher m.
–, stand-by Stand-by-Schrittmacher m.
–, ventricular-activated ventrikelsynchronisierter Schrittmacher m.
–, ventricular-inhibited ventrikelinhibierter Schrittmacher m.
–, wandering wandernder Schrittmacher m.
pacesetter Schrittmacher m.
pachycheilia Pachycheilie f.
pachydactyly Pachydaktylie f.
pachyderma Pachydermie f.
pachyglossia Pachyglossie f.
pachygyria Pachygyrie f.
pachymeningitis *d.e.* f.
pachymeningopathy Pachymeningose f.
pachytene Pachytän n.
pacing, atrial vorhofgesteuerte Schrittmacherbehandlung f.
pacing, cardiac Schrittmacherbehandlung f. des Herzens
pack Wickel m., Packung f.; Paket n., Pack m.
– for the chest Brustwickel m.
–, full Ganzpackung f.
–, partial Teilpackung f.
–, to packen, einpacken, vollstopfen, abdichten
packing Packung f.
paclitaxel *d.e.* n.
pacrinolol *d.e.* n.
pad Polster n., Kissen n.
–, incontinence Krankenunterlage f.
–, pressure Pelotte f.
padimate Padimat n.
paedatrophy (e) Pädatrophie f.
paederast (e) Päderast m.
paederasty (e) Päderastie f.
paediatric (e) pädiatrisch
paediatrician (e) Pädiater m., Kinderarzt m.; Kinderärztin f.
paediatrics (e) Pädiatrie f.
paediatrist (e) Pädiater m., Kinderarzt m.; Kinderärztin f.
paedoaudiological (e) pädoaudiologisch
paedoaudiology (e) Pädoaudiologie f.
paedophilia (e) Pädophilie f.
paedophilic (e) pädophil
PAF (platelet-activating factor) thrombozytenaktivierender Faktor m.
PAH (paraaminohippuric acid) Paraaminohippursäure f.
Paget's disease Pagetsche Krankheit f.
pain Schmerz m., Weh n.
–, abdominal Leibschmerz m.
–, aching anhaltender Dauerschmerz m.
–, boring bohrender Schmerz m.
–, burning brennender Schmerz m.
–, continuous anhaltender Schmerz m.
–, deep-seated Tiefenschmerz m.
–, dragging ziehender Schmerz m.
–, dull dumpfer Schmerz m.
–, intermenstrual Mittelschmerz m.
–, lancinating lanzinierender Schmerz m.
–, persistent Dauerschmerz m.
–, primal Urschmerz m.
–, radiating ausstrahlender Schmerz m.
–, referred fortgeleiteter Schmerz m.
–, sensitive to – schmerzempfindlich
–, shooting blitzartiger Schmerz m.
–, stabbing stechender Schmerz m.
–, stump Stumpfschmerz m.
– threshold Schmerzgrenze f.
–, throbbing pochender Schmerz m., klopfender Schmerz m.
–, wandering wandernder Schmerz m.
paindeadening schmerzstillend
painful schmerzhaft
painfulness Schmerzhaftigkeit f.
painless schmerzlos
painlessness Schmerzlosigkeit f.
pains Schmerzen m. pl.; Wehen f. pl.
–, dilating Eröffnungswehen f. pl.
–, expulsive Austreibungswehen f. pl.
–, labor (a) Wehen f. pl.
–, labour (e) Wehen f. pl.
–, premonitory Vorwehen f. pl.
painstaking gewissenhaft
palaeokinetic (e) paläokinetisch
palaeolithic diet (e) paläolithische Diät f.
palaeoneurology (e) Paläoneurologie f.
palaeontology (e) Paläontologie f.
palaeopathology (e) Paläopathologie f.
palaeostriatum (e) Paläostriatum n.
palaeothalamus (e) Paläothalamus m.
palatal *d.e.*
palate Gaumen m.
–, cleft Wolfsrachen m.
–, gothic hoher Gaumen m.

–, hard harter Gaumen m.
–, soft weicher Gaumen m.
palatine palatin
palatoglossal *d.e.*
palatography Palatographie f.
palatomaxillary palatomaxillär
palatonasal *d.e.*
palatopharyngeal *d.e.*
palatoplasty Gaumenplastik f.
palatoplegia Palatoplegie f.
palatoproximal *d.e.*
palatoschisis *d.e.* f., Wolfsrachen m.
pale blass, bleich
paleness Blässe f.
paleokinetic (a) paläokinetisch
paleolithic diet (a) paläolithische Diät f.
paleoneurology (a) Paläoneurologie f.
paleontology (a) Paläontologie f.
paleopathology (a) Paläopathologie f.
paleostriatum (a) Paläostriatum n.
paleothalamus (a) Paläothalamus m.
palilalia Palilalie f.
palimpsest *d.e.* m.
palindrome Palindrom n.
palindromic palindromisch
palingraphia Palingraphie f.
palinopsia Palinopsie f.
palinphrasia Palinphrasie f.
palisade *d.e.* f.
palivizumab *d.e.* n.
palladium *d.e.* n.
pallaesthesia (e) Pallästhesie f.
pallanaesthesia (e) Pallanästhesie f.
pallanesthesia (a) Pallanästhesie f.
pallescence Blässe f.
pallesthesia (a) Pallästhesie f.
palliate, to lindern
palliation Linderung f.
palliative palliativ; Palliativum n.
pallid blass
pallidal *d.e.*
pallidectomy Pallidektomie f.
pallidoansal *d.e.*
pallidofugal *d.e.*
pallidomesencephalic pallidomesenzephalisch
pallidostriatal pallidostriär
pallidotomy Pallidotomie f.
pallor Blässe f.
–, bitemporal bitemporale Abblassung f.
palm Handteller m., Handfläche f.; Palme f.
–, with the size of a handtellergroß
palmar *d.e.*
palmature Syndaktylie f.
palmidrol *d.e.* n.
palmitamide Palmitamid n.
palmitate Palmitat n.
palmitin *d.e.* n.
palmitoyl *d.e.* n.
palmoplantar *d.e.*
palpability Tastbarkeit f.
palpable palpabel, tastbar
palpate, to palpieren, tasten
palpation *d.e.* f.
palpebral *d.e.*
palpitation of the heart Herzklopfen n.
palsy Lähmung f.
–, shaking Paralysis agitans
paludism Sumpffieber n.
pamaquine Pamaquin n.
pamidronate Pamidronat n.
pamoate Pamoat n., Embonat n.
pampiniform *d.e.*
pamplegia Pamplegie f., Panplegie f.
panacea Allerweltsmittel n.
panacinous panazinär, panazinös
panaesthesia (e) Panästhesie f.
panagglutination *d.e.* f.
panagglutinin *d.e.* n.
panaris Panaritium n.
panarteritis Panarteriitis f.
panax quinquefolium root Ginsengwurzel f.
pancarditis Pankarditis f.
panchrest Allerweltsmittel n.
panchromatic panchromatisch
Pancoast's neoplasm Pancoasttumor m.
pancreas Bauchspeicheldrüse f., Pankreas n.
– transplantation Pankreastransplantation f.
pancreatectomize, to pankreatektomieren
pancreatectomy Pankreatektomie f.
pancreatic pankreatisch
– head Pankreaskopf m.
– tail Pankreasschwanz m.
pancreaticobiliary pankreatikobiliär
pancreaticocholecystostomy Pankreatikocholezystostomie f.
pancreaticoduodenostomy Pankreatikoduodenostomie f.
pancreaticography Pankreatikographie f.
pancreatico-jejunal pankreatikojejunal
pancreaticopleural pankreatikopleural
pancreatin Pankreatin n.
pancreatitis Pankreatitis f.
pancreatobiliary pankreatobiliär
pancreatoduodenal pankreatoduodenal
pancreatoduodenectomy Pankreatoduodenektomie f.
pancreatoenterostomy Pankreatoenterostomie f.
pancreatogenic pankreatogen

pancreatogenous pankreatogen
pancreatography Pankreatographie f.
pancreatosplenic pankreatosplenisch, pankreatolienal
pancreatotropic pankreatotrop
pancreolauryl test Pankreolauryl-Test m.
pancreolithiasis Pankreolithiasis f.
pancreolytic pankreolytisch
pancreotropic pankreotrop
pancreozymin Pankreozymin n.
pancuronium *d.e.* n.
pancytopenia Panzytopenie f.
pandemic pandemisch; Pandemie f.
pandiculation Gähnen n. mit Gliederstreckung f.
pandysautonomia allgemeine vegetative Dysfunktion f.
panel doctor Kassenarzt m., Kassenärztin f.
panel patient Kassenpatient m., Kassenpatientin f.
panencephalitis Panenzephalitis f.
panendoscope Panendoskop n.
panesthesia (a) Panästhesie f.
pany Schmerz m.; Angst f.
panic panisch; Panik f.
panidazole Panidazol n.
panleukopenia Panleukopenie f.
panlobular panlobulär
panmixis Panmixie f.
panmyelopathy Panmyelopathie f.
panmyelophthisis Panmyelophthise f.
panniculectomy Pannikulektomie f.
panniculitis Entzündung f. des Unterhautfettgewebes
panniculus adiposus Unterhautfettgewebe n.
pannus *d.e.* m.
panophthalmitis *d.e.* f.
panoptic panoptisch
panoramic sonography Panoramasonographie f.
panoramic X-ray picture Panoramaröntgenaufnahme f.
panosteitis Panostitis f.
panotitis *d.e.* f.
panplegia Panplegie f.
pansinusitis *d.e.* f.
pantalgia Pantalgie f.
panthenol *d.e.* n.
panting Keuchen n., (veter.) Hecheln n.
pantograph *d.e.* m.
pantomography Pantomographie f.
pantomorphia Pantomorphie f.
pantoprazol *d.e.* n.
pantoscopic pantoskopisch
pantothenate Pantothenat
pantoyltaurine Pantoyltaurin n.
panuveitis *d.e.* f.
panzootic panzootisch
PAO (peak acid output) Gipfel-Magensäuresekretion f.
pap Brei m.
papain *d.e.* n.
papaverine Papaverin n.
papaveroline Papaverolin n.
papayotin *d.e.* n.
papescent breiig
paper Papier n.
– chromatography Papierchromatographie f.
– electrophoresis Papierelektrophorese f.
–, filter Filtrierpapier f.
–, impervious undurchlässiges Papier n.
– radioimmunosorbent test Papier-Radioimmunosorbens-Test m.
papilla Papille f.
–, choked Stauungspapille f.
–, dental Zahnpapille f.
–, duodenal Duodenalpapille f., Vatersche Papille f.
–, hair Haarpapille f.
–, lingual Zungenpapille f.
–, optic Sehnervpapille f.
–, Vater's Vatersche Papille f.
papillary papillär
– muscle Papillarmuskel m.
papillectomy Papillektomie f.
papilledema (a) Papillenödem n.
papillitis *d.e.* f.
papilloedema (e) Papillenödem n.
papilloma Papillom n.
papillomacular papillomakulös
papillomatosis Papillomatose f.
papillomatous papillomatös
papilloretinitis *d.e.* f.
papillosphincterotomy Papillosphinkterotomie f.
papillotomy Papillotomie f.
papular papulös
papulation Papelbildung f.
papule Papel f.
papuloerythematous papuloerythematös
papulopustular papulopustulös
papulosis Papulose f.
papulosquamous papulosquamös
papulovesicular papulovesikulär
para-aminobenzoate Paraaminobenzoat n.
paraben *d.e.* n.
parabiosis Parabiose f.
parabiotic parabiotisch
parablast *d.e.* m.
parablastoma Parablastom n.

parablepsia Parablepsie f.
parabola Parabel f.
parabulia Parabulie f.
paracardial parakardial
paracellular parazellulär
paracentesis Punktion f., Einstich m.
- **abdominis** Bauchpunktion f., Eröffnung f. des Abdomens
- **tympani** Trommelfellparazentese f.
paracentral parazentral
paracervical parazervikal
paracetamol *d.e.* n.
parachloromercuribenzoate Parachloromerkuribenzoat n.
parachlorophenol *d.e.* n.
parachromatin *d.e.* n.
paracoccidioidomycosis Parakokzidioidomykose f.
paracone Parakonus m.
paracorporal parakorporal
paracortical parakortikal
paracousia Parakusis f.
paracrine parakrin
paracurarine Tubocurarin n.
paracusia Parakusis f.
paracusis Parakusis f.
paracyclic parazyklisch
paracystitis Parazystitis f.
paracyte Parazyt m.
paracytic parazytär
paracytosis Parazytose f.
paradental *d.e.*
paradentitis *d.e.* f.
paradentium *d.e.* n., Parodontium n., Zahnhalteapparat m.
paradentopathy Paradentopathie f.
paradentosis Paradentose f.
paradesmose *d.e.* f.
paradigm Paradigma n.
paradigmatic paradigmatisch
paradimethylaminobenzaldehyde Paradimethylaminobenzaldehyd m.
paradipsia Paradipsie f.
paradox Paradoxon n.
paradoxical paradox
paraduodenal *d.e.*
para-esophageal (a) paraösophageal
paraesthesia (e) Parästhesie f.
paraesthetic (e) parästhetisch
paraffin *d.e.* n.
paraffinoma Paraffinom n.
paraflutizide Paraflutizid n.
parafollicular parafollikulär
paraform *d.e.* n.
parafunction Fehlfunktion f.; Nebenfunktion f.
paragammacism Paragammazismus m.
paraganglioma Paragangliom n.
paraganglion *d.e.* n.
paraganglionic paraganglionär
parageusia Parageusie f.
paragglutination *d.e.* f.
paraglobulin *d.e.* n.
paragonimiasis *d.e.* f.
Paragonimus westermani Distomum pulmonale, Lungenegel m.
paragrammatism Paragrammatismus m.
paragranuloma Paragranulom n.
paragraphia Paragraphie f.
parahaemophilia (e) Parahämophilie f.
parahemophilia (a) Parahämophilie f.
parahepatic parahepatisch
parahiatal *d.e.*
parahippocampal parahippokampal
parahypnosis Parahypnose f.
parainfection Parainfektion f.
parainfectious parainfektiös
parainfluenza *d.e.* f.
parakeratosis Parakeratose f.
parakinesis Parakinese f.
parakinetic parakinetisch
paralalia Paralalie f.
paralambdacism Paralambdazismus m.
paraldehyde Paraldehyd m.
paraleukoblast *d.e.* m.
paralexia Paralexie f.
paralgesia Paralgesie f.
paralingual *d.e.*
parallax Parallaxe f.
parallel *d.e.*
parallergic parallergisch
parallergy Parallergie f.
paralogia Paralogie f.
paralogical paralogisch
paralymphoblast *d.e.* m.
paralysis Paralyse f., Lähmung f.
- **agitans** *d.e.*
-, **bulbar** Bulbärparalyse f.
-, **deglutitory** Schlucklähmung f.
-, **divers'** Caissonkrankheit f.
-, **Erb's** Erbsche Lähmung f.
-, **general** progressive Paralyse f.
-, **Klumpke's** Klumpkesche Lähmung f.
-, **Landry's** Landrysche Paralyse f.
- **of ocular muscles** Augenmuskellähmung f.
-, **pressure-induced** Drucklähmung f.
-, **respiratory** Atemlähmung f.
-, **rucksack** Rucksacklähmung f.

paralytic paralytisch; Gelähmter m., Gelähmte f.; Paralytiker m., Paralytikerin f.
paralytogenic paralytogen
paralyze, to lähmen, paralysieren
paramagnetic paramagnetisch
paramastitis *d.e.* f.
paramastoiditis *d.e.* f.
paramedian *d.e.*
paramedic im nichtärztlichen medizinischen Bereich tätige Person f.
paramedical paramedizinisch
– personnel nichtärztliches medizinisches Hilfspersonal n.
parameter *d.e.* m.
paramethadione Paramethadion n.
paramethasone Paramethason n.
parametrial parametran
parametric parametrisch
parametritic parametritisch
parametritis *d.e.* f.
parametrium *d.e.* n.
parametropathy Parametropathie f.
paramimia Paramimie f.
paramnesia Paramnesie f.
paramolar *d.e.*
paramphistomiasis *d.e.* f.
paramucin Paramuzin n.
paramunity Paramunität f.
paramunization Paramunisierung f.
paramusia Paramusie f.
paramyelin *d.e.* n.
paramyeloblast *d.e.* m.
paramyeloblastic paramyeloblastisch
paramyoclonus multiplex Paramyoklonus multiplex
paramyotonia Paramyotonie f.
paranasal *d.e.*
paranasal sinus Nasennebenhöhle f.
paraneoplastic paraneoplastisch
paranephric paranephrisch
paranephritic paranephritisch
paranephritis *d.e.* f.
paraneural *d.e.*
paranitrosulfathiazole (a) Paranitrosulfathiazol n.
paranitrosulphathiazole (e) Paranitrosulfathiazol n.
paranoia *d.e.* f.
paranoiac Paranoiker m., Paranoikerin f.
paranoic paranoisch
paranoid *d.e.*
paranomia Paranomie f.
paranormal *d.e.*
paraoesophageal (e) paraösophageal
paraoxon *d.e.* n.
paraoxonase *d.e.* f.
parapancreatic parapankreatisch
paraparesis Paraparese f.
paraparetic paraparetisch
parapedesis Parapedese f.
parapemphigus *d.e.* m.
parapenzolate Parapenzolat n.
parapharyngeal *d.e.*
paraphasia Paraphasie f.
paraphasic paraphasisch
paraphia Parapsis f.
paraphilia Paraphilie f.
paraphiliac paraphil; paraphile Person f.
paraphimosis Paraphimose f.
paraphonia Paraphonie f.
paraphrasia Paraphrasie f.
paraphrenia Paraphrenie f.
paraphrenic paraphren
paraplacental paraplazentar
paraplegia Paraplegie f.
–, familial spastic spastische Spinalparalyse f.
paraplegic paraplegisch
parapneumonic parapneumonisch
para position Para-Stellung f.
parapraxis Fehlleistung f.
paraproctium Paraproktium n.
paraprostatic paraprostatisch
paraprostatitis *d.e.* f.
paraprotein *d.e.* n.
paraproteinaemia (e) Paraproteinämie f.
paraproteinemia (a) Paraproteinämie f.
paraproteinuria Paraproteinurie f.
parapsoriasis *d.e.* f.
parapsychological parapsychologisch
parapsychology Parapsychologie f.
parapulpal *d.e.*
parapyknomorphous parapyknomorph
pararectal pararektal
pararhizoclasia Pararhizoklasie f.
pararhotacism Pararhotazismus m.
pararosaniline Pararosanilin n.
parasacral parasakral
parasagittal *d.e.*
parasalpingitis *d.e.* f.
parascarlatina Rubeola scarlatinosa
parasialoma Parasialom n.
parasigmatism Lispeln n.
parasite Parasit m.
parasitic parasitär
parasiticide parasitentötend; parasitentötendes Mittel n.
parasitism Parasitismus m.
parasitocidal parasitozid
parasitological parasitologisch
parasitology Parasitologie f.

parasitophobia Parasitophobie f.
parasitosis Parasitose f.
parasitotropic parasitotrop
parasomnia Parasomnie f.
paraspadia Paraspadie f.
paraspasm Paraspasmus m.
paraspecific paraspezifisch
parasternal *d.e.*
parasympathetic Parasympathikus m.
parasymphathetical parasympathisch
parasympatholytic parasympathikolytisch
parasympathomimetic parasympathikomimetisch
parasynapsis Parasynapse f.
parasyphilis *d.e.* f.
parasyphilitic parasyphilitisch
parasystole *d.e.* f.
parathion *d.e.* n.
parathormone Parathormon n., Parathyrin n.
parathymia Parathymie f.
parathyroid Epithelkörperchen n.
– **crisis** aktuter krisenhafter Hyperparathyreoidismus m.
– **extract** Epithelkörperchenextrakt m.
parathyroidal parathyreoidal
parathyroidectomy Parathyreoidektomie f.
parathyroprival parathyreopriv
parathyrotropic parathyreotrop
paratrachoma Paratrachom n.
paratrophic paratroph
paratuberculosis Paratuberkulose f.
paratuberculous paratuberkulös
paratype Paratyp m.
paratyphlitis *d.e.* f.
paratyphoid A/B Parathyphus A/B m.
paratypic paratypisch
para-umbilical paraumbilikal
paraungual *d.e.*
paraurethral *d.e.*
paravaginal *d.e.*
paravalvular paravalvulär
paravasation Paravasat n.
paravenous paravenös
paravertebral *d.e.*
paravesical paravesikal
paraxazone Paraxazon n.
parbendazole Parbendazol n.
parconazole Parconazol n.
Pardee Q *d.e.* n.
parecphoria Parekphorie f.
parecoxib *d.e.* n.
paregoric schmerzstillend, hustenstillend; schmerzstillendes Mittel n., hustenstillendes Mittel n.
– **elixir** Tinctura opii camphorata
paregorism Opiumsucht f.
pareidolia Pareidolie f.
parenchyma Parenchym n.
parenchymatous parenchymatös
parental elterlich
parenteral *d.e.*
parents Eltern n. pl.
pareptide Pareptid n.
parergasia Parergasie f.
paresis Parese f.
–, **abducens** Abducensparese f.
–, **general** progressive Paralyse f.
paresthesia (a) Parästhesie f.
paresthetic (a) parästhetisch
parethoxycaine Parethoxycain n.
paretic paretisch
pareunia Geschlechtsverkehr m.
pargeverine Pargeverin n.
pargolol *d.e.* n.
pargyline Pargylin n.
paridocaine Paridocain n.
parietal *d.e.*
parietomental *d.e.*
parieto-occipital parietookzipital
parietotemporal *d.e.*
parietovisceral parietoviszeral
Paris green Schweinfurter Grün n.
Paris violet Gentianaviolett n.
parkinsonian patient Parkinson-Patient m., Parkinson-Patientin f.
parkinsonism Parkinsonismus m.
Parkinson's disease Parkinsonsche Krankheit f.
parodont *d.e.* n.
parodontal *d.e.*
parodontitis *d.e.* f.
parodontium *d.e.* n.
parodontological parodontologisch
parodontology Parodontologie f.
parodontoma Parodontom n.
parodontopathy Parodontopathie f.
parodontosis Parodontose f.
paromomycin *d.e.* n.
paromphalocele Paromphalozele f.
paronychia Paronychie f.
paroophoritis *d.e.* f.
parophthalmia Parophthalmie f.
parorexia Parorexie f.
parosmia Parosmie f.
parosteitis Parostitis f.
parotid gland Parotis f., Ohrspeicheldrüse f.
parotidectomy Parotidektomie f.
parotitis *d.e.* f.
–, **epidemic** Parotitis epidemica, Mumps m.

parovarian parovarial
parovarium *d.e.* n.
paroxetine Paroxetin n.
paroxypropione Paroxypropion n.
paroxysm Paroxysmus m., Anfall m.
paroxysmal *d.e.*, anfallsweise
paroxystic anfallsweise
parrot fever Psittakose f.
parsalmide Parsalmid n.
part Teil m.
parthenogenesis Parthenogenese f.
partial partiell
– pressure Partialdruck m.
participant Teilnehmer m., Teilnehmerin f.
participation Beteiligung f.
particle Teilchen n., Partikel f.
– accelerator Teilchenbeschleuniger m.
–, colloid Kolloidpartikel f.
– counter Teilchenzähler m.
–, Dane's Dane-Partikel f.
– size Teilchengröße f.
–, suspended Schwebstoff m.
particulate partikulär
partly partiell
partner Partner m., Partnerin f.
parturient gebärend; Gebärende f.
parturition Geburt f.; Geburtsvorgang m.
parulis *d.e.* f.
parumbilical parumbilikal
parungual *d.e.*
parurethral *d.e.*
parvicellular kleinzellig
parvispermia Parvispermie f.
parvule Pillchen n.
PAS (para-aminosalicylic acid) Paraamino-salizylsäure f. (PAS)
pascal *d.e.* n.
pass, to passieren, vorbeigehen
pass away, to weggehen, vergehen; sterben
pass water, to Wasser n. lassen
passage *d.e.* f., Durchgang m.
–, animal Tierpassage f.
Passavant's bar Passavantscher Wulst m.
passion Leiden n.; Sucht f.; Gemütsbewegung f., Leidenschaft f.
passive passiv
passivity Passivität f.
paste *d.e.* f.
–, to verkleben
pastern joint Fesselgelenk n. (veter.)
Pasteurella Pasteurelle f.
– pestis *d.e.*
– tularensis *d.e.*
pasteurellosis Pasteurellose f.
–, avian Geflügelpasteurellose f.
pasteurization Pasteurisierung f.
pasteurize, to pasteurisieren
pastil Pastille f.
patch Fleck m.
– test Läppchenprobe f., Epikutantest m., Pflasterprobe f.
patching (cytol.) *d.e.* n.
patella *d.e.* f.
– clonus Patellarklonus m.
patellar *d.e.*
– reflex Patellarsehnenreflex m.
patellectomy Patellektomie f.
patellitis *d.e.* f.
patency Offenstehen n.
patent offen; Patent n.
patented patentiert
paternal väterlich
paternity Vaterschaft f.
– blood grouping Vaterschaftsblutgruppen-bestimmung f.
path Nervenbahn f.
–, auditory Hörbahn f.
– of projectile Schusskanal m.
–, visual Sehbahn f.
pathergic pathergisch
pathergy Pathergie f.
pathetic pathetisch
pathoanatomical pathoanatomisch
pathobiochemistry Pathobiochemie f.
pathobiological pathobiologisch
pathobiology Pathobiologie f.
pathocure Neurosebesserung f. nach Auftreten einer organischen Krankheit
pathogen Krankheitsverursacher m.
pathogenesis Pathogenese f.
pathogenetic pathogenetisch
pathogen-free room keimfreie Isoliereinheit f.
pathogenic pathogen
pathognomonic pathognomonisch
pathography Pathographie f.
pathological pathologisch
pathologist Pathologe m., Pathologin f.
pathology Pathologie f.
pathomimia Pathomimie f.
pathomorphism Pathomorphose f.
pathoneurosis Pathoneurose f.
pathophobia Pathophobie f.
pathophysiology Pathophysiologie f.
pathway Bahn f., Weg m.
–, alternative Nebenschlussreaktion f.; Alternativbahn f.
patience Geduld f.
patient Patient m., Patientin f.
– flow Patientendurchgang m.

– lifting equipment Patientenhebegerät n.
– oriented patientenorientiert
–, problem Problempatient m., Problempatientin f.
– -rolling technique Rollkur f.
– room Krankenzimmer n.
– transportation Krankentransport m.
patients file Patientenkartei f.
patrix (dent.) Patrize f.
pattern Form f., Modell n., Gruppierung f., Muster n.
patulous ausgedehnt
paunch Pansen m.
pause *d.e.* f.
–, compensatory kompensatorische Pause f.
pavement epithelium Pflasterepithel n.
paw Pfote f.
PBG (progesterone binding globulin) progesteronbindendes Globulin n. (PBG)
PBI (protein-bound iodine) proteingebundenes Iod n.
PCG (phonocardiogram) Phonokardiogramm n. (PKG)
PCR (polymerase chain reaction) Polymerasekettenreaktion f.
PDE (phosphodiesterase) Phosphodiesterase f. (PDE)
pea, with the size of a erbsengroß
peak Spitze f., Gipfel m.
– clipping Spitzenbeschneidung f.
– load Spitzenbelastung f.
– time Gipfelzeit f.
pearl disease Perlsucht f.
pearl, epithelial Hornperle f.
pear-shaped birnenförmig
pea soup stool Erbsensuppenstuhl m.
peat Torf m.
pecilocin *d.e.* n.
pectenitis *d.e.* f.
pectin Pektin n.
– esterase Pektase f.
pectinase Pektinase f.
pectoral pektoral
– powder Brustpulver n.
pectoriloquy Pektoriloquie f.
pedal *d.e.*
– lever Fußhebel m.
– switch Fußschalter m.
pedatrophy (a) Pädatrophie f.
pederast (a) Päderast m.
pederasty (a) Päderastie f.
pediatric (a) pädiatrisch
pediatrician (a) Pädiater m., Kinderarzt m.; Kinderärztin f.
pediatrics (a) Pädiatrie f.
pediatrist (a) Pädiater m.; Kinderarzt m.; Kinderärztin f.
pedicle Stiel m.; Wirbelbogenwurzel f.
pediculate gestielt
pediculicide Entlausungsmittel n.; läusetötend
pediculosis capitis/corporis/palpebrarum/pubis *d.e.* f.
pedigree Stammbaum m.
pediodontist Kinderzahnärztin f., Kinderzahnarzt m.
pedoaudiological (a) pädaoaudiologisch
pedoaudiology (a) Pädoaudiologie f.
pedodontist Kinderzahnärztin f., Kinderzahnarzt m.
pedophilia (a) Pädophilie f.
pedophilic (a) pädophil
peduncle Stiel m.
peduncular pedunkulär
pedunculated gestielt
pedunculomammillary pedunkulomamillär
pedunculotomy Pedunkulotomie f.
peel Schale f., Rinde f.
–, to schälen
PEEP (positive end-expiratory pressure) positiver endexspiratorischer Druck m.
PEF (peak expiratory flow) maximale Flussrate f. (MF)
pefloxacin *d.e.* n.
peg Pflock m., Stift m.
PEG (percutaneous endoscopic gastrostomy) perkutane endoskopische Gastrostomie f. (PEG)
pegfilgrastim *d.e.* n.
peginterferon *d.e.* n.
pegylate, to pegylieren
pegylation Pegylierung f.
pelada Alopecia areata
pelade Alopecia areata
pelagism Seekrankheit f.
Pel-Ebstein disease Pel-Ebsteinsche Krankheit f.
Pelger's nuclear anomaly Pelgersche Kernanomalie f.
Pelizaeus-Merzbacher disease Pelizaeus-Merzbachersche Krankheit f.
pellagra *d.e.* f.
pellagragenic pellagragen
pellagral pellagrös
pellagroid *d.e.*
pellagrose pellagrös
pellagrosis Pellagrose f.
pellagrous pellagrös
pellet Pillchen n.

pelletierine Pelletierin n.
pellicle Häutchen n.
pellicular pellikulär
pellotine Pellotin n.
peloid *d.e.* n.
pelveoperitonitis *d.e.* f.
pelvic pelvin
– floor Beckenboden m.
– ring Beckenring m.
– ultrasound Beckenbodensonographie f.
pelvigraphy Pelvigraphie f.
pelvimeter Beckenzirkel m.
pelvimetric pelvimetrisch
pelvimetry Pelvimetrie f., Beckenmessung f.
pelvioperitonitis Pelveoperitonitis f.
pelviscopic pelviskopisch
pelviscopy Pelviskopie f.
pelviostomy Pelviostomie f.
pelviotomy Pelviotomie f.
pelviperitonitis *d.e.* f., Pelveoperitonitis f.
pelvirectal pelvirektal
pelvis Becken n.
–, assimilation Assimilationsbecken n.
–, false großes Becken
–, flat plattes Becken n.
–, floor of the Beckenboden m.
–, generally contracted allgemein verengtes Becken n.
–, generally enlarged allgemein erweitertes Becken n.
–, inlet of the Beckeneingang m.
–, justo major allgemein erweitertes Becken n.
–, justo minor allgemein verengtes Becken n.
–, Nägele's Nägelebecken n.
–, outlet of the Beckenausgang m.
–, plaster bandage of the Beckengipsverband m.
–, rachitic rachitisches Becken n.
–, renal Nierenbecken n.
–, true kleines Becken n.
pelvisacral pelvisakral
pelviscopical pelviskopisch
pelviscopy Pelviskopie f.
pelvitrochanterian pelvitrochanterisch
pelviurethral *d.e.*
pembrolizumab *d.e.* n.
pemerid *d.e.* n.
pemoline Pemolin n.
pemphigoid *d.e.*; *d.e.* n.
pemphigus *d.e.* m.
pempidine Pempidin n.
penalization Penalisation f.
pendelluft *d.e.* f.
pendulum irradiation Pendelbestrahlung f.
pendulum therapy Pendeltherapie f.
penectomy Penektomie f.
penetrability Penetrabilität f.
penetrance Penetranz f.
penetrant *d.e.*
penetrate, to penetrieren, eindringen
penetration *d.e.* f.
penflutizide Penflutizid n.
pengitoxin *d.e.* n.
penial penil
penicillamine Penicillamin n.
penicillanate Penicillanat n.
penicillin *d.e.* n.
penicillin sodium Penicillinnatrium n.
penicillinase *d.e.* f.
penile penil
penimepicycline Penimepicyclin n.
penimocycline Penimocyclin n.
penis *d.e.* m.
– clamp Harnröhrenklemme f., Penisklemme f.
– -envy Penisneid m.
–, webbed Penis palmatus
penitis *d.e.* f.
penmesterol *d.e.* n.
pennate gefiedert
penniform federförmig
penoctonium *d.e.* n.
penoscrotal penoskrotal
penprostene Penprosten n.
pension, old-age Altersrente f., Alterspension f.
pensioner Rentner m., Rentnerin f.
pensive tiefsinnig, nachdenklich
pentabamate Pentabamat n.
pentabasic pentabasisch
pentaborate Pentaborat n.
pentabromacetone Pentabromazeton n.
pentabromide Pentabromid n.
pentachloride Pentachlorid n.
pentachloronitrobenzene Pentachlornitrobenzol n.
pentachlorophenol Pentachlorphenol n.
pentacyclic pentazyklisch
pentaerithrityl tetranitrate Pentaerithrityltetranitrat n.
pentagastrin *d.e.* n.
pentagestrone Pentagestron n.
pentahydrate Pentahydrat n.
pentalamide Pentalamid n.
pentalogy of Fallot Fallotsche Pentalogie f.
pentamer *d.e.* n.
pentameric pentamer
pentamidine Pentamidin n.
pentamoxane Pentamoxan n.

pentane Pentan n.
pentanitrate Pentanitrat n.
pentantial *d.e.* n.
pentanucleotide Pentanukleotid n.
pentapeptide Pentapeptid n.
pentapiperide Pentapiperid n.
pentaploid *d.e.*
pentaquine Pentaquin n.
pentasaccharide Pentasaccharid n.
pentasomy Pentasomie f.
pentastomiasis *d.e.* f.
Pentatrichomonas *d.e.* m.
pentavalent fünfwertig
pentazocine Pentazocin n.
pentdyopent *d.e.* n.
pentenoate Pentenoat n.
pentetate Pentetat n.
pentetrazole Pentetrazol n.
pentifylline Pentifyllin n.
pentitol Pentit m.
pentizidone Pentizidon n.
pentolate Pentolat n.
pentomone Pentomon n.
pentosan *d.e.* n.
pentose *d.e.* f.
pentoside Pentosid n.
pentosidine Pentosidin n.
pentostatin *d.e.* n.
pentosuria Pentosurie f.
pentoxide Pentoxid n.
pentoxifylline Pentoxifyllin n.
pentoxyverine Pentoxyverin n.
pentulose *d.e.* f.
pentyl *d.e.* n.
pentylene tetrazole Pentylentetrazol n.
penumbra Halbschatten m.
peplomer *d.e.* n.
people at high risk Risikogruppe f.
peotillomania Pseudomasturbation f.
peotomy Peotomie f.
pepper Pfeffer m.
peppermint Pfefferminze f.
– tea Pfefferminztee m.
pepsin *d.e.* n.
pepsinogen *d.e.* n.
pepstatin *d.e.* n.
peptase *d.e.* f.
peptic peptisch
peptid *d.e.* n.
peptidase *d.e.* f.
peptide Peptid n.
peptidergic peptiderg
peptidoglycan Peptidoglykan n.
peptidyl *d.e.* n.
peptococcus Peptokokkus m.
peptone Pepton n.
peptonuria Peptonurie f.
peracetate Perazetat n.
peracute perakut
peradoxime Peradoxim n.
perafensine Perafensin n.
peralopride Peraloprid n.
peratizole Peratizol n.
perazine Perazin n.
perceive, to wahrnehmen
percent Prozent n.
percent by volume Volumprozent n.
percentage Prozentsatz m.
–, of high hochprozentig
perceptible wahrnehmbar
perception Wahrnehmung f.
–, spatial Raumsinn m.
perceptive perzeptiv
perceptivity Wahrnehmungsvermögen n.
perceptual perzeptuell
perchlorate Perchlorat n.
perchloride Perchlorid n.
perchloroethylene Tetrachlorethylen n.
perchloromethylmercaptane Perchlor-methylmerkaptan n.
percolate Perkolat n.
–, to perkolieren
percolation Perkolation f.
percolator Perkolator m.
percuss, to perkutieren
percussion Perkussion f.
–, sensitive to klopfschmerzhaft
– sound Klopfschall m.
percutaneous perkutan
perfecting Vervollkommnung f.; Fortbildung f.
perfloxacin *d.e.* n.
perflunafene Perflunafen n.
perfluorocarbonic emulsion Perfluorkar-bonemulsion f.
perforate, to perforieren
perforation *d.e.* f.
perforator Perforatorium n.
performance Leistung f., Durchführung f.
perfusability Perfusionsfähigkeit f.
perfusate Perfusat n.
perfuse, to perfundieren
perfusion *d.e.* f.
perfusor Perfusionsgerät n.
pergolide Pergolid n.
perhexiline Perhexilin n.
periadenitis *d.e.* f.
periacinous periazinös
periampullar periampullär
perianal *d.e.*

periapical periapikal
periappendicitis Periappendizitis f.
periarterial periarteriell
periarteritis Periarteriitis f.
periarthritis *d.e.* f.
periarthropathy Periarthropathie f.
periarticular periartikulär
periaurikular periaurikulär
periaxial *d.e.*
periaxillary periaxillär
periaxonal *d.e.*
peribronchial *d.e.*
peribronchiectatic peribronchiektatisch
peribronchiolar peribronchiolär
peribronchitis *d.e.* f.
peribulbar peribulbär
perical Myzetom n.
pericanalicular perikanalikulär
pericapillary perikapillär
pericapsular perikapsulär
pericardiac perikardial
pericardial perikardial
– friction Perikardreiben n.
pericardiectomy Perikardektomie f.
pericardiocentesis Perikardiozentese f.
pericardiolysis Perikardiolyse f.
pericardiophrenic perikardiodiaphragmatisch
pericardiostomy Perikardiostomie f.
pericardiotomy Perikardiotomie f.
pericarditic perikarditisch
pericarditis Perikarditis f.
pericardiopleural perikardiopleural
pericardium Perikard n.
pericellular perizellulär
pericemental perizemental
pericementitis Perizementitis f.
pericementoclasia Perizementoklasie f.
pericementum Wurzelhaut f.
pericentral perizentral
pericholangitis *d.e.* f.
pericholecystic pericholezystisch
pericholecystitic pericholezystitisch
pericholecystitis Pericholezystitis f.
perichondral *d.e.*
perichondritis *d.e.* f.
perichondrium *d.e.* n.
pericolitis Perikolitis f.
pericolpitis Perikolpitis f.
pericorneal perikorneal
pericoronitis Perikoronitis f.
pericystitis Perizystitis f.
pericyte Perizyt m.
pericytoma Perizytom n.
peridectomy Peridektomie f.
peridental *d.e.*
peridiverticulitis Peridivertikulitis f.
periduodenitis *d.e.* f.
peridural *d.e.*
perifocal perifokal
perifollicular perifollikulär
perifolliculitis Perifollikulitis f.
perigastric perigastrisch
perigastritis *d.e.* f.
periglandular periglandulär
perihepatic perihepatisch
perihepatitis *d.e.* f.
perihilar perihilär
peri-interventional periinterventionell
perilabyrinthitis *d.e.* f.
perilaryngeal *d.e.*
perilaryngitis *d.e.* f.
perilobar perilobär
perilobular perilobulär
perilymph Perilymphe f.
perimastitis *d.e.* f.
perimandibular perimandibulär
perimembranous perimembranös
perimetazine Perimetazin n.
perimeter *d.e.* n.
perimetric perimetrisch
perimetritic perimetritisch
perimetritis *d.e.* f.
perimetrium *d.e.* n.
perimetry Perimetrie f.
perimuscular perimuskulär
perimysial *d.e.*
perimysium *d.e.* n.
perinatal *d.e.*
perinatological perinatologisch
perinatology Perinatologie f.
perindopril *d.e.* n.
perineal *d.e.*
perinephritic perinephritisch
perinephritis *d.e.* f.
perineum Damm n.
perineural *d.e.*
perineuritis *d.e.* f.
perineurium *d.e.* n.
perinuclear perinukleär
periocular periokulär
period Periode f.
–, ejection (cardiol.) Austreibungszeit f.
–, half-life Halbwertzeit f.
–, monthly Menstruation f.
–, neonatal Neugeborenenperiode f.
– of isometric contraction Anspannungszeit f.
– of isometric relaxation Entspannungszeit f.

– **of isovolumic contraction** Anspannungszeit f.
–, **postpacing** Periode f. nach Schrittmacheranwendung
–, **postsphygmic (cardiol.)** Entspannungszeit f.
–, **pre-ejection (cardiol.)** Anspannungszeit f.
–, **presphygmic (cardiol.)** Anspannungszeit f.
–, **sphygmic (cardiol.)** Austreibungszeit f.
–, **Wenckebach's** Wenckebachsche Periode f.
periodical periodisch; Zeitschrift f.
periodicity Periodizität f.
periodontal parodontal
periodontitis Parodontitis f.
periodontium Zahnbett n.
periodontoclasia Parodontoklasie f.
perioperative perioperativ
perioral *d.e.*
periorbital *d.e.*
periorchitis *d.e.* f.
periosteal periostal
periosteous periostal
periosteum Periost n.
periostitis *d.e.* f.
periostosis Periostose f.
peripancreatic peripankreatisch
peripancreatitis Peripankreatitis f.
peripapillary peripapillär
peripharyngeal *d.e.*
peripharyngitis *d.e.* f.
peripheral peripher
peripheric peripher
periphery Peripherie f.
periphlebitis *d.e.* f.
periplasmatic periplasmatisch
peripleural *d.e.*
peripleuritis *d.e.* f.
peripolar *d.e.*
peripolesis Peripolese f.
periportal *d.e.*
periproctic periproktisch
periproctitic periproktitisch
periproctitis Periproktitis f.
periprostatitis *d.e.* f.
periprosthetic periprothetisch
peripyloric peripylorisch
periradicular periradikulär
perirenal *d.e.*
perirhizoclasia Perirhizoklasie f.
perisalpingitis *d.e.* f.
perisellar perisellär
perish, to zugrundegehen, verenden, verderben
perishable verderblich
perish from cold, to erfrieren
perisigmoiditis *d.e.* f.
perisinusitis *d.e.* f.
perisinusoidal *d.e.*
perisplenitic perisplenitisch
perisplenitis *d.e.* f.
peristalsis Peristaltik f.
–, **retrograde** Retroperistaltik f.
peristaltic peristaltisch
peristasis Peristase f., Umgebung f.
peristatic peristatisch
peristole *d.e.* f.
peristolic peristolisch
peritectomy Pannusoperation f.
peritendinitis *d.e.* f.
– **calcarea of the shoulder joint** Periarthritis humeroscapularis
peritomy Pannusoperation f.
peritoneal *d.e.*
– **dialysis** Peritonealdialyse f.
peritonealize, to peritonealisieren
peritoneoscopy Peritoneoskopie f.
peritoneovenous peritoneovenös
peritoneum *d.e.* n., Bauchfell n.
peritonism Peritonismus m.
peritonitic peritonitisch
peritonitis *d.e.* f.
peritonsillar peritonsillär
peritonsillitis *d.e.* f.
peritracheal *d.e.*
perityphlitic perityphlitisch
perityphlitis *d.e.* f.
periumbilical periumbilikal
periungual *d.e.*
periurethral *d.e.*
perivaginal *d.e.*
perivalvular perivalvulär
perivascular perisvaskulär
perivenous perivenös
periventricular periventrikulär
perivenular perivenolär
perivesical perivesikal
perlapine Perlapin n.
perlèche Faulecke f.
perlingual *d.e.*
perlsucht *d.e.* f.
permanence Permanenz f.
permanent *d.e.*
– **bath** Dauerbad n.
– **teeth** bleibendes Gebiss n.
permanganate of potash übermangansaures Kali n.
permanganic übermangansauer
permeability Permeabilität f.
permeable permeabel

permeation *d.e.* f.
permethrin *d.e.* n.
permittivity Dielektrizitätskonstante f.
perna *d.e.* n.
pernasal *d.e.*
pernicious perniziös
pernio Frostbeule f.
perniosis Kälteschaden m. der Haut
peromelia Peromelie f.
perone Wadenbein n.
peroneal nerve Peronäusnerv m.
peroral *d.e.*
peroxidase *d.e.* f.
peroxide Peroxid n., Superoxid n.
peroxisome Peroxisom n.
peroxynitrite Peroxynitrit n.
perphenazine Perphenazin n.
persecution mania Verfolgungswahn m.
perseverate, to perseverieren
perseveration *d.e.* f.
persist, to persistieren
persistent persistierend
person *d.e.* f.
–, seriously handicapped schwerbehinderte Person f.
–, severely injured schwerverletzte Person f.
personal personell, personal
personality Persönlichkeit f.
– change Persönlichkeitsveränderung f.
personnel, medical medizinisches Personal n.
persorption *d.e.* f.
perspective Perspektive f.; perspektivisch
perspiration Ausdünstung f.
perspire, to ausdünsten
persuasion *d.e.* f.
persufflation *d.e.* f.
persulfate (a) Persulfat n.
persulphate (e) Persulfat n.
pertactin *d.e.* n.
pertechnetate Pertechnetat n.
Perthes' disease Perthessche Krankheit f.
pertinents Zubehör n.
pertrochanteric pertrochanter
pertubation *d.e.* f.
pertubercular pertuberkulär
peruvian bark Chinarinde f.
peruvian balsam Perubalsam m.
peruvoside Peruvosid n.
pervade, to durchdringen
pervasion Durchdringung f.
perverse pervers
perversion *d.e.* f.
perverted pervertiert, pervers
pervigilium *d.e.* n.
pervious durchgängig, passierbar
pes caprinus Geißfuß m.
pes cavus Hohlfuß
pes planus Plattfuß m.
pessary Pessar n.
pessimism Pessimismus m.
pessimistic pessimistisch
pest Schädling m.; Plage f.
pesticidal biozid
pesticide Biozid n.
pestilence Pestilenz f., Seuche f.
pestle Pistill n.
PET (positron emission tomography) Positronenemissionstomographie (PET) f.
PET/CT (positron emission tomography/ computed tomography) Positronenemissionstomographie/Computertomographie (PET/CT) f.
petechia Petechie f.
petechial *d.e.*
pethidine Pethidin n., Meperthin n.
petiole Stiel m.
petit mal *d.e.* n.
PETN (pentaerythrityl tetranitrate) Pentaerythrityltetranitrat (PETN) n.
petrichloral *d.e.* n.
Petri dish Petrischale f.
petrifaction Versteinerung f.
petrify, to versteinern
petroapicitis Petroapizitis f.
petrolatum gelbes Vaselin n.
–, liquid Paraffinum liquidum
–, white weißes Vaselin n.
petroleum *d.e.* n.
petro-occipital petrookzipital
petrositis *d.e.* f.
petrosphenoidal *d.e.*
petrosquamous petrosquamös
petrotympanic petrotympanisch
Petruschky's litmus whey Petruschkysche Lackmusmolke f.
pexantel *d.e.* n.
Peyer's patch Peyerscher Lymphfollikelhaufen m.
peyote Peyotl m.
Peyronie's disease Induratio penis plastica
Pfaundler-Hurler's disease Gargoylismus m.
pfropfhebephrenia Pfropfhebephrenie f.
pfropfschizophrenia Pfropfschizophrenie f.
phacitis Phakitis f.
phacocele Phakozele f.
phacoemulsification Phakoemulsifikation f.
phacogenic phakogen
phacoma Phakom n.
phacomalacia Linsenerweichung f.

phacomatosis Phakomatose f.
phacometer Phakometer n.
phacometric phakometrisch
phacoplanesis Linsenschlottern n.
phacosclerosis Linsenverhärtung f.
phacoscopy Phakoskopie f.
phacoscotasmus Linsentrübung f.
phaenology (e) Phänologie f.
phaenotype (e) Phänotyp m.
phaenotypic (e) phänotypisch
phaeochromocytoma (e) Phäochromozytom n.
phage *d.e.* m.
phagedenism Phagedänismus m.
phagocyte Phagozyt m.
phagocytic phagozytär
phagocytize, to phagozytieren
phagocytolysis Phagozytolyse f.
phagocytosis Phagozytose f.
phagolysis Phagolyse f.
phagophobia Phagophobie f.
phagosome Phagosom n.
phak... see:/siehe: phac...
phalangeal *d.e.*
phallic phallisch
phallitis *d.e.* f.
phalloidine Phalloidin n.
phalloplasty Penisplastik f.
phallotoxin *d.e.* n.
phallus *d.e.* m.
phaneroscope Phaneroskop n.
phaneroscopical phaneroskopisch
phaneroscopy Phaneroskopie f.
phanerosis Phanerose f.
phanquinone Phanquinon n.
phantom *d.e.* n.
– limb Phantomglied n.
– pregnancy Scheinschwangerschaft f.
pharma adviser Pharmaberater m., Pharmaberaterin f.
pharmacal pharmazeutisch
– chemist Pharmakochemiker m., Pharmakochemikerin f.
pharmaceutic pharmazeutisch
pharmaceutics Pharmazeutik f.
pharmacist Pharmazeut m., Apotheker m.; Pharmazeutin f., Apothekerin f.
pharmacochemical pharmakochemisch
pharmacochemistry Pharmakochemie f.
pharmacodynamic pharmakodynamisch
pharmacodynamics Pharmakodynamik f.
pharmacogenetics Pharmagenetik f.
pharmacognostic pharmakognostisch
pharmacognostics Pharmakognosie f.
pharmacognosy Pharmakognosie f.
pharmacokinetic pharmakokinetisch
pharmacokinetics Pharmakokinetik f.
pharmacological pharmakologisch
pharmacologist Pharmakologe m., Pharmakologin f.
pharmacomania Arzneimittelsucht f.
pharmacon Pharmakon n.
pharmocopeia (a) Pharmakopöe f.
pharmacophilia Pharmakophilie f.
pharmacophobia Pharmakophobie f.
pharmacopoeia (e) Pharmakopöe f.
pharmacopsychiatry Pharmakopsychiatrie f.
pharmacopsychosis Pharmakopsychose f.
pharmacoresistant pharmakoresistent
pharmacotherapeutic pharmakotherapeutisch
pharmacotherapy Pharmakotherapie f.
pharmacy Pharmazie f.; Apotheke f.
–, hospital Krankenhausapotheke f.
–, satellite Zweigapotheke f.
pharyngeal *d.e.*
pharyngitic pharyngitisch
pharyngitis *d.e.* f.
pharyngoconjunctival pharyngokonjunktival
pharyngolaryngeal *d.e.*
pharyngopalatine pharyngopalatinal
pharyngoscope Pharyngoskop n.
pharyngoscopy Pharyngoskopie f.
pharyngospasm Pharyngospasmus m.
pharyngotomy Pharyngotomie f.
pharyngotonsillitis *d.e.* f.
pharyngotympanic pharyngotympanisch
pharynx *d.e.* m., Rachen m.
phase *d.e.* f.
– contrast microscope Phasenkontrastmikroskop n.
– contrast microscopy Phasenkontrastmikroskopie f.
phase-controlled phasengesteuert
phase-shift Phasenverschiebung f.
phase, solid Festphase f.
phasic phasisch
phasin *d.e.* n.
phenacemide Phenacemid n.
phenacetin *d.e.* n.
phenanthrene Phenanthren n.
phenanthroline Phenanthrolin n.
phenazine Phenazin n.
phenazone Phenazon n.
phenazopyridine Phenazopyridin n.
phenbutazone Phenbutazon n.
phencyclidine Phencyclidin n.
phendimetrazine Phendimetrazin n.
phenelzine Phenelzin n.

phenethylamine Phenethylamin n.
phenethylbiguanide Phenylethylbiguanid n.
phenetidin *d.e.* n.
pheneturide Pheneturid n.
phenformin *d.e.* n.
phenglutarimide Phenglutarimid n.
phenicarbazide Phenicarbazid n.
phenidate Phenidat n.
phenindamine Phenindamin n.
phenindione Phenindion n.
pheniprazine Pheniprazin n.
pheniramine Pheniramin n.
phenmetrazine Phenmetrazin n.
phenobarbital Phenylethylbarbitursäure f.
phenobarbitone Phenylethylbarbitursäure f.
phenol *d.e.* n.
–, liquefied Phenolum liquefactum
– red Phenolrot n.
phenolase *d.e.* f.
phenolate Phenolat n.
–, to phenolieren
phenology (a) Phänologie f.
phenolphthalein *d.e.* n.
phenolphthalol *d.e.* n.
phenoltetrachlorphthalein *d.e.* n.
phenomenological phänomenologisch
phenomenology Phänomenologie f.
phenomenon Phänomen n.
–, Arthus' Arthusphänomen n.
–, Ashman's Ashman-Phänomen n.
–, Bell's Bellsches Phänomen n.
–, blanching Auslöschphänomen n.
–, cogwheel Zahnradphänomen n.
–, crossing Kreuzungsphänomen n.
–, Hochsinger's Hochsingersches Zeichen n.
–, Jarisch-Herxheimer Jarisch-Herxheimer-Reaktion f.
–, Queckenstedt's Queckenstedt-Phänomen n.
–, rash extinction Auslöschphänomen n.
–, Rumpel-Leede's Rumpel-Leede-Phänomen n.
–, Sanarelli-Shwartzman Sanarelli-Shwartzman-Phänomen n.
–, Schultz-Charlton's Schultz-Charlton-Phänomen n., Auslöschphänomen n.
–, Tyndall's Tyndallphänomen n.
phenoperidine Phenoperidin n.
phenothane Phenothan n.
phenothiazine Phenothiazin n.
phenotype (a) Phänotyp m.
phenotypic (a) phänotypisch
phenoxetol *d.e.* n.
phenoxybenzamine Phenoxybenzamin n.
phenoxymethylpenicillin *d.e.* n.
phenprobamate Phenprobamat n.
phenprocoumon *d.e.* n.
phenprocoumone Phenprocoumon n.
phenpropionate Phenpropionat n.
phensuximide Phensuximid n.
phentermine Phentermin n.
phentolamine Phentolamin n.
phenyl *d.e.* n.
phenylacetylguanidine Phenylazetylguanidin n.
phenylalanine Phenylalanin n.
– hydroxylase Phenylalaninase f.
phenylalkylamine Phenylalkylamin n.
phenylbutazone Phenylbutazon n.
phenylbutyrate Phenylbutyrat n.
phenylchinoline Phenylchinolin n.
phenylcyclopropylamine Phenylzyklopropylamin n.
phenylene Phenylen n.
phenylenediamine Phenylendiamin n.
phenylephrine Phenylephrin n.
phenylethanolamine Phenylethanolamin n.
phenylethylamine Phenylethylamin n.
phenylethylhydrazine Phenylethylhydrazin n.
phenylhydrazine Phenylhydrazin n.
phenylketonuria Phenylketonurie f.
phenylmercuriborate Phenylmerkuriborat n.
phenylpropanolamine Phenylpropanolamin n.
phenylpyruvate Phenylpyruvat n.
phenylsulfonate (a) Phenylsulfonat n.
phenylsulphonate (e) Phenylsulfonat n.
phenylthiourea Phenylthioharnstoff m.
phenyramidol Fenyramidol n.
phenytoin *d.e.* n.
pheochromocytoma (a) Phäochromozytom n.
pheromone Pheromon n.
PHI (phosphohexoisomerase) Phosphohexoisomerase f. (PHI)
phialide *d.e.* f.
philosophical philosophisch
philosophy Philosophie f.
philtrum *d.e.* n.
phimosis Phimose f.
phlebectasia Phlebektasie f.
phlebectomy Phlebektomie f.
phlebitic phlebitisch
phlebitis *d.e.* f.
phlebodynamometry Phlebodynamometrie f.
phlebogram Phlebogramm n.
phlebographic phlebographisch
phlebography Phlebographie f.

phlebolith *d.e.* m.
phlebothrombosis Phlebothrombose f.
phlebotomus papatasii *d.e.*
phlebotomy Phlebotomie f., Venaesectio f.
phlegm Schleim m.
phlegmasia Phlegmasie f.
phlegmatic phlegmatisch
phlegmon Phlegmone f.
phlegmona diffusa Zellgewebsentzündung f.
phlegmonous phlegmonös
phlogistic phlogistisch, entzündlich
phloretin *d.e.* n.
phlorhizin Phlorizin n.
phlorizin *d.e.* n.
phloroglucin Phlorogluzin n.
phloxine Phloxin n.
phlyctaena (e) Phlyktäne f.
phlyctena (a) Phlyktäne f.
phobia Phobie f.
phobic phobisch
phobophobia Phobophobie f.
phocomelia Phokomelie f.
pholcodine Pholcodin n.
phon *d.e.* n.
phonangiography Phonangiographie f.
phonasthenia Phonasthenie f.
phonate, to phonieren
phonation *d.e.* f.
phonatory phonatorisch
phoneme akustische Halluzination f.
phonendoscope Doppelmembranstethoskop n.
phonetic phonetisch
phonetics Phonetik f.
phoniatric phoniatrisch
phoniatrician Phoniater m., Phoniatrin f.
phoniatrics Phoniatrie f.
phonocardiogram Phonokardiogramm n.
phonocardiograph Phonokardiograph m.
phonocardiographical phonokardiographisch
phonocardiography Phonokardiographie f., Herzschallschreibung f.
phonogram Phonogramm n.
phonographical phonographisch
phonography Phonographie f.
phonophobia Phonophobie f.
phonopsia Phonopsie f.
phonoscope Phonoskop n.
phorbol *d.e.* n.
phoro-optometer Phoropter m.
phosgene Phosgen n.
phosphagen *d.e.* n.
phosphagenic phosphatbildend
phosphamide Phosphamid n.
phosphane Phosphan n.
phosphatase *d.e.* f.
–, prostatic acid saure Prostataphosphatase f.
phosphate Phosphat n.
–, earthy Erdphosphat n.
–, high energy energiereiches Phosphat n.
phosphatic phosphathaltig
phosphatidate Phosphatidat n.
phosphatide Phosphatid n.
phosphatidyl *d.e.* n.
phosphatidylcholine Phosphatidylcholin n.
phosphatidylinositol Phosphatidylinosit m.
phosphatidylserine Phosphatidylserin n.
phosphatine Phosphatin n.
phosphaturia Phosphaturie f.
phosphide Phosphid n.
phosphin *d.e.* n.
phosphinate Phosphinat n.
phosphine Phosphin n.
phosphinite Phosphinit n.
phosphite Phosphit n.
phosphoadenosine Phosphoadenosin n.
phosphocholine Phosphocholin n.
phosphocreatine Phosphokreatin n.
phosphodiester *d.e.* m.
phosphodiesterase *d.e.* f.
phosphoenolpyruvate Phosphoenolpyruvat n.
phosphofructokinase Phosphofruktokinase f.
phosphoglucomutase Phosphoglukomutase f.
phosphogluconate Phosphoglukonat n.
phosphoglucose Phosphoglukose f.
phosphoglycerate Phosphoglyzerat n.
phosphoglyceride Phospholgyzerid n.
phosphohexoisomerase *d.e.* f.
phospholinase *d.e.* f.
phospholipase *d.e.* f.
phospholipid *d.e.* n.
phospholipin Phospholipid n.
phospholipoproteinosis Phospholipoproteinose f.
phosphomannoisomerase *d.e.* f.
phosphonate Phosphonat n.
phosphonite Phosphonit n.
phosphonoformate Phosphonoformat n.
phosphoprotein *d.e.* n.
phosphopyridine Phosphopyridin n.
phosphorated phosphoriert
phosphorescence Phosphoreszenz f.
phosphoribosylpyrophosphate Phosphoribosylpyrophosphat n.
phosphoribosyltransferase *d.e.* f.
phosphoric phosphorhaltig (fünfwertig)

phosphorofluoridate Phosphorofluoridat n.
phosphorothioate Phosphorothioat n.
phosphorous phosphorhaltig (dreiwertig)
phosphorus Phosphor m.
phosphoryl *d.e.* n.
phosphorylase *d.e.* f.
phosphorylate, to phosphorylieren
phosphorylation Phosphorylierung f.
phosphorylethanolamine Phosphorylethanolamin n.
phosphoserine Phosphoserin n.
phosphosulfate (a) Phosphosulfat n.
phosphosulphate (e) Phosphosulfat n.
phosphothiamine Phosphothiamin n.
phosphotransferase *d.e.* f.
phosphotriose Triosephosphat n.
phosphotungstate Phosphowolframat n.
phosphotyrosine Phosphotyrosin n.
phot *d.e.* n.
phote Phot n.
photic photisch
photism Photismus m.
photoallergic photoallergisch
photoallergy Photoallergie f.
photobiology Photobiologie f.
photocell Photozelle f.
photochemical photochemisch
photochemotherapy Photochemotherapie f.
photochromogenic photochromogen
photocoagulation Photokoagulation f., Lichtkoagulation f.
photodermatosis Lichtdermatose f.
photodermia Photodermie f.
photodynamic photodynamisch
photodynamics Photodynamik f.
photodynia Photodynie f.
photoelectric photoelektrisch
photofluorography Photofluorographie f.
photogastroscopy Photogastroskopie f.
photogenic photogen
photographical photographisch
photography Photographie f.
photoheterotrophic photoheterotrophisch
photoinactivation Photoinaktivierung f.
photokinesis Photokinese f.
photokinetic photokinetisch
photolysis Photolyse f.
photometer *d.e.* n.
photometric photometrisch
photometry Photometrie f.
photomicroscopy Photomikroskopie f.
photomorphosis Photomorphose f.
photon *d.e.* n.
photo-oxidation *d.e.* f., Photooxydation f.
photopheresis Photopherese f.
photophobia Photophobie f.
photophosphorylation Photophosphorylierung f.
photophthalmia Photophthalmie f., Lichtblindheit f., Schneeblindheit f.
photopia Photopie f.
photopic photopisch
photoplethysmography Photoplethysmographie f.
photopsia Photopsie f.
photopsin *d.e.* n.
photoreceptor Photorezeptor m.
photorefractive photorefraktiv
photoresection Photoresektion f.
photoscanning Photoszintigraphie f.
photosensitive photosensibel, lichtempfindlich
photosensitiveness Photosensibilität f.
photosensitivity Photosensibilität f.
photosensitization Photosensibilisierung f.
photosynthesis Photosynthese f.
photosynthetic photosynthetisch
phototaxis *d.e.* f.
phototherapy Phototherapie f., Lichttherapie f.
photothermolysis Photothermolyse f.
photothrombosis Photothrombose f.
phototimer *d.e.* m.
phototoxic phototoxisch
phototoxicity Phototoxizität f.
phototrichogram Phototrichogramm n.
phototrichography Phototrichographie f.
phototrophic phototroph
phototropic phototrop
phoxim *d.e.* n.
phrenic phrenisch
– avulsion Phrenikusexhairese f.
phrenicocolic phrenikokolisch
phrenicotomy Phrenikotomie f.
phrenicotripsy Phrenikotripsie f.
phrenocardia kardiovaskuläre Neurasthenie f.
phrenocolic phrenokolisch
phrenological phrenologisch
phrenology Phrenologie f.
phrenoptosis Phrenoptose f.
phrenosin *d.e.*
Phrygian cap phrygische Mütze f.
phrynoderma Phrynodermie f., Krötenhaut f.
phthalamate Phthalamat n.
phthalamidine Phthalamidin n.
phthalanilid *d.e.* n.
phthalanilide Phthalanilid n.
phthalate Phthalat n.
phthalazine Phthalazin n.
phthalazinone Phthalazinon n.

phthalein *d.e.* n.
phthalidolene Phthalidolon n.
phthalylsulfathiazole (a) Phthalylsulfathiazol n.
phthalysulphathiazole (e) Phthalylsulfathiazol n.
phthiriasis inguinalis Filzlausbefall m.
phthisic phthisisch
phthisiogenesis Phthisiogenese f.
phthisis Phthise f.
phycomycosis Phykomykose f.
phylaxis *d.e.* f.
phyllopyrrole Phyllopyrrol n.
phylloquinone Phytomenadion n.
phylogenesis Phylogenese f.
phylogenetic phylogenetisch
phylogenic phylogenetisch
phylum *d.e.* n.
physalis Physalide f.
physic Heilkunde f., Heilmittel n.; Physik f.
physical physisch, körperlich; physikalisch
– condition Gesundheitszustand m.
– culture Körperpflege f.
– training Leibesübung f.
physically handicapped körperbehindert; Körperbehinderter m., Körperbehinderte f.
physician Arzt m., Ärztin f.
– assistant ärztlicher Assistent m., ärztliche Assistentin f.
–, attending diensthabender Arzt m., diensthabende Ärztin f.
–, emergency Notärztin f., Notarzt m.
– -in-chief Chefarzt m., Chefärztin f.
–, industrial Werksarzt m.
–, occupational Werksarzt m., Betriebsarzt m.
–, referring überweisender Arzt m.
– sample Ärztemuster n.
–, veterinary Tierarzt m., Tierärztin f.
physician's bag Arzttasche f.
physicist Physiker m.; Physikerin f.
physicochemical physikalisch-chemisch
physics Physik f.
physiochemical physiologisch-chemisch
physiochemistry physiologische Chemie f.
physiognomy Physiognomie f.
physiological physiologisch
physiologist Physiologe m., Physiologin f.
physiology Physiologie f.
–, sensory Sinnesphysiologie f.
physiopsychic physiopsychisch
physiotherapeutical physiotherapeutisch
physiotherapist Physiotherapeut m., Physiotherapeutin f.
physiotherapy Physiotherapie f.
physique Körperbeschaffenheit f., Körperbau m.
physostigmine Physostigmin n.
phytase *d.e.* f.
phytate Phytin n.
phytin *d.e.* n.
phytoagglutinin *d.e.* n.
phytobezoar *d.e.* m.
phytoestrogen (a) Phytoestrogen n., Phytoöstrogen n.
phytoestrol *d.e.* n.
phytoglobulin *d.e.* n.
phytohaemagglutinin (e) Phytohämagglutinin n.
phytohemagglutin (a) Phytohämagglutinin n.
phytohormone Phytohormon n.
phytol *d.e.* n.
phytomenadione Phytomenadion n.
phytonadione Phytomenadion n.
phytonosis Phytonose f.
phyto-oestrogen (e) Phytoestrogen n., Phytoöstrogen n.
phytopharmacology Phytopharmalogie f.
phytopharmacon Phytpharmakon n.
phytosterol *d.e.* n., Phytosterin n.
phytotherapy Phytotherapie f.
phytotherapeutic Phytotherapeutikum n.; phytotherapeutisch
phytotoxic phytotoxisch
phytotoxin *d.e.* n.
pial *d.e.*
pian Frambösie f.
piberaline Piberalin n.
pica *d.e.* f.
picafibrate Picafibrat n.
pickle, to pökeln; beizen; abbeizen (dent.)
piclonidine Piclonidin n.
piclopastine Piclopastin n.
picloxydine Picloxydin n.
picobenzide Picobenzid n.
picodralazine Picodralazin n.
picofarad *d.e.* n.
picofosfate (a) Picofosfat n.
picophosphate (e) Picofosfat n.
picoprazole Picoprazol n.
picosulfate (a) Picosulfat n.
picosulphate (e) Picosulfat n.
picrate Pikrat n.
picrin Pikrin n.
picrogeusia Pikrogeusie f.
picrotoxin Pikrotoxin n.
picture Bild n.
–, clinical klinisches Bild n.
–, to take a eine (Röntgen-)Aufnahme machen

pidolate Pidolat n.
piebald skin Vitiligo f.
piecemeal necrosis Mottenfraßnekrose f.
piedra *d.e.* f., Tinea nodosa
pier Pfeiler m.
pierce, to durchbohren, erstechen
piercing Piercing n.
piesaesthesia (e) Drucksensibilität f.
piesesthesia (a) Drucksensibilität f.
piezoceramic piezokeramisch
piezochemistry Piezochemie f.
piezoelectric piezoelektrisch
piezogenic piezogen
PIF (prolactin-inhibiting factor) prolaktin-inhibierender Faktor m.
pifarnine Pifarnin n.
pifenate Pifenat n.
pifexole Pifexol n.
pifoxime Pifoxim n.
pigeon breeders' lung Taubenzüchterlunge f.
pigeon's egg, with the size of a taubeneigroß
pigment *d.e.* n.
–, to pigmentieren
pigmentary incontinence Incontinentia pigmenti
pigmentation *d.e.* f., Pigmentierung f.
pigmented pigmentiert
piketoprofen *d.e.* n.
pilar *d.e.*
pilary pilar
pile Batterie f.; Hämorrhoide f.
pill Pille f.
– rolling Pillendrehen n.
pillar Säule f., Stütze f.
pillet Pillchen n.
pillow Kissen n.
pilocarpidine Pilokarpidin n.
pilocarpine Pilokarpin n.
pilocyte Pilozyt m.
pilocytic pilozytisch
pilojection Pilojektion f.
pilomotor pilomotorisch
pilonidal *d.e.*
pilose haarig
pilot study Pilot-Studie f.
pilous haarig
pimeclone Pimeclon n.
pimefylline Pimefyllin n.
pimelate Pimelat n.
pimelosis Verfettung f.; Fettsucht f.
pimethixene Pimethixen n.
pimetine Pimetin n.
pimetremide Pimetremid n.
piminodine Piminodin n.
pimpernell Pimpernelle f.
pimple Papel f.; Pustel f., Pickel m.
pin Stift m.
– and tube Stifthülse f.
– attachment Stiftgeschiebe n.
– bar splint Stiftchenschiene f.
– extractor Stiftentferner m.
– inlay Stiftinlay m.
–, medullary Knochenmarkstift m., Marknagel m.
–, round Rundstiftchen n.
pincers Zwickzange f.
pincette Pinzette f.
pinch, to quetschen, klemmen
pinchcock clamp Quetschhahn m., Schlauchklemme f.
pindolol *d.e.* n.
pinealocyte Pinealozyt m.
pine away, to dahinsiechen
pine needles bath Fichtennadelbad n.
– tar Pix liquida
pinealectomy Pinealektomie f.
pinealoma Pinealom n.
pinene Pinen n.
pinguecula *d.e.* f.
pinhead, with the size of a stecknadelkopfgroß
pink disease Feersche Krankheit f.
pink-eye epidemische mukopurulente Augenbindehautentzündung f.
pinledge mit Stiftchen verankerte Halbkrone f.
pinna Außenohr n.
pinning Nagelung f.
pinocyte Pinozyt m.
pinocytosis Pinozytose f.
pinolcaine Pinolcain n.
pinoxepin *d.e.* n.
pinta *d.e.* f.
pinworm Madenwurm m.
pioglitazon *d.e.* n.
pipacycline Pipacyclin n.
pipamazine Pipamazin n.
pipamperone Pipamperon n.
pipazethate Pipazethat n.
pipebuzone Pipebuzon n.
pipecolate Pipecolat n.
pipecuronium *d.e.* n.
pipemide Pipemid n.
pipenzolate Pipenzolat n.
piperacetazine Piperazetazin n.
piperacillin *d.e.* n.
piperamide Piperamid n.
piperazine Piperazin n.
piperidine Piperidin n.
piperidolate Piperidolat n.

piperine Piperin n.
piperocaine Piperocain n.
pipet Pipette f.
– **stand** Pipettenständer m.
–, **to** pipettieren
pipethanate Pipethanat n.
pipette *d.e.* f.
– **rinser** Pipettenspülgerät n.
– **stand** Pipettenständer m.
–, **to** pipettieren
pipetting device Pipettiergerät n.
pipoctanone Pipoctanon n.
pipofezine Pipofezin n.
pipotiazine Pipotiazin n.
pipoxizine Pipoxizin n.
piprazol *d.e.* n.
piprinhydrinate Piprinhydrinat n.
piracetam *d.e.* n.
pirebanide Pirebanid n.
pirenzepine Pirenzepin n.
piretanide Piretanid n.
pirfenidone Pirfenidon n.
piridocaine Piridocain n.
piridoxilate Piridoxilat n.
pirifibrate Pirifibrat n.
pirinidazole Pirinidazol n.
piritramide Piritramid n.
piroheptine Piroheptin n.
pirolate Pirolat n.
pirolazamide Pirolazamid n.
piroplasmosis Piroplasmose f.
piroxicam *d.e.* n.
piroximone Piroximon n.
pit Grube f.; Delle f.
pitcher Krug m.
pith Mark n., Kraft f.
pitofenone Pitofenon n.
pituicyte Pituizyt m.
pituicytoma Pituizytom n.
pituitary hypophysär; schleimig
– **extract** Hypophysenextrakt m.
– **fossa** Türkensattel m.
– **gland** Hypophyse f.
– –, **anterior lobe** Hypophysenvorderlappen m.
– –, **posterior lobe** Hypophysenhinterlappen m.
– **hyperfunction, anterior** Hypophysenvorderlappenüberfunktion f.
– **hypofunction, posterior** Hypophysenhinterlappenunterfunktion f.
pituxate Pituxat n.
pityriasis rosea/rubra/simplex/versicolor *d.e.*
pitytrosporum *d.e.* n.

pivalate Pivalat n.
pivaloylindandione Pivaloylindandion n.
pivot (dent.) Zapfen m.; Drehpunkt m.
pivoxil *d.e.* n.
pizotifen *d.e.* n.
place, to platzieren, anbringen
place value Stellenwert m.
placebo *d.e.* n.
placement Anbringen n., Plazierung f.
placenta Plazenta f., Mutterkuchen m.
– **praevia (e)** *d.e.*
– **previa (a)** Placenta praevia
placental plazentar
– **barrier** Plazentaschranke f.
placentation Plazentation f.
placentitis Plazentitis f.
placentography Plazentographie f.
placentoma Plazentom n.
placentotoxin Plazentotoxin n.
Placido's disk Placidosche Scheibe f.
placode Plakode f.
plague Seuche f.; Pest f.
– **boil** Pestbeule f.
–, **bubonic** Beulenpest f.
–, **cattle** Rinderpest f.
–, **fowl** Hühnerpest f.
–, **pneumonic** Lungenpest f.
– **spot** Pestfleck m.
plain flach; Fläche f.
plane flach, eben; Fläche f., Ebene f., Flugzeug n.
–, **planigraphic** Schichtebene f.
–, **to** glätten, ebnen, abhobeln
–, **tomographic** Schichtebene f.
– **sickness** Fliegerkrankheit f.
planigraphical planigraphisch
planigraphy Planigraphie f.
planimetry Planimetrie f.
plankton *d.e.* n.
planocellular planozellulär
planoconcave planokonkav
planoconvex planokonvex
planocyte Planozyt m., Wanderzelle f.
planocytosis Planozytose f.
plant Pflanze f.; Werksanlage f.
–, **medicinal** Arzneipflanze f.
– **physician** Werksarzt m.
– **protective** Pflanzenschutzmittel n.
plantain *d.e.* n.
plantar *d.e.*
plantigrade Sohlengänger m.
plaque *d.e.* f.
–, **dental** Zahnbelag m.
plasma *d.e.* n.
–, **banked** Plasmakonserve f.

–, **cell** Zellplasma n.
– **exchange** Plasmaaustausch m.
–, **frozen** Gefrierplasma n.
–, **mixed** Mixoplasma n.
– **protein** Plasmaeiweiß n.
–, **stored** Plasmakonserve f.
– **substitute** Plasmaersatzmittel n.
– **volume extender** Plasmavolumenexpander m.
plasmablast *d.e.* m.
plasmacyte Plasmazelle f.
plasmacytoid plasmazytoid
plasmacytoma Plasmazytom n.
plasmacytosis Plasmazellenvermehrung f.
plasmaglobulin *d.e.* n.
plasmakinin *d.e.* n.
plasmal *d.e.* n.
plasmalipoprotein *d.e.* n.
plasmalogen *d.e.* n.
plasmapheresis Plasmapherese f.
plasmatic plasmatisch
plasmid *d.e.* n.
plasmin *d.e.* n.
plasminogen *d.e.* n.
plasmocyte Plasmazelle f.
plasmocytic plasmozytär
plasmocytoid plasmozytoid
plasmocytoma Plasmozytom n.
plasmodesm Plasmodesma n.
plasmodicidal plasmodientötend
plasmodicide Plasmodizid n.
Plasmodium falciparum *d.e.*
Plasmodium immaculatum *d.e.*
Plasmodium malariae *d.e.*
Plasmodium ovale *d.e.*
Plasmodium vivax *d.e.*
plasmogamy Plasmogamie f.
plasmolysis Plasmolyse f.
plasmolytic plasmolytisch
plasmon *d.e.* n.
plaster Pflaster n.
–, **adhesive** Heftpflaster n.
– **bandage** Gipsverband m.
– **bed** Gipsbett n.
– **bench** Gipstisch m.
–, **blistering** Zugpflaster n.
– **cast** Gipsabdruck m., Gipsmodell n., Gipsabdruckform f.
– **dressing allowing the patient to walk** Gehgips m.
–, **hard-finish (dent.)** Marmorgips m., Hartalabaster m.
– **impression** Gipsabdruck m.
– **knife** Gipsmesser n.
– **model** Gipsmodell n.
– **of Paris** Gips m.
– **room** Gipsraum m.
– **saw** Gipssäge f.
– **shears** Gipsschere f.
– **spatula** Pflasterspatel m., Gipsspatel m.
– **splint** Gipsschiene f.
– **spreader** Gipsspreizer m.
–, **stone** Hartgips m.
–, **to** pflastern; gipsen
– **trephine** Gipsbohrer m.
plastering table Gipstisch m.
plastic plastisch
–, **fibrous glass reinforced (dent.)** Glasfaserkunststoff m.
–, **foamed** Schaumstoff m.
– **bag** Plastikbeutel m.
plasticity Plastizität f.
plastics Plastik f.; plastisches Material n., Kunststoff m.
plastid *d.e.* n.
plastocyte Blutplättchen n.
plastogamy Plastogamie f.
plastomere Plastomer n.
plastosome Plastosom n.
plasty plastische Operation f.
plate Platte f., Teller m.; Blech n.
–, **dental prosthesis** Zahnprothesenplatte f.
–, **dorsal** Deckplatte f.
– **electrode** Plattenelektrode f.
–, **floor** Bodenplatte f.
–, **growth** Wachstumszone f.
– **holder** Kassette f. (roentg.)
–, **neural** Neuralplatte f.
–, **roof** Deckplatte f.
– **shears** Blechschere f.
–, **suction** Saugplatte f.
– **thermography** Plattenthermographie f.
–, **wing-shaped** Flügelplatte f.
platelet Plättchen n.
– **aggregation inhibitor** Plättchenaggregationshemmer m.
– **factor** Plättchenfaktor m.
platelet-rich plasma (PRP) injection (rheumatol.) PRP-Eigenblutbehandlung (rheumatol.) f.
plateau *d.e.* n.
platinate Platinat n.
platinectomy Platinektomie f.
platinum Platin n.
– **gold-alloy** Platin-Gold-Legierung f.
– **loop** Platinöse f.
platybasia Platybasie f.
platycephaly Platyzephalie f.
platycrania Platykranie f.

platyhelminth Plattwurm m., Plathelminth m.
platymorphia Platymorphie f.
play instinct Spieltrieb m.
pledget kleine Kompresse f.
pleiochromia Pleiochromie f.
pleiochromic pleiochrom
pleiotropic pleiotrop
pleocytosis Pleozytose f.
pleomorphic pleomorph
pleomorphous pleomorph
pleomorphism Pleomorphie f.
pleonexia Pleonexie f.
pleonosteosis Pleonostose f.
pleoptics Pleoptik f.
plerocercoid Plerozerkoid n.
plesiomonad Plesiomonas f.
plethora *d.e.* f.
plethoric plethorisch
plethysmogram Plethysmogramm n.
plethysmograph *d.e.* m.
plethysmographical plethysmographisch
plethysmography Plethysmographie f.
pleura *d.e.* f., Brustfell n.
–, cupula of Pleurakuppel f.
pleural *d.e.*
pleurectomy Pleurektomie f.
pleurisy Pleuritis f., Brustfellentzündung f.
pleuritic pleuritisch
pleurocentesis Pleurapunktion f.
pleurodesis Pleurodese f.
pleurodynia Pleurodynie f.
pleurogenic pleurogen
pleuromulin *d.e.* n.
pleuropericardial pleuroperikardial
pleuropericarditis Pleuroperikarditis f.
pleuroperitoneal *d.e.*
pleuroperitoneostomy Pleuroperitoneostomie f.
pleuropneumolysis Pleuropneumolyse f.
pleuropneumonia Pleuropneumonie f.
pleuroscopy Pleuroskopie f.
pleurotomy Pleurotomie f.
pleurovisceral pleuroviszeral
pleximeter Plessimeter n.; Glasspatel m.
plexopathy Plexuserkrankung f.
plexus *d.e.* m.
pliability Biegsamkeit f.
pliable gelenkig, biegsam
pliancy Biegsamkeit f.
pliant gelenkig, biegsam
plication Plikation f.
plicotomy Plikotomie f.
pliers Zange f.
–, band-forming Bandformzange f.
–, bending Biegezange f.
–, combination Kombinationszange f.
–, cutting Kneifzange f.
–, stretching Dehnzange f.
ploidy Ploidie f.
plombage Plombierung f.
plug Pfropf m., Stöpsel m.; Plombe f.
–, mucous Schleimpfropf m.
–, to verstopfen, zustopfen, abstöpseln; (dent.) plombieren
plugger Stopfer m.
plugging Ausstopfung f.; Abstöpselung f.; (dent.) Plombierung f.
plumbic bleihaltig
plumbism Bleivergiftung f.
pluriglandular pluriglandulär
pluriorificial pluriorifiziell
pluripara *d.e.* f.
pluripolar *d.e.*
pluripotent *d.e.*
pluripotential pluripotent
pluripotentiality Pluripotenz f.
plutonium *d.e.* n.
PMI (posterior myocardial infarction) Herzhinterwandinfarkt m.
pneumarthrogram Pneumarthrogramm n.
pneumarthrographic pneumarthrographisch
pneumarthrography Pneumarthrographie f.
pneumarthrosis Pneumarthrose f.
pneumatic pneumatisch
pneumatization Pneumatisierung f.
pneumatize, to pneumatisieren
pneumatocele Pneumatozele f.
pneumatosis Pneumatose f.
pneumaturia Pneumaturie f.
pneumectomy Pneumektomie f.
pneumencephalography Pneumenzephalographie f.
pneumocardial pneumokardial
pneumococcus Pneumokokkus m.
pneumocolon Pneumokolon n.
pneumoconiosis Pneumokoniose f.
pneumocystis carinii *d.e.*
pneumocystography Pneumozystographie f.
pneumocystosis Pneumozystose f.
pneumocyte Pneumozyt m.
pneumoencephalography Pneumenzephalographie f.
pneumogastric nerve Nervus vagus
pneumogram Pneumogramm n.
pneumograph *d.e.* m.
pneumographic pneumographisch
pneumography Pneumographie f.
pneumolith *d.e.* m.

pneumological pneumologisch
pneumologist Pneumologe m., Pneumologin f.
pneumology Pneumologie f.
pneumolysis Pneumolyse f.
pneumomediastinum *d.e.* n.
pneumometer *d.e.* n.
pneumometric pneumometrisch
pneumometry Pneumometrie f.
pneumonectomy Pneumonektomie f.
pneumonia Pneumonie f., Lungenentzündung f.
–, **aspiration** Aspirationspneumonie f.
–, **bilious** biliöse Pneumonie f.
–, **bronchial** Bronchopneumonie f.
–, **cheesy** käsige Pneumonie f.
– **due to pulmonary infarction** Infarktpneumonie f.
–, **hypostatic** hypostatische Pneumonie f.
–, **interstitial** chronische fibröse Pneumonie f.
–, **lipid** Fettpneumonie f.
–, **lobar** croupöse Pneumonie f.
–, **migratory** Wanderpneumonie f.
–, **primary atypical** primär atypische Pneumonie f.
–, **virus** Viruspneumonie f.
pneumonic pneumonisch
pneumonitis (interstitielle) Pneumonie f.
–, **hypersensitivity** allergische Alveolitis f.
pneumonopathy Pneumopathie f.
pneumonosis Pneumonose f.
pneumopaludism Lungenmalaria f.
pneumopathy Pneumopathie f.
pneumopericardium Pneumoperikard n.
pneumoperitoneography Pneumoperitoneographie f.
pneumoperitoneum *d.e.* n.
pneumopyelography Pneumopyelographie f.
pneumoradiography Pneumoradiographie f.
pneumoretroperitoneum *d.e.* n.
pneumoscrotum Pneumoskrotum n.
pneumosurgery Lungenchirurgie f.
pneumosurgical lungenchirurgisch
pneumotachograph *d.e.* m.
pneumotachographical pneumotachographisch
pneumotachography Pneumotachographie f.
pneumotaxic pneumotaktisch
pneumothorax *d.e.* m.
– **apparatus** Pneumothoraxapparat m.
–, **spontaneous** Spontanpneumothorax m.
–, **tension** Spannungspneumothorax m.
–, **valvular** Ventilpneumothorax m.
pneumotropic pneumotrop
pock Pustel f., Blatter f.
– **-mark** Blatternarbe f.
pocket Tasche f.
– **explorer (dent.)** Zahnfleischtaschensonde f.
– **first aid kit** Taschenapotheke f.
– **formation** Taschenbildung f.
– **fundus** Taschenboden m.
– **inhaler** Tascheninhaliergerät n.
– **set** Taschenbesteck n.
– **size** Taschenformat n.
podagra *d.e.*
podiatrist Fußpfleger m., Fußpflegerin f.
podiatry Fußpflege f.
podocyte Podozyt m.
pododerm Huflederhaut f.
pododermatitis, purulent Hufabszess m.
pododermatitis, verrucose Hufkrebs m.
podology Podologie f.
podopathy Podophathie f.
podophyllin *d.e.* n.
podophyllotoxin *d.e.* n.
podopompholyx *d.e.* m.
podotrochilitis Hufrollenentzündung f.
poikilocyte Poikilozyt m.
poikilocytosis Poikilozytose f.
poikiloderma Poikilodermie f.
poikiloploidy Poikiloploidie f.
poikilosmosis Poikilosmose f.
poikilothermism Poikilothermismus m.
poikilothymic poikilothym
point Punkt m.
–, **Boas'** Boasscher Druckpunkt m.
–, **boiling** Siedepunkt m.
–, **Bolton's** Boltonscher Punkt m.
– **electrode** Punktelektrode f.
–, **Erb's** Erbscher Punkt m.
–, **focal** Brennpunkt m.
–, **freezing** Gefrierpunkt m.
–, **lacrimal** Tränenpunkt m.
–, **McBurney's** McBurneyscher Punkt m.
– **mutation** Punktmutation f.
– **of action** Angriffspunkt m.
– **of controversy** Streitfrage f.
– **of maximum** Punctum maximum
–, **pressure** Druckpunkt m.
–, **retinal** Netzhautpunkt m.
–, **Valleix's** Valleixscher Punkt m.
poison Gift n.
–, **arrow** Pfeilgift n.
–, **cnidarian** Quallengift n.
–, **mitotic** Mitosegift n.
–, **to** vergiften
poisongas Giftgas n.

poisoning Vergiftung f.
–, murder by Giftmord m.
poisonous giftig
poisonousness Giftigkeit f.
pokeweed Kermesbeere f.
polacrilin *d.e.* n.
polar *d.e.*
polarcardiography Polarkardiographie f.
polarimeter *d.e.* n.
polarimetric polarimetrisch
polarimetry Polarimetrie f.
polariscopy Polariskopie f.
polarity Polarität f.
polarization Polarisierung f.
polarize, to polarisieren
polarograph *d.e.* m.
polarographic polarographisch
polarography Polarographie f.
pole Pol m.; Pfahl m.
– change Umpolung f.
– resection Polresektion f.
polemic Polemik f.
police, sanitary Sanitätspolizei f., Gesundheitspolizei f.
policlinic Poliklinik f.
polidexide Polidexid n.
polidocanol *d.e.* n.
poligeenan *d.e.* n.
polihexanide Polihexanid n.
poliodystrophy Poliodystrophie f.
polioencephalitis Polioenzephalitis f.
poliomyelitic poliomyelitisch
poliomyelitis, acute anterior Poliomyelitis anterior acuta
poliosis Poliose f.
polio vaccine Poliomyelitis-Impfstoff m.
polisaponin *d.e.* n.
polish Politur f.
–, to polieren
polishing Polieren n.
–, rough Vorpolieren n.
politzerization Politzerverfahren n.
politzerize, to politzern
poll (veter.) Hinterhaupt n.
pollakiuria Pollakisurie f.
pollen *d.e.* n.
pollinosis Pollinose f., Pollenkrankheit f.
polliwog Kaulquappe f.
pollution *d.e.* f.
polonium *d.e.* n.
poloxalene Poloxalen n.
poloxamer *d.e.* n.
polyacryl Polyakryl n.
polyacrylamide Polyakrylamid n.
polyacrylate Polyakrylat n.
polyacrylonitrile Polyakrylonitril n.
polyadenitis *d.e.* f.
polyadenylation Polyadenylierung f.
polyaesthesia (e) Polyästhesie f.
polyagglutination *d.e.* f.
polyalgesia Polyalgesie f.
polyalkylene Polyalkylen n.
polyamide Polyamid n.
polyamine Polyamin n.
polyangiitis *d.e.* f.
polyanion precipitation Polyanionenpräzipitation f.
polyarteritis Polyarteriitis f.
– nodosa Periarteriitis nodosa
polyarthritic polyarthritisch
polyarthritis *d.e.* f.
polyarticular polyartikulär
polyase *d.e.* f.
polyavitaminosis Polyavitaminose f.
polyaxial *d.e.*
polybasic polybasisch
polycarbonate Polykarbonat n.
polycentric polyzentrisch
polychemotherapeutical polychemotherapeutisch
polychemotherapy Polychemotherapie f.
polychlorinate, to polychlorieren
polychlorination Polychlorierung f.
polycholia Polycholie f.
polychondritis *d.e.* f.
polychromasia Polychromasie f.
polychromatic polychromatisch
polychromatophilia Polychromatophilie f.
polychromatophilic polychromatophil
polycistronic polyzistronisch
polyclonal polyklonal
polyclonia Polyklonie f.
polycrotism Polykrotie f.
polycyclic polyzyklisch
polycystic polyzystisch
polycystography Polyzystographie f.
polycythaemia (e) Polyzythämie f.
polycythaemic (e) polyzythämisch
polycythemia (a) Polyzythämie f.
polycythemic (a) polyzythämisch
polycytosis Polyzytose f.
polydactyly Polydaktylie f.
polydeoxyribonucleotide Polydesoxyribonukleotid n.
polydioxanone Polydioxanon n.
polydipsia Polydipsie f.
polydrug dependency Polytoxikomanie f.
polyelectrolyte Polyelektrolyt m.
polyendocrine polyendokrin
polyendocrinopathy Polyendokrinopathie f.

polyene Polyen n.
polyepiphyseal polyepiphysär
polyergic polyergisch
polyesthesia (a) Polyästhesie f.
polyestradiol *d.e.* n., Polyöstradiol n.
polyether *d.e.* m.
polyethylene Polyethylen n.
polygalactia Polygalaktie f.
polygalacturonase Polygalakturonase f.
polygalacturonate Polygalakturonat n.
polygeminy Polygeminie f.
polygenic polygen
polyglandular polyglandulär
polyglobulism Polyglobulie f.
polygonal *d.e.*
polygram Polygramm n.
polygraph *d.e.* m.
polygyria Polygyrie f.
polyhydroxypolycyclic polyhydroxypolyzyklisch
polyhypermenorrhea (a) Polyhypermenorrhö f.
polyhypermenorrhoea (e) Polyhypermenorrhö f.
polyhypomenorrhea (a) Polyhypomenorrhö f.
polyhypomenorrhoea (e) Polyhypomenorrhö f.
polyisoprene Polyisopren n.
polykaryocyte Polykaryozyt m.
polymedication Polymedikation f.
polymenorrhea (a) Polymenorrhö f.
polymenorrhoea (e) Polymenorrhö f.
polymer *d.e.* n., Polymerisat n.
polymerase *d.e.* f.
– chain reaction Polymerasekettenreaktion f.
polymeric polymer
polymerid Polymer n.
polymerase chain reaction Polymerase-Kettenreaktion f.
polymerisate Polymerisat n.
polymerism Polymerie f.
polymerization Polymerisierung f.
polymerize, to polymerisieren
polymethylene Polymethylen n.
polymicrobial polymikrobiell
polymorph polymorphkerniger Leukozyt m.
polymorphic polymorph
polymorphism Polymorphie f.
polymorphonuclear polymorphkernig
polymorphous polymorph
polymyalgia Polymyalgie f.
polymyositis *d.e.* f.
polymyxin *d.e.* n.
polynesia Polynesie f.
polynesic polynesisch
polyneural *d.e.*
polyneuritic polyneuritisch
polyneuritis *d.e.* f.
polyneuropathy Polyneuropathie f.
polynoxylin *d.e.* n.
polynuclear polynukleär
polynucleotide Polynukleotid n.
polyol *d.e.* n.
polyopsia Polyopsie f.
polyorchidism Polyorchidie f.
polyose *d.e.* f., Hemizellulose f.
polyosteochondritis *d.e.* f.
polyostosis Polyostose f.
polyostotic polyostotisch
polyotia Polyotie f.
polyovulation *d.e.* f.
polyp *d.e.* m.
polypathia Polypathie f.
polypectomize, to polypektomieren
polypectomy Polypektomie f.
polypeptidase *d.e.* f.
polypeptide Polypeptid n.
polyphagia Polyphagie f.
polyphasic polyphasisch
polyphenol *d.e.* n.
polyphosphate Polyphosphat n.
polyphyodont *d.e.*
polyploid *d.e.*
polyploidy Polyploidie f.
polypnea (a) Polypnoe f.
polypnoea (e) Polypnoe f.
polypoid *d.e.*
polyposis Polypose f.
polypous polypös
polypragmasy Polypragmasie f.
polyprenyl *d.e.* n.
polypropylene Polypropylen n.
polypus Polyp m.
–, cervical Zervixpolyp m.
–, nasal Nasenpolyp m.
–, rectal Rektumpolyp m.
polyradicular polyradikulär
polyradiculitis Polyradikulitis f.
polyradiculoneuritis Polyradikuloneuritis f.
polyribonucleotide Polyribonukleotid n.
polyribosome Polyribosom n.
polysaccharide Polysaccharid n.
polyscleradenitis Polyskleradenitis f.
polysepharose *d.e.* f.
polyserositis *d.e.* f.
polysiloxane Polysiloxan n.
polysomia Polysomie f.
polysomic polysom
polysomnographical polysomnographisch

polysomnography Polysomnographie f.
polysorbate Polysorbat n.
polyspermia Polyspermie f.
polystage switch Stufenschalter am.
polystichiasis *d.e.* f.
polystyrene Polystyrol n.
polysulfate (a) Polysulfat n.
polysulfide (a) Polysulfid n.
polysulphate (e) Polysulfat n.
polysulphide (e) Polysulfid n.
polysymptomatic polysymptomatisch
polysynaptic polysynaptisch
polythelia Polythelie f.
polythiazide Polythiazid n.
polytopical polytopisch, polytop
polytopy Polytopie f.
polytoxicomania Polytoxikomanie f.
polytrauma *d.e.* n.
polytraumatization Mehrfachverletzung f.
polytraumatize, to mehrfach verletzen
polytropic polytrop
polyunsaturated mehrfach ungesättigt
polyuresis Polyurie f.
polyurethane Polyurethan n.
polyuria Polyurie f.
polyuric polyurisch
polyvalent *d.e.*
polyvidone Polyvidon n.
polyvinyl *d.e.* n.
polyxenic polyxen
pomatum Pomade f.
pompholyx *d.e.* m.
pomphus Quaddel f., Striemen m., Strieme f.
Poncet's disease Poncetsches Rheumatoid n.
ponfibrate Ponfibrat n.
pons Brücke f. (anatom.)
pontic Kunstzahn m.; Zwischenglied n.
pontile pontin
pontine pontin
pontocerebellar pontozerebellar
pontomedullar pontomedullär
pool Blutversackung f.; Vereinigung f.; Behälter m.
–, to beteiligen, zusammenlegen, sammeln
poples Kniekehle f.
popliteal *d.e.*
popliteocrural popliteokrural
poppy Schlafmohn m.
population *d.e.* f.
poradenitis *d.e.* f.
porcelain Porzellan n.
– -fused-to-alloy technique (dent.) Aufbrenntechnik f.
– gallbladder Porzellangallenblase f.
– veneer Porzellan-Verblendung f.
porcine das Schwein betreffend
porcupine disease Ichthyose f.
pore *d.e.* f.
porencephalia Porenzephalie f.
porfiromycin *d.e.* n.
poriomania Poriomanie f.
porion *d.e.* n.
porocephaliasis Porozephalose f.
porokeratosis Porokeratose f.
porosis Porose f.
porous porös
porphin *d.e.* n.
porphobilinogen *d.e.* n.
porphyria Porphyrie f.
porphyrin *d.e.* n.
porphyrinaemia (e) Porphyrinämie f.
porphyrinemia (a) Porphyrinämie f.
porphyrinuria Porphyrinurie f.
porphyrism Porphyrismus m.
porphyropsin *d.e.* n.
porphyry Porphyrie f.
– spleen Porphyrmilz f.
porpoise Meerschwein n.
porridge Haferbrei m.
porrigo decalvans Alopecia areata
porrigo favosa Favus m.
Porro's operation Porro-Operation f.
portable tragbar
portacaval portokaval
– shunt portokavale Anastomose f.
portal *d.e.*
– circulation Pfortaderkreislauf m.
– vein Pfortader f.
portal-systemic portosystemisch
portal vein thrombosis Pfortaderthrombose f.
portio *d.e.* f.
portion *d.e.* f.
portocaval portokaval
portography Portographie f.
portosystemic portosystemisch
position *d.e.* f., Lage f., Stellung f.
–, dorsal Rückenlage f.
–, false Fehlstellung f.
–, high Hochstand m.
–, knee-elbow Knie-Ellenbogenlage f.
–, lateral Seitenlage f.
–, lithotomy Steinschnittlage f.
–, low Tiefstand m.
– of the child Kindslage f.
–, prone Bauchlage f.
–, supine Rückenlage f.
–, transverse Querstand m.
–, Trendelenburg's Kopftieflage f.
–, vertical Vertikallage f.; Steiltyp m. (ECG)
–, Walcher's Walchersche Hängelage f.

positional lagemäßig, stellungsmäßig
– **change** Lageveränderung f.
positioner (dent.) *d.e.* m.
positioning Positionierung f., Lagerung f.
positioning rule (obstetr.) Lagerungsregel f.
positive positiv
positrocephalogram Positrozephalogramm n.
positrocephalographical positrozephalographisch
positrocephalography Positrozephalographie f.
positron *d.e.* n.
– **computed tomography** Positronencomputertomographie f.
– **emission tomography (PET)** Positronenemissionstomographie (PET) f.
– **emission tomography/computed tomography (PET/CT)** Positronenemissionstomographie/Computertomographie (PET/CT) f.
poskine Poskin n.
posology Posologie f.
post attachment Stiftgeschiebe f.
post bar splint Stiftchenschiene f.
post extractor Stiftentferner m.
post puller Stiftzieher m.
postabortal postabortiv
postacute postakut
postaggressive postaggressiv
postalimentary postalimentär
postapoplectic postapoplektisch
– **state** Zustand m. nach Apoplexie
postcentral postzentral
postclimacteric postklimakterisch
postcoital postkoital
postcommissural postkommissural
postdental *d.e.*
postdiastolic postdiastolisch
postdiphtheric postdiphtherisch
postembolism state Zustand m. nach Embolie
postencephalitic postenzephalitisch
postepileptic postepileptisch
posterior chamber of the eye hintere Augenkammer f.
– **wall** Hinterwand f.
posteroexternal posteroextern
posterolateral *d.e.*
posteromedial *d.e.*
posteromedian *d.e.*
posteroparietal *d.e.*
posterotemporal *d.e.*
posterotransverse posterotransversal
posterovesicular posterovesikulär
post-examine, to nachuntersuchen
postexpositional postexpositionell
postextrasystolic postextrasystolisch
postfebrile postfebril
postganglionic postganglionär
postglomerular postglomerulär
postgraduate examinierte Person f.; examiniert
– **training, medical** ärztliche Weiterbildung f.
postgrippal *d.e.*
posthaemorrhage (e) Nachblutung f.
posthaemorrhagic (e) posthämorrhagisch
posthemorrhage (a) Nachblutung f.
posthemorrhagic (a) posthämorrhagisch
posthepatic posthepatisch
posthepatitic posthepatitisch
postherpetic postherpetisch
posthitis *d.e.* f.
posthumous posthum
posthypnotic posthypnotisch
posthypophysis Hypophysenhinterlappen m.
postinfarction state Zustand m. nach Infarkt
postinfectious postinfektiös
postischaemic (e) postischämisch
postischemic (a) postischämisch
postjunctional hinter der Verbindungsstelle gelegen
postlactal postlaktal
postmature überreif
postmenopausal postklimakterisch
postmenstrua Postmenstruum n.
postmitotic postmitotisch
postmortal *d.e.*
postmortem examination Leichenöffnung f., Obduktion f.
postmortem lividity Leichenfleck m.
postmortem room Sektionsraum m.
postmortem set Obduktionsbesteck n.
postnasal *d.e.*
postnatal *d.e.*
postoperative postoperativ
postoperative state Zustand m. nach Operation
postorbital *d.e.*
postpacing period Periode f. nach Schrittmacheranwendung
postpartum postpartal
postphlebitic postphlebitisch
postpneumonic postpneumonisch
postpoliomyelitic postpoliomyelitisch
postpone, to verschieben, zurückstellen
postposition *d.e.* f.
postprandial *d.e.*
postpuberal postpubertär
postsinusoidal *d.e.*

P

postsplenectomy infection Postsplenektomieinfektion f.
poststenotic poststenotisch
poststimulation period Zeit f. nach der Stimulation
postsynaptic postsynaptisch
postthrombotic postthrombotisch
posttraumatic posttraumatisch
postulate Postulat n.
postural haltungsmäßig, haltungsbedingt
posture Haltung f., Stellung f.
postuterine postuterin, retrouterin
postvaccinal postvakzinal
postviral *d.e.*
postzosteric postzosterisch
postzygotic postzygotisch
potable trinkbar
– water Trinkwasser n.
potash Pottasche f.
potassa Kaliumhydroxid n.
– sulfurata (a) Schwefelleber f.
– sulphurata (e) Schwefelleber f.
potassic kaliumhaltig
potassium Kalium n.
– acetate Kaliumazetat n.
– and sodium tartrate Kaliumnatriumtartrat n.
– arsenite Kaliumarsenit n.
– bicarbonate Kaliumbikarbonat n.
– carbonate Kaliumkarbonat n.
– hydroxide Ätzkali n.
– losing kaliumverlierend
– permanganate Kaliumpermanganat n.
– sparing kaliumsparend
– sulfide (a) Kaliumsulfid n.
– sulphide (e) Kaliumsulfid n.
potato culture Kartoffelkultur f.
potency Potenz f., Leistungsfähigkeit f., Wirksamkeit f.
potent *d.e.*
potential potentiell; Potential n.
–, action Aktionspotential n.
–, evoked provoziertes Potential n.
–, resting Ruhepotential n.
potentiate, to potenzieren
potentiation Potenzierung f.
potentiometer *d.e.* n.
potentiometric potentiometrisch
potentiometry Potentiometrie f.
potentize, to potenzieren
potion Trank m.
potomania Potomanie f.
Pott's curvature Pottscher Buckel m.
Pott's disease Wirbeltuberkulose f.
pouch Tasche f.; Höhle f.
poultice Breiumschlag m.
poultry Geflügel n.
pour out, to ausschütten
pouring out Ausschüttung f.
poverty Armut f.
povidone Povidon n., Polyvinylpyrrolidon n.
powder Puder n., Pulver n., Staub m.
–, to pudern
– blower Pulverbläser m.
power Kraft f., Macht f., Energie f.
–, aspiration for Machtstreben n.
–, attractive Anziehungskraft f.
– cord Netzkabel n.
–, imbibition Quellkraft f.
– supply Stromversorgung f.
– -supply plug Netzstecker m.
pox Hautausschlag m.; Syphilis f. (ugs.)
–, avian Vogelpocken f. pl.
practice Praxis f., Ausübung f.
–, general Allgemeinpraxis f.
–, group Gemeinschaftspraxis f.
–, to (a) praktizieren
practise (a) Praxis f.
–, to (e) praktizieren
practitioner Praktiker m.
–, general praktischer Arzt m., praktische Ärztin f.
–, nonmedical Heilpraktiker m., Heilpraktikerin f.
– with hospital affiliation Belegarzt m., Belegärztin f.
practolol *d.e.* n.
prae... see:/siehe: pre...
pragmatagnosia Pragmatagnosie f.
pragmatamnesia Pragmatamnesie f.
pragmatic pragmatisch
pragmatism Pragmatismus m.
prajmalium *d.e.* n.
pramipexol *d.e.* n.
pramiverine Pramiverin n.
pramocaine Pramocain n.
pramoxine Pramoxin n.
pranosal *d.e.* n.
praseodymium Praseodym n.
prasterone Prasteron n.
pravastatin *d.e.* n.
Pravaz's syringe Pravazsche Spritze f.
praxadine Praxadin n.
prazepam *d.e.* n.
prazepine Prazepin n.
praziquantel *d.e.* n.
prazosin *d.e.* n.
pre-agonal präagonal
pre-albumin Präalbumin n.
pre-amplifier Vorverstärker m.

pre-analytical präanalytisch
preantral präantral
pre-auricular präaurikulär
prebetalipoprotein Präbetalipoprotein n.
precancerosis Präkanzerose f.
precancerous präkanzerös
precapillary Präkapillare f.; präkapillar
precarcinomatous präkarzinomatös
precarious präkariös
precaution Vorsicht f., Vorsichtsmaßnahme f.
precautionary measure Vorsichtsmaßregel f.
precautions, to take Vorkehrungen f. pl. treffen
precentral präzentral
precipitate Präzipitat n.
–, white Hydrargyrum praecipitatum album
–, yellow Hydrargyrum oxydatum flavum
precipitate, to präzipitieren, niederschlagen, fällen
precipitation Präzipitation f.
precipitin Präzipitin n.
precipitinogen Präzipitinogen n.
precirrhotic präzirrhotisch
precision Präzision f., Genauigkeit f.
preclimacteric präklimakterisch
preclinical vorklinisch
preclotting *d.e.* n.
precocious frühreif, vorzeitig entwickelt
precociousness Frühreife f., vorzeitige Entwicklung f.
precocity Frühreife f., vorzeitige Entwickung f.
precoital präkoital
precoma Präkoma n.
precomatose präkomatös
precommissural präkommissural
preconditioning Präkonditionierung f.
preconscious vorbewusst
precordial präkordial
precursor Vorläufer m., Vorstufe f.
predentin Prädentin n.
predestination Vorherbestimmung f.
predetermine, to vorher festlegen
prediabetes Prädiabetes m.
prediabetic prädiabetisch
prediastolic prädiastolisch
predictable voraussagbar
predictive prädiktiv
predigestion Vorverdauung f.
predilection Prädilektion f.
predisposing prädisponierend
predisposition Prädisposition f.
prednazate Prednazat n.
prednazoline Prednazolin n.
prednicarbate Prednicarbat n.
prednimustine Prednimustin n.
prednisolamate Prednisolamat n.
prednisolone Prednisolon n.
prednisone Prednison n.
prednylidene Prednyliden n.
predominance Prädominanz f.
predominant prädominant, vorherrschend, vorwiegend
predominate, to vorherrschen
pre-eclampsia Präeklampsie f.
pre-eclamptic präeklamptisch
pre-ejection period (cardiol.) Anspannungszeit f.
pre-epileptic präepileptisch
pre-erythrocytic präerythrozytär
pre-excitation Präexzitation f.
pre-existing vorbestehend, vorherbestehend
pre-expositional präexpositionell
preface Vorwort n.
prefenamate Prefenamat n.
preform, to präformieren
preformation Präformation f.
prefrontal präfrontal
pregabalin *d.e.* n.
preganglionic präganglionär
pregenital prägenital
preglaze, to vorglasieren
pregnancy Schwangerschaft f., Gravidität f.
–, abdominal Bauchhöhlenschwangerschaft f.
–, angular interstitielle Tubargravidität f.
–, bigeminal Zwillingsschwangerschaft f.
–, early Frühschwangerschaft f.
–, extrauterine Extrauterinschwangerschaft f.
–, gemellary Zwillingsschwangerschaft f.
–, interstitial interstitielle Tubargravidität f.
–, intraligamentary intraligamentäre Gravidität f.
–, intraperitoneal Bauchhöhlenschwangerschaft f.
–, multiple Mehrlingsschwangerschaft f.
–, parietal interstitielle Tubargravidität f.
–, phantom Phantomschwangerschaft f.
– sign Schwangerschaftszeichen n.
–, spurious Scheinschwangerschaft f.
– test Schwangerschaftstest m.
–, tubal Eileiterschwangerschaft f.
– urine hormone Choriongonadotropin n.
pregnane Pregnan n.
pregnanolone Pregnanolon n.
pregnant schwanger; trächtig (veter.)
pregnene Pregnen n.
pregnenolone Pregnenolon n.
prehepatic prähepatisch

P

prehospital treatment vorstationäre Behandlung f.
prehypertensive prähypertonisch
prehypophyseal prähypophysär
prehypophysis Hypophysenvorderlappen m.
preimplantation Präimplantation f.
– diagnostics Präimplantationsdiagnostik f.
– phase Präimplantationsphase f.
pre-invasive präinvasiv
pre-ischaemic (e) präischämisch
pre-ischemic (a) präischämisch
prejunctional vor der Verbindungsstelle gelegen
prelimbic prälimbisch
preliminary einstweilig, vorläufig
preload Vorbelastung f., Vorlast f.; Vordehnung f.
premarital vorehelich
premature frühreif; vorzeitig
– beat Extrasystole f.
– birth Frühgeburt f.
– infant frühgeborenes Kind n.
prematurity Frühreife f.
premaxillary prämaxillär
premedication Prämedikation f.
premelanosis Prämelanose f.
premenopausal präklimakterisch
premenstrual prämenstruell
premitotic prämitotisch
premolar Prämolar m.
premonitory prämonitorisch
premorbid prämorbid
premortal prämortal
premunition Prämunition f., Prämunität f.
premyelocyte Promyelozyt m.
prenatal pränatal
preneoplastic präneoplastisch
prenisteine Prenistein n.
prenoverine Prenoverin n.
prenoxdiazine Prenoxdiazin n.
pre-nursing school Krankenpflegevorschule f.
prenylamine Prenylamin n.
pre-ocular präokular
pre-operative präoperativ
pre-optic präoptisch
pre-ovulatory präovulatorisch
preparalytic präparalytisch
preparasitic präparasitär
preparation Präparation f.; Präparat n.
–, crush Quetschpräparat n.
–, impression Klatschpräparat n.
–, multicomponent zusammengesetztes Präparat n.
–, pharmaceutical Arzneimittel n.
prepare, to präparieren, vorbereiten, zubereiten
prepartal vorgeburtlich
prepatellar präpatellar
preperitoneal präperitoneal
prepolish, to vorpolieren
preponderance Präponderanz f.
prepontine präpontin
prepotent vorherrschend
preprandial präprandial
preprogrammed vorprogrammiert
prepsychotic präpsychotisch
prepuberal präpubertär
prepuberty Präpubertät f.
prepubic präpubisch
prepuce Vorhaut f.
prepurify, to vorreinigen
preputial präputial
preputiotomy Präputiotomie f.
prepyloric präpylorisch
prepyramidal präpyramidal
prerenal prärenal
presacral präsakral
presbyacusia Presbyakusis f.
presbycusis Presbyakusis f.
presbyophrenia Presbyophrenie f.
presbyopia Presbyopie f., Alterssichtigkeit f.
presbyopic alterssichtig
presbytia Presbyopie f.
presbytism Presbyopie f.
preschool age Vorschulalter n.
presclerosis Präsklerose f.
presclerotic präsklerotisch
prescribe, to vorschreiben, verschreiben, verordnen, rezeptieren
prescription Vorschrift f., Verordnung f., Rezept n.
– charge Rezeptgebühr f.
–, non-renewable einmalige Verordnung f.
– only medicine verschreibungspflichtiges Arzneimittel n.
presellar präsellär
presenil *d.e.* n.
presenility Präsenilität f.
presentation vorangehender Eiteil m.; Kindslage f.; Darstellung f.
presentation, breech Steißlage f.
–, brow Stirnlage f.
–, cephalic Schädellage f.
–, face Gesichtslage f.
–, footling Fußvorlagerung f.
–, funis Nabelschnurvorlagerung f.
–, longitudinal Geradstand m.
–, head Kopflage f.
–, pelvic Beckenendlage f.

–, polar Längslage f.
–, shoulder Schulterlage f.
–, torso Querlage f.
–, transverse Querlage f.
–, vertex Hinterhauptlage f.
preservation Konservierung f., Erhaltung f.
preservative Konservierungsmittel n.
preserve Konserve f.
–, to konservieren, erhalten, bewahren
presinusoidal präsinusoidal
pressor substance Pressorsubstanz f.
pressoreceptor Pressorezeptor m.
pressosensitive pressosensitiv, pressorezeptiv
pressure Druck m.; Zwang m.
–, chewing Kaudruck m.
–, decrease of Druckabfall m., Druckerniedrigung f.
–, distending Blähdruck m.
–, fluctuation in Druckschwankung f.
–, high Hochdruck m.
–, hydraulic Wasserdruck m.
–, increase of Drucksteigerung f., Druckanstieg m.
–, intracranial Hirndruck m.
–, intraocular Augeninnendruck m.
–, low Tiefdruck m., Niederdruck m.
–, lowering of Drucksenkung f., Druckabfall m.
–, mean Mitteldruck m., mittlerer Druck m.
–, negative Unterdruck m.
– pain Druckschmerz m.
– paralysis Drucklähmung f.
– point Druckpunkt m.
–, positive Überdruck m.
– regulator Druckregler m.
– sore Druckgeschwür n.
–, tenderness on Druckschmerz m.
–, venous Venendruck m.
– -volume work Druck-Volumen-Arbeit
–, water Wasserdruck m.
pressurize, to druckbelüften
prestenotic prästenotisch
presuicidal präsuizidal
presumptive präsumptiv
presynaptic präsynaptisch
presystolic präsystolisch
preterm birth vorzeitige Geburt f.
prethyroidean präthyreoidal
pretibial prätibial
pretracheal prätracheal
pretreat, to vorbehandeln
pretreatment Vorbehandlung f.
prevail, to vorherrschen
prevalence Prävalenz f.
prevalent prävalent
prevent, to vorbeugen, zuvorkommen
preventable verhütbar
prevention Vorbeugung f.
preventive präventiv, vorbeugend; vorbeugendes Mittel n.
prevertebral prävertebral
prevesical prävesikal
previous vorausgehend, vorangehend
– disease Vorkrankheit f.
– treatment Vorbehandlung f.
prezone Prozone f.
prezygotic präzygotisch
PRF (prolactin-releasing factor) prolaktinfreisetzender Faktor m.
priapism Priapismus m.
pribecaine Pribecain n.
prick Stich m.; Stachel m.; stechender Schmerz m.
prickly heat Lichen tropicus, Miliaria rubra
pridefine Pridefin n.
pridinol *d.e.* n.
prifuroline Prifurolin n.
prilocaine Prilocain n.
primaquine Primaquin n.
primary primär
primate Primat m.
primer (dent.) *d.e.* m., Haftlack m.
primidone Primidon n.
priming Grundierung f.; Sensibilisierung f.
primipara *d.e.* f.
primiparous patient Primipara f.
primitive primitiv
primordial *d.e.*
primordium Anlage f., angeborene Eigenschaft f.
primrose Primel f.
primula Primel f.
primverose *d.e.* f.
principle Prinzip n.
prion (proteinaceous infectious particle) Prion f. (proteinartige infektiöse Partikel)
priority Priorität f.
prism Prisma n.
prismatic prismatisch
prismoptometer Prismenoptometer n.
prison hospital Gefängniskrankenhaus m.
prison psychosis Haftpsychose f.
PRIST (paper radioimmunosorbent test) Papier-Radioimmunosorbens-Test m. (PRIST)
private privat
– clinic Privatklinik f.
– health insurance private Krankenversicherung f.
– patient Privatpatient m., Privatpatientin f.

privy Scham f.; Toilette f.
– parts Geschlechtsteile n. pl.
proaccelerin Proakzelerin n.
proactivator Proaktivator m.
proaggregating aggregationsfördernd
proantithrombin *d.e.* n.
probability Wahrscheinlichkeit f.
probe Sonde f.
–, bulb-headed Knopfsonde f.
–, flucted Rillensonde f.
–, grooved, after Kocher Kocherrinne f.
–, hollow Hohlsonde f.
–, nasal Nasensonde f.
–, stomach Magensonde f.
–, to sondieren
probenecid *d.e.* n.
probilifuscin Probilifuszin n.
probiotic probiotisch; Probiotikum n.
problem oriented problemorientiert
proboscis Rüssel m.
probucol *d.e.* n.
procainamide Prokainamid n.
procaine hydrochloride Prokainhydrochlorid n.
procalcitonin *d.e.* n.
procarbazine Procarbazin n.
procaterol *d.e.* n.
procedure Prozedur f., Verfahren n.
process Prozess m.; Fortsatz m.
–, alveolar Alveolarfortsatz m., Kieferkamm m.
–, articular Gelenkfortsatz m.
–, coracoid Rabenschnabelfortsatz m.
– psychosis Prozesspsychose f.
–, transverse Querfortsatz m.
–, spinous Dornfortsatz m.
–, xiphoid Schwertfortsatz m.
–, zygomatic Jochfortsatz m.
prochlorperazine Prochlorperazin n.
prochromosome Prochromosom n.
prochymosin *d.e.* n.
procinonide Procinonid n.
procoagulant koagulationsfördernd; koagulationsförderndes Mittel n.
procodazole Procodazol n.
procollagen Prokollagen n.
proconvertin Prokonvertin n.
procreate, to zeugen, erzeugen
procreation Zeugung f., Nachwuchserzeugung f.
procreative prokreativ
proctalgia Proktalgie f.
proctectomy Proktektomie f.
procteurysis Prokteuryse f.
proctitic proktitisch
proctitis Proktitis f.
proctocolectomy Proktokolektomie f.
proctocolitis Proktokolitis f.
proctocystotomy Proktozystotomie f.
proctogenic proktogen
proctological proktologisch
proctologist Proktologe m., Proktologin f.
proctology Proktologie f.
proctopexy Proktopexie f.
proctoscope Proktoskop n., Rektoskop n.
proctoscopical proktoskopisch
proctoscopy Proktoskopie f.
proctosigmoidectomy Proktosigmoidektomie f.
proctosigmoidoscope Rektoromanoskop n., Proktosigmoidoskop n.
proctosigmoidoscopic rektoromanoskopisch, proktosigmoidoskopisch
proctosigmoidoscopy Rektoromanoskopie f., Proktosigmoidoskopie f.
proctostomy Proktostomie f.
proctotomy Proktotomie f.
procursive prokursiv
procyclidine Procyclidin n.
prodilidine Prodilidin n.
prodromal *d.e.*
– period Prodromalstadium n.
prodrome Prodrom n.
product Produkt n.
production Produktion f.
productive produktiv
proenzyme Proenzym n.
proerythroblast *d.e.* m.
proesterase Pro-Esterase f.
profenamine Profenamin n.
proferment *d.e.* n.
profession (akademischer) Beruf m.
professional professionell, beruflich
professor *d.e.* m., Professorin f.
profexalone Profexalon n.
profibrin *d.e.* n.
profibrinolysin *d.e.* n.
profile Profil n.
–, diurnal Tagesprofil n.
profuse profus
progabide Progabid n.
progamous progam
progastrin *d.e.* n.
progenia Progenie f.
progenital *d.e.*
progenitor *d.e.* n.
progeria Progerie f.
progestational phase Gelbkörperphase f.
progesterone Gelbkörperhormon n., Luteohormon n., Progesteron n.

progestogen Progestagen n.
proglottid Bandwurmglied n.
proglottis Bandwurmglied n.
proglucagon Proglukagon n.
proglukagon *d.e.* n.
proglumetacin *d.e.* n.
proglumide Proglumid n.
prognathism Prognathie f.
prognathous prognath
prognose, to prognostizieren
prognosis Prognose f.
prognostic prognostisch
prognosticate, to prognostizieren, vorhersagen
prognostician Prognostiker m., Prognostikerin f.
program, to programmieren
program-controlled programmgesteuert
program selector Programmwähler m.
programmable programmierbar
programme, to programmieren
programmed programmiert
programmer Programmierer m., Programmiererin f.
programming Programmierung f.
progress Fortschritt m., Verlauf m.
progression *d.e.* f.
progressive, (rapidly/slowly) (rasch/langsam) fortschreitend
– muscular dystrophy Dystrophia musculorum progressiva (Erb)
– supranuclear palsy fortschreitende supranukleäre Lähmung f.
proguanil *d.e.* n.
proheptazine Proheptazin n.
prohibitionist Alkoholgegner m., Alkoholgegnerin f.
prohormone Prohormon n.
proinflammatory proinflammatorisch
proinsulin *d.e.* n.
projection Projektion f.
–, left anterior oblique Boxerstellung f.
–, right anterior oblique Fechterstellung f.
prokaryont *d.e.* m.
prokaryote Prokaryot m.
prolactin Prolaktin n.
prolactinoma Prolaktinom n.
prolactoliberin Prolaktoliberin n.
prolamin *d.e.* n.
prolan *d.e.* n.
prolapse Prolaps m.
–, to prolabieren
prolidase *d.e.* f.
proliferate, to proliferieren
proliferation *d.e.* f.
proliferative proliferativ
proliferator *d.e.* m.
proligestone Proligeston n.
prolinamide Prolinamid n.
prolinase *d.e.* f.
proline Prolin n.
– oxidase Prolinoxidase f.
prolintane Prolintan n.
prolinuria Prolinurie f.
prolong, to verlängern, prolongieren
prolongation Verlängerung f.
prolylhydroxylase *d.e.* f.
prolylhydroxyproline Prolylhydroxyprolin n.
prolymphocyte Prolymphozyt m.
promazine Promazin n.
promegakaryocyte Promegakaryozyt m.
promegaloblast *d.e.* m.
promegestone Promegeston n.
promesobilifuscin Promesobilifuszin n.
prometaphase *d.e.* f.
promethazine Promethazin n.
promethium *d.e.* n.
prominence Prominenz f.
prominent *d.e.*
promiscuity Promiskuität f.
promonocyte Promonozyt m.
promontory Promontorium n.
promotor *d.e.* m.
promoxolane Promoxolan n.
promyelocyte Promyelozyt m.
promyelocytic promyelozytär
pronate, to pronieren
pronation *d.e.* f.
pronephros Vorniere f.
pronetalol *d.e.* n.
pronged gezackt, zackig
proniolate Proniolat n.
pronucleus Vorkern m.
propaedeutic (e) propädeutisch
propaedeutics (e) Propädeutik f.
propafenone Propafenon n.
propagate, to fortpflanzen; ausbreiten
propagation Fortpflanzung f.; Ausbreitung f.
propamide Propamid n.
propamidine Propamidin n.
propane Propan n.
propanediol Propandiol n.
propanidid *d.e.* n.
propanocaine Propanocain n.
propanol *d.e.* n., Propylalkohol m.
propanolamine Propanolamin n.
propantheline Propanthelin n.
proparacaine Proparacain n.
propatylnitrate Propatylnitrat n.

propazolamide Propazolamid n.
propedeutic (a) propädeutisch
propedeutics (a) Propädeutik f.
propenidazole Propenidazol n.
propensity Anfälligkeit f.
propentdyopent *d.e.* n.
properdin *d.e.* n.
property Eigentum n., Eigentümlichkeit f., Eigenschaft f.
propetamide Propetamid n.
propetandrol *d.e.* n.
prophage *d.e.* m.
prophase *d.e.* f.
prophenamine Prophenamin n.
prophylactic prophylaktisch
prophylaxis Prophylaxe f.
propicillin *d.e.* n.
propinetidine Propinethidin n.
propiolactone Propiolakton n.
propiomazine Propiomazin n.
propion *d.e.* n.
propionase *d.e.* f.
propionate Propionat n.
Propionibacterium Propionibakterium n.
propionic acidaemia (e) Propionazidämie f.
– acidemia (a) Propionazidämie f.
propionitrile Propionitril n.
propionyl *d.e.* n.
propionylcarnitine Propionylcarnitin n.
propiophenone Prophiophenon n.
propipocaine Propipocain n.
propisergide Propisergid n.
propiverine Propiverin n.
propizepine Propizepin n.
propofol *d.e.* n.
proportion *d.e.* f.
proportional *d.e.*
propoxate Propoxat n.
propoxycaine Propoxycain n.
propoxyphene Propoxyphen n.
propranolol *d.e.* n.
proprietary (med.) Arzneimittelspezialität f.
proprioception Propriozeption f.
proprioceptive propriozeptiv
proprioceptor Propriozeptor m.
proptosis Proptose f., Vorwärtsverlagerung f.
propulsion *d.e.* f.
propulsive propulsiv
propyl *d.e.* n.
propylamine Propylamin n.
propylbutyldopamine Propylbutyldopamin n.
propylene Propylen n.
propylgallate Propylgallat n.
propylhexedrine Propylhexedrin n.
propylidene Propyliden n.
propyliodone Propyliodon n.
propyl red Propylrot n.
propylthiouracil *d.e.* n.
propyperone Propyperon n.
propyphenazone Propyphenazon n.
propyromazine Propyromazin n.
proquazone Proquazon n.
proquinolate Proquinolat n.
prorenin *d.e.* n.
prorenoate Prorenoat n.
prorsad vorwärts, nach vorne gerichtet
proscillaridin *d.e.* n.
prosecretin Prosekretin n.
prosector Prosektor m.
prosencephalon Prosenzephalon n., Vorderhirn n.
prosopagnosia Prosopagnosie f.
prosopalgia Prosopalgie f.
prosopoplegia Prosopoplegie f., Gesichtslähmung f.
prospective prospektiv
prostacyclin Prostazyklin n.
prostaglandin *d.e.* n.
prostalene Prostalen n.
prostanoid *d.e.* n.
prostate Vorsteherdrüse f., Prostata f.
prostatectomy Prostatektomie f.
prostatic prostatisch
prostaticovesical prostatikovesikal
prostatitic prostatitisch, prostataspezifisch
– acid phosphatase prostataspezifische saure Phosphatase f.
prostatitis *d.e.* f.
prostatorrhea (a) Prostatorrhö f.
prostatorrhoea (e) Prostatorrhö f.
prostatotomy Prostatotomie f.
prostatovesiculectomy Prostatovesikulektomie f.
prosthesis Ersatz m.; Prothese f.
–, above-elbow Oberarmprothese f.
–, above-knee Oberschenkelprothese f.
–, adhesive Haftprothese f.
–, below-elbow Unterarmprothese f.
–, below-knee Unterschenkelprothese f.
–, cast Gussprothese f.
–, complete Vollprothese f.
–, cover Deckprothese f.
–, emergency Behelfsprothese f.
–, fixed festsitzende Prothese f.
– foot Prothesenfuß m.
–, free-end Freiendprothese f.
–, measuring for a Prothesenanmessung f.
–, partial Teilprothese f.
–, permanent Dauerprothese f.

– plate Prothesenplatte f.
–, removable herausnehmbare Prothese f.
– sore spot Prothesendruckstelle f.
– supporting tissue prothesenstützendes Gewebe n.
–, temporary provisorische Prothese f.
– wearer Prothesenträger m., Prothesenträgerin f.
prosthetic prothetisch; prosthetisch
prosthetics Prothetik f.
prosthetist Prothetiker m., Prothetikerin f.
prosthodontia prothetische Zahnheilkunde f.
prosthodontist Zahnprothetiker m., Zahnprothetikerin f.
prostitution *d.e.* f.
prostration *d.e.* f.
prosulpride Prosulprid n.
prosultiamine Prosultiamin n.
protactinium Protaktinium n.
protaminase *d.e.* f.
protamine Protamin n.
protanopia Protanopie f.
protaxol *d.e.* n.
protease *d.e.* f.
proteasome Proteasom n.
protect, to schützen, beschützen
protection Schutz m.
protective schützend
– cover (emergency) Schutzschale (Notfall) f.
– dose Schutzdosis f.
– effect Schutzwirkung f.
– film Schutzfilm m.
– gown Schutzkittel m.
protector Protektor m.
proteid *d.e.* n.
protein *d.e.* n., Eiweiß n.
–, Bence-Jones Bence-Jones-Protein n.
– -bound eiweißgebunden
–, cell surface Fibronectin n.
–, C-reactive C-reaktives Protein n.
– fraction Eiweißfraktion f.
– -free eiweißfrei
– silver Argentum proteinicum
– splitting eiweißspaltend
proteinase *d.e.* f.
proteinogenous proteinogen
proteinosis Proteinose f.
–, alveolar Alveolarproteinose f.
–, lipoid Lipoidproteinose f.
proteinotherapy Proteinkörpertherapie f.
proteinuria Proteinurie f.
proteoglycan Proteoglykan n.
proteohormone Proteohormon n.
proteolipid *d.e.* n.
proteolysis Proteolyse f.
proteome Proteom n.
proteometabolism Eiweißstoffwechsel m.
proteose *d.e.* f.
proteotoxin *d.e.* n.
Proteus vulgaris *d.e.*
prothipendyl *d.e.* n.
prothixene Prothixen n.
prothrombin *d.e.* n.
– time Prothrombinzeit f.
prothrombinase *d.e.* f.
prothrombinopenia Prothrombinopenie f., Prothrombinmangel m.
protide Protein n.
protiofate Protiofat n.
protionamide Protionamid n.
protirelin *d.e.* n.
protoactinium Protaktinium n.
protoblast *d.e.* m.
protocol Protokoll n.
protocone Protokonus m.
protodiastolic protodiastolisch
protokylol *d.e.* n.
proton *d.e.* n.; Tripeptid n.; Anlage f.
– pump Protonenpumpe f.
– – inhibitor Protonpumpenhemmer m.
protonation Protonierung f.
protoplasm Protoplasma n.
protoplasmic protoplasmatisch
protoplast *d.e.* m.
protoporphyria Protoporphyrie f.
protoporphyrin *d.e.* n.
protoporphyrinogen *d.e.* n.
protosystolic protosystolisch
prototoxin *d.e.* n.
prototrophic prototrophisch
prototype Prototyp m.
protoveratrine Protoveratrin n.
protozoiasis Protozoonose f.
protozoon *d.e.* n.
protract, to protrahieren
protraction Protraktion f.
protriptyline Protriptylin n.
protrude, to heraustreiben, vorstoßen; heraustreten
protrusion *d.e.* f.
protuberance Protuberanz f.
proud flesh wildes Fleisch n.
prourokinase *d.e.* f.
prove, to beweisen; prüfen, erproben
proving of a drug Arzneimittelprüfung f.
provirus *d.e.* n.
provisional vorläufig
provitamin *d.e.* n.
provocation Provokation f.

provoke, to provozieren
proxazole Proxazol n.
proxetil *d.e.* n.
proxibarbal *d.e.* n.
proxibutene Proxibuten n.
proximad proximalwärts
proximal *d.e.*
– surface Proximalfläche f., Approximalfläche f.
proximobuccal proximobukkal
proximolabial *d.e.*
proximolingual *d.e.*
proxymetacaine Proxymetacain n.
proxyphylline Proxyphyllin n.
prozapine Prozapin n.
prozone *d.e.* f.
pruriginous pruriginös
prurigo mitis/nodularis *d.e.*
pruritic juckend
pruritus *d.e.* m.
Prussian blue Preußisch Blau n.
prussiate Prussiat n.
PSA (prostate specific antigen) prostataspezifisches Antigen n. (PSA)
psalterium (veter.) Omasum n., Psaltermagen m.
psammocarcinoma Psammokarzinom n.
psammoma Psammom n.
psammosarcoma Psammosarkom n.
psellism Stottern n.
pseudarthrosis Pseudarthrose f.
pseudoagglutination *d.e.* f.
pseudoagraphia Pseudoagraphie f.
pseudoaneurysm Pseudoaneurysma n.
pseudoangina *d.e.* f.
pseudobinaural *d.e.*
pseudobradycardia Pseudobradykardie f.
pseudobulbar pseudobulbär
pseudococaine Pseudokokain n.
pseudocroup *d.e.* m.
pseudocyesis Scheinschwangerschaft f.
pseudocyst Pseudozyste f.
pseudodementia Pseudodemenz f.
pseudodiphtheria Pseudodiphtherie f.
pseudodiploidy Pseudodiploidie f.
pseudoephedrine Pseudoephedrin n.
pseudofracture Pseudofraktur f.
pseudogene Pseudogen n.
pseudogeusia Pseudogeusie f.
pseudoglanders Melioidose f.
pseudoglaucoma Pseudoglaukom n.
pseudoglioma Pseudogliom n.
pseudoglobulin *d.e.* n.
pseudogonorrhea (a) Pseudogonorrhö f.
pseudogonorrhoea (e) Pseudogonorrhö f.
pseudogout Pseudogicht f.
pseudohallucination Pseudohalluzination f.
pseudohermaphroditism Pseudohermaphroditismus m.
pseudohernia Pseudohernie f.
pseudohypertriglyceridaemia (e), pseudohypertriglyceridemia (a) Pseudohypertriglyzeridämie f.
pseudohypertrophic pseudohypertrophisch
pseudohypertrophy Pseudohypertrophie f.
pseudohypocalcaemia (e) Pseudohypokalzämie f.
pseudohypocalcemia (a) Pseudohypokalzämie f.
pseudohypoparathyroidism Pseudohypoparathyreoidismus m.
pseudohypoglycaemia (e) Pseudohypoglykämie f.
pseudohypoglycemia (a) Pseudohypoglykämie f.
pseudoisochromatic pseudoisochromatisch
pseudojaundice Pseudoikterus m.
pseudolesion Pseudoläsion f.
pseudoleukaemia (e) Pseudoleukämie f.
pseudoleukemia (a) Pseudoleukämie f.
pseudoligamentary pseudoligamentär
pseudologia Pseudologie f.
pseudolymphoma Pseudolymphom n.
pseudomasturbation *d.e.* f.
pseudomembrane Pseudomembran f.
pseudomembranous pseudomembranös
pseudomonad Pseudomonas f.
Pseudomonas aeruginosa *d.e.*, Bazillus pyozyaneus
pseudomyxoma Pseudomyxom n.
pseudo-obstruction Pseudoobstruktion f.
pseudoparalysis Pseudoparalyse f.
pseudophakia Pseudophakie f.
pseudopod Pseudopodie f.
pseudopregnancy Scheinschwangerschaft f.
pseudoprimary pseudoprimär
pseudo-pseudo-hypoparathyroidism Pseudo-Pseudo-Hypoparathyreoidismus m.
pseudorabies, bovine Pseudowut f., Aujeszkysche Krankheit f.
pseudoreaction Pseudoreaktion f.
pseudosclerosis Pseudosklerose f.
pseudoserous pseudoserös
pseudostructure Pseudostruktur f.
pseudotabes *d.e.* f.
pseudotuberculosis Pseudotuberkulose f.
pseudotype Pseudotyp m.
pseudounipolar *d.e.*
pseudouridinuria Pseudouridinurie f.

pseudoxanthoma Pseudoxanthom n.
psicaine Psicain n.
psilocin *d.e.* n.
psilocybine Psilocybin n.
psilosis Psilose f.; Sprue f.
psittacosis Psittakose f., Papageienkrankheit f.
psoas abscess Psoasabszess m.
psora Krätze f.; Psoriasis f.
psoralen *d.e.* n.
psoriasiform *d.e.*
psoriasis *d.e.* f.
psoriatic psoriatisch
PSV (proximal selective vagotomy) proximale selektive Vagotomie f. (PSV)
psychaesthetic (e) psychästhetisch
psychaesthetics (e) Psychästhetik f.
psychalgia Psychalgie f.
psychalgic psychalgisch
psychasthenia Psychasthenie f.
psychasthenic psychasthenisch
psychataxia Psychataxie f.
psyche *d.e.* f.
–, noo- *d.e.* f.
–, thymo- *d.e.* f.
psychedelic psychodelisch, psychedelisch
psychesthetic (a) psychästhetisch
psychesthetics (a) Psychästhetik f.
psychiatric psychiatrisch
psychiatrics Psychiatrie f.
psychiatrist Psychiater m., Psychiaterin f.
psychiatry Psychiatrie f.
psychic psychisch
psychical psychisch
psychics Psychologie f.
psychoacoustic psychoakustisch
psychoacoustics Psychoakustik f.
psychoactive psychoaktiv
psychoanalysis Psychoanalyse f.
psychoanalyst Psychoanalytiker m., Psychoanalytikerin f.
psychoanalytic psychoanalytisch
psychoandrology Psychoandrologie f.
psychobiology Psychobiologie f.
psychochemistry Psychochemie f.
psychochromaesthesia (e) Psychochromästhesie f.
psychochromesthesia (a) Psychochromästhesie f.
psychodelic psychodelisch, psychedelisch
psychodiagnostic psychodiagnostisch
psychodiagnostics Psychodiagnostik f.
psychodrama *d.e.* n.
psycho-drug Psychopharmakon n.
psychodynamic psychodynamisch
psychodynamics Psychodynamik f.
psychogalvanic psychogalvanisch
psychogenia Psychogenie f.
psychogenic psychogen
psychogenous psychogen
psychogeriatry Alterspsychiatrie f.
psychogram Psychogramm n.
psychogynology Psychogynologie f.
psychokinesia Psychokinesie f.
psychokinetic psychokinetisch
psycholagny Psycholagnie f.
psycholeptic psycholeptisch
psycholepsy Psycholepsie f.
psycholinguistics Psycholinguistik f.
psychological psychologisch; seelisch
psychologist Psychologe m., Psychologin f.
psychology Psychologie f.
psycholysis Psycholyse f.
psycholytic psycholytisch; Psycholytikum n.
psychometric psychometrisch
psychometry Psychometrie f.
psychomotor psychomotorisch
psychoneurosis Psychoneurose f.
psychoneurotic psychoneurotisch
psychopath Psychopath m., Psychopathin f.
psychopathic psychopathisch
– personality psychopathische Persönlichkeit f.
psychopathology Psychopathologie f.
pyschopathological psychopathologisch
psychopathy Psychopathie f.
psychopharmacology Psychopharmakologie f.
psychophonia Psychophonie f.
psychophysical psychophysisch
psychoprophylaxis Psychoprophylaxe f.
psychoreaction Psychoreaktion f.
psychoreactive psychoreaktiv
psychosensory psychosensorisch
psychosexual psychosexuell
psychosis Psychose f.
–, affective Affektpsychose f.
–, alcoholic Alkoholpsychose f.
–, atypical Mischpsychose f.
–, borderline Randpsychose f.
–, gestational Schwangerschaftspsychose f.
–, involutional Involutionspsychose f.
–, Korsakoff's Korsakoffpsychose f.
–, manic-depressive manisch-depressive Psychose f.
–, postpartum Wochenbettpsychose f.
–, prison Haftpsychose f.
–, schizophrenic schizophrene Psychose f.
–, senile Alterspsychose f.
psychosocial psychosozial

psychosomatic psychosomatisch
psychosurgeon Psychochirurg m.
psychosurgery Psychochirurgie f.
psychosyndrome Psychosyndrom n.
psychotherapeutic psychotherapeutisch
psychotherapeutics Psychotherapie f.
pschotherapeutist Psychotherapeut m., Pschotherapeutin f.
psychotherapy Psychotherapie f.
psychotic psychotisch; psychotische Person f.
psychotogenic psychotogen
psychotomimetic psychoseimitierend; psychoseimitierendes Mittel n.; Halluzinogen n.
psychotoxic psychotoxisch
psychotoxicology Psychotoxikologie f.
pschotraumatology Psychotraumatologie f.
psychotropic psychotrop
psychovegetative psychovegetativ
psychrometer *d.e.* n.
psychrophilic psychrophil
psychrotherapy Psychrotherapie f.
ptarmus *d.e.* m.
PTC (percutaneous transhepatic cholangiography) perkutane transhepatische Cholangiographie f. (PTC)
PTCA (percutaneous transluminal coronary angioplasty) perkutane transluminale coronare Angioplastie f. (PTCA)
pteridine Pteridin n.
pterin *d.e.* n.
pterygium *d.e.* n., Flügelfell n.
pterygoid *d.e.*
pterygomandibular pterygomandibulär
pterygomaxillary pterygomaxillär
pterygopalatine pterygopalatin
pterygotympanic pterygotympanisch
PTH (parathormone) Parathormon n.
ptilosis Ptilose f.
ptomaine Ptomain n.
ptosis Ptose f.
ptotic ptotisch
PTT (partial thromboplastin time) partielle Thromboplastinzeit f.
ptyalin *d.e.* n.
ptyalism Ptyalismus m.
ptyalolithiasis *d.e.* f.
pubarche *d.e.* f.
puberal *d.e.*, pubertär
pubertal pubertär
puberty Pubertät f.
–, precocious Pubertas praecox
pubescent pubertierend
pubic pubisch
pubiotomy Pubiotomie f., Hebosteotomie f.
Public Health Öffentliches Gesundheitswesen n.
pubococcygeal pubokokzygeal
pubofemoral *d.e.*
puboprostatic puboprostatisch
puborectal puborektal
pubotibial *d.e.*
pubotuberous pubotuberös
pubovesical pubovesikal
puces Krätze f.
puddle sign Pfützenphänomen n.
pudendal *d.e.*
puerile pueril
puerpera *d.e.* f.
puerperal *d.e.*
– pyrexia Kindbettfieber n., Puerperalfieber n.
puerperium Kindbett n., Wochenbett n.
puff (med.) *d.e.* m.
puffed geschwollen, gedunsen
puffiness Aufgedunsensein n.; Schwellungszustand m.
Pulex irritans *d.e.*
puller Zieher m.
pulley Rolle f.
pullorum disease Kükenruhr f.
pull-through method Durchziehverfahren n.
pulmo-aortic pulmo-aortal
pulmological pulmologisch
pulmologist Pulmologe m., Pulmologin f.
pulmology Pulmologie f.
pulmonal *d.e.*
– function test Lungenfunktionsprüfung f.
– hilar adenopathy Lungenhiluslymphknotenerkrankung f.
pulmonary pulmonal
pulmonic pulmonal; Pulmonalis...
– artery Pulmonalarterie f.
– insufficiency Pulmonalinsuffizienz f.
– stenosis Pulmonalstenose f.
– valve Pulmonalklappe f.
– vein Pulmonalvene f.
– venous connection, anomalous Lungenvenentransposition f.
pulmoplantaric pulmoplantarisch
pulmorenal *d.e.*
pulmotor *d.e.* m.
pulp Pulpa f.; Brei m.
– canal Pulpenkanal m.
– cavity Pulpenhöhle f.
– chamber Pulpenkammer f.
–, dead Pulpentod m.
–, devitalized devitalisierte Pulpa f.
– protection Unterfüllung f. (dent.), Pulpenschutz m.
– tester Pulpenprüfgerät n.

pulpal *d.e.*
pulpar pulpal, pulpär
pulpectomy Pulpektomie f.
pulpitis *d.e.* f.
pulpless tooth pulpenloser Zahn m.
pulpoma Pulpom n.
pulposis Pulpose f.
pulpotomy Pulpotomie f.
pulsate, to pulsieren
pulsatile pulsierend; den Puls betreffend
pulsatilla *d.e.* f.
pulsation *d.e.* f.
pulse Puls m.; Impuls m.
–, capillary Kapillarpuls m.
–, carotid Karotispuls m.
– deficit Pulsdefizit n.
–, nail Nagelpuls m.
–, pedal Fußpuls m.
–, pressure Druckpuls m.
–, radial Radialispuls m.
– rate Pulsfrequenz f.
–, tense gespannter Puls m.
–, thready fadenförmiger Puls m.
–, venous Venenpuls m.
–, wiry Drahtpuls m.
pulseless pulslos
– disease Aortenbogensyndrom n.
pulselessness Pulslosigkeit f.
pulsimeter Pulsmessgerät n.
pulsion diverticulum Pulsionsdivertikel n.
pulsus alternans *d.e.*
pultaceous cataplasm Breiumschlag m.
pulverization Pulverisierung f.
pulverize, to pulverisieren
pumice stone Bimsstein m.
pump Pumpe f.
–, filter Filtrierpumpe f.
– oxygenator Pumpoxygenator m.
–, suction Saugpumpe f.
pump, to pumpen
pumping function Pumpfunktion f.
pumpkin Kürbis m.
pump off, to abpumpen
pump out, to auspumpen
puna Bergkrankheit f.
punch Locheisen n., Stanze f.; Punsch m.
– biopsy Stanzbiopsie f.
punchdrunk Boxerenzephalopathie f.
punctate Punktat n.; punktförmig, punktartig, getüpfelt
punctation Tüpfelung f., Punktierung f.
punctiform punktförmig
punctual punktuell
puncture Punktion f.
–, exploratory Probepunktion f.
–, lumbar Lumbalpunktion f.
– needle Punktionsnadel f.
–, to punktieren
pupil (of the eye) Pupille f.
pupillary pupillär
– rigidity Pupillenstarre f.
pupillatonia Pupillatonie f.
pupillographical pupillographisch
pupillography Pupillographie f.
pupillometer *d.e.* f.
pure rein; keusch
– -tone audiometry Reintonaudiometrie f.
purgative purgativ, abführend; Purgativum n.; Abführmittel n.
purge, to abführen, purgieren
purging *d.e.* n.
purification Reinigung f.
puriform eiterartig
purify, to reinigen
purifying the blood blutreinigend
purinase *d.e.* f.
purine Purin n.
purity Reinheit f.
– degree Reinheitsgrad m.
puromycin *d.e.* n.
purple, visual Sehpurpur m.
purpura *d.e.* f.
–, Henoch's Henochsche Purpura f.
–, thrombocytopenic Werlhofsche Purpura f.
purpureaglycoside Purpureaglykosid n.
purring Schwirren n., Schnurren n.
purse-string ligature Umstechung f.
purulence Eiterung f., Vereiterung f.
purulency Eiterung f., Vereiterung f.
purulent *d.e.*, eiterig
pus Eiter m.
pushbutton Drucktaste f.
pustulant blasentreibend; blasentreibendes Mittel n.
pustular pustulär
pustulation Pustelbildung f.
pustule Pustel f.
pustulosis Pustulose f.
pustulovaginitis *d.e.* f.
putrefaction Verwesung f.; Fäulnis f.
putrefy, to verwesen, faulen
putrescence Putreszenz f., Fäulnis f.
putrescent verwesend
putrescine Putreszin n.
putrid *d.e.*
PVB (premature ventricular beat) Kammerextrasystole f.
PVC-skeleton tablet PVC-Gerüst-Tablette f.

PVS (perstistent vegetative state) fortdauernder vegetativer Zustand m., Wachkoma n.
PWC (physical working capacity) kardiopulmonale Leistungsbreite f.
pyaemia (e) Pyämie f.
pyaemic (e) pyämisch
pyarthrosis *d.e.* f.
pyelectasis Pyelektasie f.
pyelitic pyelitisch
pyelitis *d.e.* f.
pyelogram Pyelogramm n.
pyelograph Pyelograph m.
pyelographical pyelographisch
pyelography Pyelographie f.
–, intravenous intravenöse Pyelographie f.
–, respiration Veratmungspyelographie f.
–, retrograde retrograde Pyelographie f.
pyelolithotomy Pyelolithotomie f.
pyeloneostomy Pyeloneostomie f.
pyelonephritis *d.e.* f.
pyeloscopy Pyeloskopie f.
pyelostomy Pyelostomie f.
pyelotomy Pyelotomie f.
pyelovenous pyelovenös
– backflow pyelovenöser Reflux m.
pyemia (a) Pyämie f.
pyemic (a) pyämisch
pyesis Eiterung f.
pygopagus *d.e.* m.
pyknic pyknisch
pyknocyte Pyknozyt m.
pyknodysostosis Pyknodysostose f.
pyknoleptic pyknoleptisch
pyknolepsy Pyknolepsie f.
pyknomorphous pyknomorph
pyknosis Pyknose f.
pyknotic pyknotisch
pylephlebitis *d.e.* f.
pylorectomy Pylorektomie f.
pyloric pylorisch
– insufficiency Pylorusinsuffizienz f.
– stenosis Pylorusstenose f.
pylorogastrectomy Pylorogastrektomie f.
pyloromyotomy Pyloromyotomie f.
pyloroplasty Pylorusplastik f.
pylorospasm Pylorospasmus m.
pylorus *d.e.* m.
pyocele Pyozele f.
pyocephalus Pyozephalus m.
pyoderma Pyodermie f.
pyogenesis Eiterbildung f.
pyogenic pyogen
pyometra *d.e.* f.
pyometritis *d.e.* f.
pyomyositis *d.e.* f.
pyonephrosis Pyonephrose f.
pyopneumothorax *d.e.* m.
pyorrhea (a) Pyorrhö f.
pyorrhoea (e) Pyorrhö f.
pyosalpingitis *d.e.* f.
pyosalpingo-oophoritis *d.e.* f.
pyosalpinx *d.e.* f.
pyosis Eiterung f.
pyospermia Pyospermie f.
pyostomatitis *d.e.* f.
pyothorax *d.e.* m.
pyramidal *d.e.*
– sign Pyramidenbahnzeichen n.
– tract Pyramidenbahn f.
pyran *d.e.* n.
pyranose *d.e.* f.
pyranoside Pyranosid n.
pyrantel *d.e.* n.
pyrazine Pyrazin n.
pyrazionate Pyrazionat n.
pyrazolone Pyrazolon n.
pyrethroid *d.e.* n.
pyrethrum *d.e.* n.
pyretic fiebrig
pyretotherapy Fiebertherapie f.
pyrexia Fieber n.
pyrexial fieberhaft
pyribenzamine Pyribenzamin n.
pyricarbate Pyricarbat n.
pyridine Pyridin n.
pyridinium *d.e.* n.
pyridostigmine Pyridostigmin n.
pyridoxamine Pyridoxamin n.
pyridoxine Pyridoxin n.; Vitamin B 6 n.
pyridylmethanol *d.e.* n.
pyrilamine Pyrilamin n.
pyrimethamine Pyrimethamin n.
pyrimidine Pyrimidin n.
– nucleoside Pyrimidinnukleosid n.
pyrimidopyrimidine Pyrimidopyrimidin n.
pyrimitate Pyrimitat n.
pyrinoline Pyrinolin n.
pyrithiamine Pyrithiamin n.
pyrithione Pyrithion n.
pyrithioxine Pyrithioxin m.
pyrithyldione Pyrithyldion n.
pyritinol *d.e.* n.
pyroborate Pyroborat n.
pyrocatechin Brenzkatechin n.
pyrogallol *d.e.* n.
pyrogen *d.e.* n.
– -free pyrogenfrei
pyrogenic pyrogen
pyroglobin *d.e.* n.

pyroglobulin *d.e.* n.
pyroglutamyl amide Pyroglutamylamid n.
pyrolagnia Pyrolagnie f.
pyrolysis Pyrolyse f.
pyromania Pyromanie f.
pyrone Pyron n.
pyronine Pyronin n.
pyroninophilic pyroninophil
pyrophobia Pyrophobie f.
pyrophosphatase *d.e.* f.
pyrophosphate Pyrophosphat n.
pyrophosphokinase *d.e.* f.
pyrophosphorylase *d.e.* f.
pyropoikilocytosis Pyropoikilozytose f.
pyroscope Pyroskop n.
pyroscopic pyroskopisch
pyrosis Sodbrennen n.
pyrosulfate (a) Pyrosulfat n.
pyrosulphate (e) Pyrosulfat n.
pyrotoxin *d.e.* n.
pyrovalerone Pyrovaleron n.
pyroxamine Pyroxamin n.
pyroxylin *d.e.* n., Nitrozellulose f.
pyrrocaine Pyrrocain n.
pyrrolase *d.e.* f.
pyrrole Pyrrol n.
pyrrolidin *d.e.* n.
pyrrolidone Pyrrolidon n.
pyrroline Pyrrolin n.
pyrrolnitrin *d.e.* n.
pyruvate Pyruvat n.
– **kinase** Pyruvatkinase f.
pyrvinium *d.e.* n.
pyuria Pyurie f.
pyuric pyurisch

P

Q

Q-fever Q-Fieber n.
QID (quarter in die) viermal täglich
quack Quacksalber m.
–, to quacksalbern
quackery Quacksalberei f.
quadrangular viereckig
quadrant *d.e.* m.
quadrantanopsia Quadrantenanopsie f.
quadrantectomy Quadrantektomie f.
quadricuspid vierzipfelig
quadrigeminal plate Vierhügelplatte f.
quadrigeminy Quadrigeminie f.
quadripara *d.e.* f.
quadriplegia Quadriplegie f.
quadrivalent vierwertig
quadruped vierfüßig; Vierfüßer m.
quadruplet Vierling m.
quale Qualität f.
qualification Qualifikation f.; Befähigung f., Eignung f., Berechtigung f.
qualify, to qualifizieren
qualitative qualitativ
qualitive qualitativ
quality Qualität f.
– assurance Qualitätssicherung f.
– control Qualitätskontrolle f.
– monitoring Qualitätssicherung f.
quantification Quantifizierung f.
quantify, to quantifizieren
quantitative quantitativ
quantitive quantitativ
quantity Quantität f.
quantum *d.e.* n.; Quant n.
– theory Quantentheorie f.
quarantine (isolation) Quarantäne (Isolierung) f.
–, to unter Quarantäne stellen
quarter (veter.) Trachtenwand f.
– evil Rauschbrand m.
quartz Quarz m.
quatacaine Quatacain n.
quaternary quaternär, quartär
quazodine Quazodin n.
quebrachitol *d.e.* n.
queen-bee Weisel m.
quench, to kühlen; unterdrücken; Durst löschen
quercetin *d.e.* n.
querulent Querulant m., Querulantin f.
querulous querulatorisch
quetiapine Quetiapin n.
quick acting schnellwirkend
quickening (obstetr.) fühlbare Kindsbewegung f.
quicksilver Quecksilber n.
quiet ruhig
quieting beruhigend
quifenadine Quifenadin n.
quillifoline Chillifolin n.
quinacrine Mepacrin n.
quinagolide Quinagolid n.
quinaldine Chinaldin n.
quinapril *d.e.* n.
quinbolone Quinbolon n.
Quincke's disease Quinckesche Krankheit f.
quinestradol *d.e.* n.
quinestrol *d.e.* n.
quinetalate Quinetalat n.
quinethazone Quinethazon n.
quinfamide Quinfamid n.
quinidine Chinidin n.
quinine Chinin n.
– bisulfate (a) Chininbisulfat n.
– bisulphate (e) Chininbisulfat n.
– dihydrochloride Chinindihydrochlorid n.
quinisocaine Quinisocain n., Chinisocain n.
quinocide Chinosid n.
quinoline Chinolin n.
quinolinol Hydroxychinolin n.
quinolone Chinolon n.
quinone Chinon n.
quinosol Chinosol n.
quinprenaline Quinprenalin n., Chinprenalin n.
quinquivalent fünfwertig
quinsy Halsentzündung f.
quintiofos *d.e.* n.
quintozene Pentachlornitrobenzol n.
quintuplet Fünfling m.
quinupramine Quinupramin n.
quinupristin *d.e.* n.
quipazine Quipazin n.
quitter Hufknorpelfistel f.
quittor Hufknorpelfistel f.
quoin, to verkeilen, einkeilen
quota Quote f.
quotient *d.e.* m.

R

RA (right atrium) rechtes Atrium n. (RA)
RAAS (renin-angiotensin-aldosterone system) Renin-Angiotensin-Aldosteron-System n. (RAAS)
rabeprazol *d.e.* n.
rabiate tollwütig
rabies Tollwut f.
– immunization Tollwut-Schutzimpfung f.
– vaccine Tollwutvakzine f.
rabietic tollwütig
race Rasse f.; Lauf m.
racefemine Racefemin n.
racemase Razemase f.
racemate Razemat n.
racemethorphan *d.e.* n.
racemetirosine Racemetirosin n.
racemic razemisch
racemoramide Racemoramid n.
racemose razemös
racepinefrine Racepinefrin n.
rachischisis *d.e.* f.
rachitic rachitisch
– changes rachitische Veränderungen f. pl.
rachitis *d.e.* f.
rachitomy Rachitomie f.
racial rassisch
rack,film drying Filmtrockengestell n.
–, knife Messerbänkchen n.
–, to recken, strecken; quälen
rad Rad n. (radiol.)
radar *d.e.* n.
radiability Bestrahlungsfähigkeit f.; Strahlendurchlässigkeit f.
radiad radialwärts
radial *d.e.*
– nerve Nervus radialis
radian Radiant m.
radiant radioaktive Substanz f.
radiate strahlig
–, to strahlen
radiation Strahlung f.; Bestrahlung f.
–, braking Bremsstrahlung f.
– castration Strahlenkastration f.
– exposure Strahlenbelastung f.
– injury Strahlenschaden m.
–, interstitial Radiumspickung f.
– of Gratiolet Gratioletsche Sehstrahlung f.
– protection Strahlenschutz m.
– sickness Strahlenkater m.
–, white Bremsstrahlung f.
radical radikal; Radikal n.
radicality Radikalität f.
radicular radikulär
– syndrome Wurzelsyndrom n.
radiculitis Radikulitis f.
radiculographic radikulographisch
radiculography Radikulographie f.
radiculoneuritis Radikuloneuritis f.
radiculopathy Radikulopathie f.
radiculotomy Radikulotomie f.
radioactinium Radioaktinium n.
radioactive radioaktiv
– substance radioaktive Substanz f.
– tracer technique radioaktive Markierung f.
radioactivity Radioaktivität f.
radioallergosorbent test Radioallergosorbens-Test m.
radioanalysis Radioanalyse f.
radioanalytic radioanalytisch
radioautography Autoradiographie f.
radiobiology Radiobiologie f.
radiocardiographical radiokardiographisch
radiocardiography Radiokardiographie f.
radiocarpal radiokarpal
radiochemical radiochemisch
radiochemistry Radiochemie f.
radiochromate Radiochromat n.
radiochromatography Radiochromatographie f.
radiochromium Radiochrom n.
radiocobalt Radiokobalt m.
radiocolloid Radiokolloid n.
radiodermatitis Strahlendermatitis f.; Röntgendermatitis f.
radiodiagnosis Röntgendiagnose f.
radiodiagnostic röntgendiagnostisch
radiodiagnostics Röntgendiagnostik f.
radiofrequency Strahlenfrequenz f.
radiogen radioaktive Substanz f.
radiogenic radiogen
radioglucose Radioglukose f.
radiogold *d.e.* n.
radiogram Röntgenbild n., Radiogramm n.
–, of the abdomen, plain Abdomen-Übersichtsaufnahme f.
–, short distance Nahaufnahme f.
radiograph Röntgenbild n.
–, spotfilm Zielaufnahme f.
radiographic röntgenographisch; radiographisch
radiography Röntgenographie f.; Radiographie f.
–, dental Zahnröntgenuntersuchung f.
radiohumeral *d.e.*

radioimaging *d.e.* n.
radio-immunoassay (RIA) *d.e.* m.
radioimmunoelectrophoresis Radioimmunoelektrophorese f.
radioimmunology Radioimmunologie f.
radioimmunosorbent test Radioimmunosorbens-Test m.
radioiodinate, to mit Radiojod versehen
radioiodine Radiojod n.
radioiron Radioeisen n.
radioisotope Radioisotop n.
radiolabel, to radioaktiv markieren
radioligand *d.e.* m.
radiological röntgenologisch; radiologisch
– department Röntgenabteilung f., Strahlenabteilung f.
– report Röntgenbericht m.
radiologist Röntgenologe m., Röntgenologin f.; Radiologe m., Radiologin f.
radiology Röntgenologie f.; Radiologie f.
radiolucency partielle Strahlendurchlässigkeit f.
radiolucent partiell strahlendurchlässig
radiolysis Radiolyse f.
radiometer *d.e.* n.
radionecrosis Strahlennekrose f.
radionuclide Radionuklid n.
radio-oncology Radioonkologie f.
radio-opacity Strahlenundurchlässigkeit f.
radiopacity Strahlenundurchlässigkeit f.
radiopaque strahlenundurchlässig
– fluid Kontrastflüssigkeit f.
radioparent strahlendurchlässig
radiopharmaceutic radiopharmazeutisch; Radiopharmakon n.
radiopharmacology Radiopharmakologie f.
radiophosphorus Radiophosphor m.
radiophotography Radiophotographie f.
radiophysical radiophysikalisch
radioportography Radioportographie f.
radioprotective action Strahlenschutzwirkung f.
radioreceptor assay Radiorezeptorassay m.
radioresistance Strahlenresistenz f.
radioresistant strahlenresistent
radioscopic röntgenoskopisch; radioskopisch
radioscopy Röntgendurchleuchtung f.
radiosensibility Strahlenempfindlichkeit f.
radiosensitive strahlenempfindlich
radiosensitiveness Strahlenempfindlichkeit f.
radiosensitivity Strahlenempfindlichkeit f.
radiostrontium *d.e.* n.
radiothallium *d.e.* n.
radiotherapeutic strahlentherapeutisch
radiotherapeutics Strahlenheilkunde f.
radiotherapy Strahlentherapie f.; Röntgentherapie f.
–, deep Röntgentiefenbestrahlung f.
–, high-voltage Hochvoltstrahlentherapie f.
–, low-voltage Niedervoltstrahlentherapie f.
radiothorium *d.e.* n.
radiotoxicity Strahlentoxizität f.
radiotracer *d.e.* m., Radioindikator m.
radiotransparent strahlendurchlässig
radioulnar *d.e.*
radium *d.e.* n.
– applicator Radiumträger m.
– implantation Radiumspickung f.
– menolysis Radiummenolyse f.
– needle Radiumnadel f.
– ovoid Radium-Ei n.
radiumization Radiumbestrahlung f.
radon Radiumemanation f.
raffinose *d.e.* f.
rafoxanide Rafoxanid n.
rage Raserei f., Sucht f., krankhafte Begierde f.
ragsorters' disease Hadernkrankheit f., Milzbrand m.
rail cot Gitterbett n.
raillietina *d.e.* f.
raise, to erhöhen, anheben; hochlagern, aufrichten; aufziehen
raising Erhöhung f., Anhebung f.; Hochlagerung f.
rale Rasselgeräusch n.
–, dry trockenes Rasselgeräusch n.
–, moist feuchtes Rasselgeräusch n.
raloxifen *d.e.* n.
raltitrexed *d.e.* n.
ram Widder m., Schafbock m.
ramicotomy Ramikotomie f.
ramification Verästelung f., Verzweigung f., Ramifikation f.
ramify, to verästeln, verzweigen
ramipril *d.e.* n.
rancid ranzig
random blindlings, zufällig
– mutation Zufallsmutation f.
– noise Grundgeräusch n.
– sampling Zufallsauswahlverfahren n.
randomize, to randomisieren, unausgewählt verwenden, dem Zufall überlassen
ranelate Ranelat n.
range Reichweite f., Bereich m.; Reihe f.
– finder Entfernungsmesser m.
– of audibility Hörbereich m.
– of error Fehlerbereich m.
ranibizumab *d.e.* n.

ranitidine Ranitidin n.
rankenangioma Rankenangiom n.
ranking Rangzuordnung f., Klassifikation f.
ranula *d.e.* f.
Ranvier's node Ranviersche Einschnürung f.
rapamycin *d.e.* n.
rape Vergewaltigung f.; Raub m.
raphe *d.e.* f.
rapid-series technique Schnellserientechnik f.
rapport *d.e.* m.
rapture of the depth Tiefenrausch m.
raptus *d.e.* m.
rare earth seltene Erde f.
– side effects seltene Nebenwirkungen f. pl.
rarefaction Rarefizierung f.
rasburicase *d.e.* f.
rash (flüchtiger) Hautausschlag m.
rasp Raspel f.
raspatory Raspatorium n.
RAST (radioallergosorbent test) Radioallergosorbens-Test m. (RAST)
rat Ratte f.
– bite fever Rattenbisskrankheit f., Sodoku n.
rate *d.e.* f.; Geschwindigkeit f.; Maßstab m.; Verhältnis n.
–, birth Geburtenhäufigkeit f.
–, heart Herzfrequenz f.
–, respiratory Atemfrequenz f.
Rathke's pouch Rathkesche Tasche f.
rathyronine Rathyronin n.
ratimeter *d.e.* n.
ratio Verhältnis n.
ration *d.e.* f.
rational rational, rationell
rationalization Rationalisierung f.
rattle Rasselgeräusch n.
–, to rasseln, röcheln
raucity Heiserkeit f.
rauwolfia *d.e.* f.
rave, to toben, rasen
ravenous appetite Heißhunger m.
ray Strahl m.
–, central Zentralstrahl m.
–, hard Hartstrahl m.
–, infra-red Infrarotstrahl m.
–, primary Primärstrahl m.
–, roentgen Röntgenstrahl m.
–, soft Weichstrahl m.
–, ultraviolet Ultraviolettstrahl m.
rayage Strahlendosierung f.
raying Strahlenexposition f.
Raynaud's disease Raynaudsche Gangrän f.
razor Rasiermesser n.
razoxane Razoxan n.
RBBB (right bundle branch block) Rechtsschenkelblock m.
RBC (red blood corpuscle; red-blood cell count) Erythrozyt m.; rotes Blutbild n.
RBP (retinol binding protein) retinolbindendes Protein n. (RBP)
R.C. (red cell) Erythrozyt m.
RCM (radiographic contrast medium) Röntgenkontrastmittel n.
R.D. (reaction of degeneration) Entartungsreaktion f. (EAR)
RDS (respiratory distress syndrome) Atemnotsyndrom n.
re-absorb, to rückresorbieren
re-absorption Rückresorption f.
reach of sight Sehweite f.
react, to reagieren
reactance Blindwiderstand m.
reacting, quick schnell reagierend
reacting, slow langsam reagierend
reaction Reaktion f.
–, antigen-antibody Antigen-Antikörperreaktion f.
–, arousal Weckreaktion f.
–, Ehrlich's Ehrlich-Reaktion f.
–, defensive Abwehrreaktion f.
–, emotional Gefühlsreaktion f., Erlebnisreaktion f.
–, erythrocyte sedimentation Blutsenkungsreaktion f.
–, flocculation Flockungsreaktion f.
–, Gruber-Widal Gruber-Widal-Reaktion f.
–, Herxheimer's Herxheimer-Reaktion f.
–, Jarisch-Herxheimer Jarisch-Herxheimer-Reaktion f.
–, Nonne-Apelt Nonne-Apelt-Reaktion f.
– of Bence-Jones Bence-Jones-Reaktion f.
– of degeneration Entartungsreaktion f.
–, oppositional Trotzreaktion f.
–, Pirquet's Pirquet-Probe f.
–, Sahli's desmoid Sahlische Desmoidreaktion f.
–, Weil-Felix Weil-Felix-Reaktion f.
reactivate, to reaktivieren
reactivation Reaktivierung f.
reactive reaktiv
– depression reaktive Depression f.
reactivity Reaktionsvermögen n., Ansprechbarkeit f.
reactor Reaktor m.
readiness Bereitschaft f.; Fertigkeit f.
– potential Bereitschaftspotential n.
readmission Wiederaufnahme f., Wiederzulassung f.
ready for injection spritzfertig

reafference Reafferenz f.
reagent Reagens n.
reagin *d.e.* n.
real time Echtzeit f.
realisator *d.e.* m.
reality Realität f.
realization Realisierung f., Verwirklichung f.
realize, to realisieren
reamer Räumahle f., Reibahle f., Fräse f.
reamputation *d.e.* f.
reanimate, to reanimieren
reanimation *d.e.* f., Wiederbelebung f.
rearrangement Umordnung f., Umlagerung f., Rekombination f., Rearrangierung f.
reattachment *d.e.* n., Wiederanfügung f., Wiederanbindung f.
rebase, to (dent.) unterfüttern
rebleeding Wiederholungsblutung f., Blutungsrückfall m.
rebound Nachreflex m.; Rückprall m.
reboxetin *d.e.* n.
rebreathing Rückatmung f.
recalcification Rekalzifizierung f.
recalcify, to rekalzifizieren
recall (psych.) Reproduktion f.; Zurückrufung f.
recanalization Rekanalisation f.
recanalize, to rekanalisieren
receiver Empfänger m.; Empfängerin f.; Sammelgefäß n.
receptor Rezeptor m.
– assay Rezeptorassay m.
– blocking agent Rezeptorenblocker m.
recess Rezess m.
recession Wegziehen n.; Zurückweichen n.
recessive rezessiv
recessivity Rezessivität f.
recidivation Rezidivierung f.
recipe Rezept n.; Arbeitsanweisung f.
recipient Empfänger m., Empfängerin f.
reciprocal reziprok
– ohm Siemens n.
reciprocation Wechselwirkung f.
recirculate, to rezirkulieren
recirculation Rezirkulation f.
Recklinghausen's disease Neurofibromatose f.; Ostitis fibrosa
reclination Reklination f.
recognition Erkennung f., Anerkennung f.
– site Erkennungsstelle f.
recoil Rückstoß m.
recollection Erinnerung f.
recombinant Rekombinant m.; rekombinant
– DNA Rekombinanten-DNS f.
recombinase *d.e.* f.
recombination Rekombination f.
recompression Rekompression f.
recon *d.e.* n.
reconditioning Wiederherstellung f. der Leistungsfähigkeit, Instandsetzung f.
reconstruction Rekonstruktion f.
reconstructive rekonstruktiv
record Aufzeichnung f., Eintragung f.; Spitzenleistung f., Rekord m.
– rim (dent.) Bisswall m.
– syringe Rekordspritze f.
–, to aufzeichnen, eintragen
recording paper Registrierpapier n.
recover, to gesunden, genesen
recovery Genesung f., Gesundung f.
– room Aufwachraum m.
recrudescence Rekrudeszenz f., Wiederaufflackern n.
recruitment *d.e.* n.
recrystallization Rekristallisation f.
recrystallize, to rekristallisieren
rectal rektal
rectangular rechteckig
rectification Rektifizierung f., Reinigung f.
rectifier Gleichrichter m.
rectify, to rektifizieren, reinigen, bereinigen
rectoabdominal rektoabdominal
rectocele Rektozele f.
rectoscope Rektoskop n.
rectoscopic rektoskopisch
rectoscopy Rektoskopie f.
rectosigmoid Rektosigmoid n.
rectostomy Rektostomie f.
rectouterine rektouterin
rectovaginal rektovaginal
rectovesical rektovesikal
rectum Rektum n.
recumbent zurückgelehnt; ruhend, liegend
recuperation Wiederherstellung f.
recurarization Rekurarisierung f.
recurrent rekurrierend, rückfällig
recurvation Rückwärtskrümmung f.
recycle, to wiederaufbereiten, rezyklieren
recycling rezirkulierend; Wiederaufbereitung f., Rezyklierung f.
red blindness Rotblindheit f.
red blood count rotes Blutbild n.
Red Cross Rotes Kreuz n.
red green blindness Rotgrünblindheit f.
– light Rotlicht n.
redden, to röten, erröten
reddening Erröten n., Rötung f.
redhaired rothaarig
redislocation Redislokation f.
redistillation Redestillation f.

redness Röte f.
redox system Redoxsystem n.
redress, to redressieren
redressement *d.e.* n., Wiedereinrichtung f.
reduce, to reduzieren; einrichten, reponieren
– costs, to Kosten senken
– treatment gradually, to ausschleichend behandeln
reductance Reduktanz f.
reductase Reduktase f.
reduction Reduktion f.; Einrichtung f.
– division Reduktionsteilung f.
redundancy Redundanz f.
redundant überflüssig
– prepuce überhängende Vorhaut f.
reduplicate, to reduplizieren
reduplication Reduplikation f., Verdoppelung f.
reel Spule f.
re-entry Wiedereintritt m., Wiederinbesitznahme f.
– phenomenon Phänomen n. der kreisenden Erregung f.
re-evaluation Wiederauswertung f.
re-exposure Re-Exposition f.
reexpression *d.e.* f.
refer a patient, to einen Patienten überweisen
reference Referenz f., Beziehung f.
– person Bezugsperson f.
referral Überweisung f.
refertilization Refertilisation f.
refill pack Nachfüllpackung f.
refine, to raffinieren
refixation *d.e.* f.
reflect, to reflektieren
reflected reflektiert, reflektorisch
reflection Reflexion f., Reflektion f.
reflector Reflektor m.
reflectoscope Reflektoskop n.
reflectoscopic reflektoskopisch
reflectoscopy Reflektoskopie f.
reflex *d.e.* m.
–, abdominal Bauchdeckenreflex m.
–, accommodation Akkomodationsreflex m.
–, Achilles tendon Achillessehnenreflex m.
–, acquired erworbener Reflex m.
–, anal Analreflex m.
– arc Reflexbogen m.
–, attitudinal Haltungsreflex m.
–, axon Axonreflex m.
–, Babinski Babinskireflex m.
–, Bainbridge Bainbridgereflex m.
–, Bechterew's Bechterewreflex m.
–, Bezold-Jarisch Bezold-Jarisch-Reflex m.
–, biceps Bizepsreflex m.
–, bladder Blasenreflex m.
–, bone Knochenreflex m.
– bone atrophy, acute Sudeck-Atrophie f.
–, Brudzinski's Brudzinskireflex m.
–, carotid sinus Carotissinusreflex m.
–, chain Kettenreflex m.
–, ciliary Ziliarreflex m.
–, conditional bedingter Reflex m.
–, conjunctival Konjunktivalreflex m.
–, consensual light konsensueller Lichtreflex m.
–, convulsive Krampfreflex m.
–, coordinated koordinierter Reflex m.
–, corneal Hornhautreflex m.
–, cough Hustenreflex m.
–, cremasteric Cremasterreflex m.
–, crossed gekreuzter Reflex m.
–, cutaneous Hautreflex m.
–, defence (e) Fluchtreflex m.
–, defense (a) Fluchtreflex m.
–, delayed verzögerter Reflex m.
–, embrace Moro-Reflex m.
–, Euler-Liljenstrand Euler-Liljenstrand-Reflex m.
–, exteroceptive Fremdreflex m.
–, finger-thumb Mayerscher Grundreflex m.
–, fress Fressreflex m.
–, gag Würgreflex m.
–, grasp Greifreflex m.
–, knee jerk Patellarsehnenreflex m.
–, laryngeal Kehlkopfreflex m.
–, light Lichtreflex m.
–, mass Massenreflex m.
–, mastication Fressreflex m.
–, Mendel-Bechterew's Mendel-Bechterewscher Reflex m.
–, Mendel's Mendel-Reflex m.
–, Moro embrace Umarmungsreflex m., Umklammerungsreflex m.
–, muscle stretch Muskeldehnungsreflex m.
–, muscular Muskelreflex m.
–, nasal Niesreflex m.
–, Oppenheim's Oppenheimreflex m.
–, palatine Schluckreflex m.
–, paradoxic flexor Gordonreflex m.
–, patellar Patellarsehnenreflex m.
–, pathologic pathologischer Reflex m.
– pattern Reflexmuster n.
–, Pavlov's Pawlowscher Reflex m.
–, perception Wahrnehmungsreflex m.
–, periosteal Periostreflex m.
–, pilomotor Gänsehautreflex m.
–, postural Haltungsreflex m.
–, proprioceptive Eigenreflex m.

R

–, **psychogalvanic** psychogalvanischer Reflex m.
–, **pupillary** Pupillenreflex m.
–, **radial** Radiusperiostreflex m.
–, **reno-renal** reno-renaler Reflex m.
–, **Rossolimo's** Rossolimoreflex m.
– **sexual** Sexualreflex m.
–, **startle** Schreckreflex m.
–, **stretch** Dehnungsreflex m.
–, **Strümpell's** Strümpellreflex m.
–, **sucking** Saugreflex m.
–, **summation** Summationsreflex m.
–, **swallowing** Schluckreflex m.
– **sympathetic dystrophy** reflektorische sympathische Dystrophie f.
–, **tendon** Sehnenreflex m.
–, **triceps** Trizepsreflex m.
–, **vagus** Vagusreflex m.
–, **visceral** viszeraler Reflex m.
– **zone** Reflexzone f.
reflexion *d.e.* f.
reflexogenic reflexogen
reflexometer Reflektometer n.
reflexometric reflektometrisch
reflexometry Reflektometrie f.
reflexotherapy Reflextherapie f.
reflux *d.e.* m., Rückfluss m.
– **esophagitis (a)** Refluxösophagitis f.
– **oesophagitis (e)** Refluxösophagitis f.
refract, to brechen (opt.)
refraction Refraktion f.
–, **power of** Brechkraft f.
refractive refraktiv
refractometer Refraktometer n.
refractometrical refraktometrisch
refractometry Refraktometrie f.
refractoriness Refraktäreigenschaft f.
refractory refraktär
refracture Refraktur f.
refresh, to erfrischen; aufrauhen
refrigerant Kühlmittel n.; kühlend
refrigeration Kühlung f., Abkühlung f.
– **anaesthesia (e)** Kälteanästhesie f.
– **anesthesia (a)** Kälteanästhesie f.
– **cabinet for preserved blood** Blutkonservenkühlschrank m.
– **compartment for corpses** Leichenkühlraum m.
refrigerant Kühlmittel n.
refrigerator Kühlschrank m.
refuse pit Mülldeponie f.
regenerate, to regenieren
regeneration *d.e.* f.
regenerative regenerativ
regimen Behandlungsvorschrift f.
region *d.e.* f., Gegend f.
–, **anal** Analregion f.
–, **genito-urinary** Urogenitalregion f.
–, **hypogastric** Unterbauchregion f.
–, **inguinal** Leistenregion f.
–, **pubic** Schamgegend f.
regional *d.e.*, regionär
register *d.e.* n.
–, **to** registrieren
registrar, clinical (e) Krankenhausarzt m./ Krankenhausärztin f. in Fachgebietsausbildung
registration Registrierung f.; Zulassung f.; Approbation f.
regression *d.e.* f.
regressive regressiv
regular regulär, regelrecht, regelmäßig
regulate, to regulieren, regeln
regulate a diabetes, to einen Diabetes einstellen
regulation *d.e.* f., Regulierung f.
regulator Regler m.
–, **speed** Geschwindigkeitsregler m.
regulatory regulatorisch
regurgitation *d.e.* f.
rehabilitate, to rehabilitieren
rehabilitation *d.e.* f., Wiederherstellung f. der Arbeitsfähigkeit
rehalation Rückatmung f.
rehydration *d.e.* f.
reimplantation *d.e.* f.
rein, to zügeln
re-induction Re-Induktion f.
reinfarction Reinfarkt m.
reinfection Reinfektion f.
reinforcement Kraftsteigerung f., Verstärkung f.
reinforcer Verstärker m.
reinfusion *d.e.* f.
reinnervation *d.e.* f.
reintegration *d.e.* f.
reintubation *d.e.* f.
reinversion *d.e.* f.
reiteration Wiederholung f.
Reiter's disease Reitersche Krankheit f.
rejection Abstoßung f., Ablehnung f.
rejuvenescence Verjüngung f.
relaparotomy Relaparotomie f.
relapse Rückfall m.
–, **to** rückfällig werden
relapsing fever Rückfallfieber n.
relatedness verwandtschaftliche Beziehung f.
relation *d.e.* f., Beziehung f.
relationship Beziehung f.; Verwandtschaft f.
relax, to lockern, entspannen

relaxant Entspannungsmittel n.; Relaxans n.; entspannend
–, muscle Muskelrelaxans n.
relaxation Erschlaffung f.; Erholung f., Entspannung f.
– of pelvic floor Erschlaffung f. des Beckenbodens
relaxin *d.e.* n.
release Freigabe f.; Auslöser m.
–, to loslassen, freigeben, freisetzen; auslösen
relic Überrest m., Relikt n.
relief Entlastung f., Nachlassen n., Besserung f.; Relief n.
– area Entlastungszone f.
–, mucosal Schleimhautrelief n.
relieve, to lindern, bessern, nachlassen, unterstützen, ausgleichen
reline, to (dent.) unterfüttern
reliner Unterfütterungsmaterial n.
relining (dent.) Unterfütterung f.
relomycin *d.e.* n.
REM (rapid eye movement) rasche Augenbewegung f.
rem *d.e.* n.
remain, to übrigbleiben, zurückbleiben
remainder Rest m.
remains Überbleibsel n.
remedy Heilmittel n.
–, natural Naturheilmittel n.
remelt, to umschmelzen
remembrance Erinnerung f.
remineralization Remineralisation f.
remineralize, to remineralisieren
reminiscence Erinnerung f.
remission *d.e.* f.
remittent remittierend
remnant Überbleibsel n.
remote handling Fernbedienung f.
– work Home-Office n., Telearbeit f.
removable herausnehmbar, abnehmbar, entfernbar
removal Herausnahme f., Beseitigung f.
– of the gastric juice Magenausheberung f.
remove, to entfernen, wegnehmen; ausbetten (dent.)
remoxipride Remoxiprid n.
renal *d.e.*
– bed Nierenlager n.
– damage Nierenschaden m.
– pelvis Nierenbecken n.
– shutdown Harnsperre f.
rend, to zerreißen
rendering plant Tierkörperbeseitigungsanstalt f.
renew, to erneuern
renewal Erneuerung f.
renin *d.e.* n.
reninoma Reninom n.
rennin Labferment n.
renofacial renofazial
renography Renographie f., Nephrographie f.
–, radioisotopic Isotopennephrographie f.
renorenal *d.e.*
renotropic renotrop, nephrotrop
renovascular renovaskulär, nephrovaskulär
renytoline Renytolin n.
reocclusion Reokklusion f.
reopening Wiedereröffnung f.
re-operate, to nachoperieren
re-operation Nachoperation f.
re-organization Reorganisation f.
reoxidation *d.e.* f.
reoxidize, to reoxidieren
repaglinide Repaglinid n.
repair Instandsetzung f.; Zustand m.
– enzyme Reparaturenzym n.
–, to instandsetzen; zurückkehren
reparable wiederherstellbar
reparation Wiederherstellung f.
repeat (genet.) *d.e.* n.
repellent abstoßend; abschwellend; abstoßendes Mittel n.; abschwellendes Mittel n.
repercolation Reperkolation f.
reperfusion *d.e.* f.
replace, to ersetzen
replacement Ersatz m.
replantation Wiedereinpflanzung f., Replantation f., Reimplantation f.
repletion Völle f.
replicase Replikase f.
replication Replikation f.
replicon Replikon n.
repolarization Repolarisierung f.
repolarize, to repolarisieren
repopulation Wiederbesiedelung f.
report Bericht m.
–, to berichten
reporter gene Reporter-Gen m.
repose, to ruhen, ausruhen
reposition *d.e.* f.
repositioning Reponieren n., Repositionierung f.
repress, to unterdrücken; verdrängen
repression Unterdrückung f.; Verdrängung f.
repressor *d.e.* m.
reproducibility Reproduzierbarkeit f.
reproducible reproduzierbar
reproduction Fortpflanzung f., Reproduktion f.

R

reproductive die Fortpflanzung betreffend, Fortpflanzungs..., reproduktiv
reproterol *d.e.* n.
reptile Reptil n., Kriechtier n.
repulse, to verweigern, zurückweisen
repulsion Weigerung f.; Abstoßung f.
request Gesuch n., Nachfrage f., Anfrage f.
–, to nachsuchen, ersuchen, anfragen
RES (reticulo-endothelial system) retikulo-endotheliales System n. (RES)
rescinnamine Rescinnamin n.
rescue Rettung f., Bergung f.
– operation Rettungsmaßnahme f.
– team Rettungsmannschaft f.
research Nachforschung f., Forschung f.
– laboratory Forschungslabor n.
resect, to resezieren
resectability Resezierbarkeit f.
resectable resezierbar
resection Resektion f.
resectoscope Resektoskop n.
reserpine Reserpin n.
reserve *d.e.* f.
– air Reserveluft f.
–, alkali Alkalireserve f.
– volume Reservevolumen n.
reserved reserviert
reservoir *d.e.* n.
resident (med.) im Krankenhaus wohnhaft; in Fachgebietsausbildung begriffen
residential accommodation for dependent elderly people Pflegeinstitution für ältere behinderte Patienten f.; Pflegeheim n.
residual restlich, zurückbleibend
– air Residualluft f.
– capacity Residualkapazität f.
– urine Restharn m.
– volume Residualvolumen n.
residue Überbleibsel n., Rückstand m.
resilience Resilienz f., Elastizität f.
resilient elastisch
resin Harz n.
–, acrylic Akrylharz n.
–, synthetic Kunstharz n.
resinate Resinat n.
resinoid harzähnlich
resinous harzig
resist, to widerstehen
resistance Resistenz f., Widerstand m., Widerstandsfähigkeit f.; (psych.) Abwehr f.; (pulmol.) Resistance f.
–, frictional Reibungswiderstand m.
– screening Resistenzbestimmung f.
–, torsional Torsionswiderstand m.
–, vascular Gefäßwiderstand m.
resistant resistent
– to treatment therapieresistent
resistin *d.e.* n.
resolution Auflösung f., Zerteilung f.; Entschließung f.
resolve, to auflösen
resolvent auflösend; auflösendes Mittel n.
resolving power Auflösungsvermögen n.
resonance Resonanz f.
–, nuclear magnetic kernmagnetische Resonanz f.
resorcinol Resorzin n.
resorption *d.e.* f.
respect, to respektieren
respiration *d.e.* f., Atmung f.
–, abdominal Bauchatmung f.
–, absent aufgehobenes Atmungsgeräusch n., fehlende Atmung f.
–, alternating pressure Wechseldruckbeatmung f.
–, amphoric amphorisches Atmungsgeräusch n.
–, artificial künstliche Beatmung f.
–, Biot's Biotsche Atmung f.
–, bronchovesicular Bronchovesikuläratmen n.
–, cell Zellatmung f.
– center (a) Atemzentrum n.
– centre (e) Atemzentrum n.
–, Cheyne-Stokes Cheyne-Stokes-Atmung f.
–, diaphragmatic Zwerchfellatmung f.
–, diminished abgeschwächtes Atmungsgeräusch n.
–, forced Pressatmung f.
–, indefinite unbestimmtes Atmungsgeräusch n.
–, Kussmaul-Kien's Kußmaulsche Atmung f.
–, positive-negative pressure Wechseldruckbeatmung f.
–, puerile pueriles Atmen n.
–, thoracic Brustatmung f.
–, tubular Bronchialatmen n.
–, vesicular Bläschenatmen n.
respirator Beatmungsgerät n.
–, compressed air Druckluftbeatmungsgerät n.
–, hand-operated Handbeatmungsgerät n.
respiratory respiratorisch
– distress syndrome Atemnotsyndrom n.
– equivalent Atemäquivalent n.
– exercise Atemübung f.
– machine Beatmungsmaschine f.
– protection Atemschutz m.
– reserve Atemreserve f.
– tract Respirationstrakt m.
– volume Atemvolumen n.

respire, to atmen
respirophonogram Respirophonogramm n.
respirophonographical respirophonographisch
respirophonography Respirophonographie f.
response Antwort f., Wirkung f., Erfolg m.
responsibility Verantwortlichkeit f.; Zurechnungsfähigkeit f.
responsible verantwortlich
responsive ansprechbar; verständnisvoll
responsiveness Ansprechbarkeit f.
rest Ruhe f., Rast f.; Auflage f. (dent.)
– angina Ruheangina f.
– -cure Liegekur f.
– E.C.G. Ruhe-EKG n.
– position Ruhelage f.
–, to ruhen, rasten
restenosis Re-Stenose f.
resting clasp (dent.) Auflageklammer f.
resting metabolism Ruhestoffwechsel m.
restitution *d.e.* f.
restless ruhelos
restorable wiederherstellbar
restoration Wiederherstellung f.
restorative wiederherstellend; Wiederherstellungsmaterial m., Wiederherstellungsvorrichtung f.
restore, to wiederherstellen
restraint Zwangsruhigstellung f.
restriction Einschränkung f., Restriktion f.
– endonuclease Restriktionsendonuklease f.
restrictive restriktiv
resuscitate, to wiederbeleben
resuscitation Wiederbelebung f., Wiedererweckung f.
– bed Wiederbelebungsbett m.
resynchronize, to resynchronisieren
resynchronization Resynchronisierung f.
retain, to zurückhalten, verhalten, stützen
retardation Verzögerung f., Behinderung f.
– radiation Bremsstrahlung f.
retarded verzögert, zurückgeblieben, retardiert
retching Brechreiz m.
retention *d.e.* f., Verhaltung f.; Abstützung f.
– cyst Retentionszyste f.
rethrombosis Rethrombosierung f.
reticular retikulär
– lattice fiber (a) Gitterfaser f.
– lattice fibre (e) Gitterfaser f.
reticulated retikulär
reticulocyte Retikulozyt m.
reticulocytosis Retikulozytose f.
reticuloendothelial system retikuloendotheliales System n.
reticuloendothelioma Retikuloendotheliom n.
reticuloendotheliosis Retikuloendotheliose f.
reticuloendothelium Retikuloendothel n.
reticulo-filamentary substance Substantia reticulofilamentosa
reticulogranulomatosis Retikulogranulomatose f.
reticulohistiocytic retikulohistiozytär
reticulohistiocytosis Retikulohistiozytose f.
reticulosis Retikulose f.
reticulum Netz n., Netzmagen m. (veter.)
retiform netzförmig, netzartig
retina *d.e.* f., Netzhaut f.
–, detachment of Netzhautablösung f.
retinal Retinal n.; retinal
retinitis *d.e.* f.
retinoblastoma Retinoblastom n.
retinochoroiditis Chorioretinitis f.
retinodialysis Retinodialyse f.
retinographical retinographisch
retinography Retinographie f.
retinoid *d.e.* n.
retinol *d.e.* n.
retinopathy Retinopathie f.
retinopexy Retinopexie f.
retinoschisis *d.e.* f.
retinoscope Skiaskop n., Retinoskop n.
retinoscopic skiaskopisch
retinoscopy Skiaskopie f.
retort Retorte f.
retract, to zurückziehen
retractile retraktil
retraction Retraktion f.
retractor Retraktor m., Haken m., Wundhaken m.
–, abdominal Bauchhaken m.
–, lid Lidhalter m.
–, tissue Gewebehaken m.
retraining *d.e.* n.
retrieval Wiederauffindung f., Wiedergewinnung f., Wiederherstellung f.
retrieve, to wiederauffinden, wiedergewinnen, zurückgewinnen, wiederherstellen; retten; erinnern
retroactive retroaktiv
retroauricular retroaurikulär
retrobulbar retrobulbär
retrocaecal (e) retrozökal
retrocalcaneal retrokalkaneal
retrocardiac retrokardial
retrocaval retrokaval
retrocecal (a) retrozökal
retrocochlear retrokochleär

retrocoecal (e) retrozökal
retrocolic retrokolisch
retrocursive retrokursiv
retrodisplacement Rückverlagerung f.
retroejaculation Retroejakulation f.
retrofemoral *d.e.*
retroflexed retroflektiert
retroflexion *d.e.* f.
retrogasserian hinter dem Gasserschen Ganglion gelegen
retrognathia Retrognathie f.
retrograde retrograd
retrogression Rückbildung f.
retrolabyrinthine retrolabyrinthär
retrolental *d.e.*
retrolingual *d.e.*
retromammary retromammär
retromammillary retromamillär
retromandibular retromandibulär
retromaxillary retromaxillär
retromolar *d.e.*
retronasal *d.e.*
retro-ocular retrookular
retro-orbital *d.e.*
retropelvic retropelvin
retroperfusion *d.e.* f.
retroperitoneal *d.e.*
retroperitoneoscopy Retroperitoneoskopie f.
retropharyngeal *d.e.*
retroplacental retroplazentar
retropneumoperitoneum *d.e.* n.
retropontine retropontin
retroposed retroponiert
retroposition *d.e.* f.
retropubic retropubisch
retropulsion *d.e.* f.
retropulsive retropulsiv
retrosellar retrosellär
retrospective retrospektiv
retrospondylolisthesis Retrospondylolisthese f.
retrosternal *d.e.*
retrotonsillar retrotonsillär
retrotympanal *d.e.*
retrouterine retrouterin
retrovaginal *d.e.*
retrovaccine Retrovakzine f.
retroversioflexion *d.e.* f.
retroversion *d.e.* f.
retroverted retrovertiert
retroviral *d.e.*
retrusion *d.e.* f.
–, lateral Laterotrusion f.
retrusive retrusiv
re-uptake Wiederaufnahme f., erneute Aufnahme f.
revaccination Wiederimpfung f.
revascularization Revaskularisierung f.
revascularize, to revaskularisieren
reversal Umkehrung f.
reverse umgekehrt, umgedreht, revers
reversibility Reversibilität f.
reversible reversibel
reversion *d.e.* f.
revertase *d.e.* f.
review, bibliographical Literaturübersicht f.
reviparin *d.e.* n.
revise, to revidieren
revitalization Revitalisierung f.
revitalize, to revitalisieren
revivescence Wiederaufleben n.
rev./min (revolutions per minute) U.p.M. (Umdrehungen pro Minute)
revolution Umdrehung f.
revolutions per minute Umdrehungen f. pl. pro Minute
revulsion Blutableitung f.
rewarming Wiedererwärmung f.
rewind, to zurückspulen
RF (rheumatoid factor) Rheumafaktor m. (RF)
rhabdomyolysis Rhabdomyolyse f.
rhabdomyoma Rhabdomyom n.
rhabdomyosarcoma Rhabdomyosarkom n.
rhabdophobia Rhabdophobie f.
rhabdosarcoma Rhabdosarkom n.
rhachischisis Rachischisis f.
rhagade *d.e.* f.
rhamnose *d.e.* f.
rhamnoside Rhamnosid n.
rhatany root Ratanhiawurzel f.
rhenium *d.e.* n.
rheobase Rheobase f.
rheograph *d.e.* m.
rheographic rheographisch
rheography Rheographie f.
rheological rheologisch
rheology Rheologie f.
rheoscope Rheoskop n.
rheoscopic rheoskopisch
rheoscopy Rheoskopie f.
rheostat *d.e.* m.
rheostosis Rheostose f.
rheotaxis *d.e.* f.
rhesasthenia Rhesasthenie f.
rhesus factor Rhesusfaktor m.
rhesus monkey Rhesusaffe m.
rhesus incompatibility Rhesusunverträglichkeit f.

rheuma schleimiger Ausfluss m., Katarrh m.
rheumatic rheumatisch
- fever akuter fieberhafter Gelenkrheumatismus m.
- granulomatosis rheumatische Granulomatose f.
- nodule Rheumaknötchen n.
rheumatism Rheumatismus m.
-, articular Gelenkrheumatismus m.
rheumatoid *d.e.*
- arthritis rheumatoide Arthritis f., primär chronischer Gelenkrheumatismus m.
rheumatological rheumatologisch
rheumatologist Rheumatologe m., Rheumatologin f.
rheumatology Rheumatologie f.
Rh-factor Rh-Faktor m.
rhinencephalia Rhinenzephalie f.
rhinencephalon Riechhirn n.
rhinitis *d.e.* f.
rhinobasal *d.e.*
rhinogenous rhinogen
rhinolalia Rhinolalie f.
rhinolith *d.e.* m.
rhinological rhinologisch
rhinologist Rhinologe m., Rhinologin f.
rhinology Rhinologie f.
rhinomanometric rhinomanometrisch
rhinomanometry Rhinomanometrie f.
rhinomyiasis *d.e.* f.
rhinomycosis Rhinomykose f.
rhinopathy Rhinopathie f.
rhinopharyngeal *d.e.*
rhinopharyngitis *d.e.* f.
rhinopharynx *d.e.* m.
rhinophonia Rhinophonie f.
rhinophyma Rhinophym n.
rhinoplasty Nasenplastik f.
rhinopneumonitis *d.e.* f.
rhinorrhea (a), rhinorrhoea (e) Rhinorrhö f.
rhinoscleroma Rhinosklerom n.
rhinoscope Rhinoskop n.
rhinoscopic rhinoskopisch
rhinoscopy Rhinoskopie f.
rhinosinusitis *d.e.* f.
rhinosporidiosis Rhinosporidiose f.
rhinosporidium *d.e.* n.
rhinotracheitis *d.e.* f.
rhizobium *d.e.* n.
rhizome Rhizom n.
rhizomelic rhizomel
rhizopoda *d.e.* n. pl.
rhizotomy Rhizotomie f.
rhodamine Rhodamin n.
rhodanate Rhodanat n.
rhodane Rhodan n., Natriumhiozyanat n.
rhodanite Rhodanit n.
rhodium *d.e.* n.
rhodopsin *d.e.* n.
rhombencephalon Rautenhirn n.
rhomboid Raute f.; rhomboid
rhonchus Giemen n.
rhoptry Toxonem n.
rhubarb Rhabarber m.
rhythm Rhythmus m.
rhythmic rhythmisch
rhythmicity Rhythmik f.
rhythmisation Rhythmisierung f.
rhythmogenous rhythmogen
rhythmological rhythmologisch
rhythmology Rhythmologie f.
RIA (radioimmunoassay) *d.e.* m.
rib Rippe f.
-, bifid Gabelrippe f.
-, branched Gabelrippe f.
-, cervical Halsrippe f.
-, false falsche Rippe f.
- raspatory Rippenraspatorium n.
- shears Rippenschere f.
-, true echte Rippe f.
ribaverin *d.e.* n.
ribitol Adonit m., Ribit m.
riboflavin *d.e.* n.
ribofuranose *d.e.* f.
ribofuranoside Ribofuranosid n.
ribohexose *d.e.* f.
ribokinase *d.e.* f.
ribonuclease Ribonuklease f.
ribonucleoprotein Ribonukleoprotein n.
ribonucleoside Ribonukleosid n.
ribonucleotide Ribonukleotid n.
riboprine Riboprin n.
ribose *d.e.* f.
ribosephosphate Ribosephosphat n.
riboside Ribosid n.
ribosomal *d.e.*
ribosome Ribosom n.
ribosylthymine Ribosylthymin n.
ribotide Ribotid n.
riboxine Riboxin n.
ribozyme Ribozym n.
ribulose *d.e.* f.
rice Reis m.
- body Reiskörper m.
- -field fever Bativiafieber n.
- gruel Reisschleim m.
- polishings Reiskleie f.
- water stools Reiswasserstuhl m.
Richet's fascia Fascia umbilicalis
ricin Rizin n.

ricinism Rizinismus m.
ricinoleate Rizinoleat n.
ricketic rachitisch
rickets Rachitis f.
rickettsia Rickettsie f.
Rickettsia burneti Rickettsia Burneti
– prowazeki Rickettsia Prowazeki
rickettsiosis Rickettsiose f.
riders' bone Reiterknochen m.
ridge Grat m., Wulst m., Leiste f.
–, dental Zahnleiste f.
–, milk Milchleiste f.
ridgling kryptorchides Individuum n.
ridolysis (needling) Ridolyse f.
rifabutin *d.e.* n.
rifampicin *d.e.* n.
rifapentine Rifapentin n.
right anterior oblique projection erster Schrägdurchmesser m.
right-handed rechtshändig
right-to-left shunt Rechts-Links-Shunt m.
right ventricular rechtsventrikulär
rigid *d.e.*
rigidity Rigidität f.
rigor *d.e.* m.
rilmafazone Rilmafazon n.
rima Ritze f.
rimantadine Rimantadin n.
rimexolone Rimexolon n.
rind Rinde f., Schwarte f.
ring *d.e.* m.
–, Bandl's Bandlsche Furche f.
–, Cabot's Cabotscher Ring m.
–, Cannon's Cannonscher Ring m.
–, Fleischer's Fleischerscher Kornealring m.
–, Newton's Newtonscher Ring m.
– pessary Ringpessar n.
– -shaped ringförmig
– stripper Ringstripper m.
– test Ringtest m.
–, Waldeyer's tonsillar Waldeyerscher Rachenring m.
ringworm Dermatophytose f.
rinse, to spülen, ausspülen
rinse out, to ausspülen
rinsing liquid Spülflüssigkeit f.
ripe reif
ripeness Reife f.
rise of the blood pressure Blutdruckanstieg m.
risendronate Risendronat n.
rising generation Nachwuchsgeneration f.
risk Risiko n.
– factor Risikofaktor m.
–, good gutes Risiko n.
–, poor schlechtes Risiko n.
risperidone Risperidon n.
RIST (radioimmunosorbent test) Radioimmunosorbens-Test m. (RIST)
ristocetin *d.e.* n.
Ritgen method Ritgenscher Handgriff m.
ritodrine Ritodrin n.
ritonavir *d.e.* n.
ritual Ritual n.; rituell
rituximab *d.e.* n.
Riva-Rocci sphygmomanometer Riva-Rocci-Blutdruckmesser m.
rivastigmine Rivastigmin n.
rizatriptan *d.e.* n.
rizolipase *d.e.* f.
RLS (restless legs syndrome) Restless-legs-Syndrom n. (RLS)
RNA (ribonucleic acid) Ribonukleinsäure f. (RNS, international: RNA)
RNA vaccine RNA-Impfstoff m.
road accident Verkehrsunfall m.
roast, to rösten, braten
robbery with murder Raubmord m.
robenidine Robenidin n.
roborant roborierend; Roborans n.
roborating roborierend
Rochelle salt Seignettesalz n.
rociverine Rociverin n.
rock, to wanken, schaukeln, schwanken
rocking bed Schaukelbett n.
rod Stange f., Stab m.
–, retinal retinale Stäbchenzelle f.
rodent Nagetier n.
rodenticidal rodentizid
rodenticide Rodentizid n.
rods and cones, retinal Stäbchen n. pl. und Zapfen m. pl. der Retina
rod-shaped stabförmig
roentgen Röntgen n.
– findings Röntgenbefund m.
– intoxication Röntgenkater m.
– ray Röntgenstrahl m.
roentgenization Röntgenbestrahlung f.
roentgenize, to röntgenbestrahlen
roentgenkater Röntgenkater m.
roentgenogram Röntgenbild n.
roentgenological röntgenologisch
roentgenologist Röntgenologe m., Röntgenologin f.
roentgenology Röntgenologie f.
roentgenoscopy Röntgendurchleuchtung f.
roentgenotherapy Röntgentherapie f.
–, deep Röntgentiefentherapie f.
–, high-voltage Hochvolt-Röntgentherapie f.
–, low-voltage Niedervolt-Röntgentherapie f.
rofecoxib *d.e.* n.

roflurane Rofluran n.
Roger's disease Morbus Roger
Ro-joint Ro-Gelenk n.
roletamide Roletamid n.
role therapy Rollentherapie f.
rolicyprine Rolicyprin n.
rolitetracycline Rolitetracyclin n.
rongeur Hohlmeißelzange f.
roof of the fourth ventricle Dach des vierten Ventrikels n.
roof, to überdachen, bedecken
room disinfection Raumdesinfektion f.
room temperature Zimmertemperatur f.
root Wurzel f.
–, anterior Vorderwurzel f.
– apex Wurzelspitze f.
– canal Wurzelkanal m.
– –filling Wurzelkanalfüllung f.
– –reamer Wurzelkanalerweiterer m.
– cap Wurzelkappe f.
– elevator Wurzelheber m.
– fragment Wurzelsplitter m.
– needle Wurzelnadel f.
– pain Wurzelschmerz m.
– planing (dent.) Wurzelglättung f.
–, posterior Hinterwurzel f.
– screw Wurzelschraube f.
– stump Wurzelstumpf m.
– treatment Wurzelbehandlung f.
– trimmer Wurzelfräse f.
rootless wurzellos
ropinirol *d.e.* n.
rosacea Rosazea f.
rosaniline Rosanilin n.
rosary, rachitic rachitischer Rosenkranz m.
rose Rose f.; Erysipel n.
–, bengal Bengalrosa n.
roseola Roseole f.
roset Rosette f.
rosette *d.e.* f.
rosiglitazon *d.e.* n.
rosin Kolophonium n.
rostral *d.e.*
rot Verwesung f., Verfall m., Fäulnis f.
–, to verwesen, verfaulen
rotablation *d.e.* f.
rotary joint Radgelenk n.
rotate, to rotieren
rotation *d.e.* f., Drehung f.
– irradiation Bewegungsbestrahlung f.
–, optic optische Drehung f.
rotator cuff Rotatorenmanschette f.
rotatory rotatorisch
– spasm Drehkrampf m.
rotenone Rotenon n.
rotor *d.e.* m.
rotoxamine Rotoxamin n.
roughage unverdauliche Nahrungsbestandteile m. pl.
roughen, to aufrauhen
roulean formation Geldrollenbildung f.
round rund; Runde f.; (clin.) Visite f.
– off, to abrunden
roundworm Spulwurm m.
roup Geflügelpockendiphtherie f.
Rous' sarcoma Rous-Sarkom n.
routine *d.e.* f.
– care Regelversorgung f.
routinely routinemäßig
row of teeth Zahnreihe f.
roxarsone Roxarson n.
roxatidine Roxatidin n.
roxibolone Roxibolon n.
roxithromycin *d.e.* n.
roxoperone Roxoperon n.
RP (referring physician) überweisender Arzt m.
RS (respiratory system) Respirationstrakt m.
rub, to reiben, frottieren
rub in, to einreiben
rubber Gummi m.
– apron Gummischürze f.
– condom Gummischutz m., Kondom n.
– dam Kofferdam m.
– dam instrument Kofferdam-Instrument n.
– glove Gummihandschuh m.
–, hard Hartgummi m.
– sponge Gummischwamm m.
– teat Schnuller m.
– tube Gummischlauch m.
rubefacient hautrötend; hautrötendes Mittel n., Rubefaciens n.
rubella Röteln f. pl.
rubeola Masern f. pl.; Röteln f. pl.
– scarlatinosa Vierte Krankheit f.
rubeosis Rubeose f.
rubidazone Rubidazon n.
rubidecan *d.e.* n.
rubidium *d.e.* n.
rubrospinal *d.e.*
rubrospinocerebellar rubrospinozerebellar
rudiment *d.e.* n.
rudimentary rudimentär
rufocromomycin *d.e.* n.
rufous rothaarig
rugate runzelig
rugine Schaber m.
rugose runzelig
rugous runzelig
rule Regel f.

R

–, Budin's Budinsche Regel f.
–, Lossen's Lossensche Regel f.
– of thumb Faustregel f.
– slide Rechenschieber m.
ruler Lineal n.
rumbling Gurren n.
rumen Pansen m.
ruminant wiederkäuend; Wiederkäuer m.
rumination Wiederkäuen n.; Aufstoßen n.
rump Steiß m.
rumple Runzel f.
–, to runzeln
run, to rennen; rinnen, triefen
runaround Umlauf m.
running time Laufzeit f.
runt disease Runtkrankheit f.
rupture Ruptur f.
–, to rupturieren
rural ländlich
– population Landbevölkerung f.
ruscogenin *d.e.* n.
rush Wallung f.; Welle f.
rusk Zwieback m.
rust Rost m.
–, to rosten
rusty rostig; rostbraun
rut Brunst f.; Geleise n.
ruthenium *d.e.* n.
rutherford *d.e.* n.
rutin *d.e.* n.
rutinose *d.e.* f.
rutoside Rutosid n.
RUV (residual urine volume) Restharn m.
ruvazone Ruvazon n.
RV (right ventricle) rechter Ventrikel m. (RV)

S

sabadilla Sabadille f.
sabal Sägepalme f.
saber-shaped (a) säbelförmig
sabinism Sabinismus m., Sabinaölvergiftung f.
SA block (sinu-atrial block) sinuatrialer Block m. (SA-Block)
sabre-shaped (e) säbelförmig
sac Tasche f., Sack m.
–, conjunctival Konjunktivalsack m.
–, dental Zahnsäckchen n.
–, dural Duralsack m.
–, hernial Bruchsack m.
– of peritoneum, lesser Bursa omentalis
saccate sackartig, sackförmig
saccharase *d.e.* f.
saccharate Saccharat n.
–, to zuckern, mit Zucker versetzen
saccharide Saccharid n.
saccharification Verzuckerung f.
saccharify, to verzuckern
saccharimeter *d.e.* n.
saccharinol Saccharin n.
saccharogalactorrhea (a), saccharogalactorrhoea (e) Saccharogalaktorrhö f.
Saccharomyces *d.e.* m.
saccharomycosis Saccharomykose f.
saccharopine Saccharopin n.
saccharose *d.e.* f.
sacciform sackförmig
saccular sackartig
sacculate, to absacken
sacculation Absackung f.
saccule Säckchen n.
sacculocochlear sakkulokochleär
saccus Sack m., Tasche f.
sacrad sakralwärts
sacral sakral
– plexus Plexus sacralis
sacralization Sakralisation f.
sacroanterior sakroanterior
sacrococcygeal sakrokokzygeal
sacroiliac joint Sakroiliakalgelenk n.
sacroiliitis Sakroiliitis f.
sacrolumbar sakrolumbal
sacropelvic sakropelvisch
sacroperineal sakroperineal
sacroposterior sakroposterior
sacropubic sakropubisch
sacrosciatic sakroischiadisch
sacrospinal sakrospinal
sacrouterine sakrouterin
sacrovertebral sakrovertebral
sacrum acutum *d.e.*
sacrum arcuatum *d.e.*
sactosalpinx Saktosalpinx f.
sad traurig
saddle Sattel m.
– block anaesthesia (e) Reithosenanästhesie f.
– block anesthesia (a) Reithosenanästhesie f.
– embolus reitender Embolus m.
– galls Satteldruck m.
– joint Sattelgelenk n.
– nose Sattelnase f.
sadism Sadismus m.
sadist Sadist m.; Sadistin f.
sadistic sadistisch
sadness Trauer f., Traurigkeit f., Schwermut f.
sadomasochism Sadomasochismus m.
safe sicher
– distance Sicherheitsabstand m.
safety Sicherheit f.
– belt Sicherheitsgurt m.
– distance Sicherheitsabstand m.
– instructions Sicherheitsvorschriften f. pl.
– pin Sicherheitsnadel f.
saffron Safran m.
safranine Safranin n.
sage Salbei m.
sagittal *d.e.*
sago liver Sagoleber f.
Saint Ignatius's bean Ignatiusbohne f.
Saint Vitus's dance Veitstanz m.
salaam spasm Salaamkrampf m.
salacetamide Salacetamid n.
salafibrate Salafibrat n.
salantel *d.e.* n.
salazodine Salazodin n.
salazosulfapyridine (a) Salizylazosulfapyridin n.
salazosulphapyridine (e) Salizylazosulfapyridin n.
saletamide Saletamid n.
salfluverine Salfluverin n.
salicyl Salizyl n.
salicylaldehyde Salizylaldehyd m.
salicylamide Salizylamid n.
salicylanilide Salizylanilid n.
salicylate Salizylat n.
salicylazosulfapyridine (a) Salizylazosulfapyridin n.
salicylazosulphapyridine (e) Salizylazosulfapyridin n.

S

salicyltherapy Salizyltherapie f.
saline salzig, salzhaltig, salinisch; Saline f.
salinomycin *d.e.* n.
salipyrin *d.e.* n.
saliuretic Saliuretikum n.; saliuretisch
saliva Speichel m.
– **ejector** Speichelzieher m.
– **-inhibiting** speichelhemmend
– **-producing** speicheltreibend
– **suction tube** Speichelsaugrohr n.
– **test** Speicheltest, Spucktest m.
salivary fistula Speichelfistel f.
salivation *d.e.* f., Speichelfluss m.
salivatory speicheltreibend
salmefamol *d.e.* n.
salmeterol *d.e.* n.
Salmonella *d.e.* f.
– **enteritidis** *d.e.*
– **hirschfeldii** *d.e.*
– **infection** Salmonellainfektion f.
– **paratyphi** *d.e.*
– **schottmülleri** *d.e.*
– **typhimurium** *d.e.*, Bacillus typhi murium
– **typhosa** *d.e.*, Typhusbazillus m.
salmonellosis Salmonellose f.
salol *d.e.* n.
salpingectomy Salpingektomie f.
salpingitic salpingitisch
salpingitis *d.e.* f.
–, **eustachian** Entzündung f. der Tuba Eustachii
salpingography Salpingographie f.
salpingolysis Salpingolyse f.
salpingo-oophorectomy Salpingo-Oophorektomie f.
salpingo-oophoritis *d.e.* f.
salpingostomy Salpingostomie f.
salpingotomy Salpingotomie f.
salpingoureterostomy Salpingoureterostomie f.
salpinx *d.e.* f.
salsate Salsat n.
Salsolinol *d.e.* n.
salt Salz n.
salatorial salatorisch
salatory salatorisch
saltpeter, saltpetre Salpeter m.
salty salzig
salubrious heilbringend, heilsam
saluretic saluretisch; Saluretikum n.
salutarium Kurort m.
salutary heilungsfördernd
salvage Bergung f., Rettung f.
salve Salbe f.
–, **to** bergen; salben, mit Salbe einreiben
samarium *d.e.* n.
sample Probe f.; Muster n.
– **changer** Probenwechsler m.
sampling Probensammeln n.; Bemusterung f., Auswahl f., Muster n.
sanatorium *d.e.* n.
sanatory heilungsfördernd
sanction, to gebührenpflichtig verwarnen, bestrafen
sancycline Sancyclin n.
sandalwood oil Sandelöl n.
sandblast Sandstrahlgebläse n.
–, **to** mit Sand abstrahlen (dent.)
sand-crack (veter.) Hufspalte f.
sand flea Sandfloh m.
sandfly fever Pappatacifieber n.
sandwiching *d.e.* n.
sandworm disease Larva migrans
sane gesund, geistig normal
sanguifacient blutbildend
sanguiferous bluthaltig
sanguine sanguinisch
sanguineous blutig
sanguinolent *d.e.*
sanitarian Gesundheitsfürsorger m., Gesundheitsfürsorgerin f.
sanitarium Kurort m., Kurhaus n.
sanitary sanitär
– **inspector** Gesundheitsbeamter m.
– **napkin** Monatsbinde f.
– **towel** Monatsbinde f.
sanitation Gesundheitspflege f.
sanity Gesundheit f., geistige Gesundheit f.
santalin *d.e.* n.
santonin *d.e.* n.
sap Saft m.
saphenojugular *d.e.*
sapogenin *d.e.* n.
saponaceous seifig
saponaria *d.e.* f.
saponification Verseifung f.
saponify, to verseifen
saponin *d.e.* n.
sapphism lesbische Liebe f.
sapraemia (e) septische Intoxikation f.
sapremia (a) septische Intoxikation f.
sapropel Faulschlamm m.
saprophyte Saprophyt m.
saprophytic saprophytär
saquinavir *d.e.* n.
saralasin *d.e.* n.
sarcina Sarzine f.
sarcocele Sarkozele f.
sarcocystosis Sarkozystose f.
sarcoid sarkoid; Sarkoid n.

– **of Boeck** Boecksches Sarkoid n., Morbus Boeck
sarcoidosis Sarkoidose f.
sarcolemma Sarkolemm n.
sarcolysin Sarkolysin n., Merfalan n.
sarcoma Sarkom n.
–, **giant cell** Riesenzellsarkom n.
–, **Kaposi's** Kaposi-Sarkom n.
–, **reticulo** Retikulosarkom n.
–, **reticulum cell** Retikulumzellsarkom n.
–, **retothel** Retothelsarkom n.
–, **round-celled** Rundzellensarkom n.
–, **spindle-celled** Spindelzellensarkom n.
sarcomatosis Sarkomatose f.
sarcomatous sarkomatös
sarcomere Sarkomer n.
sarcoplasm Sarkoplasma n.
sarcoplasmic sarkoplasmatisch
Sarcoptes scabiei Krätzemilbe f.
sarcosine Sarkosin n.
sarcosome Sarkosom n.
sarcosporidiosis Sarkosporidiose f.
sardonic sardonisch
sarmentocymarin Sarmentozymarin n.
sarmentogenin *d.e.* n.
sarmentose *d.e.* f.
sarmentus glycoside Sarmentusglykosid n.
SARS (severe acute respiratory syndrome) schweres akutes respiratorisches Syndrom n. (SARS)
SARS coronavirus 2 (SARS-CoV-2) SARS-Coronavirus 2 (SARS-CoV-2) n.
sarsaparilla Sarsaparille f.
sartan *d.e.* n.
sartian Orientbeule f.
sassafras *d.e.* m.
sassafras oil Sassafrasöl n.
satanic bolete Satanspilz m.
satellite Satellit m.
satiate, to sättigen
satiation Sättigung f.
–, **feeling of** Sättigungsgefühl n.
satiety Sattheit f.
satisfaction Befriedigung f.
satisfactory zufriedenstellend, befriedigend
satisfy, to zufriedenstellen, befriedigen; sättigen
saturate, to sättigen
saturated gesättigt
saturation Sättigung f.
saturnism Saturnismus m., Bleivergiftung f.
satyriasis *d.e.* f.
sauna Sauna f.
sauriasis Ichthyosis f.
sauriosis Keratosis follicularis
sausage poisoning Wurstvergiftung f.
savin oil Sabinaöl n.
savor (a) Geschmack m.
savour (e) Geschmack m.
saw Säge f.
–, **amputating** Amputationssäge f.
– **-edged** gezahnt
– **palmetto** Sägepalme
–, **plaster** Gipssäge f.
saxitonin Mytilotoxin n.
saxitoxin *d.e.* n.
sc (subcutaneous) subkutan
scab Schorf m., Kruste f.
scab, to verschorfen
scabbard trachea Säbelscheidentrachea f.
scabby schorfig
scabicide Krätzeheilmittel n.
scabies Krätze f., Skabies f.
scabieticide Krätzeheilmittel n.
scabrities Schuppenhaut f.
scalar skalar
scald Verbrühung f.
–, **to** verbrühen
– **head** Schuppenkopf m.
scale Schuppe f.; Skala f.; Waagschale f.
scalenectomy Skalenektomie f.
scalene node biopsy Skalenus-Lymphknotenbiopsie f.
scalenotomy Skalenusdurchtrennung f.
scalenus gap Skalenuslücke f.
scaler Zahnsteinentferner m.
scales Waage f.
scaling Zahnsteinentfernung f. (dent.); Schuppung f. (dermatol.)
scalp behaarte Kopfhaut f.
– **avulsion** Skalpierung f.
– **electrode** Kopfhautelektrode f.
scalpel Skalpell n.
–, **dissecting** anatomisches Skalpell n.
scaly schuppig
scammony Skammonium n.
scan *d.e.* m., Raster m.
–, **to** rastern, abtasten, skandieren, zerlegen
scandium *d.e.* n.
scanner *d.e.* m.
scanning Rastern n.; Abtastung f.; Skandieren n.
– **method** Abtastmethode f.
–, **radioisotope** Szintigraphie f.
– **speech** skandierende Sprache f.
– **tunnel microscopy** Rastertunnelmikroskopie f.
scaphocephaly Kahnschädel m., Skaphozephalie f.
scaphoid kahnförmig; Kahnbein n.

scapular skapular
scapuloclavicular skapuloklavikular
scapulohumeral skapulohumeral
scapuloperoneal skapuloperoneal
scar Narbe f.
scarf-skin Epidermis f.
scarification Skarifikation f.
scarlatinella Skarlatinoid n.
scarlatiniform skarlatiniform, scharlachähnlich
scarlet fever Scharlach m.
scarlet red Scharlachrot n.
scarred narbig
scarring Vernarbung f.
scarry narbig
scattered rays Streustrahlen m. pl.
scattering Streuung f.
scent Duft m., Geruch m.
– attractant Duftlockstoff m.
schedule Tabelle f.
schema *d.e.* n.
schematic schematisch
scheme Schema n.
Scheuermann's disease Scheuermannsche Krankheit f.
Schiff's reagent Schiff-Reagens n.
schistocyte Schistozyt m.
schistosis Schistose f.
Schistosoma haematobium *d.e.*, Distoma haematobium
schistosomiasis *d.e.* f.
schizo-affective schizoaffektiv
schizogenesis Schizogonie f.
schizogony Schizogonie f.
schizoid *d.e.*.
schizomycete Schizomyzet m.
schizont *d.e.* m.
schizophrenia Schizophrenie f.
–, grafted Pfropfschizophrenie f.
schizophreniac Schizophrener m., Schizophrene f.
schizophrenic schizophren
schizothymia Schizothymie f.
schizothymic schizothym
schizotrichia Schizotrichie f.
Schlatter's disease Schlattersche Krankheit f.
Schnyder's dystrophy Schnydersche Dystrophie f.
school age Schulalter n.
school child Schulkind n.
school dental care Schulzahnpflege f.
school doctor Schulärztin f., Schularzt m.
school for backward children Hilfsschule f.
school medicine Schulmedizin f.
school of nursing Krankenpflegeschule f.
school phobia Schulangst f.
Schreiber's maneuver (a), Schreiber's manœuvre (e) Schreiberscher Handgriff m.
Schüffner's punctation Schüffnersche Tüpfelung f.
schwannoma Schwannom n.
sciatic ischiatisch
sciatic nerve Nervus ischiadicus
sciatica Ischiassyndrom n.
science Wissenschaft f.; Naturwissenschaft f.; Kenntnis f.
scientific wissenschaftlich
scientist Wissenschaftler m., Wissenschaftlerin f.
scillaridin Szillaridin n.
scillin Szillin n.
scillitoxin Szillitoxin n.
scintigram Szintigramm n.
scintigraphic szintigraphisch
scintigraphy Szintigraphie f.
–, myocardial Myokardszintigraphie f.
–, sequential Sequenzszintigraphie f.
scintillation Szintillation f.
– counter Szintillationszähler m.
scintillator Szintillator m.
scintimammography Szintimammographie f.
scintiphotography Szintiphotographie f.
scirrhous szirrhös
scirrhus Szirrhus m.
scission Schnitt m., Abspaltung f.
scissors Schere f.
–, bandage Verbandschere f.
–, bowel Darmschere f.
–, operating Operationsschere f.
–, postmortem anatomische Schere f.
scissure Splitterung f., Spaltung f.
sclera Sklera f.
scleral skleral
– shell Skleralschale f.
sclerectomy Sklerektomie f.
scleredema (a) Sklerödem n.
sclerema Sklerem n.
scleritic skleritisch
scleritis (anterior/posterior) Skleritis f. (anterior/posterior)
scleroconjunctival sklerokonjunktival
sclerocorneal sklerokorneal
sclerodactylia Sklerodaktylie f.
scleroderma Sklerodermie f.
scleroedema (e) Sklerödem n.
scleroma Sklerom n.
sclerophthalmia Sklerophthalmie f.
sclerose, to sklerosieren

sclerosis Sklerose f.
–, amyotrophic lateral amyotrophische Lateralsklerose f.
–, initial Initialsklerose f.
–, lateral Lateralsklerose f.
–, medial Mediasklerose f.
–, Mönckeberg's Mönckebergsche Sklerose f.
–, multiple Multiple Sklerose f.
–, progressive systemic progressive Systemsklerose f.
–, tuberous tuberöse Sklerose f.
sclerotherapy Verödungstherapie f.
sclerotic sklerotisch
sclerotome Sklerotom n.
sclerotomy Sklerotomie f.
sclerozone Sklerozone f.
scolex Skolex m.
scoliosis Skoliose f.
scoliotic skoliotisch
scombrotoxin *d.e.* n.
scoop Löffel m., Schöpflöffel m.
scopolamine Skopolamin n.
– hydrobromide Scopolaminum hydrobromicum
scopulariopsosis Skopulariopsidose f.
scorbutic skorbutisch
scorch, to versengen, verbrennen
score *d.e.* m.
scoring system Scoresystem n.
scorpion Skorpion m.
scotoma Skotom n.
–, annular Ringkotom n.
–, central zentrales Skotom n.
–, flimmer Flimmerskotom n.
–, negative negatives Skotom n.
–, peripapillary peripapilläres Skotom n.
–, positive positives Skotom n.
–, scintillating Teichopsie f.
scotometry Skotometrie f.
scotophobia Skotophobie f.
scotopia Skotopie f.
scotopic skotopisch
scotopsin Skotopsin n.
scours, white weiße Kälberruhr f.
scrape, to kratzen, scharren, schaben
scrape off, to abkratzen, abschaben
scraper Schaber m.
scrapie Traberkrankheit f.
scratch Schramme f.
– hardness Ritzhärte f.
scratch, to kratzen, ritzen
scratches Fußekzem n. (veter.)
scream Geschrei n.
–, to schreien
screen Schirm m., Schranke f.; Sieb n.; Raster m.
– addiction Bildschirm-Sucht f.
–, fluorescent Röntgenschirm m., Leuchtschirm m.
–, intensifying Leuchtschirm m.
–, tangent Kampimeter n.
–, to abschirmen; sieben; überprüfen; (e) durchleuchten
screening *d.e.* n.; Überprüfung f.; Abschirmung f.; Siebung f.; (e) Durchleuchtung f.
– image Schirmbild n.
– test Siebtest m.
screw Schraube f.
– connection Schraubverbindung f.
– driver Schraubenzieher m.
–, expansion Dehnschraube f.
–, flat Flachschraube f.
– lock Schraubverschluss m.
–, regulating Regulierschraube f.
–, to schrauben, verschrauben; drehen; drücken, bedrücken; wenden
– wire Gewindestift m.
screwed connection Verschraubung f.
scrofuloderma (a) Skrofuloderm n.
scrofulosis (a) Skrofulose f.
scrofulous (a) skrofulös
scrophuloderma (e) Skrofuloderm n.
scrophulosis (e) Skrofulose f.
scrophulous (e) skrofulös
scrotal skrotal
scrotum Skrotum n., Hodensack m.
scrub typhus Buschfleckfieber n., Tsutsugamushi-Fieber n.
scruff Genick n.
scurf Schorf m., Grind m.
scurfy schorfig
scurvy Skorbut m.
–, infantile Moeller-Barlowsche Krankheit f.
scute Schuppe f.
scybalum Skybalum n.
SDH (sorbitol dehydrogenase) Sorbitdehydrogenase f.
sea-gull-murmur Mövenschreigeräusch n.
seal Robbe f.; Siegel n.; Abdichtung f.
–, to abdichten; versiegeln
seam Saum m., Naht f.
seamless nahtlos
search, to forschen
seasickness Seekrankheit f.
seaside resort Seebad n.
seasonal jahreszeitlich, saisonal
seat Sitz m.
– belt Sitzgurt m.
seatworm Madenwurm m.

S

sebacate Sebacat n.
sebaceous talgig
seborrhea (a) Seborrhö f.
seborrheal (a) seborrhoisch
seborrheic (a) seborrhoisch
seborrhoea (e) Seborrhö f.
seborrhoeal (e) seborrhoisch
seborrhoic (e) seborrhoisch
sebostasis Sebostase f.
sebotropic sebotrop
sebum Talg m.
secernent sezernierend
seclazone Seclazon n.
secobarbital *d.e.* n.
secondary sekundär
second choice zweite Wahl f.
secosteroid *d.e.* n.
secoverine Secoverin n.
secret, medical Arztgeheimnis n., ärztliches Berufsgeheimnis n.
secretagogue Secretagogum n.; sekretagog
secretary Sekretär m., Sekretärin f.
secretase Sekretase f.
secrete, to abscheiden, absondern
secretin Sekretin n.
secretinoma Sekretinom n.
secretion Sekretion f., Absonderung f.; Sekret n.
–, external äußere Sekretion f.
–, internal innere Sekretion f.
secretoinhibitory sekretionshemmend
secretolytic Sekretolytikum n.; sekretolytisch
secretolysis Sekretolyse f.
secretomotor sekretionsfördernd
secretor Sekretor m.
secretory sekretorisch
section Schnitt m.; Sektion f.; Abschnitt m.
–, frozen Gefrierschnitt m.
– lifter Schnittfänger m.
–, serial Serienschnitt m.
sectional image Schnittbild n.
sectional roentgenography Schichtaufnahmeverfahren n.
sector Sektor m.
secundines Nachgeburt f.
secundiparous zweitgebärend
securinine Securinin n.
sedate, to sedieren
sedation Sedierung f.; Beruhigung f.
sedative sedativ, beruhigend; Beruhigungsmittel n.
–, daytime Tagessedativum n.
sediment *d.e.* n.
sedimentation Sedimentierung f., Senkung f.
sedoheptulose *d.e.* f.
seed Samen m.; Kapsel f.
seeker Finder m.
seethe, to sieden
segment *d.e.* n.
–, neural Neuralsegment n.
–, primitive Primitivsegment n.
segmental *d.e.*
segmentation Segmentierung f.
segmented segmentiert; segmentkernig
segregation *d.e.* f., Trennung f.
Sehrt's compressor Sehrtsches Kompressorium n.
Seignette's salt Seignettesalz n.
Seitz filter Seitzfilter m.
seizure Anfall m.
Seldinger method Seldinger-Technik f.
selection Selektion f.
selective selektiv
– serotonin reuptake inhibitor selektiver Serotonin-Wiederaufnahmehemmer (SSRI) m.
selectivity Selektivität f.
selegiline Selegilin n.
selenate Selenat n.
selenide Selenid n.
selenite Selenit n.
selenium Selen n.
selenodont *d.e.*
selenomethyl-cholesterol Selenomethylcholesterin n.
selenosis Selenvergiftung f.
self-accusation Selbstbeschuldigung f.
self-assembly Spontanstrukturierung f.
self-castration Selbstkastration f.
self-cleaning Selbstreinigung f.
selfcondemnation Selbstverdammung f.
self-criticism Selbstkritik f.
self-cure Selbstheilung f.
self-curing (dent.) selbsthärtend
self-digestion Selbstverdauung f.
self-expanding selbstexpandierend
self-inflicted iniury Selbstbeschädigung f.
self-limited selbstbegrenzt
self medication Selbstmedikation f.
self-mutilation Selbstverstümmelung f.
self-preservation Selbsterhaltung f.
self-purification Selbstreinigung f.
self-regulation Selbstregulierung f.
self-relaxation Selbstentspannung f.
sella turcica *d.e.*, Türkensattel m.
sellar sellär
semantic semantisch
semantics Semantik f.
semeiological semiologisch
semeiology Semiologie f.

semeiotics Semiotik f.
semenuria Semenurie f.
semester *d.e.* n.
semi-aldehyde Semialdehyd m.
semi-automatic halbautomatisch
semicarbazide Semikarbazid n.
semicarbazone Semikarbazon n.
semicircular semizirkulär
semicircular canal Bogengang m.
semiclosed halbgeschlossen
semiconductor Halbleiter m.
semiconscious halbbewusst
semiconsciousness Dämmerzustand m.
semidecussation Semidekussation f.
semidirect semidirekt
semiessential semiessentiell
semiethanolate Semiethanolat n.
semihydrate Semihydrat n.
semilunar halbmondförmig
semiluxury Genussmittel n.
semimalignant semimaligne
semimembranous semimembranös
seminal fluid Samenflüssigkeit f.
seminal vesicle Samenblase f.
– vesiculitis Samenblasenentzündung f.
seminar Seminar n.
seminoma Seminom n.
seminuria Seminurie f.
semiological semiologisch
semiology Semiologie f.
semiopen halboffen
semioval *d.e.*
semipermeable semipermeabel
semiquantiative semiquantitativ, halbquantitativ
semisolid halbfest
semistarved halbverhungert
semisynthetic halbsynthetisch
semithiocarbazone Semithiokarbazon n.
semiunipolar *d.e.*
semivertical semivertikal
semustine Semustin n.
sending to the hospital Einweisung f. ins Krankenhaus
senescence Seneszenz f., Altern n.
senescent alternd
senile senil
– dementia Altersdemenz f.
senility Senilität f.
senna *d.e.* f.
sennoside Sennosid n.
sensation *d.e.* f., Sinneseindruck m.
– of touch Berührungsempfindung f.
sense Sinn m., Gefühl n.
– of color (a) Farbensinn m.
– of colour (e) Farbensinn m.
– of equilibrium Gleichgewichtssinn m.
– of guilt Schuldgefühl n.
– of gustation Geschmackssinn m.
– of hearing Gehörsinn m.
– of sight Gesichtssinn m.
– of smell Geruchssinn m.
– of taste Geschmackssinn m.
– of temperature Temperatursinn m.
– of time Zeitsinn m., Zeitempfindung f.
– of touch Berührungssinn m.
– organ Sinnesorgan n.
sensibility Sensibilität f.
sensibilization Sensibilisierung f.
sensible sensibel
sensing *d.e.* n.
sensitive sensitiv, sensibel
sensitiveness Sensibilität f.
sensitivity Sensitivität f.; Sensibilität f.
–, cold Kälteempfindlichkeit f.
–, thermal Wärmeempfindlichkeit f.
sensitization Sensibilisierung f.
sensitize, to sensibilisieren
sensitometric sensitometrisch
sensitometry Sensitometrie f.
sensomotor sensomotorisch
sensor *d.e.* m.
sensorial sensorisch
sensorimotor sensomotorisch
sensorium *d.e.* n.
sensory sensorisch
– perception Sinneswahrnehmung f.
sensuous sinnlich
sentiment Empfindung f.; Empfindsamkeit f.; Gefühl n.
sentinel lymph node Sentinel-Lymphknoten m., Vorpostenlymphknoten m.
separate, to separieren, trennen
separating funnel Scheidetrichter m.
separating instrument Separierinstrument n.
separating medium Separiermittel n.
separation Trennung f., Separierung f., Separation f.
separator *d.e.* m.
–, cervical Zervikalmatrize f.
sepharose *d.e.* f.
sepsis *d.e.* f.
–, Landouzy Landouzy-Sepsis f.
– lenta *d.e.*
–, oral Mundsepsis f.
–, puerperal Puerperalsepsis f.
septal *d.e.*
– defect of the heart Septumdefekt m. des Herzens

S

septate septiert, durch eine Trennwand geschieden
septate, to septieren
septation Septierung f.
septic septisch
septicaemia (e) Septikämie f.
septicemia (a) Septikämie f.
septicopyaemia (e) Septikopyämie f.
septicopyemia (a) Septikopyämie f.
septivalent siebenwertig
septonasal *d.e.*
septo-optic septo-optisch
septostomy Septostomie f.
septum *d.e.* n.
–, nasal Nasenscheidewand f.
–, pellucid Septum pellucidum
sequel Folgeerscheinung f.
sequela Folgeerscheinung f.
sequelae, late Spätfolgen f. pl.
sequence Sequenz f.
sequencer Sequenzer m.
sequential sequentiell, aufeinanderfolgend
sequentiate, to sequenzieren
sequentiation Sequenzierung f.
sequestration Sequestrierung f., Sequesterbildung f., Isolierung f.
sequestrectomy Sequestrektomie f.
sequestrotomy Sequestrotomie f.
sequestrum Sequester m.
– formation Sequesterbildung f.
serfibrate Serfibrat n.
serial reihenmäßig
– cassette Serienkassette f.
series Serie f.
serine Serin n.
serious seriös; ernst, schwerwiegend
SERM (selective estrogen receptor modulator) selektiver Estrogenrezeptorenmodulator m. (SERM)
sermetacin *d.e.* n.
sermorelin *d.e.* n.
seroconversion Serumkonversion f.
serodiagnosis Serodiagnose f.
serofibrinous serofibrinös
serofibrous serofibrös
serological serologisch
serology Serologie f.
seromembranous seromembranös
seromucous seromukös
seronegative seronegativ
seropneumothorax *d.e.* m.
seropositive seropositiv
seroprevalence Seroprävalenz f.
seroprophylaxis Serumprophylaxe f.
seropurulent *d.e.*
seroreaction Seroreaktion f.
serorelapse Serorezidiv n.
serosanguineous serosanguinös
seroserous seroserös
serositis *d.e.* f.
serosynovitis *d.e.* f.
serotherapy Serumbehandlung f.
serothorax *d.e.* m.
serotonin *d.e.* n.
serotoninergic serotoninerg
serotoninoma Serotoninom n.
serotympanum *d.e.* n.
serotype Serotyp m.
serous serös
serovaccination Serovakzination f.
serpent Schlange f.
serpentine cording Zopfbildung f.
serpiginous serpiginös, kriechend; flechtenartig
serrapeptase *d.e.* f.
serrate gezackt
serratia Serratie f.
serratus palsy Serratuslähmung f.
serrefine Gefäßklemme f.
sertaconazole Sertaconazol n.
sertraline Sertralin n.
serum *d.e.* n.
–, antilymphocytic Antilymphozytenserum n.
–, blood Blutserum n.
–, bovine Rinderserum n.
– glutamic oxalacetic transaminase Serum-Glutaminsäure-Oxalessigsäure-Transaminase f.
– glutamic pyruvic transaminase Serum-Glutaminsäure-Brenztraubensäure-Transaminase f.
–, horse Pferdeserum n.
– poisoning Serumvergiftung f.
– protein Serumeiweiß n.
– sickness Serumkrankheit f.
service of the care of veterans militärische Versorgungsbehörde f.
sesamoid bone Sesambein n.
sesquichloride Sesquichlorid n.
sesquihydrate Sesquihydrat n.
sesquioleate Sesquioleat n.
sesquiterpene Sesquiterpen n.
sessile sessil
session Sitzung f.
set, to (dent.) abbinden
set, to (a dislocation) (eine Verrenkung) einrichten
setfast (veter.) Kreuzverschlag m., Nierenverschlag m.

set free, to freisetzen
set up, to aufstellen
setariasis *d.e.* f.
setazindol *d.e.* n.
setiptiline Setiptilin n.
setting process (dent.) Abbindeprozess m.
setup Aufstellung f.
– plate (dent.) Aufstellplatte f.
sever, to abtrennen
severance Abtrennung f.
severely wounded schwer verwundet
severity Härte f., Strenge f., Heftigkeit f.
sevoflurane Sevofluran n.
sew, to nähen
sewerage Abwasser n.
sex Geschlecht n.
– behavior (a) Geschlechtsverhalten n.
– behaviour (e) Geschlechtsverhalten n.
– character Geschlechtsmerkmal n.
– chromatin body Geschlechtschromatinkörper m.
– -chromosomal geschlechtschromosomal
– chromosome Geschlechtschromosom n., Sexchromosom n., Gonosom n.
– determination Geschlechtsbestimmung f.
– hormone Sexualhormon n.
– infantilism with obesity Dystrophia adiposogenitalis
– linked geschlechtsgebunden
sexivalent sechswertig
sexological sexologisch
sexologist Sexologe m., Sexologin f.
sexology Sexologie f., Sexualwissenschaft f.
sexual sexuell, geschlechtlich
– desire Geschlechtstrieb m.
– instinct Geschlechtstrieb m.
– intercourse Geschlechtsverkehr m.
– medicine Sexualmedizin f.
– neurosis Sexualneurose f.
sexuality Sexualität f.
sfericase *d.e.* f.
shadow Schatten m.
shadowing Schattengebung f.; schattengebend
shaft Schaft m.
shake, to schütteln, erschüttern
– hands, to sich die Hand geben
shaking apparatus Schüttelapparat m.
– chill Schüttelfrost m.
– palsy Schüttellähmung f.
shank Schienbein n.
shape Gestalt f.
shaped gestaltet, geformt
sharp scharf
sharpen, to schärfen
sharpness Schärfe f.
shave, to schaben; rasieren
SHBG (sex hormone binding globulin) geschlechtshormonbindendes Globulin n.
shear, to scheren; wegschneiden
shearing Abscherung f.
shears Schere f.
sheath Scheide f., Hülle f.
– of Schwann Neurilemm n.
shed, to verspritzen; schütten, ausbreiten; abstreifen; sich häuten
shed the skin, to sich häuten
shedding (cytol.) *d.e.* n.
sheep Schaf n.
– erythrocyte Schaferythrozyt m.
– pox Schafpocken f. pl.
sheet, waterproof wasserdichte Unterlage f.
sheeting, rubber Gummituch n.
shelf Leiste f.; Brett n.
– life Haltbarkeitsdauer f. (bei Lagerung)
shellac Schellack m.
sheltered accomodation betreutes Wohnen
shield Schild m.; Hülse f.; Schutzhülle f., Schutzklappe f.
–, to abschirmen; ausblenden (roentg.)
shielding Abschirmung f.; Ausblendung f. (roentg.)
shift Verschiebung f.
–, axis Achsenverschiebung f.
– to the left Linksverschiebung f.
– work Schichtarbeit f.
Shiga's bacillus Shiga-Kruse-Bazillus m.
shigella Shigelle f.
Shigella dysenteriae *d.e.*, Ruhrbazillus m. (Shiga-Kruse)
– paradysenteriae Flexner *d.e.*, Ruhrbazillus m. (Flexner)
– paradysenteriae Strong *d.e.*, Ruhrbazillus m. (Strong)
– sonnei *d.e.*, Ruhrbazillus m. (Sonne)
shigellosis Shigellose f.
shin Schienbeinkante f.; Schienbein n.
shingles Zoster m.
ship's doctor Schiffsarzt m., Schiffsärztin f.
shiver Schauer m.; Splitter m.
–, to erschauern; splittern
shivering fit Schüttelfrost m.
shock Schock m.
– index Schockindex m.
– kidney Schockniere f.
– lung Schocklunge f.
– wave Schockwelle f., Stoßwelle f.
– wave therapy Stoßwellentherapie f.
shoe boil (veter.) Ellenbogenhygrom n.

shoot Schuss m., Schießen n.; Spross m.; Injektion f.
shoot, to erschießen, schießen; sprießen; injizieren
short-acting kurzwirkend
shortage Verknappung f.
short breath schweres Atmen n., Kurzatmigkeit f.
short circuit Kurzschluss m.
short-dated kurzfristig
shortsighted kurzsichtig
shortsightedness Kurzsichtigkeit f.
short-term memory Kurzzeitgedächtnis n.
short-term therapy Kurzzeitbehandlung f., Kurzbehandlung f.
short wave Kurzwelle f.
– – equipment Kurzwellentherapiegerät n.
short-winded kurzatmig
shorten, to kürzen, verkürzen
shortening Verkürzung f.
shortness of breath Atemnot f.
shoulder Schulter f.
– blade Schulterblatt n.
–, frozen Schultersteife f.
– girdle Schultergürtel m.
– joint Schultergelenk n.
– support Schulterstütze f.
shower of reticulocytes Retikulozytenkrise f.
shrink, to schrumpfen, abschwellen
shrinkage Schrumpfung f.
– cavity Lunker m.
shrivel, to schrumpfen
shroud Leichentuch n.
shudder, to erschauern
shunt *d.e.* m.; Ablenkung f., Umleitung f., Umschaltung f., Nebenschluss m.
–, crossed Kreuzshunt m.
–, Scribner Scribner-Shunt n.
– volume Shuntvolumen n.
shutter Verschluss m.
shy schüchtern
shyness Schüchternheit f.
sialadenitis *d.e.* f.
sialadenography Sialadenographie f.
sialagogic sialagog
sialagogue Sialagogum n.
sialidase *d.e.* f.
sialidosis Sialidose f.
sialogram Sialogramm n.
sialographical sialographisch
sialography Sialographie f.
sialolith *d.e.* m.
sialolithiasis *d.e.* f.
sialoma Sialom n.
sialopenia Sialopenie f.
sialorrhea (a) Sialorrhö f.
sialorrhoea (e) Sialorrhö f.
sialosis Sialose f.
sialyltransferase *d.e.* f.
sib Geschwister n.
sibilant zischend
siblings Geschwister pl.
sibship Blutsverwandtschaft f.
sibutramine Sibutramin n.
sick krank, unwohl, übel; Kranker m., Kranke f.
– -bed Krankenbett n.
– benefit Krankengeld n.
– certificate Krankenschein m.
– fund Krankenkasse f.
– insurance Krankenversicherung f.
– pay Krankengeld n.
sicken, to erkranken; dahinsiechen; Ekel m. empfinden; Ekel erregen
sickleform sichelförmig
sickly kränklich
sickness Krankheit f., Unwohlsein n.
– insurance Krankenversicherung f.
side Seite f.
– chain Seitenkette f.
– effects Nebenwirkungen f. pl.
– –, common pl. häufige Nebenwirkungen f. pl.
– –, occasional pl. gelegentliche Nebenwirkungen f. pl.
– –, rare pl. seltene Nebenwirkungen f. pl.
– –, very common pl. sehr häufige Nebenwirkungen f. pl.
– –, very rare pl. sehr seltene Nebenwirkungen f. pl.
– –, unknown pl. unbekannte Nebenwirkungen f. pl.
– finding Nebenbefund m.
– reaction Nebenreaktion f.
– -to-end anastomosis Seit-zu-End-Anastomose f.
– -to-side anastomosis Seit-zu-Seit-Anastomose f.
sideramine Sideramin n.
sideroachrestic sideroachrestisch
sideroblast *d.e.* m.
sideroblastic sideroblastisch
siderochrome Siderochrom n.
siderocyte Siderozyt m.
sideropenia Sideropenie f., Eisenmangel m.
sideropenic sideropenisch
siderophilous siderophil
siderosis Siderose f.
siderotic siderotisch
siderous eisenhaltig

sideward displacement Seitwärtsverlagerung f.
– flexion Seitwärtsbeugung f.
– motion Seitwärtsbewegung f.
siemens *d.e.* n.
sieve Sieb n.
sieve, to sieben
sievert *d.e.* n.
sift, to sieben; prüfen
sigh, to seufzen, stöhnen
sight Sehen n., Sehvermögen n.
sigmatism Sigmatismus m.
sigmoid flexure Sigmoid n.
sigmoidectomy Sigmoidektomie f.
sigmoiditis *d.e.* f.
sigmoidopexy Sigmoidopexie f.
sigmoidoproctostomy Sigmoidoproktostomie f.
sigmoidoscopy Sigmoidoskopie f.
sigmoidostomy Sigmoidostomie f.
sign Zeichen n.
–, Abadie's Abadie-Zeichen n.
–, Babinski's Babinski-Zeichen n.
–, Blumberg's Blumberg-Zeichen n.
–, Broadbent's Broadbent-Zeichen n.
–, Brudzinski's Brudzinski-Zeichen n.
–, Chvostek's Chvostek-Zeichen n.
–, Courvoisier's Courvoisier-Zeichen n.
–, Erb's Erbsches Zeichen n.
–, Graefe's Graefe-Zeichen n.
–, Griesinger's Griesinger-Zeichen n.
–, Gunn's crossing Gunnsches Kreuzungszeichen n.
–, Küstner's Küstner-Zeichen n.
– language Zeichensprache f.
–, Lasèque's Lasèque-Zeichen n.
–, Mahler's Mahler-Zeichen n.
–, Mennell's Mennell-Zeichen n.
–, Möbius' Möbius-Zeichen n.
– of disease Krankheitszeichen n., Krankheitserscheinung f.
– of life Lebenszeichen n.
–, Piskacek's Piskaceksche Ausladung f.
–, Oliver-Cardarelli's Oliver-Cardarelli-Zeichen n.
–, Oppenheim's Oppenheim-Zeichen n.
–, Parrot's Parrot-Zeichen n.
–, Piskacek's Piskaceksche Ausladung f.
–, principle Leitsymptom n.
–, prodromal Vorzeichen n.
–, Queckenstedt's Queckenstedt-Zeichen n.
–, Remak's Remak-Zeichen n.
–, Romberg's Romberg-Zeichen n.
–, Rovsing's Rovsing-Zeichen n.
–, Schapiro's Schapiro-Zeichen n.
– Schlange's Schlangesches Zeichen n.
–, Stellwag's Stellwag-Zeichen n.
–, Stiller's Stiller-Zeichen n.
–, Trousseau's Trousseau-Zeichen n.
–, vital Lebenszeichen n.
–, Wahl's Wahl-Zeichen n.
–, Wartenberg's Wartenberg-Zeichen n.
– Westphal's Westphal-Zeichen n.
–, Wintrich's Wintrichscher Schallwechsel m.
signal *d.e.* n.
– lamp Signallampe f.
–, warning Warnsignal n.
signature Signatur f.
significance Signifikanz f.
significant signifikant
silandrone Silandron n.
sildenafil *d.e.* n.
silhouette *d.e.* f.
silibinin *d.e.* n.
silica Siliziumdioxid n.
silicate Silikat n.
– cement Silikatzement m.
silicatosis Silikatose f.
silicious earth Kieselgur f.
silicoanthracosis Silikoanthrakose f.
silicofluoride Silikofluorid n.
silicon Silizium n.
– carbide Siliziumkarbid n.
– fluoride Siliziumfluorid n.
silicone Silikon n.
– rubber Silikongummi m.
silico-phosphate cement Silikophosphatzement m.
silicosiderosis Silikosiderose f.
silicosis Silikose f.
silicotic silikotisch
silicotuberculosis Silikotuberkulose f.
silicristin *d.e.* n.
silidianin *d.e.* n.
silk Seide f.
–, surgical Nähseide f. (med.)
silkworm-gut Silkwormgut m.
silkworm gut Seidenraupendarm m.
silo-fillers' disease Silofüllerkrankheit f.
silver Silber n.
– foil Silberfolie f.
– impregnation Silberimprägnierung f.
– nitrate Silbernitrat n.
– palladium alloy Silber-Palladium-Legierung f.
– wire Silberdraht m.
– – artery Silberdrahtarterie f.
silverplate, to versilbern
silybinin *d.e.* n., Silibinin n.
silydianin *d.e.* n., Silidianin n.

S

silymarin *d.e.* n.
simethicon *d.e.* n.
simfibrate Simfibrat n.
simian affenartig
similar ähnlich
similarity Ähnlichkeit f.
Simmonds's disease Simmondssche Krankheit f.
Simonart's thread Simonartscher Strang m.
simple einfach
simplification Vereinfachung f.
simplify, to vereinfachen
simtrazene Simtrazen n.
simulate, to simulieren
simulation *d.e.* f.
simulator *d.e.* m.
simultaneous simultan
– phenomenon Begleiterscheinung f.
simvastatin *d.e.* n.
sinapism Sinapismus m.
sincalide Sincalid n.
sinciput Vorderhaupt n.
sine Sinus m.
sinefungin *d.e.* n.
sinew Sehne f.
sinewy sehnig
singe, to sengen, versengen
singers' nodule Sängerknötchen n.
single carbon unit Einkohlenstoff-Fragment n.
single photon-emission computed tomography (SPECT) Single-Photon-Emissions-computertomographie f. (SPECT)
single vessel disease Eingefäßerkrankung f.
singlet oxygen Singulettsauerstoff m.
singultus *d.e.* m.
sinistrocardia Sinistrokardie f.
sinistroposed sinistroponiert
sinistroposition *d.e.* f.
sinistrorotation Linksdrehung f.
sinistrorotatory linksdrehend
sinistrosis Unfallneurose f.
sinistroversion *d.e.* f.
sinistroverted sinistrovertiert
sinking Senkung f.
sinobronchial *d.e.*
sinobronchitis *d.e.* f.
sinuaortal *d.e.*
sinu-atrial sinuatrial
sinu-auricular sinuaurikulär
sinubronchial *d.e.*
sinus *d.e.* m.; Nasennebenhöhle f.
– arrhythmia Sinusarrhythmie f.
–, cavernous Sinus cavernosus
–, ethmoidal Siebbeinhöhle f.
–, frontal Stirnhöhle f.
–, maxillary Kieferhöhle f.
–, medullary Marksinus m.
– node Sinusknoten m.
–, paranasal Nasennebenhöhle f.
– rhythm Sinusrhythmus m.
–, sphenoidal Keilbeinhöhle f.
sinusal *d.e.*
sinusitis *d.e.* f.
–, ethmoidal Sinusitis ethmoidalis
–, frontal Sinusitis frontalis
–, maxillary Sinusitis maxillaris
–, sphenoidal Sinusitis sphenoidalis
sinusoid *d.e.* n.
sinusoidal *d.e.*
sinuspiral *d.e.*
sinuventricular sinuventrikulär
siphon *d.e.* m.
sipuleucel-T *d.e.*
sirenomelia Sirenomelie f.
sirolimus *d.e.* n.
sisomicin *d.e.* n., Sisomycin n.
sisomycin *d.e.* n.
sister, ward (med.) Stationsschwester f.
site, active aktiver Site m.
sitfast (veter.) Druckgeschwulst f.
sitofibrate Sitofibrat n.
sitogluside Sitoglusid n.
sitology Ernährungslehre f.
sitosterol Sitosterin n.
sitting Sitzung f.; sitzend
situated next to... danebenliegend
situation *d.e.* f., Lage f.
situational situationsabhängig, situationsbedingt
situs inversus *d.e.*
– transversus *d.e.*
six-membered sechsgliedrig
six-valve apparatus Sechsventilgerät n.
size Umfang m., Größe f.
skatole Skatol n.
skeletal muscle Skelettmuskel m.
skeletization Skelettierung f.
skeletize, to skelettieren
skeleton Skelett n., Knochengerüst n.
skenitis Entzündung f. der Skeneschen Drüse
skeocytosis Linksverschiebung f.
ski accident Schi-Unfall m.
skiagraphy Röntgenographie f.
skiascope Skiaskop n.
skiascopic skiaskopisch
skiascopy Skiaskopie f.
skid, bone Knochenschaber m.
skim-milk Magermilch f.
skin Haut f.
– bank Hautbank f.

– **cancer** Hautkrebs m.
– **disease** Hautkrankheit f.
– **dose** Hautdosis f.
– **flap** Kutislappen m.
– **grafting** Hauttransplantation f.
–, **lax** Dermatochalasis f.
– **resistance** Hautwiderstand .
–, **to** häuten
– **test** Hauttest m.
– **window** Hautfenster n.
skingraft Hauttransplantat n.
skit Lämmerdiarrhö f.
skull Schädel m.
– **base** Schädelbasis f.
–, **cloverleaf** Kleeblattschädel m.
– **holder** Schädelhalter m.
–, **steeple** Turmschädel m.
slack locker, schlaff, schlotternd; Entspannung f., Spielraum m.
slag Schlacke f.
slaughter, to schlachten
slaughterhouse Schlachthaus n.
slaver Speichel m.
sleep Schlaf m.
– **apnea (a)** Schlafapnoe f.
– **apnoea (e)** Schlafapnoe f.
–, **center of – (a)** Schlafzentrum n.
–, **centre of – (e)** Schlafzentrum n.
–, **continuous** Dauerschlaf m.
–, **depth of –** Schlaftiefe f.
– **disordered** schlafgestört
– **disturbance, unbroken** Durchschlafstörung f.
–, **enforced lack of –** Schlafentzug m.
–, **healing** Heilschlaf m.
– **inducers** Schlafinduktoren m. pl.
– **paralysis** Wachanfall m.
– **profile** Schlafprofil n.
– **requirement** Schlafbedarf m.
– **through, to** durchschlafen
–, **to** schlafen
– **treatment** Schlafkur f.
–, **walking** Somnambulismus m., Schlafwandeln n.
sleepiness Verschlafenheit f.
sleeping disease Narkolepsie f.
sleeping sickness Schlafkrankheit f.
sleeplessness Schlaflosigkeit f.
sleepwalker Schlafwandler m., Schlafwandlerin f.
sleepy schläfrig
slender schlank
slice cut *d.e.* m., Scheibenschnitt m.
slide Objektträger m.; Schieber m.
sliding lens Schiebelinse f.
slim schlank
slime Schleim m.
slimy schleimig
sling Schlinge f.
slip, discharge Entlassungsschein m.
slit Spalt m., Schlitz m.
– **lamp** Spaltlampe f.
–, **to** schlitzen
slitter Schlitzer m.
slough Schorf m.; Reptilienhaut f.
–, **to** sich häuten; abbalgen
slow channel calcium blocking agent Kalziumantagonist m.
slows (veter.) Milchkrankheit f.
sludge, blood Kapillarblutentmischung f.
sluice Schleuse f.
slurry dünnflüssiger Brei m.
small bowel Dünndarm m.
small bubble Bläschen n.
small gut Dünndarm m.
smallpox Pocken f. pl., Blattern f. pl.
– **vaccination** Pockenimpfung f.
– **vaccine** Pockenvakzine f.
small-sized kleinformatig, kleinkalibrig
smart Schmerz m.
smart, to schmerzen
smear Schmiere f.; Ausstrich m., Abstrich m.
– **infection** Schmierinfektion f.
–, **to** schmieren; ausstreichen
smegma *d.e.* n.
smectite Smektit n.
smell Geruch m.
–, **to** riechen
smellbrain Riechhirn n.
Smellie's method Veit-Smelliescher Handgriff m.
smog Nebel m. mit Rauch m.
smoke Rauch m.
– **gas** Rauchgas n.
– **inhalation** Rauchinhalation f.
–, **to** rauchen
smoker Raucher m., Raucherin f.
smoker's leg Raucherbein n.
smolder, to (a) schwelen
smooth glatt
– **muscle** glatter Muskel m.
smoulder, to (e) schwelen
snake Schlange f.
– **bite** Schlangenbiss m.
–, **poisonous** Giftschlange f.
– **venom** Schlangengift n.
snap, to schnappen
snare Schnürer m., Schlinge f.
–, **nasal** Nasenschlinge f.
–, **tonsil** Tonsillenschlinge f.

sneeze, to niesen
– **into the elbow, to** in den Ellbogen niesen
sneezing Niesen n.
sniffing Schnüffeln n.
– **stick** Riechstift m.
sniffling Schnüffeln n.
snore, to schnarchen
snout Schnauze f., Rüssel m., Muffel m.
snow blindness Schneeblindheit f.
snow, carbon dioxide Kohlensäureschnee m.
snuff Schnupfpulver n.
snuffles Schniefen n.
soap Seife f.
–, **laundry** Wäscheseife f.
–, **soft** Toilettenseife f.
soapsuds Seifenwasser n.
sob, to schluchzen
social sozial
– **insurance** Sozialversicherung f.
– **welfare** Sozialhilfe f.
– **worker** Fürsorger m., Fürsorgerin f.
socialization Sozialisation f.
society Gesellschaft f.
sociodemographic soziodemographisch
socioeconomic sozioökonomisch
sociology Soziologie f.
sociomedical sozialmedizinisch
sociopathic soziopathisch
sociopathy Soziopathie f.
sociopsychiatrics Sozialpsychiatrie f.
sociosexual soziosexuell
sociotherapy Soziotherapie f.
socket Aussparung f., Höhle f.; Hülse f.; Pfanne f.; Steckdose f.; Fassung f.
–, **eye** Augenhöhle f.
–, **tooth** Zahnalveole f.
soda *d.e.* f.
–, **caustic** kaustisches Natron n.
– **lime** Natronkalk m.
– **lye** Natronlauge f.
sodium Natrium n.
– **acetate** Natriumazetat n.
– **benzoate** Natriumbenzoat n.
– **bicarbonate** Natriumbikarbonat n.
– **biphosphate** Natriumbiphosphat n.
– **bisulfate (a)** Natriumbisulfat n.
– **bisulfite (a)** Natriumbisulfit n.
– **bisulphate (e)** Natriumbisulfat n.
– **bisulphite (e)** Natriumbisulfit n.
– **borate** Natriumborat n., Borax m.
– **bromide** Natriumbromid n.
– **cacodylate** Natriumkakodylat n.
– **carbonate** Natriumkarbonat n., Soda f.
– **carboxy-methylstarch** Natriumkarboxymethylstärke f.
– **chloride** Natriumchlorid n.
– **citrate** Natriumzitrat n.
– **dioctylsulfosuccinate (a)** Natriumdioctylsulfosukzinat n.
– **dioctylsulphosuccinate (e)** Natriumdioctylsulfosukzinat n.
– **dodecyl sulfate (a)** Natriumdodecylsulfat n.
– **dodecyl sulphate (e)** Natriumdodecylsulfat n.
– **fluorescein** Natriumfluoreszein n.
– **sodium fluorophosphate** Natriumfluorophosphat n.
– **hydroxide** Natriumhydroxid n.
– **hypochlorite** Natriumhypochlorit n.
– **hyposulfite (a)** Natriumhyposulfit n.
– **hyposulphite (e)** Natriumhyposulfit n.
– **indigotindisulfonate (a)** indigodisulfonsaures Natrium n.
– **indigotindisulphonate (e)** indigodisulfonsaures Natrium n.
– **iodide** Natriumjodid n., Natriumiodid n.
– **losing** natriumverlierend
– **molybdate** Natriummolybdat n.
– **nitrate** Natriumnitrat n.
– **nitrite** Natriumnitrit n.
– **perborate** Natriumperborat n.
– **phosphate** Natriumphosphat n.
– **pyrophosphate** Natriumpyrophosphat n.
– **salicylate** Natriumsalizylat n.
– **sulfate (a)** Natriumsulfat n.
– **sulphate (e)** Natriumsulfat n.
– **thiosulfate (a)** Natriumthiosulfat n.
– **thiosulphate (e)** Natriumthiosulfat n.
sodokosis Rattenbissfieber n.
sodoku *d.e.* n., Rattenbissfieber n.
sodomy Sodomie f.
soft weich
– **metal** Weichmetall n.
– **ray method** Weichstrahltechnik f.
– **tissues** Weichteile n. pl.
soften, to erweichen; lindern
softener Enthärtungsmittel n., Weichmacher m.
softening Erweichung f.
soil, to verunreinigen, verschmutzen
soiling Verunreinigung f., Verschmutzung f.
sol *d.e.* n.
solanin *d.e.* n.
solanism Solaninvergiftung f.
solar *d.e.*
– **plexus** Plexus solaris
– **power** Sonnenenergie f.
solarium *d.e.* n.

solarization Besonnung f., Sonnenbestrahlung f.
solarize, to besonnen, der Sonnenbestrahlung aussetzen
solder Lötmittel n., Lot n.
–, hard (dent.) Hartlot n.
–, main (dent.) Hauptlot n.
–, plumber's Lötzinn n.
–, repair (dent.) Nachlot n.
–, to löten
soldering apparatus Lötgerät n.
– fluid Lötwasser n.
– off Ablöten n.
sole Sohle f.
solid *d.e.*, fest
solidification Verfestigung f.
solidify, to verfestigen
solifenacin *d.e.* n.
solifenacon *d.e.* n.
soliped Einhufer m.
solitary solitär
solubility Löslichkeit f., Lösbarkeit f.
solubilization Solubilisierung f.
solubilize, to in Lösung bringen
solubilizer Lösungsvermittler m.
soluble löslich, lösbar
soluble, sparingly schwer löslich
solution Lösung f.
–, Chlumsky's Clumskysche Lösung f.
–, Dakin's Dakinsche Lösung f.
–, Fehling's Fehlingsche Lösung f.
–, Hayem's Hayemsche Lösung f.
–, Lugol's Lugolsche Lösung f.
–, Mandl's Mandlsche Lösung f.
–, normal saline physiologische Kochsalzlösung f.
–, oral (galen.) Liquidum n.
–, Pregl's Preglsche Lösung f.
–, Ringer's Ringerlösung f.
–, starter Starterlösung f.
–, stock Stammlösung f.
–, strong iodine Lugolsche Lösung f.
–, Tyrode's Tyrodelösung f.
–, Vleminckx's Vleminckxsche Lösung f.
solvable löslich, lösbar
solvation *d.e.* f.
solve, to lösen
solvent lösend; Lösungsmittel n.
solypertine Solypertin n.
somatic somatisch
somatization Somatisierung f.
somatize, to somatisieren
somatoform *d.e.*
somatogenic somatogen
somatogram Somatogramm n.
somatoliberin *d.e.* n.
somatology Somatologie f.
somatomammotropin *d.e.* n.
somatomedin *d.e.* n.
somatoneurosis Somatoneurose f.
somatopause *d.e.* f.
somatorelin *d.e.* n.
somatosensory somatosensorisch
somatostatin *d.e.* n.
somatostatinoma Somatostatinom n.
somatotropic somatotrop
– hormone Wachstumshormon n.
somatropin Wachstumshormon n., *d.e.* n.
somite Primitivsegment n.
somnambulic somnambul
somnambulism Somnambulismus m.
somnambulist Schlafwandler m., Schlafwandlerin f.
somniferous schlafbringend
somniloquism Somniloquie f.
somnipathy Schlafstörung f.
somnographical somnographisch
somnography Somnographie f.
somnolence Somnolenz f.
somnolent *d.e.*
sonicate, to beschallen
sonication Beschallung f.
sonographical sonographisch
sonography Sonographie f.
sonorous sonor
sonotomography Sonotomographie f.
soot Ruß m.
soothing schmerzlindernd
sophomania Sophomanie f.
soporific Schlafmittel n.; schlafbringend
–, long-acting Durchschlafmittel n.
–, short-acting Einschlafmittel n.
soporose soporös
soporous soporös
soquinolol *d.e.* n.
sorbate Sorbat n.
sorbinicate Sorbinikat n.
sorbitan *d.e.* n.
sorbitanoleate Sorbitanoleat n.
sorbitol Sorbit m.
– dehydrogenase Sorbitdehydrogenase f.
sorbose *d.e.* f.
sore wund; rauh; Geschwür n.; Schanker m.
– throat rauher Hals m.
sorrow Sorge f., Gram m., Kummer m.
sort Gattung f., Art f.
sotalol *d.e.* n.
souffle blasendes Geräusch n.
sound gesund; Sonde f.; Schall m., Ton m., Laut m.

–, **aortic** Aortenton m.
– **conducting** schallleitend
–, **Korotkow** Korotkow-Ton m.
–, **labial** Lippenlaut m.
– **perception** Schallwahrnehmung f.
–, **pulmonic** Pulmonalton m.
–, **purring** schnurrendes Geräusch n.
–, **vascular** Gefäßton m.
– **wave** Schallwelle f.
soundproofing Schalldämpfung f.
sour sauer, herb
source of infection Ansteckungsquelle f.
Southern blot Southern-Blot m.
sozoiodolate Sozojodolat n.
spa Badeort m.; Heilquelle f.
space Raum m., Zwischenraum m.
– **closure (dent.)** Lückenschluss m.
–, **dead** Totraum m.
–, **Holzknecht** Holzknechtscher Raum m.
–, **interarticular** Gelenkspalt m.
–, **intercostal** Interkostalraum m.
–, **interproximate** Interdentalraum m.
– **maintainer** Lückenhalter m.
– **obtainer** Lückenöffner m.
– – **occupying** raumfordernd
– **of Disse** Dissescher Raum m.
–, **retrocardiac** Retrokardialraum m.
– **sickness** Weltraumkrankheit f.
–, **subarachnoid** Subarachnoidalraum m.
–, **subdural** Subduralraum m.
–, **Traube's** Traubescher Raum m.
spaceflight medicine Raumfahrtmedizin f.
spacer *d.e.* m.
spar Spat m.
spare Schonung f.; Einsparung f.
– **part** Ersatzteil n.
–, **to** schonen; einsparen
sparfloxacin *d.e.* n.
sparganosis Sparganose f.
sparteine Spartein n.
spasm Spasmus m.
–, **emotional** Affektkrampf m.
–, **nodding** Nickkrampf m., Salaamkrampf m.
spasmoanalgesic spasmoanalgetisch; Spasmoanalgetikum n.
spasmodic spastisch, krampfhaft
spasmolysis Spasmolyse f.
spasmolytic spasmolytisch; Spasmolytikum n.
spasmophilia Spasmophilie f.
spasmophilic spasmophil
spastic Spastiker m.; Spastikerin f.; spastisch
– – **ataxic** spastisch-ataktisch
spasticity Spastizität f., Spastik f.
spatial räumlich
spatula Spatel m.
–, **brain** Gehirnspatel m.
–, **mouth** Mundspatel m.
–, **wooden** Holzspatel m.
spatulator (dent.) Mischer m.
–, **whipping** Quirler m.
spavin Spat m. (veter.)
spawn Laich m.
spay, to ovarektomieren
speaking Sprechen n.
special speziell
specialism Spezialismus m.
specialist Spezialist m., Spezialistin f.; Fachgebietsarzt m., Fachgebietsärztin f.
specialize, to spezialisieren
specialty Spezialität f.
species Gattung f., Art f.
–, **diuretic** Species diureticae
specific spezifisch
– **dynamic action** spezifisch-dynamische Wirkung f.
– **gravity** spezifisches Gewicht n.
– **pathogen free** frei von spezifisch-pathogenen Erregern m. pl.
specificity Spezifität f.
specillum Sonde f.
specimen Probe f.
SPECT (single photon emission computed tomography) Single-Photon-Emissionscomputertomographie f. (SPECT)
spectacle-frame Brillengestell n.
spectacle-glass Brillenglas n.
spectacles Brille f.
–, **bifocal** Bifokalbrille f.
–, **distance** Fernbrille f.
–, **reading** Lesebrille f.
–, **replacement** Ersatzbrille f.
–, **stenopeic** Lochbrille f.
–, **strabismus** Schielbrille f.
–, **tinted** getönte Brille f.
spectinomycin *d.e.* n.
spectral spektral
spectrin Spektrin n.
spectrochemistry Spektrochemie f.
spectrography Spektrographie f.
spectrometer Spektrometer n.
spectrometric spektrometrisch
spectrometry Spektrometrie f.
spectrophotometer Spektrophotometer n.
spectrophotometric spektrophotometrisch
spectrophotometry Spektrophotometrie f.
spectroscope Spektroskop n.
spectroscopic spektroskopisch
spectroscopy Spektroskopie f.

spectrum Spektrum n.
– analysis Spektralanalyse f.
speculum Spekulum n.
–, ear Ohrtrichter m.
–, eye Augenlidhalter m.
–, Sims' Simssches Spekulum m.
–, vaginal Scheidenspekulum n.
speech Sprache f.
– comprehension Sprachverständnis n.
–, conversational Umgangssprache f.
– disorder Sprachfehler m., Sprachstörung f.
–, scanning skandierende Sprache f.
–, slurred verwaschene Sprache f.
–, whispering Flüstersprache f.
spergualine Spergualin n.
sperm Sperma n.
– bank Samenbank f.
spermaceti Cetaceum n.
spermarche *d.e.* f.
spermase *d.e.* f.
spermatic cord Samenstrang m.
spermatin *d.e.* n.
spermatoblast *d.e.* m.
spermatocele Spermatozele f.
spermatocidal spermatozid
spermatocyst Samenblase f.
spermatocystitis Samenblasenentzündung f.
spermatocyte Spermatozyt m.
spermatogenesis Spermatogenese f.
spermatogenic samenbildend
spermatogeny Spermatogenese f.
spermatogone Spermatogonium n.
spermatolysis Spermatolyse f.
spermatolytic spermatolytisch
spermatorrhea (a) Spermatorrhö f.
spermatorrhoea (e) Spermatorrhö f.
spermatozoon *d.e.* n.
spermaturia Spermaturie f.
spermicidal spermizid
spermidine Spermidin n.
spermine Spermin n.
spermiocyte Spermiozyt m.
spermiogenesis Spermiogenese f.
spew, to speien
sphacelation Absterben n., Brandigwerden n.
sphacelism Absterben n., Brandigwerden n.
Sphaerophorus *d.e.* m.
sphagiasmus *d.e.* m.
sphagitis Halsentzündung f.
sphenofrontal *d.e.*
sphenoid keilförmig
– bone Keilbein n.
sphenoidal *d.e.*
sphenomaxillary sphenomaxillär
spheno-occipital sphenookzipital
spheno-orbital sphenoorbital
sphenopalatine sphenopalatinal
sphenoparietal *d.e.*
sphenotemporal *d.e.*
sphenozygomatic sphenozygomatisch
spherical sphärisch
spherocyte Sphärozyt m.
spherocytosis Sphärozytose f.
spheroid joint Kugelgelenk n.
Spherophorus (a) Sphaerophorus m.
sphincter Sphinkter m., Schließmuskel m.
– of Oddi Sphincter Oddi
– sclerosis Sphinktersklerose f.
sphincterectomy Sphinkterektomie f.
sphincteroplasty Sphinkterplastik f.
spincterotomy Sphinkterotomie f.
sphincter-saving sphinkterschonend
sphingogalactoside Sphingogalaktosid n.
sphingoglycolipid Sphingoglykolipid n.
spingolipid Sphingolipid n.
shingolipidosis Sphingolipidose f.
sphingomyelin *d.e.* n.
sphingomyelinase *d.e.* f.
sphingomyelinosis Sphingomyelinose f.
sphingophospholipid *d.e.* n.
sphingosine Sphingosin n.
sphingosylphosphorylcholine Sphingosylphosphorylcholin n.
sphygmobolometer *d.e.* n.
sphygmogram Sphygmogramm n.
sphygmograph *d.e.* m.
sphygmographic sphygmographisch
sphygmography Sphygmographie f.
sphygmomanometer *d.e.* n., Blutdruckapparat m.
sphygmometer *d.e.* n.
sphygmotonometer *d.e.* n.
spica Spica f.
spice Gewürz n.
spiclomazine Spiclomazin n.
spider Spinne f.
– poison Spinnengift n.
–, poisonous Giftspinne f.
Spigelia *d.e.* f.
spigelin *d.e.* n.
spike (EEG) Spitzenpotential n.
spillway (dent.) Abflussweg m.
spin, nuclear Kernspin m.
spina bifida *d.e.*
spinal *d.e.*
– column Wirbelsäule f.
– cord Rückenmark n.
– fluid protein Liquoreiweiß n.
– paralysis Spinalparalyse f.
– puncture Lumbalpunktion f.

S

spinalioma Spinaliom n.
spindle Spindel f.
–, central Zentralspindel f.
–, mitotic Mitosespindel f.
spindle-shaped spindelförmig
spine Wirbelsäule f.; Rückgrat n.; Knochenvorsprung m.
–, kissing Baastrupsche Krankheit f.
– MRI (magnetic resonance imaging) MRT (Kernspintomographie) der Wirbelsäule f.
– saw Wirbelsäulensäge f.
– sign Kniekusszeichen n.
spinobulbar spinobulbär
spinocellular spinozellulär
spinocerebellar spinozerebellär
spinocortical spinokortikal
spinothalamic spinothalamisch
spinous process Dornfortsatz m.
spiperone Spiperon n.
spiral Spirale f.
spiramide Spiramid n.
spiramycin *d.e.* n.
spirapril *d.e.* n.
spirgetine Spirgetin n.
spirillolysis Spirillolyse f.
spirillosis Spirillose f.
spirillum Spirille f.
Spirillum buccale *d.e.*
spirillum fever Rückfallfieber n.
spirit Spiritus m., Geist m.
–, carmelite Melissengeist m.
–, pyroligneous Methylalkohol
–, wood Holzgeist m., Methylalkohol m.
spirituous spirituös, geistig
– drinks geistige Getränke n. pl.
Spirochaeta berbera *d.e.*
– bronchialis *d.e.*
– dentium *d.e.*
– forans *d.e.*
– morsus muris *d.e.*
– novyi *d.e.*
– obermeieri *d.e.*
– pallida *d.e.*
– refringens *d.e.*
spirochaete (e) Spirochäte f.
spirochaetosis (e) Spirochätose f.
spirochete (a) Spirochäte f.
spirochetosis (a) Spirochätose f.
spirogermanium *d.e.* n.
spirography Spirographie f.
spirolactone Spirolakton n.
spirometer *d.e.* n.
spirometric spirometrisch
spirometry Spirometrie f.
spironolactone Spironolakton n.
spirorenone Spirorenon n.
spiroxasone Spiroxason n.
spiroxatrine Spiroxatrin n.
spissate, to eindicken
spit Auswurf m., Sputum n.
–, to spucken, speien
– out, to ausspucken
spittle Speichel m.
spittoon bowl (e) Speibecken n.
splanchnic splanchnisch
– nerve Nervus splanchnicus
splanchnicectomy Splanchnikektomie f.
splanchnicotomy Splanchnikotomie f.
splanchnocystic splanchnozystisch
splanchnoptosis Splanchnoptose f.
splayfoot Plattfuß m.
spleen Milz f.
–, bacon Schinkenmilz f.
–, floating Wandermilz f.
–, porphyry Porphyrmilz f.
–, sago Sagomilz f.
–, waxy Wachsmilz f.
splenectomize, to splenektomieren
splenectomy Splenektomie f.
splenic splenisch
splenitis *d.e.* f.
splenization Splenisation f.
splenogenic splenogen
splenogenous splenogen
splenomegaly Splenomegalie f., Milzvergrößerung f.
splenoportogram Splenoportogramm n.
splenoportographical splenoportographisch
splenoportography Splenoportographie f.
splenoptosis Splenoptose f.
splenorenal *d.e.*
splenorrhaphy Splenorrhaphie f.
splint Schiene f.
–, Böhler's Böhlerschiene f.
–, Cramer's Cramerschiene f.
–, guard Schutzschiene f.
–, hinged Gelenkschiene f.
–, knee Knieschiene f.
–, nasal Nasenschiene f.
–, plaster Gipsschiene f.
–, to schienen
–, Volkmann's Volkmannschiene f.
splinter Splitter n.
–, to splittern
splinting Schienung f.
split Spalt m., Riss m.
– product Spaltprodukt n.
–, to spalten
– up, to aufspalten
– vaccine Spaltvakine f.

splitting Spaltung f., Aufspaltung f.
– of consciousness Bewusstseinsspaltung f.
– of a heart sound Spaltung f. eines Herztones
spodogenous spodogen
spondylarthritis *d.e.* f.
–, hypertrophic Spondylarthrosis deformans
spondylarthropathy Spondylarthropathie f.
spondylitic spondylitisch
spondylitis *d.e.* f.
–, ankylosing Spondylitis ankylopoetica, Bechterewsche Krankheit f.
–, hypertrophic Spondylosis deformans
–, tuberculous Spondylitis tuberculosa
spondylodesis Spondylodese f.
spondylodiscitis *d.e.* f.
spondyloepiphyseal spondyloepiphysär
spondylogenous spondylogen
spondylolisthesis Spondylolisthese f.
spondylolysis Spondylolyse f.
spondylometaphyseal spondylometaphysär
spondylomyelitis *d.e.* f.
spondylophyte Spondylophyt m.
spondyloschisis Spaltwirbel m.
spondylopathy Spondylopathie f.
spondylosis Spondylose f.
sponge Schwamm m.
– biopsy Schwammbiopsie f.
– kidney Schwammniere f.
spongiform *d.e.*, schwammförmig
spongioblast *d.e.* m.
spongioblastoma Spongioblastom n.
spongiocyte Spongiozyt m.
spongioplasm Spongioplasma n.
spongiosis Spongiose f.
spongy schwammig
spontaneity Spontaneität f.
spontaneous spontan
spoon Löffel m.
–, measuring Meßlöffel m.
–, perforated Lochlöffel m.
–, sharp scharfer Löffel m.
sporadic sporadisch
sporal residuum Sporenrest m.
sporangium *d.e.* n.
spore *d.e.* f.
– formation Sporenbildung f.
– forming sporenbildend
sporicidal sporizid, sporenabtötend
sporidiosis Sporidiose f.
sporidium Sporidie f.
sporiferous sporenbildend; sporentragend
sporiparous sporenbildend
sporoblast *d.e.* m.
sporogeny Sporogenie f.
sporogony Sporogonie f.
sporomycosis Sporomykose f.
sporont *d.e.* m.
sporotrichosis Sporotrichose f.
sporotrichum Sporotrichon n.
sporozoite Sporozoit m.
sporozoon *d.e.* n.
sports medicine Sportmedizin f.
sports physician Sportarzt m., Sportärztin f.
sporulation *d.e.* f., Sporenbildung f.
spot Fleck m., Mal n.
– diagnosis Anhiebsdiagnose f.
–, focal Brennfleck m.
–, Koplik's Koplikscher Fleck m.
–, pain Schmerzpunkt m.
–, Tardieu's Tardieuscher Fleck m.
spotted fever Fleckfieber n., Flecktyphus m.
– typhus Fleckfieber n., Flecktyphus m.
spotting leichte Menstrualblutung f.
sprain Verstauchung f., Bänderzerrung f.
sprain, to verstauchen
spray *d.e.* m.
– drying Sprühtrocknung f.
spread Spreizung f., Ausbreitung f.
–, to spreizen, ausspreizen, ausbreiten
spreader Spreizer m.
spreading Verbreitung f., Ausbreitung f.
spring Feder f.; Quelle f.; Frühling m.
– clamp Federklemme f.
–, distal Distalfeder f.
– lancet Schnäpper m.
– lock Federschloss n.
–, thermal Therme f.
springhalt Hahnentritt m. (veter.)
sprinkle, to besprengen, bespritzen
sprout Spross m.
sprue *d.e.* f.
– (dent.) Gusskanal m.
– hole, central Hauptgusskanal m.
spur Sporn m.
–, bony Randzacke f.
–, calcaneal Kalkaneussporn m.
spurious falsch, unecht
sputum *d.e.* n.
– cup Sputumbecher m.
squalene Squalen n.
squamate schuppig
squamomastoid squamomastoidal
squamoparietal *d.e.*
squamosphenoid squamosphenoidal
squamotympanic squamotympanisch
squamous squamös
square Quadrat n., Viereck n.; quadratisch, viereckig
– meter (a) Quadratmeter m.

S

– metre (e) Quadratmeter m.
– root Quadratwurzel f.
squash specimen Tupfpräparat n.
squat, to hocken
squatting (med.) Hockstellung f.
squeeze, to quetschen, pressen
squill Szilla f.
squint, to schielen
SRIF (somatotropin release inhibiting factor) Somatostatin n.
SSS (sick sinus syndrome) Syndrom n. des kranken Sinusknotens
stab Stich m.; Versuch m.
– culture Stichkultur f.
–, to stechen, erstechen
stabile stabil
stability Stabilität f.
stabilization Stabilisierung f.
– of a diabetes Diabeteseinstellung f.
stabilize, to stabilisieren
stabilizer Stabilisator m.
stable stabil
stableness Stabilität f.
stachyose *d.e.* f.
stadium *d.e.* n.; Stadion n.
staff Stab m.
– doctor Belegarzt m., Belegärztin f.
stage Stadium n.; Gerüst n., Bühne f.
–, early Frühstadium n.
–, final Endstadium n.
–, late Spätstadium n.
– of dilatation (obstetr.) Eröffnungsperiode f.
– of expulsion (obstetr.) Austreibungsperiode f.
–, oral orale Phase f.
–, placental Nachgeburtsperiode f.
–, progestational Lutealphase f.
–, proliferative Follikelphase f.
–, resting Ruhestadium n.
–, terminal Endstadium n.
stage-adapted stadienangepasst, stadiengemäß
stage-fright Lampenfieber n.
stagger, to schwanken
staggers Zönurose f.
staging Stadieneinteilung f., Feststellung f. des Ausbreitungsgrades
stagnate, to stagnieren
stagnation *d.e.* f.
stain Farbe f., Farbstoff m.
–, to färben
staining Färben n., Färbung f.
– dish Färbeschale f.
–, Ehrlich-Weigert's Ehrlich-Weigertsche Färbemethode f.
–, fluorescent Fluorochromierung f.
– method Färbetechnik f.
–, nuclear Kernfärbung f.
–, Papanicolaou's Papanicolaou-Färbung f.
–, Pappenheim's Pappenheim-Färbung
–, quick Schnellfärbung f.
stainless steel rostfreier Stahl m.
stalagmometer *d.e.* n.
stalk Stiel m., Stengel m.
–, body Haftstiel m.
stalked gestielt
stalker Stalker m., Stalkerin f.
stalking *d.e.* n.
stallion Hengst m.
stamble, to stolpern
stammer, to stammeln
stammering Stammeln n.
stanazole Stanazol n.
stance Haltung f., Stellung f.
stanch, to abstoppen, unterdrücken
stand Stand m.; Ständer m.
– -by Beistand m.; Alarmbereitschaft f.
– -by duty Bereitschaftsdienst m.
– for infusions Infusionsständer m.
standard *d.e.* m.
– deviation Standardabweichung f.
– lead Standardableitung f.
standardization Standardisierung f.
standardize, to standardisieren
standing stehend
standstill Stillstand m.
stannate Stannat n.
stannic zinnhaltig (vierwertig)
stanniferous zinnhaltig
stannous zinnhaltig (zweiwertig)
stanozolol *d.e.* n.
stanolone Stanolon n.
stapedectomy Stapedektomie f.
stapedial *d.e.*
stapediotenotomy Stapediotenotomie f.
stapediovestibular stapediovestibulär
stapedolysis Stapedolyse f.
stapes Steigbügel m.
staphyledema (a) Uvulaödem n.
staphylocoagulase Staphylokoagulase f.
staphylococcal sepsis Staphylokokkensepsis f.
staphylococcus Staphylokokkus m.
– albus *d.e.*
– aureus *d.e.*
– citreus *d.e.*
– tetragenus *d.e.*
staphyloderma Staphylodermie f.

staphyloedema (e) Uvulaödem n.
staphylokinase *d.e.* f.
staphylolysin *d.e.* n.
staphyloma Staphylom n.
staphylomatous staphylomatös
staphylomycin *d.e.* n.
staphylotoxin *d.e.* n.
stapler Hefter m.
stapling machine Klammernahtgerät n.
starburst varices pl. Besenreiservarizen f. pl.
starch Stärke f., Amylum n.
- agar Stärkeagar m.
- gel Stärkegel n.
star-shaped sternförmig
starter *d.e.* m.
startle, to erschrecken
starvation Hungerzustand m., Nahrungsentzug m.
- acidosis Hungerazidose f.
- diet Hungerdiät f.
- edema (a) Hungerödem n.
- oedema (e) Hungerödem n.
- treatment Hungerkur f.
stasis Stase f.
state Zustand m.; Stand m.; Staat m.
- examination Staatsexamen n.
-, mental psychischer Befund m.
- of health Gesundheitszustand m.
static statisch
statics Statik f.
statin *d.e.* n.
station *d.e.* f.
stationary stationär
statistic statistisch
statistician Statistiker m., Statistikerin f.
statistics Statistik f.
-, vital Bevölkerungsstatistik f.
statokinetic statokinetisch
statolith *d.e.* m.
statural gestaltlich
stature Gestalt f., Wuchs m., Größe f.
status *d.e.* m.
-, dental Zahnstatus m.
staunch, to stillen, hemmen
stavudin *d.e.* n.
stavudine Stavudin n.
STD (sexuell transferable disease) sexuell übertragbare Krankheit f.
steady state Fließgleichgewicht n.
steam Dampf m.
- bath Dampfbad n.
steapsin *d.e.* n.
steapsinogen *d.e.* n.
stearate Stearat n.
stearin *d.e.* n.
stearyl *d.e.* n.
steatadenoma Steatadenom n.
steatoma Steatom n.
steatorrhea (a) Steatorrhö f.
steatorrhoea (e) Steatorrhö f.
steatosis Steatose f.
steel Stahl m.
-, stainless Edelstahl m.
steeple head Turmschädel m.
steer, to steuern
steerhorn stomach Stierhornmagen m.
steering Steuerung f.
steffimycin *d.e.* n.
stellate ganglion Ganglion stellatum
stellite Stellit n.
stem Stamm m., Stiel m.
-, to stauen, zurückdrängen; abstammen
stemmed gestielt
stenbolone Stenbolon n.
stench Gestank m.
stencil Schablone f.
stenocardia Stenokardie f.
stenopeic stenopäisch
stenose, to stenosieren
stenosis Stenose f.
-, buttonhole Knopflochstenose f.
stenothermic stenotherm
stenotic stenotisch
stenoxenic stenoxen
stent (special endoprosthesis) Stent m. (Spezialendoprothese)
Stent's composition Stent-Masse f.
step Schritt m.; Tritt m.; Stufe f.
stepless stufenlos
step photometer Stufenphotometer n.
stepwise stufenweise
stercobilin Sterkobilin n.
stercobilinogen Sterkobilinogen n.
stercolith Sterkolith m., Kotstein m.
stercoral sterkoral
stercoroma Sterkorom n.
stercorous sterkorös
stereoagnosis Astereognosie f.
stereoauscultation Stereoauskultation f.
stereochemical stereochemisch
stereochemistry Stereochemie f.
stereocilium Stereozilie f.
stereoelectroencephalography Stereoelektroenzephalographie f.
stereoencephalotome Stereoenzephalotom n.
stereognosis Stereognosie f.
stereognostic stereognostisch
stereogram Stereogramm n.
stereoisomer *d.e.* n.

stereoisomeric stereoisomer
stereoisomerism Stereoisomerie f.
stereomerism Stereomerie f.
stereometry Stereometrie f.
stereomicroscope Stereomikroskop n.
stereomicroscopic stereomikroskopisch
stereomicroscopy Stereomikroskopie f.
stereophotography Stereophotographie f.
stereopsis *d.e.* f.
stereoroentgenography Stereoröntgenographie f.
stereoscope Stereoskop n.
stereoscopic stereoskopisch
stereoscopy Stereoskopie f.
stereoselective stereoselektiv
stereospecific stereospezifisch
stereotactic stereotaktisch
stereotaxic stereotaktisch
stereotaxis *d.e.* f., Stereotaxie f.
stereotaxy Stereotaxie f.
stereotypic stereotyp
stereotypy Stereotypie f.
steric sterisch
sterile steril
sterility Sterilität f.
sterilization Sterilisierung f.
–, dry heat Trockenhitzesterilisation f.
–, steam Dampfsterilisation f.
sterilize, to sterilisieren
sterilizer Sterilisator m., Sterilisationsapparat m.
sterilizing agent Sterilisationsmittel n.
– drum Sterilisiertrommel f.
sternad sternalwärts
sternal *d.e.*
– marrow Sternalmark n.
– puncture Sternalpunktion f.
sternoclavicular sternoklavikulär
sternocostal sternokostal
sternopericardial sternoperikardial
sternothyroid sternothyreoidal
sternotomy Sternotomie f.
sternum *d.e.* n., Brustbein n.
steroid *d.e.* n.
– hormone Steroidhormon n.
– ulcer Steroidulkus m.
steroidal *d.e.*
sterol Sterin n.
stertorous stertorös, schnarchend
stethophone Stethophon n.
stethoscope Stethoskop n., Hörrohr n.
stevaladil *d.e.* n.
stew, to dünsten
STH (somatotropic hormone) somatotropes Hormon n. (STH)

sthenic sthenisch
sthenometer Kraftmesser m.
stibamine Stibamin n.
stibialism Antimonvergiftung f.
stibiated antimonhaltig
stibiation Antimonbehandlung f.
stibocaptate Stibocaptat n.
stibogluconate Stiboglukonat n.
stibophen *d.e.* n.
stibosan *d.e.* n.
stick, to kleben
sticking plaster Heftpflaster n., Klebepflaster n.
sticky klebrig, zäh
Stierlin's symptom Stierlin-Zeichen n.
stiff steif
stiff-neck Nackensteifigkeit f.
stiffen, to versteifen
stiffening Versteifung f.
stiffness Steifheit f., Steifigkeit f.
–, morning Morgensteifigkeit f.
stifle Pferdeknie n.
stigma *d.e.* n.
stigmatic stigmatisch
stigmatization Stigmatisierung f.
stigmatize, to stigmatisieren
stigmatometer *d.e.* n.
stilbamidine Stilbamidin n.
stilbene Stilben n.
stilbestrol (a) Stilbestrol n.
stilboestrol (e) Stilbestrol n.
stilet Sonde f.; Mandrin m.
stilette Sonde f.; Mandrin m.
still, to beruhigen
Still's disease Stillsche Krankheit f.
stillbirth Totgeburt f.
stillborn totgeboren
stimulant stimulierend; Stimulans n., Reizmittel n.
stimulate, to stimulieren, reizen
stimulation *d.e.* f., Stimulierung f., Reizung f.
–, areal Flächenstimulation f.
–, photic Lichtstimulation f.
–, punctual punktförmige Stimulation f.
– therapy Reiztherapie f.
stimulator *d.e.* m.
stimulus Reiz m., Reizmittel n.
–, sensory Sinnesreiz m.
–, subliminal unterschwelliger Reiz m.
–, supraliminal überschwelliger Reiz m.
– threshold Reizschwelle f.
–, threshold Schwellenreiz m.
sting Stich m.
stink, to stinken
stinoprate Stinoprat n.

stippling Tüpfelung f.
stir, to umrühren
stirimazole Stirimazol n.
stirring machine Rührmaschine f.
stirrup Steigbügel m.
stitch Stich m., Stechen n.; Seitenstechen n.
–, retention Haltefaden m.
St. John's wort Johanniskraut n.
stocking, compression Kompressionsstrumpf m.
stocking, elastic elastischer Strumpf m., Gummistrumpf m.
stoechiometry Stöchiometrie f.
stoicheiometry Stöchiometrie f.
Stokes-Adams disease Adams-Stokesscher Symptomenkomplex m.
Stokes' reagent Stokes-Reagens n.
stoma *d.e.* n.
– toilet Stomaversorgung f.
stomach Magen m.
–, cascade Kaskadenmagen m.
–, hourglass Sanduhrmagen m.
–, substitute Ersatzmagen m.
stomachal *d.e.*
stomachic Stomachikum n.
stomatitis *d.e.* f.
–, aphthous Stomatitis aphthosa
–, catarrhal Stomatitis catarrhalis
–, mercurial Stomatitis mercurialis
–, syphilitic Stomatitis syphilitica
–, ulcerative Stomatitis ulcerosa
–, Vincent's Stomatitis fusospirillaris
stomatocytosis Stomatozytose f.
stomatogenic stomatogen
stomatological stomatologisch
stomatologist Stomatologe m., Stomatologin f.
stomatology Stomatologie f.
stone Stein m.
– removal Steinentfernung f.
–, urinary Harnstein m.
stool Stuhl m., Stuhlgang m.
–, fatty Fettstuhl m.
–, pea soup Erbsensuppenstuhl m.
–, pencil-shaped Bleistiftkot m.
–, putrefied Fäulnisstuhl m.
–, rice water Reiswasserstuhl m.
–, sheep-dung Schafkotstuhl m.
–, soapy Seifenstuhl m.
–, tarry Teerstuhl m.
– transplant Stuhltransplantat f.; Stuhlimplantat m.
stoop, to sich bücken
stop area (dent.) Anschlagfläche f.
stop screw (dent.) Anschlagschraube f.
stop, to anhalten, aufhalten, stoppen
stopper Stöpsel m.
–, bottle Flaschenverschluss m.
stopping (dent.) Zahnfüllung f.
storage Aufbewahrung f.; Speicherung f.
– disease Speicherkrankheit f.
– life Haltbarkeitsdauer f. (bei Lagerung)
store Speicher m.
–, to aufbewahren, speichern, lagern
stored blood konserviertes Blut n.
stosstherapy Stoßbehandlung f.
stove, drying Trockenofen m.
strabismology Strabismologie f.,
strabismus *d.e.* m.
– of the penis Induratio penis plastica
strabology Strabologie f.
strabometry Strabometrie f.
strabotomy Strabotomie f.
straddle Spreizschritt m.
–, to die Beine spreizen
straight gerade
– vision Geradeausblick m.
– – optical system Geradblickoptik f.
straighten up, to aufrichten
strain Anstrengung f., Überanstrengung f.; Überstreckung f.; Filtrierung f.; Abart f.; Verrenkung f.; Stamm m. (bacteriol.)
–, to anstrengen; überanstrengen; überstrecken; filtrieren; verrenken
strainer Filter n., Seiher m.
strait Beckenöffnung f.; Enge f.; eng
– -jacket Zwangsjacke f.
stramonium *d.e.* n.
stramony Stramonium n.
strand, double Doppelstrang m.
strand, single Einzelstrang m.
strangle to strangulieren, würgen, erdrosseln
strangles Druse f. (veter.)
strangulate, to strangulieren
strangulation *d.e.* f.
– mark Strangulationsmarke f.
stranguria Strangurie f.
strangury Strangurie f.
strap Gurt m.
strategy Strategie f.
stratification Schichtung f.
stratify, to schichten
stratigraphy Schichtaufnahmeverfahren n.
stratum Ablagerung f., Schicht f.
strawberry tongue Erdbeerzunge f.
streaked striemig, streifig
stream Strom m.
streblodactyly Streblodaktylie f.
strength Kraft f.
–, adhesive Haftfestigkeit f.

– of vision Sehkraft f.
–, retentive Retentionsfestigkeit f.
–, tensile Zugfestigkeit f.
–, torsional Verwindungswiderstand m.
strenghten, to kräftigen
strephosymbolia Strephosymbolie f.
streptamine Streptamin n.
streptococcal infection Streptokokkeninfektion f.
streptococcus Streptokokkus m.
Streptococcus acidi lactici *d.e.*
–, anhaemolytic (e) Streptococcus anhaemolyticus
–, anhemolytic (a) Streptococcus anhaemolyticus
– brevis *d.e.*
– erysipelatis *d.e.*
–, haemolytic (e) Streptococcus haemolyticus
–, hemolytic (a) Streptococcus haemolyticus
– longus *d.e.*
– mitior *d.e.*
– mutans *d.e.*
– puerperalis *d.e.*
– pyogenes *d.e.*
– salivarius *d.e.*
– scarlatinae *d.e.*
– septicus *d.e.*
– viridans *d.e.*
streptocyte Streptozyt m.
streptodermatitis Streptodermie f.
streptodornase *d.e.* f.
streptogramin *d.e.* n.
streptokinase *d.e.* f.
streptolysin *d.e.* n.
streptomycete Streptomyzet m.
streptomycin *d.e.* n.
streptomycosis Streptomykose f.
streptotrichosis Streptotrichose f.
streptothrix *d.e.* f.
Streptothrix bronchitidis *d.e.*
– leproides *d.e.*
streptozotocin *d.e.* n.
stress *d.e.* m., Druck m., Belastung f.; Drang m.
– bearing area Belastungszone f.
– urinary incontinence Belastungsharninkontinenz f.
stretch receptor Dehnungsrezeptor m.
–, to dehnen, strecken, recken
stretcher Tragbahre f.; Strecker m.
–, catheter Katheterspanner m.
strew, to streuen
striatal *d.e.*
striate streifig, gestreift, striär
striated streifig, gestreift
– body Corpus striatum
– muscle quergestreifter Muskel m.
striation streifige Zeichnung f.
striatonigral *d.e.*
striatoxin *d.e.* n.
strict minimum striktes Minimum m.
stricture Striktur f.
stridor *d.e.* m.
stridulous stridorös
string galvanometer Saitengalvanometer n.
stringhalt Hahnentritt m. (veter.)
strinoline Strinolin n.
striocerebellar striozerebellär
striomotor striomotorisch
strionigral *d.e.*
striopallidal *d.e.*
striospinoneural *d.e.*
strip, to auspressen; abstreifen
stripe Streifen m.
striped streifig, gestreift
stripping (cytol.) *d.e.* n.
stroboscope Stroboskop n.
stroboscopical stroboskopisch
stroboscopy Stroboskopie f.
stroke Schlag m., Anfall m.; Schlaganfall m.
–, completed Schlaganfall m. mit irreversiblen Folgen
–, little flüchtige zerebrale Durchblutungsstörung f.
– output Schlagvolumen n.
–, progressive progredienter Schlaganfall m.
– unit Schlaganfall-Station f., Schlaganfall-Abteilung f.
– volume Schlagvolumen n.
stroma *d.e.* n.
stromatosis Stromatose f.
strong kräftig, stark
– protein silver Argentum proteinicum
Strongyloides stercoralis *d.e.*
strongyloidiasis Strongyloidose f.
strontium *d.e.* n.
strophanthidin *d.e.* n.
strophanthin *d.e.* n.
strophulus *d.e.* m.
struck (veter.) hämorrhagische Enterotoxämie f.
structural strukturell
structure Struktur f.
structure of the body Körperbau m.
Strümpell's disease Strümpellsche Krankheit f.
struma Kropf m.; Skrofeln f. pl.
–, aberrant Nebenstruma f.
–, diving Tauchkropf m.
–, Riedel's Riedel-Struma f.

strumectomy Strumektomie f.
strumiprival strumipriv
strumiprivic strumipriv
strumiprivous strumipriv
strumitis *d.e.* f.
struvite Struvit m.
strychnine Strychnin n.
– sulfate (a) Strychninsulfat n.
– sulphate (e) Strychninsulfat n.
strychninism Strichninvergiftung f.
stryphnon *d.e.* n.
Stuart-Prower factor Stuart-Prower-Faktor m.
stud Stift m.; Gestüt n.
– -boar Zuchteber m.
– -horse Zuchthengst m.
student Student m.; Studentin f.
student, medical Medizinstudent m., Medizinstudentin f.
stump Stumpf m., Stummel m.
–, cervical Zervixstumpf m.
– of a tooth Zahnstumpf m.
stun, to betäuben
stupe warmer Umschlag m.
stupefaction Betäubung f.; Verblüffung f.; Verdummung f.
stupefy, to betäuben; verblüffen; verdummen
stupid *d.e.*, dumm
–, to become verdummen (intrans.)
–, to make verdummen (trans.)
stupidity Dummheit f.
stupor *d.e.* m.
stuporous stuporös
sturdy Drehkrankheit f., Zönurose f.
stutter, to stottern
stuttering Stottern n.
Stuttgart dog plague Stuttgarter Hundeseuche f.
sty Liddrüsenentzündung f.
stye Liddrüsenentzündung f.
style Stil m.; (med.) Sonde f.
stylet Sonde f.; Mandrin m.; Stilett n.
styloid *d.e.*
styloiditis *d.e.* f.
stylomaxillary stylomaxillär
stype Tampon m.
styptic styptisch, blutstillend; Styptikum n.
styptol *d.e.* n.
styramate Styramat n.
styrene Styrol n.
styrol *d.e.* n.
subacid subazid
subacidity Subazidität f.
subacromial subakromial
subacute subakut
subalimentation Unterernährung f., Mangelernährung f.
subaortic subaortal
subapical subapikal
subaponeurotic subaponeurotisch
subarachnoid subarachnoidal
subareolar subareolär
subathizone Subathizon n.
subauricular subaurikulär
subaxillary subaxillär
subcapital subkapital
subcapsular subkapsulär
subcarinal *d.e.*
subcategory Subkategorie f.
subcellular subzellulär
subchondral *d.e.*
subchoroidal subchorioidal
subchronic subchronisch
subcitrate Subzitrat n.
subclass Subklasse f., Unterklasse f.
subclavian subklavikulär
subclavicular subklavikulär
subclinical subklinisch
subconjunctival subkonjunktival
subconscious bewusstseinsgetrübt; unterbewusst
subconsciousness Bewusstseinstrübung f.; Unterbewusstsein n.
subcortical subkortikal
subcorticography Subkortikographie f.
subcostal subkostal
subculture Subkultur f.
subcutaneous subkutan
subcutis Subkutis f.
subdeltoid subdeltoidal
subdermal *d.e.*, subkutan
subdiaphragmatic subdiaphragmatisch, subphrenisch
subdural *d.e.*
subendocardial subendokardial
subendothelial *d.e.*
subependymal *d.e.*
subepicardial subepikardial
subepithelial *d.e.*
suberate Suberat n.
suberosis Suberose f., Korkarbeiterkrankheit f.
subexcite, to untererregen, unterschwellig erregen
subfamily Unterfamilie f.
subfascial subfaszial
subfebrile subfebril
subfertile subfertil
subfoveal *d.e.*
subfraction Subfraktion f.

S

subfragment *d.e.* n.
subfrontal *d.e.*
subgingival *d.e.*
subglottic subglottisch
subgraftable unterhalb der Transplantationsfähigkeit f. gelegen
subgroup Untergruppe f.
subhepatic subhepatisch
subicteric subikterisch
subinfection Subinfektion f.
subintimal *d.e.*
subinvolution *d.e.* f.
subjacent darunterliegend
subject Subjekt n.; Person f.; Gegenstand m.; vorbehaltlich, gemäß
– matter Unterrichtsstoff m.
subjective subjektiv
sublethal subletal
sublimate Sublimat n.
sublimation *d.e.* f., Sublimierung f.
sublime, to sublimieren
subliminal unterschwellig
sublingual *d.e.*.
subluxation *d.e.* f.
submammary submammär
submandibular submandibulär
submarine submarin, unterseeisch, unter dem Flüssigkeitsspiegel gelegen
submaxillary submaxillär
submental *d.e.*
submersion Untertauchen n.; Ertrinken n.
submetacentric submetazentrisch
submicroscopical submikroskopisch
submitochondrial *d.e.*
submucosal submukös
submucous submukös
subnarcotic subnarkotisch
subnasal *d.e.*
subnormal *d.e.*
subnutrition Fehlernährung f.
suboccipital subokzipital
suborbital *d.e.*
subordinate, to unterordnen
subparietal *d.e.*
subpatellar *d.e.*
subpectoral subpektoral
subpericardial subperikardial
subperiosteal subperiostal
subperitoneal *d.e.*
subphrenic subphrenisch
subpial *d.e.*
subpleural *d.e.*
subpopulation *d.e.* f.
subretinal *d.e.*
subscapular subskapulär
subscleral subskleral
subsecond Subsekunde f.
subsensitivity unterschwellige Sensibilität f.
subsequent nachfolgend
– treatment Weiterbehandlung f.
subserous subserös
subside, to abklingen
subsidence Abklingen n.
– rate Abklingquote f.
subspecies Unterart f.
subspecific subspezifisch
substance Substanz f.
–, addictive Suchtmittel n.
–, effective Wirkstoff m.
–, foreign Fremdsubstanz f.
–, gray (a) graue Substanz f.
–, grey (e) graue Substanz f.
–, parent Muttersubstanz f.
–, smelling Riechstoff m.
–, suspended Schwebstoff m.
–, swelling Quellstoff m.
–, taste Geschmacksstoff m.
substantial substantiell
substernal *d.e.*
substituent *d.e.* m.
substitute Ersatz m.
–, to substituieren
substitution *d.e.* f.
substrate Substrat n.
substructure Substruktur f.
subsynaptic subsynaptisch
subtarsal *d.e.*
subtegumental subkutan
subtemporal *d.e.*
subtentorial *d.e.*
subterminal *d.e.*
subthalamic subthalamisch
subthreshold stimulus unterschwelliger Reiz m.
subtile subtil
subtilisin *d.e.* n.
subtle subtil
subtotal *d.e.*
subtraction angiography Subtraktionsangiographie f.
subtrochanteric subtrochanterisch
subtype Subtypus m.
subtyping Subtypisierung f.
subungual *d.e.*
subunit Unter-Einheit f.
suburethral *d.e.*
subvaginal *d.e.*
subvalvular subvalvulär
subvesical subvesikal
subvisual subvisuell

subvolution Umstülpung f.
subwaking halbwach
subxiphoid subxiphoidal
succedaneous sukzedan
– teeth bleibendes Gebiss n.
succenturiate behelfsmäßig
success Erfolg m.
successful erfolgreich
succession Nachfolge f., Aufeinanderfolge f.
successive sukzessiv, aufeinanderfolgend
succinase Sukzinase f.
succinate Sukzinat n.
succinimide Sukzinimid n.
succinoaminopurine Sukzinoaminopurin n.
succinyl Sukzinyl n.
succinyltransferase Sukzinyltransferase f.
succorrhea (a) Sukkorrhö f.
succorrhoea (e) Sukkorrhö f.
succulence Sukkulenz f.
succulent sukkulent
succusion, hippocratic Succussio Hippocratis
suck, to saugen, einsaugen, aussaugen, absaugen; säugen, stillen; lutschen
suck up, to aufsaugen
sucking Saugen n., Lutschen n.
– habit Lutschgewohnheit f.
suckle, to säugen, stillen
suckling Säugling m.
suclofenide Suclofenid n.
sucralfate Sucralfat n.
sucrase Sukrase f.
sucrose Saccharose f., Rohrzucker m., Sukrose f.
suction Sog m., Saugen n.
– apparatus Saugapparat m.
– biopsy Saugbiopsie f.
– cup Saugnapf m.
– drainage Saugdrainage f.
– reflex Saugreflex m.
– system Absauganlage f.
–, to remove by absaugen
– tube Saugrohr n., Absaugrohr n.
– weakness Saugschwäche f.
sudamina Schweißbläschen n.
sudan *d.e.* n.
sudanophilia Sudanophilie f.
sudarium Schwitzbad n.
sudation Schwitzen n.
sudatoria Hyperhidrose f.
sudatorium Schwitzbad n.
sudoriferous schweißbildend
sudorific schweißtreibend; schweißtreibendes Mittel n.
sudoriparous schweißbildend
suet Talg m.
sufentanyl *d.e.* n.
suffer, to leiden, klagen, erdulden, kranken
sufficiency Suffizienz f.
sufficient suffizient
suffocate, to ersticken
suffocation Erstickung f.
suffusion *d.e.* f.
sufosfamide Sufosfamid n.
sugar Zucker m.
– metabolism Zuckerstoffwechsel m.
– substitute Zuckerersatz m.
– tolerance Zuckertoleranz f.
suggest, to vorschlagen, anregen, andeuten; suggerieren
suggestibility Suggestibilität f.
suggestible suggestibel
suggestion Vorschlag m., Anregung f., Andeutung f.; Suggestion f.
suggestive suggestiv
suggillation Suggillation f.
SUI (stress urinary incontinence) Belastungsharninkontinenz f.
suicidal suizidal
– tendency Suizidneigung f.
suicide Suizid m., Selbsttötung f.
–, attempted Suizidversuch m.
–, gene Suizid-Gen n.
–, rational Bilanzselbsttötung f.
–, to commit Selbsttötung begehen
suit, operating Operationskleidung f.
sulbactam *d.e.* n.
sulbentine Sulbentin n.
sulbutiamine Sulbutiamin n.
sulcate gefurcht, furchig
sulcated gefurcht
sulclamide Sulclamid n.
sulcus fluid Sulkusfluid n.
sulfacetamide (a) Sulfazetamid n.
sulfadiazine (a) Sulfadiazin n.
sulfadimethoxine (a) Sulfadimethoxin n.
sulfadimidine (a) Sulfadimidin n.
sulfadoxine (a) Sulfadoxin n.
sulfaethidol (a) *d.e.* n.
sulfaguanidine (a) Sulfaguanidin n.
sulfaguanol (a) *d.e.* n.
sulfalene (a) Sulfalen n.
sulfamate (a) Sulfamat n.
sulfamerazine (a) Sulfamerazin n.
sulfamethazine (a) Sulfamethazin n.
sulfamethizol (a) *d.e.* n.
sulfamethoxazol (a) Sulfamethoxazol n.
sulfamethoxypyrazine (a) Sulfamethoxypyrazin n.

sulfamethoxypyridazine (a) Sulfamethoxypyridazin n.
sulfametrol (a) *d.e.* n.
sulfamezathine (a) Sulfamezathin n.
sulfanilamide (a) Sulfanilamid n.
sulfanilate (a) Sulfanilat n.
sulfaphenazol (a) *d.e.* n.
sulfapyridine (a) Sulfapyridin n.
sulfapyrimidine (a) Sulfapyrimidin n.
sulfasalazine (a) Salizylazosulfapyrin n.
sulfasomidine (a) Sulfasomidin n.
sulfasuccinate (a) Sulfasukzinat n.
sulfatase (a) Sulfatase f.
sulfate (a) Sulfat n.
sulfathiazole (a) Sulfathiazol n.
sulfatide (a) Sulfatid n.
sulfatidosis (a) Sulfatidose f.
sulfatize, to sulfatisieren
sulfenamide (a) Sulfenamid n.
sulfhemoglobin (a) Sulfhämoglobin n.
sulfhydrate (a) Sulfhydrat n.
sulfhydryl (a) *d.e.* n.
sulfide (a) Sulfid n.
sulfinpyrazone (a) Sulfinpyrazon n.
sulfisoxazol (a) Sulfisoxazol n.
sulfite (a) Sulfit n.
– oxidase (a) Sulfitoxidase f.
sulfitolysis (a) Sulfitolyse f.
sulfmethemoglobin (a) Sulfmethämoglobin n.
sulfobituminate (a) Sulfobituminat n.
sulfocysteine (a) Sulfozystein n.
sulfoguaiacol (a) Sulfoguajakol n.
sulfoglycoprotein (a) Sulfoglykoprotein n.
sulfoichthyolate (a) Sulfoichthyolat n.
sulfokinase (a) *d.e.* f.
sulfomucin (a) Sulfomuzin n.
sulfonamide (a) Sulfonamid n.
– resistant (a) sulfonamidresistent
sulfonate (a) Sulfonat n.
sulfone (a) Sulfon n.
sulfonyl (a) *d.e.* n.
sulfonylurea (a) Sulfonylharnstoff m.
sulformethoxine (a) Sulformethoxin n.
sulfosuccinate (a) Sulfosukzinat n.
sulfotransferase (a) *d.e.* f.
sulfo-urea (a) Thioharnstoff m.
sulfoxide (a) Sulfoxid n.
sulfoximine (a) Sulfoximin n.
sulfoxone (a) Sulfoxon n.
sulfoxylate (a) Sulfoxylat n.
sulfur (a) Schwefel m.
– bath (a) Schwefelbad n.
– hydride (a) Schwefelwasserstoff m.
–, precipitated (a) Sulfur praecipitatum
–, sublimed (a) Sulfur sublimatum
sulfurated (a) schwefelhaltig
sulfuric (a) schwefelhaltig (vierwertig, sechswertig)
– acid ester (a) Schwefelsäureester m.
sulfurous (a) schwefelhaltig (zweiwertig)
sulfurylase (a) *d.e.* f.
sulindac *d.e.* n.
sulisobenzone Sulisobenzon n.
sulmepride Sulmeprid n.
sulnidazole Sulnidazol n.
sulocarbilate Sulocarbilat n.
sulodexide Sulodexid n.
sulph... (e) see:/siehe: sulf... (a)
sulphhaemoglobin (e) Sulfhämoglobin n.
sulphmethaemoglobin (e) Sulfmethämoglobin n.
sulphoichthyolate (e) Sulfoichthyolat n.
sulpiride Sulpirid n.
sulprostone Sulproston n.
sultam compound Sultam-Verbindung f.
sultamicillin *d.e.* n.
sultiame Sultiam n.
sultropide Sultroprid n.
sulverapride Sulveraprid n.
sumatriptan *d.e.* n.
summation *d.e.* f., Summierung f.
summer cholera Sommerbrechdurchfall m.
summit Scheitel m.
sun bath Sonnenbad n.
sunburn Sonnenbrand m.
–, glacial Gletscherbrand m.
sunscreening agent Sonnenschutzmittel n.
superabduction Superabduktion f.
superacid superazid
superacidity Superazidität f.
superactivity Superaktivität f., übermäßige Tätigkeit f.
superalimentation Überernährung f.; Mastkur f.
superannuation Überalterung f.
superantigen *d.e.* n.
supercoil Superspule f.
supercoiling Überspiralisierung f.
supercooling Unterkühlung f.
supercritical überkritisch
super-ego *d.e.* n., Über-Ich n.
superexcitation Übererregung f.
superextend, to überdehnen, überstrecken
superextension Überdehnung f., Überstreckung f.
superfat, to überfetten
superfamily Superfamilie f.
superfecundation Superfekundation f.
superfetation (a) Superfötation f.
superficial oberflächlich

superfoetation (e) Superfötation f.
superfrontal *d.e.*
supergene Supergen n.
superhelix *d.e.* f.
superhuman übermenschlich
superimpose, to überlagern, aufpfropfen
superimposed darübergelagert, überlagert, aufgepfropft
superimposition Überlagerung f.
superinfect, to superinfizieren
superinfection Superinfektion f.
superjacent darüberliegend
superlethal superletal
supermotility Supermotilität f.
supernatant auf der Oberfläche schwimmend; überstehend
supernormal *d.e.*, übernormal
supernumerary überzählig
supernutrition Überfütterung f., Überernährung f.
superovulation *d.e.* f.
superphosphate Superphosphat n.
superpose, to überlagern
superposition Überlagerung f.
supersaturate, to übersättigen
supersaturation Übersättigung f.
supersecretion Supersekretion f.
superselective superselektiv
supersoft überweich
supersonic speed Überschallgeschwindigkeit f.
supervalent überwertig
supervirulent *d.e.*
supervise, to überwachen, beaufsichti-gen
supervision Überwachung f., Aufsicht f., Beaufsichtigung f., organisatorische und/ oder methodische Führung f.
– by x-ray examination Röntgenüberwachung f.
supidimide Supidimid n.
supinate, to supinieren
supination *d.e.* f.
supple gelenkig
supplemental supplementär, ergänzend
supplementary supplementär, ergänzend
supplementation Ergänzung f., Vervollständigung f.
supplied with blood (well/poorly) (gut/ schlecht) durchblutet
supply Versorgung f.; Ergänzung f.; Zufuhr f.; Bedarf m.; Vorrat m.; Abhilfe f.
– area Versorgungsgebiet n.
– voltage Anschlussspannung f.
support Stütze f.
–, to stützen
supportive stützend, unterstützend
suppository Suppositorium n., Zäpfchen n.
–, vaginal Vaginalzäpfchen n.
suppress, to unterdrücken
suppressant unterdrückend; unterdrückendes Mittel n.
suppressible unterdrückbar
suppression Unterdrückung f.
suppressor *d.e.* m.
– gene Suppressorgen n.
suppurate, to eitern, vereitern
suppuration Eiterung f., Vereiterung f., Eiterbildung f.
supra-anal *d.e.*
supra-aortic supraaortal
supra-apical supraapikal
supra-auricular supraaurikulär
supra-axillary supraaxillär
supracarinal *d.e.*
supracervical suprazerfikal
suprachiasmatic suprachiasmatisch
supraclavicular supraklavikulär
supraclusion Supraokklusion f.
supracondylar suprakondylär
supradiaphragmatic supradiaphragmatisch
supraduction Supraduktion f.
suprafascial suprafaszial
supraglottic supraglottisch
suprahepatic suprahepatisch
suprahisian oberhalb des His-Bündels gelegen
suprahyoid suprahyoidal
suprailiacal suprailiakal
suprainguinal *d.e.*
supraliminal überschwellig
supramalleolar supramalleolär
supramammary supramammär
supramandibular supramandibulär
supramarginal *d.e.*
supramaxillar supramaxillär
supramolecular supramolekular
supranasal *d.e.*
supranuclear supranukleär
supraoptic supraoptisch
supraopticohypophyseal supraoptikohypophysär
supraorbital *d.e.*
suprapatellar *d.e.*
suprapubic suprapubisch
supraregional überregional
suprarenal *d.e.*
– cortex Nebennierenrinde f.
– medulla Nebennierenmark n.
suprascapular supraskapulär
suprascleral supraskleral

S

suprasegmental *d.e.*
suprasellar supraselär
supraspinal *d.e.*
supraspinous supraspinös
suprasternal *d.e.*
supratemporal *d.e.*
supratentorial supratentoriell
suprathoracic suprathorakal
supratonsillar supratonsillär
supratrochlear supratrochleär
supraumbilical supraumbilikal
supravaginal *d.e.*
supravalvular supravalvulär
supraventricular supraventrikulär
supravergence Supravergenz f.
supraversion *d.e.* f.
supravesical supravesikal
supravital *d.e.*
suralimentation Überernährung f.
suramine Suramin n.
surdimutism Taubstummheit f.
surdity Taubheit f.
surdomute taubstumm
surexcitation Übererregung f.
surface Oberfläche f.
– -active oberflächenaktiv
–, chewing Kaufläche f.
–, grinding Kaufläche f.
–, masticatory Kaufläche f.
–, occlusal Okklusalfläche f., Kaufläche f.
– temperature Oberflächentemperatur f.
– tension Oberflächenspannung f.
– therapy Oberflächentherapie f.
surfactant oberflächenaktive Substanz f., Surfactant n.
– factor Antiatelektasefaktor m.
surgeon Chirurg m., Chirurgin f.
– -in chief Chefchirurg m., Chefchirurgin f.
surgery Chirurgie f.
–, abdominal Bauchchirurgie f.
–, cerebral Hirnchirurgie f.
–, cosmetic kosmetische Chirurgie f.
–, emergency Notfallchirurgie f.
–, general allgemeine Chirurgie f.
–, jaw Kieferchirurgie f.
–, major große Chirurgie f.
– microscope Operationsmikroskop n.
–, minor kleine Chirurgie f.
– of children Kinderchirurgie f.
–, open-heart Chirurgie f. am offenen Herzen
–, ophthalmologic Augenchirurgie f.
–, oral Mundchirurgie f.
–, paediatric (e) Kinderchirurgie f.
–, pediatric (a) Kinderchirurgie f.
–, plastic plastische Chirurgie f.
–, reconstructive Wiederherstellungschirurgie f.
–, thoracic Thoraxchirurgie f.
–, trauma Unfallchirurgie f.
–, vascular Gefäßchirurgie f.
surgical chirurgisch
suridone Suridon n.
surra *d.e.* f.
surrenal suprarenal; Nebenniere f.
surrogate Surrogat n., Ersatz m., Ersatzstoff m.
surroundings Umgebung f., Umwelt f., Milieu n.
sursumduction Sursumduktion f.
sursumvergence Sursumvergenz f.
sursumversion *d.e.* f.
surveillance Beaufsichtigung f., Überwachung f.
survey Überblick m.; Vermessung f.; Besichtigung f.
–, abdominal Abdomen-Übersicht f.
– radiogram Übersichtsaufnahme f.
–, to überblicken; vermessen; besichtigen; begutachten
survival Überleben n.
– rate Überlebensrate f.
– time Überlebensdauer f.
survive, to überleben
survivor Überlebender m., Überlebende f.
survivorship statistics Überlebensstatistik f.
susceptibility Empfänglichkeit f., Anfälligkeit f.
–, emotional Gefühlstiefe f., Erlebnistiefe f.
susceptible empfänglich, anfällig
suscitation Exzitation f.; Aufrichten n.
suspect verdächtig
–, to argwöhnen, in Verdacht haben, vermuten
suspension *d.e.* f.
suspensory Suspensorium n.
– ligament of lens Linsenaufhängeapparat m.
suspicion Verdacht m.
suspicious verdächtig; mißtrauisch
sustain, to stützen
sustainment Stütze f.
sustenacular stützend
suturation Nähen n.
suture Naht f.
– appliance Nähapparat m.
–, buried versenkte Naht f.
–, button Knopfnaht f.
– clip Wundklammer f.
– – instrument Klammernahtinstrument n.
–, continued fortlaufende Naht f.

–, everting evertierende Naht f.
–, Gussenbauer's Gussenbauersche Naht f.
– insufficiency Nahtinsuffizienz f.
–, interrupted Einzelnaht f.
–, inverting invertierende Naht f.
–, lambdoid Lambdanaht f.
–, lead plate Bleiplattennaht f.
–, Lembert's Lembertnaht f.
– material Nahtmaterial n.
–, mattress Matratzennaht f.
–, nerve Nervennaht f.
–, primary Primärnaht f.
–, quilt Matratzennaht f.
–, retention Situationsnaht f.
–, sagittal Pfeilnaht f.
–, secondary Sekundärnaht f.
–, sunk versenkte Naht f.
–, tobacco bag Tabakbeutelnaht f.
–, twisted durchschlungene Naht f.
sutureless nahtlos
suxamethonium *d.e.* n.
suxibuzone Suxibuzon n.
SVWM (segmental ventricular wall motion) segmentale Kammerwandbewegung f.
swab Tupfer m.; Abstrich m.
–, to tupfen, abtupfen, austupfen
swallow, to schlucken
swallowing, act of – Schluckakt m.
sway, to schwanken
sweat Schweiß m.
–, to schwitzen
sweating Schwitzen n.
sweeny (veter.) Atrophie f. der Schultermuskulatur
sweetener Süßstoff m.
swell, to schwellen, aufblähen
swelling Schwellung f., Geschwulst f.
swim, to schwimmen
swimbladder Schwimmblase f.
swine whipworm Schweinepeitschenwurm m., Trichuris suis
switch Schalter m.
–, automatic Schaltuhr f.
– off, to ausschalten
– on, to einschalten
– over, to umschalten
–, to schalten
switchboard Schalttafel f.
swivel-eyed schieläugig
swoon Ohnmacht f.
sycose Saccharin n.
sycosis Sykose f.
– vulgaris *d.e.*
syllable stumbling Silbenstolpern n.
sylviduct Aquaeductus Sylvii
symbiont *d.e.* m.
symbiosis Symbiose f.
symbiotic symbiotisch
symblepharon *d.e.* n.
symbol *d.e.* n.
symbolagnosia Symbolagnosie f.
symbolic symbolisch
– language Symbolsprache f.
symbolism Symbolismus m.
symbolization Symbolisierung f.
symbolize, to symbolisieren
symbolophobia Symbolophobie f.
symclosene Symclosen n.
symmelia Symmelie f.
symmetrical symmetrisch
symmetry Symmetrie f.
sympathectomy Sympathektomie f.
sympathetic sympathisch; Sympathikus m.
– block Sympathikusblockade f.
sympathicoblastoma Sympathikoblastom n.
sympathicolytic sympathikolytisch
sympathicotonia Sympathikotonie f.
sympathicotonic sympathikotonisch
sympathicotropic sympathikotrop
sympathin *d.e.* n.
sympathogonium Sympathogonie f.
sympathomimetic sympathikomimetisch
symphalangism Symphalangie f.
symphysiotomy Symphysiotomie f.
symphyis Symphyse f.
–, pubic Schamfuge f.
sympodia Sympodie f.
symposium *d.e.* n.
symptom *d.e.* n.
symptomatic symptomatisch
symptomatology Symptomatologie f.
symptomless symptomlos
symptoms, complex of – Symptomenkomplex m.
sympus *d.e.* m.
synaesthesia (e) Synästhesie f.
synapse *d.e.* f.
synapsis Synapse f.
synaptic synaptisch
synaptology Synaptologie f.
synarthrodial *d.e.*
synarthrosis Synarthrose f.
syncancerogenesis Synkanzerogenese f.
syncardial synkardial
syncheilia Syncheilie f.
synchondrosis Synchondrose f.
synchrocyclotron Synchrozyklotron n.
synchronia Synchronie f.
synchronic synchron

S

synchronization Synchronisation f.
synchronize, to synchronisieren
synchronous synchron
synchrony Synchronie f.
synchrotron *d.e.* m.
synchysis Synchyse f.
synclitic synklitisch
synclitism Synklitismus m.
syncliticism Synklitismus m.
syncopal synkopal
syncope Synkope f.; Ohnmachtsanfall m., Anfall m.
–, **tussive** Hustensynkope f.
syncytial synzytial
syncytiotrophoblast Synzytiotrophoblast m.
syncytium Synzytium n.
syndactylia Syndaktylie f.
syndactylism Syndaktylie f.
syndactyly Syndaktylie f.
syndesis Syndese f.
syndesmitis *d.e.* f.
syndesmology Syndesmologie f.
syndesmopexy Syndesmopexie f.
syndesmoplasty Syndesmoplastie f.
syndesmosis Syndesmose f.
syndesmotome Syndesmotom n.
syndesmotomy Syndesmotomie f.
syndrome Syndrom n.
–, **Achenbach's** Achenbach-Syndrom n., Fingerapoplexie f.
–, **acquired immunodeficiency – (AIDS)** akquiriertes Immundefizienz-Syndrom n. (AIDS)
–, **Adams-Stokes'** Adams-Stokes-Syndrom n.
–, **adaption** Adaptionssyndrom n.
–, **Adie's** Adie-Syndrom n.
–, **adiposogenital** Fröhlich-Syndrom n.
–, **adrenogenital** adrenogenitales Syndrom n., Fröhlich-Syndrom n.
–, **afferent loop** – Syndrom n. der zuführenden Schlinge
–, **Alice-in-wonderland** Depersonalisationssyndrom n.
–, **Alport's** Alport-Syndrom n.
–, **angular gyrus** Gerstmann-Syndrom n.
–, **anterior tibial** Tibialis-anterior-Syndrom n.
–, **Asher's** Asher-Syndrom n.
–, **Asperger's** Asperger-Syndrom n.
–, **Bartter's** Bartter-Syndrom n.
–, **battered child** Folgeerscheinung f. von Misshandlung und Vernachlässigung von Kindern
–, **Behçet's** Behçet-Syndrom n.
–, **Bloom's** Bloom-Syndrom n.
–, **blue diaper (a)** Tryptophanmalabsorptionssyndrom n.
–, **borderline** Borderline-Syndrom n.
–, **bradycardia-tachycardia** Bradykardie-Tachykardie-Syndrom n.
–, **Brugada-Brugada** Brugada-Brugada-Syndrom n.
–, **Burnett's** Milch-Alkali-Syndrom n.
–, **burning feet** Burning-feet-Syndrom n.
–, **burn-out** Syndrom n. des Ausgebranntseins, psychophysischer Erschöpfungszustand m.
–, **Caplan's** Caplan-Syndrom n.
–, **carpal tunnel** Karpaltunnelsyndrom n.
–, **Cassidy's** Hedinger-Syndrom n.
–, **cat-cry** Katzenschrei-Syndrom n.
–, **cervical** Zervikalsyndrom n.
–, **cervicobrachial** Schulter-Arm-Syndrom n.
–, **Chilaiditi's** Chilaiditi-Syndrom n.
–, **Christian's (a)** Hand-Schüller-Christian-Syndrom n.
–, **Conn's** Conn-Syndrom n.
–, **crush** Crush-Syndrom n.
–, **Crest** Crest-Syndrom n.
–, **Danlos'** Danlos-Syndrom n.
–, **Down's** Down-Syndrom n.
–, **Dubin-Johnson** Dubin-Johnson-Syndrom n.
–, **dumping** Dumpingsyndrom n.
–, **efferent loop** Syndrom n. der abführenden Schlinge
–, **effort** Effortsyndrom n.
–, **empty sella** Syndrom n. der leeren Sella
–, **eosinophilia-myalgia** Eosinophilie-Myalgie-Syndrom n.
–, **Fabry's** Fabry-Syndrom n.
–, **fatigue** Erschöpfungssyndrom n.
–, **Fanconi's** Fanconi-Syndrom n.
–, **Felty's** Felty-Syndrom n.
–, **fish eye** Fischaugensyndrom f.
–, **Foville's** Foville-Syndrom n.
–, **fragile X-** Fra-X-Syndrom n.
–, **Fraxa** Fraxasyndrom n.
–, **Fröhlich's** Fröhlich-Syndrom n., adrenogenitales Syndrom n.
–, **Gerstmann's** Gerstmann-Syndrom n.
–, **Gilbert's** Mäulengracht-Gilbert-Syndrom n., konstitutionelle Hyperbilirubinämie f.
–, **Gillespie's** Gillespie-Syndrom n.
–, **Gitelman's** Gitelman-Syndrom n.
–, **Goodpasture's** Goodpasture-Syndrom n.
–, **Gorlin's** Gorlin-Syndrom n.
–, **Gradenigo's** Gradenigo-Syndrom n.
–, **grey** Syndrom n. der grauen Farbe
–, **Hanhart's** Hanhart-Syndrom n.

–, **Hartnups** Hartnup-Syndrom n.
–, **HELLP (h(a)emolysis, elevated liver test, low platelets syndrome)** HELLP-Syndrom n.
–, **Horner's** Horner-Syndrom n.
–, **Hutchinson's** Hutchinson-Syndrom n.
–, **hyperkinetic** hyperkinetisches Syndrom n.
–, **hyperkinetic heart** hyperkinetisches Herzsyndrom n.
–, **inspissated bile –** Syndrom n. der eingedickten Galle
–, **Job's** Hiobsyndrom n.
–, **Kallmann's** Kallmann-Syndrom n.
–, **Kassabach-Merrit** Kassabach-Merrit-Syndrom n.
–, **Kennedy's** Kennedy-Syndrom n.
–, **kinky hair** Menkes-Syndrom n.
–, **Klinefelter's** Klinefelter-Syndrom n.
–, **LGL (Lown-Ganong-Levine syndrome)** LGL-Syndrom n.
–, **Libman-Sacks** Libman-Sacks-Syndrom n.
–, **locked-in** Locked-in-Syndrom n., Syndrom n. des In-sich-eingeschlossen-Seins
–, **Loeffler's** eosinophiles Lungeninfiltrat n.
–, **Lowe's** Lowe-Syndrom n.
–, **Lyell's** Lyell-Syndrom n.
–, **Lynch's** Lynch-Syndrom n.
–, **Maffuci's** Maffuci-Syndron n.
–, **Marfan's** Marfan-Syndrom n.
–, **masquerade** Maskerade-Syndrom n.
–, **Ménétrier's** Ménétrier-Syndrom n.
–, **Ménière's** Ménièrescher Symptomenkomplex m.
–, **Menkes'** Trichopoliodystrophie f.
–, **mental** Psychosyndrom n.
–, **metabolic** metabolisches Syndrom n.
–, **Milkman's** Milkman-Syndrom n.
–, **Morgagni's** Morgagni-Syndrom n.
–, **myelodysplastic** myelodysplastisches Syndrom n.
–, **night-eating** Nachtesser-Syndrom n.
– **of Angelman's** Angelman-Syndrom n.
– **of Arnold-Chiari** Arnold-Chiari-Syndrom n.
– **of Backwith-Wiedemann** Backwith-Wiedemann-Syndrom n.
– **of Bardet-Biedl** Bardet-Biedl-Syndrom n.
– **of Barrett** Barrett-Syndrom n.
– **of Boerhaave** Boerhaave-Syndrom n.
– **of Budd-Chiari** Budd-Chiari-Syndrom n.
– **of Churg-Strauss** Churg-Strauss-Syndrom n.
– **of Cockayne** Cockayne-Syndrom n.
– **of Costen** Costen-Syndrom n.
– **of Cowden** Cowden-Syndrom n.
– **of Denys-Drash** Denys-Drash-Syndrom n.
– **of Down** Downsyndrom n.
– **of Dressler** Spätsyndrom n. nach Herzinfarkt
– **of Guillain-Barré** Guillian-Barré-Syndrom n.
– **of Hallervorden-Spatz** Hallervorden-Spatz-Syndrom n.
– **of Hamman-Rich** Hamman-Rich-Syndrom n.
– **of Hippel-Lindau** Hippel-Lindau-Syndrom n.
– **of Hoffmann-Werdnig** Hoffmann-Werdnig-Syndrom n.
– **of Hurler** Hurler-Syndrom n.
– **of Hutchinson-Gilford** Hutchinson-Gilford-Syndrom n.
– **of Jefferson** Jefferson-Syndrom n.
– **of Kartagener** Kartagener-Syndrom n.
– **of Kawasaki** Kawasaki-Syndrom n.
– **of Kearns-Sayre** Kearns-Sayre-Syndrom n.
– **of Kimmelstiel-Wilson** Kimmelstiel-Wilson-Syndrom n.
– **of Klein-Waardenburg** Klein-Waardenburg-Syndrom n.
– **of Kleine-Levin** Kleine-Levin-Syndrom n.
– **of Klippel-Feil** Klippel-Feil-Syndrom n.
– **of Kulenkampff-Tarnow** Kulenkampff-Tarnow-Syndrom n.
– **of Laurence-Moon-Biedl** Laurence-Moon-Biedl-Syndrom n.
– **of Lennox-Gastaut** Lennox-Gastaut-Syndrom n.
– **of Loeys-Dietz** Loeys-Dietz-Syndrom n.
– **of Lutembacher** Lutembacher-Syndrom n.
– **of Lynch** Lynch-Syndrom n.
– **of Mallory-Weiss** Mallory-Weiss-Syndrom n.
– **of Marchiafava-Micheli** Marchiafava-Micheli-Syndrom n.
– **of Meigs** Meigs-Syndrom n.
– **of Morquio** Morquio-Syndrom n.
– **of Moschcowitz** Moschcowitz-Syndrom n.
– **of Münchhausen** Münchhausen-Syndrom n.
– **of Muir-Torre** Muir-Torre-Syndrom n.
– **of multifidus triangle** Multifidus-Dreieck-Syndrom n.
– **of Paget-Schroetter** Paget-von-Schroetter-Syndrom n.
– **of Parinaud** Parinaud-Syndrom n.
– **of pelvic girdle loosening** Syndrom n. der Lockerung des Beckengürtels
– **of Pendred** Pendred-Syndrom n.
– **of Peutz-Jeghers** Peutz-Jeghers-Syndrom n.

– **of Plummer-Vinson** Plummer-Vinson-Syndrom n.
– **of Prader-Willi** Prader-Willi-Syndrom n.
– **of Rothmund-Thomson** Rothmund-Thomson-Syndrom n.
– **of Rubinstein-Taybi** Rubinstein-Taybi-Syndrom n.
– **of Sézary** Sézary-Syndrom n.
– **of Sheehan** Sheehan-Syndrom n.
– **of Shprintzen-Goldberg** Shprintzen-Goldberg-Syndrom
– **of Shy-Drager** Shy-Drager-Syndrom n.
– **of Sjögren** Sjögren-Syndrom n.
– **of Sluder** Sluder-Syndrom n.
– **of Spielmeyer-Vogt** Spielmeyer-Vogt-Syndrom n.
– **of Stein-Leventhal** Stein-Leventhal-Syndrom n.
– **of Stevens-Johnson** Stevens-Johnson-Syndrom n.
– **of Tourette** Tourette-Syndrom n.
– **of Treacher-Collins (a)** Dysostosis mandibulofacialis
– **of Unverricht-Lundberg** Unverricht-Lundberg-Syndrom n.
– **of Vogt-Spielmeyer** Vogt-Spielmeyer-Syndrom n.
– **of Waterhouse-Friderichsen** Waterhouse-Friderichsen-Syndrom n.
– **of Wells** Wells-Syndrom n.
– **of Weil-Marchesani** Weil-Marchesani-Syndrom n.
– **of Werdnig-Hoffmann** Werdnig-Hoffmann-Syndrom n.
– **of Werner** Werner-Syndrom n.
– **of Williams-Beuren** Williams-Beuren-Syndrom n.
– **of Wilson** Wilson-Syndrom n.
–, **orbital apex** Orbitaspitzensyndrom n., Malatestasyndrom n.
–, **pallor-hyperthermia** Blässe-Hyperthermie-Syndrom n.
–, **pickwickian** Pickwick-Syndrom n.
–, **polycystic ovary** polyzystisches Ovarialsyndrom n.
–, **postcardiotomy** Postkardiotomiesyndrom n.
–, **postcholecystectomy** Postcholezystektomiesyndrom n.
–, **postcommissurotomy** Postkommissurotomiesyndrom n.
–, **postconcussion** Postkommotionssyndrom n.
–, **postcontusion** Postkontusionssyndrom n.
–, **postgastrectomy** Postgastrektomiesyndrom n.
–, **postmenopausal** postmenopausales Syndrom
–, **postmastectomy** Postmastektomiesyndrom n.
–, **postmyocardial-infarction** Postmyokardinfarktsyndrom n.
–, **postnasal drip** postnasale intrabronchiale Schleimeinträufelung f.
–, **postpericardiotomy** Postperikardiotomiesyndrom n.
–, **Potter's** Potter-Syndrom n.
–, **quadrigeminal** Vierhügelsyndrom n.
–, **Raymond's** Raymond-Syndrom n.
–, **Refsum's** Refsum-Syndrom n.
–, **Reichert's** Reichert-Syndrom n.
–, **Reichmann's** Gastrosukkorrhö f.
–, **resistant ovary** gonadotropinresistentes Ovarialsyndrom n.
–, **restless legs** Restless-legs-Syndrom n.
–, **Roemheld's** Roemheld-Syndrom n.
–, **roller-coaster** Roller-coaster-Syndrom n.
–, **Rye's** Rye-Syndrom n.
–, **Scadding's** Scadding-Syndrom n.
–, **scalenus** Skalenussyndrom n.
–, **Schönlein-Henoch's** Schönlein-Henoch-Syndrom n.
–, **scimitar** Scimitarsyndrom n.
–, **severe acute respiratory** schweres akutes respiratorisches Syndrom n.
–, **shaked baby** Syndrom des geschüttelten Säuglings n.
–, **sick sinus** Syndrom n. des kranken Sinusknotens
–, **Sipple's** Sipple-Syndrom n.
–, **slashing** Selbstverletzungssyndrom n.
–, **sleep-apnea (a)** Schlaf-Apnoesyndrom n.
–, **sleep-apnoea (e)** Schlaf-Apnoesyndrom n.
–, **Snedden's** Snedden-Syndrom n.
–, **steal** Anzapfsyndrom n.
–, **Stertz's** Stertz-Syndrom n.
–, **stiff-man** progressive Muskelrigidität f.
–, **supclavian steal** Supklavia-Anzapfsyndrom n.
–, **tarsal tunnel** Tarsaltunnelsyndrom n.
–, **thalamic** Thalamus-Syndrom n.
–, **Thomas's** Thomas-Syndrom n.
–, **thoracic outlet** neurovaskuläres Kompressionssyndrom n. der oberen Thoraxapertur
–, **Tietze's** Tietze-Syndrom n.
–, **toxic oil** toxisches Öl-Syndrom n.
–, **toxic shock** toxisches Schock-Syndrom n.
–, **transitional** Durchgangssyndrom n.
–, **trisomy** Trisomie-Syndrom n.

–, **tryptophan malabsorption** Tryptophan-malabsorptionssyndrom n.
–, **Turner's** Turner-Syndrom n.
–, **Ullrich's** Ullrich-Syndrom n.
–, **unilateral** Halbseitensyndrom n.
–, **Usher's** Usher-Syndrom n.
–, **Wallenberg's** Wallenberg-Syndrom n.
–, **Wiskott-Aldrich** Wiskott-Aldrich-Syndrom n.
–, **Wolf-Parkinson-White** Wolff-Parkinson-White-Syndrom n.
–, **Zieve's** Zieve-Syndrom n.
–, **Zollinger-Ellison** Zollinger-Ellison-Syndrom n.
syndromic syndromisch
synechia (anterior/posterior) (vordere/hintere) Synechie f.
synechiotomy Synechiotomie f.
synephrine Oxedrin n.
synergetic synergetisch
synergistic synergistisch
synergy Synergie f.
synesthesia (a) Synästhesie f.
syngamic syngam
syngamy Syngamie f.
syngenesioplastic syngenesioplastisch
syngenic syngen
synkinesis Synkinese f.
synkinetic synkinetisch
synonym *d.e.* n.
synonymous synonym
synophthalmia Synophthalmie f.
synoptophore Synoptophor m.
synoptoscope Synoptoskop n.
synorchidia Synorchidie f.
synostosis Synostose f.
synovectomize, to synovektomieren
synovectomy Synovektomie f.
synovia *d.e.* f., Gelenkschmiere f.
synovial *d.e.*
– **bursa** Schleimbeutel m.
synovialitis *d.e.* f.
synovioma Synoviom n., Synovialom n.
synoviorthesis Synoviorthese f.
synovitis *d.e.* f.
synsialoma Synsialom n.
syntactical syntaktisch
synthase *d.e.* f.
synthesis Synthese f.
synthesize, to synthetisieren
synthetase *d.e.* f.
synthetic synthetisch
– **wool** Zellwolle f.
synthograft synthetisches Transplantat n.
syntonic synton, syntonisch
syntropy Syntropie f.
syphilid, syphilide Syphilid n.
syphilis *d.e.* f.
–, **cardiovascular** kardiovaskuläre Syphilis f.
–, **cerebrospinal** zerebrospinale Syphilis f.
–, **congenital** angeborene Syphilis f.
–, **latent early** latente Frühsyphilis f.
–, **mucocutaneous** Haut- und Schleimhautsyphilis f.
–, **neuro-** Neurosyphilis f.
–, **ocular** Augensyphilis f.
–, **primary** Syphilis I f.
–, **secondary** Syphilis II f.
–, **tertiary** Syphilis III f.
–, **visceral** viszerale Syphilis f.
syphilitic syphilitisch
– **hard chancre** syphilitischer Primäraffekt m.
syphiloderm Syphiloderma n.
syphilogenous syphilogen
syphilological syphilologisch
syphilologist Syphilologe m., Syphilologin f.
syphilology Syphilologie f.
syphiloma Syphilom n.
syphilophobia Syphilophobie f.
syphilosis Syphilose f.
syphon *d.e.* m.
Syrian hamster Goldhamster m.
syringe Spritze f.
– **adapter** Spritzenansatz m.
–, **aural** Ohrspritze f.
–, **disposable** Einmalspritze f.
–, **glass** Glasspritze f.
–, **injection** Injektionsspritze f.
–, **metal** Metallspritze f.
–, **Pravaz's** Pravaz-Spritze f.
–, **prefilled** Fertigspritze f.
–, **three-way** Dreiwegespritze f.
–, **to** spritzen
syringectomy Syringektomie f.
syringitis *d.e.* f.
syringobulbia Syringobulbie f.
syringoma Syringom n.
syringomyelia Syringomyelie f.
syringotomy Syringotomie f.
syrosingopine Syrosingopin n.
syrup Sirup m.
syssarcosis Syssarkose f.
system *d.e.* n.
– **disease** Systemkrankheit f.
–, **solvent (chromatogr.)** Fließmittel n.
–, **to- and fro** Pendelatmungssystem n.
systematic systematisch
systematics Systematik f.
systematization Systematisierung f.
systematize, to systematisieren

systematology Systematologie f.
systemic systemisch, systematisch
systole *d.e.* f.
–, **premature** Extrasystole f.
systolic systolisch

T

tab Lasche f., Klappe f.
tabacosis Tabakose f., Tabakstaubvergiftung f.
tabagism Tabakvergiftung f., Nikotinvergiftung f.
tabardillo murines Fleckfieber n.
tabes *d.e.* f.
tabetic tabisch
tabic tabisch
tabid tabisch
table Tafel f.; Tisch m.
– for corpses Leichenablagetisch m.
–, instrument Instrumententisch m.
–, Potter-Bucky Buckytisch m.
–, Stintzing's Stintzingsche Tafel f.
tablespoon Esslöffel m.
tablet Tablette f.
–, coated dragierte Tablette f.
tablier Hottentottenschürze f.
taboo Tabu n.
taboparalysis Taboparalyse f.
taboparesis Taboparalyse f.
tabule Tablette f.
tacalcitol *d.e.* n.
tache Fleck m.
tachetic fleckig
tachistoscope Tachistoskop n.
tachistoscopic tachistoskopisch
tachistoscopy Tachistoskopie f.
tachophoresis Tachophorese f.
tachyarrhythmia Tachyarrhythmie f.
tachycardia Tachykardie f.
–, paroxysmal paroxysmale Tachykardie f.
–, sinus Sinustachykardie f.
tachycardiac tachykard
tachykinin *d.e.* n.
tachylalia Tachylalie f.
tachymeter *d.e.* n.
tachyphagia Tachyphagie f.
tachyphylaxis Tachyphylaxie f.
tachypnea (a) Tachypnoe f.
tachypnoea (e) Tachypnoe f.
tachysterol Tachysterin n.
tachysystoly Tachysystolie f.
tachytrophic tachytroph
tacrolimus *d.e.* n.
tactile taktil
taction Berührung f.; Berührungssinn m.
tactual taktil
tadalafil *d.e.* n.
tadpole Kaulquappe f.
taenia Tänie f.; Streifen m., Band n.
Taenia echinococcus *d.e.*
– saginata *d.e.*
– solium *d.e.*
taeniacide (e) bandwurmtötend; bandwurmtötendes Mittel n.
taeniafuge (e) bandwurmtreibend; bandwurmtreibendes Mittel n.
taeniasis (e) Tänienbefall m., Bandwurmerkrankung f.
tag, to anhängen, etikettieren
tail Schwanz m.
Takayasu's disease Takayasusche Krankheit f., Aortenbogensyndrom n.
talalgia Talalgie f.
talampicillin *d.e.* n.
talar *d.e.*
talc Talk n.
talcum Talk m.
talent *d.e.* n.
talinolol *d.e.* n.
talipes calcaneovalgus Pes calcaneovalgus
– calcaneovarus Pes calcaneovarus
– calcaneus Pes calcaneus, Hackenfuß m.
– cavus Pes cavus, Hohlfuß m.
– equinovalgus Pes equinovalgus
– equinovarus Pes equinovarus
– equinus Pes equinus, Spitzfuß m.
– planovalgus Pes planovalgus
– planus Pes planus, Plattfuß m.
– valgus Pes valgus, Knickfuß m.
– varus Pes varus, Klumpfuß m.
talipomanus Klumphand f.
talking past the point Vorbeireden n.
tallow Talg m.
talocrural talokrural
talofibular *d.e.*
talon Kralle f., Klaue f.
talonavicular talonavikular
talose *d.e.* f.
talotibial *d.e.*
tamarind Tamarinde f.
tamoxifen *d.e.* n.
tampon *d.e.* m.
– forceps Tamponzange f.
– holder Tamponträger m.
– plugger Tamponstopfer m.
–, to tamponieren
tamponade *d.e.* f.
tamponing Tamponade f., Tamponieren n.
tamponment Tamponade f.
tamsulosin *d.e.* n.
tan Sonnenbräune f.
–, to bräunen, gerben

tandem duplication Tandemduplikation f.
tandem mass spectrometry Tandemmassenspektrometrie f.
tangent Tangente f.
tangential *d.e.*
Tangier's disease Tangiersche Krankheit f., Analphalipoproteinämie f.
tank *d.e.* m.
tannase *d.e.* f.
tannate Tannat n.
tannin *d.e.* n.
tansy Tanacetum n.
tantalum Tantal n.
tap Pochen n.; Klopfen n.; Punktion f.; ostindisches Dschungelfieber n.
–, to pochen, klopfen; abzapfen, punktieren
tape Band n.; Streifen m.; Pflaster n.
– measure Bandmaß n.
– monitoring electrocardiogram Bandspeicherelektrokardiogramm n.
– recorder Tonbandgerät n.
tapetochoroidal tapetochorioidal
tapetoretinal *d.e.*
tapeworm Bandwurm n.
–, beef Rinderbandwurm m.
–, dog Hundebandwurm m.
–, dwarf Zwergbandwurm m.
–, fish Fischbandwurm m.
–, fox Fuchsbandwurm m.
–, pork Schweinebandwurm m.
tar Teer m.
– cancer Teerkrebs m.
tarantula Tarantel f.
taraxein *d.e.* n.
target Bremsklotz m.; Antikathode f.; Zielscheibe f.; Ziel n.
– organ Zielorgan n.
target, to zielen
targeted zielgerichtet
targeting gezieltes Vorgehen n.
tarnish Trübung f., Belag m.
– resistance (dent.) Anlauffestigkeit f.
tarsal *d.e.*
tarsalgia Tarsalgie f.
tarsitis *d.e.* f.
tarsoconjunctival tarsokonjunktival
tarsometatarsal *d.e.*
tarsotomy Tarsotomie f.
tarsus Fußwurzel f.; Lidknorpel m.
tart Torte f.; Fruchttorte f.; sauer, herb, schroff
tartar Zahnstein m.; Weinstein m.
tartrate Tartrat n.
taskload dienstliche Belastung f., Arbeitsbelastung f.
taste Geschmack m.
–, to schmecken
tasteless geschmacklos
tastelessness Geschmacklosigkeit f.
TAT (thematic apperception test) thematischer Apperzeptionstest m.
tattoo Tätowierung f.
taurine Taurin n.
taurocholate Taurocholat n.
taurodontism Taurodontismus m.
taurolidine Taurolidin n.
tautology Tautologie f.
tautomeral tautomer
tautomeric tautomer
tautomerism Tautomerie f.
Tawara's node Aschoff-Tawara-Knoten m.
taxane Taxan n.
taxine Taxin n.
taxol *d.e.* n.
taxon *d.e.* n.
taxonomical taxonomisch
taxonomy Taxonomie f.
Tay-Sachs' disease Tay-Sachssche Krankheit f.
tazobactam *d.e.* n.
TBG (thyroxin-binding globulin) thyroxinbindendes Globulin n.
TEA (thrombendarterectomy) Thrombendarterektomie f. (TEA)
tea Tee m.
teaching hospital Lehrkrankenhaus n.
tear Träne f.; Riss m., Zerrung f.
– duct Tränengang m.
–, perineal Dammriss m.
– sac Tränensack m.
–, to reißen
teaspoon Teelöffel m.
teat Brustwarze f.; Zitze f.
tebutate Tebutat n.
technetate Technetat n.
technetium *d.e.* n.
technics Technik f.
technical technisch
– dentist Zahntechniker m., Zahntechnikerin f.
technician Techniker m., Technikerin f.
technique technisches Verfahren n.
–, baking (dent.) Brenntechnik f.
–, immunological Immuntechnik f.
technological technologisch, technisch
technology Technologie f., Technik f.
tectonic tektonisch
tectospinal tektospinal
teeth, (upper/lower) (oberes/unteres) Gebiss n.

– gritting Zähneknirschen n.
–, to zahnen
teething Zahnung f., Dentition f.
tefazoline Tefazolin n.
teflurane Tefluran n.
TEG (thrombelastography) Thrombelastographie f.
tegafur *d.e.* n.
tegmental *d.e.*
teichopsia Teichopsie f.
teicoplanin *d.e.* n.
telangiectasia Teleangiektasie f.
telangiectatic teleangiektatisch
telecentric telezentrisch
telecobalt irradiation Telekobaltbestrahlung f.
telediastolic telediastolisch, enddiastolisch
telegamma therapy Telegamma-Therapie f.
telegony Telegonie f.
telemedicine Telemedizin f.
telemetering Fernmessung f.
telemetric telemetrisch
telemetry Fernmessung f., Telemetrie f.
telencephalic telenzephal
telencephalon Endhirn n.
teleological teleologisch
teleology Teleologie f.
teleopsia Teleopsie f.
telepathy Telepathie f.
teleradiology Teleradiologie f.
teleradiotherapy Fernbestrahlung f.
teleroentgenogram Teleröntgenogramm n.
– of the heart Herzfernaufnahme f.
teleroentgenography Teleröntgenographie f.
telescope Teleskop n.
telescopic optical system Teleskopoptik f.
telesystolic telesystolisch, endsystolisch
teletherapy Teletherapie f.
telethermography Telethermographie f.
telethermometer Fernthermometer n.
television Fernsehen n.
– chain Fernsehkette f.
telithromycin *d.e.* n.
tellurate Tellurat n.
tellurite Tellurit n.
tellurium Tellur n.
telmisartan *d.e.* n.
telocentric telozentrisch
telodendron *d.e.* n.
telogen hair Telogenhaar n.
telolecithal telolezithal
telomerase *d.e.* f.
telomere Telomer n.
telomeric telomer
telopeptide Telopeptid n.
telophase *d.e.* f.
telosynapsis Telosynapse f.
telotism Telotismus m.
temafloxacin *d.e.* n.
temazepam *d.e.* n.
temocapril *d.e.* n.
temozolamide Temozolamid n.
temper Gemüt n., Laune f.; Beschaffenheit f.; Härtegrad m.
–, to durchmischen; abstimmen, härten
temperament *d.e.* n.
temperature Temperatur f.
–, body Körpertemperatur f.
– graphic chart Fieberkurve f., Temperaturkurve f.
template Schablone f., Matrize f.
temple Schläfe f.
temporal *d.e.*
– lobe Temporallappen m.
temporary temporär, zeitweilig
– tooth Milchzahn m.
temporoauricular temporoaurikulär
temporofrontal *d.e.*
temporomandibular temporomandibulär
– joint Unterkiefergelenk n.
temporomaxillary temporomaxillär
– joint Kiefergelenk n.
temporo-occipital temporookzipital
temporoparietal *d.e.*
tenacious festhaftend
tenacity Tenazität f.
tenaculum Häkchen n.
tendamistat *d.e.* n.
tendency Tendenz f.
tender empfindlich, zart, schwächlich
– on pressure druckempfindlich, druckschmerzhaft
– to touch berührungsempfindlich
tenderness Empfindlichkeit f., Zartheit f.
–, rebound Loslassschmerz m.
tendinitis *d.e.* f.
–, insertion Insertionstendinitis f.
tendinoplasty Sehnenplastik f.
tendinous sehnig
tendon Sehne f.
– sheath Sehnenscheide f.
tendoplasty Sehnenplastik f.
tendosynovitis Tendovaginitis f.
tendovaginitis *d.e.* f., Sehnenscheidenentzündung f.
tenecteplase *d.e.* f.
tenesmus *d.e.* m.
tenia (a) Tänie f.
teniacide (a) bandwurmtötend; bandwurmtötendes Mittel n., Bandwurmmittel n.

T

teniafuge (a) bandwurmtreibend; bandwurmtreibendes Mittel n., Bandwurmmittel n.
teniasis (a) Tänienbefall m., Bandwurmerkrankung f.
teniposide Teniposid n.
tennis elbow Tennisellenbogen m.
tenocyclidine Tenocyclidin n.
tenodesis Tenodese f.
tenonitis *d.e.* f.
tenoplasty Sehnenplastik f.
tenosuture Sehnennaht f.
tenosynovitis Tendovaginitis f.
tenotome Tenotom n.
tenotomize, to tenotomieren
tenotomy Tenotomie f.
tenoxicam *d.e.* n.
TENS (transcutaneous electric nerve stimulation) transkutane elektrische Nervenstimulation f. (TENS)
tense rigid; straff
tenside Tensid n.
tensile clasp (dent.) Zugklammer f.
– strength Zugfestigkeit f.
tension Spannung f.; Streckung f.
tension-free spannungsfrei
tension state Spannungszustand m.
tensor Strecker m.
tent Zelt n.; Mullpfropf m.
–, laminaria Laminariastift m.
tentacle Fühler m. (zool.)
tentorial tentoriell
teoclate Teoclat n., Theoclat n.
tepidarium Schwitzbad n.
teprotide Teprotid n.
teratic teratisch
teratism Missbildung f.
teratoblastoma Teratoblastom n.
teratogenic teratogen
teratogenicity Teratogenität f.
teratological teratologisch
teratology Teratologie f.
teratoma Teratom n.
teratosis Teratose f.
terazosin *d.e.* n.
terbium *d.e.* n.
terbutaline Terbutalin n.
terchloride Trichlorid n.
terciprazine Terciprazin n.
terconazole Terconazol n.
terebrant bohrend
terebrating bohrend
terebration Bohren n.
terfenadine Terfenadin n.
teriparatide Teriparatid n.
terizidone Terizidon n.
terlipressin *d.e.* n.
term Termin m.; Ausdruck m.; Monatsblutung f.
terminad endwärts
terminal Terminal n.; terminal
termination Endigung f.; Beendigung f., *d.e.* f.
terminator codon Terminatorcodon n.
terminological terminologisch
terminology Terminologie f.
termino-terminal terminoterminal
termone Termon n.
ternary ternär
ternidazole Ternidazol n.
terodiline Terodilin n.
terofenamate Terofenamat n.
teroxalene Teroxalen n.
terpene Terpen n.
terpineol *d.e.* n.
territory Gebiet n.
tertatolol *d.e.* n.
tertiary tertiär
tesimide Tesimid n.
tesla *d.e.* n.
test *d.e.* m., Versuch m., Probe f.
–, achievement Leistungstest m.
–, Allen-Doisy Allen-Doisy-Test m.
– arrangement Versuchsanordnuntg f.
–, Bárány's Baranyscher Zeigeversuch m.
–, Benedict's Benedict-Probe f.
–, Binet-Simon's Binet-Simon-Test m.
– breakfast Probefrühstück n.
–, breath holding Atemanhalteversuch m.
–, Casoni's Casoni-Test m.
– condition Versuchsbedingung f.
–, Coombs Coombstest m.
–, cutaneous Hauttest m.
–, Dick Dick-Test m.
–, dip and read Teststreifenverfahren n.
–, Dold's Dold-Test m.
– duration Versuchsdauer f.
–, educational Leistungstest m.
–, floating Schwimmprobe f.
–, Frei Frei-Test m.
–, Gmelin's Gmelin-Probe f.
–, Gordon's Gordon-Test m.
–, Guenzburg's Günzburg-Probe f.
–, Hanganutziu-Deicher Hanganutziu-Deicher-Test m.
–, Hammarsten's Hammarsten-Test m.
–, heel-knee Knie-Hacken-Versuch m.
–, Hunt's Hunt-Test m.
–, hydrogen peroxide Schaumprobe f.
–, hydrostatic Lungenschwimmprobe f.

–, Kaufmann's Kaufmann-Test m.
–, Legal's Legal-Probe f.
–, Lieben's Liebensche Probe f.
–, Lüscher's Lüscher-Test m.
–, Mantoux Mantoux-Probe f.
–, Marsh's Marsh-Test m.
–, mastic Mastixreaktion f.
– meal Probemahlzeit f.
–, Mendel's Mendel-Mantoux-Probe f.
–, Millon's Millon-Probe f.
–, Moro's Moro-Probe f.
–, Nylander's Nylander-Probe f.
–, Obermayer's Obermayer-Probe f.
–, orthostatic exercise Stehversuch m.
–, Pandy's Pandy-Probe f.
– paper Reagenzpapier n.
–, Paul-Bunnel Paul-Bunnell-Test m.
–, perceptual maze Irrgartensuchtest m.
– person Versuchsperson f.
–, pointing Zeigeversuch m.
–, positional Lagerungstest m.
– preform (dent.) Proberohling m.
–, Quick Quick-Test m.
–, rapid Schnelltest m.
– result Versuchsergebnis n.
–, Rinne's Rinnescher Versuch m.
–, Rivalta's Rivalta-Probe f.
–, Rorschach Rorschach-Test m.
–, Rose-Waaler Waaler-Rose-Test m.
–, Sabin-Feldman Sabin-Feldman-Test m.
–, Schick's Schick-Test m.
–, Schiller's Schillersche Jodprobe f.
–, Schlesinger's Schlesinger-Probe f.
–, Schultz-Charlton Schultz-Charlton-Test m.
–, Schwabach's Schwabachscher Versuch m.
–, Selivanoff's Seliwanow-Probe f.
–, Sia's Sia-Test m.
–, Snellen's Snellensche Sehprobe f.
– strip Teststreifen m.
–, Sulkowitch's Sulkowitch-Probe f.
–, Thormählen's Thormählen-Probe f.
–, Tiffeneau's Tiffeneau-Test m.
–, Tollens' Tollens-Probe f.
–, Trendelenburg's Trendelenburgscher Versuch m.
–, Trommer's Trommer-Probe f.
– tube Reagenzglas n.
– type Optotype f.
–, Uffelmann's Uffelmann-Probe f.
–, Uhlenhut's Uhlenhut-Verfahren n.
–, Watson-Schwartz Watson-Schwartz-Test m.
–, Weber's Weberscher Versuch m.
–, Wechsler's Hamburg-Wechsler-Test m.
–, whisper Flüsterprobe f.
testicle Hoden m.
–, undescended Leistenhoden m., Kryptorchismus m.
–, wandering Pendelhoden m.
testicular testikulär
– cancer Hodenkrebs m.
– hormone Testosteron n.
testis Hoden m.
testolactone Testolakton n.
testosterone Testosteron n.
tetanic tetanisch
tetaniform *d.e.*
tetanoid *d.e.*
tetanospasmin *d.e.* n.
tetanus *d.e.* m., Wundstarrkrampf m.
– antitoxin Tetanusantitoxin n.
tetany Tetanie f.
tetra-acetate Tetraazetat n.
tetrabarbital *d.e.* n.
tetrabasic tetrabasisch, vierbasisch
tetrabenazine Tetrabenazin n.
tetraborate Tetraborat n.
tetrabutyl *d.e.* n.
tetracaine Tetracain n.
tetrachloride Tetrachlorid n.
tetrachlorobenzodioxin Tetrachlorbenzodioxin n.
tetrachlorethylene Tetrachlorethylen n.
tetrachloromethylmercaptane Tetrachlormethylmerkaptan n.
tetracosactide Tetracosactid n.
tetracosapeptide Tetracosapeptid n.
tetracyclic tetrazyklisch; tetrazyklisches Medikament n.
tetracycline Tetracyclin n.
tetrad Tetrade f.; vierwertiges Atom n.
tetradecanoate Tetradecanoat n.
tetradecapeptide Tetradekapeptid n.
tetradecylamine Tetradecylamin n.
tetraene Tetraen n.
tetraethyl lead Tetraethylblei n.
tetraethylammonium bromide Tetraethylammoniumbromid n.
tetraethylpyrophosphate Tetraethylpyrophosphat n.
tetrafluoride Tetrafluorid n.
tetrafluoroborate Tetrafluoroborat n.
tetrafluoromethane Tetrafluormethan n.
tetrahydrate Tetrahydrat n.
tetrahydrocannabinol *d.e.* n.
tetrahydrocarboline Tetrahydrokarbolin n.
tetrahydrodeoxycorticosterone Tetrahydrodesoxycorticosteron n.
tetrahydrofolate Tetrahydrofolat n.

T

tetrahydrofurfuryldisulfide (a) Tetrahydrofurfuryldisulfid n.
tetrahydrofurfuryldisulphide (e) Tetrahydrofurfuryldisulfid n.
tetrahydrogestrinone Tetrahydrogestrinon n.
tetrahydropapaveroline Tetrahydropapaverolin n.
tetrahydropteridine Tetrahydropteridin n.
tetrahydrothiazine Tetrahydrothiazin n.
tetrahydrouridine Tetrahydrouridin n.
tetraiodothyronine Tetrajodthyronin n.
tetralogy of Fallot Fallotsche Tetralogie f.
tetrameric tetramer
tetramethylammonium *d.e.* n.
tetramisole Tetramisol n.
tetranectin *d.e.* n.
tetranicotinate Tetranikotinat n.
tetranitrate Tetranitrat n.
tetranitromethane Tetranitromethan n.
tetraose *d.e.* f.
tetraoxalate Tetraoxalat n.
tetraparesis Tetraparese f.
tetrapeptide Tetrapeptid n.
tetraphosphate Tetraphosphat n.
tetraplegia Tetraplegie f.
tetraploid *d.e.*
tetraploidy Tetraploidie f.
tetrapyrrole Tetrapyrrol n.
tetrasaccharide Tetrasaccharid n.
tetrasomic tetrasom
tetrasomy Tetrasomie f.
tetravalent vierwertig
tetrazepam *d.e.* n.
tetrazole Tetrazol n.
tetridamine Tetridamin n.
tetriprofen *d.e.* n.
tetrodotoxin *d.e.* n.
tetroquinone Tetrochinon n.
tetrose *d.e.* f.
tetroxide Tetroxid n.
tetroxoprim *d.e.* n.
tetryzoline Tetryzolin n.
tetter Flechte f., Hautflechte f.
texture Gewebe n.; Struktur f.
TGA (total gonadotropic activity) totale gonadotrope Aktivität f.
TGA (transposition of the great arteries) Transposition f. der großen Arterien
thalamencephalon Zwischenhirn n.
thalamic thalamisch
thalamocortical thalamokortikal
thalamolenticular thalamolentikulär
thalamomammillary thalamomamillär
thalamotegmental *d.e.*
thalamotomy Thalamotomie f.
thalamus *d.e.* m.
thalassaemia (e) Thalassämie f.
thalassanaemia (e) Cooley-Anämie f.
thalassanemia (a) Cooley-Anämie f.
thalassemia (a) Thalassämie f.
thalassotherapy Thalassotherapie f.
thalidomide Thalidomid n.
thallium *d.e.* n.
– scintigraphy Thalliumszintigraphie f.
thallotoxicosis Thalliumvergiftung f.
THAM (trishydroxymethylaminomethane) Trishydroxymethylaminomethan n.
thanatology Thanatologie f.
thanatophobia Thanatophobie f.
thank you for your understanding danke für Ihr Verständnis
thebacone Thebacon n.
thebaine Thebain n.
thecal thekal
thecitis Sehnenscheidenentzündung f.
thecoma Thekazellentumor m.
theelin Östron n., Estron n.
theelol Östriol n., Estriol n.
theine Thein n.
thelalgia Thelalgie f.
thelarche *d.e.* f.
thelitis Brustwarzenentzündung f.
thelytocous thelytokisch
thenalidine Thenalidin n.
thenardite Thenardit n.
thenar eminence Daumenballen m.
thenium *d.e.* n.
theobromine Theobromin n.
theoclate Theoclat n.
theodrenaline Theodrenalin n.
theomania Theomanie f.
theophyllinate Theophyllinat n.
theophylline Theophyllin n.
theorem *d.e.* n.
theoretical theoretisch
theory Theorie f.
–, circus movement Theorie f. der kreisenden Erregung
–, quantum Quantentheorie f.
–, side-chain Seitenkettentheorie f.
therapeutic therapeutisch
– brain implant therapeutisches Gehirnimplantat n.
– range therapeutische Breite f.
therapeutics Therapie f., Heilmethode f., Behandlung f.
therapeutist Therapeut m., Therapeutin f.
therapist Therapeut m., Therapeutin f.
therapy Therapie f.

–, aimed gezielte Therapie f.
–, deep-action Tiefentherapie f.
–, occupational Beschäftigungstherapie f.
– of choice Therapie f. der Wahl
– of Plummer Plummern n., Plummer-Therapie f.
–, radiation Strahlenbehandlung f.
–, surface Oberflächentherapie f.
therm kleine Kalorie f.
thermaesthesia (e) Thermästhesie f.
thermal *d.e.*
thermalgesia Thermalgesie f.
thermalgia Thermalgie f.
thermanaesthesia (e) Thermanästhesie f.
thermanesthesia (a) Thermanästhesie f.
thermesthesia (a) Thermästhesie f.
thermic thermisch
thermoablation *d.e.* f.
thermoanalgesia Thermoanalgesie f.
thermocautery Thermokaustik f.
thermochemical thermochemisch
thermochemistry Thermochemie f.
thermochemotherapy Thermochemotherapie f.
thermocoagulation Thermokoagulation f.
thermocouple Thermoelement n.
thermodilution *d.e.* f.
thermodynamic thermodynamisch
thermodynamics Thermodynamik f.
thermoelectric thermoelektrisch
thermogenesis Wärmebildung f.
thermogenetic wärmebildend
thermogenic thermogen
thermogenin *d.e.* n.
thermographical thermographisch
thermography Thermographie f.
–, liquid crystal Flüssigkristallthermographie f.
thermokeratoplasty Thermokeratoplastie f.
thermolabile thermolabil
thermolability Thermolabilität f.
thermoluminescence Thermolumineszenz f.
thermometal Bimetall n.
thermometer *d.e.* n.
thermometric thermometrisch
thermometry Thermometrie f., Temperaturmessung f.
thermophil *d.e.*
thermophilic thermophil
thermophobia Thermophobie f.
thermophore Thermophor m.
thermoplacentography Thermoplazentographie f.
thermoplastic thermoplastisch
thermoprecipitation Thermopräzipitation f.
thermoreceptor Thermorezeptor m.
thermoregulation Thermoregulation f., Wärmeregulation f.
thermoregulatory wärmeregulierend
thermoresistant thermoresistent, hitzebeständig
thermostabile thermostabil
thermostat *d.e.* m.
thermotherapy Thermotherapie f., Wärmebehandlung f.
thermotolerant *d.e.*
thermotropism Thermotropie f.
thesaurismosis Speicherkrankheit f.
thesaurosis Speicherkrankheit f.
theta wave Thetawelle f.
THG (tetrahydrogestrinone) Tetrahydrogestrinon n. (THG)
thiabendazole Thiabendazol n.
thiabutazide Thiabutazid n.
thiacetarsamide Thiacetarsamid n.
thiadiazole Thiadiazol n.
thialbarbitone Thialbarbital n.
thiamazole Thiamazol n.
thiambutene Thiambuten n.
thiambutosine Thiambutosin n.
thiamine Aneurin n., Thiamin n.
thiamphenicol *d.e.* n.
thiaxanthene Thiaxanthen n.
thiazide Thiazid n.
thiazine Thiazin n.
thiazole Thiazol n.
thiazolidine Thiazolidin n.
thiazolidinedione Thiazolidindion n.
thiazosulfone (a) Thiazosulfon n.
thiazosulphone (e) Thiazosulfon n.
thick dick; dicht; trüb
thicken, to verdicken, eindicken
thienamycin *d.e.* n.
thienodiazepine Thienodiazepin n.
thienopyridine Thienopyridin n.
thiethylperazine Thiethylperazin n.
thigenol *d.e.* n.
thigh Oberschenkel m.
thihexinol *d.e.* n.
thin dünn
–, to verdünnen
thinking Denken n.
–, forced Zwangsdenken n.
thin-layer chromatograph Dünnschichtchromatograph m.
thin-layer electrophoresis Dünnschichtelektrophorese f.
thinning Verdünnung f., Verschmächtigung f.
thio... see also:/siehe auch: tio...

T

thioacetal Thioazetal n.
thioacetamide Thioacetamid n.
thioalcohol Thioalkohol m.
thioarsenite Thioarsenit n.
thioate Thioat n.
thiobarbiturate Thiobarbiturat n.
thiobendazole Thiobendazol n.
thiocarbamide Thioharnstoff m.
thiocarlide Thiocarlid n.
thiochrome Thiochrom n.
thiocyanate Thiozyanat n.
thiocyanoacetate Thiozyanoazetat n.
thiodeoxyguanosine Thiodesoxyguanosin n.
thiodeoxyinosine Thiodesoxyinosin n.
thiodiglycol Thiodiglykol n.
thiodiphosphate Thiodiphosphat n.
thioester *d.e.* m.
thioether Thioether m.
thiofuradene Thiofuraden n.
thioglucose Thioglukose f.
thioglycolate Thioglykolat n.
thioguanine Thioguanin n.
thiohexamide Thiohexamid n.
thioinosine Thioinosin n.
thiokinase *d.e.* f.
thiol *d.e.* n.
thiolase *d.e.* f.
thiomalate Thiomalat n.
thiomersal *d.e.* n.
thioneine Thionein n.
thionine Thionin n.
thiopental *d.e.* n.
thiopentone Thiopenton n.
thiophene Thiophen n.
thiophosphoramide Thiophosphoramid n.
thiopropazate Thiopropazat n.
thioproperazine Thioproperazin n.
thiopurine Thiopurin n.
thiopyran *d.e.* n.
thiopyrophosphate Thiopyrophosphat n.
thioredoxine Thioredoxin n.
thioridazine Thioridazin n.
thiosalan *d.e.* n., Tiosalan n.
thiosemicarbazone Thiosemikarbazon n.
thiosulfate (a) Thiosulfat n.
thiosulphate (e) Thiosulfat n.
thiotepa *d.e.* n.
thiotixene Thiotixen n.
thiouracil *d.e.* n.
thiourea Thioharnstoff m.
thioxanthene Thioxanthen n.
thiozolidine Thiozolidin e.
thiram *d.e.* n.
thirst Durst m.
– for pleasure Genusssucht f.
thirsty, to be dürsten, durstig sein
thixotropy Thixotropie f.
Thoma-Zeiss counting cell Thoma-Zeiß-Zählkammer f.
Thomas' pessary Thomas-Pessar n.
Thomsen's disease Thomsensche Krankheit f.
thonzylamine Thonzylamin n.
thoracal thorakal
thoracentesis Thoraxpunktion f.; Pleurapunktion f.
thoracic thorakal
– spinal column Brustwirbelsäule f.
– vertebra Brustwirbel m.
thoracoabdominal thorakoabdominal
thoracoacromial thorakoakromial
thoracocautery Thorakokaustik f.
thoracocentesis Thoraxpunktion f.; Pleurapunktion f.
thoracodorsal thorakodorsal
thoracolumbar thorakolumbal
thoracolysis Thorakolyse f.
thoracopagus Thorakopagus m.
thoracoscopy Thorakoskopie f.
thoracostomy Thorakostomie f.
thoracotomy Thorakotomie f.
thorax *d.e.* m.
thorium *d.e.* n.
thorn apple Stechapfel m.
thorter ill Springkrankheit f. (der Schafe)
thought Gedanke m.
– disturbance Denkstörung f.
– reading Gedankenlesen n.
– transfer Gedankenübertragung f.
– translation Gedankenübertragung f.
thoughtful nachdenklich, tiefsinnig
thoughtfulness Nachdenklichkeit f., Tiefsinn m.
thoughtlessness Zerfahrenheit f., Gedankenlosigkeit f.
thread Faden m., Zwirn m.; Gewinde n.
– cutter Fadenabschneider m.
– forming fadenbildend
threadworm Fadenwurm m.
three-dimensional dreidimensional
three glass test Dreigläserprobe f.
three-membered dreigliedrig
three vessel disease Dreigefäßerkrankung f.
three way stopcock Dreiweghahn m.
threonine Threonin n.
threose *d.e.* f.
threshold Schwelle f.
– current Schwellstrom m.
– of pain Schmerzschwelle f.
–, sound Hörschwelle f.

thrill Schwirren n.
thrive, to gedeihen
throat Rachen m., Schlund m.
- -clearing Räuspern n.
- irritation Hustenreiz m.
–, septic sore septische Angina tonsillaris f.
throb, to pochen
throe Schmerz m.; Wehe f.
thrombasthenia Thrombasthenie f.
thrombectomy Thrombektomie f.
thrombembolectomy Thrombembolektomie f.
thrombendarterectomy Thrombendarterektomie f.
thrombin *d.e.* n.
thrombo-angiitis Thrombangitis f.
– obliterans Endangitis obliterans
thromboclasis Thromboklasie f.
thromboclastic thromboklastisch
thrombocyte Thrombozyt m.
thrombocythaemia (e) Thrombozythämie f.
thrombocythemia (a) Thrombozythämie f.
thrombocytolysis Thrombozytolyse f.
thrombocytopathy Thrombozytopathie f.
thrombocytopenia Thrombozytopenie f.
thrombocytopenic thrombozytopenisch
thrombocytosis Thrombozytose f.
thromboelastogram Thrombelastogramm n.
thromboelastographic thrombelastographisch
thromboelastography Thrombelastographie f.
thromboembolic thromboembolisch
thromboembolism Thromboembolie f.
thrombogenesis Thrombogenese f.
thrombogenic thrombogen
thromboglobulin *d.e.* n.
thrombokinase *d.e.* f.
thrombolysis Thrombolyse f.
thrombolytic thrombolytisch
thrombomodulin *d.e.* n.
thrombopathy Thrombopathie f.
thrombopenia Thrombopenie f.
thrombopenic thrombopenisch
thrombophilia Thrombophilie f., Thromboseneigung f.
– testing Thrombophilieanalyse f.
thrombophlebitic thrombophlebitisch
thrombophlebitis *d.e.* f.
thromboplastic thromboplastisch
thromboplastin *d.e.* n., Thrombokinase f.
–, extrinsic Gewebsthrombokinase f.
–, intrinsic Plasmathrombokinase f.
thrombopoiesis Thrombopoese f.
thrombopoietic thrombopoetisch
thrombose, to thrombosieren
thrombosis Thrombose f.
–, cerebral Zerebralthrombose f.
–, deep tiefe Thrombose f.
–, iliac venous Beckenvenenthrombose f.
–, sinus venous Sinusvenenthrombose f.
–, superficial oberflächliche Thrombose f.
–, venous Venenthrombose f.
thrombospondin *d.e.* n.
thrombosthenin *d.e.* n.
thrombotic thrombotisch
thromboxane Thromboxan n.
thrombus *d.e.* m.
–, ball Kugelthrombus m.
throttle Luftröhre f.; Drosselventil n.
–, to drosseln
throw, to werfen
throwing back Atavismus m.
thrush Mundsoor m.; (veter.) Strahlfäule f.
– breast heart Tigerfellherz n.
thrust Stoß m.; Drang m.
–, to stoßen
thujone Thujon n.
thulium *d.e.* n.
thumb Daumen m.
– sucker Daumenlutscher m.
thumps (veter.) Singultus m.
thyme Thymian n.
thymectomize, to thymektomieren
thymectomy Thymektomie f., Thymusdrüsenentfernung f.
thymic cyst Thymuszyste f.
thymidine Thymidin n.
– kinase Thymidinkinase f.
thymidylate Thymidylat n.
thymidylyl *d.e.* n.
thymin Thymopoetin n.
thymine Thymin n.
thymitis *d.e.* f.
thymocyte Thymozyt m.
thymol *d.e.* n.
– blue Thymolblau n.
– phthalein Thymolphthalein n.
thymoleptic thymoleptisch; Thymoleptikum n.
thymoma Thymom n.
thymopoietin Thymopoetin n.
thymoprivic thymopriv
thymopsyche *d.e.* f.
thymosin *d.e.* n.
thymostimulin *d.e.* n.
thymotoxin *d.e.* n.
thymotropism Thymotropie f.
thymus Thymusdrüse f.
thyreoperoxidase *d.e.* f.

thyro-arytaenoid (e) thyreoarytänoidal
thyro-arytenoid (a) thyreoarytänoidal
thyrocalcitonin Schilddrüsencalcitonin n.
thyrocervical thyreozervikal
thyro-epiglottic thyreoepiglottisch
thyroglobulin Thyreoglobulin n.
- antibodies pl. Thyreoglobulin-Antikörper m. pl.
thyrohyoid thyreohyoidal
thyroid Schilddrüse f.; thyreoidal; schildförmig
- cartilage Schildknorpel m.
- gland Schilddrüse f.
- hormone Schilddrüsenhormon n.
- peroxidase antibodies pl. Thyreoperoxidase-Antikörper m. pl.
- -stimulating hormone Thyreotropin n.
thyroidectomize, to thyreoidektomieren
thyroidectomy Thyreoidektomie f.
thyroidin Thyreoidin n.
thyroiditis Thyreoiditis f.
thyroperoxidase *d.e.* f.
thyroprival thyreopriv
thyrostatic thyreostatisch; Thyreostatikum n.
thyrotherapy Schilddrüsentherapie f.
thyrotoxic thyreotoxisch
thyrotoxicosis Thyreotoxikose f.
thyrotrophin Thyreotropin n.
thyrotropic thyreotrop
- hormone thyreotropes Hormon n.
thyrotropin Thyreotropin n.
- releasing factor thyreotropinfreisetzender Faktor m.
thyroxin *d.e.* n.
thyroxine Thyroxin n.
TIA (transient ischaemic attack (e), transient ischemic attack (a) transitorische ischämische Attacke f. (TIA)
tiabendazole Tiabendazol n.
tiafibrate Tiafibrat n.
tiagabin *d.e.* n.
tiamenidine Tiamenidin n.
tiamiprine Tiamiprin n.
tianeptine Tianeptin n.
tiapride Tiaprid n.
tiaramide Tiaramid n.
tibial *d.e.*
tibialgia Tibialgie f.
tibiofemoral *d.e.*
tibiofibular *d.e.*
tibolone Tibolon n.
tic *d.e.* m.
- douloureux *d.e.* m.
ticarcillin *d.e.* n.
tick Zecke f.
- bite Zeckenbiss m.
- paralysis Zeckenlähme f.
- typhus Rocky-Mountain-Fleckfieber n.
tickle, to kitzeln
tickling Kitzeln n., Kitzel m.
ticlatone Ticlaton n.
ticlopidine Ticlopidin n.
TID (ter in die) dreimal täglich
tie, to binden
tie off, to umschlingen
tiemonium *d.e.* n.
tienopramine Tienopramin n.
tifemoxone Tifemoxon n.
tiflamizole Tiflamizol n.
tiformin *d.e.* n.
tiger heart Tigerherz n.
tigering Tigerung f.
tigloidine Tigloidin n.
tight straff
tigroid *d.e.*
tigrolysis Tigrolyse f.
tilidine Tilidin n.
tiliquinol *d.e.* n.
tilorone Tiloron n.
tilozepine Tilozepin n.
tilt, to kippen
tilting table Kipptisch m.
tiludronate Tiludronate n.
time Zeit f.
- -consuming zeitraubend
- dependent zeitabhängig
-, filling Füllungszeit f.
-, gestation Tragzeit f., Tragezeit f.
- of action Wirkungsdauer f.
-, real Echtzeit f.
- saving zeitsparend
- switch Zeitschalter m.
-, working Arbeitszeit f.
timegadine Timegadin n.
timerfonate Timerfonat n.
timing zeitliche Regelung f., Terminwahl f.
timiperone Timiperon n.
timofibrate Timofibrat n.
timolol *d.e.* n.
timoprazole Timoprazol n.
tin Zinn n.
tinction Färbung f.
tincture Tinktur f.
- of belladonna Belladonnatinktur f.
- of opium Opiumtinktur f.
- ov valerian Baldriantinktur f.
tinea Dermatophytose f.
- cruris Eczema marginatum
- versicolor Pityriasis versicolor
tinge, to tingieren

tingible färbbar
tinidazole Tinidazol n.
tinisulpride Tinisulprid n.
tinkling Klingen n.
tinnitus Ohrensausen n.,*d.e.* m.
tinofedrine Tinofedrin n.
tinoridine Tinoridin n.
tinted getönt, gefärbt
tinzaparin *d.e.* n.
tio... see also:/siehe auch: thio...
tiocarlide Tiocarlid n., Thiocarlid n.
tioconazole Tioconazol n.
tioctilate Tioctilat n.
tioguanine Tioguanin n., Thioguanin n.
tiomesterone Tiomesteron n.
tiopronin *d.e.* n.
tiopropamine Tiopropamin n.
tiosalan *d.e.* n., Thiosalan n.
tiosinamine Tiosinamin n.
tiotidine Tiotidin n.
tiotixene Tiotixen n.
tiotropicem *d.e.* n.
tiotropium *d.e.* n.
tioxidazole Tioxidazol n.
tioxolone Tioxolon n.
tip Spitze f.
– of the nose Nasenspitze f.
– of the tongue Zungenspitze f.
–, to tupfen
tipepidine Tipepidin n.
tipindole Tipindol n.
tipranavir *d.e.* n.
tiquinamide Tiquinamid n.
tiracizin *d.e.* n.
tire, to ermüden
tirofiban *d.e.* n.
tirofibane Tirofiban n.
tiropramide Tiropramid n.
tisocromide Tisocromid n.
tisopurine Tisopurin n.
tisoquone Tisoquon n.
tissue Gewebe n.
–, adipose Fettgewebe n.
– bank Gewebebank f.
–, cicatricial Narbengewebe n.
–, connective Bindegewebe n.
– culture Gewebekultur f.
– engineering Gewebezüchtung f.
–, fatty Fettgewebe n.
–, fibrous Bindegewebe n.
–, glandular Drüsengewebe n.
– glue Gewebekleber m.
– half-value layer Gewebe-Halbwerttiefe f.
– hormone Gewebshormon n.
–, interstitial Stützgewebe n.
– lymph Gewebslymphe f.
–, nerve Nervengewebe n.
– plasminogen activator Gewebsplasminogenaktivator m.
– retractor Wundhaken m.
– –, self-retaining Wundsperrer m.
–, scar Narbengewebe n.
– -specific gewebespezifisch
–, subcutaneous cellular Unterhautzellgewebe n.
–, subcutaneous fatty subkutanes Fettgewebe n.
–, supportive Stützgewebe n.
– thromboplastin Gewebsthrombokinase f.
tissular geweblich
titanium Titan n.
titer *d.e.* m.
titillate, to kitzeln
titrate, to titrieren
titrating apparatus Titriergerät n.
titration *d.e.* f.
–, back Rücktitration f.
titre Titer m.
titrimetric titrimetrisch
titrimetry Titrimetrie f.
tizanidine Tizanidin n.
tizolemide Tizolemid n.
TLC (thin-layer chromatography) Dünnschichtchromatographie f.
T lymphocyte T-Lymphozyt m.
TMS (transcranial magnetic stimulation) transkranielle Magnetstimulation f. (TMS)
TNF (tumor necrosis factor) Tumornekrosefaktor m. (TNF)
toad Kröte f.
toadstool Giftpilz m.
tobacco Tabak m.
– angina Tabakangina f.
– bag suture Tabakbeutelnaht f.
– mosaic disease Tabak-Mosaik-Krankheit f.
tobaccoism Tabakvergiftung f.
tobramycin *d.e.* n.
tocainide Tocainid n.
tocofenoxate Tocofenoxat n.
tocofibrate Tocofibrat n.
tocograph Tokograph m.
tocographic tokographisch
tocography Tokographie f.
tocol *d.e.* n.
tocological tokologisch
tocology Tokologie f.
tocolysis Tokolyse f.
tocolytic tokolytisch
tocometry Tokometrie f.

tocopherol Tokopherol n.
tocotrienol *d.e.* n.
toddle, to unsicher gehen, schwanken, watscheln
toddler Kleinkind n.
toe Zehe f.
toenail Zehennagel m.
toilet Toilette f.
– chair Nachtstuhl m., Toilettenstuhl m.
tocography Tokographie f.
tocometry Tokometrie f.
toko... see:/siehe: toco...
tolazamide Tolazamid n.
tolazoline Tolazolin n.
tolboxane Tolboxan n.
tolbutamide Tolbutamid n.
tolcapone Tolcapon n.
tolciclate Tolciclat n.
tolerability Verträglichkeit f.
tolerable tolerabel, erträglich, verträglich
tolerance Toleranz f., Verträglichkeit f.
–, acquired erworbene Toleranz f.; Gewöhnung f.
–, cutaneous Hautverträglichkeit f.
tolerant *d.e.*
toleration Verträglichkeit f.; Duldung f.
tolerogenic tolerogen
tolfamide Tolfamid n.
tolindate Tolindat n.
toliprolol *d.e.* n.
tolmesoxide Tolmesoxid n.
tolnaftate Tolnaftat n.
tolnidamine Tolnidamin n.
tolonidine Tolonidin n.
tolonium *d.e.* n.
toloxamine toloxamin n.
tolpentamide Tolpentamid n.
tolperisone Tolperison n.
tolpiprazole Tolpiprazol n.
tolpronine Tolpronin n.
tolpropamine Tolpropamin n.
tolpyrramide Tolpyrramid n.
tolquinzole Tolquinzol n.
tolterodine Tolterodin n.
toluene Toluol n.
toluide Toluid n.
toluidine Toluidin n.
– blue Toluidinblau n.
toluol *d.e.* n.
toluyl *d.e.* n.
toluylene Toluylen n.
tolycaine Tolycain n.
tolyl *d.e.* n.
tomocholangiography Tomocholangiographie f.
tomogram Tomogramm n.
tomograph *d.e.* m.
tomographical tomographisch
tomography Tomographie f.
–, nuclear magnetic resonance Kernspintomographie f.
tomoscintigraphy Tomoszintigraphie f.
to- and fro murmur Lokomotivgeräusch n.
tonality Klangfarbe f.; Tonart f.
tone Ton m.; Tonus m.
– -control device Tonblende f.
– gap Hörlücke f., Tonlücke f.
– island Hörinsel f.
tongs Zange f.
tongue Zunge f.
–, black Melanotrichia linguae
–, coated belegte Zunge f.
– depressor Zungendrücker m.
– frenulum Zungenbändchen n.
–, geographical Lingua geographica
– holding forceps Zungenzange f.
– margin Zungenrand m.
–, raspberry Himbeerzunge f.
– root Zungenwurzel f.
–, scrotal Lingua scrotalis
–, strawberry Erdbeerzunge f.
– tip Zungenspitze f.
–, wooden (veter.) Zungenaktinomykose f.
tonic tonisch; Tonikum n.
tonicity Tonizität f.
tonicize, to tonisieren
tonoclonic tonisch-klonisch
tonofibril Tonofibrille f.
tonogram Tonogramm n.
tonograph *d.e.* m.
tonographic tonographisch
tonography Tonographie f.
tonometer *d.e.* n.
tonometric tonometrisch
tonometry Tonometrie f.
tonsil Tonsille f., Mandel f.
–, faucial Gaumenmandel f.
–, lingual Zungenmandel f.
–, pharyngeal Rachenmandel f.
–, palatine Gaumenmandel f.
– seizing forceps Tonsillenfasszange f.
tonsillar tonsillär
tonsillary tonsillär
tonsillectomize, to tonsillektomieren
tonsillectomy Tonsillektomie f.
tonsillitic tonsillitisch
tonsillitis *d.e.* f.
tonsillotome Tonsillotom n.
tonsillotomy Tonsillotomie f.
tonus *d.e.* m.

tool Werkzeug n.
tooth Zahn m.
– alignment (e) normale Zahnausrichtung f.
– alinement (a) normale Zahnausrichtung f.
– angle Zahnwinkel m.
–, avulsed ausgeschlagener Zahn m.
– axis Zahnachse f.
– band Zahnleiste f.
– brush Zahnbürste f.
– color guide (a) Zahnfarbenschlüssel m.
– colour guide (e) Zahnfarbenschlüssel m.
–, crown of the Zahnkrone f.
–, deciduous Milchzahn m.
– drawing Zahnziehen n.
–, end Endzahn m.
– eruption Zahndurchbruch m.
– extraction Zahnextraktion f.
–, eye Augenzahn m.
– fusion Zahnverschmelzung f.
–, hood Zahnkapuze f.
–, impacted eingeklemmter Zahn m.
–, malposed verlagerter Zahn m.
–, neck of the Zahnhals m.
–, permanent bleibender Zahn n.
– paste Zahnpaste f.
– pulp Zahnpulpa f.
–, root of the Zahnwurzel f.
– stump Zahnstumpf m.
–, temporary Milchzahn m.
–, tube Röhrenzahn m.
–, virgin nicht abgekauter Pferdezahn m.
–, wang Molar m.
–, wisdom Weisheitszahn m.
toothache Zahnweh n.
top Spitze f.
topagnosia Topagnosie f.
topectomy Topektomie f.
tophaceous tophusartig
tophus *d.e.* m.
topic topisch, örtlich
topical topisch, örtlich
topiramate Topiramat n.
topochemistry Topochemie f.
topodecan *d.e.* n.
topognosia Topognosie f.
topographical topographisch
topography Topographie f.
topoisomerase *d.e.* f.
topology Topologie f.
topotecan *d.e.* n.
toprilidine Toprilidin n.
torasemide Torasemid n.
torcular Torkular n.
toremifen *d.e.* n.
toric torisch
torment, to quälen
tormentil Tormentille f.
Toronto unit Torontoeinheit f.
torpid *d.e.*
torpidity Torpidität f.
torque Drehmoment m.; Drall m.
torricelli *d.e.* n.
torsion *d.e.* f.
– of a pedicle Stieldrehung f.
torsional strength Torsionsfestigkeit f.
torsiversion *d.e.* f.
torticollis Schiefhals m., Tortikollis f.
torture Folter f.
–, to foltern
toruloma Torulom n.
Torulopsis *d.e.* f.
torulosis Torulose f.
torus corneus (veter.) Hufballen m.
tosactide Tosactid n.
tosilate Tosilat n., Tosylat n.
tosylate Tosylat n.
tosylchloramide Tosylchloramid n.
total *d.e.*
– body irradiated ganzkörperbestrahlt
– body irradiation Ganzkörperbestrahlung f.
– protein Gesamteiweiß n.
totipotential omnipotent
touch Berührung f.; Berührungssinn m., Tastsinn m., Tasten n.
– corpuscle Tastkörperchen n.
–, sense of Tastsinn m.
–, to berühren
– tourniquet Staubinde f., Abschnürbinde f., Abklemmvorrichtung f.
towel Handtuch n.
–, sanitary Monatsbinde f.
–, to abreiben
toxaemia (e) Toxämie f.
toxemia (a) Toxämie f.
toxic toxisch
– shock syndrome Toxinschocksyndrom n.
toxical toxisch
toxicant giftig; Giftstoff m.
toxicity Toxizität f.
toxicodendrol Toxikodendrol n.
toxicoderma Toxikodermie f.
toxicodermatitis Toxikodermatitis f.
toxicodermatosis Toxikodermatose f.
toxicogenetic toxikogenetisch
toxicogenetics Toxikogenetik f.
toxicogenic giftbildend
toxicologic toxikologisch
toxicologist Toxikologe m., Toxikologin f.
toxicology Toxikologie f.
toxicomania Toxikomanie f.

toxicosis Toxikose f.
toxin *d.e.* n.
toxisterol Toxisterin n.
toxocariasis *d.e.* f.
toxoid *d.e.* n.
toxonosis Toxikose f.
toxophorous toxophor
toxoplasma *d.e.* n.
toxoplasmosis Toxoplasmose f.
tozalinone Tozalinon n.
TPA (tissue polypeptide antigen) Gewebspolypeptidantigen n.
t-PA (tissue plasminogen activator) Gewebsplasminogenaktivator m.
TPHA (Treponema pallidum h(a)emagglutination test) Treponema-pallidum-Hämagglutinationstest (TPHA) m.
trabecula Trabekel f.
trabecular trabekulär
trabs Corpus callosum
tracazolate Tracazolat n.
trace analysis Spurenanalyse f.
trace element Spurenelement n.
trace, primitive Primitivstreifen m.
tracer *d.e.* m.
trachea Luftröhre f., Trachea f.
tracheal *d.e.*
– catheter Trachealkatheter m.
– stenosis Trachealstenose f.
tracheitic tracheitisch
tracheitis *d.e.* f.
trachelism Trachelismus m.
trachelobregmatic trachelobregmatisch
trachelopexy Trachelopexie f.
tracheloplasty Tracheloplastik f.
trachelotomy Trachelotomie f.
tracheobronchial *d.e.*
tracheobronchitis *d.e.* f.
tracheolaryngeal *d.e.*
tracheomalacia Tracheomalazie f.
tracheopharyngeal *d.e.*
tracheoplasty Tracheoplastik f., Luftröhrenplastik f.
tracheoscopic tracheoskopisch
tracheoscope Tracheoskop n.
tracheoscopy Tracheoskopie f.
tracheostenosis Trachealstenose f.
tracheostomy Tracheostomie f.
tracheotomize, to tracheotomieren
tracheotomy Tracheotomie f.
– tube Trachealkanüle f.
trachipleistophora *d.e.* f.
trachoma Trachom n.
trachomatous trachomatös
track Gang m., Kanal m., Spur f., Bahn f.
tract Strang m., Kanal m., Weg m., Trakt m.; Abhandlung f.
–, biliary Gallentrakt m.
traction Zug m., Ziehen n.
– diverticulum Traktionsdivertikel n.
tractotomy Traktotomie f.
trade co-operative association Berufsgenossenschaft f.
– name Handelsname m.
traditional traditionell
traffic Verkehr m.
– accident Verkehrsunfall m.
tragacanth Tragant m.
tragus *d.e.* m.
train, to trainieren, ausbilden, erziehen, einüben
trainee Auszubildende f., Auszubildender m.
training *d.e.* n.; Ausbildung f., Schulung f.
–, advanced Fortbildung f.
–, autogenic autogenes Training n.
– school for midwives Hebammenschule f.
– school for nurses Krankenpflegeschule f.
–, special medical Facharztweiterbildung f.
tralonide Tralonid n.
tram line shadow Schienenstrangzeichen n.
tramadoc *d.e.* n.
tramadol *d.e.* n.
tramazoline Tramazolin n.
trance *d.e.* f.
trandolapril *d.e.* n.
tranquilization Beruhigung f.
tranquilize, to beruhigen
tranquilizer *d.e.* m.
–, major (a) Neuroleptikum n.
–, minor (a) Tranquilizer m.
transabdominal *d.e.*
transacetylase Transazetylase f.
transacetylation Transazetylierung f.
transaldolase *d.e.* f.
transaminase *d.e.* f.
transamination *d.e.* f.
transatrial *d.e.*
transauricular transaurikulär
transaxial *d.e.*
transaxillar transaxillär
transbronchial *d.e.*
transcapillary transkapillär
transcarbamoylase Transkarbamoylase f.
transcardiac transkardial
transcatheter embolization Transkatheterembolisation f.
transcellular transzellulär
transcendental transzendent
transcobalamine Transkobalamin n.
trans-configuration Trans-Konfiguration f.

transcortical transkortikal
transcortin *d.e.* n.
transcranial transkraniell
transcript *d.e.* n.
transcriptase *d.e.* f.
transcription *d.e.* f., Transkription f.
– factor Transkriptionsfaktor m.
transcutaneous transkutan
transdermal *d.e.*
transdiaphragmatic transdiaphragmatisch
transducer *d.e.* m.
transduction Transduktion f.
transduodenal *d.e.*
transect, to durchtrennen, durchschneiden
transection Kreuzschnitt m.
transendothelial *d.e.*
transesophageal (a) transösophageal
transethmoidal *d.e.*
transfection Transfektion f.
transfectoma Transfektom n.
transfemoral *d.e.*
transfer Übertragung f., Verlegung f., Überweisung f.
transfer-RNA Transfer-RNS f.
transfer, to transferieren, übertragen, überweisen, verlegen
transferase *d.e.* f.
transference Übertragung f.; Umstellung f.
transferrine Transferrin n.
transform, to transformieren, umwandeln
transformation *d.e.* f., Umwandlung f., Umbau m.
transformer Transformator m.
transformylase *d.e.* f.
transfrontal *d.e.*
transfuse, to transfundieren
transfusion *d.e.* f.
– incident Transfusionszwischenfall m.
–, rapid Schnelltransfusion f.
transgastric transgastral
transgenic transgen
transglucosidase Transglukosidase f.
transglutaminase *d.e.* f.
transhepatic transhepatisch
transhiatal *d.e.*
transhydrogenase *d.e.* f., Transhydrase f.
transhydroxymethylase *d.e.* f.
transient vorübergehend
transillumination *d.e.* f., Diaphanoskopie f.
transistor *d.e.* m.
transistorize, to transistorisieren
transition Übergang m.; *d.e.* f.
transitional vorübergehend, transitorisch
– stage Übergangsstadium n.
transjugular transjugulär
transketolase *d.e.* f.
translaryngeal *d.e.*
translation *d.e.* f.
translocase Translokase f.
translocation Translokation f.
translucent durchscheinend
transluminal *d.e.*
transmethylase *d.e.* f.
transmethylation Transmethylierung f.
transmigrate, to durchwandern
transmigration Durchwanderung f., Auswanderung f.
transmembranous transmembranös
transmineralization Transmineralisation f.
transmissibility Übertragbarkeit f.
transmissible übertragbar
transmission Übertragung f.
– -computed tomography Transmissionscomputertomographie f.
transmit, to übertragen
transmitral *d.e.*
transmitter Überträger m., Überträgerin f., *d.e.* m.
transmucosal transmukosal
transmural *d.e.*
transmutation *d.e.* f.
transmute, to umwandeln, transmutieren
transmyocardial transmyokardial
transnasal *d.e.*
transneuronal *d.e.*
transoesophageal (e) transösophageal
transorbital *d.e.*
transpalatal *d.e.*
transpapillary transpapillär
transparency Transparenz f.
transparent *d.e.*, durchsichtig
transparieto-occipital transparieto-okzipital
transpeptidase *d.e.* f.
transpeptidation *d.e.* f.
transperitoneal *d.e.*
transpiration *d.e.* f., Ausdünstung f.
transpire, to transpirieren
transplacental transplazentar
transplant Transplantat n.
–, to transplantieren
transplantable transplantabel
transplantation *d.e.* f.
transpleural *d.e.*
transport form Transportform f.
transportation, maneuver for (a) Transportgriff m.
transportation, manoeuvre for (e) Transportgriff m.
transposable transposabel

T

transposition *d.e.* f.
– of the great vessels Transposition f. der großen Gefäße
transposon *d.e.* n.
transrectal transrektal
transseptal *e.e.*
transsexual transsexuell
transsonic transsonisch
transsphenoidal *d.e.*
transthoracic transthorakal
– access transthorakaler Zugang m.
transthyretin *d.e.* n.
transthyroid transthyreoidal
transtracheal *d.e.*
transudate Transsudat n.
transudation Transsudation f.
transumbilical transumbilikal
transurethral *d.e.*
transuterine transuterin
transvaginal *d.e.*
transvalvular transvalvulär
transvenous transvenös
transventricular transventrikulär
transverse transversal
– diameter Querdurchmesser m.
transversotomy Transversotomie f.
transvesical transvesikal
transvesicular transvesikulär
transvestite Transvestit m.
transvestitism Transvestitismus m.
tranylcypromine Tranylcypromin n.
trapeziometacarpal trapeziometakarpal
trapezoid *d.e.*, trapezähnlich
trapidil *d.e.* n.
trapped air Blähluft f.
trastuzumab *d.e.* m.
Traube's murmur Galopprhythmus m.
trauma *d.e.* n.
–, birth Geburtstrauma n.
–, craniocerebral Schädelhirntrauma n.
traumatic traumatisch
traumatization Traumatisierung f.
traumatize, to traumatisieren
traumatologist Unfallmediziner m., Unfallmedizinerin f.
traumatology Traumatologie f., Unfallheilkunde f.
traumatophilia Traumatophilie f., Münchhausen-Syndrom n.
travel certificate Ortswechselbescheinigung f., Reisebescheinigung f.
traveler's diarrhea (a) Reisediarrhö f.
traveller's diarrhoea (e) Reisediarrhö f.
traxanox *d.e.* n.
tray Tablett n., Mulde f., Trog m.
– impression Löffelabdruck m.
– plate Löffelplatte f.
trazitiline Trazitilin n.
trazodone Trazodon n.
treadmill Laufband n.
treat, to behandeln
treatise Abhandlung f.
treatment Behandlung f.
–, absent Fernbehandlung f.
– area Behandlungsgebiet n.
– center (a) Behandlungszentrum n.
– centre (e) Behandlungszentrum n.
–, compulsory Zwangsbehandlung f.
–, continuous Dauerbehandlung f.
–, diaphoretic Schwitzkur f.
– for obesity Entfettungskur f.
–, massive dose Stoßbehandlung f.
–, non-panel Privatbehandlung f.
–, posthospital nachstationäre Behandlung f.
–, prehospital vorstationäre Behandlung f.
– protocol Behandlungsprotokoll n.
– room Behandlungsraum m.
–, Stroganoff's Stroganoffsche Behandlung f.
– table Behandlungstisch m.
– time Behandlungsdauer f.
–, to increase – gradually einschleichend behandeln
–, to perform initial – anbehandeln
–, to reduce – gradually ausschleichend behandeln
tree, bronchial Bronchialbaum m.
trehalase *d.e.* f.
trehalose *d.e.* f.
treloxinate Treloxinat n.
trematode *d.e.* f.
tremble, to zittern
tremblement Zittern n.
trembles Milchkrankheit f.
trembling Zittern m.
tremor *d.e.* m.
–, coarse grobschlägiger Tremor m.
–, fine feinschlägiger Tremor m.
–, intention Intentionstremor m.
–, resting Ruhetremor m.
–, volitional Intentionstremor m.
trenbolone Trenbolon n.
trench foot Fußerfrierung f.
trench mouth nekrotisierende geschwürige Zahnfleischentzündung f.
trend Neigung f., *d.e.* m.
trengestone Trengeston n.
trepan *d.e.* m., Schädelbohrer m.
trepanation *d.e.* f.
trephination Trepanation f.

trephine *d.e.* f.
–, to trepanieren
trepibutone Trepibuton n.
trepidation Zittern n.; Angstgefühl n.
Treponema pallidum *d.e.* n.
– – immobilization test Nelsontest m.
Treponema pertenue *d.e.* n.
treponematosis Treponematose f.
treptilamine Treptilamin n.
tretamine Tretamin n.
tretinoin *d.e.* n.
TRF (thyrotropin releasing factor) thyreotropin-freisetzender Faktor m.
triac Trijodthyroessigsäure f.
triacetate Triazetat n.
triacetin *d.e.* n.
triacetyloleandomycin Triazetyloleandomycin n.
triacylglycerol Triacylglyzerin n.
triad dreiwertig; dreiwertiges Element n.; Trias f.
trial Erprobung f., Versuch m., Prüfung f., Probe f.
triallyl *d.e.* n.
triamcinolone Triamcinolon n.
triamide Triamid n.
triamine Triamin n.
triaminophosphine Triaminophosphin n.
triampyzine Triampyzin n.
triamterene Triamteren n.
triangle Dreieck n.; Triangel m.
–, Bonwill's Bonwillsches Dreieck n.
–, Bryant's Bryantsches Dreieck n.
–, Garland's Garlandsches Dreieck n.
–, Grocco's Rauchfuß-Groccosches Dreieck n.
–, Lieutaud's Lieutaudsches Dreieck n., Blasendreieck n.
–, Nehb's Nehbsches Dreieck n.
–, Scarpa's Scarpasches Dreieck n.
triangular dreieckig
triaryl Triaryl n.
Triatoma magista *d.e.*, Conorrhinus magistus
– sanguisuga *d.e.*
triazine Triazin n.
triaziquone Triaziquon n.
tribade *d.e.* f.
tribadism Tribadismus m.
tribasic dreibasig
tribenoside Tribenosid n.
triborate Triborat n.
tribromoethanol Tribromethylalkohol m.
tribromide Tribromid n.
tribromomethane Tribrommethan n., Bromoform n.
tribromophenol Tribromphenol n.
tribromsalan *d.e.* n.
tributyl *d.e.* n.
tributyrinase *d.e.* f.
tricellular dreizellig
tricentric trizentrisch
triceteareth phosphate Tricetearethphosphat n.
trichauxis *d.e.* f.
trichiasis *d.e.* f.
Trichinella spiralis *d.e.* f.
trichiniasis Trichinose f.
trichinosis Trichinose f.
trichinous trichinös
trichion Haaransatz m.
trichlorethylene Trichlorethylen n.
trichlorfluormethane Trichlorfluormethan n.
trichloride Trichlorid n.
trichlormethiazide Trichlormethiazid n.
trichlormethine Trichlormethin n.
trichloroethanol Trichlorethanol n.
trichlorphenol *d.e.* n.
trichobezoar *d.e.* m.
trichodento-osseous trichodentoossär
trichoepithelioma Trichoepitheliom n.
trichoglossia Haarzunge f.
trichoma Trichom n.
trichomonacide Trichomonadenmittel n.
trichomonad Trichomonas f.
Trichomonas vaginalis *d.e.*
trichomoniasis *d.e.* f.
trichomycosis Trichomykose f.
trichonosis Trichonose f.
trichophytid *d.e.* n.
trichophytin *d.e.* n.
Trichophyton acuminatum *d.e.*
– steroides Trichophyton gypseum
– crateriforme Trichophyton tonsurans
– violaceum *d.e.*
trichophytosis barbae Trichophytia barbae
– capitis Trichophytia capitis
– corporis Trichophytia corporis
trichopoliodystrophy Trichopoliodystrophie f.
trichoptilosis Trichoptilose f.
trichorhinophalangeal *d.e.*
trichorhizogram Trichorhizogramm n.
trichorhizography Trichorhizographie f.
trichorrhexis nodosa *d.e.*
trichosis Trichose f.
trichosporon *d.e.* n.
trichosporosis Trichosporie f.

T

trichostatin *d.e.* n.
trichostrongyliasis *d.e.* f.
trichostrongylosis Trichostrongylose f.
trichothecene Trichothecen n.
trichothecium *d.e.* n.
trichothiodystrophy Trichothiodysthrophie f.
trichotillomania Trichotillomanie f.
trichromasia Trichromasie f.
trichromatic trichromatisch
trichromic trichromatisch
trichuriasis Peitschenwurmbefall m.
trichuris trichiura *d.e.* f.
tricipital dreiköpfig
trickle, to tröpfeln
triclabendazole Triclabendazol n.
triclazate Triclazat n.
triclocarban *d.e.* n.
triclofenate Triclofenat n.
triclofylline Triclofyllin n.
triclosan *d.e.* n.
tricosactide Tricosactid n.
tricresol Trikresol n.
tricresolamine Trikresolamin n.
tricresolformalin Trikresolformalin n.
tricresyl Trikresyl n.
tricrotism Trikrotie f.
tricuspid dreizipfelig, dreihöckerig
– insufficiency Trikuspidalinsuffizienz f.
– stenosis Trikuspidalstenose f.
– valve Trikuspidalklappe f.
tricyclamol *d.e.* n., Trizyklamol n.
tricyclic trizyklisch; trizyklisches Medikament n.
triene Trien n.
trienol *d.e.* n.
trientine Trientin n.
trierucate Trierucat n., Trierukat n.
triethanolamine Triethanolamin n.
triethylenemelamine Triethylenmelamin n.
triethylene phosphoramide Triethylenphosphoramid n.
triethylene thiophosphamide Triethylenthiophosphamid n.
trifascicular trifaszikulär
triflumidate Triflumidat n.
trifluomeprazine Trifluomeprazin n.
trifluoperazine Trifluoperazin n.
trifluoride Trifluorid n.
trifluorthymidine Trifluorthymidin n.
trifluperidol *d.e.* n.
triflupromazine Triflupromazin n.
trifluridine Trifluridin n.
trifocal trifokal
trifurcation Trifurkation f.
triflusal *d.e.* n.
trigeminy Trigeminie f.
trigemin *d.e.* n.
trigger Hemmschuh m.; Auslöser m.
– finger schnellender Finger m.
– toe schnellende Zehe f.
triglyceride Triglyzerid n.
triglyceridlipase Triglyzeridlipase f.
triglycol Triglykol n.
trigonal *d.e.*, dreieckig
trigone Dreieck n.
trigonitis *d.e.* f.
trigonometric trigonometrisch
trihexose Trihexosid n.
trihexosidase *d.e.* f.
trihexoside Trihexosid n.
trihexyphenidyl *d.e.* n.
trihydrate Trihydrat n.
trihydric trihydrisch
trihydroxymethylaminomethane Trihydroxymethylaminomethan n.
triiodide Trijodid n., Triiodid n.
triiodothyronine Trijodthyronin n.
triketohydrindene hydrate Triketohydrindenhydrat n.
trikresol *d.e.* n.
trilactate Trilaktat n.
trilobate dreilappig
trilobed dreilappig
trilogy of Fallot Fallotsche Trilogie f.
trim, to (dent.) ausarbeiten
trimalleolar trimalleolär
trimebutime Trimebutim n.
trimedoxime Trimedoxim n.
trimenon *d.e.* n.
trimeperidine Trimeperidin n.
trimeprazine Trimeprazin n.
trimepropimine Trimepropimin n.
trimer *d.e.* n.
trimeric trimer
trimerous trimer
trimester *d.e.* n.
trimetamide Trimetamid n.
trimetazidine Trimetazidin n.
trimethadione Trimethadion n.
trimethobenzamide Trimethobenzamid n.
trimethoprim *d.e.* n.
trimethyl *d.e.* n.
trimethylamine Trimethylamin n.
trimethylammonioethylmethacrylate chloride Trimethylammonioethylmethacrylatchlorid n.
trimethylendiamine Trimethylendiamin n.
trimethylpsoralen *d.e.* n.
trimetotine Trimetotin n.

trimetrexate Trimetrexat n.
trimipramine Trimipramin n.
trimmer Putzer m.
trimoxamine Trimoxamin n.
Trinidad disease (veter.) Lähmungswut f.
trinitrate Trinitrat n.
trinitrobenzene Trinitrobenzol n.
trinitrophenol *d.e.* n.
trinitrotoluene Trinitrotoluol n.
trinucleate dreikernig
trinucleotide Trinukleotid n.
triokinase *d.e.* f.
trioleate Trioleat n.
triolein *d.e.* n.
triolism Triolismus m.
triorthocresyl phosphate Triorthokresylphosphat n.
triose *d.e.* f.
triosephosphate Triosephosphat n.
trioxide Trioxid n.
trioxifene Trioxifen n.
trioxopurine Trioxopurin n.
trioxsalen *d.e.* n.
trioxymethylene Trioxymethylen n.
trioxypurine Trioxypurin n.
tripamide Tripamid n.
tripara Drittgebärende f.
triparous drittgebärend
tripartite dreigeteilt
triopaste *d.e.* f.
tripelennamine Tripelennamin n.
tripeptide Tripeptid n.
tripeptidase *d.e.* f.
triphasic dreiphasig
triphenylethylene Triphenylethylen n.
triphenylmethane Triphenylmethan n.
triphosphatase *d.e.* f.
triphosphate Triphosphat n.
triphosphonucleoside Triphosphonukleosid n.
triphosphopyridine Triphosphopyridin n.
triphosphopyridinenucleotide Triphosphopyridinnukleotid n.
triple combination Dreifachkombination f.
triple helix Tripelhelix f.
triplegia Triplegie f.
triple phosphate Tripelphosphat n.
triplet Drilling m.
triple vaccine Dreifachimpfstoff m.
triploid *d.e.*
triploidy Triploidie f.
triplopia Triplopie f.
tripod Dreifuß m.
triprolidine Triprolidin n.
tripropylene Tripropylen n.
triptan *d.e.* n.
triptorelin *d.e.* n.
trisaccharide Trisaccharid n.
trishydroxymethylaminomethane Trishydroxymethylaminomethan n.
trisialoganglioside Trisialogangliosid n.
trisilicate Trisilikat n.
trismaleate Trismaleat n.
trismus *d.e.* m.
trisodium phosphate Trinatriumphosphat n.
trisomic trisom
trisomy Trisomie f.
trisulfide (a) Trisulfid n.
trisulphide (e) Trisulfid n.
tritanomaly Tritanomalie f.
tritanopia Tritanopie f.
triterpene Triterpen n.
tritiate, to mit Tritium behandeln, mit Tritium versehen
tritiozine Tritiozin n.
tritium *d.e.* n.
triton *d.e.* n.
tritonation Tritonierung f.
tritoqualine Tritoqualin n.
triturate, to triturieren, verreiben
trituration *d.e.* f., Verreibung f.
trityl *d.e.* n.
trivalence Dreiwertigkeit f.
trivalency Dreiwertigkeit f.
trivalent dreiwertig
trivet Dreifuß m.
trizoate Trizoat n.
trizoxime Trizoxim n.
trocar Trokar m.
trochanter *d.e.* m.
trochanterian trochanterisch
trochanteric trochanterisch
troche Pastille f.
trochlea Rolle f. (anatom.), *d.e.* f.
trochlear trochleär
trochoid rollenartig; zapfenförmig
troclosene Troclosen n.
trofosfamide Trofosfamid n.
troglitazone Troglitazon n.
trolnitrate Trolnitrat n.
trolley Transportwagen m.
tromantadine Tromantadin n.
trombicula *d.e.* f.
trometamol *d.e.* n.
tromethamine Tromethamin n., Trometamol n.
tropabazate Tropabazat n.
tropacocaine Tropakokain n.
tropaeolin (e) Tropäolin n.
tropalgin *d.e.* n.

T

tropane alkaloid Tropa-Alkaloid n.
tropatepine Tropatepin n.
tropeine Tropein n.
tropenziline Tropenzilin n.
tropeolin (a) Tropäolin n.
trophedema (a) Trophödem n.
Tropheryma Whippeli *d.e.* n.
trophic trophisch
trophism Trophik f.
trophochromidia Trophochromidie f.
trophoedema (e) Trophödem n.
trophology Ernährungslehre f.
trophoneurosis Trophoneurose f.
trophoneurotic trophoneurotisch
trophonosis Trophonose f.
trophopathy Trophopathie f.
trophoplasm Trophoplasma n.
trophoplast *d.e.* m.
trophotropic trophotrop
trophozoite Trophozoit m.
tropical tropisch
tropicamide Tropicamid n.
tropigline Tropiglin n.
tropin Tropin n.
tropirine Tropirin n.
tropocollagen Tropokollagen n.
tropodifene Tropodifen n.
tropomyosin *d.e.* n.
troponin *d.e.* n.
trospium *d.e.* n.
troubles Beschwerden f. pl.
trough Mulde f., Trog m.
trovafloxacin *d.e.* n.
troxerutin *d.e.* n.
truncal trunkal
truncate, to amputieren; verstümmeln; abstumpfen
truncation Amputation f.; Verstümmelung f., Abstumpfung f.
trunk Rumpf m., Stamm m.
–, sympathetic Grenzstrang m.
trusion Stoß m.; Fehlstellung f.
truss Bruchband n.
truthful glaubhaft
try in (dent.) Anprobe f.
trypan blue Trypanblau n.
trypan red Trypanrot n.
Trypanosoma brucei *d.e.*
Trypanosoma cruzi *d.e.*
Trypanosoma equiperdum *d.e.*
Trypanosoma gambiense *d.e.*
Trypanosoma rhodesiense *d.e.*
trypanosomiasis *d.e.* f., Schlafkrankheit f.
tryparsamide Tryparsamid n.
trypsin *d.e.* n.
trypsinogen *d.e.* n.
tryptamine Tryptamin n.
tryptase *d.e.* f.
tryptic tryptisch
tryptophan *d.e.* n.
– malabsorption Tryptophanmalabsorption f.
tryptophanuria Tryptophanurie f.
TSB (total serum bilirubin) Gesamt-Serum-bilirubin n.
tsetse Tsetsefliege f.
TSH (thyroid-stimulating hormone) Thyreotropin n.
TTC (triphenyltetrazoliumchloride) Triphenyltetrazoliumchlorid n.
TTS (transdermal therapeutic system transdermales therapeutisches System n. (TTS)
tuaminoheptane Tuaminoheptan n.
tubage Intubation f.
tubal tubar
– ligation Tubenligatur f.
– pregnancy Eileiterschwangerschaft f.
tube Tube f., Schlauch m., Rohr n., Röhre f., Tubus m.
–, aspirating Aspirationsrohr n.
– clamp Schlauchklemme f.
–, colon Darmrohr n.
–, connecting Verbindungsschlauch m.
– current Röhrenstrom m.
–, drainage Drainagerohr n.
–, duodenal Einhorn-Sonde f.
–, eustachian Eustachische Röhre f.
–, fallopian Eileiter m.
–, Guedel's Güdel-Tubus m.
–, Miller-Abbott Miller-Abbott-Sonde f.
–, nasal Nasenrohr n.
–, nasal rubber Nasenschlauch m.
–, neural Neuralrohr n.
–, rectal Darmrohr n.
–, speaking Sprechkanüle f.
–, stomach rubber Magenschlauch m.
–, tracheotomy Trachealkanüle f.
– voltage Röhrenspannung f.
–, X-ray Röntgenröhre f.
tubectomy Tubektomie f.
tubercle Tuberkel m.
tubercular tuberkulär
tuberculation Tuberkelbildung f.
tuberculid Tuberkulid n.
tuberculide Tuberkulid n.
tuberculin Tuberkulin n.
tuberculinization Tuberkulinanwendung f.
tuberculocidal tuberkulozid
tuberculoderma Tuberkuloderm n.
tuberculofibrosis Tuberkulofibrose f.

tuberculoma Tuberkulom n.
tuberculomania Tuberkulomanie f.
tuberculophobia Tuberkulophobie f.
tuberculosilicosis Tuberkulosilikose f.
tuberculosis Tuberkulose f.
–, closed geschlossene Tuberkulose f.
–, miliary Miliartuberkulose f.
–, open offene Tuberkulose f.
tuberculostatic tuberkulostatisch; Tuberkulostatikum n.
tuberculotic Tuberkulöser m., Tuberkulöse f.
tuberculotoxin Tuberkulotoxin n.
tuberculous tuberkulös
tuberohypophyseal tuberohypophysär
tuberoinfundibular tuberoinfundibulär
tuberosity Tuberosität f.
tuberous tuberös
tuboabdominal *d.e.*
tubocurarine Tubocurarin n.
tuboligamentary tuboligamentär
tubo-ovarian tuboovarial
tubouterine tubouterin
tubular tubulär
tubule Röhrchen n.
–, collecting Sammelröhrchen n.
–, connecting Harnkanälchenschaltstück n.
–, convoluted renal gewundenes Harnkanälchen n.
–, discharging Ausflussröhrchen n.
–, renal Harnkanälchen n.
–, straight renal gestrecktes Harnkanälchen n.
tubuloglomerular tubuloglomerulär
tubulointerstitial tubulointerstitiell
tubulonecrosis Tubulonekrose f.
tubulopathy Tubulopathie f.
tubulotoxic tubulotoxisch
tubolovascular tubulovaskulär
tubulovasostomy Tubulovasostomie f.
tubulovillous tubulovillös
tubulus *d.e.* m.
tubulysin *d.e.* n.
tuck, to falten
tuclazepam *d.e.* n.
Türck's bundle Türcksches Bündel n.
tuftsin *d.e.* n.
tularaemia (e) Tularämie f.
tularemia (a) Tularämie f.
tulobuterol *d.e.* n.
tumbler switch Kippschalter m.
tumefaction Schwellung f.
tumenol *d.e.* n.
tumescence Tumeszenz f.
–, nocturnal penile nächtliche Penisschwellung f.
tumor (a) *d.e.* m.
–, mixed (a) Mischtumor m.
– necrosis factor (a) Tumornekrosefaktor m.
–, Wilms' Wilms-Tumor m.
tumoricidal tumorizid
tumorous tumorös
tumour (e) Tumor m.
–, mixed (e) Mischtumor m.
– necrosis factor (e) Tumornekrosefaktor m.
–, Wilms' Wilms-Tumor m.
tungiasis Sarkopsyllose f.
tungstate Wolframat n.
tungsten Wolfram n.
tunic Haut f., Häutchen n.
tuning fork Stimmgabel f.
tunnel *d.e.* m.
turbellaria *d.e.* n. pl.
turbid trübe
turbidimeter *d.e.* n.
turbidimetric turbidimetrisch
turbidimetry Turbidimetrie f.
turbidity Trübung f.
turbinal *d.e.*; Nasenmuschel f.
turbinate bone Nasenmuschel f.
turbine *d.e.* f.
turbinectomy Konchektomie f., Turbinektomie f.
turboblower Turbogebläse n.
turbo-drill Turbinenbohrer m.
turboextraction Wirbelextraktion f.
turbulency Turbulenz f.
turbulent *d.e.*
turgent geschwollen
turgescence Schwellung f., Auftreibung f.
turgid geschwollen, aufgetrieben, gestaut; schwülstig
turgidity Aufblähung f., Auftreibung f., Schwellung f.
turgor *d.e.* m.
Turnbull's blue Turnbullblau n.
turned-in legs X-Beine n. pl.
turning Wendung f.
– point Wendepunkt m.
turnover Umsatz m.
turnsickness Drehkrankheit f., Coenurose f.
turpentine Terpentin n.
turricephaly Turmschädel m.
tusk Stoßzahn m.
tutocain *d.e.* n.
tweezers Pinzette f.
twilight Zwielicht n.
– sleep Dämmerschlaf m.
– state Dämmerzustand m.
twin Zwilling m.
– arch Zwillingsbogen m.

T

– **coil kidney** Zwillingsspulenniere f.
– **pregnancy** Zwillingsschwangerschaft f.
twinge Stich m.; stechender Schmerz m.
twinkle, to blinzeln
twins Zwillinge m. pl.
–, **binovular** zweieiige Zwillinge m. pl.
–, **conjoined** Siamesische Zwillinge m. pl.
–, **dichorial** zweieeiige Zwillinge m. pl.
–, **dizygotic** zweieiige Zwillinge m. pl.
–, **enzygotic** eineiige Zwillinge m. pl.
–, **fraternal** zweieiige Zwillinge m. pl.
–, **identical** eineiige Zwillinge m. pl.
–, **Siamese** Siamesische Zwillinge m. pl.
–, **uniovular** eineiige Zwillinge m. pl.
twist drill Spiralbohrer m.
twisting of a pedicle Stieldrehung f.
twisting of the guts Darmverschlingung f.
twitch Zuckung f.
twitch, to zucken
two-arm clasp (dent.) Doppelarmklammer f.
two-armed zweiarmig
two carbon unit Zweikohlenstoff-Fragment n.
two-dimensional zweidimensional
two glass test Zweigläserprobe f.
two-legged zweibeinig
two-membered zweigliedrig
two-milk feeding Zwiemilchernährung f.
two phase system Zweiphasensystem n.
two-polar zweipolig
two-vessel disease Zweigefäßerkrankung f.
two-way stopcock Zweiwegehahn m.
tybamate Tybamat n.
tylectomy Tylektomie f.
tyloma Hautschwiele f.
tylosin *d.e.* n.
tyloxapol *d.e.* n.
tympanal *d.e.*
tympanectomy Tympanektomie f.
tympanic tympanal; tympanisch
– **cavity** Paukenhöhle f.
– **membrane** Trommelfell n.
tympanism Tympanie f.
tympanites Blähbauch m., Tympanie f.
tympanitic tympanitisch
tympanitis *d.e.* f.
tympano-eustachian tympano-eustachisch
tympanogram Tympanogramm n.
tympanograph *d.e.* m.
tympanographic tympanographisch
tympanography Tympanographie f.
tympanomalleal *d.e.*
tympanomandibular tympanomandibulär
tympanomastoid tympanomastoidal
tympanomastoiditis *d.e.* f.
tympanometry Tympanometrie f.
tympanoplasty Tympanoplastik f., Trommelfellplastik f.
tympanosquamosal *d.e.*
tympanotomy Tympanotomie f.
tympanous tympanitisch
tympanum Mittelohr n.; Trommelfell n.
–, **floor of the** – Paukenboden m.
–, **roof of the** – Paukendach n.
tympany Tympanie f.
type Typ m.
–, **left** Linkstyp m.
–, **right** Rechtstyp m.
–, **to** typisieren
typhlatony Typhlatonie f.
typhlitis *d.e.* f.
typhlostomy Typhlostomie f.
typhlotomy Typhlotomie f.
typhloureterostomy Typhloureterostomie f.
typhobacillosis Typhobazillose f.
typhoid typhös; Typhus m.
typhoid fever Typhus abdominalis
typhous fleckfieberartig, fleckfieberförmig
typhus Flecktyphus m., Fleckfieber n., Typhus exanthematicus
– **fever** Fleckfieber n.
–, **flea-borne** murines Fleckfieber n.
–, **murine** murines Fleckfieber n.
–, **scrub** Milbenfleckfieber n.
– **vaccine** Fleckfieberimpfstoff m.
typic typisch
typical typisch
typing Typisierung f.
– **of blood** Blutgruppenbestimmung f.
typological typologisch
typology Typologie f.
tyraminase *d.e.* f.
tyramine Tyramin n.
tyroma Tyrom n.
tyropanoate Tyropanoat n.
tyrosinaemia (e) Tyrosinämie f.
tyrosinase *d.e.* f.
tyrosine Tyrosin n.
tyrosinemia (a) Tyrosinämie f.
tyrosinkinase *d.e.* f.
tyrosinosis Tyrosinose f.
tyrosis Verkäsung f.
Tyson's gland Tysonsche Drüse f.

U

U (unit) Einheit f.
uberty Fruchtbarkeit f.
ubiquinone Ubichinon n.
ubiquitine Ubiquitin n.
ubiquitous ubiquitär
ubisindine Ubisindin n.
udder Euter n.
UDP (uridin diphosphate) Uridindiphosphat n.
UFA (unesterified fatty acid) unveresterte Fettsäure f.
ula Zahnfleisch n.
ulcer Geschwür n., Ulkus n.
–, decubital Dekubitalgeschwür n.
–, duodenal Zwölffingerdarmgeschwür n.
–, gastric Magengeschwür n.
– of foot, perforating Malum perforans pedis
–, secondary jejunal Ulcus jejuni pepticum
ulcerate, to ulzerieren
ulcerating granuloma of the pudenda Granuloma venereum
ulceration Ulzeration f., Ulkusbildung f.
ulcerative ulzerativ
ulcerogenic ulzerogen
ulceroglandular ulzeroglandulär
ulceromembranous ulzeromembranös
ulceronecrotic ulzeronekrotisch
ulcerous ulzerös, geschwürig
ulcus Ulkus n.
ulcus hypostaticum *d.e.*
ulegyria Ulegyrie f.
ulectomy Gingivektomie f.
ulerythema Ulerythem n.
uletic gingival
uletomy Narbenschnitt m.
ulitis Zahnfleischentzündung f.
ulnad ulnarwärts
ulnar *d.e.*
– nerve Nervus ulnaris
– tunnel Ulnartunnel m.
ulnocarpal ulnokarpal
ulnoradial *d.e.*
uloid narbenähnlich
ulopalatopharyngoplasty Ulopalatopharyngoplastie f.
ulorrhea (a) Zahnfleischblutung f.
ulorrhoea (e) Zahnfleischblutung f.
ultimobranchial *d.e.*
ultracentrifugation Ultrazentrifugation f.
ultracentrifuge Ultrazentrifuge f.
–, to ultrazentrifugieren
ultra clean ward keimfreie Isoliereinheit f.
ultrafilter *d.e.* m.
ultrafiltrate Ultrafiltrat n.
ultrafiltration *d.e.* f.
ultrafine ultrafein
ultrahard ultrahart
ultrahigh frequency Ultrahochfrequenz f.
ultrahigh temperature Ultrahochtemperatur f.
ultrahigh vacuum Ultrahochvakuum n.
ultramicroscope Ultramikroskop n.
ultramicroscopical ultramikroskopisch
ultramicrotome Ultramikrotom n.
ultraradical ultraradikal
ultrashort wave Ultrakurzwelle f.
ultrasonic excamination Ultraschalluntersuchung f.
ultrasonic therapy Ultraschallbehandlung f.
ultrasonic wave Ultraschallwelle f.
ultrasonographical ultrasonographisch
ultrasonography Ultrasonographie f.
ultrasound Ultraschall m.
ultrastructural ultrastrukturell
ultrastructure Ultrastruktur f.
ultrathin ultradünn
ultraviolet ultraviolett; Ultraviolett n.
– lamp Ultraviolettlampe f.
ultravirus *d.e.* n.
ultravisible ultravisibel
umbelliferone Umbelliferon n.
umbilectomy Umbilektomie f.
umbilical umbilikal
– band Nabelbinde f.
– cord Nabelschnur f.
– hernia Nabelhernie f.
– rupture Nabelriss m.
– scissors Nabelschnurschere f.
UMP (uridin monophosphate) Uridinmonophosphat n.
unable unfähig, ungeeignet
– for work arbeitsunfähig
unaltered unverändert, unbeeinflusst
unavoidable unvermeidbar, unvermeidlich
unazotized stickstofffrei
unbalance Gleichgewichtsstörung f.; Ungleichgewicht n.
unbreakable unzerbrechlich
unburden, to entlasten
unciform hakenförmig
uncinariasis *d.e.* f.
uncinate hakenförmig
uncircumcised unbeschnitten
unclean unrein

uncleanness Unreinheit f.
unclothe, to entkleiden
uncoating *d.e.* n., Freisetzung f.
uncomfortable unbehaglich, unbequem
uncomplicated unkompliziert
unconcern Teilnahmslosigkeit f.
unconcerned teilnahmslos
unconscious unbewusst; bewusstlos
unconsciousness Bewusstlosigkeit f.
uncontrollable unkontrollierbar
uncontrolled unkontrolliert
unconventional unkonventionell
uncooked ungekocht
– food Rohkost f.
uncouple, to entkoppeln
unction Salbe f.; Salbung f.
unctuous fettig, ölig
uncured ungeheilt
undecanoate Undecanoat n.
undecenate Undecenat n.
undecylenate Undecylat n.
undercooling Unterkühlung f.
undercut (dent.) Unterschnitt m., Haftrinne f., Ankerrinne f.
underdeveloped unterentwickelt
underexpose, to unterbelichten
underfed unterernährt
underfeeding Unterernährung f.
undergraduate Student m./Studentin f. vor dem Examen
underheight unternormale Größe f.
undermine, to unterhöhlen
undernourished unterernährt
underpressure Unterdruck m.
underproduction Unterproduktion f.
understain, to unterfärben
understand, to verstehen
understanding Verstehen n.; Verstand m.
undertable radiography Untertisch-Röntgenaufnahme f.
undertable tube Untertischröhre f.
underwater gymnastics Unterwassergymnastik f.
underwear Leibwäsche f.
underweight Untergewicht n.
undescended testis ausgebliebener Descensus testis
undesirable unerwünscht
undetermined ungeklärt, unentschieden
undifferentiated undifferenziert
undigested unverdaut
undiluted unverdünnt
undissociated undissoziiert
undisturbed ungestört
undress, to entkleiden
undulant undulierend, wellenförmig
undulate, to undulieren
undulation *d.e.* f.
uneasiness Unbehagen n.
uneasy unbehaglich
unerupted nicht durchgebrochen, nicht ausgebrochen
unesterified unverestert
uneven ungleichmäßig, uneben
unexplored unerforscht
unfavorable (a) ungünstig, infaust
unfavourable (e) ungünstig, infaust
unfit for tropical climates tropenuntauglich
unfit for work arbeitsunfähig
unfractionated unfraktioniert
unfreezing Auftauen n.
unfruitful unfruchtbar
ungrease, to entfetten
ungual *d.e.*
unguent Salbe f.
unguis incarnatus *d.e.*, eingewachsener Nagel m.
ungulate hufig; Huftier n.
unhurt unverletzt
uniaxial *d.e.*
unicellular einzellig
unicentric unizentrisch
unidentified unidentifiziert
unidirectional unidirektional
unifascicular unifaszikulär
unification Vereinigung f., Vereinheitlichung f.
unifocal unifokal
unify, to vereinigen; vereinheitlichen
unigravida *d.e.* f.
unilateral *d.e.*, einseitig
unilobular unilobulär
unilocular unilokulär
unimodal *d.e.*
uninjuried unverletzt, unbeschädigt
uninoculated ungeimpft
unintensional unbeabsichtigt, unabsichtlich
uninuclear einkernig
uninucleate einkernig
union Vereinigung f.; Heilung f.
unioval eineiig
uniovular eineiig
unipara *d.e.* f.
unipolar *d.e.*
unipotent *d.e.*
unipotential unipotent
unit Einheit f.; Anlage f., Einrichtung f.
unite, to vereinigen, verbinden
univalence Univalenz f.
univalent *d.e.*, einwertig

univentricular univentrikulär
universal *d.e.*
university Universität f.
– clinic Universitätsklinik f.
– teacher Universitätslehrer m., Universitätslehrerin f.
unknown side effects pl. unbekannte Nebenwirkungen f. pl.
unload, to entladen, entlasten
unmanly unmännlich
unmedullated marklos
unmitigated ungemildert
unmixed unvermischt
unmyelinated myelinfrei; marklos
unnecessary unnötig
unoprostone Unoproston n.
unorganized unorganisiert
unorientation Desorientierung f.
unphysiological unphysiologisch
unpigmented unpigmentiert
unpleasant unbehaglich; unsympathisch
unpleasure Unlust f.
unpredictable unvorhersehbar
unpsychological unpsychologisch
unpublished unveröffentlicht
unrecognized unerkannt
unresectable nicht resezierbar
unresponsiveness Reaktionsunfähigkeit f.
unrest Unruhe f.
unrounded entrundet
unsafe unsicher, gefährlich
unsalted ungesalzen
unsanitary unhygienisch
unsaturated ungesättigt
unsaturation Untersättigung f.
unselected unausgewählt
unsex, to kastrieren
unsharp unscharf
unsharpness Unschärfe f.
–, boundary Randunschärfe f.
–, motional Bewegungsunschärfe f.
unsportsmanlike unsportlich
unstable instabil
unstained ungefärbt
unsteadiness Unstetigkeit f.; Unsicherheit f.
unsteady unstetig; unsicher, ungeschickt
unsuspected unerwartet
unsuspicious unverdächtig
untie, to losbinden
untimely unzeitgerecht
untoward effect unerwünschte Wirkung f.
untreated unbehandelt
unused ungebraucht
unvaccinated ungeimpft
unvascular gefäßlos
unwanted unerwünscht
unwell ungut, unpässlich, unwohl
unwholesome gesundheitsschädlich
unwind, to abspulen, abwickeln
unwomanly unweiblich
update, to aktualisieren
updating Aktualisierung f.
uperization Uperisation f.
upper abdomen Oberbauch m.
upper body Oberkörper m.
uper jaw Oberkiefer m.
upper lip Oberlippe f.
upper part of the body Oberkörper m.
upperarm Oberarm m.
uprooting Entwurzelung f.
uptake Aufnahme f.
upward bending Aufwärtsbiegung f.
– displacement Aufwärtsverlagerung f.
– motion Aufwärtsbewegung f.
urachal *d.e.*
uracil *d.e.* n.
– -mustard Uracil-Lost m.
uraemia (e) Urämie f.
uraemic (e) urämisch
uramustine Uramustin n.
uranium Uran n.
uranoplasty Gaumenplastik f.
uranoplegia Gaumensegellähmung f.
uranoschisis *d.e.* f., Gaumenspalte f.
uranostaphyloplasty Uranostaphyloplastik f.
uranyl *d.e.* n.
urapidil *d.e.* n.
urari Pfeilgift n.
urate Urat n.
uratic uratisch
uratosis Uratose f.
urban städtisch
– population Stadtbevölkerung f.
urbanization Verstädterung f.
urea Harnstoff m.
– nitrogen Harnstoffstickstoff m.
ureapoiesis Harnstoffbildung f.
urease *d.e.* f.
uredepa *d.e.* n.
uredofos *d.e.* n.
urefibrate Urefibrat n.
ureide Ureid n.
uremia (a) Urämie f.
uremic (a) urämisch
ureter *d.e.* m., Harnleiter m.
ureteral *d.e.*
ureterectomy Ureterektomie f.
ureteric ureteral
ureteritis *d.e.* f., Harnleiterentzündung f.
ueterocele Ureterozele f.

ureterocolostomy Ureterokolostomie f.
ureterocystoneostomy Ureterozystoneostomie f.
ureterography Ureterographie f.
ureterolithiasis *d.e.* f.
ureteropelvic ureteropelvin
ureteroplasty Harnleiterplastik f.
ureteropyeloneostomy Ureteropyeloneostomie f.
ureteropyelonephrostomy Ureteropyelonephrostomie f.
ureterorectoneostomy Ureterorektoneostomie f.
ureterorenoscopy Ureterorenoskopie f.
ureteroscopy Ureteroskopie f.
ureterosigmoidostomy Ureterosigmoidostomie f.
ureterostenosis Ureterstenose f.
ureterostomy Ureterostomie f.
ureterotomy Ureterotomie f.
ureterotrigonal *d.e.*
ureterotubal ureterotubar
ureteroureteral *d.e.*
ureterovaginal *d.e.*
ureterovesical ureterovesikal
urethane Urethan n.
urethra *d.e.* f., Harnröhre f.
urethral *d.e.*
urethritis *d.e.* f.
–, **nongonococcal** nichtgonorrhoische Urethritis f.
urethrocele Urethrozele f.
urethrocystography Urethrozystographie f.
urethrocystometry Urethrozystometrie
urethrography Urethrographie f.
urethrometry Urethrometrie f.
urethro-oculoarticular urethrookuloartikulär
urethroplasty Harnröhrenplastik f.
urethroscope Urethroskop n.
urethroscopic urethroskopisch
urethroscopy Urethroskopie f.
urethrostomy Urethrostomie f.
urethrotomy Urethrotomie f.
urge Drang m., Impuls m.
– **incontinence** Dranginkontinenz f.
–, **to** drängen
urgency Dringlichkeit f.
urgent dringlich, drängend
uricase Urikase f.
uricolytic harnsäurespaltend
uricosuric harnsäuretreibend; harnsäuretreibendes Mittel n.
uridin, uridine Uridin n.
uridinuria Uridinurie f.
uridyltransferase *d.e.* f.
uridylyl *d.e.* n.
urimeter *d.e.* n.
urinable harnfähig
urinal Urinflasche f., Harnglas n.
urinalysis Harnanalyse f.
urinary urinär
– **retention** Harnretention f.
– **tract** Harntrakt m.
– – **infection** Harnwegsinfektion f.
urinate, to urinieren, Wasser lassen
urination Urinieren n., Wasserlassen n.
urine Harn m., Urin m.
– **analysis** Urinanalyse f.
– **collecting bag** Harnauffangbeutel m.
– **collection period** Harnsammelperiode f., Urinsammelperiode f.
–, **incontinence of** Harninkontinenz f.
–, **retention of** Harnretention f.
– **sugar** Harnzucker m., Urinzucker m.
uriniferous harnleitend
urinific harnbildend
uriniparous harnbildend
urinoma Urinom n.
urinometer Urometer n.
urinous urinös
urobilin *d.e.* n.
urobilinaemia (e) Urobilinämie f.
urobilinemia (a) Urobilinämie f.
urobilinicterus Urobilinikterus m.
urobilinogen *d.e.* n.
urobilinogenuria Urobilinogenurie f.
urobilinuria Urobilinurie f.
urochrome Urochrom n.
urodynamic urodynamisch
urodynamics Urodynamik f.
uroerythrin *d.e.* n.
uroflow Harnfluss m.
urofollitropin *d.e.* n.
urogenital *d.e.*
urogonadotropin *d.e.* n.
urographic urographisch
urography Urographie f.
uroheparin *d.e.* n.
urokinase *d.e.* f.
urokinin *d.e.* n.
urolagnia Urolagnie f.
urolith Harnstein m.
urolithiasis *d.e.* f.
urological urologisch
urologist Urologe m., Urologin f.
urology Urologie f.
uropepsin *d.e.* n.
uropepsinogen *d.e.* n.
urophanic harnpflichtig

uropoiesis Harnbildung f.
uropoietic uropoetisch
uroporphyria Uroporphyrie f.
uroporphyrin *d.e.* n.
uroporphyrinogen *d.e.* n.
urorrhodin Urorosein n.
urosepsis *d.e.* f.
urotensin *d.e.* n.
urothelium Urothel n.
ursotherapy Ursotherapie f.
urtica Quaddel f.
urticaria Urtikaria f.
urticarial urtikariell
urticarious urtikariell
use Gebrauch m.
– -by date Verfallsdatum n.
–, to gebrauchen, benützen
useful brauchbar, nützlich
useless unbrauchbar
ustilaginism Ustilagismus m.
utensil Gerät n.
uterine uterin
– curette Uteruskürette f.
– probe Uterussonde f.
– segment Uterinsegment n.
uteroabdominal *d.e.*
uterocervical uterozervikal
uterofixation Uterusfixation f.
uterography Uterographie f.
utero-ovarian uteroovariell
uteropelvioplasty Uteropelvioplastik f.
uteroplacental uteroplazental, uteroplazentar
uteroplasty Gebärmutterplastik f.
uterosacral uterosakral
uterothermography Uterothermographie f.
uterotubal uterotubar
uterovaginal *d.e.*
uterovesical uterovesikal
uterus *d.e.* m., Gebärmutter f.
UTI (urinary tract infection) Harnwegsinfektion f.
utilization Verwertung f., Ausnutzung f.
utilize, to verwerten, ausnutzen
utricle Utrikulus m.
utricular utrikulär
utriculosaccular utrikulosakkulär
utterance Äußerung f.; Sprechweise f.; Ausdruck m.; Vortrag m.
uvea *d.e.* f.
uveal *d.e.*
uveitis *d.e.* f.
uveomeningeal *d.e.*
uveoscleral uveoskleral
uveoparotid uveoparotisch
– fever Heerfordtsche Krankheit f.
uveoparotitis *d.e.* f.
uveoplasty Uveaplastik f.
uviolize, to ultraviolett bestrahlen
uvioresistant ultraviolettresistent
uviosensitive ultraviolettempfindlich
uvula *d.e.* f., Zäpfchen n.
–, cleft gespaltene Uvula f.
uvulitis *d.e.* f.
uvulotomy Uvulotomie f.
U wave U-Welle f.
uzara *d.e.* f.
uzarin *d.e.* n.

V

vacant leer, leerstehend
vaccinable impffähig
vaccinal vakzinal
vaccinate, to impfen
vaccinating pen Impffeder f.
– – holder Impffederhalter m.
– set Impfbesteck n.
vaccination Impfung f., Vakzination f.
– certificate Impfschein m.
–, compulsory Pflichtimpfung f.
–, oral Schluckimpfung f.
– register Impfliste f.
–, typhoid Typhusimpfung f.
vaccinator Impfarzt m., Impfärztin f.
vaccine Vakzine f., Impfstoff m.
–, polyvalent Mehrfachimpfstoff m.
vaccinia Kuhpocken f. pl.
vaccinid, vaccinide Impfpusteln f. pl., Vakzinid n.
vacciniform vakziniform
vaccinotherapy Vakzinebehandlung f.
vacuolar vakuolär
vacuolate, to vakuolisieren
vacuolation Vakuolisierung f.
vacuole Vakuole f.
vacuolization Vakuolisierung f.
vacuum Vakuum n.
– curettage Vakuumkürettage f.
– extraction Vakuumextraktion f.
– extractor Vakuumextraktor m.
– casting (dent.) Vakuumguss m.
– firing technique Vakuumbrennverfahren n.
– mixer Vakuummischer m.
– pump Vakuumpumpe f.
– sealing Vakuumversiegelung f.
vagabond Vagabund m.
vagabondage Vagabundentum n.
vagal *d.e.*
vagina *d.e.* f., Scheide f.
vaginal *d.e.*
– speculum Scheidenspekulum n.
vaginismus *d.e.* m.
vaginitis *d.e.* f., Kolpitis f.
vaginolabial *d.e.*
vaginoperineal *d.e.*
vaginoplasty Scheidenplastik f.
vaginovesical vaginovesikal
vagoglossopharyngeal *d.e.*
vagolysis Vagolyse f.
vagolytic vagolytisch; Vagolytikum n.
vagotomy Vagotomie f.
vagotonia Vagotonie f.
vagotonic vagotonisch
vagotony Vagotonie f.
vagotropic vagotrop
vagovagal *d.e.*
vagrant wandernd; Vagabund m.
vagus *d.e.* m.
valaciclovir *d.e.* n.
valamin *d.e.* n.
valconazole Valconazol n.
valdecoxib *d.e.* n.
valdipromide Valdipromid n.
valence Valenz f., Wertigkeit f.
valency Valenz f., Wertigkeit f.
valent wertig, gültig
valeramide Valeramid n.
valeranilide Valeranilid n.
valerate Valerat n., Valerianat n.
valerian Baldrian m.
valerianate Valerianat n.
valethamate Valethamat n.
valetudinarian invalide Person f.
valid wertig, gültig
validity Wertigkeit f., Gültigkeit f.
valine Valin n.
vallecular vallekulär
valnoctamide Valnoctamid n.
valofane Valofan n.
valproate Valproat n.
valproinate Valproinat n.
valpromide Valpromid n.
valsartan *d.e.* n.
valuation Bewertung f., Auswertung f.
value Wert m.
–, actual Istwert m.
–, average Durchschnittswert m.
–, blank Leerwert m.
–, desired Sollwert m.
–, maximum Höchstwert m.
–, minimal Mindestwert m.
–, normal Normalwert m.
–, rated Nennwert m.
–, threshold Schwellenwert m.
valve Klappe f.; Ventil n.; Röhre f.
–, aortic Aortenklappe f.
–, Bauhin's Bauhinsche Klappe f.
– bulb Ventilball m.
–, floppy *d.e.* f., Mitralsegelprolaps m.
– heart Herzklappe f.
–, ileocecal (a) Bauhinsche Klappe f.
–, ileocoecal (e) Bauhinsche Klappe f.
–, mitral Mitralkalppe f.

–, pulmonic Pulmonalklappe f.
– replacement Klappenersatz m.
– pocket Klappentasche f.
– of the heart, semilunar Taschenklappe f. des Herzens
–, tricuspid Trikuspidalklappe f.
–, venous Venenklappe f.
valviform klappenförmig
valvotome Valvotom n.
valvotomy Valvotomie f.
valvula Klappe f., Kläppchen n.
valvular valvulär
– murmur Klappengeräusch n.
valvulitis *d.e.* f.
valvulopathy Valvulopathie f.
valvuloplasty Valvuloplastie f.
valvulotome Valvulotom n.
valvulotomy Valvulotomie f.
valyl *d.e.* n.
vanadate Vanadat n.
vanadium *d.e.* n.
vanadiumism chronische Vanadiumvergiftung f.
vancomycin *d.e.* n.
vanitiolide Vanitiolid n.
vanyldisulfamide (a) Vanyldisulfamid n.
vanyldisulphamide (e) Vanyldisulfamid n.
vapor (a) Dampf m.
–, water Wasserdampf m.
vapo(u)rization Verdampfung f.
vapo(u)rize, to verdampfen
vapour (e) Dampf m.
–, water Wasserdampf m.
Vaquez's disease Vaquez-Oslersche Krankheit f.
vardenafil *d.e.* n.
variability Variabilität f.
variable variabel
variance Varianz f.
variant *d.e.*, abweichend
variant (virol.) Variante (virol.) f.
variation *d.e.* f.
–, diurnal Tagesschwankung f.
varication Varizenbildung f.
varicella Varizellen f. pl., Windpocken f. pl.
varicocele Varikozele f.
varicosclerosation Varizenverödung f.
varicose varikös
– vein Krampfader f.
– veins, sclerosing treatment of Krampfaderverödung f.
varicosis Varikose f.
varicosity Varikosität f.
varicotomy Varikotomie f.
variety Abart f., Varietät f.
variola Pocken f. pl.
variolar variolär
varioliform *d.e.*
varioloid Variolois f.
variolous variolös
varix Blutgefäßknoten m.; Lymphgefäßknoten m.
varnish Lack m.
vary, to variieren
vas Gefäß n.
– deferens Samenleiter m.
vasal *d.e.*
vascular vaskulär
– resistance Gefäßwiderstand m.
– system Gefäßsystem n., Strombahn f.
– tree Gefäßbaum m.
– wall Gefäßwand f.
vascularity Gefäßreichtum m.
vascularization Vaskularisierung f.
vascularize, to vaskularisieren
vasculature Gefäßanordnung f., Gefäßversorgung f.
vasculitis Vaskulitis f.
vasculopathy Vaskulopathie f.
vasculotoxic vaskulotoxisch
vasectomize, to vasektomieren
vasectomy Vasektomie f.
vaselin *d.e.* n.
vasoactive gefäßwirksam
vasoconstriction Vasokonstriktion f., Gefäßzusammenziehung f.
vasoconstrictive vasokonstriktiv, gefäßverengend
vasoconstrictor Vasokonstriktor m.
vasodilatation *d.e.* f., Gefäßerweiterung f.
vasodilating gefäßerweiternd
vasodilation Gefäßerweiterung f.
vasodilative gefäßerweiternd
vasodilator Gefäßerweiterer m., Vasodilatator m.
vasoepididymography Vasoepididymographie f.
vasoepididymostomy Vasoepididymostomie f.
vasogenic vasogen
vasography Vasographie f.
vasoinert gefäßneutral
vasoligation Unterbindung f. des Ductus deferens
vasomobility Gefäßbeweglichkeit f.
vasomotion Gefäßbewegung f.
vasomotor vasomotorisch
vasomotorial vasomotorisch
vasomotorium vasomotorisches System n.
vasomotory vasomotorisch

vasoneurosis Vasoneurose f.
vasoneurotic vasoneurotisch
vaso-occlusive vasookklusiv
vaso-orchidostomy Vasoorchidostomie f.
vasoparalysis Gefäßlähmung f.
vasoparesis Vasoparese f.
vasopeptidase *d.e.* f.
vasopermeability Vasopermeabilität f.
vasopressin *d.e.* n.
vasopressor Vasopressor m.; vasopressorisch
vasospasm Vasospasmus m., Gefäßkrampf m.
vasospastic vasospastisch
vasostomy Vasostomie f.
vasotocin *d.e.* n.
vasotomy Vasotomie f.
vasovagal *d.e.*
vasovasostomy Vasovasostomie f.
vasovesiculectomy Vasovesikulektomie f.
vault Gewölbe n.
–, palatal Gaumengewölbe n.
vaulted gewölbt
VC (vital capacity) Vitalkapazität f. (VK)
VCG (vectorcardiogram) Vektorkardiogramm n. (VKG)
VD (venereal disease) Geschlechtskrankheit f.
VDRL test (venereal disease research laboratory test) Cardiolipin-Mikroflockungs-Test m. (CMT)
vection Übertragung f.
vector Vektor m.; Träger m., Überträger m.
–, spatial Flächenvektor m.
vectorcardiogram Vektorkardiogramm n.
vectorcardiograph Vektorkardiograph m.
vectorcardiography Vektorkardiographie f.
vectorial vektoriell
vecuronium *d.e.* n.
vegan diet vegane Diät f.
veganism streng vegetarische Ernährung f.
vegetable pflanzlich
vegetal pflanzlich
vegetarian Vegetarier m., Vegetarierin f.; vegetarisch
– diet vegetarische Diät f.
vegetation *d.e.* f.
vegetative vegetativ
vehicle Vehikel n.
veil Schleier m.
vein Vene f.
–, anonymous Vena brachiocephalica
–, azygos Vena azygos
–, basilic Vena basilica
–, central Zentralvene f.
–, cephalic Vena cephalica
–, cervical Halsvene f.
–, circumflex femoral Vena circumflexa femoris
– congestion Venenstauung f.
–, epigastric Vena epigastrica
–, femoral Vena femoralis
–, intercostal Vena intercostalis
–, jugular Vena jugularis
–, neck Halsvene f.
–, perforating Vena perforans
–, pulmonary Vena pulmonalis
–, saphenous Vena saphena
–, splenic Milzvene f.
– stripping Venenstripping n.
–, thyroid Vena thyreoidea
–, umbilical Vena umbilicalis
–, varicose Krampfader f.
Veit-Smellie maneuver (a) Veit-Smelliescher Handgriff m.
Veit-Smellie manœuvre (e) Veit-Smelliescher Handgriff m.
velamentous velamentös
Veldt sore Barcookrankheit f.
velocimetry Geschwindigkeitsmessung f.
velocity Schnelligkeit f., Geschwindigkeit f.
– of light Lichtgeschwindigkeit f.
– of sound Schallgeschwindigkeit f.
velopharyngeal *d.e.*
velum, palatal Gaumensegel n.
velvet Samt f.
velvety samten, samtartig
veneer, to (dent.) verblenden
veneer crown Verblendkrone f.
venectasis Venektasie f.
venenation Vergiftung f.
venenific giftbildend
venenous giftig
venereal venerisch
– disease (VD) Geschlechtskrankheit f.
venereological venerologisch
venereologist Venerologe m., Venerologin f.
venereology Venerologie f.
venerological venerologisch
venerologist Venerologe m., Venerologin f.
venerology Venerologie f.
venery Geschlechtsverkehr m.
venesection Venensektion f.
venipuncture Venenpunktion f.
venlafaxin *d.e.* n.
venoarterial venoarteriell
venoconstriction Venokonstriktion f.
venoconstrictory venokonstriktorisch
venodilation Venenerweiterung f.
venodilatory venodilatorisch

venographic venographisch
venography Venographie f.
venom Gift n.
venomous giftig
venose venös, venenhaltig
venous venös
– thrombosis, deep/superficial tiefe/oberflächliche Venenthrombose f.
– hum Nonnensausen n.
veno-venous veno-venös
vent Ausgang m., Öffnung f.; Abzugskanal m. (dent.)
ventilate, to ventilieren
ventilation Ventilation f., Lüftung f., Belüftung f.; Beatmung f.
–, assisted assistierte Beatmung f.
–, controlled kontrollierte Beatmung f.
–, demand Abrufbeatmung f.
–, maximum voluntary maximale willkürliche Ventilation f.
ventilator *d.e.* m.
ventilatory ventilatorisch
ventrad ventralwärts
ventral *d.e.*
ventricle Ventrikel m.
–, fourth vierter Ventrikel m.
–, lateral Seitenventrikel m.
–, left linker Ventrikel m.
–, right rechter Ventrikel m.
–, third dritter Ventrikel m.
ventricular ventrikulär
ventriculoarterial ventrikuloarteriell
ventriculoatrial ventrikuloatrial
ventriculoatriostomy Ventrikuloatriostomie f.
ventriculocisternal ventrikulozisternal
ventriculocisternostomy Ventrikulozisternostomie f.
ventriculogram Ventrikulogramm n.
ventriculographical ventrikulographisch
ventriculography Ventrikulographie f.
ventriculomegaly Ventrikulomegalie f.
ventriculomyotomy Ventrikulomyotomie f.
ventriculonector Hissches Bündel n.
ventriculoperitoneal ventrikuloperitoneal
ventriculoplasty Ventrikelplastik f.
ventriculopuncture Ventrikelpunktion f.
ventriculoscope Ventrikuloskop n.
ventriculoscopy Ventrikuloskopie f.
ventriculostomy Ventrikulostomie f.
ventriculosubarachnoid ventrikulosubarachnoidal
ventriculotomy Ventrikulotomie f.
ventricumbency Bauchlage f.
ventricumbent in Bauchlage f. befindlich
ventrocaudal ventrokaudal
ventrodorsad ventrodorsalwärts
ventrodorsal *d.e.*
ventrofixation *d.e.* f.
ventrohysteropexy Ventrohysteropexie f.
ventroinguinal *d.e.*
ventrolateral *d.e.*
ventromedial *d.e.*
ventromedian *d.e.*
ventroposterior *d.e.*
ventrose bauchig
venule Venole f.
veralipride Veraliprid n.
veratrine Veratrin n.
Veratrum album *d.e.*
– viride *d.e.*
verazide Verazid n.
verbal *d.e.*
Verbascum thapsus *d.e.*
verbenone Verbenon n.
verbigeration *d.e.* f.
verbomania Geschwätzigkeit f., Verbomanie f.
verdoglobin *d.e.* n.
verge Rand m.; Grenze f.; Zirkumferenz f.; Gebiet n.
vergence Vergenz f.
vergency Vergenz f.
verification Verifizierung f.
verify, to verifizieren
vermicidal wurmtötend
vermicide wurmtötendes Mittel n., Wurmmittel n.
vermicular wurmartig
vermiform wurmförmig
vermifugal wurmtreibend
vermifuge wurmtreibendes Mittel n., Wurmmittel n.
vermilion Zinnober m.
vermin Ungeziefer n.
vermination Verwurmung f., Wurmbefall m.
verminosis Wurmbefall m.
vernal conjunctivitis Frühjahrskonjunktivitis f.
– fatigue Frühjahrsmüdigkeit f.
verofylline Verofyllin n.
verotoxin *d.e.* n.
verruca peruviana Verruga peruviana, Peruwarze f.
– plana flache Warze f.
– vulgaris gewöhnliche Warze f.
verruciform warzenförmig
verrucose warzig
verrucous warzig
verruga peruana Peruwarze f.

version Wendung f.
–, **abdominal** äußere Wendung f.
–, **Braxton Hicks'** Wendung f. nach Braxton Hicks
–, **cephalic** Wendung f. auf den Kopf
–, **internal** innere Wendung f.
vertebra Wirbel m.
–, **cervical** Halswirbel m.
–, **fish** Fischwirbel m.
–, **lumbar** Lendenwirbel m.
–, **thoracic** Brustwirbel m.
– **transitional** Übergangswirbel m.
vertebrae, fused Blockwirbel m.
vertebral *d.e.*
– **body** Wirbelkörper m.
– **column** Wirbelsäule f.
vertebrata *d.e.* n. pl.
vertebrate mit Wirbelsäule; Wirbeltier n.
vertebroarterial vertebroarteriell
vertebrobasilar vertebrobasilär
vertebrochondral *d.e.*
vertebrocostal vertebrokostal
vertebrofemoral *d.e.*
vertebrogenic vertebragen
vertebroplasty Vertebroplastie f.
vertebrosacral vertebrosakral
vertebrosternal *d.e.*
vertebrotomy Vertebrotomie f.
verteporfin *d.e.* n.
vertex Scheitel m.
vertical vertikal
verticomental vertikomental
vertiginous vertiginös
vertigo *d.e.* f., Schwindel m.
–, **auditory** Vertigo ab aure laesa
–, **elevation-induced** Fahrstuhlschwindel m.
–, **horizontal** horizontaler Schwindel m.
–, **labyrinthine** Labyrinthschwindel m.
–, **rotatory** Drehschwindel m.
–, **staggering** Schwankschwindel m.
–, **vertical** vertikaler Schwindel m.
–, **vestibular** vestibulärer Schwindel m.
verumontanitis Colliculitis seminalis
verumontanum Colliculus seminalis
very common side effects pl. sehr häufige Nebenwirkungen f. pl.
– **rare side effects pl.** sehr seltene Nebenwirkungen f. pl.
vesical vesikal
vesicant blasenziehend; blasenziehendes Mittel n., Vesicans n.
vesication Blasenbildung f.
vesicatory blasenziehend; blasenziehendes Mittel n.
vesicle Bläschen n.
vesicoabdominal vesikoabdominal
vesicocele Vesikozele f.
vesicocervical vesikozervikal
vesicoperineal vesikoperineal
vesicoprostatic vesikoprostatisch
vesicopubic vesikopubisch
vesicorectal vesikorektal
vesicorectovaginal vesikorektovaginal
vesicorenal vesikorenal
vesicosigmoidostomy Vesikosigmoidostomie f.
vesicospinal vesikospinal
vesicotomy Vesikotomie f.
vesicoumbilical vesikoumbilikal
vesicoureteral vesikoureteral
vesicoureteric vesikoureteral
vesicourethral vesikourethral
vesicouterine vesikouterin
vesicovaginal vesikovaginal
vesicular vesikulär
– **breath sounds** Bläschenatmen n.
vesiculation Bläschenbildung f.
vesiculectomy Vesikulektomie f.
vesiculitis Vesikulitis f.
vesiculobronchial vesikulobronchial
vesiculobullous vesikulobullös
vesiculography Vesikulographie f.
vesiculopapular vesikulopapulär
vesiculoprostatitis Vesikuloprostatitis f.
vesiculopustular vesikulopustulär
vesiculotomy Vesikulotomie f.
vessel Gefäß n.
vessignon (veter.) Gallen f. pl.
vestibular vestibulär
vestibule Vestibulum n.
vestibulocerebellar vestibulozerebellar
vestibulocochlear vestibulokochleär
vestibulo-ocular vestibulookulär
vestibuloplasty Vestibuloplastik f.
vestibulospinal *d.e.*
vestibulotomy Vestibulotomie f.
vestibulourethral *d.e.*
vestige Spur f.
veterinarian Veterinär m., Veterinärin f., Tierärztin f., Tierarzt m.
veterinary science Tierheilkunde f.
veterinary surgeon Tierchirurg m.
veterinary surgery Tierchirurgie f.
vetrabutine Vetrabutin n.
VF (ventricular fibrillation) Kammerflimmern n.
viability Lebensfähigkeit f.
viable lebensfähig
– **cell number** Lebendkeimzahl f.
– **donation** Lebendspende f.

vial Fläschchen n., Kolben m.
vibesate Polyvinylplastikspray m.
vibrate, to fibrieren
vibrating slab Rüttelplatte f.
vibration *d.e.* f.
vibrator *d.e.* m.; Rüttler m. (dent.)
vibratory vibratorisch
Vibrio comma *d.e.*
vibrissa Nasenhaar n.
Viburnum prunifolium *d.e.*
vicarious vikariierend
Vicq d'Azyr's bundle Vicq d'Azyrsches Bündel n.
victuals Lebensmittel n. pl.
vidarabine Vidarabin n.
videoangiographical videoangiographisch
videoangiography Videoangiographie f.
video conference Videokonferenz f.
videodensitometry Videodensitometrie f.
video display Sichtanzeigegerät n.
videoendoscopy Videoendoskopie f.
videographical videographisch
videography Videographie f.
video medical consultation Videosprechstunde f.
videomicroscopy Videomikroskopie f.
video tape Videoband n.
vigabatrin *d.e.* n.
vigil Nachtwache f.
vigilambulism Vigilambulismus m.
vigilance Vigilanz f.
vigility Vigilität f.
villikinin *d.e.* n.
villonodular villonodulär
villose villös
villous villös
villus Zotte f.
viloxazine Viloxazin n.
viminol *d.e.* n.
vinblastine Vinblastin n.
vinburnine Vinburnin n.
Vinca alkaloid Vincaalkaloid n.
vincaleukoblastine Vincaleukoblastin n.
vincamine Vincamin n.
vincristine Vincristin n.
vindesine Vindesin n.
vinegar Essig m.
vinformide Vinformid n.
vinglycinate Vinglyzinat n.
vinleurosine Vinleurosin n.
vinorelbine Vinorelbin n.
vinous vinös
vinpocetine Vinpocetin n.
vinpoline Vinpolin n.
vinrosidine Vinrosidin n.
vinyl *d.e.* n.
– acetate Vinylazetat n.
vinylbital *d.e.* n.
vinylpyridine Vinylpyridin n.
viocid Gentianaviolett n.
violate, to verletzen; vergewaltigen
violence Gewalttätigkeit f.
violet, gentian Gentianaviolett n.
viosterol *d.e.* n., bestrahltes Ergosterin n.
VIP (vasoactive intestinal polypeptide) vasoaktives intestinales Polypeptid n. (VIP)
viper *d.e.* f.
vipoma Vipom n.
viquidil *d.e.* n.
viraemia (e) Virämie f.
viraginity Viraginität f.
viral *d.e.*
– density Virus-Dichte f.
– infection Virusinfektion f.
– load Viruslast f.
– scratch lymphadenitis Katzenkratzkrankheit f.
viremia (a) Virämie f.
virgin Jungfrau f.
virginal jungfräulich, virginell
virginiamycin *d.e.* n.
virginity Jungfräulichkeit f.
viridofulvin *d.e.* n.
virile viril, männlich, mannbar
virilescence Vermännlichung f.
virilism Virilismus m.
virility Virilität f., Männlichkeit f., Mannbarkeit f.
virilization Virilisierung f.
virilize, to vermännlichen, virilisieren
virion *d.e.* n.
viripotent mannbar
virocidal virozid
virogene Virogen n.
virological virologisch
virologist Virologe m., Virologin f.
virology Virologie f.
virosis Viruskrankheit f.
virostatic virostatisch
virotoxin *d.e.* n.
virtopsy Virtopsie f.
virtual virtuell
virucidal viruzid
virulence Virulenz f.
virulent *d.e.*
virus *d.e.* n.
virus, adeno- Adenovirus n.
–, arbo- Arbovirus n.
–, AIDS AIDS-Virus n.

–, **arena-** Arenavirus n.
–, **astro-** Astrovirus n.
–, **baculo-** Baculovirus n.
–, **Borna** Bornavirus n.
–, **bunya** Bunyavirus n.
–, **cat-scratch** Katzenkratzvirus n.
–, **chickenpox** Varizellenvirus n.
–, **corona-** Coronavirus n.
–, **coxsackie** Coxsackievirus n.
–, **cytomegalo-** Zytomegalievirus n.
–, **delta-** Deltavirus n.
–, **Dengue** Denguevirus n.
–, **ebola** Ebolavirus n.
–, **ECHO** ECHO-Virus n.
–, **encephalitis** Enzephalitisvirus n.
–, **entero-** Enterovirus n.
–, **Epstein-Barr** Epstein-Barr-Virus n.
–, **flavi-** Flavivirus n.
–, **Hanta** Hantavirus n.
–, **hepatitis** Hepatitisvirus n.
–, **herpes** Herpesvirus n.
–, **human immunodeficiency-** humanes Immundefizienz-Virus n.
–, **influenza** Influenzavirus n., Grippevirus n.
–, **irido** Iridovirus n.
–, **Lassa** Lassavirus n.
–, **lenti-** Lentivirus n.
–, **lymphocytic choriomeningitis** Virus n. der lymphozytären Choriomeningitis
–, **Marburg** Marburgvirus n.
–, **measles** Masernvirus n.
–, **metapneumonia** Metapneumonievirus f.
–, **molluscum contagiosum** Molluscum-contagiosum-Virus n.
–, **mumps** Mumpsvirus n.
–, **myxo-** Myxovirus n.
–, **nita-** Nitavirus n.
–, **nori** Norivirus n.
–, **noro** Norovirus n.
–, **oncorna** Oncorna-Virus n.
–, **orbi** Orbivirus n.
–, **orf** Orfvirus n.
–, **orphan** Orphanvirus n.
–, **papilloma** Papillomavirus n.
–, **papova** Papovavirus n.
–, **paramyxo-** Paramyxovirus n.
–, **parrot** Psittakosevirus n.
–, **parvo-** Parvovirus n.
–, **phlebo** Phlebovirus n.
–, **picorna** Picorna-Virus n.
–, **pilo** Pilovirus n.
–, **poliomyelitis** Poliomyelitisvirus n.
–, **polyoma** Polyomavirus n.
–, **puumala** Puumalavirus n.
–, **rabies** Tollwutvirus n.
–, **reo-** Reovirus n.
–, **respiratory syncytial** respiratorisches Synzytium-Virus n.
–, **retro-** Retrovirus n.
–, **rhabdo-** Rhabdovirus n.
–, **rhino-** Rhinovirus n.
–, **Ross River** Ross-River-Virus n.
–, **rota-** Rotavirus n.
–, **rubella** Rötelnvirus n.
–, **senai** Senaivirus n.
–, **Semliki Forest** Semliki-Wald-Virus n.
–, **simian** Simianvirus n.
–, **smallpox** Pockenvirus n.
–, **toga-** Togavirus n.
–, **Usutu** Usutu-Virus n.
–, **vaccinia** Vacciniavirus n.
–, **varicella-zoster** Varizellen-Zoster-Virus n.
–, **visna-maedi** Visna-Maedi-Virus n.
–, **west-nile** West-Nil-Virus n.
–, **yellow fever** Gelbfiebervirus n.
visceral viszeral
viscerocranium Viszerokranium n.
viscerocutaneous viszerokutan
visceromotor viszeromotorisch
visceroparietal viszeroparietal
visceropleural viszeropleural
visceroptosis Viszeroptose f.
viscerosensory viszerosensorisch
viscerotropic viszerotrop
viscid klebrig
viscin Viszin n.
viscoelastic viskoelastisch
viscosimeter Viskosimeter n.
viscosimetric viskosimetrisch
viscosimetry Viskosimetrie f.
viscosity Viskosität f.
viscosupplementation Viskosupplementation f.
viscous viskös
visibility Sichtbarkeit f.
visible sichtbar
visile visuell
vision Sehen n., Sehvermögen n.; Sicht f.; Vision f.
–, **axis of** Sehachse f.
–, **blurred** verschwommenes Sehen n.
–, **chromatic** Farbensehen n.
– **disorder** Sehstörung f.
–, **impairment of** Sehbehinderung f.
–, **near** Nahesehen n.
–, **scotopic** Dämmerungssehen n.
–, **shaft** Röhrensehen n., Tunnelsehen n.
– **test** Sehprüfung f.
–, **tubular** Röhrensehen n.
visit Besuch m.

visiting time Besuchszeit f.
visnadine Visnadin n.
visnafylline Visnafyllin n.
visor Visier n.
visual visuell
– acuity Sehschärfe f.
– field Gesichtsfeld n.
visualization Sichtbarmachung f., Veranschaulichung f.
visualize, to sichtbar machen, veranschaulichen
visuauditory visuakustisch
visuomotor visuomotorisch
visuosensory visuosensorisch
visuscope Visuskop n.
vital *d.e.*
– capacity Vitalkapazität f.
– –, forced forcierte Vitalkapazität f.
– –, timed Atemstoßtest m.
– granulation Vitalgranulation f.
– staining Vitalfärbung f.
vitalism Vitalismus m.
vitalistic vitalistisch
vitality Vitalität f.
– test Vitalitätsprüfung f.
vitallium *d.e.* n.
vitalization Vitalisierung f.
vitalize, to vitalisieren, beleben
vitals lebenswichtige Körperteile m. pl.
vitamer *d.e.* n.
vitamin *d.e.* n.
– B complex Vitamin B-Komplex m.
– carrier Vitaminträger m.
vitaminology Vitaminologie f.
vitanition Vitaminmangelkrankheit f.
vitaminoid *d.e.* n.
vitellin *d.e.* n.
vitellolutein *d.e.* n.
vitiation Verfälschung f., Beeinträchtigung f.
vitiliginous vitiliginös
vitiligo *d.e.* f.
vitious circle Circulus vitiosus
vitrectomy Vitrektomie f.
vitreous glasig; Glaskörper m.
– body Glaskörper m.
–, opacity of Glaskörpertrübung f.
vitriol *d.e.* m.
vitronectin *d.e.* f.
vividialysis Vividialyse f.
vividiffusion *d.e.* f.
vivisection Vivisektion f.
VLDL (very low density lipoprotein) Lipoprotein n. mit sehr geringer Dichte
vocal vokal
– cord Stimmband n.
– fremitus Stimmfremitus n.
vocalization Vokalisation f.
vocation Beruf m.; Berufung f.
vocational beruflich
Vögtlin unit Vögtlineinheit f.
voice Stimme f.
–, breaking of the Stimmbruch m.
–, inner innere Stimme f.
voiced stimmhaft
voiceless stimmlos
void leer; zwecklos
volar *d.e.*
volatile flüchtig, volatil
–, easily leicht flüchtig
–, sparingly schwer flüchtig
volatilization Verdampfung f., Verflüchtigung f.
volatilize, to verdampfen, verflüchtigen
volazocine Volazocin n.
volition Wille m., Wollen n.
volitional willensmäßig, willentlich
volley Salve f.
volsella Hakenzange f.
volt *d.e.* n.
voltage elektrische Spannung f.
–, high Hochspannung f.
–, low Niederspannung f.
voltmeter *d.e.* n.
volume Volumen n.
–, blood Blutvolumen n.
–, end-systolic Restblutmenge f.
–, expander Volumenexpander m.
– loading Volumenbelastung f.
–, minute Minutenvolumen n.
– of red blood corpuscles Erythrozytenvolumen n.
– percent Volumprozent n.
– replacement Volumensubstitution f.
–, respiratory Atemvolumen n.
–, stroke Schlagvolumen n.
volumetric volumetrisch
volumetry Volumetrie f.
voluminous voluminös
voluntary freiwillig, willkürlich
volunteer, healthy freiwillige gesunde Versuchsperson f., gesunder Proband m.
voluptuous wollüstig
voluptuousness Wollüstigkeit f.
volupty Wollust f.
volutin *d.e.* n.
volvulus *d.e.* m.
vomerobasilar *d.e.*
vomeroethmoidal *d.e.*
vomeronasal *d.e.*

V

vomicose ulzerös
vomit, to sich übergeben, erbrechen
vomiting Erbrechen n.
– **bowl** Brechschale f.
– **of pregnancy** Schwangerschaftserbrechen n.
vomitive Brechmittel n.
vomiturition Brechreiz m.
von Willebrand's disease von-Willebrand-Jürgens-Krankheit f.
voriconazole Voriconazol n.
vorozol *d.e.* n.
vorozole Vorozol n.
VPB (ventricular premature beat) ventrikuläre Extrasystole f.
VSD (ventricular septal defect) Kammerscheidewanddefekt m.
vucin Vuzin n.
vulcanite Hartgummi m.
vulcanization Vulkanisierung f.
vulcanize, to vulkanisieren
vulcanizer Vulkanisator m.
vulnerability Verwundbarkeit f.
vulnerable verwundbar, vulnerabel
– **person** gefährdete Person f.
vulnerary Wundmittel n., Wundheilmittel n.; wundheilend
vulnerate, to verwunden
vulsella Hakenzange f.
vulsellum Hakenzange f.
vulval vulvär
vulvar vulvär
vulvectomy Vulvektomie f.
vulvitis *d.e.* f.
vulvocrural vulvokrural
vulvovaginal *d.e.*
vuzin *d.e.* n.

W

wad Wattebausch m.
–, to polstern, ausstopfen
wadding Watte f.
– stick Wattestäbchen n.
waddle, to watscheln
waddling watschelig
wafer (dent.) Waffel f.
waist Taille f.
waiting list Warteliste f.
waiting room Wartezimmer n.
waiting time Wartezeit f.
wake, to wachen; wecken
wake up, to aufwachen; aufwecken
wakefulness Wachheit f.
waken, to aufwachen; aufwecken
wale Striemen m.
walking calliper Gehschiene f.
– frame Laufgestell n.
– machine Gehwagen m.
– plaster cast Gehgips m.
wall Wand f.
–, abdominal Bauchwand f., Bauchdecke f.
–, anterior Vorderwand f.
–, colonic Dickdarmwand f.
– -deficient wandlos
–, lateral Seitenwand f.
–, posterior Hinterwand f.
–, vascular Gefäßwand f.
walleye Hornhautleukom n.; Strabismus divergens
walleyed auswärtsschielend
wambles Milchkrankheit f.
wandering wandernd
– kidney Wanderniere f.
want Mangel m., Bedarf m.
–, to benötigen, bedürfen
ward Krankensaal m., Krankenstation f.
–, babies Säuglingsstation f.
–, guarded Wachstation f.
–, isolation Isolierstation f.
–, locked geschlossene Station f.
–, open offene Station f.
– patient stationär liegender Patient m.
– sister Stationsschwester f.
warfarin *d.e.* n.
warm *d.e.*
– -blooded warmblütig
–, to wärmen, erwärmen
warming bath Überwärmungsbad n.
warming bottle Wärmflasche f.
warmth Wärme f.
warning Warnung f.
– bell Alarmklingel f.
warping seuchenhafter Abortus m. (veter.)
wart Warze f.
–, pedunculated Stielwarze f.
warty warzig
war veterans, service for the care of militärische Versorgungsbehörde f.
wash Waschen n., Wäsche f., Spülung f.; Spülflüssigkeit f.
–, vaginal Scheidenspülung f.
wash off, to abspülen, abwaschen
wash out, to auswaschen, ausspülen
wash, to waschen, spülen
washable waschbar
washing agent Waschmittel n.
washing liquid Waschflüssigkeit f., Spülflüssigkeit f.
washing, pulmonary Lungenlavage f.
washout method Auswaschmethode f.
wasp Wespe f.
waste Verschwendung f.; Abfall m., Schlacke f.; Schwund m.
– bucket Abfalleimer m.
– -dressing pail Verbandstoffeimer m.
– gas Abgas n.
– water Abwasser n.
wasting disease Aufbrauchkrankheit f.
wasting palsy progressive Muskelatrophie f.
watch over, to überwachen
water Wasser n.
– absorbent wasserbindend
– balance Wasserhaushalt m.
– bath Wasserbad n.
– bed Wasserbett n.
–, bitter Bitterwasser n.
– brash saures Aufstoßen n.
– closet Wasserklosett n., Toilette f.
– cooled wassergekühlt
–, distilled destilliertes Wasser n.
–, drinking Trinkwasser n.
– equilibrium Wasserhaushalt m.
–, heavy schweres Wasser n.
–, industrial Brauchwasser n.
– -in-oil emulsion Wasser-in-Öl-Emulsion f.
– intoxication Wasservergiftung f.
– jet blower Wasserstrahlgebläse n.
– jet cut Wasserstrahlschnitt m.
– jet pump Wasserstrahlpumpe f.
–, potable Trinkwasser n.
– proof wasserdicht
– repellent wasserabstoßend

– retention Wasserretention f.
–, tap Leitungswasser n.
–, to verwässern, wässern
– turbine Wasserturbine f.
waterfilter Wasserfilter n.
waterline Wasserleitung f.
watermelon stomach Wassermelonenmagen m.
water-soluble wasserlöslich
watt *d.e.* n.
Wattle disease (veter.) Läppchenkrankheit f.
wave Welle f.
–, Berger's Alphawelle f., Alpharhythmus m.
–, decimeter Dezimeterwelle f.
– length Wellenlänge f.
–, long Langwelle f.
– range Wellenbereich m.
–, sharp (EEG) steile Welle f.
–, short Kurzwelle f.
–, ultrashort Ultrakurzwelle f.
waveshape Wellenform f.
wax Wachs n.
– base Wachsbasis f.
– bath Wachsbad n.
– bite Wachsbiss m.
– burnout Wachsausbrennen n.
– -coated wachsbeschichtet, wachsbedeckt
– dental prosthesis Wachsgebiss n.
– impression Wachsabdruck m.
– inlay Wachsinlay n.
– – impression Wachsinlayabdruck m.
– melter Wachsschmelzer m.
–, mineral Mineralwachs m.
– model Wachsmodell n.
– molding spoon Wachsfließer m.
– pattern Wachsschablone f.
– pliers Wachszange f.
– rim Wachswall m.
– sprue Wachsgusskanal m.
– stick Wachsstab m.
– work Wachsarbeit f.
waxing-up technique Aufwachstechnik f.
waxy wächsern
WBC (white blood corpuscle; white blood cell count) weißes Blutkörperchen n.; weißes Blutbild n.
weak schwach
weaken, to schwächen
weakening Schwächung f.
weak-minded schwachsinnig
weakness Schwäche f.
weal Wohl n., Wohlfahrt f.; Strieme f.
wean, to entwöhnen
wear Tragen n.; Abnutzung f.; Ermüdung f.
–, to tragen; abnutzen; ermüden
– out, to verschleißen
weasand Luftröhre f.
weather sensitivity Wetterfühligkeit f.
web Gewebe n., Membran f., Netz n.; Schwimmhaut f.
–, spider's Spinnwebe f.
webbed fingers Fingerverwachsung f., Syndaktylie f.
webbed penis Penis palmatus
webbed toes Zehenverwachsung f., Syndaktylie f.
webfoot Fuß-Syndaktylie f.
webinar Webinar m.
Wechsler scale Wechsler-Skala f.
weddellite Weddellit m.
wedge Keil m.
– excision Keilexzision f.
– pressure Verkeilungsdruck m.
– in, to einkeilen
wedging Keilbildung f.; Verkeilung f.
– of a vertebra Keilwirbelbildung f.
Wegener's antibody Wegener-Antikörper m.
Weigert's method Weigertsche Methode f.
weight Gewicht n.
– gain Gewichtszunahme f.
– loss Gewichtsverlust m., Gewichtsabnahme f.
– reduction Gewichtsverminderung f.
weightless schwerelos
weightlessness Schwerelosigkeit f.
Weil's disease Weilsche Krankheit f.
weld, to schweißen
welfare Wohlfahrt f., Fürsorge f.
–, external Außenfürsorge f.
well-being Wohlbefinden n.
wellness Wohlbefinden n.
Werlhof's disease Werlhofsche Purpura f.
Western blot Western-Blot m.
wet nass, feucht
– -brain Gehirnödem n.
– burring Nassbohren n.
– grinding Nassschleifen n.
– nurse Amme f.
– -pack feuchte Packung f., Wickel m.
–, to nässen, benetzen
wether Hammel m.
wetting Benetzung f., Befeuchtung f.
– agent Netzmittel n.
Wharton's jelly Whartonsche Sulze f.
wheal Striemen m., Strieme f., Hautverdickung f.
wheat germ oil Weizenkeimöl n.
wheatstarch Weizenstärke f.
wheel Rad n.
–, to drehen, sich drehen
– -chair Rollstuhl m.

wheeze, to keuchen
whelk Hautverdickung f.
whelp Welpe m.
whewellite Whewellit m.
whey Molke f.
–, litmus Lackmusmolke f.
whiplash injury Schleudertrauma n.
whiplash trauma Schleudertrauma n.
Whipple's disease Whipplesche Krankheit f.
– operation Whipplesche Operation f.
whipworm Trichuris trichiura
whirl Wirbel m., Strudel m.
whisper, to flüstern
whistle Pfeife f.
–, Galton's Galtonsche Pfeife f.
white weiß
– blood cell weißes Blutkörperchen n.
– blood count weißes Blutbild n.
– of an egg Eiweiß n., Eiklar n.
– -haired weißhaarig
whitehead Hautgrieß m.
whiteleg Phlegmasia alba dolens
whites weißer Fluss m.
whitlockite Whitlockit m.
whitlow Panaritium n.
WHO (World Health Organization) Weltgesundheitsorganisation (WHO) f.
whole body computed tomography Ganzkörper-Computertomographie f.
wholesome bekömmlich, heilsam
whoop Keuchhustenanfall m.
whooping cough Keuchhusten m.
whorl Wirbel m.; Quirl m.
wide-angle Weitwinkel m.
wide-spread weitverbreitet
widow Witwe f.
widower Witwer m.
Wiener spectrum Wiener-Spektrum n.
wife Ehefrau f., Gattin f.
wig Perücke f.
Wigand's maneuver (a), manœuvre (e) Wigandscher Handgriff m.
will Wille m.
Wilson's disease Wilsonsche Krankheit f.
wind, broken (veter.) paroxysmale Dyspnoe f.; Dämpfigkeit f.
wind gall (veter.) Gallen f. pl.
winding Windung f.
windlass Winde f., Abschnürbinde f.
windpipe Luftröhre f.
wind, to winden, wickeln, spulen
wind up, to aufwickeln, aufspulen
wing Flügel m.
–, iliac Darmbeinschaufel f.
– of the nose Nasenflügel m.
wink, to blinzeln
winter feet Winterfüße m. pl.
wintergreen oil Wintergrünöl n.
wipe, to wischen, abwischen, reinigen, trocknen
wire Draht m.
– arch Drahtbogen m.
– bending pliers Drahtbiegezange f.
– clasp Drahtklammer f.
– cutter Drahtschneidezange f.
– extension Drahtextension f.
– ligature Drahtligatur f.
– loop Drahtschlinge f.
– saw Drahtsäge f.
– scissors Drahtschere f.
– splint Drahtschiene f.
– staple Drahtklammer f.
– tightener Drahtspanner m.
– traction Drahtzug m.
wiring Verdrahtung f., Drahtnaht f.
–, circumferential Drahtumschlingung f.
wirsungography Pankreatikographie f.
wisdom tooth Weisheitszahn m.
Wistar rat Wistar-Ratte f.
witch hazal Hamamelis f.
witch's milk Hexenmilch f.
wither, to welken, austrocknen
withdraw, to entziehen
withdrawal Entzug m., Entziehung f.
– bleeding Abbruchblutung f.
– method Entziehungsmethode f.
– pains Entziehungsbeschwerden f. pl.
withers Widerrist m.
Witte's peptone Wittepepton n.
wolframium Wolfram n.
woman doctor Ärztin f.
woman, manlike Mannweib n.
womb Gebärmutter f.
women's clinic Frauenklinik f.
women's disease Frauenkrankheit f.
wood pulp Zellstoff m.
wood spirit Holzgeist m., Methylalkohol m.
wool fat Adeps lanae anhydricus
wool fat, hydrous Adeps lanae
woolsorters' disease Milzbrand m.
wool wax Wollwachs n.
word blindness Wortblindheit f.
word deafness Worttaubheit f.
work disablement Arbeitsunfähigkeit f.
workplace Arbeitsplatz m.
work-related arbeitsbedingt
work table Arbeitstisch m.
worker bee Arbeitsbiene f.
working out Ausarbeitung f.; Verarbeitung f.
working room Arbeitsraum m.

working temperature Arbeitstemperatur f.
working through Durcharbeitung f.
workshop, sheltered beschützende Werkstätte f.
World Health Organization (WHO) Weltgesundheitsorganisation (WHO) f.
worm Wurm m.
wormseed Wurmsamen m.
wormwood Wermut m.
wormy wurmig
worry Quälerei f.; Aufregung f.
–, to quälen, sich sorgen, sich aufregen
wort Kraut n.; Würze f.
wound Wunde f.
–, blowing offener Pneumothorax m.
–, border of a Wundrand m.
– care Wundversorgung f.
– cavity Wundhöhle f.
– clamp Wundklammer f.
– clip Wundklammer f.
– closure Wundverschluss m.
–, contused Quetschwunde f.
– diphtheria Wunddiphtherie f.
– dressing Wundverband m.
– excision Wundausschneidung f., Wundexzision f.
– fever Wundfieber n.
–, healing of a (by first/by second intention) (primäre/sekundäre) Wundheilung f.
–, incised Schnittwunde f.
– infection Wundinfektion f.
–, in-shoot Einschusswunde f.
–, lacerated Risswunde f.
–, margin of a Wundrand m.
–, out-shoot Ausschusswunde f.
–, punctured Stichwunde f.
– secretion Wundsekret n., Wundsekretion f.
– sepsis Wundsepsis f.
–, stab Stichwunde f.
– toilet Wundtoilette f., Wundversorgung f.
– treatment Wundbehandlung f.
wounding Verwundung f.
wrap Umschlag m., Hülle f.
wrap, to wickeln, einwickeln
wrapping Umhüllung f., Verpackung f.
wrench Verrenkung f.
wrick Verrenkung f.
wrinkle Runzel f.
wrinkled runzelig
wrist Handgelenk n., Handwurzel f.
– cuff Handgelenkmanschette f.
wristdrop Fallhand f.
wrought bearbeitet, geschmiedet; schmiedbar
wryneck Schiefhals m.
Wuchereria bancrofti *d.e.*

X

xamoterol *d.e.* n.
xanthate Xanthat n.
xanthelasma *d.e.* n.
xanthene Xanthen n., Dibenzpyran n.
xanthin *d.e.* n.
xanthinoxidase *d.e.* f.
– inhibitor Xanthinoxidasehemmer m.
xanthinuria Xanthinurie f.
xanthiol *d.e.* n.
xanthoastrocytome Xanthoastrozytom n.
xanthochromatic xanthochrom
xanthochromia Xanthochromie f.
xanthochromic xanthochrom
xanthocyanopsia Xanthozyanopsie f.
xanthoderma Xanthodermie f.
xanthodontia Xanthodontie f.
xanthofibroma Xanthofibrom n.
xanthofibrosarcoma Xanthofibrosarkom n.
xanthogenate Xanthogenat n.
xanthogranuloma Xanthogranulom n.
xanthoma Xanthom n.
xanthomatosis Xanthomatose f.
xanthomatous xanthomatös
Xanthomonas *d.e.* m.
xanthone Xanthon n.
xanthophyll *d.e.* n.
xanthoprotein *d.e.* n.
xanthopsia Xanthopsie f.
xanthopterin *d.e.* n.
xanthosarcoma Xanthosarkom n.
xanthosine Xanthosin n.
xanthosis Xanthose f.
xantinol *d.e.* n.
xantocillin *d.e.* n.
xenipentone Xenipenton n.
xenoantigen *d.e.* n.
xenobanking *d.e.* n.
xenobiotic xenobiotisch; Xenobiotikum n.
xenodiagnosis Xenodiagnose f.
xenodiagnostic xenodiagnostisch
xenogenetic xenogenetisch
xenogenesis Xenogenese f.
xenogenous xenogen
xenograft Xenotransplantat n.
xenological xenologisch
xenology Xenologie f.
xenon *d.e.* n.
xenoparasite Xenoparasit m.
xenophobia Xenophobie f.
xenophonia Xenophonie f.
xenoplasty Xenoplastie f.
Xenopsylla *d.e.* f.
xenotransplant Xenotransplantat n.
xenotransplantation *d.e.* f.
xenotype Xenotyp m.
xenothiorate Xenthiorat n.
xenygloxal *d.e.* n.
xenyrate Xenyrat n.
xenysalate Xenysalat n.
xeroderma *d.e.* n.
xerodermic xerodermisch
xerographic xerographisch
xerography Xerographie f.
xerophthalmia Xerophthalmie f.
xeroradiographical xeroradiographisch
xeroradiography Xeroradiographie f.
xerosis Xerose f.
xerostomia Xerostomie f.
xerotomographical xerotomographisch
xerotomography Xerotomographie f.
xibornol *d.e.* n.
ximelagatran *d.e.* n.
xinafoate Xinafoat n.
xinomiline Xinomilin n.
xipamide Xipamid n.
xiphocostal xiphokostal
xiphodynia Xiphodynie f.
xiphoid process Schwertfortsatz m.
xipranolol *d.e.* n.
x-ray archives Röntgenfilmarchiv n.
x-ray apparatus Röntgenapparat m.
x-ray contrast medium Röntgenkontrastmittel n.
x-ray department Röntgenabteilung f.
x-ray diagnosis Röntgendiagnose f.
x-ray equipment Röntgeneinrichtung f.
x-ray examination Röntgenuntersuchung f.
x-ray film Röntgenfilm m.
x-ray image Röntgenbild n.
x-ray institute Röntgeninstitut n.
x-ray picture Röntgenbild n.
x-ray processor Film-Entwicklungsmaschine f.
x-ray protection Röntgenstrahlenschutz m.
x-ray sickness Röntgenkater m.
x-ray store Röntgenfilmlager n.
x-ray technician, medical medizinischtechnischer Röntgenassistent m., medizinisch-technische Röntgenassistentin f.
x-ray therapy Röntgentherapie f.
x-ray, to take a ein Röntgenbild anfertigen
x-ray tube Röntgenröhre f.
x-ray unit Röntgenanlage f.
x-ray viewer Röntgenfilmbetrachter m.

x-rays Röntgenstrahlen m. pl.
xylamidine Xylamidin n.
xylane Xylan n.
xylase *d.e.* f.
xylene Xylol n.
xylenol *d.e.* n.
xylidine Xylidin n.
xylitol Xylit m.
xylocoumarol *d.e.* n.
xyloglucan Xyloglukan n.
xyloketose *d.e.* f.
xylometazoline Xylometazolin n.
xylopyranose *d.e.* f.
xylose *d.e.* f.
xyloseisomerase *d.e.* f.
xylosereductase Xylosereduktase f.
xylosuria Xylosurie f.
xylosyltransferase *d.e.* f.
xylulokinase *d.e.* f.
xylulose *d.e.* f.
xylulosuria Xylulosurie f.
xyster Schabemesser n.

Y

yam Yamwurzel f.
yarn Garn n.
yarrow Schafgarbe f.
yaw Frambösie-Exanthem n.
yawn, to gähnen
yawning fit Gähnkrampf m.
yaws Frambösie f.
year of birth Geburtsjahr n.
yeast Hefe f.
yellow, dark dunkelgelb
yellow fever Gelbfieber n.
– –, **Mediterranean** Morbus Weil
yellow, light hellgelb
yellow, medium mittelgelb
yersinia Yersinie f.
Yersinia enterocolitica *d.e.* f.
yersiniosis Yersiniose f.
yield, to tragen, ertragen, gewähren, sich fügen
yoga *d.e.* n.
yoghurt Joghurt m.
yogurt Joghurt m.
yohimban *d.e.* n.
yohimbine Yohimbin n.
yoke Joch n.
yolk Dotter m.; Eigelb n.; Wollfett n.
– **sac** Dottersack m.
youth Jugend f.
ytterbium *d.e.* n.
yttrium *d.e.* n.

Y

Z

zalcitabine Zalcitabin n.
zanamivir *d.e.* n.
Zangemeister's maneuver (a) Zangemeisterscher Handgriff m.
Zangemeister's manœvre (e) Zangemeisterscher Handgriff m.
zeatin *d.e.* n.
zeaxanthin *d.e.* n.
zein *d.e.* n.
Zenker's diverticulum Zenkersches Divertikel n.
zeolite Zeolit n.
zepastine Zepastin n.
zeranol *d.e.* n.
zero null
– error Nullpunktabweichung f.
– line Null-Linie
– mark Nullstrich m.
– setting Nullpunkteinstellung f.
zest Würze f.
zeta wave Zetawelle f.
zetidoline Zetidolin n.
zeugmatography Zeugmatographie f.
zidovudine Zidovudin n.
Ziehl-Neelsen's method Ziehl-Neelsen-Färbung f.
zilantel *d.e.* n.
zinc Zink n.
– acetate Zinkazetat n.
– chloride Zinkchlorid n.
–, gelatin of Zinkleim m.
– oxide Zinkoxid n.
– ointment Zinksalbe f.
– oxychloride Zinkoxychlorid n., Zinkzement m.
– oxyphosphate cement Zinkoxyphosphatzement m.
– paste Zinkpaste f.
– silicate cement Zinksilikatzement m.
– sulfate (a) Zinksulfat n.
– sulphate (e) Zinksulfat n.
– suspension Zinksuspension f.
zincalism Zinkvergiftung f.
Zinn's zonule Zonula Zinni
zinostatin *d.e.* n.
zinviroxime Zinviroxim n.
ziprasidon *d.e.* n.
zirconium Zirkonium n.
zocainone Zocainon n.
zoficonazol *d.e.* n.
zogamicin *d.e.* n.
zolamine Zolamin n.
zolertine Zolertin n.
zolmitriptan *d.e.* n.
zoloperone Zoloperon n.
zolpidem *d.e.* n.
zona Gürtel m.; Gürtelrose f.
zonaesthesia (e) Zonästhesie f.
zonal *d.e.*
zonation Zonierung f.
zone *d.e.* f.
–, apical Apikalzone f.
–, cervical Zervikalzone f.
–, coronal Koronalzone f.
–, Head's Headsche Zone f.
–, language Sprachzentrum n.
–, Looser's transformation Umbauzone f.
–, marginal Randzone f.
–, occlusal Okklusalzone f.
–, transition Übergangszone f.
–, trigger schmerzauslösende Zone f., reizauslösende Zone f., Triggerzone f.
zonesthesia (a) Zonästhesie f.
zonisamide Zonisamid n.
zonography Zonographie f.
zonular zonulär
zonule of Zinn Zonula Zinni
zonulitis *d.e.* f.
zonulolysis Zonulolyse f.
zooanthroponosis Zooanthroponose f.
zoogony Zoogonie f.
zookinase *d.e.* f.
zoological zoologisch
zoologist Zoologe m.; Zoologin f.
zoology Zoologie f.
zoonosis Zoonose f.
zooparasite Zooparasit m.
zoopathology Tierpathologie f.
zoophilia Zoophilie f.
zoophilic zoophil
zoophysiological tierphysiologisch
zoophysiology Tierphysiologie f.
zoopsia Zoopsie f.
zoopsychology Tierpsychologie f.
zoospermia Zoospermie f.
zoospore *d.e.* f.
zoosterol Zoosterin n.
zootoxin *d.e.* n.
zopiclone *d.e.* n.
zoster *d.e.* m.
zosteriform zosterartig
zotepine Zotepin n.
zoxazolamine Zoxazolamin n.
zuckergussdarm *d.e.* m.

zuckergussleber *d.e.* f.
zygodactyly Zygodaktylie f.
zygoma Jochbogen m.
zygomatic process Processus zygomaticus
zygomaticofacial zygomatikofazial
zygomaticofrontal zygomatikofrontal
zygomatico-orbital zygomatikoorbital
zygomaticosphenoidal zygomatikosphenoidal
zygomaticotemporal zygomatikotemporal
zygomaxillary zygomaxillär
zygomycosis Zygomykose f.
zygosporin *d.e.* n.
zygote *d.e.* f.
zygotene Zygotän n.
zygotic zygotisch
zylofuramine Zylofuramin n.
zymase *d.e.* f.
zymogen Proferment n.
zymogenic fermentativ
zymogenous fermentativ
zymogram Zymogramm n.
zymohexase *d.e.* f.
zymology Fermentlehre f.
zymolysis Zymolyse f.
zymosis Gärung f.
zymosterol Zymosterin n.

Zweiter Teil
Deutsch–Englisch

Second Part
German–English

A

A

A.A. (Anonyme Alkoholiker) Alcoholics Anonymous
AAF (Antiatelektasefaktor) surfactant factor
Aas (veter.) carrion
Abacavir *e.e.*
Abadie-Zeichen Abadie's sign
abakteriell abacterial
Abamectin *e.e.*
Abart variety
Abartikulation abarticulation
Abasie abasia
Abatacept *e.e.*
abaxial *e.e.*
abbalgen to slough
Abbau degradation, dissimilation, breaking-down, disintegration, decomposition
–, der Ausgangsbeschränkungen lifting of lockdown restrictions
–, geistiger mental deterioration
abbauen to degrade, to dissimilate, to break down, to disintegrate, to decompose
Abbauzelle scavenger cell
abbeißen to bite off
abbeizen (dent.) to pickle
Abbiegung deflection, deviation
abbinden to tie, to ligate, to constrict
abbinden (dent.) to set
Abbindeprozess (dent.) setting process
Abbindung deligation, ligation
Abbindung (dent.) setting
abblättern to exfoliate
abblassen to grow pale, to fade
Abblassen fading
Abblassung, bitemporale bitemporal pallor
Abblasventil blow-off valve
Abbremsung deceleration, braking
Abbruchblutung withdrawal bleeding
abbürsten to brush off
Abciximab *e.e.*
Abdampfschale evaporating dish
Abdecker knacker, flayer
Abdeckerei knackery (e), boneyard (a)
Abdecktest cover test
Abderhalden-Fanconi-Syndrom cystine storage disease
abdichten to seal, to make tight, to pack
Abdichtung sealing, tightening, pack, packing
Abdomen *e.e.*
–, akutes acute abdomen
– -Übersichtsaufnahme plain radiogram of the abdomen
abdominal *e.e.*
abdominale Sonographie abdominal ultrasound
Abdominalgie abdominalgia
abdominoanterior *e.e.*
abdominogenital *e.e.*
abdominoperineal *e.e.*
abdominoposterior *e.e.*
abdominosakral abdominosacral
Abdominoskop abdominoscope
Abdominoskopie abdominoscopy
abdominoskopisch abdominoscopical
abdominoskrotal abdominoscrotal
abdomiothorakal abdominothoracic
abdominovaginal *e.e.*
abdominovesikal abdominovesical
Abdominozentese abdominocentesis
abdominozystisch abdominocystic
Abdruck (dent.) impression
Abdrucklöffel impression tray
Abdruckmaterial (dent.) impression material
Abdruck nehmen, einen to take an impression
Abduktion abduction
Abduktionsschiene abduction splint
Abduktor abductor
Abduzenslähmung abducens paresis
abduzieren to abduct
Aberration *e.e.*
aberrierend aberrant
Abetalipoproteinämie abetalipoproteinaemia (e), abetalipoproteinemia (a)
Abfall (Abstieg) descent
– (Überbleibsel) waste
Abfalleimer waste bucket
abfallen (absteigen) to descend
– (übrig bleiben) to be lost
abfeilen to file off
abferkeln (veter.) to farrow
abflachen to bevel
abfließen to flow off
Abfluss flowing off, outlet
Abflusskanal flow-off channel
Abflussrohr outlet tube
Abflussschlauch outlet tube
Abformstoff (dent.) impression material
Abformung (dent.) impression
abführen (laxieren) to purge
abführen (wegführen) to lead off
abführend purgative, laxative
Abführmittel purgative, laxative

Abgas waste gas
abgehen to be discharged
abgemagert emaciated
abgesagt cancelled
abgeschlagen weary
Abgeschlagenheit fatique
abgestorben mortified, dead
abgewöhnen to disaccustom
abgrenzen to delimitate, to bound
Abgrenzung delimitation, bound, boundary
Abguss (dent.) cast copy
Abgussmodell (dent.) duplicate cast
abhängig dependent
abhängig (von Drogen, Alkohol) addict
Abhängigkeit dependence, dependency
Abhängigkeit (von Drogen, Alkohol) addiction
abhärten to inure
abhebeln to lever off
abhobeln to plane
abhorchen to listen, to auscultate
Abietin *e.e.*
Abietinat abietinate
Abiogenese abiogenesis
abiogenetisch abiogenetic
Abiose abiosis
abiotisch abiotic
Abiotrophie abiotrophy
abiotrophisch abiotrophic
abiuretisch abiuretic
abkapseln to encapsulate, to encyst
Abkapselung encapsulation
Abkauung attrition
Abklatschgeschwür kissing ulcer
abklemmen to clamp
Abklemmvorrichtung tourniquet
abklingen to subside
Abklingen disappearance, subsidence
Abklingquote disappearance rate, subsidence rate, decay rate
–, hohe short duration of action
abkneifen to pinch off
Abknickung angulation
abkochen to decoct
Abkochung decoction, concoction
abkratzen to scrape off
Abkühlung refrigeration
Ablagerung deposit
Ablagerungsvorgang deposal
Ablaktation ablactation
ablammen to lamb
Ablastin *e.e.*
Ablatio ablation
– mammae mastectomy
ablativ ablative
Ablehnung rejection
ableiten to derive
ableiten (Flüssigkeit) to draw off
ableitend derivative
ableitendes Mittel derivative
Ableitung derivation
– (EKG) lead, circuit
ablenkbar (psych.) distractible
Ablenkbarkeit (psych.) distractibility
ablenken to deflect; to divert; (psych.) to distract
Ablenkung deflection, diversion; shunt; (psych.) distraction
Ablepharie ablepharia
ablösen to ablate; to relieve
Ablösung (Loslösung) ablation, detachment
Ablöten soldering off
abmagern to get thin
Abmagerung emaciation
abmontieren to dismantle, to dismount
abnabeln to omphalotomize
Abnabelung omphalotomy
Abnahme (Verringerung) decrease
abnehmbar (dent.) removable
abnehmen (geringer werden) to decrease
– (abmagern) to get thin
– (entfernen) to remove
Abneigung reluctance, aversion
abnorm abnormal
Abnormität abnormity
Abnutzung wearing out, attrition
Abokklusion abocclusion
Abomasitis *e.e.*
Abomasopexie abomasopexy
Abomasus *e.e.*
aboral *e.e.*
aboralwärts aborad
Abort (Fehlgeburt) abortion
Abort, Seifen- soap abortion
abortieren to have an abortion
abortiv abortive
Abortivum abortive, aborticide, abortifacient
Abortus artificialis artificial abortion
– completus complete abortion
– criminalis criminal abortion
– febrilis febrile abortion
– habitualis habitual abortion
– incompletus incomplete abortion
–, seuchenhafter (veter.) warping
Abortuslöffel ovum scoop
Abortuszange ovum forceps
abortverursachend abortifacient
abortverursachendes Mittel abortifacient
Abprall rebound
abpumpen to pump off

A

Abrachie abrachia
Abrachiozephalie abrachiocephalia
abradieren to abrade
Abrasio abrasion
Abrasion *e.e.*
Abrasionsfestigkeit abrasion strength
Abrasionsfläche abrasion area
abrasiv abrasive
Abreagieren abreaction
abreagieren to abreact
Abreaktion abreaction
abreiben to abrade
Abreibung friction; abrasion
abreißen to tear away
Abreißen avulsion, tearing away
Abrieb abrasion
Abrin *e.e.*
Abriss (Abreißen) avulsion
Abrissfraktur avulsion fracture
Abrufbeatmung demand ventilation
Abrufprogramm calling program
Abrufschrittmacher demand pacemaker
abrunden to round off
abrupt *e.e.*
absacken to sag; to break down
Absackung sag; breaking down
Absäuern (dent.) acid pickling, acid washing
Absauganlage suction system
absaugen to suck, to draw off, to aspirate
Absaugrohr suction tube, aspirating tube
abschaben to abrade
abschalten to switch off, to disconnect
abscheiden to secrete
Abscheidungsthrombus white thrombus
Abscherung shearing
abschilfern to shed in scales, to defurfurate
Abschilferung defurfuration
abschirmen to shield
Abschirmung shielding
abschleifen to grind down, to grind off
Abschlusskontrolle final check
Abschlusslinie (dent.) finish line
Abschlussrand (dent.) beading
abschneiden to cut off
Abschnürbinde tourniquet, windlass
Abschrägung bevel, chamfer
Abschreckhärtung quench hardening
Abschürfung abrasion
abschuppen to desquamate
Abschuppung desquamation
abschweifen to digress
abschwellen to shrink
abschwellend shrinking; decongestant
abschwellendes Mittel decongestant
Abschwellung detumescence, shrinkage
Absentismus absenteeism
absetzen, eine Behandlung to discontinue a treatment
absetzen, ein Glied to amputate a limb
Absetzen einer Therapie discontinuation of a therapy
Absicht intention
absichtlich intentional
Absinth *e.e.*
absolut absolute
absondern (ausscheiden) to excrete, to secrete, to exudate
– (isolieren) to isolate, to separate
Absonderung (Ausscheidung) secretion
– (Isolierung) isolation, separation
Absorbens absorbent
absorbieren to absorb
absorbierend absorptive
Absorptiometrie absorptiometry
Absorption *e.e.*
Absorptionsfähigkeit absorbability
Absorptionsspektrum absorption spectrum
abspalten to split off
Abspaltung scission, split
absplittern to splinter
absprengen to divulse
Absprengung divulsion, avulsion
abspülen to wash off, to rinse off
abspulen to unwind
abstammen to descend
Abstammung descent
Abstammungswahn descent delusion
Abstand distance
– halten keeping distance
absteigen to descend
absteigend descending
Absterbe-EKG agonal E.C.G.
absterben to mortify
– (gefühllos werden) to get numb
Absterben mortification, sphacelation
Abstieg descent
Abstillen delactation, ablactation, weaning
abstillen to wean
abstinent *e.e.*
Abstinenz abstinence
abstöpseln to plug
Abstöpselung plugging
abstoßend repellent
Abstoßung repulsion, rejection
– eines Transplantats graft rejection
abstrahlen, mit Sand – (dent.) to sandblast
Abstrahlgebläse air abrasive unit
abstrakt abstract
Abstraktion abstraction

Abstrich microscopic preparation; swab; smear
Abstrich, einen – machen to take a swab, to make a microscopic preparation
Abstützung support
abstumpfen to blunt; (psych.) to stupefy
Abstumpfung, psychische numbing
Abszess abscess, gathering
–, Brodiescher Brodie's abscess
–, heißer hot abscess
–, kalter cold abscess
–, Kragenknopf- collar-button abscess
–, Psoas- psoas abscess
–, Senkungs- gravitation abscess
–, Wand- wall abscess
Abszessmesser abscess lancet
Abtastmethode scanning method
Abteilung division; department; ward
Abteilung, geschlossene/offene locked/open ward
Abt-Letterer-Siwesche Krankheit Letterer-Siwe disease
abtragen to cut off
abtreiben to expel
– (gyn.) to procure abortion
Abtreibung expulsion
Abtreibung (gyn.) abortion
abtupfen to dab, to tampon
Abulie abulia
abulisch abulic
Abulomanie abulomania
Abundanz abundance
Abwärtsbewegung downward motion
Abwärtsneigung deorsumvergence
abwaschen to wash off
Abwaschung ablution
Abwasser sewerage, waste water
Abwehr (immunol.) defence (e), defense (a)
Abwehr (psych.) resistance
abweichend variant
Abwehrferment protective ferment
Abwehrkraft defensive force
Abwehrmechanismus defence mechanism (e), defense mechanism (a)
Abwehrreaktion defensive reaction
Abwehrspannung, abdominale abdominal defence (e), abdominal defense (a), guarding
Abweichung aberration; deviation; deflection
abwerten to degrade
abwischen to wipe
abzapfen to tap
Abzugskanal (dent.) vent
Abzweigung shunt; branch
Acamprosat acamprosate

Acantholyse acantholysis
acantholytisch acantholytic
Acanthosis nigricans *e.e.*
Acarapis *e.e.*
Acarbose *e.e.*
Acaridose acariasis
Accelerin *e.e.*
Accretio accretion
Accrochage *e.e.*
ACE (Angiotensin-konvertierendes Enzym) angiotensin converting enzyme (ACE)
ACE-Hemmer ACE inhibitors
Acebutolol *e.e.*
Aceclofenac *e.e.*
Acedapson acedapsone
Acelidin acelidine
Acenocoumarol *e.e.*
Aceponat aceponate
Acet… siehe auch:/see also: Azet…
Acetabuloplastik acetabuloplasty
Acexamat acexamate
Achalasie achalasia
Achat agate
Acheilie acheilia
Achenbach-Syndrom Achenbach's syndrome
Achillessehne Achilles tendon
Achillobursitis *e.e.*
Achillodynie achillodynia
Achillorrhaphie achillorrhaphy
Achillotomie achillotomy
Achlorhydrie achlorhydria
achlorhydrisch achlorhydric
Achloropsie achloropsia
Acholie acholia
acholisch acholic
Acholurie acholuria
acholurisch acholuric
Achondrogenesis *e.e.*
Achondroplasie achondroplasia
Achorese achoresis
achrestisch achrestic
Achromasie achromasia
Achromat *e.e.*
achromatisch achromatic
Achromatopsie achromatopsia
Achromatozyt achromatocyte
Achromie achromia
Achromobacter *e.e.*
Achse axis
Achselhöhle axilla, armpit
Achsellymphknoten axillary lymphatic node
Achsendrehung axial torsion, axial rotation
Achsenhyperopie axial hyperopia
Achsenmyopie axial myopia
Achsenverschiebung axial shift

Achsenzugzange axis-traction forceps
Achsenzylinder axis cylinder
Achsenzylinderfortsatz neuraxon
achteckig octagonal
Achtertourenverband figure-of-eight bandage
achtwertig octavalent
Achylie achylia
achylisch achylic
Achymie achymia
Aciclovir *e.e.*
Acidimeter *e.e.*
Acidose acidosis
Acidothymidin acidothymidine
acidotisch acidotic
Acitretin *e.e.*
Acne *e.e.*
Aconitan *e.e.*
Aconitase *e.e.*
Aconitin aconitine
Acrocyanose acrocyanosis
Acrodermatitis *e.e.*
Acrolein *e.e.*
Acrylamid acrylamide
Acrylat acrylate
ACTH **(adrenocorticotropes Hormon)** adrenocorticotropic hormone, corticotropin
ACTH-freisetzender Faktor corticotropin-releasing factor
Actin *e.e.*
Actinid actinide
Actinin *e.e.*
Actinomyces *e.e.*
Actinomycin *e.e.*
Actinomycosis *e.e.*
Acycloguanosin acycloguanosine
Acyclovir *e.e.*, aciclovir
Acyl *e.e.*
Acylethanolamin acylethanolamine
Acyldehydrogenase *e.e.*
Acyldekarboxylase acyldecarboxylase
Acylglyzerin acylglycerol
Acylguanidin acylguanidine
acylieren to acylate
Acylierung acylation
Acyltransferase *e.e.*
Acylureidomethylpenicillin *e.e.*
Acylureidopenicillin *e.e.*
adäquat adequate
Adaktylie adactylia
Adalimumab *e.e.*
Adamantanamin adamantanamine
Adamantin adamantine
Adamantinom adamantinoma, ameloblastoma
Adamantoblast *e.e.*, ameloblast
adamantodentinal amelodentinal
Adamantoylcytarabin adamantoylcytarabine
Adamsapfel Adam's apple
Adams-Stokes-Syndrom Adams-Stokes disease, Adams-Stokes syndrome
Adamsit adamsite
Adapalen adapalene
Adaptation *e.e.*
Adaptationssyndrom adaptation syndrome
Adapter *e.e.*
adaptieren to adapt
Adaptinose adaptinosis
Adaptometer *e.e.*
Adaptometrie adaptometry
Adaptor *e.e.*
Addisonismus addisonism
Addison-Krise addisonian crisis
Addisonsche Krankheit Addison's disease
Additiv additive
Adduktion adduction
Adduktor adductor
Adduktorenkanal Hunter's canal
adduzieren to adduct
Adefovir *e.e.*
adelomorph adelomorphous
Ademetionin ademetionine
adendritisch adendritic
Adenin adenine
Adeninphosphoribosyltransferase adenine phosphoribosyltransferase
Adenitis *e.e.*
adenitisch adenitic
Adenoakanthom adeno-acanthoma
Adenoangiosarkom adeno-angiosarcoma
Adenoblast *e.e.*
Adenochondrom adenochondroma
Adenochondrosarkom adenochondro-sarcoma
Adenochrom adenochrome
Adenofibrom adenofibroma
Adenographie adenography
Adenohypophyse adenohypophysis
adenoid *e.e.*
adenoide Vegetationen hypertrophy of adenoids
Adenoidektomie adenoidectomy
Adenoiditis *e.e.*
Adenokarzinom adenocarcinoma
Adenolipomatose adenolipomatosis
Adenolymphom adenolymphoma
Adenom adenoma
– des Inselgewebes adenoma of the insular tissue

Adenoma sebaceum *e.e.*
Adenoma sudoriferum *e.e.*
adenomatös adenomatous
Adenomatose adenomatosis
Adenomyom adenomyoma
Adenosin adenosine
Adenosindiphosphat adenosine diphosphate
Adenosintriphosphat adenosine triphosphate
Adenosklerose adenosclerosis
adenosquamös adenosquamous
Adenosylmethionin adenosylmethionine
Adenotom adenotome
Adenotomie adenotomy
Adenovirus *e.e.*
Adenovirusinfektion adenoviral infection
Adenozele adenocele
Adenylat adenylate
Adenylzyklase adenyl cyclase
Adeps lanae hydrous wool fat
– – anhydricus wool fat
Ader (Vene) vein
– lassen, zur to let blood
Aderhaut choroid
Aderlass bloodletting, bleeding
Adermin *e.e.*
ADH (antidiuretisches Hormon) antiduretic hormone of the pituitary gland
Adhäsin adhesin
Adhäsion adhesion
adiabatisch adiabatic
Adiadochokinese adiadochokinesis
Adiaphorese adiaphoresis
Adie-Syndrom Adie's syndrome
Adipat adipate
Adipocire adipocere
adipös adipose
adipokin adipokine
Adiponectin *e.e.*
Adiponekrose adiponecrosis
Adipositas adiposis
– dolorosa adiposis dolorosa, Dercum's disease
adiposogenital *e.e.*
Adiposogigantismus adiposogigantism
Adipostat adipostate
Adipozele adipocele
Adipozyt adipocyte
Adipsie adipsia
Adiuretin antidiuretic hormone of the pituitary gland
adjustieren to adjust
Adjuvans adjuvant
adjuvant *e.e.*
Adjuvantizität adjuvanticity
Adminikulum adminicle
Adnektomie adnectomy
Adnex *e.e.*
Adnexanheftung adnexopexy
Adnexektomie adnexectomy
Adnexitis *e.e.*
adnexitisch adnexitic
Adnexopexie adnexopexy
Adoleszent adolescent
Adoleszentin adolescent
Adoleszenz adolescence
Adonidin *e.e.*
Adonit adonitol, ribitol
Adontie adontia
Adoption *e.e.*
adoptiv adoptive
ADP (Adenosindiphosphat) adenosine diphosphate
adrenal *e.e.*
Adrenalektomie adrenalectomy
adrenalektomieren to adrenalectomize
Adrenalin epinephrine
Adrenalin-Test (kardiol.) adrenaline test (cardiol.)
Adrenarche *e.e.*
adrenergisch adrenergic
Adrenochrom adrenochrome
adrenogenital *e.e.*
adrenogenitales Syndrom adrenogenital syndrome
adrenokortikotrop adrenocorticotropic
adrenokortikotropes Hormon adrenocorticotropic hormone
Adrenoleukodystrophie adrenoleukodystrophy
Adrenolytikum adrenolytic
adrenolytisch adrenolytic
adrenomedullär adrenomedullary
adrenopriv adrenoprival
Adrenorezeptor adrenoreceptor
Adrenostatikum adrenostatic
adrenostatisch adrenostatic
adrenotrop adrenotropic
Adriamycin *e.e.*
Adsorbens adsorbent
adsorbieren to adsorb
Adsorption *e.e.*
Adstringens astringent
adstringierend astringent
adult *e.e.*
Adventitia *e.e.*
Adventitiazelle adventitial cell
adversiv adversive
Adynamie adynamia
Ägophonie aegophony (e), egophony (a)

A

ähnlich similar
Äquationsteilung equational division
äquilibrieren to equilibrate
Äquilibrierung equilibration
Äquilibriometrie equilibriometry
äquimolar equimolar
äquimolekular equimolecular
äquipotent equipotent
äquivalent equivalent
Äquivalent equivalent
Äquivalenz equivalence
aerob aerobic, aerobical
Aerobier aerobe
Aerobiose aerobiosis
aerobiotisch aerobiotic
Aerodynamik aerodynamics
aerodynamisch aerodynamic
Aerogramm aerogram
Aerographie aerography
aerographisch aerographic
Aeromammographie aeromammography
Aeroneurose aeroneurosis
Aerophagie aerophagy
Aerosol *e.e.*
Aerosolapparat aerosol apparatus
aerosolieren to aerosolize
Aerosyringitis *e.e.*
Aerozele aerocele
Aerozystoskopie aerocystoscopy
aerozystoskopisch aerocystoscopic
Ärztemuster professional sample, physician's sample
Ärztetasche physician's bag
Ärzteverein medical society
Ärztin (lady) doctor
–, angestellte employed doctor
–, beamtete medical officer of health
–, beratende consultant
–, diensttuende doctor in attendance
–, leitende head physician; head surgeon; consultant
–, praktische practitioner
–, überweisende referring doctor
ärztlich medical
ärztliche Berufsordnung code of medical ethics
ärztlicher Rat medical advice
ärztliches Zeugnis medical certificate
Äscin aescin (e), escin (a)
Äscinat aescinate (e), escinate (a)
Äsculetin aesculetin (e), esculetin (a)
Äsculin aesculin (e), esculin (a)
Ästhesioneuroblastom aesthesioneuroblastoma (e), esthesioneuroblastoma (a)
ästhetisch aesthetical (e), esthetical (a)
Äth... siehe auch:/see also: Eth...
Äther ether
Ätiandiolon etiandiolone
Ätianolon etianolone
Ätiocholanolonfieber etiocholanolone fever
Ätiologie aetiology (e), etiology (a)
ätiologisch aetiologic (e), etiologic (a)
Ätioporphyrin aetioporphyrin (e), etioporphyrin (a)
ätiotrop aetiotropic (e), etiotropic (a)
ätzen to corrode, to cauterize
ätzend escharotic, corrosive, caustic
ätzendes Mittel escharotic, corrosive, caustic
Ätzkali potassium hydroxide, caustic potash
Ätzmittel corrosive agent; caustic agent
Ätznatron caustic soda
Äugigkeit eyedness
Afermentie anenzymia
Affe monkey
–, schwanzloser ape
Affekt affect
Affektabstumpfung affective desolation
Affektepilepsie affect epilepsy
Affekthandlung affective action
Affektinkontinenz affective incontinence
Affektion affection
Affektkrampf affective spasm, emotional spasm
Affektlabilität affective instability
affektiv affective
Affektivität affectivity
Affektpsychose affective psychosis
Affektschwäche affective weakness
Affektstauung affect block
affenartig simian
Affenfurche simian crease
Affenhand monkey paw, monkey hand
Affenpocken monkey pox
Affenspalte ape fissure
afferent *e.e.*
Afferenz afference
Affinität affinity
affizieren to affect
Afflux *e.e.*
Afibrinogenämie afibrinogenaemia (e), afibrinogenemia (a)
Aflatoxikose aflatoxicosis
Aflatoxin *e.e.*
AFP (Alpha-1-Fetoprotein) alpha-1 fetoprotein (AFP)
AFR (Antifibrinolysinreaktion) antifibrinolysin reaction (AFR)
After anus
Afterjucken anal itching
Afterklaue (veter.) dew-claw

Agalaktie agalactia
Agammaglobulinämie agammaglobulinaemia (e), agammaglobulinemia (a)
aganglionär aganglionic
Aganglionose aganglionosis
Agar *e.e.*
–, **Ascites-** ascitic fluid agar
–, **Blut-** blood agar
–, **Brillantgrün** brilliant green agar
–, **Dextrose-** dextrose agar
–, **Dieudonné-** Dieudonné's agar
–, **Drigalski-** Drigalski's agar
–, **Fuchsin-** fuchsin agar
–, **Gallensalz-** bile salt agar
–, **Gelatine-** gelatin agar
–, **Glukose-** glucose agar
–, **Kartoffel-Blut-** potato-blood agar
–, **Löffler-** Löffler's agar
–, **Serum-** serum agar
–, **Tellurit-** tellurite agar
Agarizin agaricin
Agarose *e.e.*
Agarose-Gel agarose gel
agastrisch agastric
Agenitalismus agenitalism
Agens agent
Ageusie ageusia
Agglomerat agglomerate
Agglomeration *e.e.*
agglutinabel agglutinable
Agglutination *e.e.*
agglutinieren to agglutinate
Agglutinin *e.e.*
Agglutinogen *e.e.*
Agglutinoskop agglutinoscope
Aggravation *e.e.*
aggravieren to aggravate
Aggregat aggregate
Aggregation *e.e.*
aggregationsfördernd proaggregating
aggregieren to aggregate
Aggregierfähigkeit aggregability
Aggressin *e.e.*
Aggression *e.e.*
aggressiv aggressive
Aggressivität aggressiveness
Agitation *e.e.*
agitiert agitated
Agitolalie agitolalia
Aglossie aglossia
Aglukon aglucone
Aglykon aglucone, aglycone
Agmatin agmatine
Agnathie agnathia
Agnosie agnosia
agonal *e.e.*
Agonie agony
Agonist *e.e.*
agonistisch agonistic
Agoraphobie agoraphobia
Agrammatismus agrammatism
agranulozytär agranulocytic
Agranulozytose agranulocytosis
Agraphie agraphia
Agrypnie agrypnia
AGS (adrenogenitales Syndrom) adrenogenital syndrome (AGS)
Agyrie agyria
AHA-Regeln (Abstand, Hygiene, Alltag mit Maske) basic protective measures (against COVID-19)
Ahle awl
Ahlfeld-Zeichen Ahlfeld's sign
Ahornsirupharnkrankheit maple syrup urine disease
AIDS (akquiriertes Immundefizienz-Syndrom) acquired immunodeficiency syndrome (AIDS)
Ajmalin ajmaline
Akademie academy
Akademiker university graduate, professional man
Akademikerin university graduate
akademisch academic
Akalkulie acalculia
Akantholyse acantholysis
akantholytisch acantholytic
Akanthom acanthoma
Akanthopapillom acanthopapilloma
Akanthose acanthosis
Akanthozephalus acanthocephalus
Akanthozytose acanthocytosis
Akapnie acapnia
Akardie acardia
Akarophobie acarophobia
Akatalasie acatalasia
Akataphasie acataphasia
Akathisie akathisia
AKG (Angiokardiogramm) angiocardiogramm (ACG)
AKG (Apexkardiogramm) apexcardiogram (ACG)
Akinästhesie akinaesthesia (e), akinesthesia (a)
Akinesie akinesia
akinetisch akinetic
Akinospermie akinospermia
akklimatisieren to acclimatize
Akklimatisierung acclimation, acclimatization

Akkommodation accommodation
akkommodieren to accommodate
Akkommodometer accommodometer
Akkretion accretion
Akkumulator accumulator
akkumulieren to accumulate
Akladiose acladiosis
Akne acne
Aknemie acnemia
Akoasma acoasma
Akonit aconite
Akonitan aconitan
Akonitase aconitase
Akonitat aconitate
Akonitin aconitine
akral acral
Akridin acridine
Akriflavin acriflavine
Akroasphyxie acroasphyxia
Akroblast acroblast
akroblastisch acroblastic
Akrodynie acrodynia
akrofazial acrofacial
Akrogerie acrogeria
Akrohyperhidrose acrohyperhidrosis
Akrokeratose acrokeratosis
akromegal acromegalic
Akromegalie acromegaly
akromial acromial
Akromikrie acromicria
akromioklavikulär acromioclavicular
akromioskapulär acromioscapular
akromiothorakal acromiothoracic
Akroosteolyse acro-osteolysis
Akropachie acropachy
Akroparästhesie acroparaesthesia (e), acroparesthesia (a)
akroparästhetisch acroparaesthetic (e), acroparesthetic (a)
Akrosin acrosin
Akrosom acrosome
akrosomal acrosomal
akrozentrisch acrocentric
Akrozephalie acrocephaly
Akrozephalosyndaktylie acrocephalosyndactyly
Akrozyanose acrocyanosis
akrozyanotisch acrocyanotic
Akryl acryl
Akrylamid acryl amide
Akrylat acrylate
Akrylharz acrylic resin
Akrylonitril acrylonitrile
Aktinid actinide
Aktinin actinin
aktinisch actinic
Aktinium actinium
Aktinobazillose actinobacillosis
Aktinomykose actinomycosis
aktinomykotisch actinomycotic
Aktinomycin actinomycin
Aktinomyzetom actinomycetoma
Aktinotherapie actinotherapy
Aktinouran actinouranium
Aktion action
Aktionspotential action potential
Aktionsstrom action current
aktiv active
Aktivator activator
aktivieren to activate
Aktivierung activation
Aktivierungssystem, retikuläres alerting system
Aktivität activity
Aktivkohle activated charcoal
Aktol actol
Aktomyosin actomyosin
aktualisieren to update
Aktualisierung updating
Akuität acuity
Akupressur acupressure
Akupunktur acupuncture
Akustik acoustics
akustikofazial acousticofacial
Akustikusreizgerät acoustic stimulator
Akustikusneurinom acoustic neurinoma
akustisch acoustic
akut acute
akute gelbe Atrophie acute yellow atrophy
akutkranke Person acutely ill patient
Akutphasenprotein acute phase protein
Akutphasenreaktion acute phase response
Akzeleration acceleration
akzelerieren to accelerate
Akzelerin accelerin
Akzent accent
Akzentuation accentuation
akzentuieren to accentuate
Akzeptor acceptor
Alabamin alabamine
Alabaster *e.e.*
alanieren to alanate
Alanin alanine
Alaninaminotransferase alanine aminotransferase
Alantolakton alantolactone
Alanylalanin alanylalanine
Alanylhistidin alanylhistidine
Alanylleucin alanylleucine
Alarm *e.e.*

Alarmanzeigevorrichtung alarm indicator set
Alarmbereitschaft stand-by
alarmieren to alarm, to alert (a)
Alarmklingel warning bell
Alarmzeichen alarm signal
Alastrim *e.e.*
Alatrofloxacin *e.e.*
Alaun alum
Albdrücken nightmare
Albendazol albendazole
Albers-Schönbergsche Marmorknochenkrankheit marble bones
Albinismus albinism
Albino *e.e.*
albinotisch albinotic
Albright-Syndrom Albright's disease
Albtraum nightmare
Albuginea *e.e.*
Albugineotomie albugineotomy
Albumin *e.e.*
Albuminat albuminate
Albuminimeter *e.e.*
Albuminoid *e.e.*
Albuminurie albuminuria
albuminurisch albuminuric
Albumose *e.e.*
Alcianblau alcian blue
Aldehyd aldehyde
Aldohexose *e.e.*
Aldokortikosteron aldocorticosterone
Aldol *e.e.*
Aldolase *e.e.*
Aldometason aldometasone
Aldose *e.e.*
Aldosteron aldosterone
Aldosteronismus aldosteronism
Aldosteronom aldosteronoma
Aldrin *e.e.*
Alendronat alendronate
Aleppobeule Aleppo boil
Aleprid alepride
Aleudrin *e.e.*
Aleukämie aleukaemia (e), aleukemia (a)
aleukämisch aleukaemic (e), aleukemic (a)
Aleukie aleukia
Aleurat aleurate
Aleuron *e.e.*
Aleuronat aleuronate
Aleutenkrankheit Alëutian disease
Alexander-Adams-Operation Alexander-Adams operation
Alexie alexia
Alexin *e.e.*
Alfacalcidol *e.e.*
Alfadolon alfadolone
Alfuzosin *e.e.*
Alge alga
Algenvergiftung algal poisoning
Algesie algesia
Algesimeter *e.e.*
Algesimetrie algesimetry
algesimetrisch algesimetric
Algesiologie algesiology
algesiologisch algesiological
Alginat alginate
Alglucerase *e.e.*
Algodystrophie algodystrophy
Algolagnie algolagnia
Algophobie algophobia
Algorithmus algorithm
Algose algosis
Algurie alguria
Alifedrin alifedrine
Alimemazin alimemazine
alimentär alimentary
Alinidin alinidine
aliphatisch aliphatic
Aliquorrhö aliquorrhea (a), aliquorrhoea (e)
Alizaprid alizapride
Alizaringelb alizarin yellow
alizyklisch alicyclic
Alkali *e.e.*
Alkaligehalt alkalinity
Alkalimetrie alkalimetry
alkalimetrisch alkalimetric
Alkalinität alkalinity
Alkalireserve alkali reserve
Alkalisation alkalization, alkalinization
alkalisch alkaline
alkalisieren to alkalify, to alkalize
Alkalisierung alkalization, alkalinization
Alkaloid *e.e.*
alkalophil alkalophilic
Alkalose alkalosis
alkalotisch alkalotic
Alkan alkane
Alkanol *e.e.*
Alkapton *e.e.*
Alkaptonurie alkaptonuria
Alken alkene
Alkin alkyne
Alkohol alcohol
–, **absoluter** absolute alcohol
–, **Äthyl-** ethyl alcohol
–, **Allyl-** allyl alcohol
–, **Amyl-** amyl alcohol
–, **aromatischer** aromatic alcohol
–, **Butyl-** butyl alcohol
–, **Cetyl-** cetyl alcohol

–, **dehydrierter** dehydrated alcohol
–, **Ethyl-** ethyl alcohol
–, **gesättigter** saturated alcohol
–, **Methyl-** methyl alcohol
–, **primärer** primary alcohol
–, **Propyl-** propyl alcohol
–, **sekundärer** secondary alcohol
–, **tertiärer** tertiary alcohol
–, **ungesättigter** unsaturated alcohol
–, **verdünnter** diluted alcohol
–, **vergällter** embittered alcohol
Alkoholblockade alcohol block
Alkoholdehydrogenase alcohol dehydrogenase
Alkoholgegner prohibitionist
Alkohlgegnerin prohibitionist
Alkoholiker alcoholic
Alkoholiker, Anonyme Alcoholics Anonymous
Alkoholikerin alcoholic
alkoholisch alcoholic
alkoholisches Getränk alcoholic drink
alkoholisieren to alcoholize
Alkoholisierung alcoholization
Alkoholismus alcoholism
Alkoholpsychose alcoholic psychosis
Alkoholsucht alcohol addiction
Alkoxid alkoxide
Alkyl *e.e.*
Alkylamin alkylamine
alkylieren to alkylate
alkylierende Substanz alkylating agent
Alkylierung alkylation
Alkylphosphocholin alkylphosphocholine
ALL (akute lymphatische Leukose) acute lymphoblastic leukosis
Allästhesie allaesthesia (e), allesthesia (a)
Allantoin *e.e.*
Allantoinat allantoinate
Allantois *e.e.*
Allantoisflüssigkeit allantoic fluid
allel allelic
Allel allele
Allelie allelism
allelomorph allelomorphic
Allelomorphie allelomorphism
Allen-Doisy-Test Allen Doisy test
Allergen *e.e.*
Allergie allergy
allergisch allergic
allergisieren to allergize
Allergisierung allergization
Allergologe allergologist
Allergologie allergology
Allergologin allergologist
allergologisch allergological
Allergose allergosis, atopic disease
Allergometrie allergometry
Allerweltsmittel panchrest
allesfressend omnivorous
Alles-oder-Nichts-Gesetz all or none law
Allgemeinbefinden general state of health
Allgemeingefühl general sense of condition
Allgemeinmedizin general medicine
Allgemeinpraktiker general practitioner
Allgemeinpraktikerin general practitioner
Allgemeinpraxis general practice
Allgemeinzustand general condition of health
Allheilmittel cure-all, panacea
Allicin *e.e.*
Allithiamin allithiamine
Alloantigen *e.e.*
Alloantikörper alloantibody
Allobarbital *e.e.*
Allobiose allobiosis
allobiotisch allobiotic
allogen allogenic, allogeneic
Allokation allocation
Allokinese allokinesis
Allopath allopathist
Allopathie allopathy
Allopathin allopathist
allopathisch allopathic
Alloplastik alloplasty
alloplastisch alloplastic
Allopregnan allopregnane
Allopregnandiol *e.e.*
Allopregnanolon allopregnanolone
allopsychisch allopsychic
Allopsychose allopsychosis
allopsychotisch allopsychotic
Allopurinol *e.e.*
Allorhythmie allorhythmia
allorhythmisch allorhythmic
Allose *e.e.*
Allosom allosome
allosterisch allosterisch
Allotransplantat allotransplant, allograft
allotrop allotropic
Allotropie allotropism
Allotyp allotype
allotypisch allotypic
Alloxan *e.e.*
Alloxanthin alloxanthine
Alloxazin *e.e.*
Alloxin *e.e.*
allozentrisch allocentric
Allyl *e.e.*
Allylamin allylamine

Allzweckmaschine general-purpose machine
Almadrat almadrate
Almotriptan *e.e.*
Aloe *e.e.*
Aloin *e.e.*
Alopecia areata *e.e.*, porrigo decalvans, pelade
– **frontalis** *e.e.*
– **furfuracea** *e.e.*
– **seborrhoica** *e.e.*
– **senilis** *e.e.*
Alopezie alopecia
Alpdrücken nightmare
alphaadrenergisch alpha-adrenergic
Alpha-Agonist alpha-agonist
alphabetisch alphabetic
Alphacalcidol *e.e.*
Alpha-1-Fetoprotein *e.e.*
– **-Globulin** *e.e.*
– **-Kette** alpha chain
– **-Lipoprotein** *e.e.*
– **-Methyldopa** alpha-methyl-dopa
– **-Methyltyrosin** alpha-methyl-tyrosine
– **-Rezeptor** alpha receptor
– **-Rezeptorenblocker** alpha-receptor blocking drug
– **-Rhythmus** alpha rhythm
– **-Strahl** alpha ray
– **-Strahler** alpha emitter
– **-Welle** alpha wave
– **-Zelle** alpha cell
alphamimetisch alphamimetic
Alport-Syndrom Alport's syndrome
Alprazolam *e.e.*
Alprostadil *e.e.*
Alptraum nightmare
ALS (Aminolävulinsäure) aminolaevulinic acid (e), aminolevulinic acid (a)
– **(Antilymphozytenserum)** antilymphocytic serum
– **(amyotrophe Lateralsklerose)** amyotrophic lateral sclerosis (ALS)
altbewährt of long standing
Altenfürsorge old people care
Altenheim home for aged people
Altenpfleger geriatric (male) nurse
Altenpflegerin geriatric nurse
Alteplase *e.e.*
Alter age
–, **höheres** advanced age
–, **im – beginnende Arthritis** elderly onset arthritis
Alteration *e.e.*
alterieren to alter
altern to grow old
Altern sensescence, insenescence, ageing, aging
alternd senescent
alternierend alternating
altersabhängig age-dependent
altersbezogen age-related
Altersdemenz senile dementia
Altersdiabetes diabetes of old age
Altersfleck senile lentigo
Altersgrenze age-limit
Altershaut senile skin
Altersheim old people's home
Altersherz senile heart
Alterskyphose senile kyphosis
Alterspsychiatrie gerontopsychiatry
Alterspsychose senile psychosis
Altersrente old-age pension
altersschwach age-worn
alterssichtig presbyopic
Alterssichtigkeit presbyopia
altersspezifisch age-specific
Altersstar senile cataract
Altersveränderungen age changes
Alterung aging; decey
alterungsverzögernd anti-aging
alterungsverzögerndes Mittel anti-aging
Altgedächtnis remote memory
Altretamin altretamine
Altrose *e.e.*
Alttuberkulin old tuberculin
Aluminat aluminate
Aluminium *e.e.*, aluminum (a)
Aluminiumoxid alumina
Aluminose aluminosis
Alundum *e.e.*
Alveobronchiolitis *e.e.*
alveolär alveolar
Alveolarabszess alveolar abscess
Alveolarbogen alveolar arch
Alveolarfortsatz alveolar process
Alveolarkamm alveolar crest
Alveolarkanal alveolar canal
Alveolarluft alveolar air
Alveolarproteinose alveolar proteinosis
Alveolarpunkt alveolar point
Alveolarpyorrhö pyorrhea alveolaris (a), pyrrohoea alveolaris (e)
Alveolarrand alveolar margin
Alveolarschleimhaut alveolar mucosa
Alveolarspalte alveolar cleft
Alveolarwand alveolar wall
Alveole alveolus
Alveolektomie alveolectomy
Alveolitis *e.e.*
–, **allergische** hypersensitivity pneumonitis

alveoloarteriell alveolo-arterial
alveolodental *e.e.*
alveolokapillär alveolocapillary
Alveoloklasie alveoloclasia
alveololabial *e.e.*
alveololingual *e.e.*
alveolonasal *e.e.*
alveolopalatal *e.e.*
Alveoloplastik alveoloplasty
Alveolotomie alveolotomy
alveolovenös alveolovenous
Alveolyse alveolysis
Alymphie alymphia
Alymphoplasie alymphoplasia
Alymphozytose alymphocytosis
Alzheimersche Krankheit Alzheimer's disease
Alzheimer-Zelle Alzheimer's cell
amakrin amacrine
Amalgam *e.e.*
Amalgamfüllung amalgam filling
amalgamieren to amalgamate
Amalgamlöffel amalgam spoon
Amalgammischer amalgamator
Amalgamstopfer amalgam plugger
Amalgamträger amalgam carrier
Amanitin amanitine
Amantadin amantadine
Amastie amastia
Amaurose amaurosis
amaurotisch amaurotic
ambiphil ambiphilic
Ambitendenz ambitendency
ambivalent *e.e.*
Ambivalenz ambivalence
Amblyopie amblyopia
Amboss (med.) incus, anvil
ambulant *e.e.*, ambulatory
ambulante Patientin out-patient
ambulanter Patient out-patient
Ambulanz outpatient department
Ambulatorium outpatient department; outpatient clinic
Amcinonid amcinonide
AMD (altersbedingte Makuladegeneration AMD (age-related macular degeneration)
Ameisenlaufen formication
amelanotisch amelanotic
Amelie amelia
Ameloblast *e.e.*
ameloblastisch ameloblastic
Ameloblastom ameloblastoma
amelodentinal *e.e.*
Amelogenese amelogenesis
Amenorrhö amenorrhea (a), amenorrhoea (e)
amenorrhoisch amenorrheal (a), amenorrhoic (e)
amenstruell amenstrual
Americium *e.e.*
Ametropie ametropia
Amid amide
Amidase *e.e.*
Amidotransferase *e.e.*
Amidotrizoat amidotrizoate
Amifostin *e.e.*
Amikacin *e.e.*
Amikrobiose amicrobiosis
Amilorid amiloride
Amimie amimia
Amin amine
Aminase *e.e.*
Aminoakridin aminacrine
Aminoazeton aminoacetone
Aminoazidurie aminoaciduria
Aminobenzoat aminobenzoate
Aminobisphosphonat aminobisphosphonate
Aminochinolin aminoquinoline
Aminofluorid aminofluoride
Aminoglutethimid aminoglutethimide
Aminoglykosid aminoglycoside
Aminolävulinat aminolaevulinate (e), aminolevulinate (a)
Aminomethan aminomethane
Aminonitrothiazol aminonitrothiazole
Aminopeptidase *e.e.*
Aminophenazol *e.e.*
Aminophenazon aminophenazone
Aminophyllin aminophylline
aminoplastisch aminoplastic
Aminoprotease *e.e.*
Aminopurin aminopurine
Aminopyrin aminopyrine
Aminosalizylat aminosalicylate
Aminosidin aminosidine, paromomycin
Aminothiazol aminothiazole
aminoterminal *e.e.*
Aminotransferase *e.e.*
Aminoxim *e.e.*
Amiodaron amiodarone
Amisulprid amisulpride
Amitose amitosis
amitotisch amitotic
Amitriptylin amitriptyline
AML (akute myeloische Leukose) acute myeloid leukosis
Amlodipin *e.e.*
Amme wet nurse
Ammoidin methoxsalen

Ammoniämie ammoniaemia (e), ammoniemia (a)
Ammoniak ammonia
ammoniakalisch ammoniacal
ammoniakhaltig ammoniacal
Ammonium *e.e.*
Ammoniumbituminosulfonat ichthammol
Ammoniumbromid ammonium bromide
Ammoniumchlorid ammonium chloride
Ammoniumsulfobituminat ichthammol
Ammonshorn Ammon's horn
Ammotherapie ammotherapy
Amnesie amnesia
amnestisch amnestic
amniogen amniogenic
Amniographie amniography
amniographisch amniographic
Amnion *e.e.*
Amnionitis *e.e.*
Amnioskop amnioscope
Amnioskopie amnioscopy
amnioskopisch amnioscopic
amniotisch amniotic
Amniotomie amniotomy
Amniozentese amniocentesis
Amodiaquin amodiaquine
Amöbe ameba (a), amoeba (e)
Amöbenruhr amebic dysentery (a), amoebic dysentery (e)
amöbizid amebacidal (a), amoebacidal (e)
amöbizides Mittel amebacide (a), amöebacide (e)
amöboid ameboid (a), amoeboid (e)
Amorolfin amorolfine
amorph amorphous
Amorphosynthese amorphosynthesis
Amoss-Zeichen Amoss' sign
Amotiochirurgie amotiosurgery
AMP (Adenosinmonophosphat) adenosine monophosphate
Ampere *e.e.*
Amphetamin amphetamine
Amphiarthrosis amphiarthrosis
Amphiaster *e.e.*
Amphibie amphibium
amphibol amphibolic
Amphimixis *e.e.*
amphiphil amphiphilic
Amphizyt amphicyte
amphorisch amphoric
amphoter amphoteric
amphotrop amphotropic
Ampicillin *e.e.*
Amplifikation amplification
amplifizieren to amplify
Amplifizierung amplification
Amplitude *e.e.*
Amprenavir *e.e.*
ampullär ampullar
Ampulle (anatom.) ampulla, (pharm.) ampoule, ampule
ampullieren to ampoulate
Amputation *e.e.*
Amputationsmesser amputation knife
Amputationssäge amputation saw
Amputationsstumpf amputation stump
amputieren to amputate
Amputierte(r) amputee
Amrinon amrinone
Amsacrin amsacrine
Amtsarzt, Amtsärztin medical officer of health
Amusie amusia
amusisch amusic
Amygdalin *e.e.*
Amygdaloidektomie amygdalectomy
Amyl *e.e.*
Amylase *e.e.*
Amylen amylene
Amylenhydrat amylene hydrate
Amylin *e.e.*
Amylnitrit amyl nitrite
Amyloglukosidase amyloglucosidase
amyloid *e.e.*
Amyloid *e.e.*
Amyloidnephrose amyloid nephrosis
Amyloidose amyloidosis
amyloidotisch amyloiditic
Amylolyse amylolysis
amylolytisch amylolytic
Amylomaltase *e.e.*
Amylopektin amylopectin
Amylopektinose amylopectinosis
Amylose *e.e.*
Amylosulfat amylosulfate (a), amylosulphate (e)
Amylotransglukosidase amylotransglucosidase
Amyoplasie amyoplasia
amyostatisch amyostatic
Amyotrophie amyotrophia
amyotrophisch amyotrophic
amyotrophische Lateralsklerose amyotrophic lateral sclerosis
Anabiose anabiosis
Anabolikum anabolic
anabolisch anabolic
Anabolismus anabolism
Anacholie anacholia
Anachorese anachoresis

anachoretisch anachoric
Anämie anaemia (e), anemia (a)
– durch Eisenmangel anemia due to iron deficiency (e), anaemia due to iron deficiency (a)
–, aplastische aplastic anaemia (e), aplastic anemia (a)
–, perniziöse pernicious anaemia (e), pernicious anemia (a)
anämisch anaemic (e), anemic (a)
anaerob anaerobical
Anaerobier anaerobe
Anaerobiose anaerobiosis
Anästhesie anaesthesia (e), anesthesia (a)
Anästhesiegerät anaesthesia apparatus (e), anesthesia apparatus (a)
Anästhesienadel anaesthesia needle (e), anesthesia needle (a)
Anästhesiepfleger male anaesthesia nurse (e), male anesthesia nurse (a)
anästhesieren to anaesthetize (e), to anesthetize (a)
Anästhesieschwester anaesthesia nurse (e), anesthesia nurse (a)
Anästhesiologie anaesthesiology (e), anesthesiology (a)
anästhesiologisch anaesthesiologic (e), anesthesiologic (a)
Anästhesist, Anästhesistin anaesthetist (e), anesthetist (a)
Anästhetikum anaesthetic (e), anesthetic (a)
anästhetisch anaesthetic (e), anesthetic (a)
Anagenhaar anagen hair
Anagrelid anagrelide
anaklitisch anaclitic
anakrot anacrotic
Anakusie anacusis
anal *e.e.*
Analbuminämie analbuminaemia (e), analbuminemia (a)
Analeptikum analeptic
analeptisch analeptic
analeptisches Mittel analeptic
Analfissur fissure of anus
Analfistel fistula of anus
Analgesie analgesia
Analgetikum analgesic
analgetisch analgesic
analgetisches Mittel analgesic
Analkanal anal canal
analog analogous
Analogie analogy
Analogon analog (a), analogue (e)
Analregion anal region
Analysator analyzer
Analyse analysis
Analysegerät analyzer
analysieren to analyse, to analyze
analytisch analytic
Anamnese anamnesis, previous history
anamnestisch anamnestic
Anamorphose anamorphosis
Anankasma anancasma
anankastisch anancastic
Anaphase *e.e.*
Anaphorese anaphoresis
Anaphrodisiakum anaphrodisiac
anaphylaktisch anaphylactic
anaphylaktoid anaphylactoid
Anaphylatoxin *e.e.*
Anaphylaxie anaphylaxis
Anaplasie anaplasia
Anaplasmose anaplasmosis, gallsickness, galziekte
anaplastisch anaplastic
anaplerotisch anaplerotic
Anarthrie anarthria
Anasarka anasarca
Anastigmat *e.e.*
anastigmatisch anastigmatic
Anastomose anastomosis
Anastomosenschenkel anastomotic loop
anastomosieren to anastomose
Anastomositis *e.e.*
anastomotisch anastomotic
Anastrozol *e.e.*
Anatom anatomist
Anatomie anatomy
Anatomin anatomist
anatomisch anatomic
Anatoxin *e.e.*
Anavenin *e.e.*
anazid anacid
Anazidität anacidity
anbehandeln to perform initial treatment
anbringen to place
Anbringen placement
ANCA (antineutrophiler cytoplasmatischer Antikörper) ANCA (antineutrophilic cytoplasmic antibody)
Ancitabin ancitabine
Ancrod *e.e.*
andeuten to suggest
Andeutung suggestion
androgen androgenic
Androgen *e.e.*
androgenisieren to androgenize
Androgenisierung androgenization
Androgynie androgynism
Androloge andrologist

Andrologie andrology
andrologisch andrological
Androluteom androluteoma
Androstan androstane
Androstanazol stanozolol
Androstandiol androstanediol
Androstandiolon androstanediolone
Androstandion androstanedione
Androstanolon androstanolone
Androsten androstene
Androstendiol androstenediol
Androstendion androstenedione
Androsteron androsterone
androtrop androtropic
Androtropie androtropism
aneinanderstoßen to abut
Aneinanderstoßen abutment
Anelierung annealing
Anenzephalie anencephaly
Anergie anergy
anergisch anergic
Anetodermie anetodermia
aneuploid *e.e.*
Aneuploidie aneuploidy
Aneurin thiamine
Aneurysma aneurysm
aneurysmatisch aneurysmal
Aneurysmektomie aneurysmectomy
Aneusomie aneusomia
ANF (antinukleärer Faktor) antinuclear antibody (ANA)
anfällig susceptible
Anfälligkeit susceptibility, propensity
Anfänger, Anfängerin beginner
Anfängerkurs course for beginners
Anfall onset, fit, attack, seizure
Anfangsschwankung initial deflection
Anfangsstadium initial stage
anfeuchten to moisten
Anfeuchtung madefaction, moistening
angeboren connatal, inborn
angeerbt inherited
Angelhakenmagen fishhook stomach
Angelman-Syndrom Angelman's syndrom
Angelpunkt pivot, turning point
angewandte Biologie applied biology
Angiektasie angiectasis
Angiektomie angiectomy
Angießen (dent.) casting-on
Angiitis *e.e.*
angiitisch angiitic
Angina *e.e.*
– **agranulocytica** agranulocytic angina
– **follicularis** follicular angina
– **lacunaris** lacunar angina
– **Ludovici** Ludwig's angina
– **pectoris** *e.e.*
– **Plaut-Vincent** Vincent's angina
–, **Prinzmetal** Prinzmetal's angina
anginös anginous
Angioblast *e.e.*
Angioblastom angioblastoma
Angiodysgenese angiodysgenesis
angiodysgenetisch angiodysgenetic
Angioendotheliom angioendothelioma
Angiofibrolipom angiofibrolipoma
Angiofibrom angiofibroma
Angiogenese angiogenesis
angiogenetisch angiogenetic
Angiogliomatose angiogliomatosis
Angiogramm angiogram
Angiographie angiography
angiographisch angiographic
angioimmunoblastisch angioimmunoblastic
Angiokardiogramm angiocardiogram
Angiokardiographie angiocardiography
angiokardiographisch angiocardiographic
Angiokeratom angiokeratoma
Angiokeratose angiokeratosis
Angioleiomyom angioleiomyoma
Angiolipom angiolipoma
Angiologie angiology
angiologisch angiologic
Angiolymphom angiolymphoma
Angiolyse angiolysis
Angiom angioma
Angioma serpiginosum *e.e.*
Angiomatose angiomatosis
Angiomyolipom angiomyolipoma
Angiomyom angiomyoma
Angiomyoneurom angiomyoneuroma
Angiomyosarkom angiomyosarcoma
Angioneogenesis angioneogenesis
Angioneuropathie angioneuropathy
Angioneurose angioneurosis
angioneurotisch angioneurotic
Angioödem angioedema (a), angio-oedema (e)
Angiopathie angiopathy
Angioplastie angioplasty
Angiorezeptor angioreceptor
Angiosarkom angiosarcoma
Angiosklerose angiosclerosis
Angioskop angioscope
Angioskopie angioscopy
angioskopisch angioscopic
Angiospasmus angiospasm
angiospastisch angiospastic
angiostatisch angiostatic
Angiostomie angiostomy

A

Angiostrongyliasis *e.e.*
Angiotensin *e.e.*
Angiotensinhemmer angiotensin inhibitor
Angiotensinase *e.e.*
Angiotensinogen *e.e.*
Angiotomie angiotomy
Angiotonin *e.e.*
angiozentrisch angiocentric
Angleichung habituation; adaptation
Anglesche Einteilung Angle's classification
angreifen to attack; to affect; to handle
angrenzen to abut
Angriffspunkt point of action
Angst anxiety, fear, phobia, anguish
Angstäquivalent phobic equivalent
Angstgefühl fealing of anxiety; trepidation
Angsthierarchie anxiety hierarchy
angstlösend anxiolytic
angstlösendes Mittel anxiolytic
Angstneurose anxiety neurosis
Ångström-Einheit Ångstrom unit
Angstzustand anxiety state
angulär angular
Angusstechnik cast-on technique
Anhänger (dent.) cantilever
Anhängsel appendage
anhäufen to accumulate
Anhäufung accumulation
anhaften to adhere
Anhalamin anhalamine
Anhalonin anhalonine
Anhaltspunkt clue, criterion
Anhangsgebilde appendage
anheben to elevate, to raise
Anhebung elevation
Anhedonie anhedonia
anheften to attach, to affix
Anheftung attachment
anhepatisch anhepatic
Anhidrose anhidrosis
anhidrotisch anhidrotic
Anhiebsdiagnose spot diagnosis
Anhydrämie anhydraemia (e), anhydremia (a)
anhydrämisch anhydraemic (e), anhydremic (a)
Anhydrase *e.e.*
Anhydrid anhydride
anhydrisch anhydrous
Anhydrit anhydrite
Anhydromethylenzitrat anhydromethylene-citrate
anhydrotisch anhydrotic
anikterisch anicteric
Anileridin anileridine
Anilid *e.e.*
Anilin aniline
Anilinkrebs aniline cancer
Anilinvergiftung anilism, aniline poisoning
animalisch animal
Anion *e.e.*
anionisch anionic
Aniridie aniridia
Anis anise
Anisakiasis *e.e.*
Anisat anisate
Aniseikonie aniseikonia
Anisin anisine
Anisindion anisindione
Anisochromasie anisochromasia
anisochromatisch anisochromatic
Anisochromie anisochromia
anisodont *e.e.*
Anisöl oil of anise
anisognath anisognathous
Anisokorie anisocoria
Anisol *e.e.*
Anisomastie anisomastia
Anisomelie anisomelia
anisomer anisomeric
Anisomerie anisomerism
anisometrop anisometropic
Anisometropie anisometropia
anisoperistaltisch anisoperistaltic
Anisosphygmie anisosphygmia
anisotonisch anisotonic
anisotrop anisotropic
Anisotropin anisotropine
Anisoyl *e.e.*
Anisozytose anisocytosis
Anker anchor
Ankerkrone anchor crown
Ankerrinne (dent.) undercut
Ankerschiene anchor splint
Ankerstift anchor dowel, anchor pivot
Ankerzahn anchor tooth
Ankyloblepharon *e.e.*
Ankyloglossie ankyloglossia
ankylopoetisch ankylopoietic
Ankylose ankylosis
ankylosieren to ankylose
Ankylostoma duodenale Ancylostoma duodenale
Ankylostomiasis ancylostomiasis
ankylotisch ankylotic
Anlage (angeborene Eigenschaft) anlage, hereditary factor, predisposition, primordium
– **(Einrichtung)** unit; installation
– **(Konstruktion)** construction
– **(Talent)** talent, disposition

Anlassofen (dent.) annealing oven
Anlauffestigkeit (dent.) tarnish resistance
Anlegung application
ANLL (akute nichtlymphozytäre Leukämie) acute nonlymphocytic leuk(a)emia (ANLL)
anmischen (dent.) to mix
Annäherung approach
Annahme (Vermutung) assumption
– (Zulassung) admission
annulär annular, anular
annuloaortal annuloaortic
Annuloplastik annuloplasty
Anode *e.e.*
Anodenöffnungszuckung anodal opening contraction
Anodenschließungszuckung anodal closure contraction
Anodenteller anode disk
Anodenwinkel anode angle
Anodontie anodontia
anogenital *e.e.*
anomal anomalous
Anomalie anomaly
Anomaloskop anomaloscope
anomer anomeric
Anomie anomia
Anonychie anonychia
anonym anonymous
anoperineal *e.e.*
Anopheles *e.e.*
Anophthalmie anophthalmia
Anopie anopia
Anopsie anopsia
Anorchie anorchia
Anorchismus anorchism, absence of testis
anorektal anorectal
Anorexie anorexia
anorexigen anorexigenous
anorganisch anorganic, inorganic
Anorgasmie anorgasmy
Anosmie anosmia
Anoskop anoscope, anuscope
Anoskopie anoscopy, anuscopy
Anosognosie anosognosia
anospinal *e.e.*
Anostose anostosis
Anotie anotia
anovesikal anovesical
anovulation *e.e.*
anovulatorisch anovulatory
Anoxämie anoxaemia (e), anoxemia (a)
anoxämisch anoxaemic (e), anoxemic (a)
Anoxie anoxia
anpassen to adjust, to adapt; to fit
Anpassung adjustment, adaptation; fitting
anpassungsfähig adaptive
Anpassungsfähigkeit adaptability
anpolieren to burnish
Anprobe (dent.) try-in
anregen (reizen) to stimulate
– (vorschlagen) to suggest
Anregung (Reizung) stimulation
Anregung (Vorschlag) suggestion
anreichern to enrich, to concentrate
Anreicherung enrichment, concentration
Anreicherungskultur enrichment culture
anrühren (dent.) to mix
Anrührplatte (dent.) mixing slab
ansäuern to acidulate, to acidify
ansammeln to accumulate
Ansatz (Insertion) insertion
anschalten to switch on
Anschlagfläche (dent.) stop area
Anschlagschraube (dent.) stop screw
Anschlingung chaining
Anschlussspannung supply voltage
Anschoppung engorgement, congestion
anschwellen to swell
Anschwellung intumescence
Anspannung, psychische hyperarousal
Anspannungszeit (kardiol.) presphygmic period
ansprechbar responsive, conscious
Ansprechbarkeit responsiveness, consciousness
Anstaltspackung hospital pack
Anstaltspsychiatrie clinical psychiatry
anstecken to infect
ansteckend infectious, contagious
Ansteckung infection, contagion
ansteckungsfähig infectible, transmissible, contagious
Ansteckungsfähigkeit infectivity, contagiosity, contagiousness
Ansteckungsquelle source of infection
Anstrengung effort
antacid *e.e.*
Antacidum antacid
Antagglutinin *e.e.*
Antagonismus antagonism
Antagonist *e.e.*
antagonistisch antagonistic
antazid antacid
Antazolin antazoline
antecolisch antecolic
Anteflexion *e.e.*
Antefixation *e.e.*
antegrad antegrade
antekolisch antecolic

antenatal *e.e.*
Antenne antenna
antepartal *e.e.*
Anteposition *e.e.*
anteroapikal antero-apical
anterobasal *e.e.*
anterodorsal *e.e.*
anterograd anterograde
anteroinferior antero-inferior
anteroposterior *e.e.*
anteroseptal *e.e.*
anterosuperior *e.e.*
anterotransversal anterotransverse
Antetorsion *e.e.*
Anteversion *e.e.*
antevertiert anteverted
Anthelix *e.e.*
Anthelminthikum anthelminthic
anthelminthisch anthelminthic
Anthidrotikum antiperspirant, anthidrotic
anthidrotisch anthidrotic
Anthrachinon anthraquinone
Anthracyclin anthracycline
Anthrakose anthracosis
anthrakotisch anthrakotisch
Anthralin *e.e.*
Anthramin anthramine
Anthrarobin *e.e.*
Anthrax *e.e.*
Anthrazen anthracene
Anthrazyklin anthracycline
Anthropologe anthropologist
Anthropologie anthropology
Anthropologin anthropologist
anthropologisch anthropological
Anthropometrie anthropometry
anthropometrisch anthropometric
Anthroponose anthroponosis
Anthroposophie anthroposophy
Anthropozoonose anthropozoonosis
Anthydrotikum anthydrotic
anthydrotisch anthydrotic
antiadhäsiv antiadhesive
Antiallergikum antiallergic
antiallergisch antiallergic
antianämisch anti-anaemic (e), anti-anemic (a)
Antiandrogen anti-androgen
antiandrogen anti-androgenic
antianginös antianginal
Antiangiogenese antiangiogenesis
Anti-Antikörper anti-antibody
Antiantitoxin anti-antitoxin
antiapoplektisch anti-apoplectic
Antiarrhythmikum anti-arrhythmic
antiarrhythmisch anti-arrhythmic
antiarthritisch anti-arthritic
Antiasthmatikum antasthmatic
antiasthmatisch antasthmatic
Antiatelektasefaktor surfactant factor
Antibabypille oral contraceptive, oral ovulation inhibitor
antibakteriell antibacterial
Antibasalmembranantikörper antibasement membrane antibody
antibiliös antibilious
Antibiotikum antibiotic
antibiotisch antibiotic
antibradykard antibradycardic
Anticardiolipin *e.e.*
Anticholinergikum anticholinergic
anticholinergisch anticholinergic
Anticholinesterase *e.e.*
Antichymotrypsin *e.e.*
Anticodon *e.e.*
antidemential *e.e.*
antidementiell antidemential
Antidementikum antidementic
antidementisch antidementic
antidementiv antidementive
Antidementivum antidementive
antidepressiv antidepressant
Antidepressivum antidepressant
Antideterminante antideterminant
Antidiabetikum antidiabetic
antidiabetisch antidiabetic
antidiabetogen antidiabetogenic
antidiphtherisch antidiphtheric
Antidiuretikum antidiuretic
antidiuretisch antidiuretic
Antidot antidote
antidrom antidromic
antidyspeptisch antidyspeptic
Antiemetikum anti-emetic
antiemetisch anti-emetic
Antiendotoxin *e.e.*
Antienzym anti-enzyme
Antiepileptikum anti-epileptic
antiepileptisch anti-epileptic
Antifaktor antifactor
antifebril antifebrile
Antiferment *e.e.*
antifibrillatorisch antifibrillatory
Antifibrinolysin *e.e.*
antifribrinolytisch antifibrinolytic
antifibrotisch antifibrotic
Antifolat antifolate
Antiflussmittel antiflux
antifungal *e.e.*
antigen antigenic

Antigen *e.e.*
– –**Antikörperreaktion** antigen-antibody reaction
–, **Kern-** core antigen
–, **Oberflächen-** surface antigen
–, **Partial-** partial antigen
–, **prostataspezifisches** prostate specific antigen
Antigenität antigenicity
Antigenmuster antigenic pattern
Antigenüberschuss antigen excess
Antigenumkehr antigen reversion
Antigenverlust antigen deletion
Antigenwechsel antigen variation
Antigenzuwachs antigen gain
Antigestagen *e.e.*
Antiglobulin *e.e.*
Antiglobulin-Test antiglobulin test
Antiglukokortikoid antiglucocorticoid
antigonorrhoisch antiblennorrhagic, antigonorrheal (a), antigonorrhoeal (e)
antihämolytisch antihaemolytic (e), antihemolytic (a)
antihämophil antihaemophilic (e), antihemophilic (a)
antihämorrhagisch antihaemorrhagic (e), antihemorrhagic (a)
Antihapten *e.e.*
Antihelix anthelix
Antiherpetikum antiherpetic
antiherpetisch antiherpetic
Antihistaminikum antihistaminic
antihistaminisch antihistaminic
Antihormon antihormone
Antihumanglobulin anti-human globulin
Antihyaluronidase *e.e.*
antihypertonisch antihypertensive
antiidiotypisch anti-idiotypic
antiinfektiös anti-infective
antiinflammatorisch anti-inflammatory
antiischämisch anti-ischamic (e), anti-ischemic (a)
antikariös anticariogenic, anticarious
antikarzinogen anticarcinogenic
antikatarrhalisch anticatarrhal
Antikathepsin anticathepsin
Antikathode anticathode; target
antiketogen antiketogenic
Antikinase *e.e.*
Antikoagulans anticoagulant
Antikoagulation anticoagulation
antikoagulierend anticoagulant, anticoagulative
Antikörper antibody
Antikörpermangel antibody deficiency
Antikörperüberschuss antibody excess
Antikomplement anticomplement
antikomplementär anticomplementary
antikonvulsiv anticonvulsive
antikonzeptionell anticonceptional
Antikonzeptivum contraceptive
Antikonzipiens contraceptive
Antikonvulsivum anticonvulsant
Antikrebsmittel anticancer drug
Antilipolyse antilipolysis
antilipolytisch antilipolytic
Antiluetikum antiluetic
antiluetisch antiluetic
antilymphozytär antilymphocytic
Antilymphozytenserum antilymphocyte serum
antimetabolisch antimetabolic
Antimetabolit antimetabolite
antimikrobiell antimicrobial
antimikrobielles Mittel antimicrobial
antimitochondrial *e.e.*
Antimon antimony
Antimonat antimonate
Antimonbehandlung stibiation
antimonhaltig stibiated
Antimonose antimonosis
Antimonvergiftung stibialism
Antimonylglukonat antimonylgluconate
Antimuskarinmittel antimuscarinic drug
Antimyeloperoxidase *e.e.*
Antimykotikum antimycotic
antimykotisch antimycotic, antifungal
antineoplastisch antineoplastic
Antineuralgikum antineuralgic
antineuralgisch antineuralgic
antineuritisch antineuritic
antineuronal *e.e.*
antineutrophil antineutrophilic
antinocizeptiv antinociceptive
antinukleär antinuclear
Antiöstrogen anti-estrogen (a), anti-oestrogen (e)
antioxidativ antioxidative
Antioxidativum antioxidative
antioxidierend antioxidant
antioxidierendes Mittel antioxidant
antiparasitär antiparasitic
Antiparkinsonmittel antiparkinsonian agent
Antipathie antipathy
Antiperistaltik antiperistalsis
antiperistaltisch antiperistaltic
antiphagozytär antiphagocytic
Antiphlogistikum antiphlogistic
antiphlogistisch antiphlogistic
Antiphospholipid *e.e.*

Antiphospholipidantikörper antiphospholipid antibody
Antiplasmin *e.e.*
antipolymer *e.e.*
Antiprogestin *e.e.*
antiproliferativ antiproliferative
Antiprotease *e.e.*
Antiproteinase *e.e.*
Antiprotozoen-Wirkung antiprotozoal effect
antipruriginös antipruriginous
antipsychotisch antipsychotic
antipsychotisches Mittel antipsychotic
Antipyretikum antipyretic
antipyretisch antipyretic
Antipyrin antipyrine
antirachitisch antirachitic
Antireflux *e.e.*
antiretroviral *e.e.*
Antirheumatikum antirheumatic
antirheumatisch antirheumatic
Anti Rh-Serum anti Rh-serum
Antischaummittel antifoaming agent, defoamer
Antiseborrhoikum antiseborrheic (a), antiseborrhoic (e)
antiseborrhoisch antiseborrheic (a), antiseborrhoic (e)
antisekretorisch antisecretory
Antisense-DNS antisense DNA
Antisense-Molekül antisense molecule
Antisense-RNS antisense RNA
Antisepsis *e.e.*
Antiseptikum antiseptic
antiseptisch antiseptic
Antiserotonin *e.e.*
Antiserum *e.e.*
Antisom antisome
Antispastikum antispasmodic
antispastisch antispasmodic
Antistaphylolysin *e.e.*
Antisteroid *e.e.*
Antistreptodornase *e.e.*
Antistreptokinase *e.e.*
Antistreptolysin *e.e.*
antisuizidal antisuicidal
Antisyphilitikum antisyphilitic
antisyphilitisch antisyphilitic
antitachykard antitachycardic
Antitermination *e.e.*
antitetanisch antitetanic
Antithrombin *e.e.*
Antithrombokinase *e.e.*
antithromboplastisch antithromboplastic
Antithrombotikum antithrombotic
antithrombotisch antithrombotical
antithrombozytäre Wirkung antiplatelet effect
Antithymozyten-Globulin antithymocyte globulin
Antithyreoglobulinantigen antithyroglobulin antigen
Antitoxin *e.e.*
antitoxisch antitoxic
Antitragus *e.e.*
Antitrypsin *e.e.*
antituberkulös antituberculotic
Antiurokinase anti-urokinase
antiviral *e.e.*
Antivirusmittel antiviral agent
Antivitamin *e.e.*
antixerophthalmisch antixerophthalmic
antizellulär anticellular
antizyklisch anticyclic
Antizytokin anticytokine
Antizytolysin anticytolysin
antizytoplasmatisch anticytoplasmic
antral *e.e.*
Antrektomie antrectomy
Antrieb impulse, impulsion, drive
Antriebsschwäche weakness of impulses
antroduodenal *e.e.*
antronasal *e.e.*
Antroskop antroscope
Antroskopie antroscopy
antroskopisch antroscopical
Antrostomie antrostomy
Antrotomie antrotomy
antrotympanisch antrotympanic
Antrozystektomie antrocystectomy
Antrum *e.e.*
Antwort response
anulär anular, annular
Anulozyt ring-shaped red blood corpuscle
Anurie anuria, anuresis
anurisch anuric
Anus praeternaturalis praeternatural anus (e), preternatural anus (a)
Anuskop anuscope
Anuskopie anuscopy
Anusplastik anoplasty
Anwendbarkeit applicability
anwenden to adhibit, to apply, to use, to employ
Anwendung application, use, employment
Anwendungsart mode of application
Anxiolyse anxiolysis
anxiolytisch anxiolytic
anxiolytisches Mittel anxiolytic
Anzapf-Syndrom steal syndrome
anzeigen to indicate; to notify

Anzeigepflicht duty of notification
Anzeigestellung indication
anziehen to attract
– **(ankleiden)** to dress
Anziehung attraction
Anziehungskraft attractive power
Aorta *e.e.*
Aortenaneurysma aortic aneurysm
Aortenbogen aortic arch
Aortenbogensyndrom pulseless disease
Aortenendoprothese aortic endoprosthesis
Aortenerweiterung dilatation of aorta
Aortenfenster aortic window
Aorteninsuffizienz aortic insufficiency
Aortenisthmusstenose coarctation of aorta
Aortenklappe aortic valve
Aortenknopf aortic knob
Aortenplastik aortoplasty
Aortenprothese aortic prosthesis
Aortenruptur aortic rupture
Aortenstenose aortic stenosis
Aortenton aortic sound
Aortitis *e.e.*
aortoduodenal *e.e.*
aortofemoral *e.e.*
Aortographie aortography
aortoiliakal aortoiliac
aortoiliofemoral *e.e.*
aortointestinal *e.e.*
aortokoronar aortocoronary
aortorenal *e.e.*
Apalcillin *e.e.*
apallisch apallic
aparalytisch aparalytic
Apareunie apareunia
Apathie apathy
apathisch apathic
apathogen nonpathogenic
Apatit apatite
Apepsie apepsia
apeptisch apeptic
aperiodisch aperiodic
Apertur aperture
Apexkardiogramm apicogram
apexkardiographisch apicographic
Apexkardiographie apicography
Aphagie aphagia
Aphakie aphakia
aphakisch aphakic
Aphasie aphasia
Aphasiologie aphasiology
aphasiologisch aphasiological
aphasisch aphasic
Apherese apheresis
Aphonie aphonia
aphonisch aphonic
Aphrasie aphrasia
Aphrodisiakum aphrodisiac
Aphthe aphtha
Aphthose aphthosis
apikal apical
Apikalzone apical zone
Apikogramm apicogram
Apikolyse apicolysis
Apikostomie apicostomy
Apikotomie apicotomy
Apiol *e.e.*
Apixaban *e.e.*
Apizitis apicitis
Aplanat *e.e.*
aplanatisch aplanatic
Aplanozytose aplanocytosis
Aplasie aplasia
aplastisch aplastic
apneustisch apneustic
Apnoe apnea (a), apnoea (e)
apnoisch apneic (a), apnoic (e)
apochromatisch apochromatic
Apoctin *e.e.*
Apoenzym apoenzyme
Apoferritin *e.e.*
Apokamnose apokamnosis
apokrin apocrine
apolar *e.e.*
Apolat apolate
Apolipoprotein *e.e.*
Apomorphin apomorphine
Aponeurose aponeurosis
Apopain apopaine
apophysär apophysary
Apophyse apophysis
Apophysitis *e.e.*
apoplektiform apoplectiform
apoplektisch apoplectic
Apoplexie apoplexy
–, **Zustand nach** – postapoplectic state
Apoprotein *e.e.*
Apoptose apoptosis
apoptotisch apoptotic
Apotheke chemist's shop (e), drug store (a), pharmacy
–, **Krankenhaus-** dispensary, hospital pharmacy
–, **Zweig-** satellite pharmacy
Apotheker pharmaceutical chemist, pharmacist, druggist, dispensing chemist
Apothekerin pharmaceutical chemist, pharmacist, druggist, dispensing chemist
Apotoxin *e.e.*
Apparat apparatus

Apparatur appliance, apparatus
Appendektomie appendectomy
appendektomieren to appendectomize
Appendix *e.e.*
Appendizitis appendicitis
appendizitisch appendicitic
Apperzeption apperception
apperzeptiv apperceptive
Appetenz appetence
Appetit appetite
appetitanregendes Mittel appetizer
Appetitlosigkeit want of appetite, inappetence
Appetitzügler appetite depressant
Applanation *e.e.*
applanatorisch applanatory
Applikation application, administration
Applikator applicator
applizieren to apply, to administer
Apposition *e.e.*
appositional *e.e.*
Approbation licence to practise medicine (e); registration (e); license to practice medicine (a)
approximal *e.e.*
Approximalfläche approximal surface, proximal surface
Approximalklammer approximal clasp
Apraclonidin apraclonidine
apraktisch apractic
Apraxie apraxia
Aprindin aprindine
Aprosexie aprosexia
Aptamer *e.e.*
Aptyalismus asialia
Apudom apudoma
APUD-System APUD-system
apyknomorph apyknomorphous
Aqua destillata distilled water
Aquädukt aqueduct
aquäduktal aqueductal
Aquaeductus Sylvii sylviduct
Aquaporin *e.e.*
Aquokobalamin aquocobalamine
Arabinofuranose *e.e.*
Arabinofuranosidase *e.e.*
Arabinofuranosylzytosin arabinofuranosylcytosine
Arabinogalaktan arabinogalactane
Arabinoxylan arabinoxylane
Arabinosid arabinoside
Arabinose *e.e.*
Arabinosurie arabinosuria
Arabit (Alkohol) arabitol
Arachidat arachidate
Arachidonat arachidonate
Arachnida *e.e.*
Arachnitis *e.e.*
Arachnodaktylie arachnodactylia
arachnoidal *e.e.*
Arachnoidea arachnoid
Arachnoiditis *e.e.*
Arachnophobie arachnophobia
Aragonit aragonite
Aramin aramine
ARB (Angiotensin-Rezeptor-Blocker) ARB (angiotensin-receptor-blocker)
Arbeit work
–, geistige brain work
arbeitsbedingt work-related
arbeitsfähig able for work, fit for work
Arbeitsfähigkeit ability for work
–, Wiederherstellung der- rehabilitation
Arbeitshypertrophie hypertrophy of activity
Arbeitsmedizin industrial medicine, occupational medicine
Arbeitsplatz workplace
Arbeitsraum working room
Arbeitstemperatur working temperature
Arbeitstherapie ergotherapy
Arbeitstisch work-table
arbeitsunfähig unable for work
Arbeitsunfähigkeit inability for work, work disablement
Arbeitsunfall accident at work, occupational accident
Arbeitsversäumnis absenteeism
Arbeitswille willingness to work
Arbeitzeit working time
Arborisation arbosisation, arborization
Arbutin *e.e.*
archaisch archaic
Archetyp archetype
Architektonik architectonic
architektonisch architectonic
Archiv archives
Arcus senilis *e.e.*
Arecaidin arecaidine
Arecolin arecoline
Areflexie areflexia
aregenerativ aregenerative
areolär areolar
Aratroban argatrobane
argentaffin argentaffine
Argentaffinom argentaffinoma
Argentamin argentamine
argentophil *e.e.*
Argentum proteinicum strong protein silver
Arginase *e.e.*
Arginat arginate

Arginin arginine
Argininesterase arginine esterase
Argininosukzinase argininosuccinase
Argininosukzinat argininosuccinate
Argon *e.e.*
Argyll-Robertson-Zeichen Argyll-Robertson's sign
Argyrie argyria
argyrophil *e.e.*
Ariboflavinose ariboflavinosis
Aripiprazol *e.e.*
Arithmomanie arithmomania
Arkade arcade
Arkansasabziehstein Arkansas oil stone
Arm *e.e.*
Armbad arm bath
Armstütze arm support
Armtonusreaktion brachial tonicity reaction
Armtrageschlinge arm sling, mitella
Armut poverty
Arndt-Schulzsches Gesetz Arndt-Schulz law
Arnika arnica
Arningsche Tinktur Arning's tincture
Arnold-Chiari-Syndrom syndrome of Arnold-Chiari
Aroma *e.e.*, flavor (a), flavour (e)
Aromatherapie aromatherapy
Aromase *e.e.*
Aromatase *e.e.*
aromatisch aromatic
aromatisieren to aromatize
Aromatisierung aromatization
Arrangierung arrangement
Arretierung locking
Arrhenoblastom arrhenoblastoma
Arrhythmie arrhythmia
arrhythmieerzeugend arrhythmogenic
arrhythmisch arrhythmic
arrhythmogen arrhythmogenic
Arrosion *e.e.*
Arsanilat arsanilate
Arsen arsenic
Arsenat arsenate
Arsenbehandlung arsenotherapy
arsenhaltig (dreiwertig) arsenous
arsenhaltig (fünfwertig) arsenic
Arsenid arsenide
Arsenit arsenite
Arsenik arsenic trioxide
Arsin arsine
Arsonat arsonate
Art kind, species
Artefakt artefact
Artemisinin artemisinine
Arteria anonyma innominate artery
– **basilaris** basilar artery
– **brachialis** brachial artery
– **carotis communis** common carotid artery
– **carotis externa** external carotid artery
– **carotis interna** internal carotid artery
– **centralis retinae** artery of Zinn
– **cerebelli** cerebellar artery
– **cerebri** cerebral artery
– **circumflexa femoris** femoral circumflex artery
– **communicans** communicating artery
– **coronaria** coronary artery
– **epigastrica** epigastric artery
– **femoralis** femoral artery
– **fibularis** peroneal artery
– **frontalis** frontal artery
– **gastrica** gastric artery
– **gastroepiploica** gastroepiploic artery
– **haemorrhoidalis** haemorrhoidal artery (e), hemorrhoidal artery (a)
– **hepatica** hepatic artery
– **hypogastrica** hypogastric artery
– **ileocolica** ileocolic artery
– **iliaca** iliac artery
– **lacrimalis** lacrimal artery
– **laryngea** laryngeal artery
– **lienalis** splenic artery
– **lingualis** lingual artery
– **mammaria** mammary artery
– **maxillaris** maxillary artery
– **meningica** meningeal artery
– **mesenterica** mesenteric artery
– **obturatoria** obturator artery
– **occipitalis** occipital artery
– **ophthalmica** ophthalmic artery
– **ovarica** ovarian artery
– **palatina** palatine artery
– **pancreaticoduodenalis** pancreaticoduodenal artery
– **perinealis** perineal artery
– **peronea** peroneal artery
– **phrenica** phrenic artery
– **poplitea** popliteal artery
– **profunda femoris** deep femoral artery
– **pudendalis** pudendal artery
– **pulmonalis** pulmonary artery
– **radialis** radial artery
– **renalis** renal artery
– **spermatica** spermatic artery
– **subclavia** subclavian artery
– **supraorbitalis** supraorbital artery
– **temporalis** temporal artery
– **thoracalis** thoracic artery
– **thyreoidea** thyroid artery
– **tibialis** tibial artery

- umbilicalis umbilical artery
- uterina uterine artery
- vertebralis vertebral artery
arterialisieren to arterialize
Arterialisierung arterialization
Arteriektomie arteriectomy
arteriell arterial
Arterienklemme artery forceps, artery clamp
Arteriennaht arteriorrhaphy
Arterienverschluss arterial occlusion
Arteriitis arteritis
Arteriogramm arteriogram
Arteriographie arteriography
arteriographisch arteriographical
arteriokapillär arteriocapillary
arteriolär arteriolar
Arteriole *e.e.*
Arteriolosklerose arteriolosclerosis
arteriolosklerotisch arteriolosclerotic
arteriomesenterisch arteriomesenteric
Arteriopathie arteriopathy
Arteriosklerose arteriosclerosis
arteriosklerotisch arteriosclerotic
arteriovenös arteriovenous
Arthralgie arthralgia
Arthrektomie arthrectomy
Arthritis *e.e.*
–, rheumatoide rheumatoid arthritis
arthritisch arthritic
Arthritismus arthritism
Arthroalloplastie arthroalloplasty
Arthrodese arthrodesis
Arthrogramm arthrogram
Arthrographie arthrography
arthrographisch arthrographical
Arthrogrypose arthrogryposis
Arthrolyse arthrolysis
Arthropathie arthropathy
–, klimakterische climacteric arthropathy
Arthroplastie arthroplasty
Arthrosis deformans *e.e.*, osteoarthritis, osteoarthrosis
Arthroskop arthroscope
Arthroskopie arthroscopy
arthroskopisch arthroscopical
Arthrotomie arthrotomy
Arthrozentese arthrocentesis
Arthus-Phänomen Arthus's phenomenon
Articain articaine
artifiziell artificial
artikulär articular
Artikulation articulation
–, fehlerhafte misarticulation
Artikulator articulator
artikulieren to articulate
Artischocke artichoke
aryepiglottisch aryepiglottic
Aryknorpel arytaenoid cartilage (e), arytenoid cartilage (a)
Aryl *e.e.*
Arylamidase *e.e.*
Arylamin arylamine
Arylaminoazetyltransferase arylaminoacetyltransferase
Arylarsonat arylarsonate
Arylesterase *e.e.*
Arylierung arylation
Arylsulfat arylsulfate (a), arylsulphate (e)
Arylsulfatase arylsulfatase (a), arylsulphatase (e)
Arylzyklohexylamin arylcyclohexylamine
Arznei medicament, remedy
Arzneibuch pharmacopeia (a), pharmacopoeia (e)
Arzneibuchpräparat pharmacopeial drug (a), pharmacopoeial drug (e)
Arzneimittel drug, medicament, pharmaceutical preparation
–labor drug laboratory
– verordnen to medicate
–, verschreibungspflichtiges prescription-only medicament
– verwenden to medicate
Arzneimittelabhängigkeit drug dependence
arzneimittelbedingt induced by medicaments; drug-induced
Arzneimittelfreisetzung drug release
Arzneimittelprüfung drug testing
– am lebenden Tier bioassay
Arzneimittelreaktion drug reaction
Arzneimittelresistenz drug resistance
Arzneimittelspezialität proprietary
Arzneimittelsucht drug addiction, pharmacomania
Arzneimitteltherapie treatment by medicaments; drug therapy
Arzneipflanze medicinal plant
Arzneischrank medicine-chest
Arzneiwaage analytical balance
Arzneiware drug
Arzt physician, doctor
–, angestellter employed doctor
–, beamteter medical officer of health
–, beratender consultant
–, diensthabender doctor in attendance
–, leitender head physician; head surgeon; consultant
–, praktischer practitioner
–, überweisender referring physician
Arztgeheimnis medical secret

Arzthelfer doctor's assistant, consulting room assistant
Arzthelferin doctor's assistant, consulting room assistant
Arztpraxis doctor's office, doctor's consulting room
Arzttasche physician's bag
Asa foetida asafetida (a), asafoetida (e)
Asbest asbestos
Asbestose asbestosis
Asche ash; cinders
Aschoffsches Knötchen Aschoff's nodule
Aschoff-Tawara-Knoten atrioventricular node, Aschoff-Tawara node
Ascites *e.e.*
Ascorbat ascorbate
Asemasie asemasia
Asemie asemia
Asepsis *e.e.*
aseptisch aseptic
asexuell asexual
Ash-Geschiebe Ash's attachment
Asher-Syndrom Asher's syndrom
Ashman-Phänomen Ashman's phenomenon
Asialie asialia
Asiatische Grippe Asian influenza
Asiderose asiderosis
Askaridiasis ascariasis
Askaris ascaris
Askorbat ascorbate
asozial asocial
Asparagin asparagine
Asparaginase *e.e.*
Asparaginat asparaginate
Aspart *e.e.*
Aspartat aspartate
Aspartataminotransferase aspartate aminotransferase
Aspartylglykosylamin aspartylglycosylamine
Asperger-Syndrom syndrome of Asperger
Aspergillose aspergillosis
Aspermatismus aspermatism
Aspermie aspermia
asphyktisch asphyctic
Asphyxie asphyxia
Aspirat aspirate
Aspiration *e.e.*
Aspirationspneumonie aspiration pneumonia
Aspirationsrohr aspirating tube
Aspirationszytologie aspiration cytology
Aspirator *e.e.*
aspirieren to aspirate
ASR (Achillessehnenreflex) Achilles tendon reflex (ATR)
ASS (Azetylsalizylsäure) ASA (acetylsalicylic acid)
Assembly (virol.) *e.e.*
Asservat evidence
asservieren to keep safe
Asservierung safe-keeping
Assimilation *e.e.*
Assimilationsbecken assimilation pelvis
assimilieren to assimilate
Assistent; Assistentin assistant
–, ärztlicher; Assistentin, ärztliche physician assistant
Assistenz assistance
Assistenzarzt, Assistenzärztin house officer (e), intern (a)
assistieren to assist
Assoziation association
assoziativ associative
assoziieren to associate
Ast branch
AST (Antistreptolysin-Titer) antistreptolysin test (AST)
Astasie astasia
Astat astatine
astatisch astatic
Asteatose asteatosis
Astemizol astemizole
Aster *e.e.*
Astereognosie astereognosis, stereoagnosis
Asthenie asthenia
asthenisch asthenic
Asthenopie asthenopia
Asthenospermie asthenospermia
Asthenurie asthenuria
Asthma *e.e.*
– bronchiale bronchial asthma
– cardiale cardiac asthma
Asthmatiker(in) asthmatic
asthmatisch asthmatic
astigmatisch astigmatic
Astigmatismus astigmatism
Astigmometer *e.e.*
Astroblastom astroblastoma
Astronautik astronautics
Astrozyt astrocyte
astrozytär astrocytic
Astrozytom astrocytome
Asyl asylum
Asyllabie asyllabism
Asymbolie asymbolia
Asymmetrie asymmetry
asymmetrisch asymmetrical

A

Asymmetrogammagramm asymmetrogammagram
asymptomatisch asymptomatic
asymptotisch asymptotical
asynchron asynchronous
Asynchronie asynchronism
Asynergie asynergy
asynergisch asynergic
asynklitisch asynclitic
Asynklitismus asynclitism
Asystolie asystoly, asystole
aszendierend ascending
Aszites ascites
Aszitesabflussrohr ascites outlet tube
ataktisch ataxic
Ataraktikum ataractic
ataraktisch ataractic
Ataraxie ataraxy
Atavismus atavism, throwing-back
atavistisch atavistic
Ataxie ataxia
Atazanavir *e.e.*
Atelektase atelectasis
atelektatisch atelctatic
Atelie atelia
Atem breath
–, schwerer short breath
Atemäquivalent respiratory equivalent
Atemanhalteversuch breath holding test
Atembeutel respiratory bag
Atemfrequenz respiratory frequency
Atemgeräusch breath sounds
Atemgrenzwert maximum breathing capacity
Atemhilfsmuskulatur auxiliary respiratory muscles
Atemlähmung respiratory paralysis
atemlos breathless
Atemlosigkeit breathlessness
Atemluft breathing air
Atemluftbefeuchter breathing air damper
Atemminutenvolumen respiratory minute volume
Atemmuskulatur respiratory muscles
Atemnot shortness of breath, respiratory distress
Atemreserve respiratory reserve
Atemschutz respiratory protection
Atemschutzgerät gas-mask set
Atemstoßtest timed vital capacity, Tiffeneau test
Atemstromstärke, exspiratorische expiratory flow rate
–, inspiratorische inspiratory flow rate
Atemübung respiratory exercise
Atemvolumen respiratory volume
Atemweg respiratory tract
Atemwiderstand expiration resistance
Atemzentrum respiration center (a), respiration centre (e)
Athelie athelia
Atherektomie atherectomy
atherogen atherogenic
Atherom atheroma
atheromatös atheromatous
Atheromatose atheromatosis
Atherosklerose atherosclerosis
atherosklerotisch atherosclerotic
Atherothrombose atherothrombosis
atherothrombotisch atherothrombotic
Athetose athetosis
athetotisch athetosic
Athlet athlete
athletisch athletic
Athyreose athyreosis
Athyrie athyria
atlantoepistropheal atlantoaxial
atlantomastoidal atlantomastoid
atlanto-odontoid *e.e.*
atlantookzipital atloido-occipital
Atlas *e.e.*
atmen to breathe
Atmen breathing, respiration
–, abgeschwächtes diminished respiration
–, amphorisches amphoric respiration
–, aufgehobenes absent respiration
–, Biotsches Biot's respiration
–, Bläschen- vesicular respiration
–, Bronchial- tubular respiration
–, bronchovesikuläres bronchovesicular respiration
–, Cheyne-Stokes- Cheyne-Stokes respiration
–, Kußmaulsches air hunger
–, pueriles puerile respiration
–, unbestimmtes indefinite respiration
Atmokausis atmocausis
Atmosphäre atmosphere
atmosphärisch atmospheric
Atmung respiration
–, künstliche artificial respiration
–, Kußmaulsche Kussmaul's respiration
Atmungsferment respiratory enzyme
Atmungsgeräusch breath sounds
Atmungskette respiratory chain
Atmungszentrum respiratory center (a), respiratory centre (e)
Atom *e.e.*
atomar atomic
Atomgewicht atomic weight

Atomisierung atomization
Atomkern atomic nucleus
Atomzahl atomic number
Atonie atony
atonisch atonic
atopisch atopic
Atorvastatin *e.e.*
Atovaquon atovaquone
Atoxyl *e.e.*
ATP (Adenosintriphosphat) adenosinetriphosphate
Atracurium *e.e.*
Atransferrinämie atransferrinaemia (e), atransferrinemia (a)
atraumatisch atraumatic
Atrazin atrazine
Atresie atresia
atresisch atresic
atretisch atresic
atrial *e.e.*
Atrichie atrichia
Atrioseptopexie atrioseptopexy
Atrioseptostomie atrioseptostomy
atrioventrikulär atrioventricular
Atrophie atrophy
atrophisch atrophic
Atrophoderma *e.e.*
Atropin atropine
atropinisieren to atropinize
Atropinisierung atropinization
Attacke bout, attack
Attenuation *e.e.*
attenuieren to attenuate
Attest *e.e.*, certificate
attestieren to attest
Attikoantrotomie attico-antrotomy
Atypie atypia
atypisch atypical
AU (Arbeitsunfähigkeit) unfitness for work
Audiologie audiology
audiologisch audiological
Audiometer *e.e.*
Audiometrie audiometry
audiometrisch audiometric
audiovisuell audiovisual
auditiv audile
auditopsychisch auditopsychical
auditorisch auditory
Auerbachscher Plexus Auerbach's plexus
Auerstäbchen Auer's body
Aufbahrungsraum funeral parlor (a), mortuary (e)
Aufbau (dent.) build-up
Aufbewahrung storage
Aufbiss edge-to-edge occlusion
Aufblasballon inflating bulb
aufblasbar inflatable
aufblasen to inflate
Aufblasung inflation
Aufbrauch consumption
aufbrennen (dent.) to fuse to
Aufbrenntechnik (dent.) porcelain-fused-to-alloy technique
Aufeinanderfolge succession, sequence
aufeinanderfolgend successive; sequential
auffällig striking
Auffassung comprehension
aufflackern to flare up
Aufflackern flare up
auffrischen, eine Wunde – to refresh a wound
Auffrischimpfung booster shot
aufgedunsen bloated, puffed
aufgeregt sein to be excited
aufgetrieben bloated, distended
Aufguss infusion
aufhalten to arrest
aufhellen to brighten, to clear, to elucidate
Aufhellschirm brightening screen
Aufhellung clearing, elucidation, lucency
aufhören to cease, to finish
Aufhören cessation
Aufklärung information
Auflage (dent.) rest
Auflagefläche rest area
Auflageklammer (dent.) resting clasp
auflösen to dissolve, to resolve; to disintegrate
Auflösung dissolution; resolution; solution; disintegration
Auflösungsvermögen (chem.) dissolving power
Auflösungsvermögen (opt.) resolving power
Aufmerksamkeit attention
Aufmerksamkeitsdefizit-/Hyperaktivitätsstörung (ADHS) attention-deficit-hyperactivity disorder (ADHD)
Aufnahme (z.B. Medikament) uptake
–, erneute re-uptake
– (ins Krankenhaus) admission
–, Röntgen- radiogram, x-ray picture
Aufnahmebefund findings on admission
Aufnahmestation admission unit
aufpfropfen to superimpose
Aufpfropfung superimposition
aufputschen to dope
Aufputschen doping
Aufputschmittel dope
aufrauhen to refresh, to roughen
aufrecht erect

Aufrechterhaltung maintenance
aufregen, sich to worry
Aufregung excitement
aufreizend irritant; provocative
aufrichten to erect, to set up
aufrichten (ermutigen) to encourage
aufsättigen to boost
aufsaugen to suck up
aufschneiden to cut open
aufspalten to split up
Aufspaltung splitting, scissure
Aufsplitterung splitting
aufsteigen to ascend
aufsteigend ascending
aufsteigendes aktivierendes System alerting system
Aufstellplatte (dent.) setup plate
Aufstellung (dent.) setup
Aufstiegsneurose career neurosis
aufstoßen (rülpsen) to belch, to eructate
Aufstoßen eructation
–, saures water brash
Auftauen unfreezing
aufwachen to awake
Aufwachen awakening
Aufwachepilepsie matutinal epilepsy
Aufwachraum recovery room
Aufwachstechnik (dent.) waxing-up technique
Aufwärtsbewegung upward motion
Aufwand expenditure, expense
aufwecken to awake
aufwickeln to wind up
aufzeichnen to record
Aufzeichnung record; note, notice
Aufzucht breeding
Augapfel eyeball
Auge eye
Augenabteilung ophthalmic department
Augenarzt, Augenärztin ophthalmologist, oculist
Augenbank eye bank
Augenbindehautentzündung conjunctivitis
–, epidemische mukopurulente pink-eye
augenblicklich instantaneous
Augenbraue eyebrow
Augenbrauenkrampf ophryosis
Augenchirurgie optical surgery
Augendiagnose (Irisdiagnose) iridodiagnosis
Augendruck ocular pressure
Augenflimmern oscillopsia
Augenhintergrund fundus of the eye
Augenhöhle eye socket
Augeninnendruck intraocular pressure
Augenkammer, hintere posterior chamber of the eye
–, vordere anterior chamber of the eye
Augenklappe eye shield
Augenlanzette eye lancet
Augenlaser laser eye surgery
Augenlid eyelid
–, Fehlen des – ablepharon
Augenlidhalter eye speculum
Augenlupe eye magnifier
Augenmagnet eye magnet
Augenmuskel ocular muscle
Augensalbe ophthalmic ointment
Augenschlinge eye loop
Augenschutz eye guard
Augenspezialist eye specialist
Augenspezialistin eye specialist
Augenspülflüssigkeit collyrium
Augentropfen eyedrop
Augentrübung caligo
Augenwasser eyewater
Augenwimper eyelash
Augenwinkel canthus
Augenzahn eye tooth
Aujeszkysche Krankheit bovine pseudorabies, mad itch
Aura *e.e.*
aural *e.e.*
Auramin auramine
Auranofin *e.e.*
Aurantiasis *e.e.*
Auriasis *e.e.*
aurikulär auricular
Aurikulomedizin auriculomedicine
aurikulookzipital auriculo-occipital
aurikulotemporal auriculotemporal
aurikuloventrikulär auriculoventricular
Auroallylthioureidobenzoat auroallylthioureidobenzoate
Aurothioglukose aurothioglucose
Aurothiomalat aurothiomalate
Ausagieren acting out
ausarbeiten (dent.) to trim
ausatmen to expire, to breathe out
Ausatmung expiration
ausbalancieren to balance, to equilibrate
ausbessern to repair
ausbetten (dent.) to remove
ausbilden to train, to educate
Ausbildung training, education
ausblasen to blow out
ausbleiben to fail
ausblenden (roentg.) to shield
Ausblendung (roentg.) shielding
ausblocken to block out

ausbluten to exsanguinate
ausbrennen to burn out
ausbreiten to spread out, to propagate
Ausbreiter spreader
Ausbreitung spreading, propagation
Ausbruch outburst; eruption
Ausbruch (einer Krankheit) outbreak (of a disease)
ausbrüten to hatch
Ausdauer endurance
ausdehnbar expandable
ausdehnen to distend, to expand
Ausdehnung distention, expansion
Ausdruck expression
Ausdrucksmangel expression deficiency
ausdrücken to express
Ausdrücken expression
ausdünsten to transpire, to perspire
Ausdünstung transpiration, effluvium
Ausfallquote failure rate
Ausflockung flocculation
Ausfluss discharge, drainage, outflow
Ausflussröhrchen discharging tubule
Ausfuhr (med.) elimination, excretion
Ausgang issue, vent, going out, exit; outcome
Ausgangspunkt level
Ausgangrichtung direction of exit
Ausgangsbeschränkung lockdown
Ausgangsspannung output voltage
ausgeblutet exsanguinated
ausgedehnt patulous
ausgleichen to balance, to equalize, to level; to compensate
ausglühen to anneal
Ausgusskörper cast
Ausgussstein staghorn calculus
aushärten (dent.) to cure
aushöhlen to excavate
Auskleidung lining, covering
Auskratzung erasion, curetting, curettage
ausküvettieren to deflask
Auskultation auscultation
auskultatorisch auscultatory
auskultieren to auscultate
auslaugen to leach
auslöschen to extinguish
Auslöschphänomen blanching phenomenon, Schultz-Charlton phenomenon, rash-extinction phenomenon
Auslöschung extinction
auslösen to release; to evoke; to disengage
Auslöser release; trigger
Ausnahmezustand state of derangement
ausnutzen to utilize
Ausnutzung utilization
auspressen to strip, to express
auspumpen to pump out
Ausräucherung fumigation
ausreißen (losreißen) to pull out
Ausreißen pulling out, avulsion
ausrenken to dislocate
Ausrichtung in abnormer Reihe malalignment (e), malalinement (a)
Ausrichtung in normaler Reihe alignment (e), alinement (a)
ausrotten to eradicate
Ausrottung eradication
Ausrüstung equipment
aussaugen to suck out
ausschaben to abrade
Ausschabung abrasion
ausschälen to enucleate; to shell out
Ausschälung enucleation
ausschalten to switch off; to exclude; to eliminate
Ausschaltung switching off; exclusion; elimination
ausscheiden to excrete
Ausscheidung excretion
Ausscheidungsurographie excretion urography
Ausschlag (med.) exanthema, rash
ausschleichend behandeln to reduce the treatment gradually
Ausschluss exclusion
Ausschlussprinzip exclusion principle
Ausschneidung excision; ectomy
ausschütten to pour out
Ausschüttung pouring out
Ausschuhen exungulation
Ausschwemmung dehydration
Ausschwitzung exudation
Außenband lateral collateral ligament
Außenfürsorge external welfare
Außenmaß outside dimension
Außenohr pinna
Außenschicht outer layer
außerehelich extramarital
außersinnlich extrasensory
Aussparung socket
ausspritzen to syringe
ausspucken to spit out; to expectorate
ausspülen to wash out, to rinse out
Ausstattung outfit
ausstopfen to plug, to pack
Ausstopfung plugging, packing
Ausstoß output
ausstoßen to eliminate, to expel
Ausstoßung expulsion
Ausstrahlung radiation; emission

Ausstülpung evagination
Austausch exchange
austauschbar exchangeable, interchangeable
austauschen to exchange, to interchange
Austauscher exchanger
Austauschtransfusion exchange transfusion
austenitisch austenitic
Australiaantigen Australia antigen
austreiben to expel
Austreibung expulsion
Austreibungston (cardiol). ejection click
Austreibungszeit (kardiol.) ejection period
Austreibungszeit (obstetr.) second stage of labor (a), second stage of labour (e), expulsion
Austrittsblock exit block
Austrittsdosis exit dose
austrocknen to desiccate, to exsiccate
Austrocknung desiccation, exsiccation
austupfen to tampon, to swab
Auswärtsbeugung outward flexion
auswärtsdrehen to evert
Auswärtsdrehung eversion
Auswärtsschielen exotropia, walleye
Auswahlfragen-Examen multiple choice examination
auswaschen to wash out
Auswaschmethode washout method
auswechselbar interchangeable, exchangeable
auswechseln (gegen) to interchange (with)
Auswechseloptik exchangeable lenses
auswerfen to eject; to expectorate (bronchol.)
auswerten to evaluate
Auswertung evaluation
auswischen to wipe out
Auswuchs excrescence, outgrowth
Auswurf spit, sputum; ejection
auszählen to count
Auszählung count
Auszehrung consumption, emaciation
Auszubildende trainee
Auszubildender trainee
Autismus autism
autistisch autistic
autistisches Denken autistic thinking
Autoabgas automobile exhaust
Autoadaption *e.e.*
autoadaptiv autoadaptive
Autoagglutination *e.e.*
Autoaggression *e.e.*
Autoanalyse autoanalysis
Autoanalyzer *e.e.*
Autoantigen *e.e.*
Auto-Antikörper auto-antibody
autochthon autochthonous
Autodestruktion autodestruction
autodestruktiv autodestructive
autoerotisch auto-erotic
Autofahren motor car driving
Autofluoreszenz autofluorescence
autogen autogenous, autogenic
autogenes Training autogenic training
Autograft e.e
Autohämolyse autohaemolysis (e), autohemolysis (a)
Autohämolysin autohaemolysin (e), autohemolysin (a)
autohämolytisch autohaemolytic (e), autohemolytic (a)
Autohypnose autohypnosis
autoimmun autoimmune
Autoimmunglobulin *e.e.*
Autoimmunisation autoimmunization
Autoimmunität autoimmunity
Autoimmunkrankheit autoimmune disease
Autoinfektion autoinfection
Autointoxikation autointoxication
Autoisolysin *e.e.*
Autokannibalismus autocannibalism
Autokastration autocastration
Autoklav autoclave
Autokrankheit car sickness, motion sickness
autokrin autocrine
autolog autologous
Autolysat autolysate
Autolyse autolysis
autolysieren to autolyze
Autolysin *e.e.*
autolytisch autolytic
Automatik automatism
Automatisation automatization
automatisch automatical
automatisieren to automatize, to automate
Automatisierung automatization
Automatismus automatism
autonom autonomic
Autonomie autonomy
autopharmakologisch autopharmacological
Autophonie autophonia
Autoplastie autoplasty
autoplastisch autoplastic
Autopolymer autopolymer
Autopolyploidie autopolyploidy
Autopräzipitin autopraecipitin (e), autoprecipitin (a)
Autopsie autopsy
autopsychisch autopsychisch
Autopsychose autopsychosis
Autor author

Autoradiographie autoradiography
autoradiographisch autoradiographic
autoreaktiv autoreactive
Autoregulation *e.e.*
Autorezeptor autoreceptor
Autorin author
Autoskopie autoscopy
Autosom autosome
autosomal *e.e.*
Autosomie autosomia
Autosuggestion *e.e.*
Autotopagnosie autotopagnosis
Autotransfusion *e.e.*
Autotransplantat autotransplant, autograft
Autotransplantation *e.e.*
Autotoxin *e.e.*
autrotroph autotrophic
Autovakzination autovaccination
Autovakzine autovaccine
Auxanogramm auxanogram
auxiliär auxiliary
Auxin *e.e.*
Auxorepressor *e.e.*
auxotroph auxotrophic
A.V. (atrioventrikulär) atrioventricuar
Avenin *e.e.*
Avenolith *e.e.*
aviär avian
Avidität avidity
avirulent *e.e.*
avital *e.e.*
Avitaminose avitaminosis
AVK (arterielle Verschlusskrankheit) arterial occlusion disease (AOD)
Avogadrosches Gesetz Avogadro's law
Axanthopsie axanthopsia
axenisch axenic
Axerophthol *e.e.*, retinol
axial *e.e.*
Axialrotationsgelenk axial rotation joint
axillär axillary
Axillarlinie, vordere/hintere anterior/posterior axillary line
axillobilateral *e.e.*
axillofemoral *e.e.*
axillounilateral *e.e.*
axiobukkogingival axiobuccogingival
axiobukkolingual axiobuccolingual
axiobukkozervikal axiobuccocervical
axiodistal *e.e.*
axiodistogingival *e.e.*
axiodistoinzisal axiodisto-incisal
axiodistookklusal axiodisto-occlusal
axiodistozervikal axiodistocervical
axiogingival *e.e.*
Axiogramm axiogram
Axiograph *e.e.*
Axiographie axiography
axiographisch axiographical
axioinzisal axio-incisal
axiomesial *e.e.*
axiomesiodistal *e.e.*
axiomesiozervikal axiomesiocervical
axiopulpal *e.e.*
Axioversion *e.e.*
Axolotl *e.e.*
Axolotleinheit axolotl unit
axonal *e.e.*
Axonema axoneme
Axonotmesis *e.e.*
Axonreflex axon reflex
Axoplasma axoplasm
axoplasmatisch axoplasmatic
Axotomie axotomy
Ayerzasche Krankheit Ayerza's disease
Ayurveda Ayurveda
Azaadenin aza-adenine
Azaconazol azaconazole
Azadesoxyzytidin azadeoxycytidine
Azahypoxanthin azahypoxanthine
Azalid azalide
Azamethonium *e.e.*
Azanidazol azanidazole
Azapetin azapetine
Azapropazon azapropazone
Azaribin azaribine
Azaserin azaserine
Azaspirodekandion azaspirodecandione
Azasten azastene
Azatadin azatadine
Azatepa *e.e.*
Azathioprin azathioprine
Azauridin azauridine
Azazyklonol azacyclonol
Azazytidin azacytidine
Azebutolol acebutolol
Azedapson acedapsone
Azelastin *e.e.*
Azelat acelate
azellulär acellular
azentrisch acentric
Azephalie acephalia
Azepindol azepindole
Azetabulektomie acetabulectomy
Azetabuloplastie acetabuloplasty
Azetal acetal
Azetaldehyd acetaldehyde
Azetamid acetamide
Azetamidin acetamidine
Azetaminofluoren acetaminofluorene

Azetaminophen acetaminophen
Azetanilid acetanilid
Azetarson acetarsone
Azetat acetate
Azetazetat acetacetate
Azetazetyl acetacetyl
Azetazolamid acetazolamide
Azetidin acetidin
Azetobromanilid acetobromanilide
Azetobutolol acetobutolol
Azetohexamid acetohexamide
Azetol acetol
Azetolase acetolase
Azetomenadion acetomenaphthone
Azeton acetone
Azetonämie acetonaemia (e), acetonemia (a)
azetonämisch acetonaemic (e), acetonemic (a)
Azetonaphthon acetonaphthone
Azetonglykosurie acetonglycosuria
Azetonid acetonide
Azetonitrat acetonitrate
Azetonitril acetonitrile
Azetonkörper acetone body
Azetonresorzin acetonoresorcinol
Azetonurie acetonuria
Azetonyl acetonyl
Azetophenazin acetophenazine
Azetophenetidin acetophenetidin
Azetophenon acetophenone
Azetopyrin acetopyrine
Azetosal acetosal
Azetrizoat acetrizoate
Azetylazeton acetylacetone
Azetylbetamethylcholin acetylbetamethylcholine
Azetylcholin acetylcholine
Azetylcholinesterase acetylcholinesterase
Azetyldigitoxin acetyldigitoxin
Azetyldigoxin acetyldigoxin
Azetylen acetylene
Azetylgalaktosamin acetylgalactosamine
Azetylgalaktosaminyltransferase acetylgalactosaminyltransferase
Azetylglukosamin acetylglucosamine
Azetylglukosaminidase acetylglucosaminidase
Azetylglyzin acetylglycine
Azetylhexosamin acetylhexosamine
Azetylhexosaminidase acetylhexosaminidase
Azetylhistamin acetylhistamine
Azetylhistidin acetylhistidine
Azetylhydrazin acetylhydrazine
azetylieren to acetylate
Azetylierung acetylation
Azetylkoferment acetylcoenzyme
Azetyllysin acetyllysine
Azetylmethadol acetylmethadol
Azetylphenylhydrazin acetylphenylhydrazine
Azetylpromazin acetylpromazine
Azetylsalizylamid acetylsalicylamide
Azetylsalizylsäure (ASS) acetylsalicylic acid, acetosal (ASA)
Azetylserotonin acetylserotonin
Azetyltannin acetyltannin
Azetylthymol acetylthymol
Azetyltransferase acetyltransferase
Azetylzystein acetylcysteine
Azetylzytidin acetylcytidin
Azid azide
Azidämie acidaemia (e), acidemia (a)
azidämisch acidaemic (e), acidemic (a)
Azidalbumin acidalbumin
Azidamfenicol *e.e.*
Azidimeter acidimeter
Azidocillin *e.e.*
Azidodesoxythymidin acidodeoxythymidine
azidophil acidophil
Azidose acidosis
–, Laktat- lactic acidosis
Azidothymidin acidothymidine
azidotisch acidotic
Azidurie aciduria
azinär acinar, acinose, acinous
azinös acinous
azinotubulär acinotubular
Azithromycin *e.e.*
Azobenzol azobenzene
Azo-Farbstoff azo dye
Azo-Gruppe azo group
Azoimid azoimide
Azokarmin azocarmine
Azol azole
Azol-Antimykotikum azole antifungal
Azolimin azolimine
Azolitmin *e.e.*
Azoospermie azoospermia
Azorubinprobe azorubin test
Azosemid azosemide
Azotämie azotaemia (e), azotemia (a)
azotämisch azotaemic (e), azotemic (a)
Azouridin azouridine
Azo-Verbindung azo compound
Aztreonam *e.e.*
Azulen azulene
Azur azure
Azurgranulum azurophil granule
azurophil azurophil, azurophilic

Azurophilie azurophilia
Azygographie azygography
azyklisch acyclic
Azyl acyl
Azylase acylase
Azyldehydrogenase acyldehydrogenase
azylieren to acylate
Azylierung acylation
Azyltransferase acyltransferase

B

Baastrupsche Krankheit Baastrup's disease, kissing spine
Babesie Babesia
Babesiose babesiosis
Babinski-Zeichen Babinski's sign
Babymulde baby trough
Bacampicillin *e.e.*
Bacillus siehe auch:/see also: Bazillus
– anthracis *e.e.*
– Calmette-Guérin *e.e.*
– coli communis Escherichia coli
– enteridis Gärtner Salmonella enteridis
– faecalis alcaligenes Alcaligenes faecalis
– lactis aerogenes Aerobacter aerogenes
– pneumoniae Klebsiella pneumoniae
– pyocyaneus Pseudomonas aeruginosa
– typhi murium Salmonella typhimurium
Backe cheek
Backenhalter cheek retractor
Backenschützer cheek protector
Backentasche cheek pouch
Backenzahn bicuspid tooth
Backwith-Wiedemann-Syndrom syndrome of Backwith-Wiedemann
Baclofen *e.e.*
Bacterium siehe auch:/see also: Bakterium
– granulosis Noguchia granulosis
– ozaenae Klebsiella ozaenae
– tularense Pasteurella tularensis
Bacteroides *e.e.*
Bacteroidose bacteroidosis
Bad bath
Bad (Kurort) spa
–, ansteigendes rising temperature bath
baden to bathe
Badetuch bath towel
Badewanne bathing-tub
Bäderabteilung balneary
Bändelung banding
Bändererschlaffung relaxation of ligaments
Bänderriss rupture of ligaments
Bänderzerrung tear of ligaments
Bärentraubenblätter bearberry leaves
Bärlappsamen club-moss seed
Bagassose bagassosis
Bahn path; course; track
bahnen to facilitate, to make passable
Bahnung facilitation
Bajonettverschluss bayonet fixing
BAK (Blutalkoholkonzentration) blood alcohol concentration (BAC)
Bakteriämie bacteriaemia (e), bacteriemia (a)
bakteriell bacterial
Bakteriocholie bacteriocholia
Bakteriologe bacteriologist
Bakteriologie bacteriology
Bakteriologin bacteriologist
bakteriologisch bacteriological
Bakteriolyse bacteriolysis
bakteriolytisch bacteriolytic
Bakteriophage bacteriophage
Bakteriophagie bacteriophagia
Bakteriophobie bacteriophobia
bakteriostatisch bacteriostatic
bakteriotrop bacteriotropic
Bakteriozin bacteriocin
Bakterium siehe auch:/see also: Bacterium
Bakteriurie bacteriuria
bakterizid bactericidal
bakterizides Mittel bactericide
Bakterizidin bactericidin
Balanitis *e.e.*
balanitisch balanitic
Balanoposthitis *e.e.*
Balantidiasis *e.e.*
Balantidium coli *e.e.*
Baldrian valerian
Baldriantinktur tincture of valerian
Balintgruppe Balint group
Balken (Corpus callosum) corpus callosum
Balkenblase fasciculated bladder
Balkenstich callosal puncture
Ballastmaterial bulkage, roughage
Ballen (Paket) pack
Ballen, Fuß- ball of the foot
Ballen, Hand- ball of the thumb
Ballismus ballism
Ballistokardiogramm ballistocardiogram
Ballistokardiograph ballistocardiograph
Ballistokardiographie ballistocardiography
ballistokardiographisch ballistocardiographic
Ballon balloon
Ballonkanüle balloon-tipped cannula
Ballonkatheter balloon catheter
Ballottement *e.e.*
Balneologe balneologist
Balneologie balneology
Balneologin balneologist
balneologisch balneologic
Balneotherapie balneotherapy
Balsalazid balsalazide

Balsam balsam
Bambushaar bamboo hair
Bambusstabwirbelsäule bamboo spine
Bambuterol *e.e.*
Bamethan *e.e.*
Bamipin bamipine
Band *e.e.*, ligament; tape
–, Gimbernatsches Gimbernat's ligament
Bandage *e.e.*
bandagieren to bandage
Bandagist(in) bandager, truss maker
Bandanpassung band fitting
Bande (phys., genet.) band
Bandentechnik banding
Bandformzange band-forming pliers
Bandlsche Furche Bandl's ring
Bandmaß tape measure
Bandscheibe intervertebral disk
Bandscheibenprolaps herniation of the intervertebral disk
Bandspeicherelektrokardiogramm tape monitoring electrocardiogram
Bandtreiber (dent.) band driver
Bandwurm tapeworm
–, Fisch- fish tapeworm
–, Fuchs- fox tapeworm
– Hunde- dog tapeworm
–, Rinder- beef tapeworm
–, Schweine- pork tapeworm
–, Zwerg- dwarf tapeworm
Bandwurmbefall taeniasis (e), teniasis (a)
Bandwurmglied proglottis
Bandwurmmittel taeniacide (e), taeniafuge (e), teniacide (a), teniafuge (a)
bandwurmtötend taeniacide (e), teniacide (a)
bandwurmtötendes Mittel taeniacide (e), teniacide (a)
bandwurmtreibend taeniafuge (e), teniafuge (a)
bandwurmtreibendes Mittel taeniafuge (e), teniafuge (a)
Bangsche Krankheit abortus fever
Banisterin banisterine
Banthin banthine
Banti-Syndrom Banti's syndrome
BAO (basale Magensäuresekretion) basal acid output (BAO)
Bar *e.e.*
Baragnosie baragnosis
Bàrànyscher Versuch Bàràny's test
Barästhesie baraesthesia (e), baresthesia (a)
Barbexaclon barbexaclone
Barbiturat barbiturate
Barbiturismus barbitalism
Barbotage *e.e.*
Barcookrankheit Barcoo rot
Bardet-Biedl-Syndrom syndrome of Bardet-Biedl
Barium *e.e.*
Bariumsulfat barium sulfate (a), barium sulphate (e)
Barodontalgie barodontalgia
Baroreflex *e.e.*
Barosinusitis *e.e.*
Barotitis *e.e.*
Barotrauma *e.e.*
Barorezeptor baroreceptor
Barrett-Mukosa Barrett mucosa
Barrett-Ösophagus Barrett's esophagus (a), Barrett's oespohagus (e)
Barrett-Syndrom syndrome of Barrett
Barriere bar, barrier
Bart beard
Bartholinsche Drüse Bartholin's gland
Bartholinitis *e.e.*
Bartonella *e.e.*
Bartonelliasis *e.e.*
Bartter-Syndrom syndrome of Bartter
Barylalie barylalia
Barytose baritosis
basal *e.e.*
Basaliom basaloma
Basalkörperchen basal body
Basalmembran basement membrane
Basaltemperatur basal temperature
Basalzelle basal cell
Basalzellenepitheliom basal epithelioma
Base (chem.) base
basedowifizieren to basedowify
Basedowsche Krankheit exophthalmic goiter (a), exophthalmic goitre (e), Graves' disease, Basedow's disease
basenbildend base-forming
Basensequenz base sequence
Basenüberschuss base excess
Basidie basidium
Basidiomykose basidiomycosis
Basidiospore *e.e.*
basikranial basicranial
basilär basilar
Basilikum basil
Basiliximab *e.e.*
basinasal *e.e.*
Basion *e.e.*
Basiotripsie basiotripsy
Basis *e.e.*, base
basisch alkaline, basic
Basisfläche basal surface

Basisnarkose basal anaesthesia (e), basal anesthesia (a)
Basisplatte base plate
basitemporal *e.e.*
basivertebral *e.e.*
Basizität basicity
basoapikal basoapical
basophil *e.e.*
Basophilie basophilia
Basophobie basophobia
basozellulär basocellular
Bassini-Operation Bassini's operation
Bastard *e.e.*, hybrid
Bataviafieber rice-field fever
bathmotrop bathmotropic
Bathochromie bathochromy
Bathophobie bathophobia
Bathyästhesie bathyaesthesia (e), bathyesthesia (a)
bathyprismatisch bathyprismatic
Batist cambric
Batroxobin batroxobine
Batterie battery
Bau construction; frame, framework
Bauch abdomen, belly
Bauchaorta abdominal aorta
Bauchatmung abdominal breathing
Bauchauftreibung abdominal bloating
Bauchbinde abdominal bandage
Bauchchirurgie abdominal surgery
Bauchdecke abdominal wall
Bauchdeckenschnitt abdominal incision
Bauchdeckenspannung tension of the abdominal wall, abdominal rigidity
Bauchfell peritoneum
Bauchfellentzündung peritonitis
Bauchgrimmen gripes
Bauchhalter abdominal retractor
Bauchhöhle peritoneal cavity
Bauchhöhlenschwangerschaft abdominal pregnancy
bauchig ventrose
Bauchlage prone position
Bauchschmerz abdominal pain
Bauchschnitt abdominal incision
Bauchspatel abdominal depressor
Bauchspeicheldrüse pancreas
Bauchspeicheldrüsenentzündung pancreatitis
Bauchwand abdominal wall
Bauhinsche Klappe Bauhin's valve
Baumwollbinde cotton bandage
Baumwollsamenöl cottonseed oil
Bausch pledget, tampon, swab
Bazillämie bacillaemia (e), bacillemia (a)
bazillär bacillary
bazilliform bacilliform
bazillogen bacillogenic
Bazillophobie bacillophobia
Bazillose bacillosis
Bazillurie bacilluria
Bazillus siehe auch:/see also: Bacillus
BB (Blutbild) blood count
BCG-Impfung BCG vaccination
BCG-Vakzine BCG-vaccine
BDR (Bauchdeckenreflex) abdominal reflex
beabsichtigt intentional
Beatin *e.e.*
Beatmung ventilation
–, assistierte assisted ventilation
–, intermittierende maschinelle intermittent mandatory ventilation
–, kontrollierte controlled ventilation
–, künstliche artificial respiration
Beatmungsgerät respirator, respiration appliance
Beatmungsmaschine respiratory machine
beaufsichtigen to supervise
Beaufsichtigung supervision, surveillance
Beau-Reilsche Linie Beau's line
Beausche Furche Béau's line
bebrüten to incubate, to cultivate
Bebrütung incubation, cultivation
becherförmig cupulate
Becherglas beaker
Becherzelle goblet cell
Bechterewsche Krankheit Bechterew's disease, ankylosing spondylitis
Becken basin
Becken (anatom.) pelvis
–, allgemein erweitertes pelvis justo major
–, allgemein verengtes pelvis justo minor
–, Assimilations- assimilation pelvis
–, großes large pelvis
–, kleines true pelvis
–, Nägele- Nägele's pelvis
–, plattes flat pelvis
–, rachitisches rachitic pelvis
–, trichterförmiges funnel-shaped pelvis
Beckenachse pelvic axis
Beckenausgang outlet of the pelvis
Beckenbindegewebe pelvic connective tissue
Beckenboden pelvic floor
Beckenbodensonographie pelvic ultrasound
Beckendurchmesser pelvic diameter
Beckenebene pelvic plane
Beckeneingang inlet of the pelvis
Beckengipsverband pelvic plaster bandage
Beckengürtel pelvic girdle
Beckenkamm iliac crest

Beckenmessung pelvimetry
Beckenniere pelvic kidney
Beckenobliquität obliquity of pelvis
Beckenöffnung pelvic strait
Beckenring pelvic ring
Beckenringlockerung pelvic ring loosening
Beckenschaufel iliac wing
Beckenschiefstand pelvic obliquity, scoliotic pelvis
Beckenvenenthrombose iliac venous thrombosis
Beckenverengung pelvic contraction
Beckenzirkel pelvimeter
Beclamid beclamide
Beclobrat beclobrate
Beclomethason beclomethasone
Becquerel *e.e.*
bedachen to roof
Bedarf want, demand, requirement
bedecken to coat; to roof
bedeckt coated
Bedeckung coat
Bedeutungswandel change of meaning
bedingt dependent; conditioned; conditional; induced
Bedingtheit dependency, conditionality
Bedingung condition
Bedrängnis distress
Bedürfnis exigency, need
Bedürfnisanstalt public convenience, lavatory
Bedürfnis verrichten, ein to relieve nature
beeinflussen to influence
Beeinflussung exertion of influence
Beeinflussungswahn delusion of being influenced
beendigen to end
Beendigung termination
beerdigen to inter, to bury
Beerdigung interment, burial
Befähigung qualification; capacitation
Befall affection, involvement
befallen to affect, to involve, to strike
– sein to be affected
Befestigung attachment, fixation
Befestigungsklammer fixation clasp
Befestigungsschraube fixation screw
befeuchten to damp, to moisten, to humidify
Befeuchterlunge humidifier lung
Befeuchtung madefaction, humidification
Befinden state of health
befriedigen to satisfy
befriedigend satisfactory
Befriedigung satisfaction
–, sexuelle sexual satisfaction
befruchten to fertilize
Befruchtung fertilization, fecundation, impregnation
–, extrakorporale in vitro fertilization
Befund findings, state
–, ohne (o.B.) nothing abnormal detected (NAD)
–, psychischer mental state
Befunolol *e.e.*
begasen (dent.) to load with gas
begatten to copulate, to couple
Begattung copulation, sexual intercourse
Begehrungsneurose compensation neurosis
begleitend concomitant
Begleitkrankheit concomitant disease
Begleitsymptom concomitant symptom
begrenzen to bound, to limit
Begrenzung limitation
Begriff notion, idea, conception, term
begrifflich notional, conceptual
begutachten to give an expert view, to survey
Begutachtung opinion of an expert
Behaarung hair coat
Behälter container
behandeln to treat
–, ausschleichend to reduce treatment gradually
–, einschleichend to increase treatment gradually
Behandlung treatment
–, ambulante outpatient treatment
–, nachstationäre posthospital treatment
–, stationäre in-hospital treatment
–, vorstationäre prehospital treatment
behandlungsbedürftig requiring treatment
Behandlungsbedürftigkeit necessity of treatment
Behandlungsdauer treatment time
Behandlungskosten treatment costs
Behandlungsprotokoll treatment protocol
Behandlungsraum treatment room
Behandlungsschema scheme of treatment
Behandlungsstation infirmary, dispensary
Behandlungstisch treatment table
Behandlungsvorschrift medical regimen
Behandlungszentrum treatment center (a), treatment centre (e)
Behandlungszone treatment area
Behçet-Syndrom Behçet's syndrome
Behçetsche Krankheit Behçet's disease
behelfsmäßig succenturiate, improvised, auxiliary
Behenat behenate
behindern to handicap, to impede
behindert handicapped, disabled

Behindertenausweis certificate of disability
Behinderung handicap; disability
beiderseitig ambilateral
beidseitig ambilateral
Beidseitigkeit ambilaterality
Beikost additional food
Beil hatchet
Beilexkavator hatchet excavator
Beimischung admixture
Bein (Extremität) leg
Beine, O- bandy legs
Beine, X- knock-knees
Beinhalter leg holder
Beinstütze leg support
Beinverkürzung shortening of leg
Beinverstümmelung deformity of leg
Beinwell comfrey
Beischlaf coitus, cohabitation
Beißblock bite block
beißen to bite
Beitrag contribution
beizen (dent.) to pickle
Bekehrungswahn delusion of conversion
Beklemmung oppression
bekömmlich wholesome
beladen to load
Belästigung molestation
Belag coat, fur; tarnish
belastbar capable of being loaded
Belastbarkeit load capacity
belasten to burden, to load
Belastung burdening, loading, load, charge, strain, stress
–, körperliche physical exercise
Belastungsangina exercise angina
Belastungsdeformität stress deformity; load deformity
Belastungsdyspnoe dyspnea on exertion (a), dyspnoea on exertion (e)
Belastungs-EKG e.c.g. after work
belastungsfähig capable of being loaded, loadable
Belastungsharninkontinenz stress urinary incontinence
Belastungszone stress-bearing area
beleben to animate, to vitalize
belebt animate
Belegarzt, Belegärztin staff doctor; practitioner (or specialist) with hospital affiliation
Belegkrankenhaus open hospital
–, kleines cottage hospital
belegt (bedeckt) coated
Belegzelle delomorphous cell, parietal cell, border cell
beleuchten to illuminate
Beleuchtung illumination
Belichtung exposure
Belichtungsautomatik exposure timer
Belichtungsdosis exposure dose
Belichtungsspielraum exposure latitude
Belichtungstabelle exposure chart
Belichtungszeit exposure time
Belladonna *e.e.*, nightshade
Bellocqsche Röhre Bellocq's cannula
Bellsches Phänomen Bell's phenomenon
belüften to aerate
Belüftung aeration
Belüftungsschlauch aeration tube
Bemegrid bemegride
Bemetizid bemetizide
benachbart neighboring (a), neighbouring (e), adjacent
Benarilat benoylate
Benazepril *e.e.*
Benazin benazine
Bence-Jones-Protein Bence-Jones protein
Bendamustin bendamustine
Bendazac *e.e.*
Bendrofluazid bendrofluazide
Bendroflumethiazid bendroflumethiazide
Benedict-Probe Benedict's test
Benediktendistel bennet
Benehmen behaviour
Benetonid benetonide
benetzen to wet
Benetzung wetting
Benfotiamin benfotiamine
Bengalrosa bengal rose
Benommenheit obnubilation
Benorilat benorilate
Benperidol *e.e.*
Benserazid benserazide
Bentiamin bentiamine
Bentyl *e.e.*
Benzalazin benzalazine
Benzaldehyd benzaldehyde
Benzalkonium *e.e.*
Benzamid benzamide
Benzanilid benzanilide
Benzanthracen benzanthracene
Benzanthron benzanthrone
Benzaron benzarone
Benzathin benzathine
Benzatropin benztropine
Benzbromaron benzbromarone
Benzethonium *e.e.*
Benzidin benzidine
Benzilat benzilate
Benzilonium *e.e.*
Benzimidazol benzimidazole

Benzin (chem.) benzine
Benziodaron benziodarone
Benzioxazol *e.e.*
Benznidazol benznidazole
Benzoat benzoate
Benzocain benzocaine
Benzochinon benzoquinone
Benzodiazepin benzodiazepine
Benzodioxan benzodioxane
Benzoe benzoin
Benzoesäurebenzylester benzylbenzoate
Benzoesäuremethylester methylbenzoate
Benzofuran *e.e.*
Benzol benzene
Benzolring benzene ring
Benzonaphthol *e.e.*
Benzonatat benzonatate
Benzonitril *e.e.*
Benzophenon benzophenone
Benzothiadiazin benzothiadiazine
Benzothiazepin benzothiazepine
Benzoxonium *e.e.*
Benzoyl *e.e.*
Benzozykloheptathiophen benzocycloheptathiophene
Benzphetamin benzphetamine
Benzpyren benzpyrene
Benztropin benztropine
Benzydamin benzydamine
Benzyl *e.e.*
Benzylalkohol benzyl alcohol
Benzylmorphin benzylmorphine
Benzylorange benzylorange
Benzylpenicillin *e.e.*
Benzylpyrimidin benzylpyrimidine
Benzylsenföl benzyl mustard oil
Beobachtung observation
Beobachtungsfenster observation window
Beobachtungswahn delusion of observation
Beobachtungszeitraum observation period
beraten to counsel, to advise
Beratung consultation; counsel
Beratungsstelle advisory center (a), advisory centre (e)
Beraubung deprivation
berauschen to intoxicate, to inebriate
Berauschung inebriation
Berauschungsprüfung drunkenness test
Berberin berberine
Berberitze barberry
Berechnung calculation
Bereich range
bereinigen to rectify
Bereitschaft readiness
Bereitschaftsdienst stand-by duty
Bereitschaftspotential readiness potential
bergen to rescue, to salve
Bergkrankheit mountain sickness, hypobaropathy
Bergmannsellenbogen miners' elbow
Bergmannskrankheit miners' disease
Berger-Rhythmus berger rhythm, alpha rhythm
Bergung salvage, rescue
Bergungsmannschaft rescue team
Beriberi *e.e.*
Bericht report, information
Berkefeldfilter Berkefeld filter
Berkelium *e.e.*
Berlinerblau Berlin blue
berühren to touch
Berührung touch, taction
berührungsempfindlich tender to the touch
Berührungssinn sense of touch
Beruf occupation, vocation
–, adademischer profession
beruflich occupational, vocational, professional
berufsbedingt occupational
Berufskrankheit occupational disease
Berufsordnung, ärztliche code of medical ethics
Berufshaftpflicht professional liability
Berufung vocation
beruhigen to appease, to tranquilize
beruhigend sedative
Beruhigung sedation, tranquilization
Beruhigungsmittel sedative, calming drug
Berylliose berylliosis
Beryllium *e.e.*
besamen to inseminate
Besamung insemination
beschädigen to hurt, to injure, to damage
Beschäftigung occupation
Beschäftigungsdrang ergasiomania
Beschäftigungsneurose occupation neurosis
Beschäftigungstherapie occupational therapy
beschälen to cover
Beschälseuche dourine, mal de coit
Beschaffenheit quality, constitution, condition, state, temper
beschallen to sonicate
Beschallung sonication
Beschichtung coating
beschlagnahmen to confiscate
beschleunigen to accelerate
Beschleuniger accelerator
Beschleunigung acceleration
beschneiden to circumcise

Beschneidung circumcision
beschreiben to describe
Beschreibung description
Beschriftung inscription, marking
Beschwerden complaints, troubles
beschwerdefrei free of complaints
Besenreiservarizen pl. starburst varices
Besessenheit obsession
Besiedelung colonization
Besilat besilate
Besinnung consciousness
besonnen (bestrahlen) to solarize
Besonnung solarization, heliation
bessern to improve
Besserung improvement, melioration; relief
Bestandteil ingredient, component, constituent
Bestattung funeral
Besteck instruments
Besteckkasten case for instruments
Bestellpraxis appointment practice
Bestimmung determination; estimation
bestrafen to sanction
bestrahlen to irradiate
Bestrahlung irradiation, radiation; exposure
Bestrahlungsdosis exposure dose
Bestrahlungsfeld irradiation field
Besuch visit
Besuchszeit visiting time
beta-adrenerg beta-adrenergic
Beta-Agonist beta-agonist
Beta-Alaninämie beta-alaninaemia (e), beta-alaninemia (a)
Beta-Amyloid-Peptid amyloid beta peptide
Betakarotin betacarotene
Beta-Sekretase beta secretase
betäuben to stun
betäuben (narkotisieren) to narcotize, to anaesthetize (e), to anesthetize (a)
Betäubung narcosis
Betäubungsmittel narcotic
Betaglobulin beta globulin
Betahistin betahistine
Betain betaine
Betakette beta chain
Betalactamase *e.e.*
Betamethason betamethasone
Betamipron betamiprone
Betarezeptor beta receptor
Betarezeptorenblocker beta blocker, beta-receptor blocking drug
Betastrahl beta ray
Betastrahler beta emitter
Betatron *e.e.*
- -Therapie betatron therapy
Betawelle beta wave
Betaxolol *e.e.*
Beta-Zelle beta cell
Betazol betazole
Betelnuss betel nut
Bethanidin bethanidine
betreutes Wohnen assisted living, sheltered accomodation
Betriebsanleitung operation instructions
Betriebsarzt, Betriebsärztin occupational physician
Betriebsmaterial equipment
Betriebsamkeit activity
Betriebsspannung operation voltage
betrunken drunken, inebriate
Bett bed
Betten bedding
betten to bed
Bettenaufzug bed elevator (a), bed lift (e)
Bettenbelegung bed occupancy
Bettenkapazität bed capacity
Bettensterilisierraum bed sterilizing room
Bettenzentrale central bed supply
Bettfahrer bed mover
Bettgalgen bed-gibbet
bettlägerig bedridden
Bettnässen bedwetting
Bettnässer(in) bedwetter
Bettruhe bed rest
Bettschüssel bed-pan
Bettwanze bedbug
Bettzeug bedding
Beugekontraktur flexion contraction
beugen to bend; (opt.) to diffract
Beuger flexor
Beugung bending, flexion; (opt.) diffraction
Beule boil
Beulenpest bubonic plague
Beutelbeatmung bag respiration
Beuteltier marsupial
Bevacizumab *e.e.*
bevorrechtigte Person prioritized (a) person, prioritised (e) person
bewegen to move
beweglich mobile
Beweglichkeit motility, mobility
Bewegung movement, motion
Bewegungsapparat locomotor system, locomotorium
Bewegungsbahn motion path
Bewegungsbestrahlung moving field irradiation
Bewegungssinn kinaesthesia (e), kinesthesia (a)
Bewegungsstörung movement disorder

Bewegungssturm psychomotor agitation
Bewegungstherapeut kinesitherapist
Bewegungstherapeutin kinesitherapist
Bewegungstherapie kinesitherapy
Bewegungsunschärfe movement blurring
bewegungsunwirksam nonmotofacient
bewegungswirksam motofacient
Bewerber(in) applicant
Bewerbung application
Bewertung valuation
bewirken to cause
bewusst aware; conscious
Bewusstheit awareness
bewusstlos unconscious
Bewusstlosigkeit unconsciousness
Bewusstsein consciousness
Bewusstseinserweiterung amplification of consciousness
bewusstseinsgetrübt disoriented
Bewusstseinslücke gap of consciousness
Bewusstseinsspaltung splitting of consciousness
Bewusstseinstrübung disorientation, clouding of consciousness, fugue
Bewusstseinsverlust loss of consciousness
Bewusstseinszerfall decadence of consciousness
Bezafibrat bezafibrate
Beziehung relation, relationship, interrelationship, reference
Beziehungswahn delusion of reference, beziehungswahn
Bezirk area
Bezirkskrankenhaus regional hospital
Bezold-Jarisch-Reflex reflex of Bezold-Jarisch
Bezoldsche Mastoiditis Bezold's mastoiditis
Bezugsperson reference person
biatrial *e.e.*
Bibliothek library
Bibliotherapie bibliotherapy
Bicalutamid bicalutamide
Bichlorid bichloride
Bichromat bichromate
bichromatisch bichromatic
bidental *e.e.*
bidirektional bidirectional
biegen to bend
Biegezange bending pliers
biegsam flexible, pliant
Biegsamkeit flexibility
Bienengift bee venom
Bienenstich bee's sting
Bienenwachs beeswax
Biermersche perniziöse Anämie Biermer's anaemia (e), Addison's anaemia (e), Biermer's anemia (a), Addison's anemia (a)
bifaszikulär bifascicular
Bifidobakterium bifidobacterium
Bifidusfaktor bifidus factor
bifokal bifocal
Bifonazol bifonazole
Bifurkation bifurcation
Bigeminie bigeminy
Biguanid biguanide
biischial bi-ischial
bikalorisch bicaloric
Bikarbonat bicarbonate
biklonal biclonal
bikondylär bicondylar
bikonkav biconcave
bikonvex biconvex
bikorn bicornate
bikuspidal bicuspidal
bilabial *e.e.*
Bilanzierung balancing
Bilanzselbsttötung rational suicide
bilateral *e.e.*
Bild image
–, klinisches clinical picture
Bilddeutung image interpretation
Bildebene image plane
bildgebendes Verfahren (med.) medical imaging
Bildgeber imager
Bildgebung imaging
Bildqualität image quality
Bildschirm-Sucht screen addiction
Bildung (Entstehung) formation
Bildung (Erziehung) education
bildunterstützt imaging supported
Bildverstärker image intensifier
Bildwandler image converter
Bildwinkel angle of view
Bilharziom bilharzioma
Bilharziose bilharziosis
biliär biliary
Biliflavin *e.e.*
Bilifuszin bilifuscin
bilingual *e.e.*
biliodigestiv biliodigestive
biliös bilious
Bilirubin *e.e.*
–, direkt reagierendes direct reacting bilirubin
–, indirekt reagierendes indirect reacting bilirubin
Bilirubinämie bilirubinaemia (e), bilirubinemia (a)

Bilirubinurie bilirubinuria
Bilitrien bilitriene
Biliverdin *e.e.*
Billroth I/II-Operation Billroth I/II-operation
Billrothbatist oiled rayon, waterproof cambric
Bilobektomie bilobectomy
bilophodont *e.e.*
Bilsenkraut henbane
bimanuell bimanual
bimastoidal *e.e.*
bimaxillär bimaxillary
Bimetall bimetal
bimodal *e.e.*
Bimsstein pumice
binär binary
binaural *e.e.*
binaurikulär binauricular
Binde bandage; belt
–, Monats- sanitary pad
Bindegewebe bindweb, connective tissue
Bindegewebszelle inocyte
Bindehaut conjunctiva
Bindehautentzündung conjunctivitis
Bindehautplastik conjunctivoplasty
Bindemittel binding agent
binden to bind, to tie
Binden binding
Bindenwickler bandage roller
Bindigkeit covalence
Bindung binding, ligature, linkage, fixation
Bindung, chemische chemical bond
Bindungskapazität binding capacity
Bindungsstelle combining site
Binet-Simon-Test Binet-Simon test
Binnenband intra-articular ligament
binodal *e.e.*
binokulär binocular
binukleär binuclear
Bioaffinität bioaffinity
Bioaktivierung bioactivation
Bioamin bioamine
bioartifiziell bioartificial
Bioassay *e.e.*
Biochemie biochemistry
Biochemiker biochemist
Biochemikerin biochemist
biochemisch biochemical
Biochrom biochrome
bioelektrisch bioelectric
Bioelement *e.e.*
Bioenergetik bioenergetics
bioenergetisch bioenergetic
Bioethik bioethics
bioethisch bioethic
Biofeedback *e.e.*
Biofilter *e.e.*
biogen biogenous
Biogenese biogenesis
biogenetisch biogenetic
Bioindikator bioindicator
Biokatalysator biocatalyst
Bioklimatologie bioclimatology
Biokompatibilität biocompatibility
Biologe biologist
Biologie biology
Biologin biologist
biologisch biological
Biolumineszenz bioluminescence
Biomasse biomass
Biomaterial *e.e.*
biomechanisch biomechanical
Biomedizin biomedicine
biomedizinisch biomedical
Biomembran biomembrane
Biometeorologie biometeorology
biometeorologisch biometeorological
Biometrie biometry
Biometrik biometrics
biometrisch biometric
Biomikroskopie biomicroscopy
Biomodulation *e.e.*
Biomolekül biomolecule
Biomonitoring *e.e.*
Bionator *e.e.*
Bionik bionics
Biopharmazeutik biopharmaceutics
Biophor biophore
Biophysik biophysics
Biopolymerisat biopolymer
Bioprothese bioprosthesis
Biopsie biopsy
Biopsiezange biopsy forceps
Biopterin *e.e.*
bioptisch bioptic
biorbital *e.e.*
Biorhythmus biorhythm
Biosensor *e.e.*
Bioskopie bioscopy
Biosphäre biosphere
Biostabilität biostability
Biostatistik biostatistics
biostatistisch biostatistic
Biosynthese biosynthesis
biosynthetisch biosynthetic
Biotechnologie biotechnology
Biotelemetrie biotelemetry
Biotin *e.e.*
Biotinidase *e.e.*

Biotonus biotonicity
Biotop biotope
Biotransformation *e.e.*
biotrop biotropic
Biotropismus biotropism
Biotsche Atmung Biot's respiration
Bioverfügbarkeit biovailability
Bioverträglichkeit biocompatibility
Bioxidation *e.e.*
biozid pesticidal
Biozid pesticide
Biozyklus biocycle
biparietal *e.e.*
Biperiden *e.e.*
biphasisch biphasic
Biphenyl *e.e.*
Biphosphonat biphosphonate
biplan biplane
bipolar *e.e.*
bipupillär bipupillary
Bipyridin bipyridine
birnenförmig pear-shaped
Bisabolol *e.e.*
Bisamratte muskrat
Bisantren bisantrene
Bis-Chlorethyl-Nitroso-Harnstoff bis-chlorethyl-nitroso-urea
bis-diazotiert bis-diazotized
bispezifisch bispecific
bisexuell bisexual, ambosexual
Bishydroxycoumarin *e.e.*
Bismarckbraun Bismarck brown
Bismut bismuth
Bismutat bismuthate
Bismutum subgallicum subgallic bismuth
– subnitricum subnitric bismuth
– subsalicylicum bismuth subsalicylate
bi-spezifisch bi-specific
Bisoprolol *e.e.*
bisphärisch bispherical
Bisphosphonat bisphosphonate
bispinös bispinous
Biss bite
–, offener open bite, apertognathia
–, tiefer deep bite
Bissabdruck bite impression
Bissanalyse (dent.) bite analysis
Bissanomalie malocclusion
Bissflügel bitewing
Bissform occlusal form
Bissgerät articulator
Bisslage occlusal position
Bissnahme bite-taking, check bite, mushbite
Bissplatte bite plate
Bissstörung bite disorder
Bissverschiebung bite jumping
Biss-Wachswall biterim
Bisswall occlusion rim
Bisswunde bite wound
bistabil bistable
Bistouri bistoury, folding knife
Bisulfat bisulfate (a), bisulphate (e)
Bisulfid bisulfide (a), bisulphide (e)
Bisulfit bisulfite (a), bisulphite (e)
Bitartrat bitartrate
bitemporal *e.e.*
Bithional *e.e.*
Bitionolat bitionolate
bitrochanterisch bitrochanteric
bitter *e.e.*
Bittersalz Epsom salt
Bitterstoff bitter substance
Bitterwasser bitter water
Bituminat bituminate
Bituminose bituminosis
Bituminosulfonat bituminosulfonate (a), bituminosulphonate (e)
Biuret *e.e.*
Biuretprobe biuret test
bivalent *e.e.*
Bivalenz bivalence
Bivalirudin *e.e.*
biventral *e.e.*
biventrikulär biventricular
bizentrisch bicentric
Bizeps biceps
bizyklisch bicyclic
BKS (Blutkörperchensenkungsgeschwindigkeit) erythrocyte sedimentation rate (ESR)
Blähbauch tympanites
Blähdruck distending pressure
blähend flatulent
Blähluft trapped air
Blähung flatulence
blähungswidrig carminative
blähungswidriges Mittel carminative
Bläschen vesicle, pustule, small bubble
Bläschenatmen vesicular breath sounds
Bläschenausschlag vesicular exanthema
Bläschenbildung vesiculation
Blässe pallescence, paleness, pallor
Blässe-Hyperthermie-Syndrom pallorhyperthermia syndrome
Blättermagen (veter.) omasum, psalterium
Blase (Organ) bladder
– (Hautveränderung) blister
– (Luftblase) bubble
Blasenbildung vesication
Blasenbruch vesical hernia

Blasendreieck trigone of the bladder
Blasenentleerung emptying of the bladder
Blasenfixation cystopexy
blasenfrei bubblefree
Blasenhals vesical neck
Blasenmastdarmfistel rectovesical fistula
Blasenmole hydatidiform mole
Blasennaht cystorrhaphy
Blasenplastik cystoplasty
Blasenscheidenfistel vesicovaginal fistula
Blasenscheidenplastik colpocystoplasty
Blasenschnitt cystotomy
Blasensprung amniorrhexis
Blasenstein vesical calculus
blasentreibend pustulant
blasentreibendes Mittel pustulant
blasenziehend vesicant
blasenziehendes Mittel vesicant
blass pale, pallid
Blast *e.e.*
Blastem blastema
Blasticidin blasticidine
blastisch blastic
Blastoderm *e.e.*
Blastogenese blastogenesis
blastogenetisch blastogenetic
Blastom blastoma
blastomatös blastomatous
Blastomatose blastomatosis
Blastomere *e.e.*
Blastomykose blastomycosis
–, **nordamerikanische** Gilchrist's disease
Blastopathie blastopathy
Blastophthorie blastophthoria
Blastozyste blastocyst
Blastozyt blastocyte
Blastula *e.e.*
Blastulation *e.e.*
Blastzelle blast cell
Blatter pock
Blattern smallpox
Blatternvakzine smallpox vaccine
Blaublindheit tritanopia, blue blindness
Blaugelbblindheit blue-yellow blindness
Blausucht cyanosis
Blechschere plate shears, metal cutting scissors
Blei lead
Bleiazetat lead acetate
bleich pale
Bleichmittel bleaching agent
Bleichsucht green-sickness, chlorosis
bleichsüchtig chlorotic
bleihaltig plumbic
Bleihandschuh lead glove
Bleikolik lead colic
Bleioxid lead oxide
Bleisaum (am Zahnfleisch) Burton's line
Bleischürze lead apron
Bleischutz lead protection
Bleistiftkot pencil-shaped stool
Bleivergiftung saturnism, plumbism, lead poisoning
Blende (roentgen.) diaphragm
blenden to dazzle; to blind
Blendung dazzlement; blinding
Blennorrhagie blennorrhagia
blennorrhagisch blennorrhagic
Blennorrhö blennorrhea (a), blennorrhoea (e)
Blepharektomie blepharectomy
Blepharitis *e.e.*
Blepharochalasis *e.e.*
Blepharoplastie blepharoplasty
Blepharoptose blepharoptosis
Blepharospasmus blepharorspasm
Blepharostat *e.e.*
Blickfeld visual field
Blickkrampf gaze spasm
Blickwinkel angle of view
Blinatumomab *e.e.*
blind *e.e.*
Blinddarm blindgut
Blinde blind woman
Blindenschrift braille cast
Blinder blind man
blinder Fleck blindspot
blinde Schlinge blind loop
Blindheit blindness
Blindversuch, einfacher/doppelter simple/double blind study
Blindwiderstand reactance
blinzeln to wink, to nictitate, to blink
Blinzelreflex blink reflex
blitzartig fulgurant
Blitzschlag lightning shock
Bloch-Sulzberger-Syndrom pigmentary incontinence
Block *e.e.*
–, **Arborisations-** arborization block
–, **atrioventrikulärer** atrioventricular block
–, **Austritts-** exit block
–, **His-Bündel-** hisian block
–, **Schenkel-** bundle-branch block
–, **trifaszikulärer** bilateral bundle branch block
Blockade *e.e.*, blocking, block
blockieren to block
Blockieren blocking
blockierendes Mittel blocker

Blockpolymerisat block polymer
Blockwirbel fused vertebrae
Blockzahn block tooth
Blödsinn stupidity, imbecility
blond *e.e.*, fair
Bloom-Syndrom Bloom's syndrome
Blumberg-Zeichen Blumberg's sign
Blumenkohltumor cauliflower neoplasm
Blut blood
–, konserviertes stored blood
Blutableitung revulsion of blood
Blutalkoholkonzentration blood alcohol concentration
Blutalkoholbestimmung blood alcohol testing
Blutandrang blood congestion
blutarm anaemic (e), anemic (a)
Blutarmut lack of blood, anaemia (e), anemia (a)
Blutausstrich blood smear
Blutaustausch exchange transfusion
Blutaustritt extravasation of blood
Blutbank blood bank
Blutbild haemogram (e), hemogram (a), blood count, blood picture
–, rotes red blood count
–, weißes white blood count
blutbildend haemapoietic (e), hemapoietic (a), blood forming
Blutbildung haemapoiesis (e), hemapoiesis (a)
Blutblase blood blister
Blutdruck blood pressure
Blutdruckabfall blood pressure drop
Blutdruckanstieg rise of blood pressure
Blutdruckapparat sphygmomanometer
Blutdruckmessung blood pressure measurement
Blutdrucküberwachungsgerät blood pressure monitor
Blutegel leech
Blutegelbehandlung leeching
Bluteindickung haemoconcentration (e), hemoconcentration (a)
Blutempfänger(in) donee (of blood)
bluten to bleed
Blutentnahme taking of blood, withdrawal of blood
Blutentnahmekanüle blood collecting needle
Blutentnahmelanzette blood lancet
Bluter haemophiliac (e), hemophiliac (a), bleeder
Bluterbrechen vomiting of blood, haematemesis (e), hematemesis (a)
Bluterguss effusion of blood
Blutersatz blood substitute
Blutfett blood lipid
Blutfiltration haemofiltration (e), hemofiltration (a)
Blutflussmessgerät blood flowmeter
Blutgas blood gas
Blutgasmessung blood gas measurement
Blutgasmonitor blood gas monitor
Blutgefäß blood vessel
Blutgerinnsel blood clot
Blutgerinnung blood clotting
Blutgerinnungsmessgerät clot timer
Blutgift haemotoxin (e), hemotoxin (a)
Blutgruppe blood group
Blutgruppenbestimmung blood grouping, typing of blood
bluthaltig sanguiferous
Blutharnstoff blood urea
blutig (blutbefleckt) bloody
blutig (med.) sanguineous
Blutkörperchen blood corpuscle
Blutkörperchenzählgerät haemocytometer (e), hemocytometer (a)
Blutkonserve blood preserve
Blutkonservenkühlschrank refrigeration cabinet for preserved blood
Blutkreislauf blood circulation
Blutkultur blood culture
Blutlaugensalz, gelbes yellow prussiate of potash
–, rotes red prussiate of potash
blutleer bloodless
– machen to exsanguinate
Blut-Liquor-Schranke haematoencephalic barrier (e), hematoencephalic barrier(a)
Blutmelken (veter.) blood-milking
Blutmole blood mole
Blutplättchen blood platelet, plastocyte
Blutprobe blood sample; blood test
Blutprobenentnahme taking of a blood sample
blutreich plethoric
blutreinigend purifying the blood
blutsaugend bloodsucking
Blutschwamm cavernous haemangioma (e), cavernous hemangioma (a)
Blutsenkung sedimentation of blood, erythrocyte sedimentation
Blutsenkungsgeschwindigkeit erythrocyte sedimentation rate
Blutserum blood serum
Blutspender(in) blood donor
Blut stillen to stanch the blood
blutstillend blood-stanching, styptic

blutstillendes Mittel styptic
Blutstillung blood stanching; arrest of bleeding
Blutstrom blood flow
blutstrotzend sanguineous
Blutsturz bursting of a blood vessel
Blutsverwandtschaft consanguinity, relationship by blood
Bluttransfusion blood transfusion
–, Apparat zur indirekten – indirect blood transfusion apparatus
Bluttransfusionsreaktion reaction following blood transfusion
Blutung bleeding, haemorrhage (e), hemorrhage (a)
–, menstruelle menstrual bleeding
–, leichte menstruelle spotting
–, okkulte occult bleeding
–, punktförmige punctate haemorrhage (e), punctate hemorrhage (a)
Blutungsneigung haemorrhagic diathesis (e), hemorrhagic diathesis (a)
Blutungsrückfall rebleeding
Blutungszeit bleeding time
Blutuntersuchung examination of the blood
Blutvergiftung blood poisoning
Blutverlust blood loss
Blutversackung pool of blood
Blutversorgung blood supply
Blutvolumen blood volume
Blutvolumenmessgerät haemovolumeter (e), hemovolumeter (a)
Blutzellenzählgerät blood cell counter
Blutzucker blood sugar
Blutzuckerspiegel blood sugar level
Boasscher Druckpunkt Boas' point
Bodenmarkierung floor marking
Bodenplatte floor plate
Bock buck
Boecksches Sarkoid Boeck's sarcoid
Böhler-Schiene Böhler's splint
Boerhaave-Syndrom Boerhaave's syndrome
bösartig malignant
Bogen arc
Bogen (Gewölbe) arch
Bogenapparatur arch appliance
Bogenbiegezange arch bending pliers
Bogendraht archwire
Bogengang semicircular canal
Bogenschnitt semicircular incision
bogig arcuate, arched
Bohrdraht drill wire
bohren to bore, to drill
Bohren boring, terebration
Bohrer drill, bur drill, bur, burr
Bohrmaschine, zahnärztliche dental drill
Bohrstaub boring dust
Boldin boldine
Bolometer *e.e.*
Boltonscher Punkt Bolton point
Bolus *e.e.*, bole
Bombesin bombesine
Bonwillsches Dreieck Bonwill's triangle
Bor boron
Borat borate
Borax *e.e.*, sodium borate
Bordetelle bordetella
Bordet-Gengouscher Keuchhustenbazillus Haemophilus pertussis (e), Hemophilus pertussis (a)
Borderlinesyndrom borderline syndrome
Borglyzerin boroglyceride (a), glacialin (e)
Borke (botan.) bark
Borke (med.) crust
borkig crusted
Bornasche Krankheit Borna disease, equine encephalomyelitis
Borneol *e.e.*
Bornholmkrankheit Bornholm disease
Bornyval *e.e.*
Borrelie Borrelia
Borreliose borreliosis
Borsalbe ointment of boric acid
Bortezomib *e.e.*
Borvergiftung borism
Bosetan *e.e.*
Boswellia *e.e.*
Botalloscher Gang arterial duct
Botallosches Loch Botallo's foramen
Botanik botany
Botaniker(in) botanist
botanisch botanic
Boten-RNS messenger RNA
Bothriocephalus latus Diphyllobothrium latum
Botox Botox
Botryomykom botryomycoma
Botryomykose botryomycosis
Botschafter-RNS messenger-RNA
Botulinumtoxin botulinumtoxin
Botulismus botulism
Botulismustoxin botulin, botulismotoxin
Bougie *e.e.*
bougieren to apply a bougie
Bougierung bouginage
Bouillon *e.e.*
Boutonneuse-Fieber boutonneuse fever
bovin bovine
Bowensche Krankheit Bowen's disease
Bowmansche Kapsel Bowman's capsule

Boxerenzephalopathie punchdrunk
Boxerstellung left anterior oblique projection
Boydenkammer Boyden chamber
Boyle-Mariottesches Gesetz Boyle's law
BPH (=benigne Prostatahyperplasie) benigne prostatic hyperplasia (BPH)
Brachialgie brachialgia
brachiozephal brachiocephalic
Brachydaktylie brachydactyly
Brachygnathie brachygnathia
Brachymetropie brachymetropia
Brachytherapie brachytherapy
brachyzephal brachycephalic
Brachyzephalie brachycephaly
Bradsot *e.e.*
Bradyarrhythmie bradyarrhythmia
bradykard bradycardic
Bradykardie bradycardia
Bradykardie-Tachykardie-Syndrom bradycardia-tachycardia syndrome
Bradykinesie bradykinesia
bradykinetisch bradykinetic
Bradykinin *e.e.*
Bradylalie bradylalia
Bradyphrasie bradyphrasia
Bradyphrenie bradyphrenia
Bradypnoe bradypnea (a), bradypnoea (e)
Bradyteleokinese bradyteleokinesis
bradytroph bradytrophic
Bradytrophie bradytrophia
Bradyurie bradyuria
Bräune brownness
bräunen to tan
Brallobarbital *e.e.*
Branche (med.) jaw
Brancher-Enzym brancher enzyme
branchial *e.e.*
branchiogen branchiogenous
Branchiom branchioma
Branchiomer branchiomere
Brandblase burn blister
brandig gangrenous
Brandigwerden sphacelation
Brandschorf eschar
Brandverletztenklinik burns center (a), burns centre (e)
Brauchwasser industrial water
Braue brow
Braune (veter.) bay horse
Braunsche Anastomose Braun's anastomosis
Braunsche Röhre cathode-ray tube
Brausepulver effervescent powder
Bray-Wever-Phänomen cochlear microphonics
Brechdurchfall diarrh(o)ea and vomiting combined
brechen to break
brechen (opt.) to refract
brechen (erbrechen) to vomit
Brechkraft power of refraction
Brechmittel emetic, vomitive
Brechreiz vomiturition, nausea
brechreizverursachend emetogenic
brechreizverursachendes Mittel emetogenic
Brechschale vomiting bowl
Brechwurzel ipecac
Bregma *e.e.*
Brei pap, pulp, mash
Breibeschlag (radiol.) barium coating
breiig papescent
Breikost mashed food
Breitband broadband, wide-band
breitbasig aufsitzend sessile
Breite breadth
–, therapeutische margin of therapeutic safety
Breitspektrum broad spectrum
Breiumschlag poultice
Bremse brake
Bremse (Fliege) gadfly
Bremsstrahlung *e.e.*, braking radiation
Brennebene focal plain
brennen to burn; (dent.) to bake
Brenner burner
Brenner-Tumor Brenner tumor (a), Brenner tumour (e)
Brennfleck focal spot
Brennnessel stinging nettle
Brennpunkt focal point
Brennstoff fuel
Brenntechnik firing technique, baking technique
Brennweite focal distance
Brennwert caloric value
Brenzkatechin pyrocatechin, brenzcatechin, catechol
Brenzkatechinamin catecholamine
Brenztraubensäureschwachsinn oligophrenia phenylpyruvica
Brequinar *e.e.*
Brett board, shelf
brettharte Bauchdeckenspannung board-like rigidity of the abdominal wall
Bretyliumtosylat bretylium tosylate
brillantgrün brilliant green
Brillantgrün brilliant green
Brille spectacles, glasses
–, Bifokal- bifocal spectacles
–, Ersatz- replacement spectacles

–, getönte tinted spectacles
–, Schutz- goggles
Brillenanpassen fitting of spectacles
Brillenbestimmung eye test for glasses
Brillengestell spectacle-frame
Brillenglas spectacle-glass
Brillenhämatom haematoma of orbit (e), hematoma of orbit (a)
Brillsche Krankheit Brill's disease
Brill-Symmers-Krankheit Brill-Symmers' disease
Brimonidin brimonidine
Brinell-Härte Brinell hardness
Brittle-Diabetes brittle diabetes
Brivudin *e.e.*
Broadbent-Zeichen Broadbent's sign
Brocasches Zentrum Broca's center (a), Broca's centre (e)
Brocqsche Krankheit Brocq's disease
Brodiescher Abszess Brodie's abscess
Brom bromine
Bromakne bromide acne
Bromat bromate
Bromazepam *e.e.*
Bromazeton bromacetone
Brombenzol bromobenzene
Bromchlorphenolblau bromochlorophenol blue
Bromdesoxyuridin bromodeoxyuridine
Bromelain bromelaine
Bromelin *e.e.*
bromhaltig bromic
Bromhexin bromhexine
Bromid bromide
Bromindion bromindione
Bromismus bromism
Bromkresolgrün bromcresol green
Bromkresolpurpur bromcresol purple
Bromocriptin *e.e.*
Bromoderm bromoderma
Bromoform *e.e.*, tribromomethane
Bromoprid bromopride
Brompheniramin brompheniramine
Bromphenolblau bromphenol blue
Bromphenolrot bromphenol red
Bromsalizylat bromsalicylate
Bromsulfaleintest bromsulfalein test (a), bromsulphalein test (e)
Bromthymolblau bromthymol blue
Bromzyan cyanogen bromide
Bronchadenitis *e.e.*
bronchial *e.e.*
Bronchialasthma bronchial asthma
Bronchialatmen bronchial breath sounds
Bronchialbaum bronchial tree
Bronchialkarzinom bronchogenic carcinoma
Bronchialkatarrh bronchial catarrh
Bronchialspasmus bronchospasm, bronchial spasm
Bronchialstenose bronchostenosis
Bronchiektase bronchiectasis
Bronchiektasie bronchiektasia
bronchiektatisch bronchiectatic
Bronchiloquie bronchiloquy
bronchiolär bronchiolar
Bronchiole *e.e.*
Bronchiolitis *e.e.*
bronchioloalveolär bronchioloalveolar
Bronchitis *e.e.*
bronchitisch bronchitic
Bronchoadenitis *e.e.*
bronchoalveolär bronchoalveolar
Bronchoblennorrhö bronchoblennorrhea (a), bronchoblennorrhoea (e)
bronchogen bronchogenic
Bronchogramm bronchogram
Bronchographie bronchography
bronchographisch bronchographic
Bronchokonstriktion bronchoconstriction
Broncholithiasis *e.e.*
Bronchologie bronchology
bronchologisch bronchological
Broncholyse broncholysis
Broncholytikum broncholytic
broncholytisch broncholytic
bronchomotorisch bronchomotor
Bronchophonie bronchophony
Bronchoplastik bronchoplasty
bronchopleural *e.e.*
Bronchopleuropneumonie bronchopleuropneumonia
Bronchopneumonie bronchopneumonia
bronchopneumonisch bronchopneumonic
bronchopulmonal bronchopulmonary
Bronchoskop bronchoscope
Bronchoskopie bronchoscopy
bronchoskopisch bronchoscopic
Bronchospasmolytikum bronchospasmolytic
bronchospasmolytisch bronchospasmolytical
Bronchospirometrie bronchospirometry
Bronchostenose bronchostenosis
bronchostenotisch bronchostenotic
Bronchostomie bronchostomy
Bronchotomie bronchotomy
bronchovesikulär bronchovesicular
bronchozentrisch bronchocentric
Bronchus *e.e.*

Bronchusklemme bronchus clamp
Bronzediabetes bronzed diabetes
Broschüre brochure
Brotizolam *e.e.*
Brovavir *e.e.*
Brownsche Molekularbewegung brownian movement
Brown-Séquardsche Halbseitenlähmung Brown-Séquard's disease
Brucella abortus *e.e.*
– melitensis *e.e.*
Brucelle brucella
Brucellose brucellosis
Bruch (Fraktur) fracture
Bruch (Hernie) hernia
Bruchband truss
Brucheinklemmung incarceration of a hernia
Bruchkanal hernial canal
Bruchpforte hernial opening
Bruchsack hernial sac
Brudzinski-Zeichen Brudzinski's sign
brüchig fragile
Brüchigkeit fragility
Brücke (anatom.) pons
Brücke (dent.) bridge
–, abnehmbare removable bridge
–, Ausleger- cantilever bridge
–, Bonwill- Bonwill bridge
–, Bügel- bar bridge
–, festsitzende fixed bridge
–, Fingerhut- thimble bridge
–, Freiend- free-end bridge
–, Front- anterior tooth bridge
–, Gold- gold bridge
–, Hänge- suspension bridge
–, Jacketkronen- jacket crown bridge
–, Krag- cantilever bridge
–, Kunststoff- plastic bridge
–, Kurzspann- short-span bridge
–, mehrspannige multiple-span bridge
–, Pontic- pontic bridge
–, Sattel- saddle bridge
–, Schwebe- cantilever bridge
–, Vollguss- full-cast bridge
–, Zweipfeiler- span bridge
Brückenangst gephyrophobia
Brückenanker bridge anchor
Brückenarbeit bridgework
Brückenbefestigung bridge fixation
Brückengerüst bridge framework
Brückenguss bridge cast
Brückenkörper bridge body
Brückenpfeiler bridge abutment
Brückensattel bridge saddle
Brückenscharnier bridge hinge
Brückenträger bridge pier
Brückenverankerung bridge anchorage
Brühe broth
brüten to hatch
Brugada-Brugada-Syndrom Brugada-Brugada-syndrome
Brunnen (Mineralwasser) mineral waters
Brunnersche Drüse Brunner's gland
Brunst estrus (a), oestrus (e)
Brushit brushite
Brust breast
Brustabtragung mastectomy
Brustatmung thoracic breathing
Brustbein breastbone
Brustdrüse mammary gland
Brustfell pleura
Brustfellentzündung pleurisy
Brusthalter breast support
Brusthöhle thoracic cavity
Brustkasten chest, thorax
Brustkind breast-fed baby
Brustkorb thorax
Brustkrebs breast cancer, mammary cancer
Brustmilch breast milk
Brustmilchpumpe breast pump
Brustmuskel pectoral muscle
Brustpulver pectoral powder
Brustschmerz chest pain
Brustumfang width of chest
Brustwand chest wall
Brustwandelektrode chest electrode
Brustwandelektrokardiogramm precordial electrocardiogram
Brustwarze nipple, mammilla, mamilla
Brustwarzenentzündung mammillitis, thelitis
Brustwarzenhof areola of the nipple
Brustwarzenhütchen nipple shield
Brustwickel pack for the chest
Brustwirbel thoracic vertebra
Brustwirbelsäule thoracic spinal column
Brut hatch
Brutapparat incubator
Brutkasten incubator
Bruxomanie brucomania, brycomania
Bryantsches Dreieck Bryant's triangle
BSE (bovine spongiforme Enzephalopathie) bovine spongiform encephalopathy (BSE)
BSG (Blutsenkungsgeschwindigkeit) ESR (erythrocyte sedimentation rate)
Bubo *e.e.*
Bubonenpest bubonic plague
Buchmagen (veter.) omasum, psalterium

Buchweizenvergiftung fagopyrism
bucindolol *e.e.*
Buckel hump
Buckyblende Bucky-Potter diaphragm
Buclosamid buclosamide
Budd-Chiari-Syndrom syndrome of Budd-Chiari, Chiari disease
Budesonid budesonide
Budinsche Regel Budin's rule
Budipin *e.e.*
Bücherei library
bücken, sich to stoop
Bügel bar
Bülausche Drainage Bülau's treatment
Bündel bundle
–, Hissches bundle of His
Bürette burette
Bürgersche Krankheit Bürger's disease
Bürstenabstrich brush biopsy
Bürstensaum ruffled membrane
Bufadienolid bufadienolide
Bufanolid bufanolide
Buflomedil *e.e.*
Bufotenin bufotenine
bukkal buccal
bukkoaxial buccoaxial
bukkoaxiozervikal buccoaxiocervical
bukkodistal buccodistal
bukkogingival buccogingival
bukkolabial buccolabial
bukkolingual buccolingual
bukkomesial buccomesial
bukkonasal bucconasal
bukkookklusal bucco-occlusal
bukkopharyngeal buccopharyngeal
bukkopulpal buccopulpal
bulbär bulbar
Bulbärparalyse, progressive progressive bulbar paralysis
Bulbitis *e.e.*
Bulbocapnin bulbocapnine
bulbös bulbous
Bulbogastron bulbogastrone
bulbokavernös bulbocavernous
bulbomembranös bulbomembranous
bulbomimisch bulbomimic
bulbonukleär bulbonuclear
bulbopontin bulbopontine
Bulboskop bubloscope
Bulboskopie bulboscopy
bulboskopisch bulboscopic
bulbospiral *e.e.*
bulbourethral *e.e.*
bulboventrikulär bulboventricular
Bulimie bulimia
Bulldogklemme bull-dog clip
bullös bullous
Bullose bullosis
Bumerangnadel boomerang needle
Bumetanid bumetanide
Bunamiodyl *e.e.*
Bunazosin bunazosine
Bungarotoxin *e.e.*
bunodont *e.e.*
bunolophodont *e.e.*
bunoselenodont *e.e.*
Bunsenbrenner Bunsen burner
Buphenin buphenine
Buphthalmus *e.e.*
Bupivacain bupivacaine
Buprenorphin buprenorphine
Bupropion *e.e.*
Burdachscher Strang cuneate funiculus
Burimamid burimamide
Burkholderie burkholderia
Burkitt-Lymphom Burkitt's lymphoma
Burning-feet-Syndrom burning feet
Burn-out burnout
Burritusche Burri's stain
Bursa *e.e.*
– omentalis omental bursa, lesser peritoneal sac
– praepatellaris prepatellar bursa
Bursektomie bursectomy
bursektomieren to bursectomize
Bursitis *e.e.*
Bursopathie bursopathy
Burst (virol.) *e.e.*
Buschfleckfieber scrub typhus
Buschgelbfieber jungle yellow fever
Busen bosom
Buserelin *e.e.*
Buspiron buspirone
Busulfan busulfan (a), busulphan (e)
Butadien butadiene
Butalamin butalamine
Butamin *e.e.*
Butan butane
Butanol *e.e.*
Butaperazin butaperazine
Butazon butazone
Butenal *e.e.*
Butenolid butenolide
Butoprozin butoprozine
Butorphanol *e.e.*
Buttermilch buttermilk
Butylalkohol butanol
Butylakrylat butylacrylate
Butylazetat butyl acetate
Butyldopamin butyldopamine

Butylen butylene
Butylmerkaptan butylmercaptan
Butylparaben *e.e.*
Butylpiperidin butylpiperidine
Butyramid butyramide
Butyrat butyrate
Butyrocholinesterase *e.e.*
Butyrolakton butyrolactone
Butyrophenon butyrophenone
Butyryl *e.e.*
Butyrylcholinesterase *e.e.*
Butyryldehydrogenase *e.e.*
BWK (Brustwirbelkörper) thoracic vertebra
BWS (Brustwirbelsäule) thoracic part of the spinal column
Bypass *e.e.*
Byssinose byssinosis
BZ (Blutzucker) blood-sugar
B-Zelle B-cell

C

Cabastin cabastine
Cabergolin *e.e.*
Cabotscher Ring Cabot's ring
CaBP (calciumbindendes Protein) calcium-binding protein
Cadaverin cadaverine
Cadmium *e.e.*
Caerulein ceruletide
Caesium caesium (e), cesium (a)
Caissonkrankheit caisson disease
Calabarbeule Calabar swelling
Calabarbohne Calabar bean
calcaneoplantar *e.e.*
Calcidol *e.e.*
Calciductin *e.e.*
Calcifediol *e.e.*
Calciferol *e.e.*
Calcineurin *e.e.*
Calcinose calcinosis
Calciphylaxie calciphylaxis
Calcipotriol *e.e.*
Calcitonin *e.e.*
Calcitoninom calcitoninoma
Calcitriol *e.e.*
Calcium *e.e.*
Calciumcarbonat calcium carbonate
Calciumchlorid calcium chloride
Calciumglukonat calcium gluconate
Calciumhydroxid calcium hydroxide
Calciumlaktat calcium lactate
Calciumoxalat calcium oxalate
Caldwell-Luc-Operation Caldwell-Luc operation
Californium *e.e.*
Callositas *e.e.*
Calmodulin *e.e.*
Calorose *e.e.*
CAMP (cyclisches Adenosinmonophosphat) cyclic adenosine monophosphate
Campher camphor
Camptothecin *e.e.*
Campylobacter *e.e.*
Camsilat camsilate
Camsylat camsylate, camsilate
Canadabalsam Canada balsam
Canalis pterygoideus Vidian canal
Candela *e.e.*
Candesartan *e.e.*
Candicidin *e.e.*
Candida *e.e.*
Candidiasis *e.e.*
Cannabin cannabine
Cannabinol *e.e.*
Cannabinoid *e.e.*
Cannabiosis hemp fever
Cannabismus cannabism
Cannonring cannon's ring
Canrenoat canrenoate
Canrenon canrenone
Cantharidin *e.e.*
Canthaxanthin canthaxanthine
Capecitabin *e.e.*
Capistrum chin bandage
Caplan-Syndrom Caplan's syndrome
Capobenat capobenate
Capping *e.e.*
Capreomycin *e.e.*
caprinisieren to caprinize
Caproat caproate
Caprylat caprylate
Capsaicin *e.e.*
Capsicum *e.e.*
Capsid *e.e.*
Capsomer *e.e.*
Captodiamin captodiamine
Captopril *e.e.*
Caput femoris head of femur
– **humeri** head of humerus
– **medusae** *e.e.*, cirsomphalos
Carbachol *e.e.*
Carbamazepin carbamazepine
Carbamazin carbamazine
Carbamoylphosphat carbamoylphosphate
Carbapenem *e.e.*
Carbaril *e.e.*, carbaryl
Carbazochrom carbazochrome
Carbenoxolon carbenoxolone
Carbidopa *e.e.*
Carbimazol *e.e.*
Carbinol *e.e.*
Carbo medicinalis activated charcoal
Carboanhydrase carbonic anhydrase
Carboanhydrasehemmer carbonic anhydrase inhibitor
Carbocistein carbocisteine
Carbomer *e.e.*
carbomer carbomeric
Carbonyl *e.e.*
carbophil carbophilic
Carboplatin carboplatinum
Carboxamid carboxamide
Carboxy… siehe auch:/see also: Karboxy…
Carboxylase *e.e.*
Carboxypeptidase *e.e.*

carboxyterminal *e.e.*
Carbromal *e.e.*
Carbutamid carbutamide
Carbuterol *e.e.*
carcinoembryonal carcinoembryonic
carcinoembryogenes Antigen carcinoembryogenic antigen
Cardenolid cardenolide
Cardio... siehe auch:/see also: Kardio...
Cardiolipin *e.e.*
Cardiospasmus cardiospasm
Cardioverter *e.e.*
Carfluzepat carfluzepate
Carhart-Senke Carhart's dip
Carina *e.e.*
carinal *e.e.*
Carisoprodol *e.e.*
Carinamid carinamide
Carmellose *e.e.*
carminativ carminative
Carminativum carminative
Carmustin carmustine
Carnaubawachs carnauba wax
Carnitin carnitine
Carnosin carnosine
Carnosinase *e.e.*
Carotin carotene
Carotinoid carotenoid, carotinoid
Carotisgabel bifurcation of the carotid artery
Carotispulskurve carotid pulse curve
Carotissinus carotid sinus
Carrageen *e.e.*, Irish moss
CAR-T-Zellen (chimäre Antigenrezeptor-T-Zellen) chimeric antigen receptor (CAR) T cells
Cartrizoat cartrizoate
Carvedilol *e.e.*
Cascara-sagrada-Extrakt cascara sagrada extract
Casoni-Test Casoni's test
Caspase *e.e.*
Caspofungin *e.e.*
Castle-Faktor Castle's factor
CAT (computerisierte axiale Tomographie) computed axial tomography (CAT)
Catalase *e.e.*
Cataracta cataract
– **accreta** adherent cataract
– **capsularis** capsular cataract
– **corticalis** cortical cataract
– **fusiformis** fusiform cataract
– **hypermatura** hypermature cataract
– **immatura** immature cataract
– **incipiens** incipient cataract
– **intumescens** intumescent cataract
– **lamellaris** lamellar cataract
– **lenticularis** lenticular cataract
– **matura** mature cataract
– **nuclearis** nuclear cataract
– **polaris** polar cataract
– **punctata** punctate cataract
– **zonularis** lamellar cataract
Catechin *e.e.*
Catechol *e.e.*
Catechu *e.e.*
Catgut *e.e.*
Cauda-Syndrom cauda equina syndrome
Cavaligatur caval ligation
Cavographie cavography
CCK (Cholecystokinin) cholecystokinin (CCK)
CCP (cyclisches citrulliniertes Peptid) CCP (=cyclic citrullinated peptide)
CEA (carcinoembryonales Antigen) carcinoembryonales antigen (CEA)
Cefa... siehe auch bei:/ see also: Cepha
Cefalexin *e.e.*
Cefalotin *e.e.*
Cefamandol cefamandole
Cefazedon cefazedone
Cefazolin *e.e.*
Cefdinir *e.e.*
Cefepim *e.e.*
Cefetamet *e.e.*
Cefixim cefixime
Cefmenoxim cefmenoxime
Cefodixim cefodixime
Cefoperazon cefoperazone
Cefotaxim cefotaxime
Cefotetan *e.e.*
Cefotiam *e.e.*
Cefoxitin *e.e.*
Cefpirem *e.e.*
Cefpodoxim cefpodoxime
Cefpodoximproxetil cefpodoxime proxetil
Cefprozil *e.e.*
Cefradin cefradine
Cefsulodin *e.e.*
Ceftazidim ceftazidime
Ceftibuten ceftibutene
Ceftioxid ceftioxide
Ceftizoxim ceftizoxime
Ceftriaxon ceftriaxone
Cefuroxim cefuroxime
Cefuroximaxetil *e.e.*
Celecoxib *e.e.*
Celiprolol *e.e.*
Cephalalgie cephalalgia
Cephalhämatom cephalhaematoma (e), cephalhematoma (a)

Cephalosporin *e.e.*
Cephalosporinase *e.e.*
Cephamycin *e.e.*
Cephprozyl *e.e.*
Cephradin cephradine
Cer cerium
Ceramid ceramide
Ceramidase *e.e.*
cereb… siehe auch:/see also: zereb…
cerebral *e.e.*
Cerebralthrombose cerebral thrombosis
Cerivastatin *e.e.*
Ceroid *e.e.*
Certoparin *e.e.*
Ceruletid ceruletide
Cerumen obturans *e.e.*, ceruminal plug
Cervix *e.e.*
Cestode *e.e.*
Cetin *e.e.*
Cetirizin cetirizine
Cetobemidon cetobemidone
Cetyl *e.e.*
CG (Choriongonadotropin) chorionic gonadotropin
cGMP (cyclisches Guanosin-Monophosphat) cyclic guanosine monophosphate (cGMP)
Chagaskrankheit Chagas disease
Chagom chagoma
Chagresfieber Chagres fever
Chalarose chalarosis
Chalazion *e.e.*
Chalazionpinzette chalazion forceps
Chalikose chalicosis
Chalinoplastik chalinoplasty
Chalkose chalcosis
Chalon chalone
Chaoulsche Nahbestrahlung Chaoul therapy
Charakter character
charakterisieren to characterize
Charakteristik characteristics
charakteristisch characteristical
Charakterkunde characterology
Charakterneurose character neurosis
Charcot-Leydenscher Kristall Charcot-Leyden crystal
Charge, Herstellungs- batch
Charrièr-Skala Charrière scale
Chaulmoograöl chaulmoogra oil
Chefarzt, Chefärztin physician-in-chief, chief of a hospital department, medical director
Chefchirurg head surgeon
Cheilektomie cheilectomy
Cheilitis *e.e.*
Cheiloplastik cheiloplasty
Cheilose cheilosis
Cheilotomie cheilotomy
Cheirokinästhesie cheirokinaesthesia (e), cheirokinesthesia (a)
Cheiropompholyx *e.e.*
Chelat chelate
Chelatase *e.e.*
Chelatbildner chelating agent
Chelidonium celandine
Chelometrie chelometry
Chemie chemistry
–, physiologische physiological chemistry
Chemikalie chemical
Chemiker chemist, analytical chemist
Chemikerin chemist, analytical chemist
chemisch chemical
Chemismus chemism
Chemodektom chemodectoma
Chemoembolisation chemoembolization
Chemokin chemokine
Chemokinetik chemokinetics
chemokinetisch chemokinetic
Chemolitholyse chemolitholysis
Chemolumineszenz chemoluminescence
Chemolyse chemolysis
chemolytisch chemolytic
Chemonukleolyse chemonucleolysis
chemoprophylaktisch chemoprophylactic
Chemoprophylaxe chemoprophylaxis
Chemoprotektor chemoprotector
Chemoradiotherapie chemoradiotherapy
chemoresistent chemoresistant
Chemoresistenz chemoresistance
Chemorezeptor chemoreceptor
chemosensitiv chemosensitive
chemosensorisch chemosensory
Chemosis *e.e.*
chemotaktisch chemotactic
Chemotaxis *e.e.*
chemotherapeutisch chemotherapeutical
Chemotherapie chemotherapy
chemotrop chemotropic
Chemotropie chemotropism
Chenotherapie chenotherapy
Cheoplastik cheoplasty
cheoplastisch cheoplastic
Cherubismus cherubism
Cheyne-Stokes-Atmung Cheyne-Stokes respiration
Chiasma chiasm
chiasmatisch chiasmal
Chiastometer *e.e.*
Chilaiditi-Syndrom subphrenic displacement of colon

C

Chillifolin quillifoline
Chimäre chimera
chimärisch chimeric
Chinaldin quinaldine
Chinarinde Cinchona, Peruvian bark
Chinestrol quinestrol
Chinethazon quinethazone
Chinidin quinidine
Chinin quinine
Chininbisulfat quinine bisulfate (a), quinine bisulphate (e)
Chininhydrochlorid quinine hydrochloride
Chininsulfat quinine sulfate (a), quinine sulphate (e)
Chinocid quinocide
Chinolin quinoline
Chinolinol quinolinol, hydroxyquinoline
Chinolon quinolone
Chinon quinone
Chinosid chinoside, quinocide
Chinosol *e.e.*
Chiragra *e.e.*
chiral *e.e.*
Chiropraktiker chiropractor
chiropraktisch chiropractic
Chiropraxis chiropractic
Chirotherapie chirotherapy
Chirurg surgeon
Chirurgie surgery
–, **allgemeine** general surgery
–, **am offenen Herzen** open-heart surgery
–, **Bauch-** abdominal surgery
–, **große** major surgery
–, **Hirn-** cerebral surgery
–, **Kiefer-** jaw surgery
–, **Kinder-** paediatric surgery (e), pediatric surgery (a)
–, **kleine** minor surgery
–, **kosmetische** cosmetic surgery
–, **plastische** plastic surgery
–, **Thorax-** thoracic surgery
–, **Wiederherstellungs-** reconstructive surgery
–, **Zahn-** operative dentistry
Chirurgin surgeon
chirurgisch surgical
Chitin *e.e.*
Chitosamin chitosamine
Chlamydie chlamydia
Chloasma *e.e.*
Chlor chlorine
Chloräthyl ethyl chloride
Chlorakne chloracne, chlorine acne
Chloral *e.e.*
Chloralamid chloral amide
Chloralhydrat chloral hydrate
Chloralose *e.e.*
Chlorambucil *e.e.*
Chloramin chloramine
Chlorat chlorate
Chlorazetat chloracetate
Chlorbenzol chlorobenzene
Chlordan chlordane
Chlordantoin *e.e.*, clodantoin
Chlordecon chlordecone
Chlordiazepoxid chlordiazepoxide
Chlordinitrobenzol chlordinitrobenzene
Chlorethyl *e.e.*, ethyl chloride
Chlorhexidin chlorhexidine
Chlorid chloride
Chloridkanal chloride channel
chlorieren to chlorinate
Chlorierung chlorination
Chlorit chlorite
Chlorkalium potassium chloride
Chlorkalk calx chlorata, chlorinated lime
Chlorkalzium calcium chloride
Chlormadinon chlormadinone
Chlormethan chloromethane
Chlormethiazol chlormethiazole
Chlorodontie chlorodontia
Chloroform *e.e.*
Chloroformierung chloroformization
Chloroguanid chloroguanide
Chlorolymphosarkom chlorolymphosarcoma
Chlorom chloroma
Chloromyelom chloromyeloma
Chloropercha *e.e.*
Chlorophenol *e.e.*
Chlorophenotan chlorophenotane
Chlorophyll *e.e.*
chloropriv chloroprivic
Chloropsie chloropsia
Chloropurin chloropurine
Chloroquin chloroquine
Chlorose chlorosis
Chlorothiazid chlorothiazide
chlorotisch chlorotic
Chlorotrianisen chlorotrianisene
Chloroxazon chloroxazone
Chlorozyt chlorocyte
Chlorphenamidin chlorphenamidine
Chlorpheniramin chlorpheniramine
Chlorphenol *e.e.*
Chlorphenolrot chlorphenol red
Chlorphenoxamin chlorphenoxamine
Chlorphentermin chlorphentermine
Chlorprocain chlorprocaine
Chlorproguanil *e.e.*

Chlorpromazin chlorpromazine
Chlorpropamid chloropropamide
Chlorprothixen chlorprothixene
Chlorquinaldol *e.e.*
Chlortalidon chlortalidone
Chlortetracyclin chlortetracycline
Chlorwasserstoff hydrogen chloride
Chlorzoxazon chlorzoxazone
Chlumskysche Lösung Chlumsky's solution
choanal *e.e.*
Choane choana
Cholämie cholaemia (e), cholemia (a)
cholämisch cholaemic (e), cholemic (a)
cholagog cholagogue
Cholagogum cholagogue
Cholan cholane
Cholangiogramm cholangiogram
Cholangiographie cholangiography
cholangiographisch cholangiographic
Cholangiokarzinom cholangiocarcinoma
Cholangiolitis *e.e.*
Cholangiom cholangioma
Cholangiometrie cholangiometry
Cholangiopankreatikographie cholangiopancreaticography
Cholangioskopie cholangioscopy
Cholangiostomie cholangiostomy
Cholangiotomie cholangiotomy
cholangiozellulär cholangiocellular
Cholangitis *e.e.*
cholangitisch cholangitic
Cholanthren cholanthrene
Cholat cholate
Cholecystokinin *e.e.*
Choledochektomie choledochectomy
Choledochoduodenostomie choledochoduodenostomy
Choledochoenterostomie choledochoenterostomy
Choledochojejunostomie choledochojejunostomy
Choledocholithiasis *e.e.*
Choledocholithotomie choledocholithotomy
Choledochorrhaphie choledochorrhaphy
Choledochoskopie choledochoscopy
Choledochostomie choledochostomy
Choledochotomie cholodochotomy
Choledochusplastik choledochoplasty
Cholelithiasis *e.e.*
Cholelitholyse cholelitholysis
Cholera asiatica Asiatic cholera
– nostras *e.e.*
Cholerese choleresis
Choleretikum choleretic
choleretisch choleretic
cholerisch choleric
Cholestase cholestasis
cholestatisch cholestatic
Cholesteatom cholesteatoma
Cholesterase *e.e.*
Cholesterin cholesterol
Cholesterinlipoidose cholesterol lipoidosis
Cholestipol *e.e.*
Cholestyramin cholestyramine
Cholezystektomie cholecystectomy
cholezystektomieren to cholecystectomize
Cholezystitis cholecystitis
cholezystitisch cholecystitic
Cholezystoduodenostomie cholecystoduodenostomy
Cholezystogastrostomie cholecystogastrostomy
Cholezystogramm cholecystogram
Cholezystographie cholecystography
cholezystographisch cholecystographic
Cholezystoileostomie cholecystoileostomy
Cholezystojejunostomie cholecystojejunostomy
Cholezystokinin cholecystokinin
Cholezystolithiasis cholecystolithiasis
Cholezystopathie cholecystopathy
Cholezystopexie cholecystopexy
Cholezystostomie cholecystostomy
Cholezystotomie cholecystotomy
Cholin choline
cholinergisch cholinergic
Cholinesterase *e.e.*
cholinesterasehemmend cholinesterase-inhibiting
Cholostase cholestasis
cholostatisch cholestatic
Cholurie choluria
chondral *e.e.*
Chondrin *e.e.*
Chondriom chondriome
Chondriomit chondriomite
Chondriosom chondriosome
Chondritis *e.e.*
Chondroadenom chondroadenoma
Chondroangiom chondroangioma
Chondroblast *e.e.*
Chondroblastom chondroblastoma
Chondrodermatitis *e.e.*
Chondrodysplasie chondrodysplasia
Chondrodystrophie chondrodystrophia
chondroektodermal chondroectodermal
chondrogen chondrogenic
Chondrogenese chondrogenesis
Chondroitin *e.e.*

Chondroitinase *e.e.*
Chondrokalzinose chondrocalcinosis
Chondroklast chondroclast
chondrokostal chondrocostal
Chondrolyse chondrolysis
chondrolytisch chondrolytic
Chondrom chondroma
Chondromalazie chondromalacia
Chondromatose chondromatosis
Chondromyxom chondromyxoma
Chondroosteodystrophie chondroosteodystrophy
Chondroplastik chondroplasty
chondroplastisch chondroplastic
chondroprotektiv chondroprotective
Chondrosarkom chondrosarcoma
Chondrotomie chondrotomy
Chondrozyt chondrocyte
Chopartsche Amputation Chopart's amputation
Chopartsches Gelenk Chopart's joint
Chorda *e.e.*, cord
Chorda dorsalis *e.e.*, notochord
Chordata *e.e.*
Chorditis *e.e.*
Chordoblastom chordoblastoma
Chordom chordoma
Chordotomie chordotomy
Chorea Huntington hereditary chorea
– minor Sydenham's chorea
choreatisch choreatic
choreiform *e.e.*
choreoathetoid *e.e.*
Choreoathetose choreoathetosis
Choreomanie choreomania
chorial *e.e.*
Chorioallantois *e.e.*
Chorioangiom chorioangioma
chorioidal *e.e.*
Chorioidea choroid
Chorioidektomie choroidectomy
Chorioideremie choroideremia
Chorioiditis choroiditis
Chorioidopathie choroidopathy
chorioidopathisch choroidopathic
Choriom chorioma
Choriomeningitis *e.e.*
Chorion *e.e.*
Chorionephitheliom chorioepithelioma
Choriongonadotropin chorionic gonadotropin, pregnancy urine hormone
Chorionkarzinom choriocarcinoma
Chorioptesräude chorioptic itch
chorioretinal *e.e.*
Chorioretinitis *e.e.*
Choristie chorista
Choristom choristoma
Choroid… siehe:/see: Chorioid…
Christmas-Faktor Christmas factor
Chrom chromium
chromaffin *e.e.*
Chromaffinom chromaffinoma
Chromalaun chrome alum
chromargentaffin *e.e.*
Chromasthma chromium asthma
Chromat chromate
Chromatekzem chromium salt eczema
Chromatide chromatid
Chromatin *e.e.*, caryotin, chromoplasm
chromatisch chromatic
Chromatlunge chromate lung
chromatogen chromatogenous
Chromatogramm chromatogram
Chromatograph *e.e.*
Chromatographie chromatography
chromatographisch chromatographic
Chromatolyse chromatolysis
chromatophil chromatophilic
Chromatophilie chromatophilia
Chromatophor chromatophore
Chromatopsie chromatopsia
Chromatose chromatosis
Chromatoskiameter *e.e.*
Chromaturie chromaturia
Chromcatgut chromic catgut
Chromhidrose chromidrosis
Chromitose chromitosis
Chrom-Kobalt-Legierung chromium-cobalt alloy
Chrom-Nickel-Legierung chromiumnickel alloy
Chromoblast *e.e.*
Chromoendoskopie chromoendoscopy
chromogen chromogenic
Chromogen *e.e.*
Chromogranin chromogranine
Chromomer chromomere
Chromomykose chromomycosis
Chromonema chromoneme, axoneme, genoneme
Chromophage *e.e.*
chromophil *e.e.*
chromophob chromophobic
Chromophor *e.e.*
Chromoprotein *e.e.*
Chromoskop chromoscope
Chromoskopie chromoscopy
chromoskopisch chromoscopical
Chromosom chromosome
chromosomal *e.e.*

chromotrop chromotropic
Chromozym chromozyme
Chromozystoskopie chromocystoscopy
chromozystoskopisch chromocystoscopic
Chromtrioxid chromium trioxide
Chronaxie chronaxia
Chronaximeter *e.e.*
Chronaximetrie chronaximetry
chronaximetrisch chronaximetric
chronifizieren to chronify
Chronifizierung chronification
chronisch chronic
Chronizität chronicity
Chronobiologie chronobiology
chronobiologisch chronobiological
Chronokinetik chronokinetics
chronokinetisch chronokinetic
Chronomedizin chronomedicine
Chronopathologie chronopathology
Chronopharmakologie chronopharmacology
chronopharmakologisch chronopharmacological
Chronophobie chronophobia
Chronotoxikologie chronotoxicology
chronotoxikologisch chronotoxicological
chronotrop chronotropic
Chrysarobin *e.e.*
Chrysen chrysene
Chrysiasis *e.e.*
Chrysoidin *e.e.*
Chrysophanat chrysophanate
Chrysotoxin *e.e.*
Churg-Strauß-Syndrom Churg-Strauss syndrome
Chvostek-Zeichen Chvostek's sign
Chylangiom chylangioma
Chyloderma *e.e.*
chylös chylous
Chylomediastinum *e.e.*
Chylomicron *e.e.*
Chylomicronämie chylomicronaemia (e), chylomicronemia (a)
Chyloperikard chylopericardium
Chyloperitoneum *e.e.*
Chyloptoe chyloptysis
Chyloptyse chyloptysis
Chylothorax *e.e.*
Chylurie chyluria
Chylus chyle
Chymase *e.e.*
chymös chymous
Chymopapain *e.e.*
Chymotrypsin *e.e.*
Chymus chyme
Cibenzolin cibenzoline
Cicl… siehe auch:/see also: Cycl…, Zykl…
Ciclosonid ciclosonide
Cicletanin cicletanine
Ciclindol ciclindole
Ciclonium *e.e.*
Ciclopirox *e.e.*
Ciclosporin *e.e.*, cyclosporin, cyclosporine
Cicutoxin *e.e.*
Cidofovir *e.e.*
Ciguatera *e.e.*
Ciguatoxin *e.e.*
Cilastatin *e.e.*
Cilazapril *e.e.*
Cilexetil *e.e.*
Ciliarkörper ciliary body
Ciliata *e.e.*
Cilostazol *e.e.*
Cimetidin cimetidine
Cimex lectularius *e.e.*
Cimino-Fistel Cimino shunt
Cinclisis *e.e.*
Cineol *e.e.*
Cinnamat cinnamate
Cinnarizin cinnarizine
Cipionat cipionate
Ciprofloxacin *e.e.*
Ciproprid cipropride
Ciproximid ciproximide
Circulus arteriosus circle of Willis
Circulus vitiosus vitious circle
Circumsporozoit circumsporozoite
Cirrhose cirrhosis
cirrhotisch cirrhotic
Cisaprid cisapride
cisepithelial *e.e.*
Cis-Konfiguration cis-configuration
Cis-Platinum *e.e.*
Cistron *e.e.*
Citalopram *e.e.*
Citrobacter *e.e.*
Citrochlorid citrochloride
Citrovorum-Faktor citrovorum factor
Citrullin citrulline
Citrullinämie citrullinaemia (e), citrullinemia (a)
citrullinieren to citrullinate
citrulliniertes Peptid citrullinated peptide
Citrullinierung citrullination
Citrullinurie citrullinuria
CK (Creatinkinase) creatine kinase (CK)
Cladosporiose cladosporiosis
Cladotrichose cladothricosis
Cladribin cladribine
Clara-Zelle Clara cell

Clarithromycin *e.e.*
Clarkesche Säule Clarke's column
Chlathrat clathrate
Claubergscher Nährboden Clauberg's culture medium
Claudicatio intermittens intermittent claudication
Claustrophilie claustrophilia
Claustrophobie claustrophobia
Clavicepsin *e.e.*
claviculär clavicular
Clavisepsin *e.e.*
Clavulanat clavulanate
Clavus *e.e.*, corn
Clazolimin clazolimine
Clemastin clemastine
Clemizol clemizole
Clenbuterol *e.e.*
Clinafloxacin *e.e.*
Clioquinol *e.e.*
CLL (chronische lymphatische Leukose) chronic lymphoblastic leukosis
Clobazam *e.e.*
Clobetasol *e.e.*
Clobetason clobetasone
Clobutinol *e.e.*
Clocortolon clocortolone
Clodantoin *e.e.*
Clodronat clodronate
Clofazimin clofazimine
Clofenapat clofenapate
Clofenotan clofenotane
Clofibrat clofibrate
Clomethiazol clomethiazole
Clomifen clomifene
Clomipramin clomipramine
Clonazepam *e.e.*
Clonidin clonidine
Cloning *e.e.*
Clonorchiose chlonorchiosis
Chlonorchis sinensis *e.e.*
Clopamid clopamide
Cloperidol *e.e.*
Clopidogrel *e.e.*
Clorazepat clorazepate
Clorgylin clorgyline
Clorindion clorindione
Clormethiazol clormethiazole
Clortermin clortermine
Closilat closilate
Clostridie clostridium
Clostridieninfektion clostridial infection
Clostridiopeptidase *e.e.*
Clotixamid clotixamide
Clotrimazol clotrimazole
Clownismus clownism
Clozapin clozapine
Clusterkopfschmerz cluster headache
CML (chronische myeloische Leukose) chronic myeloid leukosis
CMT (Cardiolipin-Mikroflockungstest) venereal disease research laboratory test (VDRL test)
Co-Agglutination *e.e.*
Coamoxiclav *e.e.*
Cobalamin cobalamine
Cobalt *e.e.*
Cobamid cobamide
Coca-Alkaloid coca alkaloid
Cocain cocaine
Cocarboxylase *e.e.*
Coccidioidomykose coccidioidomycosis
Coccidiose coccidiosis
Coccidiostaticum coccidiostatic
coccidiostatisch coccidiostatic
Coccidium *e.e.*
Coccygodynie coccygodynia
Cocoamphoazetat cocoamphoacetate
Cocoat cocoate
cochleär cochlear
Cochleitis *e.e.*
Cochleographie cochleography
cochleoorbikulär cochleo-orbicular
cochleopalpebral *e.e.*
cochleovestibulär cochleovestibular
Cockayne-Syndrom syndrom of Cocknayne
Code *e.e.*
Codehydrase *e.e.*
Codein codeine
codieren to code
Codierung coding
Codon *e.e.*
Coecum caecum (e), cecum (a)
Coelenterata *e.e.*
Cöliakie intestinal infantilism, idiopathic steatorrhea (a), idiopathic steatorrhoea (e)
Cönurose coenurosis, turnsickness
Coenzym coenzyme
Coeruloplasmin ceruloplasmin (a), coeruloplasmin (e)
Coffein caffeine
Coffeinum citricum citrated caffeine
– – Natrium benzoicum caffeine with sodium benzoate
Cohydrogenase *e.e.*
Coitus *e.e.*, coition
Colchizin colchicine
Colecalciferol *e.e.*
Colektomie colectomy
Colestipol *e.e.*

Colestyramin colestyramine
Colibazillose colibacillosis
Colibazillus Escherichia coli
Colica mucosa *e.e.*
Colicin *e.e.*
Colipyelitis *e.e.*
Colistin *e.e.*
Colistinmethansulfonat-Natrium colistimethate
Colitis *e.e.*
– ulcerosa ulcerative colitis
colitisch colitic
Collagenase *e.e.*
Collagencolitis collagenous colitis
Collagenose collagenosis
Colliculitis seminalis verumontanitis
Colliculus seminalis verumontanum
Collip-Einheit Collip unit
Collodium collodion
Colloid *e.e.*
colloidal *e.e.*
Collyrium *e.e.*, lotion for the eyes
Colo... siehe auch:/ see also: Kolo...
Colocynthe colocynth
Coloplicatio coloplication
Coloradozeckenfieber Colorado tick fever
Colostrum *e.e.*
Columella *e.e.*
Coma *e.e.*
comatös comatose
Commotio cerebri concussion of the brain
Compacta ossium compact bone
Compliance *e.e.*
Computer *e.e.*
computerassistiert computerassisted
computerisieren to computerize
Computer-Tomographie computed tomography
Concanavalin *e.e.*
Conchotom conchotome
Conchotomie conchotomy
Concretio pericardii pericardial concretion
Condurango *e.e.*
Condyloma acuminatum *e.e.*
– latum *e.e.*
Condylus condyle
Conglutinin *e.e.*
Coniin coniine
Conjugata diagonalis diagonal conjugate diameter
Conjugata externa external conjugate diameter
Conjugata vera true conjugate diameter
conjunctival *e.e.*
Conjunctivitis *e.e.*
Conn-Syndrom Conn's syndrome
Conorrhinus magistus Triatoma magista
Continentia alvi bowel control
Contrecoup *e.e.*
Contusio cerebri contusion of the brain
Convallamarin *e.e.*
Convallarin *e.e.*
Convallatoxin *e.e.*
Convertase *e.e.*
Convertin *e.e.*
Cooleysche Anämie Cooley's anaemia (e), Cooley's anemia (a), thalassanaemia (e), thalassanemia (a)
Coombs-Test Coombs test, antiglobulin test
Copolymer *e.e.*
Copolyol *e.e.*
Copolyvidon copolyvidone
Cordektomie cordectomy
Cordotomie cordotomy
Corepressor *e.e.*
Coreceptor *e.e.*
Cori-Zyklus Cori cycle
Cornea *e.e.*
corneal *e.e.*
corneoskleral corneoscleral
Cor nervosum cardiac neurosis
Cornutin cornutine
corona… siehe:/see: korona…
Corpus callosum trabs
– cavernosum cavernous body
– luteum *e.e.*
– – Hormon corpus luteum hormone, progesterone
– spongiosum spongy body
– striatum striated body
Corrin *e.e.*
Corrinoid *e.e.*
Cortexolon cortodox
Cortexon cortodoxone
Corticoliberin *e.e.*
Corticosteroid *e.e.*
Corticosteron corticosterone
Corticotropin *e.e.*, adrenocorticotropic hormone
Corticotropin-freisetzender Faktor corticotropin-releasing factor
Cortin *e.e.*
Cortisches Organ Corti's organ
Cortisol *e.e.*
Cortison cortisone
Cortodoxon cortodoxone
Cortolon cortolone
Corynebakterie corynebacterium
Costa fluctuans floating rib
Costen-Syndrom syndrome of Costen

Cosynthase *e.e.*
Cotarnin cotarnine
Co-trimoxazol *e.e.*
Cotton-wool-Herd cotton wool-spot
Cotyloiditis *e.e.*
Coulomb *e.e.*
Coumadin *e.e.*
Coumarin *e.e.*
Coumaryl *e.e.*
Courvoisier-Zeichen Courvoisier's sign
Couveuse *e.e.*
Cover denture *e.e.*
COVID-19 (Coronavirus-Erkrankung 2019) COVID-19 (coronavirus disease 2019)
Cowdensche Krankheit Cowden's disease
Cowperitis *e.e.*
Cowpersche Drüse bulbourethral gland, Cowper's gland
Coxarthrose degenerative hip joint disease
Coxa valga *e.e.*
Coxa vara *e.e.*
Coxiella *e.e.*
Coxiellose coxiellosis
Coxitis *e.e.*
coxitisch coxitic
Cozymase *e.e.*
CPK (Creatinphosphokinase) creatine phosphokinase (CPK)
Cramer-Schiene Cramer's splint
Craniocorpographie craniocorpography
Crataegin *e.e.*
Crataegus oxyacantha *e.e.*
C-reaktives Protein C-reactive protein
Creatin creatine
Creatinin creatinine
Creatinkinase creatine kinase
Crédéscher Handgriff Crédé's method
Crepitatio crepitation
Crescendo *e.e.*
CREST-Syndrom CREST syndrome
Creutzfeldt-Jakob-Krankheit Creutzfeldt-Jakob disease
CRF (Cortikotropin-freisetzender Faktor) corticotropin-releasing factor
Cristobalit cristobalite
Cristothermographie cristothermography
cristothermographisch cristothermographical
Crocin *e.e.*
Croconazol croconazole
Crohnsche Krankheit Crohn's disease
Cromesilat cromesilate
Cromoglykat cromoglycate
Croscarmellose *e.e.*
Crospovidon *e.e.*
Crossover *e.e.*
Crotin *e.e.*
Crotonyl *e.e.*
Crotoxin *e.e.*
Croup *e.e.*
croupös croupous
Cruorgerinnsel cruor clot
Crush-Syndrom crush syndrome
Crustacea *e.e.*
Cryoglobulin *e.e.*
Cryopräservation cryopreservation
Cryopräzipitat cryoprecipitate
Cryoskopie cryoscopy
Cryotherapie cryotherapy
CT (Computer-Tomographie) computed tomography
Cuff *e.e.*
Cumarin coumarin
Cunnilingus *e.e.*
Cuprein cupreine
Cuproxolin cuproxoline
Cupulogramm cupulogram
Cupulolithiasis *e.e.*
Cupulometrie cupulometry
Curare *e.e.*
Curarin curarine
Curarisierung curarization
Curettage *e.e.*
Curette curet
Curie *e.e.*
Curium *e.e.*
Curschmannsche Spirale Curschmann's spiral
Cuscohygrin cuscohygrine
Cushingsche Krankheit Cushing's disease
Cyanamid cyanamide
Cyanid cyanide
Cyanidanol *e.e.*
Cyanidin *e.e.*
Cyanin *e.e.*
Cyanit cyanite
Cyanoacrylat cyanoacrylate
Cyanoakrylat cyanoacrylate
Cyanocobalamin cyanocobalamine
Cyanoformat cyanoformate
Cyanogen *e.e.*
Cyanopindolol *e.e.*
Cyanopsie cyanopsia
Cyanose cyanosis
cyanotisch cyanotic, cynosed
Cycl… siehe auch:/see also: Cicl…, Zykl…
Cyclamat cyclamate
Cyclandelat cyclandelate
Cyclase *e.e.*

Cyclazocin cyclazocine
cyclisch cyclic
Cyclitis *e.e.*
Cyclizin cyclizine
Cyclobarbital *e.e.*
Cyclobendazol cyclobendazole
Cyclobenzaprin cyclobenzaprine
Cyclodextrin *e.e.*
Cyclodien cyclodiene
Cycloguanil *e.e.*
Cyclohexan cyclohexane
Cyclohexandion cyclohexanedione
Cyclohexanol *e.e.*
Cycloheximid cycloheximide
Cyclooxygenase cyclo-oxygenase
Cyclopenthiazid cyclopenthiazide
Cyclopentolat cyclopentolate
Cyclophosphamid cyclophosphamide
Cyclopropan cyclopropane
Cyclopyrrolon cyclopyrrolone
Cycloserin cycloserine
Cyclosporin *e.e.*, ciclosporin
Cyclothiazid cyclothiazide
Cyclotron *e.e.*
Cynarin cynarine
CYP-1A CYP1A
Cypionat cypionate, cipionate
Cyproheptadin cyproheptadine
Cyproteron cyproterone
Cyproximid cyproximide
Cystadenom cystadenoma
Cyste cyst
Cystenlunge cystic lung
Cystenniere cystic kidney
Cysticercosis *e.e.*
cystisch cystic
Cystitis *e.e.*
cystitisch cystitic
Cystocele *e.e.*
Cystom cystoma
Cystoskop cystoscope
Cystoskopie cystoscopy
cystoskopisch cystoscopic
Cytarabin cytarabine
Cytase *e.e.*
Cytidin *e.e.*
Cytidylat cytidylate
Cytisin cytisine
Cytochalasin *e.e.*
Cytochrom cytochrome
Cytochrom P450 *e.e.*
Cytoglobin *e.e.*
Cytokin cytokine
Cytokinin *e.e.*
Cytoplasma cytoplasm
Cytosin cytosine
Cytosin-Arabinosid arabinosylcytosine
cytotoxisch cytotoxic
Cytotoxizität cytotoxicity
C-Zelle C cell

D

Dabigatran *e.e.*
Dacarbazin dacarbazine
Dach (des vierten Ventrikels) roof (of the fourth ventricle)
Dachziegelverband imbricated bandage
Daclizumab *e.e.*
Dacry... siehe:/see: Dakry...
Dactinomycin *e.e.*
Dactylolysis spontanea ainhum
Dämmerschlaf twilight sleep
Dämmerungssehen scotopic vision
Dämmerzustand twilight state, halfconsciousness
dämpfen to damp
Dämpfigkeit (veter.) broken wind
Dämpfung dullness (e), dulness (a); damping; sedation
Daidzein *e.e.*
Dakarbazin dacarbazine
Dakinsche Lösung Dakin's solution
Dakryoadenitis dacryadenitis
Dakryographie dacryography
Dakryokanalikulitis dacryocanaliculitis
Dakryolithiasis dacryolithiasis
Dakryotomie dacryotomy
Dakryozystektomie dacryocystectomy
Dakryozystitis dacryocystitis
Dakryozystotomie dacryocystotomy
Daktyloskopie dactyloscopy, dermatoglyphics
Dalfopristin *e.e.*
Dalteparin *e.e.*
Dalton *e.e.*
Damivudin *e.e.*
Damm (anatom.) perineum
Dammar *e.e.*
Dammnaht suture of the perineum, episiorrhaphy
Dammplastik episioplasty
Dammriss perineal rupture
Dammschnitt episiotomy
Damoiseau-Ellissche Linie Ellis-Garland line
Dampf steam, vapor (a), vapour (e)
Dampfbad steam bath
Dampfsterilisation steam sterilization
Danaparoid *e.e.*
Danazol *e.e.*
danebenliegend situated next to..., adjacent
Dane-Partikel Dane particle
danke für Ihr Verständnis thank you for your understanding
Dantrolen dantrolene
Dantron *e.e.*, danthron
Dapsiprazol *e.e.*
Dapson dapsone
Darbepoetin *e.e.*
Darifenacin *e.e.*
Darm intestine, gut, bowel
Darmbein ilium
Darmbeinkamm iliac crest
Darmbeinschaufel iliac wing
Darmblutung intestinal haemorrhage (e), intestinal hemorrhage (a)
Darmfasszange intestinal forceps
Darmflora intestinal flora
Darmgas intestinal gas
Darmgeräusch bowel sound
Darmgrimmen gripe
Darmklemme intestinal clamp
Darmkolik intestinal colic
Darmnaht enterorrhaphy
Darmreizung irritation of the intestines
Darmrohr rectal tube, colon tube
Darmschere bowel scissors
Darmverschlingung twisting of the intestines
Darreichung administration
Darreichungsform form of administration
Darstellung, bildliche imagery
darübergelagert superimposed
darüberliegend superjacent
darunterliegend subjacent
Dasein entity, subsistence, existence
Daseinsanalyse onto-analysis
Dasselfliege botfly
Datei data file
Datenbank data bank, database
Datenpiraterie data piracy
Datenverarbeitung data processing
Datenübertragung, elektronische electronic data transmission
Dauer duration; endurance
Dauerausscheider chronic carrier
Dauerbad permanent bath
Dauerbehandlung long-term treatment
Dauerbelastung endurance loading
Dauerbetrieb continuous operation
dauerhaft durable
Dauerheilung permanent cure
Dauerkatheter permanent catheter
Dauerschaden permanent damage
Dauerschlaf continuous sleep
Dauerschmerz persistent pain

Dauerspülkatheter permanent irrigation catheter
Dauertropfinfusion, intravenöse intravenous drip
Dauerversuch endurance test
Daumen thumb
Daumenballen thenar eminence
Daumenlutscher thumb sucker
Dazilamin dazilamine
Dazolicin dazolicine
dazwischenliegend interjacent
DD (Differentialdiagnose) differential diagnosis
ddC (Dideoxycytidin) *e.e.*
Deafferentierung deafferentation
Deazetyl deacetyl
Deazetylase deacetylase
Debranching-Enzym debranching enzyme
Débridement *e.e.*, adhesiolysis, wound excision
Debrisochin debrisoquine
Decahydrat decahydrate
Decanoat decanoate
Decidua *e.e.*
– **basalis** basal decidua
– **capsularis** capsular decidua
– **graviditatis** decidua of pregnancy
– **marginalis** marginal decidua
– **menstruationis** menstrual decidua
– **parietalis** parietal decidua
decidual *e.e.*
Decimemid decimemide
Decitropin decitropine
Deckbiss close bite
Decke cover
decken to cover
Deckglas cover glass
Deckglaspinzette cover glass forceps
Deckplatte roof plate
Deckzelle cover cell
Decloxizin decloxizine
Decrescendo *e.e.*
Defäkation defaecation (e), defecation (a)
defäkieren to defaecate (e), to defecate (a)
Defensin *e.e.*
defensiv defensive
Defensor *e.e.*
Deferentitis *e.e.*
Deferoxamin deferoxamine
Deferveszenz defervescence
Defibrillation *e.e.*
Defibrillator *e.e.*
defibrillieren to defibrillate
Defibrillierung defibrillation
defibrinieren to defibrinate
Defibrinierung defibrination
Defibrotid defibrotide
definieren to define
Definition *e.e.*
Defizit deficit
Deflexion deflection
Defloration *e.e.*
deflorieren to deflower
Deformation *e.e.*
deformieren to deform
Deformität deformity
Deformylase *e.e.*
Deformylation *e.e.*
Defosfamid defosfamide
Degeneration *e.e.*
degenerativ degenerative
degenerieren to degenerate
Deglobulinisierung deglobulinization
deglykosylieren to deglycosylate
Deglykosylierung deglycosylation
degradativ degradative
degradieren to degrade
Degradierung degradation
Degranulation *e.e.*
Degranulator *e.e.*
degranulieren to degranulate
Dehiszenz dehiscence
dehnbar dilatable, ductile
Dehnbarkeit dilatability, ductility
dehnen to extend, to distend, to expand, to stretch
Dehnschraube expansion screw
Dehnung extension, expansion, stretch
Dehnungsbogen (dent.) expansion arch
Dehnungsfraktur strain fracture
Dehnungsrezeptor stretch receptor
Dehnungsschraube jackscrew
Dehnzange stretching pliers
Dehydrase dehydrogenase
Dehydratase *e.e.*
Dehydration *e.e.*
dehydrieren to dehydrate
Dehydrierung dehydration
Dehydrocholat dehydrocholate
Dehydroemetin dehydroemetine
Dehydroepiandrosteron (DHEA) dehydroepiandrosterone (DHEA)
Dehydrogenase *e.e.*
Dehydrokortikosteron dehydrocorticosterone
dehydrolysieren to dehydrolyze
Dehydropeptidase *e.e.*
Dehydrostilböstrol dienestrol (a), dienoestrol (e)
Dehydrothromboxan dehydrothromboxane

D

Dehydroxylierung dehydroxylation
Deiodase *e.e.*
Deiodinase *e.e.*
Deitersscher Kern Deiters' nucleus
déjà vu *e.e.*
Déjérinesches Zeichen Déjérine's sign
Dejodase deiodase
Dejodinase deiodinase
Dekamethonium decamethonium
Dekan dean
dekantieren to decant
Dekantierung decantation
Dekahydrat decahydrate
Dekapazitation decapacitation
Dekapeptid decapeptide
Dekapeptyl decapeptyl
Dekapitation decapitation
Dekapsulation decapsulation
dekapsulieren to decapsulate
Dekarbonylation decarbonylation
dekarbonylieren to decarbonylate
Dekarboxylase decarboxylase
dekarboxylieren to decarboxylate
Dekarboxylierung decarboxylation
Deklination declination
dekodieren to decode
Dekompensation decompensation
dekompensieren to decompensate
Dekomplementierung decomplementation
Dekompression decompression
dekomprimieren to decompress
Dekonditionierung deconditioning
Dekontamination decontamination
dekontaminieren to decontaminate
Dekortikation decortication
Dekrudeszenz decrudescence
Dekubitalgeschwür decubital ulcer
Dekubitus decubitus
Delanteron delanterone
Delavirdin delavirdine
Delergotril delergotrile
deletär deleterious
Deletion *e.e.*
delirant delirious
Delirium *e.e.*
– tremens *e.e.*
Delle pit, dimple
Dellwarze molluscum contagiosum
Délormesche Operation Délorme's operation
Delprostenat delprostenate
Deltawelle delta wave
Demand-Schrittmacher demand pacemaker
Demarkation demarcation
Demarkationslinie line of demarcation
Demeclocyclin demeclocycline
Demecolcin demecolcine
demecyclin demecycline
dement demented
demente Person dement
Dementia paralytica general paralysis of the insane, general paresis
dementiell demential
Demenz dementia
Demetasin *e.e.*
Demethylation *e.e.*
Demethylchlortetrazyklin demethylchlortetracycline
demethylieren to demethylate
Demethylierung demethylation
Demethylimipramin demethylimipramine
Demexiptilin demexiptiline
Demineralisation demineralization
Democonazol democonazole
Demodexausschlag demodicosis
Demodulation *e.e.*
demodulieren to demodulate
Demographie demography
demographisch demographic
Demonstration *e.e.*
demonstrativ demonstrative
demonstrieren to demonstrate
Demoxepam *e.e.*
Demoxytocin *e.e.*
Denatonium *e.e.*
denaturieren to denature
Denaturierung denaturation
Denaverin denaverine
Dendrit dendrite
dendritisch dendritic
denervieren to denervate
Denervierung denervation
Dengue-Fieber dengue fever, breakbone fever
Denitrifikation denitrification
Denken thinking, cogitation
denken to think, to cogitate
Denpidazon denpidazone
Densiographie densiography
Densiometrie densiometry
Densitometer *e.e.*
Densitometrie densitometry
densitometrisch densitometric
dental *e.e.*
Dentalartikel dental article
Dentaldepot dental depot
Dentalfilm dental film
Dentalgie dentalgia, odontalgia
dentatorubral *e.e.*
Dentimeter *e.e.*

Dentin *e.e.*, ivory
dentinal *e.e.*
Dentinbildung dentinogenesis
Dentinitis *e.e.*
Dentinoblast *e.e.*
Dentinoblastom dentinoblastoma
Dentinom dentinoma
dentinozemental dentinocemental
Dentist, Dentistin dentist
Dentition *e.e.*
dentoalveolär dentoalveolar
dentobukkal dentobuccal
dentofazial dentofacial
dentogen dentogenic
dentogingival *e.e.*
dentolabial *e.e.*
dentozemental dentocemental
Denudation *e.e.*
Denys-Drash-Syndrom syndrome of Denys-Drash
Deoxy… siehe auch:/see also: Desoxy…
Deoxyglukose deoxyglucose
Deoxypyridoxin deoxypyridoxine
Depersonalisation depersonalization
Depersonalisationssyndrom Alice in wonderland syndrome
Dephosphamid defosfamide
Dephosphorylation *e.e.*
dephosphorylieren to dephosphorylate
Dephosphorylierung dephosphorylation
depigmentieren to depigment
Depigmentierung depigmentation
Depletion *e.e.*
Depolarisation depolarization
depolarisieren to depolarize
Depolymerase *e.e.*
depolymerisieren to depolymerize
Depolymerisierung depolymerization
Depot *e.e.*
Depotform eines Arzneimittels delayed-action drug, slow-release drug
Depotinsulin depot insulin
Depotpenicillin depot penicillin
Depramin depramine
Depression *e.e.*
–, agitierte agitated depression
–, endogene endogenous depression
–, Entfremdungs- alienation depression
–, Erschöpfungs- depression of exhaustion
–, gehemmte inhibited depression
–, Involutions- involutional depression
–, larvierte larvate depression
–, reaktive reactive depression
depressiv depressive
Deprodon deprodone
Deptropin deptropine
Depyridinierung depyridination
Dercumsche Krankheit adiposis dolorosa
Derealisation derealization
Dereismus dereism
dereistisch dereistic
Derepression *e.e.*
Derivat derivative
Dermatan *e.e.*
Dermatitis *e.e.*
– actinica *e.e.*
– exfoliativa *e.e.*
– herpetiformis *e.e.*
dermatitisch dermatitic
dermatoautoplastie dermatoautoplasty
Dermatochalasis *e.e.*, lax skin
Dermatofibrom dermatofibroma
Dermatofibrosarkom dermatofibrosarcoma
Dermatologe dermatologist
Dermatologie dermatology
Dermatologin dermatologist
dermatologisch dermatological
Dermatolyse dermatolysis
Dermatom dermatome
Dermatomanie dermatomania
Dermatomykose dermatomycosis
Dermatomyositis *e.e.*
Dermatophiliasis *e.e.*, chigger
Dermatophobie dermatophobia
Dermatophyt dermatophyte
Dermatophytid dermatophytide
Dermatophytie dermatophytosis
Dermatose dermatosis
Dermatosklerose dermatosclerosis
Dermatoskopie dermatoscopy
dermatotrop dermatotropic
Dermatozoenwahn delusion of infestation
dermochondrokorneal dermochondrocorneal
Dermographismus dermographism, dermographia
Dermoid *e.e.*
Dermoidzyste dermoid cyst
Dermolipektomie dermolipectomy
Dermoliposklerose dermoliposclerosis
desalanieren to dealanate
Desalkylierung dealkylation
Desamidase deamidase
desamidieren to deamidize
Desamidierung deamidization
Desaminase deaminase
Desaminierung deamination
Desandrogenisierung deandrogenization
Desaturase *e.e.*
Desault-Verband Desault's bandage

Desazetyl deacetyl
Desazetylase deacetylase
Desacylase deacylase
Descemetitis *e.e.*
Descemetsche Membran Descemet's membrane
Descensus testis descent of the testicle
Deschamps-Nadel Deschamps' needle
Desciclovir *e.e.*
Descinolon descinolone
desensibilisieren to desensitize (a), to desensitise (e)
Desensibilisierung desensitization (a), desensitisation (e)
–, orale oral desensitization (a), oral desensitisation (e)
Deserpidin deserpidine
Desethyloxybutinin desethyloxybutinine
Desferrioxamin desferrioxamine
Desfluran desflurane
Desglugastrin *e.e.*
Desinfektion disinfection
–, laufende concomitant disinfection
Desinfektionsmittel disinfectant
desinfizieren to disinfect
Desinfizieren von Klingeln disinfecting bells
Desinfizieren von Schaltern und Tasten disinfecting buttons
Desinfizieren von Schreibstiften disinfecting pens
Desinfizieren von Sitzflächen disinfecting seating surfaces
desinfizierend disinfectant
Desinsertion *e.e.*
Desintegration disintegration
Desipramin desipramine
Desirudin *e.e.*
Deslanosid deslanoside
Desloratadin desloratadine
Desmodont periodontal membrane
desmodontal *e.e.*
Desmolase *e.e.*
Desmologie desmology
Desmoplakin *e.e.*
desmoplastisch desmoplastic
Desmopressin *e.e.*
Desmose *e.e.*
Desmosom desmosome
Desmoteplase *e.e.*
Desmozyt desmocyte
Desobliteration *e.e.*
desobliterieren to desobliterate
desodorieren to deodorize
desodorierend deodorant
desodorierendes Mittel deodorant
Desodorierung deodorization
Desomorphin desomorphine
Desonid desonide
Desorganisation disorganization
desorientiert disoriented
Desorientierung disorientation
Desorption *e.e.*
Desoxidation deoxidation
desoxidieren to deoxidize
Desoxy... siehe auch:/see also: Deoxy...
Desoxyadenosin deoxyadenosine
Desoxycholat deoxycholate
Desoxycytidin deoxycytidin
Desoxydation deoxidation
desoxydieren to deoxidize
desoxygenieren to deoxygenate
Desoxygenierung deoxygenation
Desoxyglukose deoxyglucose
Desoxyguanosin deoxyguanosine
Desoxykortikosteron deoxycorticosterone, cortexone
Desoxynukleosid deoxynucleoside
Desoxypyridoxin deoxypyridoxine
Desoxyribonuklease deoxyribonuclease
Desoxyribonukleotid deoxyribonucleotide
Desoxyribose deoxyribose
Desoxyribosid deoxyriboside
Desoxyspergualin deoxyspergualine
Desoxystreptamin deoxystreptamine
Desoxythymidin deoxythymidine
Desoxyuridin deoxyuridine
Despezifizierung despecification
d'Espine-Zeichen d'Espine's sign
Despiralisierung despiralization
Desquamation *e.e.*
desquamativ desquamative
Destillat distillate
Destillation distillation
Destillierapparat distilling apparatus
destillieren to distil
Destruktor destructor
Desynchronisation desynchronization
deszendierend descending
Detektor detector
Deterenol *e.e.*
Detergens detergent
Detergentien detergents
Determann-Syndrom Determann's syndrome
Determinante determinant
Detorubicin *e.e.*
Detralfat detralfate
Detritus *e.e.*
Detrusor *e.e.*
Deuteranopie deuteranopia

Deuterium *e.e.*
Deuteron *e.e.*
Deuterosom deuterosome
Devaskularisation devascularization
devaskularisieren to devascularize
Deviation *e.e.*
Deviationswinkel angle of deviation
devitalisieren to devitalize
Devitalisierung devitalization
Dexamethason dexamethasone
Dexamisol dexamisole
Dexbrompheniramin dexbrompheniramine
Dexfenfluramin dexfenfluramine
Dexibuprofen *e.e.*
Dexivacain dexivacaine
Dexketoprofen *e.e.*
Dexoxadrol *e.e.*
Dexpanthenol *e.e.*
Dexpropanolol *e.e.*
Dextilidin dextilidine
Dextran *e.e.*
Dextranase *e.e.*
Dextranomer *e.e.*
Dextrin *e.e.*
Dextrinose dextrinosis
Dextroamphetamin dextroamphetamine
Dextrofemin dextrofemine
Dextrokardie dexiocardia
Dextrokardiographie dextrocardiography
Dextromethorphan *e.e.*
Dextromoramid dextromoramide
dextroponiert dextroposed
Dextroposition *e.e.*
Dextropropoxyphen dextropropoxyphene
Dextrorphan *e.e.*
Dextrose *e.e.*
Dextrothyroxin dextrothyroxine
Dextroversion *e.e.*
dextrovertiert dextroverted
Dezibel decibel
Dezidua decidua, caduca
dezidual decidual
Deziliter deciliter (a), decilitre (e)
Dezimeter decimeter (a), decimetre (e)
DHA (Dehydroepiandrosteron) dehydroepiandrosterone
Diabetes *e.e.*
–, Alters- diabetes of old age
–, Einstellung eines – stabilization of a diabetes
–, Erwachsenen- adult-onset diabetes
– insipidus *e.e.*
–, Insulinmangel- insulin-deficient diabetes
–, kindlicher diabetes in children
– mellitus *e.e.*
–, Phosphat- phospate diabetes
– renalis *e.e.*
Diabetiker diabetic
Diabetikerin diabetic
diabetisch diabetic
diabetogen diabetogenic
Diabetologe diabetologist
Diabetologie diabetology
Diabetologin diabetologist
Diacetamat diacetamate
Diacyl *e.e.*
Diadochokinese diadochokinesia
Diät diet
–, Diabetes- diabetes diet
–, eiweißarme low-protein diet
–, eiweißreiche high-protein diet
–, fettarme low-fat diet
–, Gicht- gouty diet
–, glutenarme low-gluten diet
–, glutenfreie gluten-free diet
–, kalorienarme low-caloric diet
–, kalorienreiche high-caloric diet
–, kalziumreiche high-calcium diet
–, ketogene ketogenic diet
–, paläolithische paleolithic diet
–, Reis- rice-diet
–, salzarme low-salt diet
–, schlackenarme low roughage diet
–, vegane vegan diet
–, vegetarische vegetarian diet
–, vitaminreiche high-vitamin diet
Diätassistent(in) assistant dietician
Diätbehandlung dietotherapy
Diätetik dietetics
Diätetiker dietician
Diätetikerin dietician
diätetisch dietetic
Diätfehler faulty diet
Diäthyl… siehe:/see: Diethyl…
Diätküche dietkitchen
Diätschema scheme of diet, dietary
Diafiltration *e.e.*
Diagnose diagnosis
–, endgültige final diagnosis
–, vorläufige tentative diagnosis
Diagnostik diagnostics
Diagnostiker diagnostician
Diagnostikerin diagnostician
Diagnostikum diagnosticum
diagnostisch diagnostic
diagnostizieren to diagnose
diagonal *e.e.*
Diagramm diagram
Diakinese diakinesis
diakoptisch diacoptic

diakrin diacrinous
Dialdehyd dialdehyde
Diallyl *e.e.*
Dialysat dialysate
Dialysator dialyzer
Dialyse dialysis
Dialysestation dialysis unit
dialysieren to dialyze
Diamantbohrer diamond bur
Diameter *e.e.*
–, Baudelocquescher Baudelocque's diameter
Diamid diamide
Diamidin diamidine
Diamidomonoester diamidomonoester
Diamin diamine
Diaminoazobenzol diaminoazobenzene
Diaminobenzidin diaminobenzidine
Diaminodiphosphatid diaminodiphosphatide
Diaminomonophosphatid diaminomo-nophosphatide
Diaminozyklohexan diaminocyclohexane
Diamocain diamocaine
Diamorphin diamorphine
Diampromid diampromide
Dianhydrogalaktitol dianhydrogalactitol
Dianisidin dianisidine
Dianitidin dianitidine
Dianisyl *e.e.*
Diapedese diapedesis
Diaphanoskopie diaphanoscopy
Diaphorase *e.e.*
Diaphorese diaphoresis
Diaphoretikum diaphoretic
diaphoretisch diaphoretic
Diaphragma diaphragm
diaphragmatisch diaphragmatic
diaphysär diaphyseal
Diaphyse diaphysis
diaplazental diaplazental
Diaquoferrat diaquoferrate
Diarginyl *e.e.*
Diarrhö diarrhea (a), diarrhoea (e)
diarthrodial *e.e.*
Diarthrose diarthrosis
Diaschisis *e.e.*
Diaskopie diascopy
Diastase (anatom.) diastasis
Diastase (enzymol.) amylopsin
Diastema *e.e.*
Diastematomyelie diastematomyelia
Diastereoisomer *e.e.*
diastereoisomer diastereoisomeric
Diastereoisomerie diastereoisomerism
Diastole *e.e.*
diastolisch diastolic
Diathermie diathermy
Diathese diathesis
diathetisch diathetic
Diatrizoat diatrizoate
Diaveridin diaveridine
Diazepam *e.e.*
Diazepin diazepine
Diazepoxid diazepoxide
Diazetamat diacetamate
Diazetat diacetate
Diazetolol diacetolol
Diazetyl diacetyl
Diazetylmorphin diacetylmorphine
Diazin diazine
Diazoreaktion diazo reaction
diazotieren to diazotize
Diazoverbindung diazo compound
Diazoxid diazoxide
Diazoxyd diazoxide
Diazyl diacyl
dibasisch dibasic
Dibemethin dibemethine
Dibenamin dibenamine
Dibenzanthracen dibenzanthracene
Dibenzazepin dibenzazepine
Dibenzodiazepin dibenzodiazepine
Dibenzodioxin *e.e.*
Dibenzoxazepin dibenzoxazepine
Dibromchlorpropan dibromochloropropane
Dibromid dibromide
Dibrompropamidin dibrompropamidine
Dibudinat dibudinate
Dibunat dibunate
Dibutyl *e.e.*
Dibutyryladenosinmonophosphat dibutyryladenosinemonophosphate
Dicalutamid dicalutamide
Dichloramin dichloramine
Dichlorazetat dichloroacetate
Dichlorbenzol dichlorbenzene
Dichlordifluormethan dichlordifluormethane
Dichlorethan dichloroethane
Dichlorid dichloride
Dichlorisoprenalin dichlorisoprenaline
Dichlorisopropylkarbamat dichlorisopropylcarbamate
Dichlorphenamid dichlorphenamide
Dicholin dicholine
Dichotomie dichotomy
Dichroismus dichroism
Dichromat (chem.) dichromate
Dichromat (ophthalm.) *e.e.*
dichromatisch dichromatic

dichromatische Person dichromat
Dichromatopsie dichromatopsia
Dichromographie dichromography
Dichromsäuresalz dichromate
dicht dense
Dichte density
Dichtegradientelektrophorese densitygradient electrophoresis
Dichtung (techn.) tightening, seal
Diciferron *e.e.*
Dickdarm large intestine, colon
Dickdarmkrebs colonic carcinoma
Dickdarmscheide colonic colpopoiesis
Dickdarmwand colonic wall
dickleibig abdominous
Dick-Test Dick test
Diclofenac *e.e.*
Diclofenamid diclofenamide
Diclofensin diclofensine
Diclofurim diclofurime
Diclometid diclometide
Diclophenamid diclophenamide
Dicumarin *e.e.*
Dicumarol *e.e.*
Dicyandiamid dicyandiamide
Dicyclohexylamin dicyclohexylamine
Dicycloverin dicycloverine, dicyclomine
didaktisch didactic
Didanosin didanosine
Didesoxyadenosin dideoxyadenosine
Didesoxycytosin dideoxycytosine
Didesoxyinosin dideoxyinosine
Didesoxynukleosid dideoxynucleoside
Didrovaldrat didrovaldrate
Dieldrin *e.e.*
dielektrisch dielectric
Dielektrizitätskonstante dielectric constant, permittivity
Dien diene
Dienestrol dienestrol (a), dienoestrol (e)
dienzephal diencephalic
Dienzephalon diencephalon, interbrain, betweenbrain
Diester *e.e.*
Diesterase *e.e.*
Diethazin diethazine
Diethyl *e.e.*
Diethylamid diethylamide
Diethylamin diethyl amine
Diethylenglykol diethylene glycol
Diethylkarbamazin diethylcarbamazine
Diethylmalonat diethylmalonate
Diethylpropionat diethylpropionate
Diethylstilbestrol diethylstilbestrol (a), diethylstilboestrol (e)
Dietroxin diethadione
Difenoxin difenoxine
different *e.e.*
different (pharm.) potent
differential differential
Differentialdiagnose differential diagnosis
differentiell differential
Differenz difference
differenzieren to differentiate
Differenzierung differentiation
Diffraktion diffraction
Diffraktometrie diffractometry
diffundieren to diffuse
diffus diffuse
Diffusion *e.e.*
Diffusionskammer diffusion chamber
Diffusionskapazität diffusion capacity
Diflorason diflorasone
Difluanazin difluanazine
Diflucortolon diflucortolone
Diflunisal *e.e.*
Difluprednat difluprednate
digestiv digestive
Digestivum digestive
Diginatigenin *e.e.*
Digipurpidase *e.e.*
digital *e.e.*
Digitalanzeige digital display
Digitalin *e.e.*
Digitalis *e.e.*
digitaler Wandel digitalization (a), digitalisation (e)
digitalisieren to digitize (a), to digitise (e)
Digitalisierung digitization (a), digitisation (e)
Digitaloid *e.e.*
Digitalose *e.e.*
Digitogenin *e.e.*
Digitonin *e.e.*
Digitoxigenin *e.e.*
Digitoxin *e.e.*
Digitoxose *e.e.*
Diglukonat digluconate
Diglukosid diglucoside
Diglykol diglycol
Diglyzerid diglyceride
Dignität dignity
Digoxigenin *e.e.*
Digoxin *e.e.*
Diguanidin diguanidine
Dihexose *e.e.*
Dihexosid dihexoside
Dihexosidase *e.e.*
Dihexyverin dihexyverine
Dihydralazin dihydralazine

D

Dihydrat dihydrate
dihydrisch dihydric
Dihydroalprenolol *e.e.*
Dihydrochlorid dihydrochloride
Dihydrocodein dihydrocodeine
Dihydrodigoxin *e.e.*
Dihydroergocriptin *e.e.*
Dihydroergotamin dihydroergotamine
Dihydrofolat dihydrofolate
Dihydrogenphosphat dyhydrogenphosphate
Dihydrokodein dihydrocodeine
Dihydrokodeinon dihydrocodeinone
Dihydroorotase dihydro-orotase
Dihydroorotat dihydro-orotate
Dihydrophenylalanin dihydrophenylalanine
Dihydropteridin dihydropteridine
Dihydropyridin dihydropyridine
Dihydrostreptomycin *e.e.*
Dihydrotachysterin dihydrotachysterol
Dihydrotestosteron dihydrotestosterone
Dihydrothiazin dihydrothiazine
Dihydroxycholecalciferol *e.e.*
Diimid di-imide
Diimin di-imine
Diiodid di-iodide
Diiodthyronin di-iodothyronine
Diiodtyrosin di-iodtyrosine
Diisetionat di-isetionate
Diisobutylphthalat di-isobutylphthalate
Diisopropyl di-isopropyl
Diisopropylphenol *e.e.*
Diisozyanat di-isocyanate
Dijodid di-iodide
Dijodthyronin di-iodothyronine
Dijodtyrosin di-iodotyrosine
Dikaliumclorazepat dipotassium clorazepate
Dikarbamat dicarbamate
Diketon diketone
dikrot dicrotic
Dikrotie dicrotism
Dikrozöliose dicroceliasis (a), dicrocoeliasis (e)
diktieren to dictate
Diktiergerät dictating machine
Diktyosom dictyosome
Dikumarin dicoumarin
Dikumarol dicoumarol
Dilatation *e.e.*
dilatativ dilatative
Dilatator dilatator
dilatieren to dilate
Dilaurat dilaurate
Dilazep *e.e.*
Dilevalol *e.e.*
Diloxanid diloxanide
Diltiazem *e.e.*
Dilutor *e.e.*
Dimaleat dimaleate
Dimeflin dimefline
Dimenhydrinat dimenhydrinate
Dimension *e.e.*
Dimer *e.e.*
dimer dimeric, dimerous
Dimercaprol *e.e.*
Dimerisat dimerisate
Dimerisation dimerization
Dimesna *e.e.*
Dimethicon *e.e.*
Dimethoxyamphetamin dimethoxyamphetamine
Dimethylamin dimethylamine
Dimethylaminoazobenzol dimethylamino-azobenzene
Dimethylaminophenazon aminopyrine
Dimethylaminophenol *e.e.*
Dimethylarginin dimethylarginine
Dimethylbiguanid dimethylbiguanide
Dimethyldithiokarbamat dimethyldithiocarbamate
Dimethylfumarat dimethylfumarate
Dimethylguanidin dimethylguanidine
Dimethylguanosin dimethylguanosine
Dimethylnitrosamin dimethylnitrosamine
Dimethylsulfoxid dimethyl sulfoxide (a), dimethyl sulphoxide (e)
Dimethyltriazen dimethyltriazene
Dimethylzystein dimethylcysteine
Dimeticon *e.e.*, dimethicon
dimorph dimorphic
Dimorphismus dimorphism
Dinatriumsalz disodium salt
Dinikotinat dinicotinate
Dinitrat dinitrate
Dinitrobenzol dinitrobenzene
Dinitrofluorbenzol fluorodinitrobenzene
Dinitrokresol dinitrocresol
Dinitrophenol *e.e.*
Dinitrotoluol dinitrotoluene
Dinoprost *e.e.*
Dinoproston dinoprostone
Dinukleotid dinucleotide
Dinukleotidase dinucleotidase
Dioctyl *e.e.*
Diode *e.e.*
Diodon iodopyracet
Diogenessyndrom senile neglect
Diol *e.e.*
Dioleat dioleate
Dion dione
Dioptrie diopter (a), dioptre (e)

Diosmin diosmine
diotisch diotic
Dioxamat dioxamate
Dioxan dioxane
Dioxanon dioxanone
Dioxid dioxide
Dioxim dioxime
Dioxin *e.e.*
Dioxyazeton dioxyacetone
Dioxygenase *e.e.*
Dioxynaphthalin dioxynaphthalene
Dipantoylferrat dipantoylferrate
Dipeptid dipeptide
Dipeptidase *e.e.*
diphasisch diphasic
Diphenhydramin diphenhydramine
Diphenoloxidase *e.e.*
Diphenoxylat diphenoxylate
Diphenyl *e.e.*
Diphenylamin diphenylamine
Diphenylhydantoin *e.e.*
Diphenylmethan diphenylmethane
Diphenylpyralin diphenylpyraline
Diphosphat diphosphate
Diphosphatase *e.e.*
Diphosphogalaktose diphosphogalactose
Diphosphoglukuronat diphosphoglucuronate
Diphosphoglyzerat diphosphoglycerate
Diphosphoglyzeromutase diphosphoglyceromutase
Diphosphonat diphosphonate
Diphosphonukleosid diphosphonucleoside
Diphosphopyridinnukleotid diphosphopyridinenucleotide
Diphosphoramidat diphosphoramidate
Diphosphorodithioat diphosphorodithioate
Diphoxazid diphoxazide
Diphtherie diphtheria
Diphtherieantitoxin diphtheria antitoxin
Diphtheriebazillus Corynebacterium diphtheriae
diphtherisch diphtheric, diphtherial
diphtheroid *e.e.*
Dipikrylamin dipicrylamine
Dipipanon dipipanone
Dipiproverin dipiproverine
Dipivalylepinephrin dipivalylepinephrine
Dipivefrin dipivefrine
Diplakusis diplacusis
Diplegie diplegia
diplegisch diplegic
Diplobazillus diplobacillus
Diploë diploe
diploid *e.e.*
Diplokokkus diplococcus
– **Morax-Axenfeld** Morax-Axenfeld diplococcus
Diplophonie diphthongia
Diplopie diplopia
Diplotän diplotene
dipolar *e.e.*
Diponium *e.e.*
Diprenorphin diprenorphine
Diprobutin diprobutine
Diprophyllin diprophylline
Dipropionat dipropionate
Diprotrizoat diprotrizoate
Dipsomanie dipsomania
Dipyridamol dipyridamole
Dipyridilium *e.e.*
Dipyron dipyrone
Dipyrrol dipyrrole
Dirazepat dirazepate
direkt direct
direktes orales Antikoagulans (DOAK) directly acting oral anticoagulant (DOAC)
direktional directional
Dirithromycin *e.e.*
Disaccharid disaccharide
Disaccharidase *e.e.*
Discoiden *e.e.*
Disialogangliosid disialoganglioside
Disjunktion disjunction
Diskal discal
Disk-Elektrophorese disc electrophoresis (e), disk electrophoresis (a)
Disklination disclination
Diskographie discography
diskontinuierlich discontinuous
diskordant discordant
Diskordanz discordance
Diskrepanz discrepancy
diskret discrete
Diskus disk (a), disc (e)
Diskussion discussion
Dislokation dislocation
Dismutase *e.e.*
Dismutation *e.e.*
Disobutamid disobutamide
disom disomic
Disopyramid disopyramide
disparat disparate
Dispensarium dispensary
dispensieren to dispense
Dispensor dispenser
dispers disperse
Dispersion *e.e.*
Disposition *e.e.*

D

Disproportion *e.e.*
disproportional *e.e.*
Dissektion dissection
disseminiert disseminated
Disseminierung dissemination
Dissertation *e.e.*
Dissescher Raum space of Disse
Dissimilation *e.e.*
dissimilieren to dissimilate, to disassimilate
Dissoziation dissociation
dissoziative Identitätsstörung dissoziative identity disorder
dissoziieren to dissociate
distal *e.e.*
Distalbiss distal occlusion
Distalfeder distal spring
Distalneigung distal inclination
distalwärts distad
Distanz distance
Distanzunterricht distance learning
Distichiasis *e.e.*
Distigmin distigmine
distoangulär distoangular
distobukkal distobuccal
distobukkookklusal distobuccoocclusal
distobukkopulpal distobuccopulpal
Distokklusion distocclusion
distolabial *e.e.*
distolingual *e.e.*
Distomer *e.e.*
Distomiasis *e.e.*
distomolar *e.e.*
Distomum haematobium Schistosoma haematobium
– **hepaticum** Fasciola hepatica
– **pulmonale** Paragonimus westermani
Distorsion distortion; sprain; strain
Distoversion *e.e.*
Distraktion distraction
Disulergin disulergine
Disulfat disulfate (a), disulphate (e)
Disulfid disulfide (a), disulphide (e)
Diszission discission
diterminal *e.e.*
Diterpen diterpene
Dithiokarbamat dithiocarbamate
Dithiokarbamoylhydrazin dithiocarbamoylhydrazine
Dithiokarbonat dithiocarbonate
Dithiol *e.e.*
Dithionat dithionate
Dithizon dithizone
Dithranol *e.e.*
Dithymol *e.e.*
Ditiocarb *e.e.*
Ditolamid ditolamide
Dittrichscher Pfropf Dittrich's plug
Diurese diuresis
Diuretikum diuretic
diuretisch diuretic
divergent *e.e.*
Divergenz divergence
Diversion *e.e.*
Divertikel diverticulum
Divertikulektomie diverticulectomy
Divertikulitis diverticulitis
Divertikulose diverticulosis
Dixanthogen *e.e.*
Dixyrazin *e.e.*
dizentrisch dicentric
Dizyandiamid dicyandiamide
dizygot dizygotic
Dizyklohexylamin dicyclohexylamine
Dizykloverin dicyclomine
DL (dosis letalis) LD (lethal dose)
DMSO (Dimethylsulfoxid) dimethylsulfoxide (a), dimethylsulphoxide (e) (DMSO)
DNS (Desoxyribonukleinsäure) deoxyribonucleic acid (DNA)
DOAK (direktes orales Antikoagulans) DOAK (directly acting oral anticoagulant)
Dobesilat dobesilate
Dobutamin dobutamine
DOC (Desoxycorticosteron) deoxycorticosterone
DOCA (= Desoxycorticosteronazetat) deoxycorticosterone acetate
Docetaxel *e.e.*
Docetrizoat docetrizoate
Doconazol doconazole
Docusatnatrium dioctyl sodium sulfate (a), dioctyl sodium sulphate (e)
Dodekahydrat dodecahydrate
Dodezyl dodecyl
Döderleinscher Bazillus Döderlein's bacillus
Döhlesches Einschlusskörperchen Döhle's inclusion body
Dogma *e.e.*
dogmatisch dogmatic
Dokumentation documentation
Dolasetron dolasetrone
Dold-Test Dold's test
Doktor doctor
Doktorand doctoral candidate
Doktorandin doctoral candidate
Doktrin doctrine
Dokument document
dokumentieren to document
dolichobasilär dolichobasilar

Dolichol *e.e.*
Dolichomelie dolichomelia
Dolichostenomelie dolichostenomelia
dolichozephal dolichocephalic
Dolichozephalie dolichocephaly
Dollinger-Bielschowsky-Syndrom Jansky-Bielschowsky disease
dominant *e.e.*
Dominanz dominance
Domperidon domperidone
Donath-Landsteiner-Test Donath-Landsteiner test
Donepecil *e.e.*
Donnangleichgewicht Donnan equilibrium
Donovanie donovania
Donovanose donovanosis
Dopa *e.e.*
Dopamin dopamine
dopaminerg dopaminergic
Dopaoxydase dopaoxidase
Dopexamin dopexamine
Doping *e.e.*
Doppelarmklammer two-arm clasp
Doppelbelichtung double exposure
Doppelbild double image
Doppelbindung double bond
Doppelblindversuch double blind study, double blind trial
Doppeldiffusion double diffusion
Doppelelektrode double electrode
Doppelfärbung double staining
Doppelfokus dual focus
Doppelhelix double helix
Doppelinstrument double-ended instrument
Doppelkanüle double cannula
doppelkettig double chain
Doppelkinn double chin
Doppelkontrasteinlauf double contrast enema
Doppellappenverschluss double Collin's lock
Doppelmembranstethoskop phonendoscope
Doppelmissbildung double malformation
Doppelschicht bilayer
doppelseitig bilateral
Doppelstrang double strand
doppelt double
doppeltbrechend birefractive, birefringent
doppeltkammerig bicameral
Doppelton double sound
Doppeltsehen diplopia
Doppelung duplication
Doppler-Effekt Doppler effect
Doppler-Sonographie, gepulste pulsed Doppler sonography
Doppler-Sonographie mit kontinuierlicher Schallemission continuous wave Doppler sonography
Dormanz dormancy
Dornase *e.e.*
Dornfortsatz spinous process
dorsal *e.e.*
dorsalwärts dorsad
Dorschlebertran cod-liver oil
dorsoanterior *e.e.*
dorsolateral *e.e.*
dorsolumbal dorsolumbar
dorsomedial *e.e.*
Dorsopathie dorsopathy
dorsoposterior *e.e.*
dorsoventral *e.e.*
dorsovolar *e.e.*
Dorzolamid dorzolamide
dosieren to dose
Dosiergerät dosage device
Dosierung dosage
–, **erhöhte** increased dosage
–, **erniedrigte** reduced dosage
–, **hohe** high dosage
–, **niedrige** low dosage
Dosimeter *e.e.*
Dosimetrie dosimetry
dosimetrisch dosimetric
Dosis dose
–, **Durchschnitts-** average dose
–, **Erhaltungs-** maintenance dose
–, **Erythem-** erythema dose
–, **Gewebs-** tissue dose
–, **Haut-** skin dose
–, **letale** lethal dose
–, **maximale** maximum permissible dose
–, **Schwellen-** threshold dose
–, **therapeutische** therapeutic dose
dosisabhängig dose-dependent, dose-related
Dosulepin *e.e.*
Dotter yolk
Dottersack yolc sac
doublieren to duplicate
Douglasscher Raum Douglas' cul-de-sac, Douglas' pouch
Doversches Pulver Dover's powder
Down-Syndrom Down's syndrome
Doxapram *e.e.*
Doxazosin *e.e.*
Doxorubicin *e.e.*, adriamycin
Doxycyclin doxycycline
Doxylamin doxylamine

Dozent university teacher, lecturer, docent (a)
Dozentin university teacher, lecturer, docent (a)
Drän drain
Drainage drainage
Drainageklammer drainage clip
Drainagerohr drainage tube
drängen to urge
drängend urgent
dränieren to drain
Dragée coated tablet, dragée
Draht wire
Drahtbiegezange wire bending pliers
Drahtbogen wire arch
Drahtextension wire extension
Drahtklammer wire clasp, wire staple
Drahtligatur wire ligature
Drahtnaht wiring
Drahtpuls wiry pulse
Drahtsäge wire saw
Drahtschere wire scissors
Drahtschiene wire ladder splint
Drahtschlinge wire loop
Drahtschneider wire cutter
Drahtspanner wire tightener
Drahtspannzange wire twisting forceps
Drahtumschlingung circumferential wiring
Drahtzug wire traction
Drain *e.e.*
Drainage *e.e.*
Drainageklammer drainage clip
Drainagerohr drainage tube
drainieren to drain
Drakunkulose dracontiasis
Drall twist; torque
dramatisch dramatic
Drang impulsion, urge
Dranginkontinenz urge incontinence
drastisch drastic
drastisches Mittel drastic
Drehanode rotating anode
drehen to turn, to rotate
–, sich to wheel
Drehgelenk rotary joint
Drehkraft rotational force
Drehkrampf rotatory spasm
Drehkrankheit staggers, coenurosis, turn-sickness
Drehkurbel revolving crank
Drehmeißel rotary chisel
Drehmoment torque
Drehpunkt pivot
Drehschwindel rotatory vertigo
Drehung rotation, turning
–, optische optic rotation
Drehzahlregler speed regulator
dreibasig tribasic
dreidimensional three-dimensional
Dreieck triangle, trigone
dreieckig triangular
Dreifach-Impfstoff triple vaccine
Dreifachkombination triple combination
Dreifuß trivet
Dreifußzeichen Amoss' sign
Dreigefäßerkrankung three-vessel disease
dreigeteilt tripartite
Dreigläserprobe three glass test
dreigliedrig three-membered
dreikernig trinucleate
dreiköpfig tricipital
dreilappig trilobate
dreiphasig triphasic
Dreitagefieber exanthema subitum
Dreiwegehahn three-way stopcock
Dreiwegespritze three-way syringe
dreiwertig triad, trivalent
dreiwertiges Element triad
Dreiwertigkeit trivalence
dreizellig tricellular
dreizipfelig tricuspid
Drepanozyt drepanocyte
Dr. habil. (Doctor habilitatus) Doctor qualified as a university lecturer
Drigalski-Nährboden Drigalski medium
Drillbohrer bur drill
Drilling triplet
dringlich urgent, emergent
Dringlichkeit urgency, emergency
drittgebärend triparous
Drittgebärende tripara
Dr.med. (Doktor der Medizin) Doctor of Medicine (M.D.)
Dr.med.dent. (Doctor medicinae dentariae) Doctor of dentistry
Dr.med.vet. (Doctor medicinae veterinariae) Doctor of veterinary medicine
Drofenin drofenine
Droge crude drug, drug
drogenabhängig drug addict
Drogenabhängigkeit drug addiction
drohend (bevorstehend) imminent, impendent
Droloxifen *e.e.*
Drometrizol drometrizole
Dromographie dromography
Dromostanolon dromostanolone
dromotrop dromotropic
Droperidol *e.e.*
Dropropizin dropropizine

Drossel (techn.) choke
Drosselgrube jugular fossa
drosseln (verengen) to throttle, to choke
– (verlangsamen) to decelerate
Drosselvene jugular vein
Drostanolon drostanolone
Drotaverin drotaverine
Drotebanol *e.e.*
Drotrecogin *e.e.*
Droxypropin droxypropine
Druck compression, pressure, stress
Druckabfall lowering of pressure
Druckanstieg increase of pressure
Druckatrophie pressure atrophy
druckbelüften to pressurize
druckempfindlich tender on pressure
Druckgeschwür pressure sore
Druckgeschwulst (veter.) sitfast
Druckgussgerät pressure caster
Druckklemme angiotribe forceps
Drucklähmung pressure paralysis
Druckluft compressed air
Druckluftbeatmungsgerät compressed air respirator
Drucknekrose pressure necrosis
Druckpuls pressure pulse
Druckpunkt pressure point
Druckregler pressure regulator
Druckschmerz tenderness on pressure, pressure pain
druckschmerzhaft tender on pressure
Druckschwankung fluctuation in pressure
Drucksensibilität piesaesthesia (e), piesesthesia (a)
Drucktaste pushbutton
Druckverband pressure bandage
Druck-Volumen-Arbeit pressure-volume work
Drückeberger malingerer
Drückebergerin malingerer
Drüse gland
Drüsenepithel glandular epithelium
Drüsengewebe glandular tissue
Drüsenkapsel glandular capsule
drüsig glandular
Druse (med.) *e.e.*
– (veter.) strangles
DSA (digitale Subtraktionsangiographie) digital subtraction angiography (DSA)
Dschungelfieber jungle fever
dual *e.e.*, binary
Dualismus dualism
dualistisch dualistic
Duazomycin *e.e.*
Dubin-Johnson-Syndrom Dubin-Johnson syndrome
dubiös dubious
Duchennesche Krankheit Duchenne's disease
Duchenne-Aran-Krankheit Duchenne-Aran's disease
Ductographie ductography
Ductus arteriosus arterial duct
– choledochus common bile duct
– cysticus cystic duct
– hepaticus hepatic duct
– lacrimalis lacrimal duct
– pancreaticus pancreatic duct
– thoracicus thoracic duct
– thyreoglossus thyroglossal duct
– wirsungianus pancreatic duct
Dübel dowel
Dünndarm small intestine, small bowel
Dünndarmspiegelbildung fluid level in the small intestine
Dünnschichtchromatograph thin-layer chromatograph
Dünnschichtelektrophorese thin-layer electrophoresis
dünsten to stew
dürsten (durstig sein) to be thirsty
Düse nozzle
Düsenvernebler nozzle nebulizer
Duft scent, smell; odor (a), odour (e)
Duftlockstoff scent attractant
Duftstoff odorant
duktal ductal
Duktographie ductography
Dulcit dulcitol
dulden to tolerate
Dulofibrat dulofibrate
Duloxetin *e.e.*
dumm dull, stupid
Dummheit stupidity
Dumpingsyndrom dumping syndrome
Dunkelanpassung dark adaptation
Dunkelfeld darkfield, darkground
dunkelgelb dark yellow
Dunkelkammer darkroom
Dunst haze
duodenal *e.e.*
Duodenalgeschwür duodenal ulcer
Duodenalpapille Vater's papilla, duodenal papilla
Duodenalsonde duodenal tube
Duodenitis *e.e.*
duodenobiliär duodenobiliary
Duodenocholedochotomie duodenocholedochotomy

Duodenocholezystostomie duodenocholecystostomy
Duodenogastroösophageal duodenogastroesophageal (a), duodenogastrooesophageal (e)
duodenojejunal *e.e.*
Duodenopankreatektomie duodenopancreatectomy
Duodenoskop duodenoscope
Duodenoskopie duodenoscopy
duodenoskopisch duodenoscopic
Duodenostomie duodenostomy
Duodenum *e.e.*
Duplex *e.e.*
Duplexsonographie duplex sonography
Duplexsystem duplex system
Duplikation duplication
Dupuytrensche Kontraktur contraction of the palmar fascia, Dupuytren's contraction
dural *e.e.*
Duralsack dural sac
Duraplastik duraplasty
Durcharbeitung working through
durchblutet (gut/schlecht) (well/poorly) supplied with blood; vascularized
Durchblutung blood supply; vascularity
Durchblutungsstörung circulatory disturbance
durchbohren to perforate
Durchbruch breakthrough; perforation
Durchbruchblutung breakthrough bleeding
durchdringen to pervade
Durchdringung pervasion
Durchfall (Diarrhö) diarrhea (a), diarrhoea (e)
Durchflusselektrophorese continuous flow electrophoresis
Durchflussmesser flowmeter
Durchflusszytometrie flow cytometrie
durchgängig pervious, patent
Durchgängigkeit patency
Durchgang passage, duct
Durchgangsarzt, Durchgangsärztin accident insurance consultant
Durchgangssyndrom transitional syndrome
Durchlässigkeit permeability
Durchleuchtung, röntgenologische fluoroscopy (a), screening (e)
Durchmesser diameter
–, erster schräger right anterior oblique projection
–, zweiter schräger left anterior oblique projection
durchmischen to temper
durchscheinend translucent
durchschlafen to sleep through
Durchschlafmittel long-acting soporific
Durchschlafstörung unbroken sleep disturbance
durchschlagend effective
durchschneiden to cut through, to transect
Durchschnitt (Mittelwert) average
Durchschnittswert average value
durchsichtig transparent
durchstechen to pierce
Durchsteckverschluss box lock
durchtrennen to cut through, to transect
Durchtrennung division, severance, cutting
Durchtreten des Kopfes sub partu emergence of the head
durchwandern to transmigrate
Durchwanderung transmigration
Durchziehverfahren pull-through method
Duroziezsches Doppelgeräusch Duroziez's sign
Durst thirst
Durstfieber thirst fever
durstig thirsty
Dusche douche
Dydrogesteron dydrogesterone
Dynamik dynamics
dynamisch dynamic
Dynamo *e.e.*
Dynamometer *e.e.*
Dynorphin dynorphine
Dysästhesie dysaesthesia (e), dysesthesia (a)
Dysakusis dysacousia
Dysarthrie dysarthria
Dysautonomie dysautonomia, dysautonomy
Dysbasia intermittens intermittent claudication
Dysbasie dysbasia
Dysbetalipoproteinämie dysbetalipoproteinaemia (e), dysbetalipoproteinemia (a)
Dyschezie dyschezia
Dyschondroplasie dyschondroplasia
dyschromatisch dyschromatic
Dyschromatopsie dyschromatopsia
Dyschromie dyschromia
Dyschronie dyschronia
Dyschylie dyschylia
Dysdiadochokinese dysdiadochokinesia
Dysembryom dysembryoma
Dysenterie dysentery
dysenterisch dysenteric
Dysenzephalie dysencephaly
Dysergie dysergia
dysergisch dysergic
Dysfunktion dysfunction
Dysgenese dysgenesis

dysgenetisch dysgenetic
Dysgenesie dysgenesia
Dysgerminom dysgerminoma
Dysgeusie dysgeusia
Dysglossie dysglossia
Dysgnathie dysgnathia
Dysgrammatismus dysgrammatism
Dysgraphie dysgraphia
Dyshidrie dyshidria
Dyshidrose dyshidrosis
dyshidrotisch dyshidrotic
Dyskalkulie dyscalculia
Dyskeratose dyskeratosis
Dyskinesie dyskinesia
dyskinetisch dyskinetic
Dyskranie dyscrania
Dyskrasie dyscrasia
dyskrasisch dyscrasic
Dyskrinie dyscrinia
Dyslalie dyslalia
Dyslexie dyslexia
Dyslipoproteinämie dyslipoproteinaemia (e), dyslipoproteinemia (a)
Dyslogomathie dyslogomathia
Dysmelie dysmelia
Dysmenorrhö dysmenorrhea (a), dysmenorrhoea (e)
Dysmetrie dysmetria
Dysmimie dysmimia
Dysmnesie dysmnesia
dysmorph dysmorphic
Dysmorphie dysmorphia
Dysmorphophobie dysmorphophobia
Dysmorphopsie dysmorphopsia
Dysontogenese dysontogenesis
Dysopsie dysopsia
Dysosmie dysosmia
Dysostose dysostosis
–, mandibulofaziale mandibulofacial dysostosis (e), syndrome of Treacher-Collins (a)
Dysovarismus dysovarism
Dyspareunie dyspareunia
Dyspepsie dyspepsia
dyspeptisch dyspeptic
Dysphagie dysphagia
Dysphasie dysphasia
Dysphonie dysphonia
Dysphorie dysphoria
dysphorisch dysphoric
Dysplasie dysplasia
dysplastisch dysplastic
Dyspnoe dyspnea (a), dyspnoea (e)
–, paroxysmale (veter.) heaves, broken wind
dyspnoisch dyspneic (a), dyspnoic (e)
Dyspraxie dyspraxia
Dysprosium *e.e.*
Dysproteinämie dysproteinaemia (e), dysproteinemia (a)
Dysregulation irregularity, disorder
Dysrhaphie dysrhaphia
dysrhaphisch dysrhaphic
Dysrhythmie dysrhythmia
dysrhythmisch dysrhythmic
Dyssynergie dyssynergia
Dystelektase dystelectasis
dystelektatisch dystelectatic
Dysthermie dysthermia
Dysthymie dysthymia
Dysthyreose dysthyreosis
Dystokie dystocia
Dystonie dystonia
–, vegetative autonomic imbalance, autonomic nervous disorder, dysautonomia
dystonisch dystonic
Dystopie dystopy
dystopisch dystopic
Dystrophia adiposogenitalis sex infantilism with obesity, adiposogenital syndrome
– musculorum progressiva (Erb) progressive muscular dystrophy
Dystrophie dystrophy
Dystrophin *e.e.*
dystrophisch dystrophic
Dysurie dysuria
dysurisch dysuric
Dyszephalie dyscephaly

E

Eales-Syndrom Eales' disease
EAR (Entartungsreaktion) reaction of degeneration (RD)
EBCT (Elektronenstrahlcomputertomographie) electron beam computed tomography
eben even, plane
Ebene plane
EBK (Eisenbindungskapazität) iron binding capacity
ebnen to plane
Ebola-Fieber Ebola-Marburg virus disease
Ebsteinsche Anomalie Ebstein's anomaly
Ebullismus ebullism
Eburnisation eburnation
Ecarteur écarteur
Ecdyson ecdysone
ECF (extracelluläre Flüssigkeit) extracellular fluid
Ecgonin ecgonine
Echinacea *e.e.*
Echinococcus cysticus *e.e.*
– multilocularis *e.e.*
Echinokokkenkrankheit echinococcosis
Echinostomiasis *e.e.*
Echinozyt echinocyte, burr cell
Echinuriose echinuriosis
Echo *e.e.*
Echoakusis echo-acousia
Echoenzephalograph echoencephalograph
Echoenzephalographie echoencephalography
echoenzephalographisch echoencephalographical
Echofenster echo-window
echofrei anechoic
Echographie echography
–, eindimensionale M-mode echography
–, zweidimensionale cross sectional echography
echographisch echographic
Echokardiograph echocardiograph
Echokardiographie echocardiography
echokardiographisch echocardiographical
Echolalie echolalia
Echomammograph *e.e.*
Echomammographie echomammography
echomammographisch echomammographical
Echoophthalmograph echo-ophthalmograph
Echoophthalmographie echo-ophthalmography
echoophthalmographisch echo-ophthalmographical
Echopraxie echopraxis
Echoskopie echoscopy
echoskopisch echoscopic
echosonisch echosonic
Echothiopat echotiopate, ecothiopate
Echo-Tomographie echotomography
Echoventrikulographie echoventriculography
echoventrikulographisch echoventriculographical
ECHO-Virus ECHO virus
Echtzeit real time
eckig angular
Ecksche Fistel Eck's fistula
Eckzahn canine tooth, canine
Econazol econazole
Ecothiopat ecothiopate
ECT (Emissionscomputertomographie) emission-computed tomography (ECT)
Ecthyma *e.e.*
Eczema marginatum tinea cruris
Eczema vaccinatum Kaposi's varicelliform eruption
Edelgas noble gas
Edelmetall precious metal
Edelstahl stainless steel
Edelstein precious stone
Edetat edetate
Edingerscher Kern Edinger's nucleus
Edisylat edisylate
Edoxudin edoxudine
EDTA (Ethylendiamintetraazetat) ethylenediamine tetra-acetate (EDTA)
Edwardsielle edwardsiella
EEG (Elektroenzephalogramm) electroencephalogram (E.E.G.)
EEG-Überwachung E.E.G. monitoring
Efavirenz *e.e.*
Efegatran *e.e.*
Efeu ivy
Effektorzelle effector cell
Effemination *e.e.*
efferent *e.e.*
Efferenz efference
Effloreszenz efflorescence
Effort-Syndrom DaCosta's syndrome
Eflornithin *e.e.*

Efloxat efloxate
Egopathie egopathy
egozentrisch egocentric
Eheberatung marriage counselling, marriage guidance
EHEC (enterohämmorrhagische Escherichia coli) EHEC (enteroh(a)emmorrhagic escherichia coli)
ehelich conjugal, marital
Ehrendoktor honorary doctor
Ehrenmitglied honorary member
Ehrlichia *e.e.*
Ehrlichie ehrlichia
Ehrlichiose ehrlichiosis
Ehrlich-Reaktion Ehrlich's reaction
Ei egg
Ei (med.) ovum
Eichel (med.) glans, head of the penis
eichen to gage (a), to gauge (e), to calibrate
Eichkurve calibration curve
Eichmaß gage (a), gauge (e)
Eichung calibration
Eicosanoat eicosanoate
Eicosanoid *e.e.*
Eid des Hippokrates hippocratic oath
eidetisch eidetical
Eierstock ovary
Eierstockentfernung ovariectomy
Eierstockschwangerschaft ovarian pregnancy
Eifersucht jealousy
Eifersuchtswahn jealousy mania
Eifollikel ovarian follicle
Eigelb egg yolk
Eigenbeweglichkeit inherent mobility
Eigenblut autoblood
Eigenfluoreszenz autofluorescence
Eigenreflex proprioceptive reflex
Eigenschaft quality, property
eigentümlich peculiar, characteristic
Eigentümlichkeit peculiarity, characteristic property
Eigentum property
Eihaut fetal membrane
Eiklar white of an egg
Eikonometer eiconometer
Eileiter fallopian tube, oviduct
Eileiterschwangerschaft tubal pregnancy
Einäscherung cremation
einäugig one-eyed, monocular
Einäugigkeit monocularity
einarmig one-armed
einatmen to inspire, to inhale, to breathe in
Einatmung inspiration; inhalation
einbalsamieren to embalm
Einbalsamierung embalming
einbeinig one-legged
einbetten to embed; to invest (dent.)
Einbettung embedding
Einbeziehung implication
einbilden, sich to imagine, to fancy
Einbildung imagination
einblasen to blow in
Einblasung inflation
Einblick insight
einbrennen to burn in; to anneal; to bake in
eindicken to thicken, to inspissate
eindimensional one-dimensional
eindringen to penetrate; to invade
Eindringungsvermögen invasiveness
Eindruck impression
eineiig uniovular
einengen to narrow
Einengung coarctation, narrowing
einfach simple, uncomplicated
Einfalldosis incident dose
einfarbig monochromatic
Einfassung framework
einfetten to grease
Einflussstauung inflow congestion
einfühlbar empathic
einfühlen, sich to empathize
Einfühlungsvermögen empathy
einführen to introduce, to insert
Einführgerät introducer, inserter
Einführung introduction, insertion, intromission
Eingang entrance, entry
Eingangsrichtung direction of entry
Eingangsspannung input voltage
eingeben (Medikament) to administer
eingedrückt depressed
Eingefäßerkrankung one-vessel disease
eingehüllt coated, covered, ensheated
eingekeilt impacted
eingeklemmt impacted, incarcerated
Eingeschlafensein (einer Körperpartie) obdormition; numbness
eingewachsen ingrown
Eingeweide viscera; intestines
Eingeweideparasit visceral parasite
eingliedrig one-membered
Eingriff operation; intervention
einhändig one-handed
Einheit unit
Einhorn-Sonde duodenal tube
einhüllen to invest, to envelop
Einhufer soliped
einimpfen to inoculate
einkapseln to encapsulate

Einkapselung encapsulation
einkeilen to wedge in, to impact
Einkeilung impaction
einkernig uninuclear
einkettig single chain
einklemmen to incarcerate, to strangulate; to impact
Einklemmung impaction, incarceration
Einkohlenstoff-Fragment single carbon unit
Einlage (radiol.) insertion
– (Stütze) support
– (Zahneinlage) temporary filling
Einlauf enema
Einmalanzug disposable overall
Einmalartikel disposable product
Einmalhandschuhe disposable gloves
Einmalkleidung disposable protective clothing
Einmalspritze disposable syringe
Einmaltaschentücher disposable handkerchief
Einmündung abouchement, embouchment
Einnahme intake
Einphasenstrom one phase current
einreiben to rub in, to inunct
Einreibung inunction, embrocation
einrenken to set
einrichten (z.B. eine Verrenkung) to set (e.g. a dislocation)
Einrichtung reduction; setting; installation
Einriegelgeschiebe lock-in attachment
einsaugen to suck in
einschalten to switch on
Einschichtkultur monolayer culture
einschlafen to fall asleep
Einschlafmittel short-acting soporific
Einschlafstörung initial insomnia
einschleichend behandeln to increase treatment gradually
einschleifen to mill in
Einschleifen milling-in
Einschluss inclusion
–, zytomegaler cytomegalic inclusion
Einschlusskörperchen inclusion body
einschmelzen to liquefy; to seal up
Einschmelzung colliquation, liquefaction
einschneiden to cut in
Einschneiden (obstetr.) crowning
Einschnitt cut, incision
Einschnürung strangulation; coarctation
Einschränkung restriction
einseitig unilateral
Einsicht (in) insight (into)
Einsichtsfähigkeit discerning ability
–, mangelnde discerning inability
einsparen to spare
Einsparung spare
einspeicheln to insalivate
Einspeichelung insalivation
einspritzen to inject
einstechen to puncture
Einsteinium *e.e.*
einstellen, einen Diabetes – to regulate a diabetes
Einstellnystagmus fixation nystagmus
Einstich paracentesis, tapping, puncture
Einstülpung invagination, intussusception
Eintagsfieber ephemeral fever
einträufeln to drop in
eintragen to record
Eintragung charting, record
Eintritt entrance, entry
Eintritt des Kopfes sub partu engagement
Eintrittsblock entrance block
Eintrittspforte place of entry
einverleiben to incorporate
Einverleibung incorporation
Einverständniserklärung consent
Einverständniserklärung nach Aufklärung informed consent
Einwärtsbeugung inward flexion
einwärtsdrehen to invert
Einwärtsschielen esotropia, cross-eye
einwandern to immigrate
Einwanderung immigration
Einwegartikel disposable product, no-return product
Einweisung, stationäre hospitalization
Einweisungsschein referral slip
einwertig univalent, monovalent
einwickeln to wrap
Einwilligung consent
einzählig single
Einzeldosis single dose
einzellig unicellular
Einzelstrang single strand
einzipfelig unicuspid
Eis ice
Eisbeutel ice bag
Eisen iron
–, maskiertes masked iron
Eisenammoniumsulfat ferric ammonium sulfate (a), ferric ammonium sulphate (e)
Eisenbahnkrankheit car sickness, motion sickness
Eisenbindungskapazität iron-binding capacity
Eisendraht iron wire
eisenhaltig siderous
– (dreiwertig) ferric

– (zweiwertig) ferrous
Eisenmangel sideropenia, iron deficiency
Eisenmengerkomplex Eisenmenger complex
Eisenpigment iron pigment
Eisensulfat ferrous sulfate (a), ferrous sulphate (e)
Eisentherapie ferrotherapy
Eisenverbindung, dreiwertige ferric compound
Eisenverbindung, zweiwertige ferrous compound
Eiserne Lunge iron lung
Eisessig glacial acetic acid
Eiteil, vorangehender presentation
Eiter pus, matter
eiterähnlich puriform
Eiterbildung pyogenesis, suppuration
Eitererreger pyogenic micro-organism
eiterig purulent, suppurative
eitern to suppurate, to fester
Eiterung suppuration, pyosis
Eiterzelle pus cell
eitrig purulent, suppurative
Eiweiß white of an egg, albumen
– (Protein) protein
eiweißarme Kost low-protein diet
Eiweißfraktion protein fraction
eiweißfrei protein-free
eiweißgebunden protein-bound
Eiweißharnen proteinuria
Eiweißmangel protein deficiency
eiweißreiche Kost high-protein diet
eiweißspaltend protein splitting
Eiweißstoffwechsel proteometabolism
Eizelle egg cell
Ejakulat ejaculate
Ejakulation ejaculation
ejakulieren to ejaculate
Ejektion ejection
Ekchondrom ecchondroma
Ekchymose ecchymosis
Ekel disgust
ekelhaft offensive, disgusting
ekeln to disgust, to sicken
–, sich to feel disgusted
EKG (Elektrokardiogramm) electrocardiogram (E.C.G.)
EKG-Bandspeichergerät E.C.G. tape recorder
EKG-Überwachung E.C.G. monitoring
Ekgonin ecgonine
ekkrin eccrine
Eklampsie eclampsia
eklamptisch eclamptic
Ekmnesie ecmnesia
Ekphorie ecphoria
Ekstase ecstasy
ekstatisch ecstatic
Ekstrophie ecstrophy, exstrophy
Ektasie ectasy
ektatisch ectatic
Ektebin *e.e.*
Ekthym ecthyma
Ektoderm ectoderm
ektodermal ectodermal
Ektodermaldysplasie ectodermal dysplasia
Ektodermose ectodermosis
ektogen ectogenic
Ektoglia ectoglia
Ektogonie ectogony
ektolezithal ectolecithal
Ektomie ectomy
Ektoparasit ectoparasite
Ektoparasitose ectoparasitosis
Ektopie ectopy
ektopisch ectopic
Ektoplasma ectoplasm
Ektotoxin exotoxin
Ektropion ectropion
ektropionieren to ectropionize
Ekzem eczema
–, allergisches allergic eczema, atopic dermatitis
–, endogenes atopic dermatitis
Ekzematisierung eczematization
ekzematös eczematous
ekzentrisch eccentric
Elaidin *e.e.*
elaidinisieren to elaidinize
Elastanz elastance
Elastase *e.e.*
Elastin *e.e.*
Elastinase *e.e.*
Elastinolyse elastinolysis
elastinolytisch elastinolytic
elastisch elastic
elastisches Gewebe elastic tissue
Elastizität elasticity
Elastofibrose elastrofibrosis
Elastogenese elastogenesis
Elastoidose elastoidosis
Elastolysat elastolysate
Elastomer elastomere
elastoplastisch elastoplastic
Elastoproteinase *e.e.*
Elastorrhexis *e.e.*
Elastose elastosis
Elastotonometer *e.e.*
Elastotonometrie elastotonometry
elastotonometrisch elastotonometric

E

elektiv elective
elektrifizieren to electrify
elektrisch electric
elektrische Spritzenpumpe electric syringe pump
elektrisieren to electrize
Elektrisierung electrization
Elektrizität electricity
Elektroakustik electroacoustics
elektroakustisch electroacoustic
Elektroanalyse electroanalysis
elektroanalytisch electroanalytic
Elektroatriogramm electroatriogram
Elektrobiologie electrobiology
elektrobiologisch elektrobiological
elektrochemisch elektrochemical
Elektrochirurgie electrosurgery
elektrochirurgisch electrosurgical
Elektrode electrode
Elektrodenhalter electrode holder
Elektrodenstrom electrode current
Elektrodiagnostik electrodiagnostics
elektrodiagnostisch electrodiagnostic
Elektroendosmose electroendosmosis
elektroendosmotisch electroendosmotic
Elektroenterographie electroenterography
Elektroenzephalogramm electroencephalogram
Elektroenzephalograph electroencephalograph
Elektroenzephalographie electroencephalography
elektroenzephalographisch electroencephalographic
Elektroflotation electroflotation
Elektrofokussierung electrofocussing
elektrogalvanisch electrogalvanic
Elektrogastrogramm electrogastrogram
Elektrogastrographie electrogastrography
Elektrogramm electrogram
Elektrogustometrie electrogustometry
elektrohydraulisch electrohydraulic
Elektrokardiogramm electrocardiogram
Elektrokardiograph electrocardiograph
Elektrokardiographie electrocardiography
–, Ableitung I, II, III lead I, II, III
–, Brustwandableitung precordial lead
–, Extremitätenableitung limb lead
–, P-Zacke P wave
–, QRS-Komplex QRS complex
–, T-Zacke T wave
–, U-Welle U wave
elektrokardiographisch electrocardiographic
Elektrokardiophonographie electrocardiophonography
Elektrokaustik electric cautery, electrocautery
Elektrokauter electric cauter
Elektrokauterisation electric cauterization, electrocauterization
Elektrokoagulation electrocoagulation
Elektrokoagulator electrocoagulator
Elektrokochleographie electrocochleography
Elektrokonversion electroconversion
Elektrokortikogramm electrocorticogram
Elektrokortikographie electrocorticography
elektrokortikographisch electrocorticographical
Elektrokrampfbehandlung electroconvulsive treatment
Elektrokymographie electrokymography
Elektrolyse electrolysis
Elektrolyt electrolyte
elektrolytisch electrolytic
Elektromagnet electromagnet
elektromagnetisch electromagnetic
Elektromassage electromassage
elektromechanisch electromechanic
Elektromedizin electromedicine
elektromedizinisch electromedical
Elektrometer electrometer
elektromotorisch electromotive
Elektromyogramm electromyogram
Elektromyograph electromyograph
Elektromyographie electromyography
elektromyographisch electromyographical
Elektron electron
–, schnelles fast electron
Elektronarkose electronarcosis
elektronegativ electronegative
Elektronenbeschleuniger electron accelerator
Elektronenmikroskop electron microscope
Elektronenmikroskopie electron microscopy
Elektronenstrahl electron beam
Elektronenstrahlcomputertomographie electron beam computed tomography
Elektroneurograph electroneurograph
Elektroneurographie electroneurography
elektroneurographisch electroneurographical
Elektroneurolyse electroneurolysis
Elektronik electronics
elektronisch electronic
elektronische Datenübertragung electronic data transmission

– Zigarette (E-Zigarette) electronic cigarette (e-cigarette)
Elektronystagmograph electronystagmograph
Elektronystagmographie electronystagmography
elektronystagmographisch electronystagmographical
Elektrookulograph electro-oculograph
Elektropharmakologie electropharmacology
Elektropherogramm electropherogram
elektrophil electrophilic
Elektrophorese electrophoresis
elektrophoretisch electrophoretic
Elektrophotometer electrophotometer
Elektrophotometrie electrophotometry
Elektrophysiologie electrophysiology
elektrophysiologisch electrophysiological
elektropositiv electropositive
Elektropupillographie electropupillography
elektropupillographisch electropupillographical
Elektroretinographie electroretinography
elektroretinographisch electroretinographical
Elektrorezeptor electroreceptor
Elektroschock electroshock, electroconvulsion
Elektrospektrographie electrospectrography
elektrostatisch electrostatic
elektrotechnisch electrotechnical
Elektrothalamogramm electrothalamogram
Elektrothalamographie electrothalamography
elektrothalamographisch electrothalamographical
Elektrotherapeut electrotherapist
elektrotherapeutisch electrotherapeutic
Elektrotherapie electrotherapy
Elektrothermometer electrothermometer
Elektrotokographie electrotocography
elektrotokographisch electrotocographical
Elektrotom electrotome
elektrotonisch electrotonic
Elektrotonus electrotonus
Elektroventrikulogramm electroventriculogram
Elektrozytochemie electrocytochemistry
elekrozytochemisch electrocytochemical
Elektuarium electuary
Element *e.e.*
elementar elementary
Elephantiasis *e.e.*
elephantiastisch elephantiasic
Elevation *e.e.*
Elevator *e.e.*
Elevatorium elevator
Eliminase *e.e.*
eliminieren to eliminate
Eliminierung elimination
ELISA (Enzymimmunoassy) enzyme-linked immunosorbent assay (ELISA)
Elixier elixir
Ellbogen elbow
Ellenbogen elbow
Ellenbogenhygrom (veter.) shoe boil
Ellenbogenlähme (veter.) elbow lameness
Ellipsoidgelenk ellipsoid joint
elliptisch elliptical
Elliptozyt elliptocyte
Elliptozytose elliptocytosis
Ellis-Garlandsche Linie Ellis-Garland line
Elongation *e.e.*
elterlich parental
Eltern parents
Eluat eluate
eluieren to elute
Elution *e.e.*
Emanation *e.e.*
Embolektomie embolectomy
embolektomieren to embolectomize
Embolie embolism
–, Zustand nach postembolism state
Embolisation embolization
embolisch embolic
embolisieren to embolize
Embolisierung embolization
Embololalie embololalia
Embolus *e.e.*
–, reitender saddle embolus
Embonat embonate, pamoate
Embramin embramine
Embryoblast *e.e.*
Embryogenese embryogeny
Embryokardie embryocardia
Embryologie embryology
embryologisch embryological
Embryom embryoma
embryonal embryonary
Embryopathie embryopathy
embryopathisch embryopathic
Embryotomie embryotomy
Embryotransfer *e.e.*
Embutramid embutramide
Emepronium *e.e.*
Emesis *e.e.*
Emetin emetine
Emetomanie emetomania
EMG (Elektromyogramm) electromyogram (E.M.G.)

E

Emilium *e.e.*
Emission *e.e.*
Emissionscomputertomographie emission-computed tomography
emmenagog emmenagogue
Emmenagogum emmenagogue
emmetrop emmetropic
Emmetropie emmetropia
Emodin *e.e.*
Emorfazon emorfazone
Emotion *e.e.*
Emotionalität emotionality
emotionell emotional
Emotivität emotivity
Empfänger(in) recipient,receiver, donee
empfänglich susceptible
Empfänglichkeit susceptibility
Empfängnis conception
empfängnisfähig conceptive
empfängnisverhütend contraceptive, anticoncipient
empfängnisverhütendes Mittel contraceptive
Empfängnisverhütung contraception
empfinden to sense, to feel
empfindlich delicate, tender
empfindsam sensitive
Empfindung sensation, feeling, sentiment
Emphysem emphysema
emphysematös emphysematous
Empirie empiricism
Empiriker empiric
Empirikerin empiric
empirisch empirical
Empyem empyema
Emulgator emulsifier
emulgieren to emulsify
Emulsion *e.e.*
Emulsionssalbe emulsifying ointment
Enalapril *e.e.*
Enantat enantate
Enanthat enanthate (a), enantate (a), oenanthate (e)
Enanthem enanthema
enanthematös enanthematous
enantiomer *e.e.*
enantiomorph enantiomorphic
enantioselektiv enantioselective
enarthrodial *e.e.*
Enarthrose enarthrosis
en bloc *e.e.*
Enbucrilat enbucrilate
Encainid encainide
Encephal… siehe:/see: Enzephal…
Encephalitozoon *e.e.*
enchondral *e.e.*
Enchondrom enchondroma
Enciprazin enciprazine
Enclomifen enclomifene
Encyprat encyprate
Endabdruck (dent.) final impression
Endangiitis *e.e.*
– obliterans thrombo-angiitis obliterans
endangiitisch endangiitic
Endarterektomie endarterectomy
Endarterie endartery
enddiastolisch telediastolic, end diastolic
Endemie endemic
endemisch endemic
endergonisch endergonic
endexspiratorisch end expiratory
Endhirn telencephalon
Endigung ending
Endkontrolle final check
Endoamnioskopie endo-amnioscopy
endoamnioskopisch endo-amnioscopic
Endoaneurysmorrhaphie endo-aneurysmorrhaphy
Endoantitoxin endo-antitoxin
endoarterieller Zugang endoarterial access
endobronchial *e.e.*
Endocard… siehe:/see: Endokard…
endochondral *e.e.*
endochorial *e.e.*
Endodesoxyribonuklease endodeoxyribonuclease
Endodontie endodontia, endodontics
endodontisch endodontic
Endodontologie endodontology
Endoenzym endo-enzyme
endogastral endogastric
endogen endogenous
endogener Zugang endogenous access
Endognathion *e.e.*
Endoimplantat endograft
endokapillär endocapillary
Endokard endocardium
endokardial endocardial
Endokarditis endocarditis
– lenta subacute bacterial endocarditis
endokarditisch endocarditic
Endokardkissen endocardiac cushion
endokochleär endocochlear
endokranial endocranial
endokrin endocrine
Endokrinologie endocrinology
endokrinologisch endocrinologic
Endokrinopathie endocrinopathy
Endolabyrinthitis *e.e.*
endolaryngeal *e.e.*

Endolaser *e.e.*
Endoleckage endoleak, endoleakage
endolumbal endolumbal
endoluminär endoluminal
endoluminal *e.e.*
Endolymphe endolymph
endometrial *e.e.*
Endometriose endometriosis
Endometritis *e.e.*
Endometrium *e.e.*
Endometriums, Stratum compactum des compacta
Endomitose endomitosis
endomyokardial endomyocardial
Endomyokarditis endomyocarditis
endomysial *e.e.*
Endomysium *e.e.*
Endonährboden Endo's medium
endonasal *e.e.*
endoneural *e.e.*
Endoneurium *e.e.*
Endoneurolyse endoneurolysis
Endonuklease endonuclease
endonukleolytisch endonucleolytic
Endoparasit endoparasite
endopelvin endopelvic
Endopeptidase *e.e.*
endoperitoneal *e.e.*
Endoperoxid endoperoxide
endopharyngeal *e.e.*
Endopharynx *e.e.*
Endophasie endophasia
Endophlebitis *e.e.*
Endophotographie endophotography
Endophthalmitis *e.e.*
Endophyt endophyte
endophytisch endophytic
Endoplasma endoplasm
endoplasmatisch endoplasmic
Endoprothese endoprosthesis
endoprothetisch endoprosthetic
endopsychisch endopsychic
Endoradiosonde *e.e.*
endoreaktiv endoreactive
Endoreduplikation endoreduplication
Endorgan end-organ
Endorphin *e.e.*
Endosalpingitis *e.e.*
Endoskop endoscope
Endoskopie endoscopy
endoskopisch endoscopic
Endosmose endosmosis
endosmotisch endosmotic
Endosonographie endosonography
endosonographisch endosonographical
Endospore *e.e.*
endostal endosteal
Endosteom endosteoma
Endosteum *e.e.*
Endostitis endosteitis
Endothel endothelium
endothelial *e.e.*
Endotheliitis *e.e.*
Endothelin *e.e.*
Endothelioblastom endothelioblastoma
Endotheliom endothelioma
Endotheliose endotheliosis
Endothelzelle endothel cell
endotherm endothermic
endothym endothymic
Endotoxämie endotoxaemia (e), endotoxemia (a)
Endotoxin *e.e.*
endotoxisch endotoxic
endotracheal *e.e.*
Endotrachealnarkose endotracheal anaesthesia (e), endotracheal anesthesia (a)
Endotransplantat endograft
endourethral endo-urethral
endouterin endo-uterine
endovaskulär endovascular
endovaskulärer Zugang endovascular access
endovenöser Zugang endovenous acces
endovesikal endovesical
Endozepin *e.e.*
endozervikal endocervical
Endozytose endocytosis
Endpfeiler end abutment
Endplatte end-plate
Endprodukt end product
Endralazin endralazine
Endrison endrisone
Endschwankung final deflection
Endstadium endstage
Endstellung end position
endsystolisch telesystolic
Endverstärker final amplifier
endwärts terminad
Endwirt final host
Endzahn end tooth
End-zu-End-Anastomose end-to-end anastomosis
End-zu-Seit-Anastomose end-to-side anastomosis
energetisch energetic
Energie energy
energiearm low energetic
Energielehre energetics
energiereich high energetic

E

energiereiches Phosphat high-energy phosphate
Enestebol *e.e.*
Enfluran enflurane
ENG (Elektronystagmogramm) electronystagmogram (ENG)
engbrüstig narrow-chested
Englische Krankheit rachitis
engmaschig close-meshed
Engramm engram
Engwinkelglaukom narrow angle glaucoma
Enhancer *e.e.*
Eniclobrat eniclobrate
Enilconazol enilconazole
Eniluracil *e.e.*
Enkephalin *e.e.*
Enkephalinamid enkephalinamide
Enkopresis encopresis
Enol *e.e.*
Enolase *e.e.*
Enophthalmus *e.e.*
Enostose enostosis
Enoxacin *e.e.*
Enoxaparin *e.e.*
Enoximon enoximone
Enoxolon enoxolone
Enpiprazol enpiprazole
Enprazepin enprazepine
Enprofyllin enprofylline
Enrofloxacin enrofloxacine
Entamoeba histolytica Endamoeba histolytica (a), Entamoeba histolytica (e)
entarten to despeciate, to degenerate
Entartung despeciation, degeneration
Entartungsreaktion reaction of degeneration
entbinden to deliver
Entbindung delivery, accouchement, confinement, parturition
Entbindungsanstalt maternity hospital
Entbindungsabteilung obstetric department
entbleien to delead
Entbleiung deleading
entblockieren to deblock
entbluten to exsanguinate
Entblutung exsanguination
Entchlorung dechloridation
entcholesterinisieren to decholesterolize
Entdeckung discovery
entdifferenzieren to dedifferentiate
Entdifferenzierung dedifferentiation
enteiweißen to deproteinize
Entelechie entelechy
enteral *e.e.*
Enteritis *e.e.*
enteritisch enteritic
Enteroanastomose entero-anastomosis
Enterobacter *e.e.*
Enterobiasis *e.e.*
enterobiliär enterobiliary
Enterobius vermicularis *e.e.*
Enterocholezystostomie enterocholecystostomy
Enterocholezystotomie enterocholecystotomy
enterochromaffin *e.e.*
Enterocytozoon *e.e.*
Enterogastron enterogastrone
Enteroglukagon enteroglucagon
enterohämorrhagisch enterohaemorrhagic (e), enterohemorrhagic (a)
enterohepatisch enterohepatic
Enterohepatitis *e.e.*
Enterohormon enterohormone
Enterohydrozele enterohydrocele
Enterokinase *e.e.*
Enterokleisis enterocleisis
Enteroklyse enteroclysis
Enterokokkus enterococcus
Enterokolektomie enterocolectomy
Enterokolitis enterocolitis
Enterokolostomie enterocolostomy
enterokutan enterocutaneous
Enterokystom enterocystoma
Enterolithiasis *e.e.*
Enterologie enterology
enteromesial *e.e.*
Enteromykose enteromycosis
Enteropathie enteropathy
–, eiweißverlierende protein-losing enteropathy
Enteropeptidase *e.e.*
Enteropexie enteropexy
Enteroptose enteroptosis
Enterorezeptor enteroreceptor
Enteroskopie enteroscopy
enteroskopisch enteroskopical
enterostomal *e.e.*
Enterostomie enterostomy
Enterotomie enterotomy
Enterotoxämie enterotoxaemia (e), enterotoxemia (a)
Enterotoxin *e.e.*
enterotrop enterotropic
Enterozele enterocele
Enterozyste enterocyst
Enterozystoplastie enterocystoplasty
Enterozyt enterocyte
entfärben to decolorize (a), to decolourize (e)
entfermentieren to dezymotize

Entfernung (Abstand) distance
– (Beseitigung) removal
entfetten to degrease, to defat
Entfettungskur treatment for obesity
Entfieberung defervescence
entfremden to alienate
Entfremdung estrangement, alienation
Entfremdungsdepression alienation depression
entgasen to degas
Entgasung degassing
entgegengesetzt opposite
entgegenwirken to counteract
entgiften to detoxicate, to detoxify
Entgiftung detoxification
Entglobulinisierung deglobulinization
Entgranulierung degranulation
enthaaren to depilate
Enthaarung depilation
Enthaarungsmittel depilatory
Enthärtungsmittel softener
enthalten to contain
–, sich to abstain
enthaltsam abstinent
Enthaltsamkeit abstinence
enthaupten to decapitate
Enthauptung decapitation, decollation
enthemmen to disinhibit
Enthemmung disinhibition
Enthese enthesis
Enthesiopathie enthesopathy
Enthesitis *e.e.*
enthirnen to excerebrate, to decerebrate
Enthirnung excerebration, decerebration
Enthusiasmus enthusiasm
enthusiastisch enthusiastic
entionisieren to deionize
Entität entity
Entjodierung deiodination
entkalken to decalcify
Entkalkung decalcification
entkeimen to degerminate
Entkeimung degermination
entkleiden to unclothe, to undress
entkoppeln to uncouple
entkräften to enfeeble, to debilitate
entladen to unload
entlassen to discharge
entlassen (kündigen) to dismiss
Entlassung discharge
Entlassung (Kündigung) dismissal
Entlassungsschein discharge slip
entlasten to unburden, to relieve
Entlastung unburdening; exoneration; relief
Entlastungsschnitt relief incision
Entlastungszone relief area
Entlausung delousing
Entlausungsmittel pediculicide
entleeren to deplete, to empty
Entleerung depletion, evacuation, emptying
entleiben, sich to commit suicide
entlüften to deaerate
Entlüftung deaeration
Entmännlichung demasculinization
entmannen to castrate
Entmannung castration, eviration
entmarken to emedullate, to demyelinize
Entmarkung emedullation, demyelinization
Entmethylierung demethylation
entmündigen to incapacitate
Entmündigung incapacitation
entmyelinisieren to demyelinize
Entmyelinisierung demyelinization
entnerven to enervate, to denervate
Entnervung enervation, denervation
entnikotinisieren to denicotinizate
Entoderm *e.e.*
Entokon entocone
Entokonid entoconid
Entomologie entomology
Entomophthoramykose entomophthoramycosis
entoptisch entoptic
entotisch entotic
Entpersönlichung dispersonalization, depersonalization
entpolarisieren to depolarize
Entpolarisierung depolarization
entpolymerisieren to depolymerize
Entpolymerisierung depolymerization
Entropion *e.e.*
Entropionpinzette entropion forceps
entrunded unrounded
entsäuern to desacidify, to deacidify
Entsäuerung deacidification
entsalzen to desalt, to desalinate
Entsalzung desalination
Entschädigungsneurose compensation neurosis
entschwefeln to desulfurize (a), to desulphurize (e)
Entschwefelung desulfurization (a), desulphurization (e)
Entsorgung waste disposal
entspannen to relax; to slacken
entspannend relaxant
Entspannung relaxation
Entspannungsmittel relaxant
Entspannungszeit (kardiol.) postsphygmic interval

entstammen to descend
entstellen to disfigure, to deform
Entstellung disfigurement, deformation
entstören to remove defects, to debug (a)
entvaskularisieren to devascularize
entwässern to dehydrate
Entwässerung dehydration, dewatering
Entweiblichung defemination
Entwesung disinfestation
entwickeln to develop
Entwickler developer
Entwicklung development; evolution
entwicklungsmäßig developmental; evolutional
Entwicklungsstörung developmental disorder
entwöhnen to disaccustom
Entwurf draft (a), draught (e), plan, project
Entwurzelung uprooting
entziehen to withdraw
Entziehung withdrawal
Entziehungsbeschwerden withdrawal pains
Entziehungsmethode withdrawal method
entzünden, sich to become inflamed
entzündlich inflammatory
Entzündung inflammation
entzündungshemmend anti-inflammatory
entzündungswidrig anti-inflammatory
Entzündungszelle inflammatory cell
Entzug deprivation, withdrawal
Entzugsblutung withdrawal bleeding
Entzweigungsenzym debranching enzyme
Enukleation enucleation
enukleieren to enucleate
Enuresis *e.e.*
Environtologe environtologist
Environtologie environtology
Environtologin environtologist
environtologisch environtological
Enviroxim enviroxime
Enzephalitis encephalitis
– lethargica lethargic encephalitis
enzephalitisch encephalitic
enzephalitogen encephalitogenic
Enzephaloarteriographie encephaloarteriography
Enzephalogramm encephalogram
Enzephalograph encephalograph
Enzephalographie encephalograpy
enzephalographisch encephalographic
Enzephalomalazie encephalomalacia
Enzephalomeningitis encephalomeningitis
Enzephalomyelitis encephalomyelitis
– disseminata disseminated encephalomyelitis
Enzephalomyelopathie encephalomyelopathy
enzephalo-ophthalmisch encephalo-ophthalmic
Enzephalopathie encephalopathy
Enzephalose encephalosis
enzephalotrigeminal encephalotrigeminal
enzootisch enzootic
enzygot enzygotic
Enzym enzyme
Enzymblock enzymatic block
Enzymdefekt enzym defect
Enzymimmunoassay enzyme immunoassay
Enzymmuster enzyme pattern
Enzymologie enzymology
Enzymolyse enzymolysis
Enzymopathie enzymopathy
Enzymregulation enzymic regulation
EOG-Gerät electro-oculograph
Eosin *e.e.*
Eosinopenie eosinopenia
eosinophil eosinophile, eosinophilic, eosinophilous
eosinophiler Leukozyt eosinophil
Eosinophilie eosinophilia
Eosinophilie-Myalgie-Syndrom eosinophilia-myalgia-syndrome
Ependym ependyma
ependymal *e.e.*
Ependymitis *e.e.*
Ependymom ependymoma
Ependymzelle ependymocyte
EPF (Exophthalmus-produzierender Faktor) exophthalmus-producing factor
Ephapse *e.e.*
Ephedrin ephedrine
ephemer ephemeral
Ephetonin ephetonine
Epiblast *e.e.*
Epicainid epicainide
Epicanthus *e.e.*
Epicardia *e.e.*
Epicillin *e.e.*
Epicondylitis *e.e.*
Epidemie epidemic
Epidemiologie epidemiology
epidemiologisch epidemiological
epiodemiologische Lage epidemiological situation
epidemisch epidemic
epidermal *e.e.*
Epidermis *e.e.*
Epidermolysis bullosa *e.e.*
Epidermophytid *e.e.*
Epidermophytie epidermophytosis

Epidiaskop epidiascope
Epididymitis *e.e.*
Epididymoorchitis epididymo-orchitis
epidural *e.e.*
Epiduroskopie epiduroscopy
epifaszial epifascial
epifaszikulär epifascicular
epigastrisch epigastric
Epigastrium *e.e.*
epigenetisch epigenetic
Epigenom epigenoma
Epiglottis *e.e.*
epiglottisch epiglottic
Epiglottitis *e.e.*
Epignathus *e.e.*
Epikanthus epicanthus
Epikard epicardium
Epikardia epicardia
epikardial epicardial
Epikardiektomie epicardiectomy
Epikarin epicarin
Epikondylitis epicondylitis
Epikonus epiconus
epikranial epicranial
Epikrise epicrisis
epikritisch epicritic
Epikutantest patch test
Epilation *e.e.*
Epilationspinzette epilating forceps
epilieren to epilate
Epilepsie epilepsy
–, abdominale abdominal epilepsy
–, Aufwach- matutinal epilepsy
–, Frontallappen- frontal lobe epilepsy
–, genuine idiopathic epilepsy
–, Jacksonsche jacksonian epilepsy
–, morgendliche matutinal epilepsy
–, nächtliche nocturnal epilepsy
–, Operkulum- opercular epilepsy
–, Reflex- reflex epilepsy
–, Spät- tardy epilepsy
–, traumatische traumatic epilepsy
epileptiform *e.e.*
Epileptiker epileptic
Epileptikerin epileptic
epileptisch epileptic
epileptisches Äquivalent epileptic equivalent
epileptoid *e.e.*
Epileptologie epileptology
epileptologisch epileptological
Epiloia *e.e.*
Epimer *e.e.*
Epimerase *e.e.*
Epimerie epimerism
Epimerisation epimerization
Epimestrol *e.e.*
Epinephrin epinephrine
epineural *e.e.*
Epineurektomie epineurectomy
Epineurium *e.e.*
Epineurotomie epineurotomy
Epipharyngitis *e.e.*
Epipharynx *e.e.*
Epiphora *e.e.*
epiphysär epiphyseal, epiphysial
Epiphyse (endokrinol.) pineal gland
– (osteol.) epiphysis
Epiphysenlinie epiphysial line
Epiphysenlösung epiphysial separation, epiphysiolysis
Epiphysiodese epiphysiodesis
Epiphysitis *e.e.*
Epiploon *e.e.*, caul
Epiplopexie epiplopexy
Epiplozele epiplocele
Epipodophyllotoxin *e.e.*
epiretinal *e.e.*
Epirizol epirizole
Epirubicin *e.e.*
Episiotomie episiotomy
episkleral episcleral
Episkleritis episcleritis
Episkop episcope
Episode *e.e.*
episodisch episodical
Episom episome
Epispadie epispadias
Epistase epistasis
epistatisch epistatic
Epistaxis *e.e.*
Epitarsus *e.e.*
Epitestosteron epitestosterone
epithalamisch epithalamic
Epithalamus *e.e.*
Epithalaxie epithalaxia
Epithel ephitelium
–, kubisches cubical epithelium
–, mehrschichtiges stratified epithelium
–, pyramidenförmiges pyramidal epithelium
epithelial *e.e.*
Epitheliose epitheliosis
epithelisieren to epithelize
Epithelisierung epithelization
Epithelknospe epithelial bud
Epithelkörperchen parathyroid, parathyroid gland
Epithelkörperchenüberfunktion hyperparathyroidism
Epithelkörperchenunterfunktion hypoparathyroidism

E

epitheloid *e.e.*
Epithem *e.e.*
Epithese epithesis
Epitizid epitizide
Epitop epitope
Epitrochlea *e.e.*
epitrochleär epitrochlear
Epitrochleitis *e.e.*
Epituberkulose epituberculosis
epitympanal epitympanic
Epitympanitis *e.e.*
Epitympanum attic
Epityp epitype
Epizoonose epizoonosis
epizootisch epizootic
Eplerenon *e.e.*
Epoetin *e.e.*
Eponemycin *e.e.*
Eponychium *e.e.*
Eponym *e.e.*
Epoprostenol *e.e.*
Epoxid epoxide
Epoxidation *e.e.*
Epoxidharz epoxy resin
Eprazinon eprazinone
Eprosartan *e.e.*
Eptazocin eptazocine
Eptifibatid eptifibatide
Epulis *e.e.*
Equilenin *e.e.*
equin equine
Eradikation eradication
Erbanlage hereditary disposition
Erbgang inheritance
Erbgrind favus
Erbium *e.e.*
Erbkrankheit hereditary disease, heredopathy
erblich hereditary
Erblichkeit heredity
erblinden to grow blind
Erblindung loss of sight
erbrechen to vomit
Erbrechen vomiting
–, blutiges haematemesis (e), hematemesis (a)
–, galliges cholemesis
Erbschaden genetic damage
Erbsche Lähmung Erb's paralysis
Erbscher Punkt Erb's point
Erbsches Zeichen Erb's sign
erbsengroß with the size of a pea
Erbsensuppenstuhl pea soup stool
ERCP (endoskopische retrograde Cholangiopankreatikographie) endoscopic retrograde cholangiopancreaticography (ERCP)
Erdalkalie alkaline earth
Erdbeerzunge strawberry tongue
Erde, Seltene rare earth
erden to earth
erdig earthy
Erdnussöl peanut oil
Erdphosphat earthy phosphate
erdrosseln to strangle
Erdrosselung strangulation
erdulden to suffer, to endure
Erdung earth connexion (e), ground connection (a)
erektil erectile
Erektiometer erectiometer
Erektion erection
Erektionsstörung erectile dysfunction, erection disorder
Erepsin *e.e.*
erethisch erethistic
Erethismus erethism
erfahren (adject.) expert, adept, skilled
– (verb.) to experience, to learn
Erfahrung experience
Erfolg success; response
erfolglos unsuccessful
erfolgreich successful
Erforschung exploration, investigation
erfrieren to freeze to death, to perish from cold
Erfrierung congelation
erfrischen to refresh
erfroren (z.B. Zehe) frostbitten
ERG (Elektroretinogramm) electroretinogram (ERG)
Erg *e.e.*
ergänzend supplementary
Ergänzung supplementation
Ergasiomanie ergasiomania
Ergastoplasma ergastoplasm
Ergebnisforschung outcome research
ergiebig productive, efficient
Ergobasin ergometrine (e), ergonovine (a)
Ergocalciferol *e.e.*
Ergochrysin *e.e.*
Ergoclavin ergoclavine
Ergocornin ergocornine
Ergocristin ergocristine
Ergograph *e.e.*
Ergographie ergography
ergographisch ergographic
Ergokryptin ergocryptine
Ergometer *e.e.*
Ergometrie ergometry

Ergometrin ergometrine (e), ergonovine (a)
Ergometrinin ergometrinine
ergometrisch ergometric
Ergomonamin ergomonamine
Ergonomie ergonomics
ergonomisch ergonomical
Ergosin ergosine
Ergosinin ergosinine
Ergospirometrie ergospirometry
ergospirometrisch ergospirometric
Ergosterin ergosterol
–, bestrahltes viosterol
Ergotamin ergotamine
Ergotaminin ergotaminine
Ergotherapie ergotherapy
Ergothionein ergothioneine
Ergotin ergotine
Ergotinin ergotinine
Ergotismus ergotism
Ergotoxin ergotoxine
ergotrop ergotropic
Erguss effusion
–, Samen- ejaculation
Erhaltung maintenance
Erhaltungsdosis maintenance dose
Erhaltungstherapie maintenance therapy
erhitzen to heat
erhöhen to elevate, to enhance, to raise
Erhöhung elevation, enhancement
Erholung recovery
Erholungsheim rest home
erigieren to erect
Erinnerung remembrance, recollection
Erinnerungsfälschung remembrance falsification
Eriodictin *e.e.*
Eriodictyol *e.e.*
erkälten, sich to catch a cold
Erkältung chill
Erkältungsinfekt common cold
erkennbar cognoscible
Erkenntnis cognizance
Erkenntniskritik epistemology
Erkenntnistheorie epistemology
Erkenntnisvermögen cognition
Erkennung recognition
Erkennungsstelle recognition site
Erklärungswahn explanatory delusion
Erkrankung illness
Erlebnis experience; moving experience; perception; emotion
Erlebnisfeld field of experience
Erlebnisreaktion emotional reaction
Erlebnistiefe emotional susceptibility
Erlebnisverarbeitung assimilation of emotional experiences
Erleichterung alleviation; facilitation
Erlenmeyerkolben Erlenmeyer flask
Erlöschen extinction; cease
Ermattung fatigue, weariness
Ermüdbarkeit fatigability
ermüden to fatigue
Ermüdung fatigue, defatigation
Ermüdungssyndrom fatigue syndrome
ernähren to nourish, to feed
Ernährung nutrition, alimentation
ernährungsbedingt nutritional
Ernährungsfistel alimentary fistula
Ernährungskrankheit nutritional disease
Ernährungslehre sitology, trophology
ernährungsmäßig nutritional
Ernährungssonde nutrition probe
Ernährungsstörung nutritional disorder
Ernährungswissenschaft nutrition science
Ernährungswissenschaftler(in) nutritionist
Ernährungszustand nutritional condition
erneuern to renew
Erneuerung renewal
Eröffnungsperiode (obstetr.) stage of dilatation
erogen erogenous
Erosion *e.e.*
Erotik eroticism
erotisch erotic
Erotomanie erotomania
Erprobung test, trial, assay
erregbar excitable
Erregbarkeit excitability
erregen to excite
erregend excitatory
Erregung excitation
–, kreisende circus movement
Erregungsleitungssystem conduction system (of the heart)
Erregungsmittel excitant
Erregungsrückbildung repolarization
erröten to redden
Erröten reddening
Ersatz replacement; substitute, surrogate; prosthesis
Ersatzfixierungspunkt alternate fixation point
Ersatzhandlung substitutional action
Ersatzrhythmus escape rhythm
Ersatzschlag escape beat
Ersatzstoff surrogate
Ersatzteil spare part
Erscheinungszeit appearance time
erschlaffen to languish, to slacken, to relax

Erschlaffung relaxation
erschöpft exhausted
Erschöpfung exhaustion, prostration, fatigue
Erschöpfungssyndrom, chronisches chronic fatigue syndrome
erschrecken to frighten, to startle
erschüttern to concuss
Erschütterung concussion
erschweren to impede, to aggravate
ersetzen to replace
erstarken to grow strong
erstechen to pierce, to stab
Erste Hilfe **first aid**
erste Wahl **first choice**
erstgebärend primiparous
Erstgebärende primipara
ersticken to suffocate, to choke; (sterben) to die from suffocation
Erstickung asphyxiation, suffocation
Erstickungsanfall choke
Ertapenem *e.e.*
Ertaubung loss of hearing
erträglich tolerable
ertränken to drown
ertragen to bear; to tolerate
Ertragen bearing; toleration; tolerance
ertrinken to be drowned
Ertrinken drowning
Erucat erucate
Eruption *e.e.*
eruptiv eruptive
erwachen to awake
Erwachen awakening
erwachsen adult
erwachsene Person adult
Erwachsenenalter adulthood
Erwartung expectation
Erwartungsneurose expectation neurosis
Erweiterer dilator
erweitern to dilate; to widen, to enlarge; to amplify
Erweiterung dilatation; widening, enlargement; amplification
erweiterungsfähig dilatable
erwerbsfähig capable of earning
Erwerbsfähigkeit earning capacity
erwerbsunfähig disabled, incapable of earning a living
Erwerbsunfähigkeit disablement, inability to earn a living
Erwinie erwinia
erworben acquired
erwürgen to choke, to strangle
Erysipel erysipelas
Erysipeloid *e.e.*
Erysipelothrix insidiosa *e.e.*
Erythem erythema
Erythema arthriticum epidemicum Haverhill fever
– **exsudativum multiforme** erythema multiforme
– **induratum** *e.e.*
– **infectiosum** *e.e.*
– **nodosum** *e.e.*
Erythematodes lupus erythematosus
erythematös erythematous
Erythemdosis erythema dose
Erythermalgie erythermalgia
Erythrämie erythraemia (e), erythremia (a)
erythrämisch erythraemic (e), erythremic (a)
Erythrit erythritol
Erythroblast *e.e.*
Erythroblastenanämie erythroblastic anaemia (e), erythroblastic anemia (a)
erythroblastisch erythroblastic
Erythroblastom erythroblastoma
Erythroblastose erythroblastosis
Erythrodermie erythroderma
erythrodermisch erythrodermic
Erythrodontie erythrodontia
Erythrogenese erythrogenesis
erythrogenetisch erythrogenetic
erythrohepatisch erythrohepatic
Erythrokeratoderma *e.e.*
erythrokinetisch erythrokinetic
Erythrokont erythroconte
Erythroleukämie erythroleukaemia (e), erythroleukemia (a)
Erythroltetranitrat erythroltetranitrate
Erythrom Duret's lesion
Erythromelalgie erythromelalgia
Erythromelie erythromelia
Erythromycin *e.e.*
Erythrophagozytose erythrophagocytosis
Erythrophobie erythrophobia
Erythroplakie erythroplakia
Erythroplasie erythroplasia
Erythropoese erythropoiesis
Erythropoetin erythropoietin
erythropoetisch erythropoietic
Erythroprosopalgie erythroprosopalgia
Erythropsie erythropsia
Erythropsin *e.e.*, rhodopsin, visual purple
Erythrose (chem.) *e.e.*
Erythrose (dermatol.) erythrosis
Erythrosin erythrosine
Erythrotrichie erythrotrichia
Erythrozyanose erythrocyanosis
Erythrozyt erythrocyte, red blood corpuscle

erythrozytär erythrocytic
Erythrozytenresistenz fragility of erythrocytes
Erythrozytenvolumen volume of red blood corpuscles, erythrocyte volume
Erythrozytose erythrocytosis
Erythrulose *e.e.*
Erythrurie erythruria
erzeugen to produce, to generate
erzeugen (zeugen) to beget
Escherichia *e.e.*
Escherichie escherichia
Escherichiose escherichiosis
Escitalopram *e.e.*
Esculetin *e.e.*
Eserinum sulfuricum eserine sulfate (a), eserine sulphate (e)
Esmarchsche Binde Esmach's bandage
Esmolol *e.e.*
Esomeprazol *e.e.*
Esophorie esophoria
esoterisch esoteric
Esotropie esotropia, cross-eye
essen to eat
essentiell essential
Essenz essence
Essig vinegar
essigsaure Tonerde aluminium acetate (e), aluminum acetate (a)
essbar edible, esculent
Esslöffel tablespoon
Essstörung eating disorder
Esteolat esteolate
Ester *e.e.*
Esterase *e.e.*
Esterolyse esterolysis
esterolytisch esterolytic
Estradiol estradiol (a), oestradiol (e)
Estramucin *e.e.*
Estramustin estramustine
Estran estrane (a), oestrane (e)
Estriol estriol (a), oestriol (e)
Estrogen estrogen (a), oestrogen (e)
estrogen estrogenic (a), oestrogenic (e)
Estron estrone (a), oestrone (e)
Etacrynat etacrynate
Etafedrin etafedrine
Etamivan ethamivane
Etamsylat etamsylate
Etanercept *e.e.*
Etarin etharine
Etazolat etazolate
Etezimib *e.e.*
Eth... siehe auch:/see also: Äth...
Ethacridin ethacridine
Ethambutol *e.e.*
Ethamoxytriphetol *e.e.*
Ethan ethane
Ethanercept *e.e.*
Ethanol ethanol
Ethanolamin ethanolamine
Ethanolaminose ethanolaminosis
Ethanolat ethanolate
Ethaverin ethaverine
Ethenzamid ethenzamide
Ether *e.e.*
Ethik ethics
Ethinamat ethinamate
Ethinodioldiazetat ethinodioldiacetate
Ethinyl *e.e.*
Ethinylestradiol ethinylestradiol (a), ethinyloestradiol (e)
Ethionamid ethionamide
Ethionat ethionate, etionate
ethisch ethical
Ethisteron ethisterone
ethmoidal *e.e.*
Ethmoidektomie ethmoidectomy
Ethmoiditis *e.e.*
ethnisch ethnic
Ethnographie ethnography
ethnographisch ethnographic
Ethnologie ethnology
ethnologisch ethnologic
Ethnomedizin ethnomedicine
Ethnopharmakologie ethnopharmacology
Ethoheptazin ethoheptazine
Ethologie ethology
Ethosuximid ethosuximide
Ethoxazorutosid ethoxazorutoside
Ethyl *e.e.*
Ethylakrylat ethylacrylate
Ethylalkohol ethanol
Ethylamid ethylamide
Ethylazetat ethyl acetate
Ethylen ethylene
Ethylendiamid ethylen diamide
Ethylenimino-Gruppe ethylene-imino group
Ethylester ethyl ester
Ethylhydrogenfumarat ethylhydrogenfumarate
Ethylierung ethylation
Ethylismus ethylism
Ethylmorphinhydrochlorid ethylmorphine hydrochloride
Ethylsukzinat ethyl succinate
Ethylzellulose ethyl cellulose
Etidocain etidocaine
Etidronat etidronate
etikettieren to label

Etil... siehe auch:/see also: Ethyl...
Etilefrin etilefrine
Etofenamat etofenamate
Etofibrat etofibrate
Etofyllin etofylline
Etomidat etomidate
Etonorgestrel *e.e.*
Etoposid etoposide
Etoprin etoprine
Etoricoxib *e.e.*
Etorphin etorphine
Etoxadrol *e.e.*
Etozolin etozoline
Etretinat etretinate
Eubiotik eubiotics
eubiotisch eubiotic
Eucalyptol *e.e.*, cineol
Euchinin euchinine
Euchromatin *e.e.*
Euchromatopsie euchromatopsy
Euchylie euchylia
Euchymie euchymia
Eugenik eugenics
eugenisch eugenic
Eugenol *e.e.*
Eugenolat eugenolate
Euglobulin *e.e.*
Euglobulinlysistest euglobulin lysis test
Euglykämie euglycaemia (e), euglycemia (a)
euglykämisch euglycaemic (e), euglycemic (a)
eugnath eugnathic
Eukain eucaine
Eukalyptusöl eucalyptus oil
Eukapnie eucapnia
Eukaryont *e.e.*
eukaryontisch eukaryontic
Eukaryot *e.e.*, eukaryont
eukaryotisch eukaryotic, eukaryontic
eumetabolisch eumetabolic
Eumydrin eumydrine
Eunuch *e.e.*
eunuchoid *e.e.*
Eunuchoidismus eunuchoidism
Eupareunie eupareunia
Eupatorin *e.e.*
eupeptisch eupeptic
Euphorie euphoria
euphorisch euphoric
euphorisierend euphoristic
euphorisierendes Mittel euphoristic
euploid *e.e.*
Euploidie euploidy
eupraktisch eupraxic
Eupraxie eupraxia
Euprocin *e.e.*
Europium *e.e.*
Eurhythmie eurhythmia
eurhythmisch eurhythmic
Euryopie euryopia
eurytherm eurythermic
Eusomie eusomia
Eustachische Röhre eustachian tube
Eustachitis *e.e.*
eutektisch eutectic
Euter udder
Euterentzündung thelitis, garget
Euthanasie euthanasia
Euthymie euthymia
euthyreot euthyroid
Eutomer *e.e.*
Eutrophie eutrophia
eutrophisch eutrophic
Evakuation evacuation
Evans-Blau Evan's blue
Eventration *e.e.*
Everninomycin *e.e.*
Eversion *e.e.*
evidenzbasiert evidence based
Eviration *e.e.*
Eviszeration evisceration
Evolution *e.e.*
evolutiv evolutive
evozieren to evoke
Ewing-Tumor Ewing's tumor (a), Ewing's tumour (e)
Exairese exeresis
exakt exact
exaltiert exalted
Exaltiertheit exaltation
Examen examination
Examensangst examination anxiety
examinieren to examine
Examinierung examination
Exanthem exanthema
Exanthema subitum *e.e.*
Exanthema vesiculosum vesicular exanthema
exanthematisch exanthematous
Exartikulation exarticulation
exartikulieren to exarticulate
Exazerbation exacerbation
Excimer *e.e.*
Excimerlaser *e.e.*
Exemestan exemestane
Exenteration *e.e.*
exergonisch exergic
Exerzierknochen exercise bone
Exfoliation *e.e.*
exfoliativ exfoliative

Exhairese exeresis
Exhalation *e.e.*
Exhibitionismus exhibitionism
Exhibitionist *e.e.*
Exhibitionistin exhibitionist
exhumieren to exhume
Exhumierung exhumation
existentiell existential
Existenz existence
existieren to exist
Exkavation excavation
Exkavator excavator
exkavieren to excavate
Exkochleation excochleation
Exkoriation excoriation
Exkret excrete
Exkretion excretion
exkretorisch excretory
Exkursion excursion
Exoantigen exo-antigen
exochorial *e.e.*
Exodontie exodontia
Exoenzym exo-enzyme
Exogamie exogamy
exogen exogenous
Exognathie exognathia
exokrin exocrine, exacrinous
Exon *e.e.*
Exonuklease exonuclease
exonukleolytisch exonucleolytic
Exophorie exophoria
exophthalmisch exophthalmic
Exophthalmus *e.e.*
exophytisch exophytic
Exorzismus exorcism
Exosmose exosmosis
exosmotisch exosmotic
Exospore *e.e.*
Exostose exostosis
exotherm exothermic
exotisch exotic
Exotoxin *e.e.*
Exozytose exocytosis
Expander *e.e.*
expandierbar expandable
expandieren to expand
Expansion *e.e.*
Expansionsdraht expansion wire
Expansionsguss expansion casting
expansiv expansive
Expektorans expectorant
Expektoration expectoration
expektorieren to expectorate
Experiment *e.e.*
Experimentator experimenter
experimentell experimental
experimentieren to experiment
Experte expert
Expertengutachten expert opinion
Explantat explant
Explantation *e.e.*
explantieren to explant
explodieren to explode
Exploration *e.e.*
exploratorisch exploratory
Explosion *e.e.*
Explosionsschock explosion shock
explosiv explosive
Explosivität explosiveness
Exponent *e.e.*
exponieren to expose
Exposition exposure
Expression *e.e.*
exprimieren to express
Exsikkation exsiccation, desiccation
Exsikkose exsiccosis
Exspiration expiration
Exspirationsvolumen expiratory volume
exspiratorisch expiratory
exspirieren to expire
Exspirium expirium
Exstirpation extirpation
exstirpieren to extirpate
Exstrophie exstrophy
Exsudat exudate
Exsudation exudation
Extension *e.e.*
Extensionsbügel extension stirrup
Extensionsvorrichtung extension apparatus
Extensor *e.e.*
extern external
externe Gehirnstimulation external brain stimulation
exterozeptiv exteroceptive
Extinktion extinction
Extorsion *e.e.*
extraalveolär extra-alveolar
extraamniotisch extra-amniotic
extraartikulär extra-articular
extrabulbär extrabulbar
extrachromosomal *e.e.*
Extractum Filicis oleoresin of aspidium
– secalis cornuti fluidum fluidextract of ergot
extraduktal extraductal
extradural *e.e.*
extrafaszial extrafascial
extrafokal extrafocal
extrafoveal *e.e.*
extragastral extragastric

E

extragenital *e.e.*
extrahepatisch extrahepatic
extrahierbar extractable
extrahieren to extract
extrahypophysär extrapituitary
extraintestinal *e.e.*
extrakanalikulär extracanalicular
extrakapillär extracapillary
extrakapsulär extracapsular
extrakardial extracardial
extrakarotideal extracarotideal
extrakavitär extracavitary
extrakoronal extracoronal
extrakorporal extracorporeal
extrakortikal extracortical
extrakranial extracranial
Extrakt extract
Extraktion extraction
Extraktionszange extracting forceps
Extraktor extractor
extralobär extralobar
extraluminal *e.e.*
extralymphatisch extralymphatic
extramaxillär extramaxillary
extramedullär extramedullary
extramitochondrial *e.e.*
extramural *e.e.*
extranodal *e.e.*
extranodulär extranodular
extranukleär extranuclear
extraoral *e.e.*
extraorbital extra-orbital
extraossär extraosseous
extraovariell extraovarian
extrapankreatisch extrapancreatic
extrapapillär extrapapillary
extrapelvin extrapelvic
extraperitoneal *e.e.*
extrapleural *e.e.*
extrapolieren to extrapolate
Extrapolierung extrapolation
extraprostatisch extraprostatic
extrapulmonal extrapulmonary
extrapyramidal *e.e.*
Extrareiz extrastimulus
extrarenal *e.e.*
extraserös extraserous
extraskeletal extrasceletal
extrasphinkterisch extrasphincteric
extrasynovial *e.e.*
Extrasystole *e.e.*, premature beat
–, **supraventrikuläre** supraventricular premature beat
–, **ventrikuläre** ventricular premature beat
–, **Vorhof-** atrial premature beat
extratemporal *e.e.*
extrathyreoidal extrathyroid
extratracheal *e.e.*
extratubar extratubal
extrauterin extra-uterine
Extrauteringravidität extra-uterine pregnancy
extravaginal *e.e.*
Extravasat extravasation
extravaskulär extravascular
extraventrikulär extraventricular
extravertebral *e.e.*
extravertieren to extravert
extravesikal extravesical
extrazellulär extracellular
extraziliär extraciliary
extrem extreme
Extremität extremity
Extremitäten-EKG limb lead E.C.G.
Extremitätenelektrode extremity electrode
Extrinsic-Faktor extrinsic factor
Extroversion *e.e.*
extrovertiert extroverted
Extruder *e.e.*
extrudieren to extrude
Extrusion *e.e.*
Extubation *e.e.*
Extubator *e.e.*
extubieren to extubate
exzentrisch eccentric
Exzess excess
exzessiv excessive
exzidieren to excise, to cut out
Exzipiens excipient
Exzision excision
Exzyklophorie excyclophoria
Ezetimib *e.e.*
E-Zigarette e-cigarette

F

Fab *e.e.*
Fabella *e.e.*
Fabrysche Krankheit Fabry's disease
Fabry-Syndrom Fabry`s syndrome
Facette facet, facing
facettiert faceted
Fachgebietsarzt, Fachgebietsärztin specialist
– **für Anästhesie** anaesthetist (e), anesthetist (a)
– **Augenkrankheiten** ophthalmologist
– **Bakteriologie** bacteriologist
– **Chirurgie** surgeon
– **Frauenkrankheiten** specialist for women's diseases
– **Geschlechtskrankheiten** venereologist
– **Gynäkologie** gynaecologist (e), gynecologist (a)
– **Hals-Nasen-Ohrenleiden** oto-rhinolaryngologist, ENT specialist
– **Hautkrankheiten** dermatologist
– **Hygiene** hygienist
– **Innere Medizin** internist
– **Kinderkrankheiten** paediatrician (e), pediatrician (a)
– **Neurologie** neurologist
– **Orthopädie** orthopaedist (e), orthopedist (a)
– **Pathologie** pathologist
– **Psychiatrie** psychiatrist
– **Radiologie** radiologist
– **Röntgenologie** roentgenologist
– **Urologie** urologist
Fachgebietsweiterbildung special medical training, post-graduate training
Facioliasis *e.e.*
Fachzeitschrift professional journal
FAD (Flavin-Adenin-Dinukleotid) alloxazine adenine dinucleotide (AAD)
Faden thread, filament
Fadenabschneider ligature cutter, thread cutter
fadenbildend thread-forming
Fadeneiterung suppuration of a suture
Fadenfänger ligature catcher
fadenförmig thready, filiform
Fadenführer ligature carrier
Fadengabel ligature fork
Fadenpilz filamentous fungus
Fadenwurm threadworm
Fadrozol fadrozole
fähig able
Fähigkeit ability, aptitude, faculty
fäkal faecal (e), fecal (a)
fäkulent faeculent (e), feculent (a)
fällen (chem.) to precipitate
Fälschung falsification
färbbar tingible, stainable
Färbeindex color index (a), colour index (e)
färben to stain, to dye, to color (a), to colour (e)
Färben staining
Färbeschale staining dish
Färbetechnik staining method
Färbung staining, tinction
Färse heifer
Fäulnis putrefaction
Fäulnisstuhl putrefied stool
Fagopyrismus fagopyrism
Fahrrad-Ergometrie bicycle ergometry
Fahrstuhlschwindel elevation-induced vertigo
Fahrtauglichkeit driving ability
Faktor factor
–**, pathogener** pathogen
–**, thrombozytenaktivierender** platelet activating factor (PAF)
Faktor-Xa-Inhibitor factor Xa inhibitor
Fakultät faculty
fakultativ facultative
Fall (Casus) case
– **(Sturz)** fall
Fallfuß dangle foot
Fallhand wristdrop
Fallotsche Pentalogie pentalogy of Fallot
– **Tetralogie** tetralogy of Fallot
– **Trilogie** trilogy of Fallot
Fallstudie case study
fallsüchtig epileptic
Fallsucht falling sickness, epilepsy
falsch false, spurious
– –**negativ** false-negative
– –**positiv** false-positive
Falte fold
Faltapparat folding apparatus
falten to fold
Faltung plication, folding
Famciclovir *e.e.*
familiär familial
Familienanamnese family case history
Familienplanung family planning
Famotidin famotidine
fanatisch fanatic

Fanconianämie congenital hypoplastic anaemia (e), congenital hypoplastic anemia (a)
Fango *e.e.*
Fangzahn fang, master-tooth
Farad *e.e.*
Faradayscher Käfig Faraday's cage
Faradisation faradization
faradisieren to faradize
faradisch faradic
Farbanpassung (dent.) color matching (a), colour matching (e)
Farbduplexsonographie color coded duplex sonography (a), colour coded duplex sonography (e)
Farbe color (a), colour (e); stain, dye
farbenblind color blind (a), colour blind (e)
farbenblinde Person achromate
Farbenblindheit daltonism, color blindness (a), colour blindness (e)
Farbensinn sense of color (a), sense of colour (e)
Farbentüchtigkeit trichromasy
Farbsehen chromatic vision
Farbstoff dye, stain
Farbstoffverdünnungskurve dye dilution curve
Farmerhaut farmers' skin
Farmerlunge farmers' lung
Farn fern
Farnesyldiphosphat farnesyldiphosphate
Farren bullock
Fasciola hepatica *e.e.*
Fasciolopsiasis *e.e.*
fasen to chamfer
Faser fiber (a), fibre (e)
Faserknorpel fibrocartilage
Fasernetz network
Faseroptik fiberoptics
faseroptisch fiberoptic
Faserwerk network
fassförmiger Thorax barrel chest
Fassungsvermögen capacity
Fasszange grasping forceps
fasten to fast
faszial fascial
Faszie fascia
Fasziektomie fasciectomy
Fasziendoppelung fascial duplication
Faszienfensterung fascial fenestration
Faszienplastik fasciaplasty
Fasziitis fasciitis
Faszikel fasciculus
faszikulär fascicular
Fasziodese fasciodesis
Faszioliasis fascioliasis
Fasziotomie fasciotomy
Faulbrut (veter.) foul brood
Faulecke perlèche
faulen to putrefy
faulig putrid
Faulschlamm sapropel
Fauna *e.e.*
Faust fist
faustgroß with the size of a fist
Faustregel rule of thumb
Favismus favism
Favus *e.e.*, porrigo favosa
Fazadinium *e.e.*
Fazialislähmung facial paralysis, Bell's palsy
Fazialis-Nerv facial nerve
faziobrachial faciobrachial
faziolingual faciolingual
fazioskapulohumeral facioscapulohumeral
faziozervikal faciocervical
Fazioversion facioversion
Febantel *e.e.*
Febarbamat febarbamate
Febris undulans undulant fever
Febuprol *e.e.*
Fechterstellung right anterior oblique projection
Feder (z.B. Uhrfeder) spring
Feder, Vogel- feather
Federklemme spring clamp
Federnallergie feather allergy
Federschloss spring lock
Fedrilat fedrilate
Feersche Krankheit Feer's disease, pink disease
fehlartikulieren to misarticulate
Fehlassimilation malassimilation
Fehlbehandlung malpractice
Fehlbelichtung faulty exposure
Fehlbildung malformation
fehldeuten to misinterpret
Fehldeutung misinterpretation
Fehldiagnose misdiagnosis
Fehlen absence; lack; deficiency
Fehlentwicklung maldevelopment
Fehler fault; defect
Fehlerbereich error range
fehlerhaft faulty; malformed, defective
Fehlernährung subnutrition, malnutrition
Fehlfunktion malfunction, parafunction
Fehlgeburt abortion, miscarriage
–, drohende threatened abortion
–, künstliche induced abortion
–, septische septic abortion
–, verhaltene missed abortion
Fehlguss (dent.) miscast

Fehlhaltung, psychische false attitude
Fehling-Probe Fehling's test
fehlinterpretieren to misinterpret
Fehlinterpretierung misinterpretation
Fehllage (obstetr.) malpresentation
Fehlleistung parapraxis
Fehlstellung malposition; trusion (dent.)
feien (gegen) to make immune (against)
Feigwarze fig wart
Feile file
feilen to file
Feineinstellung fine adjustment
Feinfokus fine focus
Feinnadelbiopsie fine needle biopsy
Feinstfokus ultrafine focus
Feinstruktur fine structure
Felbamat felbamate
Felbinac *e.e.*
Feldbestrahlung field radiotherapy
Feldemission field emission
Feldnephritis war nephritis
Feldstärke field strength
Feldstudie field study
Feldversuch field trial
Fell hide, fell, coat
Fellatio *e.e.*
Felodipin felodipine
Felsenbein petrous bone
Felty-Syndrom Felty's syndrome
Felypressin *e.e.*
Femconazol femconazole
feminisieren to feminize
Feminisierung feminization
femoral *e.e.*
femorofemoral *e.e.*
femorokrural femorocrural
femoropopliteal *e.e.*
femorotibial *e.e.*
Fenbufen fenbufene
Fencamfamin fencamfamine
Fenchel fennel
Fencheltee fennel tea
Fenchon fenchone
Fendilin fendiline
Fenetyllin fenetylline
Fenfluramin fenfluramine
Fenofibrat fenofibrate
Fenoterol *e.e.*
Fenoverin fenoverine
Fenoxypropazin fenoxypropazine
Fenozolon fenozolone
Fenpipramid fenpipramide
Fenproporex *e.e.*
Fenquizon fenquizone
fenstern to fenestrate
Fensterung fenestration
Fentanyl *e.e.*
Fenticonazol fenticonazole
Fenyramidol fenyramidol (a), phenyramidol (e)
Feredetat feredetate
Ferkel pig
Ferment enzyme
fermentativ fermental, zymogenous
fermentieren to ferment
Fermentlehre zymology, enzymology
Fermium *e.e.*
Fernbedienung remote handling
Fernbehandlung absent treatment
Fernbestrahlung teleradiotherapy
Fernbrille distance spectacles
Fernembolie distant embolism
Fernmessung telemetering
Fernmetastase distant metastasis
Fernschmerz referred pain
Fernsehen television
Fernsehkette television chain
fernsichtig long-sighted
Fernthermometer telethermometer
Ferratazelle Ferrata's cell
Ferricytochrom ferricytochrome
Ferrioxamin ferrioxamine
Ferrit ferrite
Ferritin *e.e.*
Ferrizyanid ferricyanide
Ferrizytochrom ferricytochrome
Ferrochelat ferrochelate
Ferrochelatase *e.e.*
Ferrocholinat ferrocholinate
Ferroglyzin ferroglycine
Ferrokinetik ferrokinetics
ferrokinetisch ferrokinetic
Ferrolaktat ferrolactate
Ferrozyanid ferrocyanide
Ferrum reductum reduced iron
Ferse heel
Fersensporn calcaneal spur
Fertigspritze prefilled syringe
Fertilisation fertilization
Ferucarbotrase *e.e.*
Ferulat ferulate
Fessel (veter.) fetlock
Fesselgelenk fetlock joint, pastern joint
fest fast
festhaftend adhesive; tenacious
Festphase solid phase
festsitzend fixed
feststehend fixed
Fetischismus fetishism
Fetischist fetishist

F

Fetischistin fetishist
fetofetal fetofetal (a), foetofoetal (e)
fetomaternal fetomaternal (a), foetomaternal (e)
Fetopathie fetopathy, foetopathy
fetoplazentar fetoplacental, foetoplacental
Fetoprotein *e.e.*
Fetoskopie fetoscopy (a), foetoscopy (e)
fetotoxisch fetotoxic (a), foetotoxic (e)
fett fat
Fett fat
Fettabsaugung liposuction
Fettdepot fat depot
Fettembolie fat embolism
Fettgewebe fatty tissue
Fettgewebeentzündung inflammation of the fatty tissue
Fettherz fatty heart
fettig fatty
Fettleber fatty liver
fettleibig obese
Fettleibigkeit obesity, corpulence
fettlöslich fat-soluble
Fettphanerose lipophanerosis
Fettpneumonie lipid pneumonia
fettspaltend fat splitting
Fettspeicherzelle fat-storing cell
Fettstoffwechsel lipometabolism
Fettstuhl fatty stool
Fettsucht adiposis, adiposity, fatness, obesity, pimelosis
fettsüchtig adipose
Fettzelle fat cell
Fettzirrhose fatty cirrhosis
Fettzylinder fatty cast
Fetuin *e.e.*
feucht moist, wet
Feuchtigkeit moisture, dampness
Feuchtigkeitsgrad humidity
feuerfest fireproof
feuergefährlich highly inflammable
Feuersteinleber brimstone liver
FFS (freie Fettsäuren) non esterified fatty acids (NEFA)
FI (Färbeindex) colo(u)r index (CI)
Fiberendoskopie fiberendoscopy
fiberendoskopisch fiberendoscopic
Fiberoptik fiberoptics
fiberoptisch fiberoptic
Fiberskop fiberscope
fibrillär fibrillary
Fibrille fibril
fibrillieren to fibrillate
Fibrillieren fibrillation
Fibrillose fibrillosis
Fibrin *e.e.*
fibrinös fibrinous
Fibrinogen *e.e.*
fibrinogen fibrinogenic
Fibrinogenopenie fibrinogenopenia
fibrinoid *e.e.*
Fibrinokinase *e.e.*
Fibrinolyse fibrinolysis
Fibrinolysin *e.e.*
Fibrinolysokinase *e.e.*
fibrinolytisch fibrinolytic
Fibrinopenie fibrinopenia
Fibrinpeptid fibrinopeptide
Fibroadenie fibroadenia
Fibroadenom fibroadenoma
fibroareolär fibroareolar
Fibroblast *e.e.*
Fibroblastom fibroblastoma
Fibroelastose fibroelastosis
Fibroepitheliom fibroepithelioma
fibrös fibrous
Fibrogliom fibroglioma
Fibrohistiozytom fibrohistiocytoma
fibrohyalin fibrohyaline
fibroid *e.e.*
fibrokartilaginös fibrocartilaginous
Fibrokarzinom fibrocarcinoma
Fibrokeratom fibrokeratoma
fibrolamellär fibrolamellar
Fibrolipom fibrolipoma
Fibrolysin *e.e.*
Fibrom fibroma
fibromatös fibromatous
Fibromatose fibromatosis
fibromuskulär fibromuscular
Fibromyalgie fibromyalgia
Fibromyom fibromyoma
fibromyxoid *e.e.*
Fibromyxom fibromyxoma
Fibromyxosarkom fibromyxosarcoma
Fibronectin *e.e.*
Fibroneurom fibroneuroma
Fibroosteoklasie fibro-osteoclasia
Fibroostitis fibro-osteitis
Fibroplasie fibroplasia
Fibroplastin *e.e.*
fibroplastisch fibroplastic
Fibropsammom fibropsammoma
Fibrosarkom fibrosarcoma
Fibrose fibrosis
Fibrositis *e.e.*
fibrozystisch fibrocystic
Fibrozyt fibrocyte
fibular *e.e.*
Fichtennadelbad pine needles bath

Fieber fever, pyrexia
– **der Mittelmeerländer, familiär gehäuft auftretendes** familial Mediterranean fever
–, **hitziges** ague
–, **Katayama-** Katayama fever
–, **Krim-Kongo-** crimean-Congo fever
–, **Lassa** Lassa fever
–, **Marburg** Marburg fever
– **ungeklärter Ursache** fever of undetermined origin (F.U.O.)
Fieberabfall defervescence,decline of fever
Fieberanfall attack of fever
Fieberanstieg increase of fever, fervescense
fiebererzeugend febrifacient
fieberhaft febrile, pyrexial
Fieberhitze fever heat
fieberkrank feverish
Fieberkurve temperature graphic chart
Fiebermittel febrifuge, antipyretic
fiebern to be in a fever
fiebersenkend febrifugal
Fiebertherapie fever therapy
Fieberthermometer clinical thermometer
Fiebertraum feverish dream
fiebrig febrile
filamentös filamentous
Filaria bancrofti Wuchereria bancrofti
Filaria loa Loa loa
Filariasis *e.e.*
Filarie filaria
Filgrastim *e.e.*
filial *e.e.*
filiform *e.e.*
Film *e.e.*
Filmbeschriftung film marking
Filmbetrachtungsgerät film viewer
Filmdosimeter film badge
Filmempfindlichkeit film sensitivity
Filmentwicklung film development
Filmentwicklungsmaschine x-ray processor
Filmformat film size
Filmhalter film holder
Filmtrockengestell film drying rack
Filmtrockner film dryer
Filmwechsler film changer
Filter *e.e.*, strainer
Filterpapier filter paper
filtrabel filtrable
Filtrat filtrate
Filtration *e.e.*
filtrierbar filtrable
filtrieren to filter, to strain
Filtrierpapier filter paper
Filtrierpumpe filter pump
Filtrierung filtration, strain
Filzlaus crab louse
Filzlausbefall phthiriasis inguinalis
Fimbrie fimbria
Fimbriolyse fimbriolysis
final *e.e.*
Finasterid *e.e.*
Finder seeker
Finger *e.e.*
Fingerabdruck fingerprint, dactylogram
Fingeragnosie fingeragnosia
Fingergelenk finger joint
Fingerhut (botan.) foxglove
Fingerknöchelpolster knuckle pads
Fingerling finger stall
Fingernägelbeißen nail biting
Fingernagel fingernail
Finger-Nasen-Versuch finger-nose test
Finger, schnellender trigger finger
Fingerschützer finger protector
Fingerspitze finger tip
Fingerverwachsung webbed fingers
fingieren to feign
Finierbohrer finishing bur
finieren to finish
Finierer finisher
Finierfeile finishing file
Finierinstrument finishing instrument
Finne (med.) larva
Finsen-Lampe Finsen lamp
Fipexid fipexide
Fischaugensyndrom fish eye syndrome
Fischmaulschnitt fishmouth incision
Fischvergiftung fish poisoning
Fischwirbel fish vertebra
Fissur fissure
Fissurenbohrer fissure bur
Fistel fistula
–, **arteriovenöse** arteriovenous fistula
Fistelbildung fistulization
Fistulektomie fistulectomy
fistulös fistulous
Fistulographie fistulography
Fistulotomie fistulotomy
Fixator *e.e.*
Fixierbad fixing bath
fixieren to fix
Fixiermittel fixative, fixing agent
Fixierpinzette fixation forceps
Fixierung fixation
Fixiervorrichtung fixation device
Flachbrust flat chest
Flachmeißel chisel
Flachrücken flat back
Flachschraube flat screw
flachzellig planocellular

Fläche area
Flächenvektor spatial vector
Fläschchen vial
Flagellata *e.e.*
Flagellation *e.e.*
Flagellin *e.e.*
Flammenphotometer flame photometer
Flammenphotometrie flame photometry
flammenphotometrisch flame photometric
flammig flamelike
Flanellbinde flannel bandage
Flanke flank
Flankenschnitt dorsolumbar incision
Flasche bottle
Flaschenkind bottle-fed infant
Flaschenverschluss bottle stopper
Flattern flutter
Flattertremor asterixis
Flatulenz flatulence
Flavan *e.e.*
Flavanon flavanone
Flavin *e.e.*
Flavobacterium *e.e.*
Flavodoxin *e.e.*
Flavon *e.e.*
Flavonat flavonate
Flavonoid *e.e.*
Flavonolignan flavonolignane
Flavoprotein *e.e.*
Flavoxat flavoxate
Flecainid flecainide
Flechsigsches Bündel Flechsig's fasciculus
Flechte tetter, lichen
flechtenartig serpiginous
Fleck spot, patch, tache, dot
–, blinder blindspot
Fleckfieber typhus fever
–, murines flea-borne typhus, murine typhus
fleckfieberartig typhous
fleckfieberförmig typhous
Flecktyphus typhus fever
fleckig spotted, tachetic
Fleisch flesh
–, wildes proud flesh
Fleischbeschau meat inspection
Fleischbeschauer inspector of butcher's meat
Fleischbrühe broth
Fleischerscher Kornealring Fleischer's corneal ring
Fleischerscher Ring Fleischer's ring
fleischfreie Kost meatless diet
fleischfressend carnivorous
Fleischfresser carnivore
fleischig carneous
Fleischkost meat diet
Fleischmole carneous mole
Fleroxacin *e.e.*
flexibel flexible, pliable
Flexibilität flexibility
Flexion *e.e.*
Flexner-Bazillus Flexner's bacillus
Flexor *e.e.*
Flexur flexure
Flexura hepatica hepatic flexure
Flexura lienalis splenic flexure
Flexura sigmoidea sigmoid flexure
Fliederblüte elderblossom
Fliege fly
Fliegenpilz fly agaric
Fliegerkrankheit plane sickness, aviators' disease
fliegertauglich airworthy
Fließeigenschaft flow property
Fließgleichgewicht steady state
Fließmittel (chromatograph.) solvent system
Fließpapier blotting paper
Flimmerepithel ciliated epithelium
Flimmerflattern fibrillo-flutter
flimmern to fibrillate; to flicker
Flimmern fibrillation; flicker
Flimmerskotom flimmer scotoma
Flintsches Geräusch Flint's murmur
Floccilegium floccilation
Flocke flake
Flockenlesen floccilation, floccilegium
flockig flaky
Flockung flocculation
Flockungsreaktion flocculoreaction
Floh flea
floppy valve *e.e.*
Flora *e.e.*
Florenal *e.e.*, fluorenal
florid *e.e.*
Flotation *e.e.*
Flottieren flotation
Floxacin *e.e.*
Fluacizin fluacizine
Flubendazol flubendazole
Fluclorolon fluclorolone
Fluconazol fluconazole
Flucytosin flucytosine
Fludarabin fludarabine
Fludrocortison fludrocortisone
Fludroxycortid fludroxycortide, flurandrenolide
flüchtig (chem.) volatile
–, leicht easily volatile
–, schwer sparingly volatile
Flügel wing

Flügelbissfilm bitewing
Flügelfell pterygium
Flügelkanüle butterfly cannula
Flügelplatte wing-shaped plate
flüssig liquid, fluid
Flüssigkeit liquid, fluid, humor (a), humour (e)
Flüssigkeitsansammlung fluid collection
Flüssigkeitschromatograph liquid chromatograph
Flüssigkeitschromatographie liquid chromatography
Flüssigkeitsersatz fluid substitution
Flüssigkeitslunge fluid lung
Flüssigkeitsretention fluid retention
Flüssigkeitsspiegel level of the fluid
Flüssigkeitsszintillationszählung liquid scintillation counting
Flüssigkeitsverlust fluid loss
Flüssigkristallthermographie liquid crystal thermography
Flüssigkultur liquid culture
Flüssigstickstoff liquid nitrogen
flüstern to whisper
Flüsterprobe whisper test
Flüstersprache whispering speech
Flufenamat flufenamate
Flugtüchtigkeit airworthiness
Fluidextrakt fluidextract (a), liquid extract (e)
Fluidographie fluidography
fluidographisch fluidographic
Fluktuation fluctuation
fluktuieren to fluctuate
fluktuierend fluctuant
Flumazenil *e.e.*
Flumethason flumethasone
Flumethiazid flumethiazide
Flunarizin flunarizine
Flunisolid *e.e.*
Flunitrazepam *e.e.*
Fluoangiographie fluoangiography
Fluocinolon fluocinolone
Fluocortin fluocortine
Fluocortolon fluocortolone
Fluor (Element) fluorine
– albus leukorrhea (a), leukorrhoea (e)
Fluoranil *e.e.*
Fluorbensid fluorbenside
Fluorchlorkohlenwasserstoff fluorochlorohydrocarbon
Fluordesoxyglucosetest (roentg.) fluordesoxyglucose test
Fluoren fluorene
Fluorenal *e.e.*
Fluorenon fluorenone
Fluorenylazetamid fluorenylacetamide
Fluoreszein fluorescein
Fluoreszenz fluorescence
Fluoreszenzspektroskopie fluorescence spectroscopy
fluoreszieren to fluoresce
Fluorid fluoride
Fluoridierung fluoridation
fluorieren to fluorinate
Fluorierung fluorination
Fluorit fluorit
Fluorkohlenstoff fluorocarbon
Fluoroapatit fluoroapatite
Fluoroazetat fluoroacetate
Fluoroborat fluoroborate
Fluorocaptopril *e.e.*
Fluorochinolon fluoroquinolone
Fluorochromierung fluorescent staining
Fluorodesoxyglukose fluorodesoxyglucose
Fluorodesoxythymidin fluorodeoxythymidine
Fluorodesoxyuridin fluorodeoxyuridine
Fluorodopa *e.e.*
Fluorohydrocortison fluorohydrocortisone
Fluoroimmunoassay *e.e.*
Fluorometholon fluorometholone
Fluorophosphat fluorophosphate
Fluoroprednisolon fluoroprednisolone
Fluoropyrimidin fluoropyrimidine
Fluorose fluorosis
Fluoroskopie fluoroscopy
fluoroskopisch fluoroscopic
Fluorouracil *e.e.*
Fluorozyt fluorocyte
Fluorozytosin fluorocytosine
Fluorvergiftung fluorosis
Fluoxacin *e.e.*
Fluoxamin fluoxamine
Fluoxetin fluoxetine
Flupentixol *e.e.*
Fluphenazin fluphenazine
Flupirtin flupirtine
Flupredniden fluprednidene
Fluran flurane
Flurazepam *e.e.*
Flurocitabin flurocitabine
Flurophat flurophate
Flurotyl *e.e.*
Fluroxen fluroxene
Flush *e.e.*
Fluspirilen fluspirilene
Fluss flow; flux
Flussmesser flowmeter
Flussmittel flux, fluxing agent

F

Flussspat fluor-spar
Flutamid flutamide
Fluticason fluticasone
Fluvastatin *e.e.*
Fluvograph *e.e.*
Fluvographie fluvography
fluvographisch fluvographic
Fluvoxamin fluvoxamine
Fluxometrie fluxometry
fluxometrisch fluxometric
Fluzytosin flucytosine
Förderung furtherance, facilitation
Förstersche Operation Förster's operation
fötal fetal (a), foetal (e)
fötid fetid (a), foetid (e)
fötomaternal fetomaternal (a), foetomaternal (e)
Fötopathie fetopathy (a), foetopathy (e)
fötoplazentar fetoplacental (a), foetoplacental (e)
Fötoprotein fetoprotein
Fötor fetor (a), foetor (e)
Fötoskopie fetoscopy (a), foetoscopy (e)
fötotoxisch fetotoxic (a), foetotoxic (e)
Fötus fetus (a), foetus (e)
Fohlen foal
fohlen to foal
fokal focal
Fokalinfektion focal infection
Fokaltoxikose focal toxicosis
Fokus focus
Fokus-Filmabstand focus-film distance
Fokus-Objektabstand focus-object distance
Fokus-Schirmabstand focus-screen distance
fokussieren to focus
Fokussierung focussing
Folat folate
Folgeerscheinung sequela, sequel
Folgerung inference, conclusion, deduction; implication
Folie foil
Folienabdruck foil impression
Folienträger foil carrier
Folinat folinate
Folinerin *e.e.*
Folliculitis decalvans *e.e.*
Follikel follicle
Follikelhormon follicular hormone
Follikelphase proliferative stage
Follikelreifungshormon follicle-stimulating hormone
follikulär follicular
Follikulitis folliculitis
Fomivirsen fomivirsene
Fomocain fomocaine
Fondaparinux *e.e.*
Fontanelle fontanel, fontanelle
Forage *e.e.*
Foramen *e.e.*
Foraminotomie foraminotomy
forbidden clones *e.e.*
forciert forced
forensisch forensic
Form *e.e.*, pattern
Formaldehyd formaldehyde
Formamid formamide
Formamidase *e.e.*
Formamidin formamidine
Format size
Formation *e.e.*
Formband (dent.) matrix band
Formebolon formebolone
Formel formula
Formelsammlung formulary
Formiat formate
Formilase *e.e.*
Formiminotransferase *e.e.*
Forminitrazol forminitrazole
Formolgelreaktion formolgel reaction
Formoterol *e.e.*
Formothion *e.e.*
Formular form,blank,schedule
Formyl *e.e.*
Formylase *e.e.*
Formylglutamat formylglutamate
Formylkynurenin formylkynurenine
Formyltransferase *e.e.*
Fornikotomie fornicotomy
forschen to investigate
Forscher investigator
Forschung investigation, research
Forschungslabor research laboratory
Fortbewegung locomotion
Fortbildung advanced training, continuing education, post-graduate studies
fortdauernd perpetual
fortlaufend continuous
fortpflanzen to propagate
Fortpflanzung propagation, reproduction
–, medizinisch unterstützte medically-assisted procreation (MAP)
Fortpflanzungs… reproductive
Fortsatz process
fortschreiten to advance, to progress
fortschreitend (langsam/rasch) (slowly/rapidly) progressive
Fortschritt progress
Fortschritte advances
Foscarnet *e.e.*
Fosfat fosfate, phosphate

Fosfestrol *e.e.*
Fosfomycin *e.e.*
Fosinopril *e.e.*
Fosmidomycin *e.e.*
Fotemustin fotemustine
Fovea *e.e.*
foveal *e.e.*
Foville-Syndrom Foville's syndrome
Fowlersche Lösung Fowler's solution
Fox-Fordycesche Krankheit Fox-Fordyce disease
Fräse reamer (dent.); milling tool, fraise
fräsen to mill
fragil fragile
Fragilität fragility
Fragilozyt fragilocyte
Fragment *e.e.*
Fragmentation *e.e.*
Fraktion fraction
fraktionieren to fractionate
fraktioniert fractional
Fraktionierung fractionation
Fraktur fracture
–, **Abschälungs-** cleavage fracture
–, **Abspreng,** chip fracture
–, **Bennettsche** Bennett's fracture
–, **Biegungs-** bending fracture
–, **Cooper-** Cooper's fracture
–, **Eierschalen-** eggshell fracture
–, **einfache** simple fracture
–, **eingekeilte** impacted fracture
–, **Ermüdungs-** fatigue fracture
–, **extraartikuläre** extra-articular fracture
–, **extrakapsuläre** extracapsular fracture
–, **Gelenk-** joint fracture
–, **Gosselinsche** Gosselin's fracture
–, **Grünholz-** greenstick fracture
–, **Impressions-** depressed fracture
–, **intrakapsuläre** intracapsular fracture
–, **komplizierte** compound fracture
–, **komplizierte Splitter-** compound comminuted fracture
–, **Längs-** longitudinal fracture
–, **Loch-** buttonhole fracture
–, **Marsch-** march fracture
–, **Monteggia –** Monteggia's fracture
–, **offene** open fracture
–, **periartikuläre** periarticular fracture
–, **pertrochantere** pertrochanteric fracture
–, **Quer-** transverse fracture
–, **Quetsch-** contusion fracture
–, **Schipper-** navvy's fracture (e), clay-shovelers' fracture (a), clay-shovellers' fracture (e)
–, **Schuss-** gunshot fracture
–, **Splitter-** comminuted fracture
– **Spontan-** spontaneous fracture
–, **Stieda-** Stieda's fracture
–, **Spiral-** spiral fracture
–, **subkapitale** subcapital fracture
–, **suprakondyläre** supracondylar fracture
–, **Trümmer-** comminuted fracture
Frambösie frambesia (a), framboesia (e), pian, buba, yaws
Frambösie-Exanthem yaw
Framycetin *e.e.*
Franceschetti-Zwahlen-Syndrom mandibulofacial dysostosis
Franciselle francisella
Francium *e.e.*
Frangulin *e.e.*
Frankenhäusersches Ganglion Frankenhäuser's ganglion
Frankfurter Horizontale Frankfort horizontal plane
Franzbranntwein mentholated camphor, French brandy
Fraß (med.) caries
Frauenarzt, Frauenärztin specialist for women's diseases, gynaecologist (e), gynecologist (a)
Frauenheilkunde gynaecology (e), gynecology (a)
Frauenklinik women's clinic
Frauenkrankheit women's disease
Frauenmilch human milk
Fraunhofersche Linie Fraunhofer's line
Fraxiparin *e.e.*
Fra-X-Syndrom fragile X syndrome
Freiendprothese (dent.) free-end artificial denture
freigeben to release
freilegen to denude, to uncover
Freilegung denudation
freiliegend exposed
Freiluft open air
Freiname (eines Medikamentes) generic name (of a drug)
Freische Probe Frei test
freisetzen to set free, to liberate, to release
Freisetzung liberation, release
freiwillig voluntary
Fremdanamnese objective anamnesis
Fremdbestandteil foreign ingredient
Fremdkeim contaminating germ
Fremdkörper foreign body
Fremdkörperzange foreign body removing forceps
Fremdneurose exogenous neurosis
Fremdreflex exteroceptive reflex
Fremdstoff alien substance

F

Fremitus *e.e.*
Frenulotomie frenulotomy
Frenzelbrille Frenzel goggles
frequent *e.e.*
Frequenz frequency
frequenzabhängig frequency-dependent
fressen (veter.) to eat
Fressgier voracity
fressgierig voracious
Fressreflex fressreflex
Fressstörung (veter.) eating disorder
Fresszelle phagocyte
Frettchen ferret
Freudscher Versprecher freudian slip
frieren to be cold, to feel cold
frigid *e.e.*
Frigidität frigidity
Friktion friction
Friktionismus frotteurism
Frischblut fresh blood
Frischzelle live cell
Fröhlich-Syndrom adiposogenital syndrome
frösteln to shiver, to feel chilly
Frösteln chill
fröstelnd chilly
frontal *e.e.*
Frontalebene frontal plane
Frontallappen frontal lobe
frontobasal *e.e.*
frontonasal *e.e.*
frontookzipital fronto-occipital
frontoparietal *e.e.*
frontotemporal *e.e.*
frontozygomatisch frontomalar
Frontzahn anterior tooth
Frosch frog
Froschbauch frog belly
Froschgesicht frog face
Froschherz frog heart
Frostbeule chilblain, congelation
frottieren to rub
Frovatriptan *e.e.*
Frucht fruit
Frucht (obstetr.) fetus (a), foetus (e)
fruchtbar fertile
– machen to fertilize
Fruchtbarkeit fertility, fecundity
Fruchtblase amniotic sac
Fruchteinstellung presentation
Fruchthaltung attitude of the child in the uterus
Fruchtschädigung fetal distress, fetopathy (a), foetopathy (e)
Fruchttod fetal death (a), foetal death (e)
Fruchttötung aborticide
Fruchtwasser liquor amnii, amniotic fluid
Fruchtzucker fructose
früh early
Frühantigen early antigen
Frühbehandlung early treatment
frühdiastolisch early diastolic
Frühentdeckung early detection
Früherkennung early detection
frühgeborenes Kind premature infant
Frühgeburt premature birth
Frühjahrskonjunktivitis vernal conjunctivitis
Frühjahrsmüdigkeit vernal fatigue
frühkindlich early infantile
Frühoperation early surgical intervention
frühreif precocious
Frühreife precociousness
Frühschwangerschaft early pregnancy
Frühsommermeningoenzephalitis spring-summer encephalitis
Frühstadium early stage
Fruktofuranosidase fructofuranosidase
Fruktokinase fructokinase
Fruktolyse fructolysis
Fruktose fructose
Fruktosurie fructosuria
frustran frustrane
Frustration *e.e.*
FSH (follikelstimulierendes Hormon) follicle stimulating hormone
FSME (Frühsommermeningoenzephalitis) Central European encephalitis (CEE), spring-summer encephalitis
FETA-Abs-Test (Fluoreszenz-Treponema-pallidum-Antikörper-Absorptionstest) fluorescence treponema pallidum antibody absorption test
Ftalofyn ftalofyne
Fuadin *e.e.*
Fuberidazol fuberidazole
Fuchsin *e.e.*
fuchsinophil fuchsinophilous
Fuconat fuconate
Fucopentaose *e.e.*
Fucosamin fucosamine
Fucose *e.e.*
Fucosedehydrogenase *e.e.*
Fucosid fucoside
Fucosidase *e.e.*
Fucosidose fucosidosis
Fucosyllaktose fucosyllactose
Fucosyltransferase *e.e.*
fühlen to feel
Fühler tentacle (zool.); sensor
Führungsdraht guide wire

füllen to fill
Füllkörper filling cell
Füllung filling
Füllungsdefekt filling defect
Füllungsdruck filling pressure
Füllungszeit filling time, filling phase
fünfgliedrig five-membered
Fünfjahresheilung five year cure
Fünfling quintuplet
Fünftagefieber trench fever
fünfwertig pentavalent
Fürsorge care, welfare
Fürsorgeerziehung welfare education
Fürsorger(in) social worker
Fütterung feeding
Fuge juncture, seam
Fugue *e.e.*
Fukos… siehe:/see: Fucos…
Fulguration *e.e.*
fulminant *e.e.*
Fumagillin *e.e.*
Fumarase *e.e.*
Fumarat fumarate
Fumigation *e.e.*
Fundament *e.e.*
fundamental *e.e.*
Fundektomie fundectomy
Fundoplicatio *e.e.*
Fundus *e.e.*
Funduskop funduscope
Funduskopie funduscopy
funduskopisch funduscopical
Fungämie fungaemia (e), fungemia (a)
fungistatisch fungistatic
fungizid fungicidal
Fungizid fungicide
fungös fungous
Fungus *e.e.*
Funiculus spermaticus spermatic cord
funikulär funicular
funikuläre Myelose funicular myelosis
Funikulitis funiculitis
Funikulus funiculus
Funktion function
funktionell functional
funktionieren to function, to work, to act
Funktionsdiagnostik functional diagnostics
Funktionskreis functional circle
Funktionspfleger (male) clinical nurse specialist
Funktionsprüfung function test
Funktionsschwester clinical nurse specialist
Funktionsstörung functional disturbance
Furaltadon furaltadone
Furan *e.e.*
Furanocumarin furanocoumarin
Furanon furanone
Furanose *e.e.*
Furanosid furanoside
Furazolidon furazolidone
Furazon furazone
Furche furrow, groove
furchen to furrow
Furcht fear
Furchung furrowing, segmentation, cleavage
Furetonid furetonide
Furoat furoate
Furosemid furosemide
Fursultiamin fursultiamine
Furunkel furuncle
furunkulös furuncular
Furunkulose furunculosis
Furylalanin furylalanine
Fusafungin fusafungine
Fuscin *e.e.*
Fuselöl fusel oil
Fusidat fusidate
fusiform *e.e.*
Fusion *e.e.*
fusion protein Fusionsprotein
Fusobacterium fusiforme *e.e.*
Fusoborreliose fusoborreliosis
fusospirillär fusospirillary
Fuß foot
Fuß- und Handpflege chiropody
Fuß verstauchen, den to sprain the foot
Fußbad footbath
Fußballen ball of the foot
Fußballenentzündung bunion
Fußekzem (veter.) scratches
Fußgelenk ankle
Fußgewölbe plantar arch
Fußhebel pedal lever
Fußklonus ankle clonus
Fußpflege podiatry
Fußpfleger(in) podiatrist
Fußpuder foot powder
Fußpuls pedal pulse
Fußrücken back of the foot
Fußschalter pedal switch
Fußsohle sole (of the foot)
Fußstütze foot support
Fußwurzel tarsus (of the foot)
Fuszin fuscin
Futter (dent.) chuck
Futurologie futurology

G

Gabapentin *e.e.*
Gabel fork
Gabelrippe branched rib
Gabelung furcation
Gabexat gabexate
GABS (Gammaaminobuttersäure) gammaaminobutyric acid (GABA)
Gadolinium *e.e.*
gähnen to yawn
Gähnen yawning
Gähnkrampf chasma, yawning fit
Gänsehaut goose flesh
Gärung fermentation, zymosis
Gärungsdyspepsie fermentative dyspepsia
Gärungsprobe fermentation test
galaktagog galactagogue
Galaktagogum galactagogue
Galaktan galactane
Galaktase galactase
Galaktit dulcitol
Galaktoflavin galactoflavin
Galaktographie galactography
galaktographisch galactographical
Galaktokinase galactokinase
Galaktolipid galactolipid
Galaktopoese galactopoiesis
Galaktorrhö galactorrhea (a), galactorrhoea (e)
Galaktosämie galactosaemia (e), galactosemia (a)
Galaktosamin galactosamine
Galaktosaminyltransferase galactosaminyltransferase
Galaktose galactose
Galaktosebelastungsprobe galactose tolerance test
Galaktosetoleranz galactose tolerance
Galaktosid galactoside
Galaktosidase galactosidase
Galaktosurie galactosuria
Galaktosyl galactosyl
Galaktosylhydroxylysyl galactosylhydroxylysyl
Galaktosyltransferase galactosyltransferase
Galaktozerebrosid galactocerebroside
Galaktozerebrosidose galactocerebrosidosis
Galantamin galantamine
Galenik galenism
galenisch galenic
galenisches Mittel galenic
Galeotomie galeotomy
Gallamin gallamine
Gallat gallate
Galle gall, bile
Gallen (veter.) wind gall, vessignon
Gallenbildung cholopoiesis
Gallenblase gallbladder
Gallenfarbstoff bile pigment
Gallenfieber bilious fever
Gallenfistel biliary fistula
Gallengang biliferous duct
Gallengangsdrainage cholangio-drainage
Gallengangskarzinom cholangiocarcinoma
Gallenkolik biliary colic
Gallenpulver bile powder
Gallensalz bile salt
Gallenstein gallstone
Gallensteinfasszange gallstone forceps
Gallentrakt biliary tract
Gallenwege biliary ducts
Gallerte jelly, gelatin
gallertig gelatinous, gelatiniform
Gallertkrebs gelatiniform carcinoma
gallig bilious
galliges Erbrechen cholemesis
Gallium *e.e.*
Gallopamil *e.e.*
Galmei calamine
Galopprhythmus gallop rhythm
Galtonsche Pfeife Galton's whistle
galvanisch galvanic
Galvanisierbad electroplating bath
galvanisieren to galvanize
Galvanisierung galvanization
Galvanokaustik galvanocautery
Galvanometer *e.e.*
galvanotaktisch galvanotactic
Gambiafieber Gambian horse sickness
Gamet gamete
Gametogonie gametogony
Gametopathie gametopathy
Gametophyt gametophyte
Gametozyt gametocyte
Gammaglobulin gamma globulin
Gamma-GT (Gamma-Glutamyltranspeptidase) gamma glutamyl transpeptidase
Gammakamera gamma camera
Gammaspektrometrie gamma ray spectrometry
Gammastrahl gamma ray
Gammastrahler gamma emitter
Gammatron *e.e.*
Gammawelle gamma wave
Gammopathie gammopathy

Gamon gamone
Ganciclovir *e.e.*
Gang (Durchgang) duct, track, passage
Gang (Gehen) gait
–, ataktischer ataxic gait
–, schlurfender shuffling gait
–, schwankender reeling gait
–, Stepper- steppage gait
–, watschelnder waddling gait
–, zirkulärer circus movement
Gangart gait
Gangliektomie gangliectomy
Ganglienblocker ganglionic blocking agent
Ganglienzelle ganglion cell, gangliocyte
Gangliogliom ganglioglioma
Gangliom ganglioma
Ganglion *e.e.*
– Gasseri gasserian ganglion
– stellatum stellate ganglion
ganglionär ganglionic
Ganglionektomie ganglionectomy
Ganglioneuroblastom ganglioneuroblastoma
Ganglioneurom ganglioneuroma
Ganglionitis *e.e.*
Ganglioplegikum ganglioplegic
ganglioplegisch ganglioplegic
Gangliosid ganglioside
Gangliosidose gangliosidosis
Gangliozyt gangliocyte
Gangosa *e.e.*, rhinopharyngitis mutilans
Gangrän gangrene
gangränös gangrenous
Gangsystem ductal system
Ganzglasspritze all-glass syringe
Ganzheit entirety
ganzkörperbestrahlt total-body-irradiated
Ganzkörperbestrahlung total-body irradiation
Ganzkörper-Computertomographie whole-body computed tomography
Ganzpackung full pack
Gapicomin gapicomine
Gardnerelle Gardnerella
Gargoylismus gargoylism
Garlandsches Dreieck Garland's triangle
Garn yarn
Gas *e.e.*
Gas-Analysator gas analyzer
Gas-Analyse gas analysis
gasartig gaseous
Gasaustausch gas exchange
Gasbazillus Clostridum welchii
Gasbrand gas gangrene
Gas-Chromatograph gas chromatograph
Gas-Chromatographie gas chromatography
gaschromatographisch gas chromatographical
Gasflasche gas cylinder
gasförmig gaseous
Gasgangrän gas gangrene
Gasgangränantitoxin gas gangrene antitoxin
gasgefüllt gas-filled
Gassersches Ganglion gasserian ganglion
Gastralgie gastralgia
gastralgisch gastralgic
Gastrektasie gastrectasis
Gastrektomie gastrectomy
gastrektomieren to gastrectomize
Gastrin *e.e.*
Gastrinom gastrinoma
gastrisch gastric
Gastritis *e.e.*
gastritisch gastritic
Gastrocamera *e.e.*
Gastrodisciasis *e.e.*
Gastrodiscoides *e.e.*
gastroduodenal *e.e.*
Gastroduodenitis *e.e.*
Gastroduodenostomie gastroduodenostomy
Gastroenteritis *e.e.*
gastroenteritisch gastroenteritic
Gastroenterokolitis gastroenterocolitis
Gastroenterologe gastroenterologist
Gastroenterologie gastroenterology
Gastroenterologin gastroenterologist
gastroenterologisch gastroenterological
Gastroenteroptose gastroenteroptosis
Gastroenterostomie gastroenterostomy
Gastrogastrostomie gastrogastrostomy
gastrogen gastrogenic
gastrojejunal *e.e.*
Gastrojejunostomie gastrojejunostomy
Gastrokamera gastrocamera
gastrokardial gastrocardiac
gastrokinetisch gastrokinetic
gastrokolisch gastrocolic
Gastrokolostomie gastrocolostomy
gastrolienal *e.e.*
Gastron gastrone
gastroösophageal gastroesophageal (a), gastro-oesophageal (e)
Gastroparese gastroparesis
gastroparetisch gastroparetic
Gastropathie gastropathy
gastropathisch gastropathic
Gastropexie gastropexy
Gastrophiliasis *e.e.*
gastrophrenisch gastrophrenic
Gastroplastik gastroplasty

G

Gastroplegie gastroplegia
Gastroplicatio *e.e.*
Gastroptose gastroptosis
Gastroskop gastroscope
Gastroskopie gastroscopy
gastroskopieren to examine by the gastroscope
gastroskopisch gastroscopic
Gastrostomie gastrostomy
Gastrosukkorrhö gastrosuccorrhea (a), gastrosuccorrhoea (e)
Gastrotomie gastrotomy
Gastrula *e.e.*
Gastrulation *e.e.*
Gatifloxacin *e.e.*
Gattung species, sort, kind
Gauchersche Krankheit Gaucher's disease
Gaumen, (harter/hoher/weicher) hard/gothic/soft palate
Gaumenbogen palatal arch
Gaumengeschwulst (veter.) lampas, lampers, inflamed gums
Gaumengewölbe palatal vault
Gaumenindex palatal index
Gaumenmandel faucial tonsil
Gaumenplastik palatoplasty, uranoplasty
Gaumenplatte (eines künstlichen Gebisses) base (of an artificial denture)
Gaumensegel palatal velum
Gaumensegellähmung uranoplegia
Gaumenspalte cleft palate
Gay-Lussacsches Gesetz Gay-Lussac's law
Gaze gauze
Gazestreifen gauze strip
G.E. (Gastroenterostomie) gastroenterostomy
Gebärde gesture
gebären to give birth
Gebären childbirth, accouchement, labor (a), labour (e), parturition
gebärend parturient
Gebärende parturient
Gebärmutter uterus, womb
Gebärmutterhals neck of the womb
Gebärmutterplastik uteroplasty
Gebiet area
Gebietsärztin, Gebietsarzt siehe:/see: Fachgebietsarzt
Gebilde formation
Gebiss teeth
Gebiss, bleibendes permanent teeth
Gebiss, festsitzendes künstliches fixed artificial denture
Gebiss, herausnehmbares removable denture
Gebiss, künstliches artificial denture
Gebiss, Milch- milk teeth
Gebiss, natürliches teeth
gebläht tympanous, puffed
Gebläse blower
gebogen curved
Gebrechen fault, defect
gebrechlich frail, infirm
Gebrechlichkeit frailness, infirmity
Gebühr fee
gebührenpflichtig verwarnen to sanction
Geburt childbirth, parturition, delivery, birth
–, schmerzlose anodinia, painless childbirth
Geburtenhäufigkeit natality
Geburtenkontrolle birth control
Geburtenrückgang falling birth rate
Geburtenüberschuss excess of births
Geburtenziffer birth rate
Geburtsakt childbirth, labor (a), labour (e)
Geburtsanzeigepflicht compulsory notice of births
Geburtsbeginn engagement
Geburtseinleitung induction of delivery
Geburtsfehler connatal anomaly, birth defect
Geburtsgewicht birthweight
Geburtshelfer obstetrician
Geburtshelferhand obstetrician's hand
Geburtshelferin obstetrician
Geburtshilfe obstetrics
geburtshilflich obstetrical
Geburtshindernis dystocia, difficulty in delivery
Geburtsjahr year of birth
Geburtskanal birth canal
Geburtslähmung birth palsy
Geburtstermin date of birth
Geburtstrauma birth trauma
Geburtsvorgang parturition
Geburtswehe pain in labor (a), pain in labour (e)
Geburtszange midwifery forceps
Geburtsziffer birth rate
Gedächtnis memory, recollection
Gedächtnislücke gap of memory
Gedächtnisschwäche weakened memory
Gedächtnisstörung dysmnesia
Gedächtnisverlust lethe, amnesia
Gedächtniszelle memory cell
Gedanke thought, idea
Gedankenflucht flight of ideas
Gedankenlesen thought reading
Gedankenlosigkeit thoughtlessness
Gedankenübertragung thought transfer
gedeihen to thrive
gedrückt depressed

Geduld patience
gedunsen puffed, bloated
gefährdet vulnerable
gefährdete Person vulnerable person
Gefängniskrankenhaus prison hospital
Gefäß (anatom.) vessel; (Behälter) receptacle
Gefäßanomalie vascular anomaly
Gefäßanordnung vasculature
Gefäßbaum vascular tree
Gefäßbeweglichkeit vasomobility
Gefäßbewegung vasomotion
Gefäßchirurgie vascular surgery
Gefäßerkrankung vasculopathy
Gefäßerweiterer vasodilator
gefäßerweiternd vasodilative
Gefäßerweiterung vasodilatation
Gefäßklemme haemostatic forceps (e), hemostatic forceps (a), serrefine, artery clamp, vessel clamp
Gefäßkrampf vasopasm, angiospasm
Gefäßkrankheit angiopathy
Gefäßkrise vascular crisis
Gefäßlähmung vasoparalysis
Gefäßneubildung neovascularization, angio-neogenesis
gefäßneutral vasoinert
Gefäßpermeabilität vasopermeability
Gefäßplastik angioplasty
Gefäßreichtum vascularity
Gefäßschwäche vascular insufficiency
Gefäßspasmus angiospasm
Gefäßsystem vascular system
Gefäßton vascular sound
gefäßverengend vasoconstrictive
Gefäßverschluss vascular occlusion
Gefäßversorgung vasculature
–, kapillare microvasculature
Gefäßwand vascular wall
Gefäßwiderstand vascular resistance
gefäßwirksam vasoactive
Gefäßzerreißung angiorrhexis
Gefieder feathers
gefiedert pennate
Geflecht network
Geflügel fowl
Geflügelcholera chicken cholera
Geflügelpasteurellose avian pasteurellosis
Geflügelpest avian influenza
Geflügelpest, atypische Newcastle disease
Geflügelpest, klassische fowl plague
Geflügelpockendiphtherie roup
geformt shaped
Gefrierapparat freezing apparatus
gefrieren to freeze
– lassen to freeze
Gefriermikrotom freeze microtome
Gefrierplasma frozen plasma
Gefrierpunkt freezing point
Gefrierpunktsbestimmung cryoscopy
Gefrierpunktserniedrigung freezing point depression
Gefrierschnitt frozen section
Gefrierschutzmittel cryo-protectant
Gefriertrocknung freeze-drying
Gefüge frame, structure, pattern
Gefühl feeling
–, brennendes burning
–, schmerzliches anguish
–, seelisches emotion
gefühllos numb, insensible, insensitive
Gefühllosigkeit insensibility
Gefühlskälte emotional coldness; frigidity
Gefühlsverarmung flatness of emotional response
gefurcht sulcate
Gegenanzeige contraindication
Gegenbesetzung counterinvestment
Gegenextension counterextension
gegenfärben to counterstain
Gegenfärbung counterstaining
gegengeschlechtlich contrasexual
Gegengift antidote, antitoxin, counterpoison
Gegeninzision contraincision, contra-aperture
Gegenlicht counterlight
Gegenmaßnahme countermeasure
Gegenöffnung counteropening
Gegenpulsation counterpulsation
Gegenregulation counterregulation
gegenregulatorisch counterregulatory
gegenseitig mutual; contralateral
Gegenstoß counterstroke
Gegenstrom countercurrent
Gegenstromelektrophorese counterelectrophoresis
Gegenstromverfahren countercurrent process
gegenüberliegend opposite
Gegenübertragung countertransference
Gegenzug countertraction, counterextension
gegliedert articulated, jointed
Gehalt (phys.) content; level
gehemmt inhibited
Gehen gait
Gehgipsverband plaster dressing allowing the patient to walk
Gehilfe, Gehilfin assistant
Gehirn brain
Gehirnerschütterung concussion of the brain

G

Gehirnimplantat, therapeutisches therapeutic brain implant
Gehirnstimulation, externe external brain stimulation
–, tiefe deep brain stimulation
Gehirnerweichung softening of the brain
Gehirnpeptid brain peptide
Gehirnprellung contusion of the brain
Gehirnschlag cerebral apoplexy
Gehirnspatel brain spatula
Gehirnwindung convolution, gyrus
Gehör hearing, audition
Gehörgang auditory meatus
Gehörknöchelchen auditory ossicle
Gehschiene walking calliper
Gehwagen walking machine
Geiger-Zählrohr Geiger counter
Geißel (biol.) flagellum
Geißfuß pes carinus
Geist spirit; intellect, mind
geistesgestört mentally deranged
Geistesgestörtheit derangement of mind
geisteskrank insane, mentally ill
Geisteskranke mentally ill
Geisteskranker mentally ill
Geisteskrankheit insanity, mental disease
geistesschwach feable-minded
Geistesschwäche weakness of mind, mental deficiency
Geistesstörung mental alienation
Geistesverwirrung mental disturbance
geistig mental
– behindert mentally handicapped
geistig behinderte Person mentally handicapped
gekreuzt crossed, decussated
Gekröse mesentery
Gel *e.e.*
gelähmt paralytic
gelähmte Person paralytic
gelappt lobate
Gelatine gelatin
Gelatinekapsel gelatin capsule
Gelatinase *e.e.*
gelatinieren to gelatinize
gelatinös gelatinous
Gelbblindheit axanthopsia
Gelbfieber yellow fever
Gelbgold yellow gold
Gelbkörper corpus luteum
Gelbkörperhormon progesterone
Gelbkörperphase progestational phase
Gelbsehen xanthopsia
Gelbsucht jaundice
gelbsüchtig jaundiced
Gel-Chromatographie gel chromatography
Gel-Diffusion gel diffusion
Geldrollenbildung rouleaux formation
gelegentlich occasional
Gelenk joint
Gelenkarm hinged arm
Gelenkerguss, blutiger haemarthrosis (e), hemarthrosis (a)
Gelenkerguss, wässeriger hydrarthrosis
Gelenkersatz joint replacement
Gelenkfortsatz articular process
Gelenkhöhle joint cavity
gelenkig pliable, supple, flexible
Gelenkigkeit suppleness, flexibility
Gelenkkapsel joint capsule
Gelenkknacken clicking of a joint
Gelenkknorpel articular cartilage
Gelenkkontraktur contracture of a joint, contraction of a joint
Gelenkkopf articular head
Gelenkmaus loose body in a joint, jointmouse
Gelenkpfanne articular cavity
Gelenkplastik arthroplasty
Gelenkprothese articular prosthesis
Gelenkrheumatismus articular rheumatism
–, akuter rheumatic fever
–, primär chronischer rheumatoid arthritis
–, sekundär chronischer chronic articular rheumatism
Gelenkschiene hinged splint
Gelenkschmerz arthralgia
Gelenkschmiere synovia
Gelenkspalt interarticular space
Gelenktuberkulose tuberculosis in a joint, tuberculous arthritis
Gel-Filtration gel filtration
Gelierung gelation
Gel-Kunstharz gel plastic
Gelolepsie gelolepsy
Gelose gelosis
Gelotripsie gelotripsy
Gelsemin gelsemine
Gelseminin gelseminine
Geltungstrieb endeavor for recognition (a), endeavour for recognition (e)
Gemazocin gemazocine
Gemcitabin gemcitabine
Gemeindeschwester community nurse (e), district nurse
Gemeingefährlichkeit danger to the public
Gemeinschaftsarbeit, wissenschaftliche, mehrerer Kliniken multicentre study (e), multicenter study (a)
Gemeinschaftspraxis group practice

Gemenge mixture; conglomerate
Gemeprost *e.e.*
Gemisch mixture, mix
gemischtzellig mixed-cell
Gemtuzumab *e.e.*
Gemüt mind, temper, emotionality, affectivity
Gemütsarmut hypo-affectivity
Gemütskälte emotional coldness
gemütskrank emotionally disturbed
Gemütskrankheit mental disorder
Gemütslage mood, emotional pattern
Gemütsverfassung emotional disposition
–, ausgeglichene emotional stability
–, unausgeglichene emotional instability
Gemütsverstimmung mental derangement; cafard; affective disorder
–, jahreszeitlich bedingte seasonal affective disorder
Gen gene
–, stilles silent gene
genau exact, precise, accurate
Genamplifikation gene amplification
Genauigkeit precision, accuracy
Genauigkeitsprüfung accuracy check
Generalisation generalization
generalisieren to generalize
Generation *e.e.*
Generationswechsel alternation of generations
generell general
Generikum generic drug
Genese genesis
genesen to recover
genesende Person convalescent
Genesung recovery, recuperation
Genetik genetics
Genetiker(in) geneticist
genetisch genetic
Genick scruff, nucha, nape of the neck
genikulokalkarin geniculocalcarine
geniohyoidal geniohyoid
genital *e.e.*
Genitalien genitals
genitopelvisch genitopelvic
genitospinal *e.e.*
Genkonstrukt gene construct
Genoblast *e.e.*
Genodermatose genodermatosis
Genom genoma
Genomik genomics
genomisch genomic
Genopathie genopathy
genotoxisch genotoxic
Genotoxizität genotoxicity
Genotyp genotype
genotypisch genotypical
Genotypisierung genotyping
Gentamycin *e.e.*
Gentechnologie genetic engineering
Gentianaviolett gentian violet
Gentiobiose *e.e.*
Gentisat gentisate
Gentransfer gene transfer
Genu recurvatum *e.e.*
– valgum *e.e.*
– varum *e.e.*
Genuss enjoyment
Genusssucht thirst for pleasure
genusssüchtig pleasure-seeking
Geomedizin geomedicine
geomedizinisch geomedical
Geometrie geometry
geometrisch geometrical
Geophagie geophagy
Geotrichose geotrichosis
gepaart conjugate, paired, coupled
Gepefrin gepefrine
gerade straight, even
Geradblickoptik straight vision optical system
Geradeausblick straight vision
Gerät utensil, device, appliance, instrument, apparatus, equipment, tool
Geräusch bruit, noise
–, Atem- respiratory sounds
–, blasendes souffle
–, Herz- cardiac murmur
–, schnurrendes purring sound
gerben to tan
Gerbillus gerbil
Gerbstoff tannin
gereinigt depurated
Gerhardtsche Probe Gerhardt's reaction
Geriater geriatrician
Geriatrie geriatrics
Geriatrin geriatrician
geriatrisch geriatric
Gerichtsmedizin forensic medicine
gerichtsmedizinisch medicolegal
geringgradig low-grade
gerinnen to coagulate
Gerinnsel clot
Gerinnung coagulation, clotting
Gerinnungskaskade coagulation cascad
Gerinnungsmessgerät clotting timer
Gerinnungsstörung coagulopathy
Gerinnungszeit clotting time
Gerippe skeleton
Germanium *e.e.*

germinal *e.e.*
germinativ germinative
germinoblastisch germinoblastic
Germinoblastom germinoblastoma
Germinom germinoma
Geröllzyste subchondral cyst
Gerontologe gerontologist
Gerontologie gerontology
Gerontologin gerontologist
gerontologisch gerontological
Gerontoneurologie gerontoneurology
Gerontopsychiatrie gerontopsychiatry
Gerstenkorn (med.) stye
Gerstmann-Syndrom angular gyrus syndrome, Gerstmann's syndrome
Geruch odor (a), odour (e), smell
geruchlos odorless (a), odourless (e)
Geruchsorgan olfactory organ
Geruchssinn sense of smell
Geruchsvermögen faculty of smelling
Gerüst frame
Gesäß buttocks
Gesäßbacke buttock
gesättigt saturated
Gesäuge (veter.) teats
Gesamtazidität total acidity
Gesamtbilirubin total bilirubin
Gesamtcholesterin total cholesterol
Gesamteiweiß total protein
Geschäftsfähigkeit mental competence
Geschäftsunfähigkeit mental incompetence
Geschiebe (dent.) attachment
Geschiebetechnik (dent.) attachment technique
geschichtet stratified, layered
Geschlecht sex
geschlechtlich sexual
Geschlechtsbestimmung sex determination
Geschlechtschromatinkörper sexchromatin body
Geschlechtschromosom sex chromosome
Geschlechtschromosomal sex-chromosomal
Geschlechtsdrüse gonad
geschlechtsgebunden sex-linked
Geschlechtshormon sex hormone
Geschlechtskrankheit venereal disease
geschlechtslos neuter
geschlechtsloses Lebewesen neuter
Geschlechtsmerkmal sex character
Geschlechtsorgan reproductive organ
Geschlechtsreife sexual maturity
Geschlechtsteile genitals
Geschlechtstrieb sexual desire, sexual drive, sexual instinct
Geschlechtsverhalten sex behavior (a), sex behaviour (e)
Geschlechtsverkehr sexual intercourse, copulation
geschlossen closed
Geschmack gustation, taste; savor (a), savour (e)
geschmacklich gustatory
geschmacklos tasteless
Geschmacklosigkeit tastelessness
Geschmacksknospe taste bud
Geschmacksorgan organ of taste
Geschmackssinn sense of gustation
Geschmacksstoff taste substance
geschmackswidrig contrary to taste
Geschmackszelle gustatory cell
Geschmackszentrum gustatory center (a), gustatory centre (e)
geschmiedet wrought
Geschwätzigkeit verbomania, loquacity
Geschwindigkeit velocity, speed
Geschwindigkeitsmessung velocimetry
Geschwindigkeitsregler speed regulator
Geschwister (biol.) siblings
geschwollen swollen, turgid
Geschwür ulcer
geschwürig ulcerous
Geschwulst tumor (a), tumour (e), swelling
Geschwulstbildung oncogenesis
Gesellschaft society; assembly, company
Gesicht face
Gesichtsausdruck physiognomy
Gesichtsblindheit prosopagnosia
Gesichtsbogen face-bow
Gesichtsfarbe complexion
Gesichtsfeld visual field
Gesichtskreis horizon
Gesichtslähmung prosopoplegia
Gesichtsmaske face mask
Gesichtsmuskel facial muscle
Gesichtsplastik facioplasty
Gesichtsrötung redness of the face
Gesichtsrötung, flüchtige flush
Gesichtswinkel visual angle
Gesichtszug feature
Gestagen *e.e.*
Gestalt form, stature, shape
gestaltlich statural; formal
Gestaltpsychologie gestalt psychology
Gestalttherapie gestalt therapy
Gestank stench, stink
Gestation *e.e.*
gestielt pedunculated
Gestimmtheit mood, frame of mind
Gestoden gestodene

Gestonoron gestonorone
Gestose gestosis
– mit Ödemen, Proteinurie und Hochdruck EPH gestosis
gestreift striated
gesund healthy, sound, sane
gesunden to recover
Gesundheit health, soundness, sanity
Gesundheitsamt health authority (e), health department (a)
Gesundheitsbeamter sanitary inspector
Gesundheitsbehörde public health service
Gesundheitsfürsorge preventive medicine, health care
Gesundheitsfürsorger(in) sanitarian, health worker
Gesundheitskrise health crisis
Gesundheitslage health situation
Gesundheitsministerium ministry of health
Gesundheitspflege sanitation, hygiene; public health, health care
Gesundheitspflegerin public health nurse
Gesundheitspolitik health politics
Gesundheitspolizei sanitary police
Gesundheitsrisiko health risk
gesundheitsschädlich unwholesome, injurious to health, unhealthy
Gesundheitsschutz health protection
Gesundheitsüberwachung health control
Gesundheitswesen, öffentliches public health
Gesundheitszustand state of health
gesundschreiben to declare fit for work
Gesundung recovery
getönt tinted
Getränk drink, beverage
–, alkoholisches alcoholic drink
–, geistiges spirituous drink
getüpfelt punctate
Gewalttätigkeit violence
Gewebe tissue
–, Binde- connective tissue
–, Drüsen- glandular tissue
–, Fett- adipose tissue
–, interstitielles interstitial tissue
–, Narben- cicatricial tissue
–, Stütz- supportive tissue
Gewebebank tissue bank
Gewebehaken tissue retractor
Gewebe-Halbwerttiefe tissue half-value layer
Gewebe-Klebstoff histoadhesive, tissue glue
Gewebelymphe tissue lymph
gewebeverträglich histocompatible
Gewebeverträglichkeit histocompatibility
geweblich tissular
Gewebshormon autacoid
Gewebskultur tissue culture
Gewebslappen flap
Gewebsplasminogenaktivator tissue plasminogen activator
Gewebspolypeptidantigen tissue polypeptide antigen
Gewebsthrombokinase tissue thromboplastin
gewerbeärztlicher Dienst occupational medical service
Gewerbemedizin industrial medicine
Gewicht weight, heft
–, spezifisches specific gravity
Gewichtsabnahme loss in weight, weight loss
Gewichtskontrolle weight control
Gewichtsverlust loss in weight
Gewichtsverminderung weight reduction
Gewichtszunahme increase in weight, weight gain
Gewinde thread
Gewindestift screw wire
Gewissen conscience
gewissenhaft painstaking
gewöhnen to accustom
–, sich to become accustomed
Gewöhnung accustoming; habituation; acquired tolerance
Gewölbe vault, fornix, arch
gewölbt vaulted, arched
Gewohnheit habit
Gewürz spice
gezackt pronged, serrate
gezahnt saw-edged, dented, toothed, serrated
GFR (glomeruläre Filtrationsrate) glomerular filtration rate
Ghonscher Tuberkel Ghon tubercle
GHRIH (Hemmhormon für Wachstumshormonfreisetzung) growth-hormone-release-inhibiting hormone
Gibbus *e.e.*
Gicht gout
gichtig gouty
Gichtniere gouty kidney
Giemen rhonchus
Giemsafärbung Giemsa's staining
v. Gierkesche Krankheit v. Gierke's disease, glycogenosis
van Gieson-Färbung van Gieson staining
Gießen (Formen) casting
Gießerfieber metal fume fever
GIF (Hemmfaktor für Somatotropin) growth-hormone-inhibiting factor
Gift poison; (tierisch) venom
giftbildend venenific, toxicogenic

G

Giftgas poison gas
giftig poisonous, toxic; venomous
Giftigkeit toxicity
Giftmord murder by poisoning
Giftpflanze poisonous plant
Giftpilz toadstool
Giftschlange poisonous snake
Giftspinne poisonous spider
Giftzahn venom tooth, fang
Gigantismus gigantism
Gigantoblast *e.e.*
Gigantozyt gigantocyte
Giglische Säge Gigli's saw
Gilbert-Syndrom Gilbert's syndrome
Gilbert-Zeichen Gilbert's sign
Gilchristsche Krankheit Gilchrist's disease, North American blastomycosis
Gillespie-Syndrom Gillespie's syndrome
gingival *e.e.*
Gingivalspalte gingival cleft
Gingivektomie gingivectomy
Gingivitis *e.e.*
gingivitisch gingivitic
gingivodental *e.e.*
gingivolabial *e.e.*
Gingivoplastik gingivoplasty
Gingivostomatitis *e.e.*
Ginkgo biloba-Extrakt ginkgo biloba extract
Ginseng-Wurzel panax quinquefolium root
GIP (gastrisch inhibierendes Polypeptid) gastric inhibitory polypeptide (GIP)
Gipfel peak
Gipfelzeit peak time
Gipom gipoma
Gips gypsum; plaster of Paris
Gipsabdruck plaster cast, plaster impression
Gipsbett plaster bed
Gipsbohrer plaster trephine
gipsen to plaster
Gipsmesser plaster knife
Gipsmodell plaster model
Gipsraum plaster room
Gipssäge plaster saw
Gipsschere plaster shear
Gipsschiene plaster splint
Gipsspat satin spar
Gipsspreizer plaster spreader
Gipstisch plaster bench, plastering table
Gipsverband plaster bandage
Gitalin *e.e.*
Gitaloxigenin *e.e.*
Gitaloxin *e.e.*
Gitelman-Syndrom Gitelman's syndrome
Gitoformat gitoformate
Gitogenin *e.e.*
Gitoxigenin *e.e.*
Gitoxin *e.e.*
Gitter lattice, grating; rail; grid
Gitterbett rail cot
Gitterfaser lattice fiber (a), lattice fibre (e)
Gitternetztransplantat mesh graft
Gitterspannung grid voltage
Gitterzelle gitter cell
Glafenin glafenine
glandotrop glandotropic
glandulär glandular
Glanzauge glossy eye
Glanzhaut leiodermia
Glanzstreifen intercalated disk
Glarometer *e.e.*
Glarometrie glarometry
glarometrisch glarometric
Glas glass
Glasbläserstar glassblowers' cataract
Glaselektrode glass electrode
Glasfaser glass fiber (a), glass fibre (e)
Glasfaserkunststoff (dent.) fibrous glass reinforced plastic
glasieren to glaze
glasig glassy, vitreous
Glaskörper vitreous body
Glaskörperentzündung hyalitis
Glaskörpertrübung opacity of vitreous body
Glasperlenpharmakon glass beads pharmacon
Glasschale glass tray
Glasspatel pleximeter
Glasspritze glass syringe
Glasstange glass rod
Glastrichter glass funnel
Glasur glaze
Glasurbrand (dent.) final firing
Glaszylinder glass cylinder
Glatiramer *e.e.*
Glatiramerazetat glatirameracetate
glatt smooth
Glatze baldpate, baldhead
Glaubersalz Glauber's salt
glaubhaft plausible, convincing; truthful
Glaukarubin glaucarubin
Glaukobilin glaucobilin
Glaukom glaucoma
Glaukomanfall acute angle-closure glaucoma
glaukomatös glaucomatous
Glaziovin glaziovine
GLDH (Glutamatdehydrogenase) glutamate dehydrogenase
gleichartig congeneric, congenerous
gleichgeschlechtlich homosexual

Gleichgewicht equilibrium, balance
Gleichgewicht, ins – bringen to equilibrate
Gleichgewichtsprüfung equilibriometry
Gleichgewichtssinn sense of equilibrium
Gleichgewichtsstörung disequilibrium, imbalance
gleichmäßig even, regular, equable, equal
Gleichrichter rectifier
gleichseitig equilateral
Gleichstrom direct current
gleichzeitig simultaneous
Gleichung equation
Gleitbiss gliding occlusion
Gleitbruch sliding hernia
Glenardsche Krankheit visceroptosis
glenohumeral *e.e.*
glenoidal glenoid
Gleptoferron *e.e.*
Gletscherbrand glacial sunburn
Glia *e.e.*
Gliadin *e.e.*
Gliaknötchen glial node
Gliastift gliotic rod
Gliazelle gliacyte
Glibenclamid glibenclamide
Glibutimin glibutimine
Gliclazid gliclazide
Glied member, limb
–, männliches penis
Gliederfüßer arthropod
Gliederung segmentation; classification
Gliedmaßen extremities, limbs
Glimepirid glimepiride
Glinid glinide
Glioblast *e.e.*
Glioblastom glioblastoma
Glioblastose glioblastosis
Gliom glioma
Gliomatose gliomatosis
glioneuronal *e.e.*
Gliosarkom gliosarcoma
Gliose gliosis
Glipentid glipentide
Glipizid glipizide
Gliquidon gliquidone
Glisoxepid glisoxepide
Glissonsche Kapsel Glisson's capsule
Glisson-Schlinge Glisson's sling
Glitazon *e.e.*
Glitzerzelle glitter cell
global *e.e.*
Globalisierung globalization (a), globalisation (e)
Globin *e.e.*
Globoidzelle globoid cell
Globosid globoside
Globulin *e.e.*
Globusgefühl globus feeling
Glomangiom glomangioma
Glomangiose glomangiosis
Glomektomie glomectomy
glomerulär glomerular
Glomerulitis *e.e.*
Glomerulonephritis *e.e.*
Glomerulopathie glomerulopathy
Glomerulosklerose glomerulosclerosis
Glomus caroticum *e.e.*, carotid gland
Glomustumor glomus tumor (a), glomus tumour (e)
Glossektomie glossectomy
Glossina morsitans *e.e.*
– palpalis *e.e.*
Glossitis *e.e.*
glossitisch glossitic
Glossodynie glossodynia
glossoepiglottisch glosso-epiglottic
Glossokinästhesie glossokinaesthesia (e), glossokinesthesia (a)
glossolabial *e.e.*
Glossolalie glossolalia
Glossomanie glossomania
glossopalatinal glossopalatine
glossopharyngeal *e.e.*
Glossoplegie glossoplegia
glossopsychisch glossopsychic
Glossoptose glossoptosis
Glossospasmus glossospasm
Glossotomie glossotomy
Glottis *e.e.*
glottisch glottic
Glotzauge exophthalmus
Gloxazon gloxazone
Glubionat glubionate
Glucaldrat glucaldrate
Glucaspaldrat glucaspaldrate
Glühapparat annealer
Glühdraht incandescent filament
Glüheisen (med.) cauter
– (veter.) branding iron
Glühkathode hot cathode
Glühlampe light bulb
Glühofen (dent.) annealing oven
Glukagon *e.e.*, glucagon
Glukagonom glucagonoma
Glukamin glucamine
Glukan glucan
Glukeptat gluceptate
Glukogenese glucogenesis, glycogenesis
Glukokinase glucokinase
Glukokinin glucokinin

G

Glukokortikoid glucocorticoid
Glukometer glucometer
Glukonat gluconate
Glukonazol gluconazol
Glukoneogenese gluconeogenesis, glyconeogenesis
glukoplastisch glucoplastic
Glukoprotein glucoprotein
Glukopyranose glucopyranose
Glukosamin glucosamine
Glukosaminidase glucosaminidase
Glukosazon glucosazone
Glukose glucose
Glukosebelastung glucose load
Glukosephosphat glucosephosphate
Glukosephosphatase glucosephosphatase
Glukosid glucoside, glycoside
Glukosidase glucosidase
Glukosurie glucosuria, glycosuria
Glukosyltransferase glucosyltransferase
Glukozerebrosid glucocerebroside
Glukozerebrosidase glucocerebrosidase
Glukozerebrosidose glucocerebrosidosis
Glukurolakton glucurolactone
Glukuronat glucuronate
Glukuronid glucuronide
Glukuronidase glucuronidase
glukuronidieren to glucuronide
Glukuronidierung glucuronidation
Glukuronosid glucuronoside
Glukuronosyltransferase glucuronosyltransferase
Glukuronosylzyklotransferase glucuronosylcyclotransferase
glutäal gluteal
glutäofemoral gluteofemoral
glutäoinguinal gluteoinguinal
Glutamat glutamate
glutamaterg glutamatergic
Glutamin glutamine
Glutaminase *e.e.*
Glutaminat glutaminate
Glutaminsäure glutamic acid
- **Brenztraubensäure-Transaminase** glutamic pyruvic transaminase
- **Oxalessigsäure-Transaminase** glutamic oxalacetic transaminase

Glutamyl *e.e.*
Glutamyltransferase *e.e.*
Glutamylzyklotransferase glutamylcyclotransferase
Glutamylzystein glutamylcysteine
Glutaral *e.e.*
Glutaraldehyd glutaraldehyde
Glutarat glutarate
Glutarazidurie glutaric aciduria
Glutardialdehyd glutardialdehyde
Glutathion glutathione
Glutelin *e.e.*
Gluten *e.e.*
Glutenallergie gluten allergy
glutenfrei gluten-free
Glutethimid glutethimide
Glyburid glyburide
Glycerol *e.e.*
Glycin glycine
Glycodiazin glycodiazine
Glykämie glycaemia (e), glycemia (a)
glykämisch glycaemic (e), glycemic (a)
Glykan glycan
glykiertes Hämoglobin glycated hemoglobin
Glykoaminoglykan glycoaminoglycan
Glykodiazin glycodiazine
Glykogen glycogen
Glykogenase glycogenase
Glykogenese glycogenesis
Glykogenie glycogeny
Glykogenolyse glycogenolysis
glykogenolytisch glycogenolytic
Glykogenose glycogenosis
Glykogenspeicherkrankheit glycogenosis, glycogen storage disease
Glykogeusie glycogeusia
Glykokalix glycocalix
Glykokoll glycocoll, glycine, aminoacetic acid, glycocine
Glykol glycol
Glykolether glycol ether
Glykolipid glycolipid
Glykolyse glycolysis
glykolytisch glycolytic
Glykoneogenese glyconeogenesis
Glykopeptid glycopeptide
Glykophorin glycophorin
glykopriv glycoprival
Glykoprotein glycoprotein
Glykopyrrolat glycopyrrolate
Glykopyrronium glycopyrronium
Glykosaminoglykan glycosaminoglycan
Glykosid glycoside
Glykosidase glucosidase, glycosidase
glykosylieren to glycosylate
Glykosylierung glycosylation
Glykosylase glycosylase
Glykosyltransferase glycosyltransferase
Glykozeramidose glycoceramidosis
Glykozyamin glycocyamine
Glymidin glymidine, glycodiazine
Glyoxal *e.e.*
Glyoxalase *e.e.*

Glyoxalat glyoxalate
Glyoxalylharnstoff glyoxalyl urea
Glysobuzol glysobuzole
Glyzeraldehyd glyceraldehyde
Glyzerat glycerate
Glyzeratämie glycerataemia (e), glyceratemia (a)
Glyzerid glyceride
Glyzerin glycerol
Glyzerinaldehyd glyceric aldehyde
Glyzerit glycerite
Glyzerokinase glycerokinase
Glyzerophosphat glycerophosphate
Glyzerophosphatase glycerophosphatase
Glyzerophosphatdehydrogenase glycerophosphate dehydrogenase
Glyzerophosphatid glycerophosphatide
Glyzerophosphorylcholin glycerophosphoryl choline
Glyzeryl glyceryl
Glyzerylether glyceryl ether
Glyzidaldehyd glycidaldehyde
Glyzin glycine
Glyzinamid glycinamide
Glyzinat glycinate
Glyzinose hyperglycinaemia (e), hyperglycinemia (a)
Glyzinurie glycinuria
Glyzyl glycyl
Glyzylglyzin glycylglycine
Glyzylhistidin glycylhistidine
Glyzylleuzin glycylleucine
Glyzylnorleuzin glyzylnorleucine
Glyzylserin glycylserine
Glyzyrrhizat glycyrrhizate
Glyzyrrhizin glycyrrhizin
Gmelin-Probe Gmelin's test
Gnathion *e.e.*
Gnathometrie gnathometry
Gnathostomiasis *e.e.*
Gneiss milk crust
Gnitze midge
gnotobiotisch gnotobiotic
GnRH (Gonadotropin-Releasing-Hormon) gonadotropin releasing hormone (GnRH)
GO (Gonorrhö) gonorrhea (a), gonorrhoea (e)
Gold *e.e.*
Goldbehandlung chrysotherapy
Goldberger-Ableitung Goldberger lead
Goldblat-Hypertonie Goldblat hypertension
Goldhamster Syrian hamster
Goldlegierung gold alloy
Goldsalz gold salt
Goldsolreaktion gold sol test
Goldzahn gold tooth
Golfspielerarm golf arm
Golgi-Apparat Golgi's apparatus
Golgi-Körper Golgi's corpuscle
Gomphose gomphosis
Gon grade
Gonadektomie gonadectomy
Gonadendysgenesie gonadal dysgenesis
Gonadenschutz gonad protection
Gonadoblastom gonadoblastoma
Gonadoliberin *e.e.*
Gonadorelin *e.e.*
gonadotrop gonadotropic
Gonadotropin *e.e.*
Gonadotropin-releasing-Hormon gonadotropin releasing hormone
Gonarthritis *e.e.*
Gonarthrose gonarthrosis
Gongylonema *e.e.*
Gongylonemiasis *e.e.*
Goniometer *e.e.*
Gonion *e.e.*
Gonioskop gonioscope
Gonioskopie gonioscopy
gonioskopisch gonioscopical
Goniotomie goniotomy
Gonitis *e.e.*
Gonoblennorhö gonoblennorrhea (a), gonoblennorrhoea (e)
Gonokokkeninfektion gonococcal infection
Gonokokkus Neisseria gonorrhoeae, gonococcus
Gonomerie gonomery
Gonorrhö gonorrhea (a), gonorrhoea (e)
gonorrhoisch gonorrheal (a), gonorrhoeal (e)
Gonosom gonosome
gonosomal *e.e.*
Gonozyt gonocyte
Gonozytom gonocytoma
Goodpasture-Syndrom Goodpasture's syndrome
Gordon-Zeichen Gordon's sign
Gorlin-Syndrom Gorlin's syndrome
Goserelin *e.e.*
GOT (Glutaminsäure-Oxalessigsäure-Transaminase) glutamic oxalacetic transaminase
Gowerssches Bündel Gowers' fasciculus
GPT (Glutaminsäure-Brenztraubensäure-Transaminase) glutamic pyruvic transaminase
Graafscher Follikel Graaf follicle
Grad degree

G

Gradenigo-Syndrom Gradenigo's syndrome
Gradient *e.e.*
Gradierung gradation
graduell gradual
graduieren to graduate
Graduierung graduation
Graefe-Zeichen Graefe's sign
Gramfärbung Gram's staining method
Gramicidin *e.e.*
Graminol *e.e.*
Gramm gram
Grammäquivalent gram equivalent
gramnegativ gram-negative
grampositiv gram-positive
Granisetron granisetrone
granulär granular
Granularatrophie granular atrophy
Granularzelle granular cell
Granulation *e.e.*
Granulationsgewebe granulation tissue
granulieren to granulate
Granulom granuloma
Granuloma annulare *e.e.*
– inguinale granuloma venereum, *e.e.*
– venereum ulcerating granuloma of the pudenda, *e.e.*
granulomatös granulomatous
Granulomatose granulomatosis
Granulomer granulomere
Granulosazelltumor granulosa-cell tumor (a), granulosa-cell tumour (e)
Granulose granulosis
Granulozyt granulocyte
Granulozytopenie granulocytopenia
granulozytopenisch granulocytopenic
Granulozytopoese granulocytopoiesis
granulozytopoetisch granulocytopoietic
Grapefruit grapefruit
graphisch graphic
graphische Darstellung graph
Graphit graphite
Graphitose graphitosis
Graphologie graphology
graphologisch graphological
Graphomanie graphomania
Graphophobie graphobophia
Graskrankheit grass disease
Grat ridge
Gratioletsche Sehstrahlung Gratiolet's optic radiation
grau gray (a), grey (e)
graue Salbe mercurial ointment
graue Substanz des Nervensystems nervous gray (a), nervous grey (e)
grauhaarig gray-haired (a), grey-haired (e)
Grauschleier gray fog (a), grey fog (e)
Gravimeter *e.e.*
Gravimetrie gravimetry
gravimetrisch gravimetric
Gravitation *e.e.*
Grawitztumor Grawitz's tumor (a), Grawitz's tumour (e)
grazil gracile
Greifzange grasping forceps
Grenze limit, bound, boundary, border
Grenzfall borderline case
Grenzgebiet borderland
Grenzlinie borderline
Grenzsituation border situation
Grenzsperrung border closure
Grenzstrahl grenz ray
Grenzstrang sympathetic trunk
Grepafloxacin *e.e.*
GRF (wachstumshormonfreisetzender Faktor) growth hormone releasing factor
Griesinger-Zeichen Griesinger's sign
Grieß grit
–, Nieren- gravel
Griff grip; grasp
Grimassieren grimacing
grippal influenzal
Grippe *e.e.*, influenza
Griseofulvin *e.e.*
Grittische Amputation Gritti's amputation
Grocco-Rauchfußsches Dreieck Grocco's triangle
Größe size, tallness; magnitude
Größenordnung order of magnitude
Größenwahn delusion of grandeur
Großfleckenkrankheit megalerythema epidemicum
großfollikulär macrofollicular
Großhirn cerebrum
großkalibrig large-sized
Großwuchs macrosomia
großzellig macrocellular
Grube pit
Gruber-Widal-Reaktion Gruber-Widal reaction
Grübchen dimple
Grübelsucht gruebelsucht
Grünblindheit deuteranopia
Grünholzfraktur greenstick fracture
Grundangst basic anxiety
Grundgeräusch random noise
Grundlagenforschung basic research
Grundlinie baseline
Grundpflege basic care
Grundstrahlung background radiation
Grundsubstanz ground substance

Grundumsatz basal metabolic rate
Grundversorgung, medizinische primary health care
Gruppe group
Gruppenpflege group nursing
Gruppenpraxis group practice
Gruppenpsychotherapie group psychotherapy
gruppenspezifisch group-specific
Gruppentherapie group therapy
Gruppierung pattern, grouping
Gruß, mit kollegialem- sincerely yours
GU (Grundumsatz) basal metabolic rate (BMR)
Guabenxan *e.e.*
Guaiazulen guaiazulene
Guaifenesin *e.e.*
Guajakol guaiacol
Guajakolglyzerinether guaiacol glyceryl ether, guaifenesin
Guamecyclin guamecycline
Guanabenz *e.e.*
Guanase *e.e.*
Guanethidin guanethidine
Guanfacin guanfacine
Guanid guanide
Guanidase *e.e.*
Guanidin guanidine
Guanin guanine
Guanosin guanosine
Guanosinmonophosphat guanosine monophosphate
Guanoxan guanoxane
Guanyl *e.e.*
Guanylat guanylate
Guanylhistamin guanylhistamine
Guanylyl guanylyl
Guargummi guar gum
Guarnierisches Körperchen Guarnieri's corpuscle
Güdel-Tubus Guedel's tube
günstig favorable (a), favourable (e), opportune
Günzburg-Probe Günzburg's test
Gürtel girdle
Gürtelrose zoster, shingles, zona
Guillain-Barré-Syndrom Guillain-Barré syndrome
Gullstrandsche Spaltlampe Gullstrand's lamp
Gulonolakton gulonolactone
Gulose *e.e.*
Gumboro-Krankheit Gumboro disease infectious bursal disease (veter.)
Gumma *e.e.*
Gummi rubber
– arabicum acacia
Gummihandschuh rubber glove
Gummikeil hard rubber gag
Gummisaugnapf rubber suction cup
Gummischlauch rubber tube
Gummischurz rubber apron
Gummischutz (Kondom) rubber condom
Gummischwamm rubber sponge
Gummistöpsel rubber stopper
Gummistrumpf rubber stocking, elastic stocking
Gummituch rubber sheeting
gummös gummous, gummy
Gummose *e.e.*
Gumprechtsche Scholle Gumprecht's shadow
Gunnscher Flecken Gunn's dot
Gunnsches Kreuzungsphänomen Gunn's crossing sign
Gurgel gorge
gurgeln to gargle
Gurgelwasser gargarism, gargle
Gurren rumbling
Guß (nach Kneipp) affusion (acc. to Kneipp)
Gußform mold (a), mould (e)
Gußfüllung inlay, cast filling
Gußkanal (dent.) sprue
–, zentraler central sprue hole
Gußkrone cast crown
Gußmaschine casting machine
Gussschleuder centrifugal caster
Gustometer *e.e.*
Gustometrie gustometry
gustometrisch gustometric
Gutachten, ärztliches medical opinion, medical evidence
– – abgeben to give a medical opinion
– – einholen to call for a medical opinion
Gutachter(in) expert
Gutachtertätigkeit expertise
gutachtlich expert, authoritative
gutartig benign
Gutartigkeit benignity
Guttapercha *e.e.*
guttural *e.e.*
Gymnastik gymnastics
gymnastisch gymnastic
Gymnophobie gymnophobia
Gynäkologe gynaecologist (e), gynecologist (a)
Gynäkologie gynaecology (e), gynecology (a)
Gynäkologin gynaecologist (e), gynecologist (a)

G

gynäkologisch gynaecological (e), gynecological (a)
Gynäkomastie gynaecomastia (e), gynecomastia (a)
Gynandroblastom gynandroblastoma
Gynatresie gynatresia
Gyrase *e.e.*
Gyrasehemmer gyrase inhibitor
Gyrus *e.e.*, gyre
– **praecentralis** precentral gyrus

H

Haar hair
Haaransatz trichion
Haarausfall loss of hair, alopecia
Haarbalg hair follicle
Haarbalgdrüse pilosebaceous gland
haarentfernend epilatory
Haarentfernung epilation
Haarentfernungsmittel epilatory
Haargefäß capillary
haarlos hairless
Haarnadelklammer hairpin clasp
Haarpapille hair papilla
Haarschaft hair shaft
Haarschneidemaschine hair clippers
Haarschuppenkrankheit dandruff
Haarverlust hair loss
Haarwurzel hair root
Haarzelle des Cortischen Organs hair cell, bristle cell
Haarzelle, pathologische hairy cell
Haarzunge trichoglossia
–, schwarze black tongue
habenulär habenular
Habichtschnabel hawk's bill
habituell habitual
Habronemiasis *e.e.*
Hachimycin *e.e.*
Hacke (Ferse) heel
Hackenfuß talipes calcaneus
Hadernkrankheit ragsorters' disease
Häkchen little hook; tenaculum
Häm haeme (e), heme (a)
Hämagglutination haemagglutination (e), hemagglutination (a)
Hämagglutinin haemagglutinin (e), hemagglutinin (a)
Hämangioendotheliom haemangioendothelioma (e), hemangioendothelioma (a)
Hämangiom haemangioma (e), hemangioma (a)
Hämangioperizytom haemangiopericytoma (e), hemenangiopericytoma (a)
Hämarginat haemarginate (e), hemarginate (a)
Hämarthrose haemarthrosis (e), hemarthrosis (a)
Hämatemesis haematemesis (e), hematemesis (a)
Hämatin haematin (e), hematin (a)
Hämatinurie haematinuria (e), hematinuria (a)
Hämatoblast haematoblast (e), hematoblast (a)
Hämatocele haematocele (e), hematocele (a)
Hämatochezie haematochezia (e), hematochezia (a)
hämatogen haematogenous (e), hematogenous (a)
Hämatogonie haematogone (e), hematogone (a)
Hämatoidin haematoidin (e), hematoidin (e)
Hämatokolpos haematocolpos (e), hematocolpos (a)
Hämatokrit haematocrit (e), hematocrit (a)
Hämatologe haematologist (e), hematologist (a)
Hämatologie haematology (e), hematology (a)
Hämatologin haematologist (e), hematologist (a)
hämatologisch haematological (e), hematological (a)
Hämatom haematoma (e), hematoma (a)
Hämatomyelie haematomyelia (e), hematomyelia (a)
Hämatoporphyrin haematoporphyrin (e), hematoporphyrin (a)
Hämatospermie haematospermia (e), hematospermia (a)
Hämatothorax haematothorax (e), hematothorax (a)
hämatotoxisch haematotoxic (e), hematotoxic (a)
Hämatoxylin haematoxylin (e), hematoxylin (a)
Hämatozele haematocele (a), hematocele (a)
Hämatozyturie haematocyturia (e), hematocyturia (a)
Hämaturie haematuria (e), hematuria (a)
Hämazytometer haemacytometer (e), hemacytometer (a)
Hämin haemin (e), hemin (a)
Hämobilie haemobilia (e), hemobilia (a)
Hämoblast haemoblast (e), hemoblast (a)
Hämoblastose haemoblastosis (e), hemoblastosis (a)
Hämochromatose haemochromatosis (e), hemochromatosis (a)
Hämochromometer haemochromometer (e), hemochromometer (a)
Hämodialyse haemodialysis (e), hemodialysis (a)

Hämodialysegerät haemodialyzer (e), hemodialyzer (a)
Hämodilution haemodilution (e), hemodilution (a)
Hämodynamik haemodynamics (e), hemodynamics (a)
hämodynamisch haemodynamic (e), hemodynamic (a)
Hämofiltration haemofiltration (e), hemofiltration (a)
Hämoglobin haemoglobin (e), hemoglobin (a)
–, glykiertes glycated hemoglobin
Hämoglobinolyse haemoglobinolysis (e), hemoglobinolysis (a)
Hämoglobinometer haemoglobinometer (e), hemoglobinometer (a)
Hämoglobinopathie haemoglobinopathy (e), hemoglobinopathy (a)
Hämoglobinurie haemoglobinuria (e), hemoglobinuria (a)
Hämolysat haemolyzate (e), hemolyzate (a)
Hämolyse haemolysis (e), hemolysis (a)
hämolysieren to haemolyze (e), to hemolyze (a)
Hämolysierung haemolyzation (e), hemolyzation (a)
Hämolysin haemolysin (e), hemolysin (a)
hämolytisch haemolytic (e), hemolytic (a)
Hämometer haemometer (e), hemometer (a)
Hämoperfusion haemoperfusion (e), hemoperfusion (a)
Hämoperikard haemopericardium (e), hemopericardium (a)
hämophil haemophilic (e), hemophilic (a)
hämophile Person haemophiliac (e), hemophiliac (a)
Hämophilie haemophilia (e), hemophilia (a)
Hämophthalmus haemophthalmus (e), hemophthalmus (a)
Hämopoese haemopoiesis (e), hemopoiesis (a)
hämopoetisch haemopoietic (e), hemopoietic (a)
Hämoptoe haemoptysis (e), hemoptysis (a)
Hämoptyse haemoptysis (e), hemoptysis (a)
Hämopyrrol haemopyrrol (e), hemopyrrol (a)
Hämorrhagie haemorrhage (e), hemorrhage (a)
hämorrhagisch haemorrhagic (e), hemorrhagic (a)
hämorrhoidal haemorrhoidal (e), hemorrhoidal (a)
Hämorrhoide haemorrhoid (e), hemorrhoid (a)
Hämorrhoidektomie haemorrhoidectomy (e), hemorrhoidectomy (a)
Hämosiderin haemosiderin (e), hemosiderin (a)
Hämosiderose haemosiderosis (e), hemosiderosis (a)
Hämostase haemostasis (e), hemostasis (a)
Hämostaseologie haemostasiology (e), hemostasiology (a)
hämostaseologisch haemostasiological (e), hemostasiological (a)
Hämostatikum haemostatic (e), hemostatic (a)
hämostatisch haemostatic (e), hemostatic (a)
Hämostyptikum haemostyptic (e), hemostyptic (a)
hämostyptisch haemostyptic (e), hemostyptic (a)
Hämothorax haemothorax (e), hemothorax (a)
Hämotoxin haemotoxin (e), hemotoxin (a)
hämotoxisch haemotoxic (e), hemotoxic (a)
Hämoxygenase haemoxygenase (e), hemoxygenase (a)
Hämozytoblast haemocytoblast (e), hemocytoblast (a)
Händedesinfektion hand disinfection
Hängebauch pendulous abdomen
Hängebrust mastoptosis, pendulous breast, sagging breast
Härte hardness
härten to harden
Härten hardening
Härter hardener
Härterlösung hardening solution
Häufigkeitsquote incidence
häuslich domiciliary
Häutchen pellicle, membrane, film
häuten, sich to desquamate, to peel, to shed the skin
Hafermehl oatmeal
Haferschleim gruel
Haferzelle oat-cell
Haffkrankheit Haff disease
Hafnie hafnia
Hafnium *e.e.*
Haftbarkeit liability
Haftfestigkeit adhesive strength; persistence; adsorption
Haftlack (dent.) primer
Haftpflicht liability
Haftpflichtversicherung liability insurance
Haftprothese adhesive prosthesis

Haftpsychose prison psychosis
Haftschale contact lens
Haftstiel body stalk
Haftvermittler (dent.) bonding agent
Haftzone gap junction
Hagebutte haw, hip
Hagelkorn (med.) chalazion
Hageman-Faktor Hageman factor
hager lean
Hahn cock
Hahnentritt (veter.) stringhalt
Haken hook, retractor; clasp
–, scharfer sharp hook
hakenförmig unciform
Hakenpinzette tissue forceps
Hakenwurm hookworm
Hakenzange tenaculum forceps, volsella, vulsella, vulsellum
Halbantigen hapten
halbautomatisch semi-automatic
halbaxial halfaxial
Halbbad half bath
halbbewusst semiconscious
halbdirekt semidirect
Halbedelmetall semiprecious metal
halbfest semisolid
halbgeschlossen half-closed
Halbleiter semi-conductor
halbliegend half-lying
Halbmilch 50% diluted milk
halbmondförmig semilunar
halboffen half-open
halbquantitativ semiquantitative
Halbsättigung half-saturation
Halbschatten penumbra
Halbseitenchorea hemichorea
Halbseitenepilepsie hemiepilepsy
Halbseitenhypertrophie hemihypertrophy
Halbseitenlähmung hemiparesis
Halbseitensyndrom unilateral syndrome
halbsynthetisch semisynthetic
halbverhungert semistarved
halbwach subwaking, half asleep
Halbwelle half wave
Halbwertzeit half-life
Halcinonid halcinonide
Halfterverband capistrum
Halid halide
Halisterese halisteresis
Hallervorden-Spatzsche Krankheit Hallervorden-Spatz disease
Hallux valgus *e.e.*
Hallux varus *e.e.*
Halluzination hallucination
–, Berührungs- tactile hallucination
–, Gehörs- auditory hallucination
–, Geruchs- olfactory hallucination
–, Geschmacks- gustatory hallucination
–, optische optic hallucination
halluzinogen hallucinogenic
Halluzinogen hallucinogen
Halluzinose hallucinosis
Halobakterium halobacterium
Halofantrin halofantrine
Halofenat halofenate
Halogen *e.e.*
Halogenid halide
halogenieren to halogenate
Halogenkohlenwasserstoff halogenated hydrocarbon
Halometason halometasone
Halometer *e.e.*
Halometrie halometry
halometrisch halometric
Haloperidol *e.e.*
halophil halophilic
Halopredon halopredone
Haloprogesteron haloprogesterone
Halothan halothane
Hals neck
–, rauher sore throat
Halsentzündung sphagitis, quinsy
Halslymphknoten cervical lympathic node
Halsmark cervical spinal cord
Hals-Nasen-Ohrenarzt, Hals-Nasen-Ohrenärztin otorhinolaryngologist
hals-nasen-ohrenärztlich otorhinolaryngological
Hals-Nasen-Ohrenheilkunde otorhinolaryngology
Halsrippe cervical rib
Halsstütze neck support
Halstedsche Operation Halsted's operation
Halsvenenstauung neck vein congestion
Halswirbel cervical vertebra
Halswirbelsäule cervical spinal column
Haltbarkeitsdauer (bei Lagerung) shelf life, storage life
Halteapparat attachment apparatus
Haltefaden retention stitch
Halter holder, clamp
Halteschraube retaining screw
Haltung gait, bearing, posture; attitude
haltungsbedingt postural
haltungsmäßig postural
Haltungsreflex postural reflex
Haltungsschaden postural damage
Hamamelin *e.e.*
Hamamelis *e.e.*
Hamartie hamartia

Hamartom hamartoma
Hamburg-Wechsler-Test Wechsler test
Hamman-Rich-Syndrom syndrome of Hamman-Rich
Hammarsten-Probe Hammarsten's test
Hammel wether
Hammer (Holz) mallet
– **(Metall)** hammer
– **(Ohr)** malleus, hammer
Hammerzehe hammer toe
Hamster *e.e.*
Hand *e.e.*
Handballen thenar eminence
Handbeatmungsgerät hand-operated respirator
Handbohrer gimlet
Handbuch handbook; manual
Handelsform availability, presentation
Handelsname trade name
Handfläche palm
Handfurche palmar crease
Handgelenk joint of the hand
Handgelenkmanschette wrist cuff
Handgriff handle
– **(Manipulation)** maneuver (a), manoeuvre (e)
Handharmonika-Phänomen concertina effect
Handhygiene hand hygiene
Handinstrument hand instrument
Handlungsweise way of acting, procedure
Handrücken back of the hand
Hand-Schüller-Christiansche Krankheit Hand-Schüller-Christian disease (e), Christian's syndrome (a)
Handstück handpiece
Handteller palm
handtellergroß with the size of a palm
Hand- und Fußpflege chiropody
Handverkaufsmedikament free-sale drug
Handwaschbecken hand basin
Handwurzel wrist, carpus
Hanf hemp
Hanganutziu-Deicher-Test Paul Bunnell test
Hangbein (veter.) swinging leg
Hanhartsyndrom Hanhart's syndrome
Hanotsche Zirrhose Hanot's cirrhosis
Haphalgesie haphalgesia
haplodont *e.e.*
haploid *e.e.*
Haploidie haploidism
Haplotyp haplotype
Hapten *e.e.*
haptisch haptic
Haptoglobin *e.e.*
Haptophor haptophore
Harada-Syndrom Harada's disease
Harmin harmine
Harnanalyse urinalysis
Harnauffangbeutel urine collecting bag
Harnausscheidung urinary excretion
harnbildend uriniparous
Harnbildung uropoiesis
Harnblase urinary bladder
Harnblasenentleerung urinary bladder emptying
Harndrang, schmerzhafter strangury
harnen to urinate
harnfähig urinable
Harnfluss uroflow
Harnglas urinal
Harngrieß gravel
Harninkontinenz incontinence of urine
Harnkanälchen renal tubule
–, **gestrecktes** straight renal tubule
–, **gewundenes** convoluted renal tubule
–, **Schaltstück-** connecting renal tubule
harnleitend uriniferous
Harnleiter ureter
Harnleiterkatheter ureter catheter
Harnleiterplastik ureteroplasty
Harnleiterstein ureteral calculus
harnpflichtig urophanic
Harnretention urinary retention
Harnröhre urethra
Harnröhrenplastik urethroplasty
harnsäurespaltend uricolytic
harnsäuretreibend uricosuric
harnsäuretreibendes Mittel uricosuric
Harnsammelperiode urine collection periode
Harnsperre renal shutdown
Harnstein urinary calculus
Harnstoff urea, carbamide
Harnstoffbildung ureapoiesis
Harnstoffclearance urea clearance
Harnstoffstickstoff urea nitrogen
Harntrakt urinary tract
Harn- und Geschlechtsorgane genitourinary organs
Harnverhaltung retention of urine
Harnwegsinfektion urinary tract infection
Harnzucker urine sugar
Harnzwang strangury, vesical tenesmus
Harpune harpoon
Hartalabaster hard-finish plaster
Hartgips stone plaster
Hartgummi vulcanite
Hartleibigkeit constipation
Hartlot (dent.) hard solder

Hartnup-Syndrom Hartnup's syndrome
Hartnupsche Krankheit Hartnup's disease
Hartstrahltechnik hard ray method
Harz resin
harzartig resinoid
harzig resinous
Haschisch hashish
Haschischsucht cannabism
Hase hare
Hasenscharte harelip
Hashimoto-Thyreoiditis Hashimoto's disease
Hassalsches Körperchen Hassal's corpuscle
Haube tegmentum, hood; caul (obstetr.)
Haubenkreuzung tegmental decussation
Haudeksche Nische Haudek's niche
Haupt head
Hauptfach principal subject, specialty
Hauptgußkanal central sprue hole
Hauptlot (dent.) main solder
Hauptschalter main switch
Hauptverbandplatz field hospital, main dressing station
Hauptwirt host of predilection
Hauptzelle adelomorphous cell, chief cell, peptic cell, principal cell
Hausarzt, Hausärztin family physician
Hausmädchenknie housemaids' knee
Hauspflege home care
Hausstaub house dust
Haustier domestic animal
Haustrierung haustration
Haut skin, integument
Hautabschürfung dermabrasion
Hautarzt, Hautärztin dermatologist
hautärztlich dermatological
Hautatrophie dermatrophy
Hautausschlag exanthema, skin eruption
–, flüchtiger rash
Hautbank skin bank
Hautdosis skin dose
Hautfenster skin window
hautfreundlich eudermic
Hautgrieß whitehead
Hautinnervationsbezirk, segmentaler dermatome
Hautkrankheit skin disease
Hautkrebs skin cancer
–, schwarzer malignant melanoma
Hautlappen (für plastische Chirurgie) skin flap (for plastic surgery)
–, doppelt gestielter bipedicle flap
–, freier free flap
–, gestielter pedicle flap
–, Insel- island flap
–, Roll- rope flap
–, Rotations- rotation flap
–, Verschiebe- advancement flap
Hautleishmaniose leishmaniasis of skin
Hautmadenfraß creeping myiasis
Hautplastik dermatoplasty
Hautreaktion cutireaction
hautrötend rubefacient
hautrötendes Mittel rubefacient
Hautschaden durch Kälte perniosis
Hautschnitt incision of the skin
Hautschwiele tyloma, callosity
Hauttest skin test
Hauttemperaturmessgerät cutaneous thermometer
Hautverträglichkeit cutaneous tolerance
Hautwiderstand skin resistance
Hautwiderstandsmessgerät skin resistance measuring equipment
HAV (Hepatitis-A-Virus) HAV (hepatitis-A virus)
Haverssches Kanälchen haversian canal
Hayemsche Lösung Hayem's solution
Hb (Hämoglobin) h(a)emoglobin (Hb)
HBDH (Hydroxybutyratdehydrogenase) hydroxybutyratedehydrogenase
HBV (Hepatitis-B-Virus) HBV (hepatitis-B virus)
HCG (humanes Choriongonadotropin) human chorionic gonadotropin
HCS (humanes Chorionsomatomammotropin) human chorionic somatomammotropin
HCV (Hepatitis-C-Virus) HCV (hepatitis-C virus)
HDV (Hepatitis-Delta-Virus) HDV (hepatitis-delta virus)
Headsche Zone Head's zone
Hebamme midwife
Hebammenschule training school for midwives
Hebel lever
Hebelkraft leverage
Hebelwirkung leverage
heben to lift, to elevate
hebephren hebephrenic
Hebephrenie hebephrenia
Heber lifter, elevator
Heberdenscher Knoten Heberden's node
Heboidie heboidia
Hebosteotomie hebosteotomy
hecheln (veter.) panting
Hedinger-Syndrom Cassidy's syndrome
Heerfordt-Syndrom Heerfordt's disease, uveoparotid fever

Hefe yeast
Hefter stapler
Heftigkeit severity
Heftpflaster sticking plaster, adhesive pflaster
Hegarstift Hegar's dilator
Heilanstalt sanatorium, medical establishment, convalescent home
heilbar curable
Heilbarkeit curability
heilbringend salutary, salubrious
heilen (transit.) to cure
– (intransit.) to heal
Heilfürsorge medical care
Heilgymnastik medical gymnastics
Heilkraft healing power
Heilkunde art of therapeutics, physic
Heilkunst medical art
Heilmittel medicine, remedy, medicament
heilpädagogisch medicopedagogical
Heilpraktiker nonmedical practitioner
Heilquelle medicinal spring
heilsam salutary
Heilschlaf healing sleep, therapeutical sleep
Heilschlafgerät equipment for therapeutical sleep
Heilserum antitoxic serum
Heilung healing
– per primam intentionem healing by first intention
– per secundam intentionem healing by second intention
heilungsfördernd salutary
Heilungsprozess process of healing
Heilverfahren medical treatment
Heilwirkung curative effect
Heimdialyse home dialysis
Heimweh homesickness, nostalgia
Heinzsches Innenkörperchen Heinz body
heiser hoarse
Heiserkeit hoarseness
Heißhunger ravenous appetite
Heißluft hot air
Heizgerät heater
Heizkissen heating pad
Heizstrom heating current
hektisch hectic
Hektoliter hectoliter (a), hectolitre (e)
Helferin, zahnärztliche dental assistant
Helferzelle helper cell
Helicase *e.e.*
Helicobacter *e.e.*
Heliotherapie heliotherapy
Helium *e.e.*
Helix *e.e.*
Helleborus hellebore
hellgelb light yellow
Helligkeitsumfang brightness contrast
HELLP-Syndrom HELLP-syndrome
Helmholtzsche Theorie Helmholtz's theory
Helminthiasis *e.e.*
Helminthologie helminthology
helminthologisch helminthological
Hemeralopie hemeralopia
Hemiachromatopsie hemiachromatopsia
Hemialgie hemialgia
Hemiamblyopie hemiamblyopia
Hemianästhesie hemianaesthesia (e), hemianesthesia (a)
Hemianopsie hemianopsia
–, binasale binasal hemianopsia
–, bitemporale bitemporal hemianopsia
–, heteronyme heteronymous hemianopsia
–, homonyme homonymous hemianopsia
–, Quadranten- quadrantic hemianopsia
hemianoptisch hemianoptic
Hemiapraxie hemiapraxia
Hemiataxie hemiataxia
Hemiathetose hemiathetosis
Hemiatrophie hemiatrophy
Hemiazetal hemiacetal
Hemiballismus hemiballism
Hemiblock *e.e.*
Hemichorea *e.e.*
Hemikraniektomie hemicraniectomy
Hemidesmosom hemidesmosome
Hemiepilepsie hemiepilepsy
hemifazial hemifacial
Hemifumarat hemifumarate
Hemigastrektomie hemigastrectomy
Hemignathie hemignathia
Hemihydrat hemihydrate
Hemihydrochlorid hemihydrochloride
Hemihyperhidrose hemihyperhidrosis
Hemihypertrophie hemihypertrophy
Hemikorporektomie hemicorporectomy
Hemikraniektomie hemicarniectomy
Hemilaminektomie hemilaminectomy
Hemilaryngektomie hemilaryngectomy
Hemilumbalisation hemilumbalization
Heminephrektomie heminephrectomy
hemiparaplegisch hemiparaplegic
Hemiparästhesie hemiparaesthesia (e), hemiparesthesia (a)
Hemiparese hemiparesis
hemiparetisch hemiparetic
Hemipelvektomie hemipelvectomy
Hemiplegie hemiplegia
hemiplegisch hemiplegic
Hemisakralisation hemisacralization

Hemispasmus hemispasm
Hemisphäre hemisphere
Hemisphärektomie hemispherectomy
hemispärisch hemispheric
Hemisukzinat hemisuccinate
Hemisulfat hemisulfate (a), hemisulphate (e)
Hemitartrat hemitartrate
Hemizellulase hemicellulase
Hemizellulose hemicellulose
hemizygot hemizygotic
hemmen to inhibit
hemmend inhibitory, colytic
Hemmer inhibitor
Hemmkörper inhibitor, inhibiting substance
Hemmstoff inhibiting agent
Hemmung inhibition
–, kompetitive competitive inhibition
Hemmungsmissbildung fusion defect
Hengst stallion
Hengstfohlen colt
Henlesche Schleife Henle's loop
Hennaöl henna oil
Henne hen
Henry *e.e.*
Heparan *e.e.*
Heparin *e.e.*
heparinisieren to heparinize
Heparinisierung heparinization
Heparinhemmer heparin inhibitor
Heparinoid *e.e.*
Hepatargie hepatargy
Hepatektomie hepatectomy
Hepatikocholezystojejunostomie hepaticocholecystojejunostomy
Hepatikoduodenostomie hepaticoduodenostomy
Hepatikogastrostomie hepaticogastrostomy
hepatikojejunal hepaticojejunal
Hepatikojejunostomie hepaticojejunostomy
Hepatikostomie hepaticostomy
Hepatikotomie hepaticotomy
Hepatisation hepatization
hepatisch hepatic
hepatisiert hepatized
Hepatitis *e.e.*
Hepatitis A/B/C/D/E; non A/non B *e.e.*
Hepatitis-B-Impfstoff hepatitis B vaccine
hepatobiliär hepatobiliary
Hepatocholangioduodenostomie hepatocholangioduodenostomy
Hepatocholangitis *e.e.*
hepatoerythropoetisch hepatoerythropoietic
hepatogastrisch hepatogastric
hepatogen hepatogenous
Hepatographie hepatography
hepatokardial hepatocardial
hepatolentikulär hepatolenticular
hepatolienal *e.e.*
Hepatologie hepatology
Hepatomegalie hepatomegaly
Hepatopathie hepatopathy
hepatorenal *e.e.*
Hepatose hepatosis
hepatosplenisch hepatosplenic
Hepatosplenomegalie hepatosplenomegaly
hepatotoxisch hepatotoxic
Hepatotoxizität hepatoxicity
hepatotrop hepatotropic
hepatozellulär hepatocellular
hepatozerebral hepatocerebral
Hepatozyt hepatocyte
Hepcidin *e.e.*
Heptachlor *e.e.*
Heptadecyl... *e.e.*
Heptaen heptaene
Heptahydrat heptahydrate
Heptaminol *e.e.*
Heptan heptane
Heptanoat heptanoate
Heptathiophen heptathiophene
Heptaverin heptaverine
Heptolamid heptolamide
Heptose *e.e.*
Heptulose *e.e.*
Heptyl *e.e.*
Herausgeberartikel editorial
heraustreiben to protrude
herb sour, tart
herbizid herbicidal
Herbizid herbicide
Hérbivore *e.e.*
Herbstzeitlose meadow saffron, colchicum
Herd (med.) focus
Herdentrieb herd instinct
Herdinfektion focal infection
Herdnephritis focal nephritis
Heredität heredity
Heredoataxie heredoataxia
Heredodegeneration *e.e.*
Herkunft origin
Hermaphrodit hermaphrodite
Hermaphroditismus hermaphroditism
hermetisch hermetical
Hernia obturatoria obturator hernia
Hernie hernia
–, direkte direct hernia
–, eingeklemmte strangulated hernia
–, epigastrische epigastric hernia
–, Gleit- sliding hernia
–, Hiatus- hiatal hernia

H

–, indirekte indirect hernia
–, inkarzerierte incarcerated hernia
–, innere internal hernia
–, Littresche Littre's hernia
–, irreponible irreducible hernia
–, Leisten- inguinal hernia
–, Nabel- umbilical hernia
–, Spigelsche spigelian hernia
–, Narben- cicatricial hernia
–, reponible reducible hernia
–, Schenkel- femoral hernia
–, skrotale scrotal hernia
–, Treitzsche Treitz's hernia
–, unvollständige incomplete hernia
–, vollständige complete hernia
–, Zwerchfell- diaphragmatic hernia
Hernienbildung herniation
Herniorrhaphie herniorrhaphy
Herniotomie herniotomy
Heroin *e.e.*
Heroinsucht heroinism
heroisch heroic
Herpangina *e.e.*
Herpes *e.e.*, dartre
– labialis labial herpes, cold sore
– progenitalis progenital herpes
– simplex *e.e.*
– tonsurans tinea tonsurans
– zoster *e.e.*
herpetiform *e.e.*
herpetisch herpetic
Herpetismus herpetism
Herstellungscharge batch
Herter-Heubnersche Krankheit intestinal infantilism
Hertz *e.e.*, cycle per second
HERV (humanes endogenes Retrovirus) human endogenous retrovirus (HERV)
hervorrufen to cause, to induce
Herxheimer-Reaktion Herxheimer's reaction
Herz heart
Herzachse heart axis
Herzaneurysma cardiac aneurysm
Herzangst cardiophobia
Herzarbeit cardiac work
Herzasthma cardiac asthma
Herzattacke heart attack
Herzautomatismus automatic heart activity
Herzbehandlung cardiotherapy
Herzbeklemmung cardiac oppression
Herzbeschleunigung cardioacceleration
Herzbeutel pericardium
Herzbeutelerguss pericardial effusion
Herzblock heart block
Herzchirurgie cardiosurgery
Herzdilatation cardiac dilatation
Herzerkrankung heart disease
Herzerweichung cardiomalacia
Herzfehler organic heart defect
Herzfehlerzelle heart-disease cell, heartlesion cell
Herzfernaufnahme teleroentgenogram of the heart
herzförmig heart-shaped, cordiform
Herzfrequenz heart rate
Herzfunktionsprüfung heart function test
Herzgegend cardiac region
Herzgeräusch cardiac murmur
Herzglykosid cardiac glucoside, cardiac glycoside
Herzgröße heart size
Herzgrube pit of the heart
Herzhypertrophie cardiac hypertrophy
Herzinfarkt cardiac infarction, myocardial infarction
Herzinfarkt-Intensivstation coronary unit
Herzinsuffizienz cardiac insufficiency
–, dekompensierte Rechts- congestive heart failure
–, muskuläre myocardial insufficiency
Herzkammer ventricle of the heart
Herzkatheter cardiac catheter
Herzkatheterisierung cardiac catheterization
Herzklappe heart valve
Herzklappenerkrankung valvular heart disease
Herzklappenfehler valvular heart defect
Herzklappengeräusch valvular cardiac murmur
Herzklopfen palpitation of the heart
herzkrank suffering from heart disease
Herzkrankheit heart disease, cardiopathy
–, hyperthyreotische hyperthyroid heart disease
–, rheumatische rheumatic heart disease
Herzleiden heart disease, heart disorder
Herzleistung cardiac output
Herzleistungsmessgerät cardiac output meter
Herz-Lungen-Maschine heart-lung machine
Herzmassage cardiac massage
–, äußere closed-chest cardiac massage
–, direkte open-chest cardiac massage
Herzminutenvolumen cardiac minute output
Herzmuskel heart muscle, myocardium
Herzmuskelinfarkt myocardial infarction

Herzmuskelinsuffizienz myocardial insufficiency
Herzmuskelschaden myocardial lesion
Herzneurose cardiac neurosis
Herzohr auricular appendix
Herzrhythmus cardiac rhythm
Herzruptur rupture of the heart
Herzschallschreibung phonocardiography
Herzschatten heart shadow
Herzschlag sudden heart death
Herzschlagen heart beat
Herzschrittmacher cardiac pacemaker
Herzsilhouette heart silhouette
Herzsonographie echocardiography
Herzspezialist(in) cardiologist
Herzspitze heart apex
Herzspitzenstoß heart apex beat
herzstärkend cordial
Herzstillstand cardiac arrest
Herzsyndrom, hyperkinetisches hyperkinetic heart syndrome
Herztod heart death
Herzton heart sound
–, gespaltener split heart sound
Herztransplantation heart transplantation
Herzultraschall echocardiography; cardiac echo
Herz- und Kreislaufkrankheit cardiovascular disease
Herzuntersuchung examination ot the heart
Herzvergrößerung cardiomegaly
Herzverpflanzung heart transplantation
Herzversagen cardiac failure
Herzvorhof atrium of the heart, cardiac atrium
Herzwand heart wall
Herzwasser (veter.) heart water
Hesperidin *e.e.*
HET (Hormonersatztherapie) HRT (hormone replacement therapy)
Hetacillin *e.e.*
Hetaflur *e.e.*
Heteroagglutination *e.e.*
Heteroantigen *e.e.*
Heteroantikörper heteroantibody
Heteroautoplastik heteroautoplasty
heterochrom heterochromous
Heterochromatin *e.e.*
heterochromatisch heterochromatic
Heterochromie heterochromia
Heterochromosom heterochromosome
heterodesmotisch heterodesmotic
Heterodimer *e.e.*
heterodont *e.e.*
heteroduplex *e.e.*
heterofermentativ heterofermental
heterogen heterogeneous, heterogenic
heterogenetisch heterogenetic
Heterogonie heterogony
Heteroimmunität heteroimmunity
Heteroinfektion heteroinfection
Heteroinokulation heteroinoculation
Heterointoxikation heterointoxication
Heterokinese heterokinesis
Heterokomplement heterocomplement
Heterokomplex heterocomplex
heterokrin heterocrine
Heterolalie heterolalia
heterolog heterologous
Heterologie heterology
heteromorph heteromorphous
Heteromorphie heteromorphia
Heteronium *e.e.*
heteronom heteronomous
heteronym heteronymous
heterooligomer hetero-oligomeric
Heterophagie heterophagy
heterophil heterophilic
heterophon heterophonic
Heterophorie heterophoria
Heteroplasie heteroplasia
Heteroplastik heteroplasty
heteroplastisch heteroplastic
heteroploid *e.e.*
Heteroploidie heteroploidy
Heteropolysaccharid heteropolysaccharide
Heterosaccharid heterosaccharide
Heterose heterosis
heterosexuell heterosexual
Heteroskopie heteroscopy
Heterosom heterosome
heterospezifisch heterospecific
Heterosuggestion *e.e.*
heterotop heterotopic
Heterotopie heterotopy
Heterotoxin *e.e.*
Heterotransplantat heterotransplant, heterograft
Heterotransplantation *e.e.*
Heterotrichose heterotrichosis
heterotroph heterotrophic
Heterotrophie heterotrophy
heterotypisch heterotypical
heteroxen heteroxenous
heterozentrisch heterocentric
heterozygot heterozygous
heterozygotes Individuum heterozygote
Heterozygotie heterozygosis
heterozyklisch heterocyclic
Hetrazepin hetrazepine

Hetzseuche (veter.) jaagsiekte
Heubnersche Krankheit Heubner's disease
Heufieber hay fever
HEV (Hepatitis-E-Virus) HEV (hepatitis E-virus)
Hexacetonid hexacetonide
Hexachlorethan hexachloroethane
Hexachlorid hexachloride
Hexachlorophen hexachlorophene
Hexachlorozyklohexan hexachlorocyclohexane
Hexachlorphenol hexachlorophenol
Hexaconazol hexaconazole
Hexadecan hexadecane
Hexadecylphosphocholin hexadecylphosphocholine
Hexafluorid hexafluoride
Hexafluorozirkonat hexafluorozirconate
Hexafluronium *e.e.*
Hexahydrat hexahydrate
hexahydrisch hexahydric
Hexahydrobenzoat hexahydrobenzoate
Hexamer *e.e.*
hexamer hexameric
Hexamethonium *e.e.*
Hexamethoniumbromid hexamethonium bromide
Hexamethylen hexamethylene, cyclohexane
Hexamethylendiamin hexamethylenediamine
Hexamethylentetramin hexamethylenetetramine, methenamine (a), hexamine (e), hexamethylenamine
Hexamethylmelamin hexamethylmelamine
Hexamethylpararosanilin hexamethylpararosaniline
Hexamethylphosphamid hexamethylphosphamide
Hexamethylpropylenaminoxim hexamethylpropylene aminoxim
Hexamid hexamide
Hexamidin hexamidine
Hexan hexane
Hexanikotinat hexanicotinate
Hexanitrat hexanitrate
Hexanoat hexanoate
Hexanol *e.e.*
Hexaose *e.e.*
Hexapeptid hexapeptide
hexaploid *e.e.*
Hexapropymat hexapropymate
Hexazyanoferrat hexacyanoferrate
Hexazyklonat hexacyclonate
Hexedrin hexedrine
Hexenmilch witch's milk
Hexenschuss lumbago
Hexestrol hexestrol (a), hexoestrol (e)
Hexetidin hexetidine
Hexetil *e.e.*
Hexidin hexidine
Heximid heximide
Hexit hexitol
Hexobarbital *e.e.*
Hexobendin hexobendine
Hexokinase *e.e.*
Hexon hexone
Hexopeptidase *e.e.*
Hexoprenalin hexoprenaline
Hexopyrronium *e.e.*
Hexosamin hexosamine
Hexosaminidase *e.e.*
Hexosan *e.e.*
Hexosazon hexosazone
Hexose *e.e.*
Hexosediphosphat hexose diphosphate
Hexosediphosphatase *e.e.*
Hexosemonophosphat hexose monophosphate
Hexosephosphatase *e.e.*
Hexosidase *e.e.*
Hexosyltransferase *e.e.*
Hexuronat hexuronate
Hexyl *e.e.*
Hexylamin hexylamine
Hexylcain hexylcaine
Hexylresorzin hexylresorcinol
HHL (Hypophysenhinterlappen) posterior lobe of the pituitary gland
HF (Herzfrequenz) heart rate (HR)
HHR (Hinterherzraum) Holzknecht space
HIAP (humanes inhibitorisches Apoptose-Protein) human inhibitory apoptose-protein (HIAP)
Hiatopexie hiatopexy
Hiatushernie hiatal hernia
Hiatusplastik hiatoplasty
Hibernation *e.e.*
hibernieren to hibernate
Hibernom hibernoma
Hidradenitis *e.e.*
Hidradenom hidradenoma
Hidrose hidrosis
hidrotisch hidrotic
Hierarchie hierarchy
hierarchisch hierarchical
HIES (Hydroxyindolessigsäure) hydroxyindolacetic acid (HIAA)
hilär hilar
hilflos helpless
Hilflosigkeit helplessness

Hilfsschule school for backward children
hilfsweise auxiliary; assistant
hilifugal *e.e.*
hilipetal *e.e.*
Hilitis *e.e.*
Hilus *e.e.*
Hiluslymphknotenerkrankung hilar adenopathy
Himbeerzunge raspberry tongue
hindern to impede, to hinder
hinken to go lame, to limp
Hinken claudication
Hintergrund background
Hinterhauptshaltung, hintere occiput posterior position
–, vordere occiput anterior position
Hinterhirn metencephalon, afterbrain
Hinterhorn posterior horn
Hinterkammer posterior chamber
Hinterkopf back of the head
Hintersäule (der grauen Rückenmarkssubstanz) posterior column (of the gray matter of spinal cord)
Hinterstrang (der weißen Rückenmarkssubstanz) dorsal funiculus (of the white matter of spinal cord)
Hinterteil buttock, back part
Hinterwand posterior wall
Hinterwandinfarkt posterior myocardial infarction
Hinterwurzel posterior root
Hiob-Syndrom Job's syndrome
v. Hippelsche Krankheit Hippel's disease
Hippel-Lindau-Syndrom syndrome of Hippel-Lindau
Hippokampektomie hippocampectomy
Hippokrates, Eid des hippocratic oath
Hippotherapie hippotherapy
Hippurat hippurate
Hippurie hippuria
Hippus *e.e.*
Hirn brain
Hirnaktionsstrom brain action current
Hirnanhangdrüse pituitary gland
Hirnblutung cerebral haemorrhage (e), cerebral hemorrhage (a)
Hirnchirurgie cerebral surgery
Hirndruck intracranial pressure
Hirnforschung brain research
hirngeschädigt brain damaged
Hirnhaut meninge
Hirnhautentzündung meningitis
Hirnmantel brain mantle
Hirnmasse cerebral substance
Hirnnerv cranial nerve
Hirnrinde cerebral cortex
Hirnrindenatrophie cortical atrophy of the brain
Hirnschale, knöcherne skull
Hirnstamm brain stem
Hirnstromkurve brain wave curve
Hirntätigkeit cerebration
Hirntod brain death
hirnverletzt brain-injured
Hirnverletzung brain injury
Hirschhornsalz ammonium carbonate
Hirschsprungsche Krankheit Hirschsprung's disease
Hirsutismus hirsutism
Hirudin *e.e.*
Hirudinea *e.e.*
His-Bündel His's bundle
His-Bündel-Ablation His's bundle ablation
His-Bündel, oberhalb des suprahisian
His-Bündels, unterhalb des infrahisian
Histamin histamine
Histaminase *e.e.*
histaminergisch histaminergic
Histidase *e.e.*
Histidin histidine
Histidinämie histidinaemia (e), histidinemia (a)
Histidinase *e.e.*
Histidyl *e.e.*
Histidylglyzin histidylglycine
Histioblast *e.e.*
histiotrop histiotropic
Histiozyt histiocyte
histiozytär histiocytic
Histiozytom histiocytoma
Histiozytose histocytosis
Histochemie histochemistry
histochemisch histochemical
Histogenese histogenesis
Histogramm histogram
Histokompatibilität histocompatibility
Histologe histologist
Histologie histology
Histologin histologist
histologisch histological
Histolyse histolysis
histolytisch histolytic
Histomorphologie histomorphology
histomorphologisch histomorphological
Histomorphometrie histomorphometry
histomorphometrisch histomorphometric
Histon histone
Histopathologie histopathology
histopathologisch histopathological
Histoplasmose histoplasmosis

Histotomographie histotomography
histotomographisch histotomographic
histotoxisch histotoxic
histotrop histotropic
Histrelin *e.e.*
Hitze heat
hitzebeständig heat-stable, heat-resisting, thermoresistant
Hitzekoagulation thermocoagulation
Hitzekollaps heat collapse
Hitze-Schockprotein heat-shock protein
Hitzesterilisation heat sterilization
Hitzestrahlung heat radiation
Hitzewallung hot flush
Hitzschlag heat prostration
HIV (humanes Immundefizienz-Virus) human immunodeficiency virus (HIV)
HK (Hämatokrit) haematocrit (e), hematocrit (a)
HKS (=hyperkinetisches Syndrom) hyperkinetic syndrome (HKS)
HLA-Histokompatibilitätssystem HL-A histocompatibility system
HMG (menschliches Menopausengonadotropin) human menopausal gonadotropin
HMG-CoA-Reduktase HMG-CoA-reductase
HNO (Hals, Nase, Ohren) ENT (ear, nose, throat)
Hochauflösung high resolution
hochdispers highly disperse
hochdosiert high dose
Hochdruck hypertension, high pressure
–, blasser pale hypertension
–, roter red hypertension
Hochdruckflüssigkeitschromatographie high pressure liquid chromatography
Hochfeld high field
hochfieberhaft highly feverisch
hochfrequent high-frequent
Hochfrequenz high frequency
Hochfrequenzstrom high frequency current
hochlagern to raise
Hochlagerung raising
Hochleistung high efficiency
Hochleistungsflüssigchromatographie high performance liquid chromatography
Hochleistungskapillarelektrophorese high performance capillary elektrophoresis
hochmolekular high molecular
hochprozentig of high percentage
hochschwanger far advanced in pregnancy
Hochsingersches Zeichen Hochsinger's phenomenon
Hochspannung high tension
Hochspannung (elektr.) high voltage
Hochspannungselektrophorese high voltage electrophoresis
Hochstand (des Zwerchfells) high level (of the midriff)
Hochtemperaturkurzzeitsterilisation high temperature short time sterilization
Hochtourenbohrer high-speed bur
Hochvakuum-Sterilisationsapparat high vacuum sterilizer
hochwirksam highly effective
hocken to squat
Hockstellung squatting
Hoden testicle
Hodenentfernung orchiectomy
Hodenkrebs testicular cancer
Hodensack scrotum
Hodge-Pessar Hodge's pessary
Hodgkinsche Krankheit Hodgkin's disease, lymphogranulomatosis
Höchstwert maximum value
Höcker protuberance, eminence, cusp
Höhenangst fear of heights, hypsophobia
Höhenkrankheit altitude sickness
Höhenkurort high-altitude health resort
Höhenverstellung height adjustment
Höhepunkt culminating point; climax
Höhle cavity; pouch; sinus
Höhlenbildung cavitation
Höllenstein silver nitrate
Hörapparat hearing aid
Hörbahn auditory path
hörbar audible
Hörbarkeit audibility
Hörbereich range of audibility
Hörbrille combined spectacles and hearing aid
hören to hear
Hören hearing, audition
Hörgerät hearing aid
Hörgrenze audibility limit
Hörigkeit bondage
Hörinsel tone island
Hörknöchelchen auditory ossicle
Hörlücke tone gap
Hörprüfung hearing test
Hörrest residual hearing
Hörrohr stethoscope
Hörschwelle hearing threshold
Hörstörung defective hearing
Hörsturz hearing precipitation, sudden deafness
Hörverlust hearing loss
Hörvermögen hearing, audition

Hörzentrum auditory center (a), auditory centre (e)
Hoffmann-Werdnig-Syndrom syndrome of Hoffmann-Werdnig
hohl hollow, concave
hohläugig hollow-eyed
Hohlbohrer hollow bur
hohlbrüstig hollow-chested
Hohlfuß talipes cavus, hollow foot
Hohlguss hollow cast
Hohlkreuz hyperlordosis
Hohlmeißel gouge
Hohlmeißelzange rongeur, rongeur forceps
Hohlorgan hollow organ
Hohlraum hollow space
Hohlrücken hollow back
Hohlsonde hollow probe
Hohlspiegel concave mirror
holandrisch holandric
Holmium *e.e.*
holoblastisch holoblastic
holodiastolisch holodiastolic
Hologamie hologamy
Holographie holography
hologyn hologynic
holokrin holocrine
Holoparasit holoparasite
holosystolisch holosystolic
Holotyp holotype
holoxenisch holoxenic
Holozellulose holocellulose
Holter-Blutdruckmessung Holter monitoring of blood pressure
Holter-EKG Holter ECG
Holzknechtscher Raum Holzknecht space
Holzkohle wood charcoal
Holzspatel wooden spatula
Homalographie homalography
Homatropin homatropine
Home-Office remote work
Homescher Lappen Home's lobe
Homoarginin homoarginineH
Homochlorcyclizin homochlorcyclizine
Homocitrullin homocitrulline
homodesmotisch homodesmotic
Homöopath homeopathist (a), homoeopathist (e)
Homöopathie homeopathy (a), homoeopathy (e)
Homöopathin homeopathist (a), homoeopathist (e)
homöopathisch homeopathic (a), homoeopathic (e)
Homöostase homeostasis (a), homoeostasis (e)
Homöotherapie homeotherapy (e), homoeotherapy (a)
Homöotransplantat homeotransplant (a), homeograft (a), homoeotransplant (e), homoeograft (e)
Homöotransplantation homeotransplantation (a), homoeotransplantation (e)
homöotypisch homeotypical (a), homoeotypical (e)
homoerotisch homoerotic
Homofenazin homofenazine
homofermentativ homofermental
homogen homogeneous
Homogenat homogenate
homogenisieren to homogenize
Homogenisierung homogenization
Homogenität homogeneity
Homogentisat homogentisate
Homograft *e.e.*
homoioplastisch homoioplastic
homolateral *e.e.*
homolog homologous
Homolog homologue
Homologie homology
Homomerie homomerism
homonom homonomous
homonym homonymous
homooligomer homo-oligomeric
Homophenazin homophenazine
Homoplastik homoplasty
homoplastisch homoplastic
Homoprolin homoproline
Homosalat homosalate
Homoserin homoserine
Homosexualität homosexuality
homosexuell homosexual
homosexuelle Person homosexual
Homotaurin homotaurine
homothermisch homothermic
Homotransplantat homotransplant, homograft
Homotransplantation *e.e.*
homozentrisch homocentric
homozygot homozygous
homozygotes Individuum homozygote
Homozygotie homozygosis
homozyklisch homocyclic
Homozystein homocysteine
Homozysteinurie homocysteinuria
homozytotrop homocytotropic
Honigwabenlunge honeycomb lung
Honorar fee, honorarium
honorieren (Honorar bezahlen) to pay fees
Hopfen hop
Hordein *e.e.*

Hordenin hordenine
Hordeolum *e.e.*, sty, stye
Horizont horizon
horizontal *e.e.*
Hormion *e.e.*
Hormon hormone
–, aglanduläres autacoid
Hormonbehandlung hormonotherapy, hormone treatment
hormonell hormonal
Hormonersatztherapie (HET) hormone replacement therapy (HRT)
Hormonsuppression hormone suppression
Horn *e.e.*
hornartig horny
Horner-Syndrom Horner's syndrome
hornförmig corniculate
Hornhaut (der Oberhaut) horny layer of the cuticle
– (des Auges) cornea
Hornhautgeschwür corneal ulcer
Hornhautmikroskop corneal microscope
Hornhautstaphylom staphyloma of the cornea
Hornhauttrübung corneal opacity, achlys
hornig horny
Hornisse hornet
Hornperle epithelial pearl
Horopter *e.e.*
Hortegazelle Hortega cell
Hospitalismus hospitalism
Hottentottenschürze Hottentot apron, tablier
Howell-Jolly-Körper Howell's body
HPL (menschliches Plazentalaktogen) human placenta lactogen (HPL)
HSV (Herpes-simplex-Virus) herpes simplex virus (HSV)
HTLV HTLV (human T-cell lymphotropic virus)
Hüfte hip
–, schnappende snapping hip
Hüftgelenk hip joint
Hüftgelenkspfanne cotyloid cavity, acetabular bone
Hüftgelenkspfannendach acetabular roof
Hüftknochen hip bone
Hüftprothese hip prosthesis
Hühnerauge clavus, corn
Hühnerbrust pigeon breast, keeled chest
Hühnerei hen's egg
hühnereigroß with the size of a hen's egg
Hühnereiweiß egg albumin
Hühnerpest fowl plague, chickenpest
–, atypische Newcastle disease
Hülle sheath, wrap, cover
Hülse shield
Hürthlezelle Hürthle cell
hüsteln to cough slightly
Huf hoof
Hufabszess purulent pododermatitis
Hufballen torus corneus
Hufbein os ungulare
Hufeisen horseshoe
Hufeisenniere horseshoe kidney
Huffett hoof grease
Hufgelenk coffin joint
Hufgeschwür fetlow
Hufhaar fetlock
Hufknorpel coffin bone cartilage
Hufknorpelfistel quittor, quitter
Hufkrebs verrucose pododermatitis
Hufkrone coronet (veter.)
Hufpolster plantar cushion
Hufrehe (veter.) laminitis (veter.)
Hufrollenentzündung podotrochilitis
Hufschlag hoofbeat
Hufspalte sand-crack
Hufstiefel hoof boot
Hufstrahl frog (veter.)
Huftier ungulate, hoofed animal
Humanalbumin human albumin
Humaninsulin human insulin
Humanplasma human plasma
humeroskapulär humeroscapular
humoral *e.e.*
humpeln to hubble
Hund dog, hound
Hundebiss dog-bite
hundertstelnormal centinormal
Hundestaupe canine distemper
Hunger *e.e.*
Hungerazidose starvation acidosis
Hungerkur starvation treatment, fasting cure
hungern to be hungry
Hungerödem famine edema (a), famine oedema (e)
Hungerzustand starvation
hungrig hungry
Huntersche Glossitis Hunter's glossitis
Huntingtonsche Chorea Huntington's chorea
Hunt-Test Hunt's test
Hurler-Syndrom Hurler's syndrome
husten to cough
Husten cough
hustenlindernd antitussive
Hustenreflex cough reflex
Hustenreiz throat irritation
hustenstillend antibechic, paregoric

hustenstillendes Mittel antibechic, paregoric
Hustensynkope tussive syncope
Hutchinson-Syndrom syndrome of Hutchinson
Hutchinson-Gilford-Syndrom syndrome of Hutchinson-Gilford
Hutchinsonsche Trias Hutchinson's triad
HVL (Hypophysenvorderlappen) anterior lobe of the pituitary gland
HWK (Halswirbelkörper) cervical vertebra
HWS (Halswirbelsäule) cervical part of the spinal column
HWZ (Halbwertzeit) half-life period
hyalin hyaline
Hyalin *e.e.*
hyaliner Zylinder hyaline cast
hyalinisieren to hyalinize
Hyalinisierung hyalinization
Hyalinose hyalinosis
Hyalitis *e.e.*
hyaloid *e.e.*
Hyalomer hyalomere
Hyaloplasma hyaloplasm
Hyaluronat hyaluronate
Hyaluronidase *e.e.*
Hyaluronsäureinjektion hyaluronic acid injection
Hybridation hybridization
Hybride hybrid
hybridisieren to hybridize
Hybridisierung hybridization
Hybridom hybridoma
Hycanthon hycanthone
Hyclat hyclate
Hydantoin *e.e.*
Hydantoinase *e.e.*
Hydantoinat hydantoinate
Hydatide hydatid
Hydatidenschwirren hydatid fremitus
Hydrabamin hydrabamine
Hydracarbazin hydracarbazine
Hydrämie hydraemia (e), hydremia (a)
hydrämisch hydraemic (e), hydremic (a)
hydragog hydragogue
Hydragogum hydragogue
Hydralazin hydralazine
Hydramin hydramine
Hydramnion *e.e.*
hydramniotisch hydramniotic
Hydrargyrum oxydatum flavum yellow precipitate
Hydrargyrum praecipitatum album white precipitate
Hydrarthrose hydrarthrosis
Hydrase *e.e.*
Hydrastin hydrastine
Hydrastinin hydrastinine
Hydrat hydrate
Hydratase *e.e.*
Hydration *e.e.*
hydraulisch hydraulic
Hydrazid hydrazide
Hydrazin hydrazine
Hydrazinophthalazin hydrazinophthalazine
Hydrazon hydrazone
Hydrid hydride
hydrieren to hydrogenate
Hydrierung hydrogenation
Hydriodat hydriodate
Hydroa vacciniforme *e.e.*
Hydrobilirubin *e.e.*
Hydrobromat hydrobromate
Hydrobromid hydrobromide
Hydrobulbie hydrobulbia
Hydrocarbazin *e.e.*
Hydrocele *e.e.*
Hydrocephalus externus *e.e.*
– internus *e.e.*
Hydrochinon hydroquinone
Hydrochlorid hydrochloride
Hydrochlorothiazid hydrochlorothiazide
Hydrocholesterin hydrocholesterol
Hydrocodon hydrocodone
Hydrocortison hydrocortisone, cortisol
Hydrocuprein hydrocupreine
Hydrodynamik hydrodynamics
hydrodynamisch hydrodynamic
hydroelektrisch hydroelectric
Hydroflumethiazid hydroflumethiazide
Hydrogel *e.e.*
Hydrogenase *e.e.*
Hydrogenlyase *e.e.*
Hydrogenphosphat hydrogenphosphate
Hydrokarbazin hydrocarbazin
Hydrokolloid hydrocolloid
hydrokolloidal hydrocolloidal
Hydrokuprein hydrocupreine
Hydrol *e.e.*
hydrolabil hydrolabile
Hydrolabilität hydrolability
Hydrolase *e.e.*
hydrolysabel hydrolyzable
Hydrolysat hydrolysate
Hydrolyse hydrolysis
hydrolysieren to hydrolyze
hydrolytisch hydrolytic
Hydromediastinum *e.e.*
Hydrometra *e.e.*
Hydromorphon hydromorphone
Hydromyelie hydromyelia

H

Hydromyelomeningozele hydromyelomeningocele
Hydronephrose hydronephrosis
hydronephrotisch hydronephrotic
Hydronium *e.e.*
Hydropathie hydropathy
hydropektisch hydropexic
Hydroperikard hydropericardium
hydrophil hydrophilous
Hydrophilie hydrophilia
hydrophob hydrophobic
Hydrophobie hydrophobia
Hydrophthalmus hydrophthalmus
hydropisch hydropic
Hydrops *e.e.*
Hydrorrhö hydrorrhea (a), hydrorrhoea (e)
Hydrosalpinx *e.e.*
Hydrosomal *e.e.*
Hydrosonographie hydrosonography
hydrostatisch hydrostatic
Hydrotalcit hydrotalcite
hydrotherapeutisch hydrotherapeutical
Hydrotherapie hydrotherapy; hydrotherapeutics (Lehrfach)
Hydrothorax *e.e.*
Hydrotomie hydrotomy
Hydrotropie hydrotropism
Hydrotubation *e.e.*
Hydroureter *e.e.*
Hydroxid hydroxide
Hydroxindasol *e.e.*
Hydroxonium *e.e.*
Hydroxyapatit hydroxyapatite
Hydroxybenzoat hydroxybenzoate
Hydroxybutyrat hydroxybutyrate
Hydroxycalciferol *e.e.*
Hydroxychinolin hydroxyquinoline
Hydroxychloroquin hydroxychloroquine
Hydroxycholecalciferol *e.e.*
Hydroxyd hydroxide
Hydroxydopamin hydroxydopamine
Hydroxyethylsalizylat hydroxyethyl salicylate
Hydroxyethylstärke hydroxyethyl starch
Hydroxyharnstoff hydroxyurea
Hydroxykarbamid hydroxyurea
Hydroxykarotin hydroxycarotene
Hydroxykobalamin hydroxycobalamine
Hydroxykodein hydroxycodeine
Hydroxykortikosteroid hydroxycorticosteroid
Hydroxyl *e.e.*
Hydroxylamin hydroxylamine
Hydroxylapatit hydroxylapatite
Hydroxylase *e.e.*
hydroxylieren to hydroxylate
Hydroxylierung hydroxylation
Hydroxylysin hydroxylysine
Hydroxymethyl-Glutaryl-Coenzym-A-Reduktase hydroxymethyl-glutarylcoenzyme-A-reductase
Hydroxymethylzellulose hydroxymethylcellulose
Hydroxynervon hydroxynervone
Hydroxynitril hydroxynitrile
Hydroxyprogesteron hydroxyprogesterone
Hydroxyprolin hydroxyproline
Hydroxyprolinämie hydroxyprolinaemia (e), hydroxyprolinemia (a)
Hydroxyprolinurie hydroxyprolinuria
Hydroxypropyliden hydroxypropylidene
Hydroxypropylmethylzellulose hydroxypropylmethylcellulose
Hydroxysteroid *e.e.*
Hydroxytoluol hydroxytoluene
Hydroxytryptamin hydroxytryptamine
Hydroxytryptophan *e.e.*
Hydroxyzin hydroxyzine
Hydrozele hydrocele
Hygiene *e.e.*; hygienics (Lehrfach)
Hygieniker(in) hygienist
hygienisch hygienic, sanitary
Hygrom hygroma
Hygromatose hygromatosis
Hygrometer *e.e.*
Hygrometrie hygrometry
hygrometrisch hygrometric
Hygronium *e.e.*
hygroskopisch hygroscopic
Hymecromon *e.e.*
Hymen *e.e.*
hymenal *e.e.*
Hymenektomie hymenectomy
Hymenitis *e.e.*
Hymenolepiasis *e.e.*
hyobranchial *e.e.*
hyoglossal *e.e.*
Hyoscin hyoscine
Hyoscyamin hyoscyamine
Hyoscyamus *e.e.*
hyothyreoidal hyothyroid
Hypästhesie hypaesthesia (e), hypesthesia (a)
hypästhetisch hypaesthetic (e), hypesthetic (a)
Hypakusis hypacousia (e), hypacusis (a)
Hypalbuminämie hypalbuminosis
Hypalgesie hypalgesia
hypalgetisch hypalgesic
hypazid hypacid, hypochlorhydric
Hypazidität hypacidity; hypochlorhydria

Hyperabduktion hyperabduction
Hyperadrenalismus hyperadrenalism
Hyperämie hyperaemia (e), hyperemia (a)
hyperämisch hyperaemic (e), hyperemic (a)
Hyperästhesie hyperaesthesia (e), hyperesthesia (a)
hyperästhetisch hyperaesthetic (e), hyperesthetic (a)
hyperaktiv hyperactive, overactive
Hyperaktivität hyperactivity
Hyperakusis hyperacousia (e), hyperacusis (a)
hyperakut hyperacute, peracute
Hyperalbuminämie hyperalbuminosis
Hyperaldosteronismus hyperaldosteronism
Hyperalgesie hyperalgesia
hyperalgetisch hyperalgesic
Hyperalgie hyperalgia
Hyperalphalipoproteinämie hyperalphalipoproteinaemia (e), hyperalphalipoproteinemia (a)
Hyperaminoazidurie hyperaminoaciduria
Hyperammoniämie hyperammoniaemia (e), hyperammoniemia (a)
Hyperamylasämie hyperamylasaemia (e), hyperamylasemia (a)
Hyperandrogenämie hyperandrogenaemia (e), hyperandrogenemia (a)
Hyperandrogenismus hyperandrogenism
Hyperargininämie hyperargininaemia (e), hyperargininemia (a)
hyperazid hyperacid
Hyperazidität hyperacidity
hyperbar hyperbaric
Hyperbel hyperbola
Hyperbetalipoproteinämie hyperbetalipoproteinaemia (e), hyperbetalipoproteinemia (a)
Hyperbilirubinämie hyperbilirubinaemia (e), hyperbilirubinemia (a)
–, **konstitutionelle** Gilbert's syndrome
hyperbilirubinämisch hyperbilirubinaemic (e), hyperbilirubinemic (a)
Hypercalcitoninismus hypercalcitoninism
Hyperchlorämie hyperchloraemia (e), hyperchloremia (a)
hyperchlorämisch hyperchloraemic (e), hyperchloremic (a)
Hyperchlorhydrie hyperchlorhydria
hyperchlorhydrisch hyperchlorhydric
Hypercholesterinämie hypercholesteraemia (e), hypercholesteremia (a)
hyperchrom hyperchromic
Hyperchromasie hyperchromatism
hyperchromatisch hyperchromatic
Hypercortisolismus hypercortisolism
Hypercuprämie hypercupraemia (e), hypercupremia (a)
hyperdens hyperdense
Hyperdensität hyperdensity
Hyperdiktrotie hyperdicrotism
hyperdiploid *e.e.*
Hyperemesis *e.e.*
Hypereosinophilie hypereosinophilia
Hyperergie hyperergy
hyperergisch hyperergic
Hyperexpansion *e.e.*
Hyperextension *e.e.*
Hyperfibrinogenämie hyperfibrinogenaemia (e), hyperfibrinogenemia (a)
Hyperfibrinolyse hyperfibrinolysis
hyperfibrinolytisch hyperfibrinolytic
Hyperflexibilität hyperflexibility
Hyperflexion *e.e.*
Hyperforin *e.e.*
Hyperfunktion hyperfunction
Hypergalaktie hypergalactia
Hypergenitalismus hypergenitalism
Hypergeusie hypergeusia
Hyperglobulie hyperglobulia
Hyperglobulinämie hyperglobulinaemia (e), hyperglobulinemia (a)
Hyperglukagonämie hyperglucagonaemia (e), hyperglucagonemia (a)
Hyperglykämie hyperglycaemia (e), hyperglycemia (a)
hyperglykämisch hyperglycaemic (e), hyperglycemic (a)
Hyperglyzinämie hyperglycinaemia (e), hyperglycinemia (a)
Hypergonadismus hypergonadism
Hyperhidration *e.e.*
Hyperhidrose hyperhidrosis
Hyperhomozysteinämie hyperhomocysteinaemia (e), hyperhomocysteinemia (a)
Hypericin *e.e.*
hyperimmun hyperimmune
Hyperimmunglobulin *e.e.*
Hyperinsulinismus hyperinsulinism
Hyperkaliämie hyperpotassaemia (e), hyperpotassemia (a)
hyperkalorisch hypercaloric
Hyperkalzämie hypercalcaemia (e), hypercalcemia (a)
hyperkalzämisch hypercalcaemic (e), hypercalcemic (a)
Hyperkalzitoninismus hypercalcitoninism
Hyperkalziurie hypercalciuria
Hyperkapnie hypercapnia
hyperkapnisch hypercapnic

Hyperkeratose hyperkeratosis
hyperkeratotisch hyperkeratotic
Hyperkinesie hyperkinesia
hyperkinetisch hyperkinetic
hyperkoagulabel hypercoagulable
Hyperkoagulabilität hypercoagulability
Hyperkortizismus hypercorticalism
Hyperkuprämie hypercupraemia (e), hypercupremia (a)
Hyperlaktazidämie hyperlactacidaemia (e), hyperlactacidemia (a)
Hyperleptinämie hyperleptinaemia (e), hyperleptinemia (a)
Hyperleukozytose hyperleukocytosis
Hyperlipämie hyperlipaemia (e), hyperlipemia (a)
Hyperlipidämie hyperlipidaemia (e), hyperlipidemia (a)
Hyperlipoproteinämie hyperlipoproteinaemia (e), hyperlipoproteinemia (a)
Hyperluteinisierung hyperluteinization
Hyperlysinämie hyperlysinaemia (e), hyperlysinemia (a)
Hypermagnesiämie hypermagnesaemia (e), hypermagnesemia (a)
Hypermenorrhö hypermenorrhea (e), hypermenorrhoea (e)
Hypermethioninämie hypermethioninaemia (e), hypermethioninemia (a)
Hypermetrie hypermetria
hypermetrop hypermetropic
Hypermetropie hypermetropia
Hypermineralisation hypermineralization
Hypermotilität hypermotility
Hypernasalität hypernasality
Hypernatriämie hypernatraemia (e), hypernatremia (a)
Hypernephrom hypernephroma
hypernormal *e.e.*
Hyperopie hyperopia
hyperopisch hyperopic
Hyperornithinämie hyperornithinaemia (e), hyperornithinemia (a)
hyperorthognath hyperorthognathous
Hyperosid hyperoside
Hyperosmie hyperosmia
hyperosmolar *e.e.*
Hyperosmolarität hyperosmolarity
Hyperosmose hyperosmosis
Hyperostose hyperostosis
hyperostotisch hyperostotic
Hyperovarie hyperovaria
Hyperoxalurie hyperoxaluria
hyperoxalurisch hyperoxaluric
Hyperoxie hyperoxia
Hyperparathyreoidismus hyperparathyroidism
–, krisenhafter akuter parathyroid crisis
Hyperpathie hyperpathia
Hyperperistaltik hyperperistalsis
Hyperphagie hyperphagia
Hyperphenylalaninämie hyperphenylalaninaemia (e), hyperphenylalaninemia (a)
Hyperphosphatämie hyperphosphataemia (e), hyperphosphatemia (a)
Hyperpigmentation *e.e.*
Hyperplasie hyperplasia
hyperplastisch hyperplastic
hyperploid *e.e.*
Hyperpnoe hyperpnea (a), hyperpnoea (e)
Hyperpolarisierung hyperpolarization
Hyperproinsulinämie hyperproinsulinaemia (e), hyperproinsulinemia (a)
Hyperprolaktinämie hyperprolactinaemia (e), hyperprolactinemia (a)
Hyperprolinämie hyperprolinaemia (e), hyperprolinemia (a)
Hyperprosexie hyperprosexia
Hyperproteinämie hyperproteinaemia (e), hyperproteinemia (a)
hyperpyretisch hyperpyretic
Hyperpyrexie hyperpyrexia
hyperreaktiv hyperreactive
Hyperreaktivität hyperreactivity
Hyperreflexie hyperreflexia
Hypersalivation *e.e.*
Hypersarkosinämie hypersarcosinaemia (e), hypersarcosinemia (a)
Hypersegmentation *e.e.*
hypersegmentiert hypersegmented
Hypersekretion hypersecretion
hypersekretorisch hypersecretory
hypersensibel hypersensitive
Hypersensibilität hypersensitivity
Hypersexualität hypersexuality
Hypersignal (MRT) hypersignal (MRI)
Hypersomnie hypersomnia
Hypersplenie hypersplenia, hypersplenism
Hypersthenurie hypersthenuria
Hypersystole *e.e.*
Hypertelorismus hypertelorism
Hypertensin angiotonin
Hypertension *e.e.*
hypertensiv hypertensive
Hyperthermie hyperthermia
hyperthermisch hyperthermic
hyperthym hyperthymic
Hyperthymie hyperthymia
Hyperthyreose hyperthyroidism
hyperthyreotisch hyperthyroid

Hypertonie hypertonia
–, essentielle essential hypertension, neurogenic hypertension
–, nephrogene renal hypertension
–, portale portal hypertension
hypertonisch hypertonic, hypertensive
Hypertrichose hypertrichosis
Hypertriglyzeridämie hypertriglyceridaemia (e), hypertriglyceridemia (a)
hypertriploid *e.e.*
Hypertrophie hypertrophy
hypertrophisch hypertrophic
Hyperurikämie hyperuricaemia (e), hyperuricemia (a)
Hyperurikosurie hyperuricosuria
hypervalent *e.e.*
Hypervalinämie hypervalinaemia (e), hypervalinemia (a)
hypervariabel hypervariable
Hypervaskularisation hypervascularity
Hyperventilation *e.e.*
hyperventilieren to hyperventilate
hyperviskös hyperviscous
Hyperviskosität hyperviscosity
Hypervitaminose hypervitaminosis
Hypervolämie hypervolaemia (e), hypervolemia (a)
Hyperzementose hypercementosis
Hyperzytokin hypercytokine
Hyphäma hyphaemia (e), hyphemia (a)
Hyphe hypha
Hyphomyzet hyphomycete
Hyphomykose hyphomycosis
Hypinose hypinosis
hypnagog hypnagogic
Hypnoanalyse hypnoanalysis
hypnoanalytisch hypnoanalytic
hypnogen hypnogenic
hypnoid *e.e.*
Hypnokatharsis hypnocatharsis
hypnopomp hypnopompic
Hypnose hypnosis
Hypnotherapie hypnotherapy
Hypnotikum hypnotic
hypnotisch hypnotic
Hypnotiseur hypnotist
hypnotisieren to hypnotize
Hypnotisierung hypnotization
Hypnotismus hypnotism
Hypoaldosteronismus hypoaldosteronism
Hypoallergen *e.e.*
Hypoalphalipoproteinämie hypoalphalipoproteinaemia (e), hypoalphalipoproteinemia (a)
Hypoandrogenismus hypoandrogenism
hypobar hypobaric
Hypobarismus hypobarism
Hypobetalipoproteinämie hypobetalipoproteinaemia (e), hypobetalipoproteinemia (a)
Hypoblast *e.e.*
Hypobromit hypobromite
Hypobulie hypobulia
Hypochlorämie hypochloraemia (e), hypochloremia (a)
hypochlorämisch hypochloraemic (e), hypochloremic (a)
Hypochlorhydrie hypochlorhydria
hypochlorhydrisch hypochlorhydric
Hypochlorit hypochlorite
Hypocholesterinämie hypocholesteraemia (e), hypocholesteremia (a)
Hypochonder hypochondriac
Hypochondrie hypochondriasis
hypochondrisch hypochondriacal
Hypochondrium *e.e.*
hypochrom hypochromic
Hypochromasie hypochromasia
hypochromatisch hypochromatic
Hypochromie hypochromia
Hypochylie hypochylia
Hypocortisolismus hypocortisolism
hypodens hypodense
Hypodensität hypodensity
Hypodermose hypodermiasis
Hypodipsie hypodipsia
Hypodontie hypodontia
hypodynamisch hypodynamic
Hypo-Estrogenämie hypoestrogenemia (a), hypo-oestrogenaemia (e)
hypoeutektisch hypo-eutectic
Hypofibrinogenämie hypofibrinogenaemia (e), hypofibrinogenemia (a)
Hypofibrinolyse hypofibrinolysis
Hypofunktion hypofunction
Hypogalaktie hypogalactia
Hypogammaglobulinämie hypogammaglobulinaemia (e), hypogammaglobulinemia (a)
hypogastrisch hypogastric
Hypogastrium *e.e.*
Hypogenesie hypogenesis
Hypogenie hypogenia
Hypogenitalismus hypogenitalism
Hypogeusie hypogeusia
hypoglossal *e.e.*
Hypoglykämie hypoglycaemia (e), hypoglycemia (a)
hypoglykämisch hypoglycaemic (e), hypoglycemic (a)
hypognath hypognathous

Hypognathie hypognathia
hypogonadal *e.e.*
Hypogonadismus hypogonadism
Hypohalit hypohalite
Hypoiodit hypoiodite
Hypokaliämie hypopotassaemia (e), hypopotassemia (a)
hypokalorisch hypocaloric
Hypokalzämie hypocalcaemia (e), hypocalcemia (a)
hypokalzämisch hypocalcaemic (e), hypocalcemic (a)
Hypokapnie hypocapnia
hypokapnisch hypocapnic
Hypokinese hypokinesia
hypokinetisch hypokinetic
Hypokoagulabilität hypocoagulability
Hypokomplementämie hypocomplementaemia (e), hypocomplementemia (a)
Hypokonid hypoconid
Hypokonulid hypoconulid
Hypokonvertinämie hypoconvertinaemia (e), hypoconvertinemia (a)
Hypolipidämie hypolipaemia (e), hypolipemia (a)
Hypolipoproteinämie hypolipoproteinaemia (e), hypolipoproteinemia (a)
Hypoliquorrhö hypoliquorrhea (a), hypoliquorrhoea (e)
Hypologie hypologia
Hypomagnesiämie hypomagnesaemia (e), hypomagnesemia (a)
Hypomanie hypomania
Hypomaniker(in) hypomaniac
hypomanisch hypomanic
Hypomastie hypomastia
Hypomelanose hypomelanosis
Hypomenorrhö hypomenorrhea (a), hypomenorrhoea (e)
Hypometrie hypometria
Hypometropie hypometropia
Hypomimie hypomimia
Hypomineralisation hypomineralization
Hypomnesie hypomnesis
Hypomotilität hypomotility
Hyponasalität hyponasality
Hyponatriämie hyponatraemia (e), hyponatremia (a)
Hyponatriurie hyponatruria
Hyponitrit hyponitrite
Hyponoia *e.e.*
hypoosmotisch hypo-osmotic
Hypopallästhesie hypopallaesthesia (e), hypopallesthesia (a)
Hypoparathyreoidismus hypoparathyroidism
Hypophalangie hypophalangism
hypopharyngeal *e.e.*
Hypopharyngoskopie hypopharyngoscopy
Hypopharynx *e.e.*.
Hypophonie hypophonia
Hypophorie hypophoria
Hypophosphat hypophosphate
Hypophosphatämie hypophosphataemia (e), hypophosphatemia (a)
Hypophosphatasie hypophosphatasia
Hypophosphaturie hypophosphaturia
Hypophosphit hypophosphite, phosphinate
Hypophrasie hypophrasia
hypophysär hypophysial, pituitary
Hypophyse pituitary gland, hypophysis
Hypophysektomie hypophysectomy
hypophysektomieren to hypophysectomize
Hypophysenfunktionsstörung dyspituitarism
Hypophysenhinterlappen posterior lobe of the pituitary gland, posthypophysis
Hypophysenhinterlappenextrakt posterior pituitary extract
Hypophysenhinterlappenhormon hypophamine
Hypophysenhinterlappenüberfunktion posterior pituitary hyperfunction
Hypophysenhinterlappenunterfunktion posterior pituitary hypofunction
Hypophysenstiel pituitary stalk
Hypophysenüberfunktion hyperpituitarism
Hypophysenunterfunktion hypopituitarism
Hypophysenvorderlappen anterior lobe of the pituitary gland, prehypophysis
Hypophysenvorderlappenextrakt anterior pituitary extract
Hypophysenvorderlappenüberfunktion anterior pituitary hyperfunction
Hypophysenvorderlappenunterfunktion anterior pituitary hypofunction
Hypophysin *e.e.*
hypophysio-sphenoidal *e.e.*
Hypophysitis *e.e.*
Hypopion *e.e.*
Hypoplasie hypoplasia
hypoplastisch hypoplastic
Hypoploidie hypoploidy
Hypopraxie hypopraxia
Hypoproteinämie hypoproteinaemia (e), hypoproteinemia (a)
Hypoprothrombinämie hypoprothrombinaemia (e), hypoprothrombinemia (a)
Hyporchidie hypo-orchidism

Hyporeaktivität hyporeactivity
Hyporeflexie hyporeflexia
Hyposalie hyposalia
Hyposalivation *e.e.*
Hyposensibilisierung hyposensitization
Hyposiderämie hypoferraemia (e), hypoferremia (a)
Hyposignal (MRT) hyposignal (MRI)
Hyposmie hyposmia
Hyposmose hyposmosis
hyposmotisch hypo-osmotic
Hyposomie hyposomia
Hypospadie hypospadia, hypospadias
Hypospermie hypospermia
Hypostase hypostasis
hypostatisch hypostatic
Hyposthenurie hyposthenuria
Hypotaxie hypotaxia
Hypotelorismus hypotelorism
Hypotension *e.e.*
hypotensiv hypotensive
hypothalamisch hypothalamic
hypothalamo-hypophysiogonadal *e.e.*
Hypothalamotomie hypothalamotomy
Hypothalamus *e.e.*
Hypothermie hypothermia
hypothermisch hypothermic
Hypothese hypothesis
hypothetisch hypothetical
Hypothiocyanit hypothiocyanite
hypothym hypothymic
Hypothymie hypothymia
Hypothyreose hypothyroidism
hypothyreotisch hypothyroid
Hypotonie hypotonia
hypotonisch hypotonic
Hypotrichose hypotrichosis
hypotroph hypotrophic, abiotrophic
Hypotrophie hypotrophy, abiotrophy
Hypotropie hypotropia
Hypotympanotomie hypotympanotomy
Hypotympanum *e.e.*
Hypoventilation *e.e.*
Hypovitaminose hypovitaminosis
Hypovolämie hypovolaemia (e), hypovolemia (a)
hypovolämisch hypovolaemic (e), hypovolemic (a)
Hypovolie hypovolia
Hypoxämie hypoxaemia (e), hypoxemia (a)
hypoxämisch hypoxaemic (e), hypoxemic (a)
Hypoxanthin hypoxanthine
Hypoxie hypoxia
hypoxisch hypoxic
Hypozoospermie hypozoospermia
Hyprolose *e.e.*
Hypromellosum *e.e.*
Hypsarrhythmie hypsarrhythmia
Hypsochromie hypsochromy
hypsodont *e.e.*
Hypsophobie hypsophobia, fear of heights
Hysterektomie hysterectomy
Hysterese hysteresis
Hysterie hysteria
Hysteriker(in) hysteriac
hysterisch hysterical
Hysteroepilepsie hystero-epilepsy
hysterogen hysterogenous
Hysterographie hysterography
hysterographisch hysterographical
hysteroid *e.e.*
Hysteromukographie hysteromucography
Hysteronarkolepsie hysteronarcolepsy
Hysteropexie hysteropexy
Hysteroptose hysteroptosis
Hysterosalpingektomie hysterosalpingectomy
Hysterosalpingographie hysterosalpingography
Hysterosalpingostomie hysterosalpingostomy
Hysterosalpingotomie hysterosalpingotomy
Hysteroskop hysteroscope
Hysteroskopie hysteroscopy
hysteroskopisch hysteroscopical
Hysterostomatotomie hysterostomatotomy
Hysterotokotomie hysterotocotomy
Hysterotomie hysterotomy
–, abdominale abdomino-hysterotomy
Hysterotonin *e.e.*
Hysterozele hysterocele
Hysterozervikotomie hysterocervicotomy

I

i.a. (intraartiell) IA (intraarterial)
IABP (intra-aortale Ballon-Pumpe) intraaortic balloon pump (IABP)
Ianthinopsie ianthinopsia
iatrogen iatrogenic
Ibandronat ibandronate
Ibudilast *e.e.*
Ibuverin ibuverine
ICF (intracelluläre Flüssigkeit) intracellular fluid (ICF)
Ichbewusstsein consciousness of ego
Ich-Komplex ego-complex
Ichstörung disturbance of ego
Ichthyosarkotoxismus ichthyosarcotoxism
Ichthyose ichthyosis
ichthyosiform *e.e.*
ichthyotisch ichthyotic
Icosanoat icosanoate
Icosanoid *e.e.*
ICR (Intercostalraum) intercostal space
ICSH (Leydigzellenstimulierendes Hormon) interstitial cell stimulating hormone (ICSH)
Idarubicin *e.e.*
Ideal *e.e.*
ideal *e.e.*
Ideation *e.e.*
ideatorisch ideational
Idee idea
Ideenflucht flight of ideas
identifizieren to identify
Identifizierung identification
identisch identical
Identität identity
Identitätsstörung, dissoziative dissoziative identity disorder
ideogenetisch ideogenetic
ideokinetisch ideokinetic
ideometrisch ideometric
Ideomikroskopie ideomicroscopy
ideomotorisch ideomotor
Idioagglutinin *e.e.*
Idiochromatin *e.e.*
idiochromatisch idiochromatic
Idiochromidie idiochromidia
idioelektrisch idioelectric
Idiogramm idiogram
Idioisoagglutinin *e.e.*
Idioisolysin *e.e.*
idiokinetisch idiokinetic
idiokratisch idiocratic
Idiolalie idiolalia
Idiologismus idiologism
Idiolysin *e.e.*
idiomuskulär idiomuscular
idiopathisch idiopathic
Idiophase *e.e.*
Idiophrasie idiophrasia
Idiosynkrasie idiosyncrasy
idiosynkratisch idiosyncratic
Idiot(in) *e.e.*
Idiotie idiocy
Idiotopie idiotopy
idiotopisch idiotopic
idiotrop idiotropic
Idiotyp idiotype
idiotypisch idiotypic
idioventrikulär idioventricular
Idit iditol
Idose *e.e.*
Idoxuridin idoxuridine
Iduronat iduronate
Iduronidase *e.e.*
I.E. (Internationale Einheit) international unit (IU)
Ifosfamid ifosfamide
IFT (Immunfluoreszenztest) immunofluorescence test (IFT)
IG (Immunglobulin) immunoglobulin (IG)
Ignatiusbohne ignatia
Ignipunktur ignipuncture
IHSS (idiopathische hypertrophische Subaortenstenose) idiopathic hypertrophic subaortic stenosis (IHSS)
ikterisch icteric
Ikterus jaundice, icterus
ILA (insulinartige Aktivität) insulinlike activity (ILA)
Ileitis *e.e.*
– terminalis terminal ileitis
ileoanal ileo-anal
Ileo-Ileostomie ileo-ileostomy
Ileojejunostomie ileojejunostomy
ileokolisch ileocolic
Ileokolitis ileocolitis
Ileokolostomie ileocolostomy
Ileokolotomie ileocolotomy
Ileoproktostomie ileoproctostomy
ileorektal ileorectal
Ileorrhaphie ileorrhaphy
Ileosakral ileosacral
Ileosigmoidostomie ileosigmoidostomy
Ileostomie ileostomy

Ileotomie ileotomy
Ileotransversostomie ileotransversostomy
ileozökal ileocecal (a), ileocoecal (e)
Ileozystoplastie ileocystoplasty
Ileozystostomie ileocystostomy
Ileozystotomie ileocystotomy
Ileum *e.e.*
Ileus *e.e.*
iliakal iliacal
iliofemoral *e.e.*
ilioinguinal ilioinguinal
iliokokzygeal iliococcygeal
iliopektineal iliopectineal
iliopelvin iliopelvic
iliopubisch iliopubic
iliosakral iliosacral
iliotibial *e.e.*
Illaqueation *e.e.*
Illusion *e.e.*
illusionär illusional
Ilomedin *e.e.*
Iloprost *e.e.*
i.m. (intramuskulär) intramuscular
imaginär imaginary
Imagination *e.e.*
Imatinib *e.e.*
Imbezillität imbecility
Imbibition *e.e.*
Imiclopazin imiclopazine
Imid imide
Imidapril *e.e.*
Imidazol imidazole
Imidazolidin imidazolidine
Imidazolin imidazoline
Imidazolpyruvat imidazole pyruvate
Imidazolylethylamin imidazolylethylamine
Imidazopyridin imidazopyridine
Imiglucerase *e.e.*
Imin imine
Iminazol iminazole
Iminodipeptidurie iminodipeptiduria
Iminoglycinurie iminoglycinuria
Iminophenimid iminophenimide
Iminostilben iminostilbene
Imipenem *e.e.*
Imipramin imipramine
Imitation *e.e.*
imitatorisch imitatory
imitieren to imitate
Immatrikulation matriculation
immatrikulieren to enrol, to matriculate
Immediatgedächtnis short-term memory
Immediatprothese (dent.) immediate artificial denture
Immission *e.e.*
Immissionsschutz immission protection
immobil immobile
immobilisieren to immobilize
Immobilisierung immobilization
Immobilität immobility
immun immune
Immunadhärenz immune adherence
Immunadsorption immunosorption
Immunaffinität immunoaffinity
Immunantwort immunological response
Immunchemie immunochemistry
immunchemisch immunochemical
Immundefektsyndrom, akquiriertes acquired immundeficieny syndrome
Immundermatologie immunodermatology
immundermatologisch immunodermatological
Immundiagnostik immunodiagnostics
immundiagnostisch immunodiagnostic
Immundiffusion immundiffusion
Immunelektrophorese immunoelectrophoresis
Immunfluoreszenz immunofluorescence
Immunglobulin immunoglobulin
Immunhämatologie immunohaematology (e), immunohematology (a)
Immunhistochemie immunohistochemistry
Immunhistopathologie immunohistopathology
immunisieren to immunizate
Immunisierung immunization
Immunität immunity
Immunitätslehre immunology
immunkompetent immunologically competent
Immunkomplex immune complex
Immunkonjugat immunoconjugate
Immunmangel immunodeficiency
Immunmodulation immunomodulation
Immunmodulator immunomodulator
immunmodulatorisch immunomodulatory
Immunoassay *e.e.*
Immunoblast *e.e.*
immunoblastisch immunoblastic
Immunoblot *e.e.*
Immunochromatographie immunochromatography
Immunodiffusion *e.e.*
Immunofluoreszenz immunofluorescence
Immunologie immunology
immunologisch immunological
immunometrisch immunometric
Immunonephelometrie immunonephelometry

immunonephelometrisch immunonephelometric
Immunoperoxidase *e.e.*
Immunopharmakologie immunopharmacology
immunopharmakologisch immunopharmacological
Immunoradiometrie immunoradiometry
immunoradiometrisch immunoradiometric
Immunoreaktion immunoreaction
Immunosensor *e.e.*
Immunosuppression *e.e.*
Immunotherapie immunotherapy
Immunotoxin *e.e.*
Immunozyt immunocyte
Immunozytochemie immunocytochemistry
immunozytochemisch immunocytochemical
Immunozytom immunocytoma
Immunpräzipitation immunoprecipitation
immunproliferativ immunoproliferative
Immunreaktion immunoreaction
Immunreaktionsfähigkeit immunoreactivity
immunreaktiv immunoreactive
Immunreaktivität immunoreactivity
Immunstimulans immunostimulant
Immunstimulation immunostimulation
immunstimulierend immunostimulatory, immunostimulant
Immunsuppression immunosuppression
immunsuppressiv immunosuppressive
immunsupprimierend immunosuppressant
immunsupprimierendes Mittel immunosuppressant
Immunsystem immune system
Immunszintigraphie immunoscintigraphy
Immuntechnik immunotechnique
immuntherapeutisch immunotherapeutical
Immuntherapie immunotherapy
Immunzytologie immuncytology
Imolamin imolamine
Impacarzin impacarzine
Impedanz impedance
Impedanzplethysmographie impedance plethysmography
imperativ imperative
Impetiginisierung impetiginization
impetiginös impetiginous
Impetigo *e.e.*
Impfarzt, Impfärztin vaccinator
Impfbesteck vaccinating set
impfen to vaccinate
impffähig vaccinable
Impffeder vaccinating pen
Impffederhalter vaccinating pen holder
Impffieber vaccinal fever
Impfgegner(in) antivaccinationist
Impfliste vaccination register
Impfpustel vaccinide
Impfschein vaccination certificate
Impfstoff vaccine
Impfung vaccination, immunization
implantabel implantable
Implantat implant, graft
Implantation *e.e.*, grafting
implantieren to implant, to graft
Implantologie implantology
Implikation implication
impotent *e.e.*
Impotenz impotence
Imprägnation impregnation
imprägnieren to impregnate
Impression *e.e.*
Impressionsfraktur depressed fracture
Impromidin impromidine
Impuls impulse
Impulsator *e.e.*
Impulsbetrieb pulsed operation
impulsiv impulsive
IMRT (intensitätsmodulierte Radiotherapie) intensity-modulated radiotherapy (IMRT)
Inadäquanz inadequacy
inadäquat inadequate
inaktiv inactive
Inaktivator inactivator
inaktivieren to inactivate
Inaktivierung inactivation
Inaktivität inactivity
Inaktivitätsatrophie atrophy of disuse
Inanition *e.e.*
Inappetenz inappetence
Incretin *e.e.*
Indamin indamine
Indan *e.e.*
Indanazolin indanazoline
Indandion indandione
Indapamid indapamide
Indenolol *e.e.*
Index *e.e.*
indifferent *e.e.*
Indifferenz indifference
Indigestion *e.e.*
Indigo *e.e.*
Indigoblau indigo blue
Indigokarmin indigo carmine
Indigotin *e.e.*
Indikan indican
Indikanurie indicanuria
Indikation indication

Indikator indicator
Indikatorverdünnung indicator dilution
Indinavir *e.e.*
indirekt indirect
Indium *e.e.*
individualisieren to individualize
Individualität individuality
Individuation *e.e.*
individuell individual
indizieren to indicate
Indoktrination indoctrination
Indol indole
Indolamin indolamine
Indolazeturie indolaceturia
indolent *e.e.*
Indolenz indolence
Indolon indolone
Indometazin *e.e.*, indomethazin
Indomethacin *e.e.*, indometazin
Indospicin *e.e.*
Indoxyl *e.e.*
Indoxylurie indoxyluria
Indozyaningrün indocyanine green
Indrilin indriline
Inducer *e.e.*
Induktion induction
induktiv inductive
Induktor inductor
Induratio penis plastica Peyronie's disease
Induration *e.e.*
indurativ indurative
indurieren to indurate
induzieren to induce
ineinandergreifen to interlock
inert *e.e.*
infantil infantile
Infantilismus infantilism
Infarkt infarct
–, frischer recent infarct
–, stummer silent infarct
–, Zustand nach postinfarction state
Infarktpneumonie pneumonia due to pulmonary infarction
infarzieren to infarct
Infarzierung infarction
–, stumme silent infarction
infaust unfavorable (a), unfavourable (e)
Infekt infection
Infektanämie anaemia due to infection (e), anemia due to infection (a)
Infektarthritis infectional arthritis
infektiös infectious, infective, contagious
Infektiologie infectiology
Infektion infection
Infektionsabteilung contagious disease department
infektionshemmend anti-infective
Infektionskrankheit infectious disease, infective disease, contagious disease
infektionswidrig anti-infective
Infektiosität infectiosity, infectivity, contagiousness
inferoanterior *e.e.*
inferolateral *e.e.*
inferomedian *e.e.*
inferoposterior *e.e.*
inferotemporal *e.e.*
Infiltrat infiltrate
Infiltration *e.e.*
infiltrieren to infiltrate
Infiltrierung infiltration
infinitesimal *e.e.*
infizieren to infect
inflammatorisch inflammatory
Inflexibilität inflexibility
Infliximab *e.e.*
Influenza *e.e.*
Influenzabazillus haemophilus influenzae (e), hemophilus influenzae (a)
Informosom informosome
infraapikal infra-apical
infraaurikulär infra-auricular
infraaxillär infra-axillary
infrachiasmatisch infrachiasmatic
infradiaphragmatisch infradiaphragmatic
Infraduktion infraduction
infraglottisch infraglottic
infrahyoidal infrahyoid
infrakarinal infracarinal
infraklavikulär infraclavicular
Infraklusion infraclusion
Infraktion infraction
inframammär inframammary
inframandibulär inframandibular
inframarginal *e.e.*
inframaxillär inframaxillary
infranukleär infranuclear
Infraokklusion infra-occlusion
infraorbital infra-orbital
infrapatellar *e.e.*
infrapubisch infrapubic
infrarenal *e.e.*
Infrarot infra-red
infrarot infra-red
Infrarotstrahl infra-red ray
Infrarotthermographie infra-red thermography
infrasellär infrasellar
infraskapular infrascapular

I

infraspinal *e.e.*
infrasternal *e.e.*
Infrastruktur infrastructure
infratemporal *e.e.*
infratentoriell infratentorial
infratonsillär infratonsillar
infratracheal *e.e.*
infratrochleär infratrochlear
infratubar infratubal
infraturbinal *e.e.*
infraumbilikal infraumbilical
infravalvulär infravalvular
Infravergenz infravergence
Infraversion *e.e.*
infravesikal infravesical
infundibulär infundibular
Infundibulektomie infundibulectomy
infundieren to infuse
Infus infusion
Infusion *e.e.*
–, subkutane hypodermoclysis
Infusionsbeutel infusion bag
Infusionsflasche infusion bottle
Infusionsgerät infuser
Infusionspumpe infusion pump
Infusionsständer stand for infusions
Infusorien infusoria
Ingangkommen initiation
Ingangsetzen starting, initiation
ingangsetzen to start
Ingestion *e.e.*
Ingestionstuberkulose ingestion tuberculosis
inguinal *e.e.*
Inguinalring inguinal ring
inguinoabdominal *e.e.*
inguinokrural inguinocrural
inguinolabial *e.e.*
inguinoskrotal inguinoscrotal
INH (Isonikotinsäurehydrazid) isonicotinic acid hydrazide (INH)
Inhalation *e.e.*
Inhalationsapparat inhaler
Inhalationsnarkose inhalation anaesthesia (e), inhalation anesthesia (a)
inhalieren to inhale
Inhalt contents pl., capacity
inhibieren to inhibit
Inhibin *e.e.*
Inhibitor *e.e.*
inhomogen inhomogeneous
Inhomogenität inhomogeneity
Inion *e.e.*
Iniopagus *e.e.*
initial *e.e.*
Initialstadium initial stage
Initiation *e.e.*
Initiator(in) *e.e.*
Injektion injection
Injektionsspritze injection syringe
Injektor injector
injizierbar injectable
injizieren to inject
Inkarzeration incarceration
inkarzerieren to incarcerate
Inklination inclination
inkohärent incoherent
Inkohärenz incoherence
inkompatibel incompatible
Inkompatibilität incompatibility
inkongruent incongruent
inkontinent incontinent
Inkontinenz incontinence
Inkoordination incoordination
Inkorporation incorporation
inkorporieren to incorporate
Inkrement increment
Inkretion incretion
inkretorisch incretory
Inkubation incubation
Inkubationszeit incubation period
Inkubator incubator
inkubieren to incubate
Inkudektomie incudectomy
inkudomalleal incudomalleal
inkudostapedial incudostapedial
Inlay *e.e.*
Inlayabdruck inlay impression
Inlayeinbettung inlay investment
Inlayguss inlay casting
Inlayhalter inlay holder
Inlaytechnik inlay technique
Innenband (siehe auch:/see also: Binnenband) medial collateral ligament
Innenohr inner ear
Innenohrprothese, elektronische cochlear implant
Innenschicht inner layer
Innenschichtinfarkt endocardial layer infarction
Innere Medizin (internal) medicine
Inneres interior
innerlich internal
innersekretorisch endocrine
Innervation *e.e.*
innervieren to innervate
Inodilatator *e.e.*
Inokulation inoculation
inokulieren to inoculate
Inokulum inoculum

inoperabel inoperable
Inoperabilität inoperability
Inosin inosine
Inosit inositol
inotrop inotropic
Inotropie inotropism
Inozyt inocyte
in Präsenz in-person
Inproquon inproquone
Insalivation *e.e.*
Insekt insect
Insektenpulver insect powder
Insektenstich insect sting
Insektenvernichtung disinsectization
Insektenvertilgungsmittel insecticide
insektizid insecticidal
Insektizid insecticide
Insel, Langerhanssche island of Langerhans
Inselgewebe insular tissue
Inselzelle islet cell
Insemination *e.e.*
–, künstliche artificial insemination
Insertion *e.e.*
insertionell insertional
Insertionstendinitis insertion tendinitis
Inskription inscription
Insomnie insomnia
–, tödliche familiäre fatal familial insomnia
Inspektion inspection
Inspiration *e.e.*
inspiratorisch inspiratory
inspirieren to inspire
instabil instabile, unstable
Instabilität instability
instandsetzen to repair
Instandsetzung repair
Instillation *e.e.*
instillieren to instil (e), to instill (a)
Instinkt instinct
instinktiv instinctive
Institut institute
Instrument *e.e.*
instrumentell instrumental
Instrumentenhalter instrument holder
Instrumentenkorb instrument tray
Instrumentenschrank instrument cabinet
Instrumententisch instrument table
Instrumentierschwester scrub nurse
Instrumentierung instrumentation
Insudation *e.e.*
insuffizient insufficient
Insuffizienz insufficiency
Insufflation *e.e.*
insufflieren to insufflate
insulär insular
Insulin *e.e.*
–, Alt- unmodified insulin
–, Depot- depot insulin
–, Human- human insulin
–, Isophan- isophane insulin
–, Rinder- bovine insulin
–, Schweine- porcine insulin
Insulinase *e.e.*
insulinbedürftig insulin-dependant
Insulinbehandlung insulinization
Insulin detemir *e.e.*
Insulin glargin insulin glargine
insulinisieren to insulinizate
Insulinisierung insulinization
Insulinmangeldiabetes insulin-deficient diabetes
insulinotrop insulinotropic
Insulin-Zinksuspension insulin-zinc suspension
Insulom insuloma
Insult fit, attack
integral *e.e.*
Integrase *e.e.*
Integration *e.e.*
Integrelin *e.e.*
integrieren to integrate
Integrin *e.e.*
Integrität integrity
Intellekt intellect
intelligent *e.e.*
Intelligenz intelligence
Intelligenzquotient intelligence quotient
Intelligenzversuch intelligence test
Intensimeter *e.e.*
Intensimetrie intensimetry
intensimetrisch intensimetric
Intensität intensity
intensiv intensive
Intensivbehandlung intensive therapy
intensivieren to intensify
Intensivierung intensification
Intensivmedizin intensive medicine
Intensivpflege intensive care, intensive nursing
Intensivpflegestation intensive care unit
Intensivstation, Herzinfarkt- coronary care unit
Intention *e.e.*
Intentionstremor intention tremor
Interaktion interaction
interalveolär interalveolar
Interalveolarraum (dent.) interalveolar space
interatrial *e.e.*
interaural *e.e.*

interaurikulär interauricular
intercistronisch intercistronic
interchromosal *e.e.*
interdental *e.e.*
Interdentaleinziehung interdental embrasure
Interdentalkanal interdental canal
Interdentalraum interproximal space
Interdentium *e.e.*
interdigital *e.e.*
interdisziplinär interdisciplinary
interfazial interfacial
interfaszikulär interfascicular
Interferenz interference
interferieren to interfere
Interferometer *e.e.*
Interferometrie interferometry
Interferon *e.e.*
Interferon alpha 2b interferon alfa-2b
interganglionär interganglionic
intergenisch intergenic
interglobulär interglobular
interhemisphärisch interhemispheric
Interimprothese interim prosthesis
interindividuell interindividual
interkalär intercalary
Interkalation intercalation
interkarpal intercarpal
Interkinese interkinesis
interkolumnär intercolumnar
interkondylär intercondylar
Interkonversion interconversion
interkorporell intercorporeal
interkostal intercostal
Interkostalneuralgie intercostal neuralgia
Interkostalraum intercostal space
interkostobrachial intercostobrachial
interkostohumeral intercostohumeral
Interkrikothyreotomie intercricothyrotomy
interkurrent intercurrent
Interkuspidation intercusping
interlabial *e.e.*
Interleukin *e.e.*
interligamentär interligamentary
interlobär interlobar
interlobulär interlobular
intermaxillär intermaxillary
intermediär intermediary
Intermediärstoffwechsel intermediary metabolism
Intermedin *e.e.*
intermediolateral *e.e.*
intermenstruell intermenstrual
Intermenstruum *e.e.*
Intermission *e.e.*
intermittieren to intermit
intermittierend intermittent
intermolekular intermolecular
intern internal
interneuronal *e.e.*
Internist(in) *e.e.*
internistisch internistic
internodal *e.e.*
internukleär internuclear
interokklusal interocclusal
interorbital *e.e.*
interozeptiv interoceptive
Interozeptor interoceptor
interpalpebral *e.e.*
interparietal *e.e.*
interpedikulär interpediculate
interpedunkulär interpeduncular
interpersonal *e.e.*
interphalangeal *e.e.*
Interphase *e.e.*
interpolieren to interpolate
Interpolierung interpolation
interponieren to interpose
Interposition *e.e.*
Interpretation *e.e.*
–, fehlerhafte misinterpretation
interpretieren to interpret
–, fehlerhaft to misinterpret
interprismatisch interprismatic
interproximal *e.e.*
interradikulär interradicular
Interrenalismus interrenalism
intersegmentär intersegmental
Intersex *e.e.*
Intersexualität intersexuality
interesexuell intersexual
interskapulär interscapular
interspezifisch interspecific
intersphinkterisch intersphincteric
interspinal *e.e.*
interstitiell interstitial
Interstitium interstice
intertarsal *e.e.*
interthalamisch interthalamic
intertrabekulär intertrabecular
intertransversal intertransverse
intertriginös intertriginous
Intertrigo *e.e.*
intertrochanterisch intertrochanteric
intertuberkulär intertubercular
interureteral interureteric
Intervall interval
intervalvulär intervalvular
Intervention *e.e.*
interventionell interventional

interventrikulär interventricular
intervertebral *e.e.*
intervesikulär intervesicular
intervillös intervillous
interzellulär intercellular
Interzeption interception
interzeptiv interceptive
intestinal *e.e.*
intim intimate
Intima *e.e.*
intimal *e.e.*
Intimidation *e.e.*
Intimität intimacy
Intimitis *e.e.*
intolerant *e.e.*
Intoleranz intolerance
Intonation *e.e.*
Intorsion *e.e.*
Intoxikation intoxication
–, septische septic intoxication
intraabdominell intra-abdominal
intraalveolar intra-alveolar
intraamniotisch intra-amniotic
intraanal intra-anal
intraaortal intra-aortic
intraarteriell intra-arterial
intraartikulär intra-articular
intraatrial intra-atrial
intraazinös intra-acinous
intrabronchial *e.e.*
intrachromosomal *e.e.*
intracistronisch intracistronic
intradermal *e.e.*
intraduktal intraductal
intraduodenal *e.e.*
intradural *e.e.*
intraepithelial *e.e.*
intrafokal intrafocal
intragastral intragastric
intragenisch intragenic
intraglandulär intraglandular
intraglomerulär intraglomerular
intrahepatisch intrahepatic
intrahypophysär intrapituitary
intraindividuell intraindividual
intrakanalikulär intracanalicular
intrakapillär intracapillary
intrakapsulär intracapsular
intrakardial intracardial
intrakarotideal intracarotideal
intrakavernös intracavernous
intrakavitär intracavitary
intrakoronal intracoronal
intrakoronar intracoronary
intrakorporal intracorporeal
intrakortikal intracortical
intrakraniell intracranial
intrakutan intracutaneous
intralaryngeal *e.e.*
intralienal intrasplenic
intraligamentär intraligamentary
intralingual *e.e.*
intralobär intralobar
intralobulär intralobular
intralumbal intralumbar
intraluminal *e.e.*
intramammär intramammary
intramaxillär intramaxillary
intramedullär intramedullary
intrameningeal *e.e.*
intramitochondrial *e.e.*
intramukosal intramucosal
intramural *e.e.*
intramuskulär intramuscular
intramyokardial intramyocardial
intranasal *e.e.*
intraneural *e.e.*
intranodal *e.e.*
intranodulär intranodular
intranukleär intranuclear
intraösophageal intraesophageal (a), intraosphageal (e)
intraokulär intraocular
intraoral *e.e.*
intraorbital intra-orbital
intraossär intraosseous
intraossal *e.e.*
intrapankreatisch intrapancreatic
intrapapillär intrapapillary
intraparietal *e.e.*
intrapartal *e.e.*
intrapelvin intrapelvic
intraperikardial intrapericardial
intraperitoneal *e.e.*
intraplazentar intraplacental
intrapleural *e.e.*
intraprostatisch intraprostatic
intrapsychisch intrapsychic
intrapulmonal intrapulmonary
intrarektal intrarectal
intrarenal *e.e.*
intraskrotal intrascrotal
intraspezifisch intraspecific
intrasphinkterisch intrasphincteric
intraspinal *e.e.*
intrasplenisch intrasplenic
intrasternal *e.e.*
intrasynovial *e.e.*
intrathekal intrathecal
intrathorakal intrathoracic

intrathyreoidal intrathyroid
intratracheal *e.e.*
intratubar intratubal
intraurethral *e.e.*
intrauterin intrauterine
Intrauterinspirale intrauterine device
intravaginal *e.e.*
intravalvulär intravalvular
intravasal intravascular
intravenös intravenous, endovenous
intraventrikulär intraventricular
intravesikal intravesical
intravital *e.e.*
intravitreal intravitreous
intrazellulär intracellular, endocellular
intrazerebellar intracerebellar
intrazerebral intracerebral
intrazervikal intracervical
intraziliär intraciliary
intrazisternal intracisternal
intrazytoplasmatisch intracytoplasmatic
intrinsic factor *e.e.*
Intriptylin intriptyline
Introduktion introduction
Introjektion introjection
Intron (intervenierende Region) intron (intervening region)
Introversion *e.e.*
introvertiert introverted
Intrusion *e.e.*
Intubation *e.e.*, tubage
Intubationsbesteck intubation set
Intubationsnarkose endotracheal anaesthesia (e), endotracheal anesthesia (a)
intubieren to intubate
Intuition *e.e.*
intuitiv intuitive
Intumeszenz intumescence
Intussuszeption intussusception
Inulase *e.e.*
Inulin *e.e.*
Inunktion inunction
Invagination *e.e.*
invalid *e.e.*
Invalide invalid, disabled person
Invalidenrente disability benefit (a), disablement pension (e)
Invalidenversicherung disability insurance (a), disablement insurance (e)
Invalidität invalidity, disability (a), disablement (e)
Invasion *e.e.*
Invasionsvermögen invasiveness
invasiv invasive
invers inverse
Inversion *e.e.*
Invertin *e.e.*
Invertzucker invert sugar, invertose
inveteriert inveterate
in vitro *e.e.*
in vivo *e.e.*
Involution *e.e.*
Involutionspsychose involutional psychosis
involutiv involutional
Inzest incest
Inzidentalom incidentaloma
Inzidenz incidence
inzisal incisal
Inzision incision
Inzisur incisure
Inzucht inbreeding, endogamy
Inzyklophorie incyclophoria
Inzyklotropie incyclotropia
Inzyklovergenz incyclovergence
Iod iodine
Iod... siehe auch:/see also: Jod...
Iodamid iodamide
Iodamphetamin iodoamphetamine
Iodat iodate
Iodchloroxychinolin clioquinol
Iodhippurat iodohippurate
Iodid iodide
Iodobenzylguanidin iodobenzylguanidine
Iodostearat iodostearate
Iodthiouracil iodothiouracil
Ichexol *e.e.*
Ion *e.e.*
Ionenaustausch ion exchange
Ionenaustauscher ion exchanger
Ionengradient ion gradient
Ionenkanal ion channel
ionisieren to ionize
Ionisierung ionization
Ionium *e.e.*
Ionogramm ionogram
Ionometer *e.e.*
Ionometrie ionometry
ionometrisch ionometric
Iontophorese iontophoresis
iontophoretisch iontophoretical
Iopamidol *e.e.*
Iopentol *e.e.*
Iophendylat iophendylate
Iopodat iopodate
Iopromid iopromide
Iopydol *e.e.*
Iopydon iopydone
Iosulamid iosulamide
Iothalamat iothalamate
Iotrolan iotrolane

Lovastatin *e.e.*
Ioversol *e.e.*
Ipexidin ipexidine
Ipilimumab ipilimumab
Ipragratin ipragratine
Ipratropium *e.e.*
Ipratropiumbromid ipratropiumbromide
Iprazochrom iprazochrome
Iprindol iprindole
Ipronidazol ipronidazole
Iproxamin iproxamine
Iprozilamin iprozilamine
Ipsalazid ipsalazide
Ipsation *e.e.*
ipsilateral *e.e.*
ipsiversiv ipsiversive
IQ (Intelligenzquotient) intelligence quotient
Irbesartan *e.e.*
Iridektomie iridectomy
Iridektomiemesser iridectomy knife
iridektomieren to iridectomize
Iridektropium iridectropium
Iridenkleisis iridencleisis
Iridentropium *e.e.*
Iridesis *e.e.*
Iridium *e.e.*
Iridochorioiditis iridochoroiditis
Iridodialyse iridodialysis
Iridodonesis *e.e.*, hippus
iridokorneal iridocorneal
iridolentikulär iridolenticular
Iridoplegie iridoplegia
Iridosklerotomie iridosclerotomy
Iridoskop iridoscope
Iridoskopie iridoscopy
iridoskopisch iridoscopical
Iridotomie iridotomy
Iridozele iridocele
iridoziliär iridociliary
Iridozyklitis iridocyclitis
Irinotecan irinotecane
Iris *e.e.*
Irisblende iris diaphragm
Irisdiagnose iridodiagnosis
Irispinzette iris forceps
Irisprolaps prolapse of the iris
Irisschlottern iridodonesis, hippus
Iritis *e.e.*
irrational *e.e.*
irre insane
irregulär irregular
Irregularität irregularity
irreversibel irreversible
Irrgartensuchttest perceptual maze test
Irrigation *e.e.*
Irrigator *e.e.*
Irrigoskopie irrigoscopy
Irritation *e.e.*
irritieren to irritate
irritierend irritant
Irrsinn insanity, madness
Irtemazol irtemazole
ISA (intravenöse Subtraktionsangiographie) intravenous subtraction angiography (ISA)
Ischämie ischaemia (e), ischemia (a)
–, Zustand nach postischaemic state (e), postischemic state (a)
ischämisch ischaemic (e), ischemic (a)
Ischiassyndrom sciatica
ischiatisch sciatic, ischial, ischiatic
ischiokrural ischiocrural
ischiopubisch ischiopubic
ischiorektal ischiorectal
Ischuria paradoxa *e.e.*
Isetionat isetionate
Isoäthionat isetionate, isethionate
Isoagglutination *e.e.*
Isoagglutinin *e.e.*
Isoalloxazin isoalloxazine
Isoaminildihydrogenzitrat isoaminildihydrogencitrate
Isoamylamin isoamylamine
Isoamylase *e.e.*
Isoantigen *e.e.*
Isoantikörper isoantibody
Isoarecaidin isoarecaidine
Isobornyl *e.e.*
Isobutanol *e.e.*
Isobutylalkohol isobutanol
Isobutyrat isobutyrate
Isocarboxazid *e.e.*
Isochinolin isoquinoline
isochromatisch isochromatic
Isochromatide *e.e.*
Isochromosom isochromosome
isochron isochronous
Isochronie isochronia
Isoconazol isoconazole
isodens isodense
isodontisch isodontic
Isodosis *e.e.*
isodynamisch isodynamic
isoelektrisch isoelectric
isoenergetisch isoenergetic
Isoenzym isoenzyme
Isoetarin isoetarine
Isoethionat isoethionate
Isofamid isofamide

I

Isofluran isoflurane
isogam isogamous
isogen isogenic
Isohämolysin isohaemolysin (e), isohemolysin (a)
Isohydrie isohydria
Isoikonie isoiconia
Isoimmunisation isoimmunization
Isoionie isoionia
Isokaproat isocaproate
Isokarboxazid isocarboxazide
Isokoproporphyrin isocoproporphyrin
Isolat isolate
isolezithal isolecithal
Isoliereinheit, keimfreie pathogen-free room, ultra-clean ward
isolieren to isolate
Isolierstation isolation ward
Isolierung isolation
isolog isologous
Isolysin *e.e.*
Isomaltase *e.e.*
Isomaltose *e.e.*
Isomer *e.e.*
isomer isomeric
Isomerase *e.e.*
Isomerie isomerism
Isomerose *e.e.*
Isomethadon isomethadone
Isomethepten isometheptene
Isometrie isometry
isometrisch isometric
Isometropie isometropia
isomorph isomorphous
Isomylamin isomylamine
Isomyosin *e.e.*
Isoniazid *e.e.*
Isonitril isonitrile
isoonkotisch iso-oncotic
isoosmotisch iso-osmotic
isopathisch isopathic
Isopentenyl *e.e.*
isoperistaltisch isoperistaltic
Isophorie isophoria
Isophosphamid isophosphamide
Isopie isopia
isoplastisch isoplastic
Isopotential *e.e.*
Isopren isoprene
Isoprenalin isoprenaline
Isoprinosin isoprinosine
isoprismatisch isoprismatic
Isopropamid isopropamide
Isopropanol *e.e.*
Isopropyl *e.e.*
Isopropylarterenol *e.e.*
Isopropylhydrazin isopropylhydrazine
Isopropylnoradrenalin isoproterenol
Isopropylthiogalaktosid isopropylthiogalactoside
Isoptere isopter
isopyknisch isopyknic
Isopyknose isopyknosis
isopyknotisch isopyknotic
isorhythmisch isorhythmic
Isorrhö isorrhea (a), isorrhoea (e)
isorrhoisch isorrheic (a), isorrhoic (e)
isosexuell isosexual
Isosorbiddinitrat isosorbide dinitrate
Isosorbidmononitrat isosorbide mononitrate
Isospora belli *e.e.*
Isospora hominis *e.e.*
Isosporiasis *e.e.*
Isoserum *e.e.*
Isosterie isosterism
isosterisch isosteric
Isosthenurie isosthenuria
isosthenurisch isosthenuric
Isostimulation *e.e.*
Isosulprid isosulpride
Isotachophorese isotachophoresis
isotachophoretisch isotachophoretic
isothermisch isothermic
Isothiazin isothiazine
Isothiazol isothiazole
Isothiozyanat isothiocyanate
Isothipendyl *e.e.*
Isoton isotone
Isotonie isotonia
isotonisch isotonic
Isotop isotope
isotop isotopic
Isotopennephrographie radioisotopic renography
Isotransplantation *e.e.*
Isotretinoin *e.e.*
isotrop isotropic
Isotyp isotype
isotypisch isotypic
Isovalerat isovalerate
Isovalerylglyzin isovalerylglycine
Isovolämie isovolaemia (e), isovolemia (a)
isovolumetrisch isovolumetric
isovolumisch isovolumic
Isoxazol isoxazole
Isoxazolidon isoxazolidone
Isoxsuprin isoxsuprine
Isozitrat isocitrate
Isozyanat isocyanate

Isozyanid isocyanide
isozygot isozygous
Isozym isozyme
Isozytose isocytosis
Isradipin isradipine
Istase istasis
Isthmektomie isthmectomy
isthmisch isthmic
Isthmus *e.e.*
Istwert actual value
Itanoxon itanoxone
Iteration *e.e.*
iterativ iterative
Itraconazol itraconazole
i.v. (intravenös) IV (intravenous)
Ivermectin *e.e.*
Ixodes *e.e.*
Ixodiasis *e.e.*

I

J

Jaborin jaborine
Jacketkrone jacket crown
Jacobsonsche Anastomose Jacobson's anastomosis
jahreszeitlich seasonal
Jakob-Creutzfeldt-Krankheit Creutzfeldt-Jakob disease
Jaktation jactitation
Jalapin *e.e.*
Janusgrün Janus green
Jarisch-Herxheimer-Reaktion Jarisch-Herxheimer reaction
jauchig putrid
Javal-Ophthalmometer Javal's ophthalmometer
Jefferson-Syndrom Jefferson's syndrome
jejunal *e.e.*
Jejunitis *e.e.*
jejunoileal *e.e.*
Jejunoileostomie jejunoileostomy
Jejunojejunostomie jejunojejunostomy
Jejunokolostomie jejunocolostomy
Jejunostomie jejunostomy
Jejunum *e.e.*
Jendrassikscher Handgriff Jendrassik's maneuver (a), Jendrassik's manœvre (e)
J-Gen J-gene
J-Kette J-chain
Joch yoke
Jochbogen zygoma
Jochfortsatz zygomatic process
Jod iodine
Jod... siehe auch:/see also: Iod...
Jodamid jodamide
Jodamphetamin jodoamphetamine
Jodat iodate
Jodchloroxychinolin clioquinol
jodhaltig iodic
Jodhippurat iodohippurate
Jodid iodide
jodieren to iodize
Jodierung iodination
Jodobenzylguanidin iodobenzylguanidine
Jododermie iododerma
Jodöl iodized oil
Jodoform iodoform
Jodometrie iodometry
jodometrisch iodometric
Jodopsin iodopsin
Jodostearat iodostearate
Jodthiouracil iodothiouracil
Jodtinktur tincture of iodine
Joghurt yoghurt
Johanniskraut St. John's wort
Jokastekomplex Jocasta complex
Jollykörper Jolly's body, Howell's body
Josamycin *e.e.*
Joule *e.e.*
jucken to itch
Jucken itch
juckend pruritic
Juckreiz itch, pruritus, itching
juckreizstillend antipruritic
Jünglingsalter adolescence
Jünglingsche Krankheit Jüngling's disease
Jugend youth, adolescence
jugendlich juvenile
jugendlicher Leukozyt juvenile leukocyte
Juglon juglone
jugomaxillär jugomaxillary
jugulär jugular
jungfräulich virginal
Jungfräulichkeit virginity
Jungfrau virgin
justieren to adjust
Justierung adjustment
juvenil juvenile
juxtaartikulär juxta-articular
juxtaepiphysär juxtaepiphyseal
juxtafoveal *e.e.*
juxtaglomerulär juxtaglomerular
Juxtaglomerularzelle juxtaglomerular cell
juxtamedullär juxtamedullary
juxtamembranös juxtamembranous
juxtaoral *e.e.*
juxtapapillär juxtapapillary
Juxtaposition *e.e.*
juxtapylorisch juxtapyloric
juxtaspinal *e.e.*

K

Kabel cable, cord
Kabelgriff cord handle
Kabine cabin
kachektisch cachectic
Kachexie cachexia
Kadaverin cadaverine
Kälberruhr, weiße white scours
Kälteagglutination cold agglutination
Kälteagglutinin cold agglutinin
Kälteanästhesie refrigeration anaesthesia (e), refrigeration anesthesia (a)
Kälteantikörper cold antibody
Kälteanwendung crymotherapy, cryotherapy
Kälteempfindlichkeit cold sensitivity
Kälteglobulin cryoglobulin
Kältegrad degree of cold
Kältesonde cryoprobe
Kälteurtikaria congelation urticaria
käsig caseous, cheesy
kaffeesatzartig coffee-ground like
kahl bald
Kahlersche Krankheit mutliple myeloma
kahlköpfig bald-headed
Kahlkopf baldhead
Kahnbauch scaphoid abdomen
Kahnbein scaphoid bone
kahnförmig scaphoid
Kahnschädel scaphocephaly
Kaiserschnitt caesarean section (e), cesarean section (a)
Kakao cacao, cocoa
Kakaobutter cocoa butter
Kakerlak cockroach
Kakodyl cacodyl
Kakodylat cacodylate
Kakogeusie cacogeusia
Kakosmie cacosmia
Kala-Azar *e.e.*
Kalabarbeule Calabar swelling
Kalabarbohne Calabar bean
Kalb calf
kalben to calve
Kaliber caliber (a), calibre (e), gage (a), gauge (e)
kalibrieren to calibrate
Kalibrierung calibration
Kalium potassium, kalium
Kaliumazetat potassium acetate
Kaliumbikarbonat potassium bicarbonate
Kaliumbitartrat potassium bitartrate
Kaliumbromid potassium bromide
Kaliumchlorid potassium chloride
kaliumhaltig potassic
Kaliumhydroxid potassium hydroxide, caustic potash
Kaliumjodid potassium iodide
Kaliumkarbonat potassium carbonate
Kaliumnatriumtartrat potassium and sodium tartrate
Kaliumnitrat potassium nitrate
Kaliumpermanganat potassium permanganate
kaliumsparend potassium-sparing
Kaliumsulfat potassium sulphate (e), potassium sulfate (a)
kaliumverlierend potassium losing
Kaliurese kaliuresis
Kaliuretikum kaliuretic
kaliuretisch kaliuretic
Kalk lime, chalk
kalkaneal calcaneal
Kalkaneodynie calcaneodynia
kalkaneofibular calcaneofibular
kalkaneokuboid calcaneocuboid
kalkaneonavikular calcaneonavicular
kalkaneoplantar calcaneoplantar
Kalkaneussporn calcaneal spur
Kalkarina-Rinde calcarine cortex
kalkarme Kost low-calcium diet
Kalkgicht calcium gout
Kalkmangel acalcerosis, calcipenia
kalkreiche Kost high-calcium diet
Kalkwasser lime water
Kallidin *e.e.*
Kallidinogen *e.e.*
Kallidinogenase *e.e.*
Kallikrein *e.e.*
Kallikreinogen *e.e.*
Kallmann-Syndrom Kallmann's syndrome
kallös callous
Kallose callose
Kallosotomie callosotomy
Kallus callus
Kallusbildung callus formation
Kalmus calamus
Kalmusöl calamus oil
Kalomel calomel
Kalorie, große large calorie
–, kleine small calorie
kalorigen calorigenic
Kalorimeter calorimeter
Kalorimetrie calorimetry
kalorimetrisch calorimetric
kalorisch caloric

Kalotte calot, calotte
kalt cold
Kaltblüter cold-blooded animal
kaltgehärtet (dent.) cold-cured
kalthärtend (dent.) cold-curing
Kaltlicht cold light
Kaltwasserbehandlung cold-water treatment
Kalzifikation calcification
kalzifizieren to calcify
Kalzination calcination
Kalzinose calcinosis
Kalziphylaxie calciphylaxis
kalzipriv calciprivic
Kalzium calcium
Kalziumantagonist calcium antagonist
Kalziumkanalblocker calcium channel blocker
Kalziumkarbonat calcium carbonate, chalk
Kalziumchlorid calcium chloride
Kalziumglukonat calcium gluconate
Kalziumhydroxid calcium hydroxide
Kalziumlaktat calcium lactate
Kalziumoxalat calcium oxalate
Kalziumoxid calcium oxide, lime, calcarea
Kalziurie calciuria
Kambium cambium
Kamille chamomile
Kamillentee chamomile tea
Kammer chamber; ventricle
Kammeranfangsschwankung initial ventricular deflection
Kammerendschwankung final ventricular deflection
Kammerflattern ventricular flutter
Kammerflimmern ventricular fibrillation
Kammerscheidewand interventricular septum
Kammerwasser des Auges fluid of the eye, aqueous humor (a), aqueous humour (e)
Kammerwinkel des Auges iridocorneal angle
Kampfer camphor
Kampferöl camphorated oil
Kampimeter campimeter
Kampimetrie campimetry
kampimetrisch campimetric
Kamptodaktylie camptodactyly
Kanal channel, canal; tract
kanalikulär canalicular
Kanalisation canalization
kanalisieren to canalize
Kanamycin *e.e.*
kankroid cancroid
Kankroid cancroid
Kannibalismus cannibalism
Kantenbogen edgewise arch
Kantharide cantharide
Kanthoplastie canthoplasty
Kanüle cannula
Kanülenentfernung decannulation
Kanülenhalter cannula holder
kanzerogen cancerogenic
Kanzerogenese cancerogenesis
Kanzerostatikum cancerostatic
kanzerostatisch cancerostatic
kanzerotoxisch cancerotoxic
Kaolin *e.e.*
Kaolinose kaolinosis
Kapazität capacity
Kapazitation capacitation
kapillär capillary
Kapillare capillary
Kapillarelektrophorese capillary electrophoresis
Kapillarität capillarity
Kapillarmikroskopie capillaroscopy
kapillarmikroskopisch capillaroscopical
Kapnographie capnography
kapnographisch capnographical
Kapnometer capnometer
Kapnometrie capnometry
kapnometrisch capnometric
Kaposi-Sarkom Kaposi's sarcoma
Kappe cap
Kappenbildung capping
Kaproat caproate
Kaprylat caprylate
Kapsel capsule
Kapselbazillus encapsulated bacillus
Kapselblutung capsular haemorrhage (e), capsular hemorrhage (a)
Kapselfärbung capsule staining
Kapselmesser capsule knife
Kapselstar capsular cataract
Kapselzelle amphicyte
Kapsid capsid
Kapsomer capsomer
Kapsulektomie capsulectomy
kapsuloganglionär capsuloganglionic
Kapsulotomie capsulotomy
Karayagummi karaya gum
Karbachol carbachol
Karbakrylamin carbacrylamine
Karbamat carbamate
Karbamazepin carbamazepine
Karbamazin carbamazine
Karbamoylbetamethylcholin bethanechol
Karbamoylphosphat carbamoylphosphate
Karbamoyltransferase carbamoyltransferase
Karbamyl carbamyl

Karbamylase carbamylase
Karbaryl carbaryl
Karbazid carbazide
Karbazon carbazone
Karbenicillin carbenicillin
Karbenoxolon carbenoxolone
Karbimazol carbimazol
Karbimid carbimide
Karbinol carbinol
Karboanhydrase carbonic anhydrase
Karboanhydrasehemmer carbonic anhydrase inhibitor
Karbodiimid carbodi-imide
Karbohydrase carbohydrase
Karbolfuchsin carbolfuchsin
Karboligase carboligase
Karbolin carboline
Karbonat carbonate
Karbonyl carbonyl
karbophil carbophilic
Karborund carborundum
Karboxamid carboxamide
Karboxy… siehe auch:/see also: Carboxy…
Karboxyhämoglobin carboxyhaemoglobin (e), carboxyhemoglobin (a)
Karboxykinase carboxykinase
Karboxyl carboxyl
Karboxylase carboxylase
Karboxylesterase carboxylesterase
karboxylieren to carboxylate
Karboxylierung carboxylation
Karboxymethyllysin carboxymethyllysin
Karboxymethylstärke carboxymethylstarch
Karboxymethylzellulose carboxymethylcellulose
Karboxypeptidase carboxypeptidase
karboxyterminal carboxyterminal
Karbunkel carbuncle
Karbutamid carbutamide
Kardamom cardamom
Kardia cardia
kardial cardial, cardiac
kardiodiaphragmatisch cardiophrenic
kardiogen cardiogenic
Kardiogramm cardiogram
Kardiographie cardiography
kardiographisch cardiographic
kardiohepatisch cardiohepatic
kardioinhibitorisch cardioinhibitory
Kardiologe cardiologist
Kardiologie cardiology
Kardiologin cardiologist
kardiologisch cardiologic
Kardiolyse cardiolysis
Kardiomalazie cardiomalacia
Kardiomegalie cardiomegaly
Kardiomyopathie cardiomyopathy
Kardiomyoplastie cardiomyoplasty
Kardiomyozyt cardiomyocyte
kardioösophageal cardioesophageal (a), cardio-oesophageal (e)
Kardioomentopexie cardio-omentopexy
Kardiopathie cardiopathy
kardiopathisch cardiopathic
Kardiophobie cardiophobia
kardiophrenisch cardiophrenic
Kardioplegie cardioplegia
kardioportal cardioportal
kardioprotektiv cardioprotective
kardiopulmonal cardiopulmonary
kardiorespiratorisch cardiorespiratory
kardioselektiv cardioselective
Kardioselektivität cardioselectivity
Kardiosklerose cardiosclerosis
Kardiothermographie cardiothermography
Kardiotokograph cardiotocograph
Kardiotokographie cardiotocography
kardiotokographisch cardiotocographic
Kardiotonikum cardiotonic
kardiotonisch cardiotonic
kardiotoxisch cardiotoxic
Kardiotoxizität cardiotoxicity
kardiovaskulär cardiovascular
Kardioversion cardioversion
Karditis carditis
Karenz abstinence
Karies caries
karieserzeugend cariogenic
kariesverhütend anticariogenic, anticarious
Karina carina
karinal carinal
kariös carious
Karlsbader Salz Carlsbad salt
Karmin carmine
Karnaubawachs carnauba wax
Karnifikation carnification
karnifizieren to carnify
Karnitin carnitine
Karnivore carnivore
Karnosin carnosine
Karnosinase carnosinase
Karotin carotene
Karotinase carotenase
Karotinoid carotenoid
Karotisgabel bifurcation of the carotid artery
Karotispulskurve carotid pulse curve
Karotissinus carotid sinus
karpal carpal
Karpaltunnelsyndrom carpal tunnel syndrome

K

karpometakarpal carpometacarpal
karpopedal carpopedal
Kartagener-Syndrom Kartagener's syndrome
Kartei card-index
Kartierung der elektrischen Hirntätigkeit brain electrical activity mapping
kartilaginär cartilaginous
Kartoffelkultur potato culture
Kartothek card file
Karunkel caruncle
Karyoblast *e.e.*
Karyogamie karyogamy
Karyogramm karyogram
Karyokinese karyokinesis
karyokinetisch karyokinetic
Karyoklasie karyoclasis
Karyolyse karyolysis
karyolytisch karyolytic
Karyometrie karyometry
karyometrisch karyometric
Karyoplasma karyoplasm
Karyorrhexis *e.e.*
Karyosom karyosome
karyotrop karyotropic
Karyotyp karyotype
karyotypisch karyotypical
karzinoembryogenes Antigen carcinoembryogenic antigen
karzinoembryonal carcinoembryonic
Karzinogen carcinogen
karzinogen carcinogenic, carcinogenous
Karzinogenese carcinogenesis
Karzinoid carcinoid
Karzinolyse carcinolysis
Karzinolytikum carcinolytic
karzinolytisch carcinolytic
Karzinom carcinoma
–, Basalzellen- basal-cell carcinoma
–, kleinzelliges small-cell carcinoma
–, Kolloid- colloid carcinoma
–, Riesenzellen- giant cell carcinoma
–, szirrhöses scirrhous carcinoma
–, zystisches cystocarcinoma
karzinomatös carcinomatous
Karzinomatose carcinomatosis
Karzinophobie carcinophobia
Karzinosarkom carcinosarcoma
Karzinose carcinosis
Karzinostase carcinostasis
Karzinostasemittel carcinostatic
karzinostatisch carcinostatic
Kasein casein
Kaseinat caseinate
Kaseinogen caseinogen
Kaseinogenat caseinogenate
Kaskade cascade
Kaskadenmagen cascade stomach
Kasabach-Merrit-Syndrom syndrome of Kasabach-Merrit
Kassenarzt, Kassenärztin panel doctor
Kassenpatient(in) panel patient
kassenzulässig sanctioned by health insurance
Kassette (roentg.) cassette, plate holder
Kassettenhalter cassette holder
Kassettenwagen cassette slide
Kasettenwechsler cassette changer
kastaniengroß with the size of a chestnut
Kastrat castrate
Kastration castration
kastrieren to castrate, to geld
Kasuistik casuistics, case report
kasuistisch casuistic
Katabiose catabiosis
katabiotisch catabiotic
Katabolikum catabolic
katabolisch catabolic
katabolisieren to catabolize
Katabolismus catabolism
Katabolit catabolite
Katagenhaar catagen hair
Katal *e.e.*
Katalase catalase
Katalepsie catalepsy
kataleptisch cataleptic
Katalog catalog
Katalysator catalyzer
Katalyse catalysis
katalysieren to catalyze
katalytisch catalytic
Katamnese catamnesis, follow-up
katamnestisch catamnestic
Kataphorese cataphoresis
kataphoretisch cataphoretic
Kataphorie cataphoria
Kataplasie cataplasia
Kataplasma cataplasm
kataplastisch cataplastic
Kataplexie cataplexy
Katarakt cataract
Katarrh catarrh
katarrhalisch catarrhal
katathym catathymic
Katatonie catatony
katatonisch catatonic
Katechin catechin
Katechol catechol
Katecholamin catecholamine
Katechu catechu

Kategorie category
Kater (Tier) tom-cat
– (schlechtes Befinden) hang-over
Katgut catgut
Katharsis catharsis, abreaction
kathartisch cathartic
Kathepsin cathepsin
Katheter catheter
–, **Ballon-** balloon catheter
–, **Bozemanscher** Bozeman's catheter
–, **Dauer-** permanent catheter
–, **Einroll-** pig-tail catheter
–, **Einschwemm-** Swan-Ganz flow-directed catheter
–, **Fogarty-** Fogarty catheter
–, **Harnleiter-** ureteral catheter
–, **Herz-** cardiac catheter
–, **Mercierscher** Mercier's catheter
–, **Nélatonscher** Nélaton's catheter
–, **Pezzerscher** de Pezzer's catheter
–, **Spül-** irrigation catheter
–, **Zentralvenen-** central venous catheter
Katheterfieber catheter fever
Katheterspanner catheter stretcher
katheterisieren to catheterize
Katheterisierung catheterization
Katheterismus catheterism
Kathexis cathexis
Kathode cathode
Kathodenöffnungszuckung cathodal opening contraction
Kathodenschließungszuckung cathodal closure contraction
Kathodenstrahl cathode ray
Kation cation
Kationenaustausch cation exchange
kationisch cationic
Katze cat
katzenartig feline
Katzenbandwurm cat tapeworm
Katzenkratzkrankheit viral scratch lymphadenitis
Katzenschnurren purring murmur
Katzenschrei-Syndrom cat-cry syndrome
Kauakt mastication
Kauapparat masticatory apparatus
kaudal caudal
kaudalwärts caudad
Kaudasyndrom cauda equina syndrome
Kaudruck chewing pressure
kauen to masticate, to chew
Kauen mastication
Kaufläche grinding surface, masticatory surface, occlusal surface
Kaufsucht oniomania
Kaufunktion chewing function
Kaufmannscher Versuch Kaufmann's test
Kaugelenk temporomandibular joint
Kaulquappe polliwog, tadpole
Kaumuskel chewing muscle
kausal causal
Kausalgie causalgia
kausalgisch causalgic
Kausalität causality
Kaustik cautery
Kaustikum caustic
kaustisch caustic
Kautablette chewable tablet
Kauter cauter
Kauterisation cauterization
kauterisieren to cauterize
Kautschuk caoutchouc, India rubber
Kautüchtigkeit masticatory efficiency
Kava *e.e.*
Kavain kawain
Kavakatheter cava catheter
Kavaligatur caval ligation
Kavaschirm cava umbrella
Kaverne cavern
Kavernisierung caviation
kavernös cavernous
Kavernom cavernoma
Kavernoskopie cavernoscopy
Kavernosographie cavernosography
Kavernosometrie cavernosometry
Kavernostomie cavernostomy
kavitär cavitary
Kavität cavity
Kavitätenbohrer cavity bur
Kavitätenlack cavity lining agent
Kavitätenschutzlack cavity liner
Kavographie cavography
Kawasaki-Syndrom syndrome of Kawasaki
KBR (Komplementbindungsreaktion) complemcnt fixation test (C.F.T.)
KE (Kontrasteinlauf) contrast enema
Kearns-Sayre-Syndrom syndrome of Kearns-Sayre
Kefir *e.e.*
Kegel cone
Kegelbohrer conical bur
Kegelfinierer cone-shaped finisher
Kehlkopf larynx
Kehlkopflähmung laryngoplegia
Kehlkopfplastik laryngoplasty
Kehlkopfspiegel laryngoscope
Kehlkopfstenose laryngostenosis
Keil wedge
Keilbein (Kopf) sphenoid bone
Keilbein (Fuß, Hand) cuneiform bone

Keilbeinhöhle sphenoidal sinus
Keilbeinhöhlenentzündung sphenoidal sinusitis
keilförmig cuneiform
Keilexzision wedge excision
Keilwirbelbildung wedging of a vertebra
Keim germ
–, Pflanzen- bud, cotyledon
Keimbahn germline
Keimblatt germ layer
Keimdrüse gonad
Keimdrüsenentfernung gonadectomy
Keimdrüsenhormon, männliches testicular hormone
–, weibliches ovarian hormone
Keimdrüsenüberfunktion hypergonadism
Keimdrüsenunterfunktion hypogonadism
keimen to germinate
Keimepithel germinal epithelium
keimfrei sterile, germ-free
– machen to sterilize
Keimgehalt germ content
Keimplasma germ plasm
Keimscheibe blastoderm
Keimschicht germinal layer
keimtötend germicidal
keimtötendes Mittel germicide
Keimträger germ carrier
Keimung germination
Keimzahl bacterial count
Keimzelle germ cell
Keimzentrum germinal center (a), germinal centre (e)
Keith-Flackscher Knoten Keith-Flack node
Kelch calix
Kelchstein caliceal calculus
Keloid *e.e.*
Kelotomie kelotomy
Kelvin *e.e.*
Kennedy-Syndrom Kennedy's syndrom
Kenntnis knowledge; cognizance
Kenntnisnahme cognizance, notice
Kennzeichen criterion, sign, mark
kennzeichnend significant, characteristic
Kentsches Bündel Kent's bundle
Kephal … siehe auch:/see also: Zephal…
Kephalalgie cephalalgia
Kephalhämatom cephalhaematoma (e), cephalhematoma (a)
Kephalin cephalin
Kephalometer cephalometer
Kephalometrie cephalometry
kephalometrisch cephalometric
Kephalopagus cephalopagus
Kephalotomie cephalotomy
Kephalotripsie cephalotripsy
Kephalozele cephalocele
Keramik ceramics
Keramiker(in) ceramist
keramisch ceramic
Kerasin *e.e.*
Keratan *e.e.*
Keratektomie keratectomy
keratektomieren to keratectomize
Keratin *e.e.*
keratinisieren to keratinize
Keratinisierung keratinization
Keratinozyt keratinocyte
Keratitis *e.e.*
–, Band- band-shaped keratitis
– interstitialis interstitial keratitis
– neuroparalytica neuroparalytic keratitis
– phlyctaenulosa phlyctaenular keratitis (e), phlyctenular keratitis (a)
keratitisch keratitic
Keratoakanthom keratoacanthoma
Keratodermie keratodermia
keratohyalin keratohyaline
Keratoiritis kerato-iritis
keratokochleär keratocochlear
Keratokonjunktivitis keratoconjunctivitis
Keratokonus keratoconus, conical cornea
Keratolyse keratolysis
keratolytisch keratolytic
Keratom keratoma
Keratomalazie keratomalacia
Keratomileusis *e.e.*
Keratoplastie keratoplasty
Keratoprothese keratoprosthesis
Keratose keratosis
Keratoskop keratoscope
Keratoskopie keratoscopy
keratoskopisch keratoscopical
keratotisch keratotic
Keratotomie keratotomy
Keratozentese keratocentesis
Kerckringsche Falte Kerckring's fold
Kerion Celsi kerion of Celsus
Kerma *e.e.*
Kermesbeere pokeweed
Kern core, nucleus
Kernantigen nuclear antigen
Kernfärbung nuclear staining
kerngesund thoroughly sound
kernhaltig nucleated
Kernig-Zeichen Kernig's sign
Kernikterus kernicterus
Kernladungszahl atomic number
kernlos acaryote
kernmagnetisch nuclear magnetic

Kernmembran nuclear membrane
Kernneurose characterogenic neurosis
Kernphysik nuclear physics
Kernreaktor nuclear reactor
Kernspaltung nuclear fission
Kernspin nuclear spin
Kernspinresonanztomographie nuclear magnetic resonance tomography
Kernspintomographie (MRT) magnetic resonance imaging (MRI)
– der Wirbelsäule spine MRI (magnetic resonance imaging)
– des Gehirns brain MRI (magnetic resonance imaging)
– des Knies knee MRI (magnetic resonance imaging)
Kernstar nuclear cataract
Kernteilung nuclear division, mitosis
Kerntemperatur core temperature
Ketamin ketamine
Ketanserin *e.e.*
Ketazocin ketazocine
Ketazolam *e.e.*
Ketimipramin ketimipramine
Ketoazidose ketoacidosis
Ketobemidon ketobemidone
Ketobutyrat ketobutyrate
Ketoconazol ketoconazole
ketogen ketogenic
ketogene Diät ketogenic diet
Ketoglutarat ketoglutarate
Ketoheptose *e.e.*
Ketohexokinase *e.e.*
Ketohexose *e.e.*
Ketoisokaproat ketoisocaproate
Ketoisovalerat ketoisovalerate
Ketolaurat ketolaurate
ketolytisch ketolytic
Keton ketone
Ketonämie ketonaemia (e), ketonemia (a)
Ketonkörper ketone body
Ketonurie ketonuria
Ketopiperazin ketopiperazine
ketoplastisch ketoplastic
Ketoprofen *e.e.*
Ketorolac *e.e.*
Ketorolaktromethamin ketorolactromethamine
Ketose (Azidose) ketosis
– (Ketozucker) ketose
Ketosteroid *e.e.*
Ketotetrose *e.e.*
Ketothiolase *e.e.*
Ketotifen *e.e.*
ketotisch ketotic
Ketoverbindung keto compound
Ketoxal *e.e.*
Ketozucker ketose
Kette chain
–, geschlossene closed chain
–, kurze short chain
–, lange long chain
–, leichte light chain
–, offene open chain
–, schwere heavy chain
kettenartig catenoid
Kettenhaken chain hook
Kettenreaktion chain reaction
Kettensäge chain saw
keuchen to wheeze, to gasp
Keuchhusten whooping cough, pertussis
Keuchhustenanfall whoop
Keuschlamm chaste lamb
KH (Kohlenhydrat) carbohydrate
Khellidin khellidine
Khellin khelline
Khellinin khellinine
KHK (koronare Herzkrankheit) coronary heart disease (CHD)
Kiefer jaw
Kieferchirurgie maxillary surgery
Kieferfraktur jaw fracture
Kieferfrakturschiene jaw fracture appliance
Kiefergelenk temporomaxillary joint
Kieferhöhle maxillary sinus
Kieferkamm alveolar process
Kieferklemme trismus
Kieferknebel jaw gag
Kieferorthopäde orthodontist
Kieferorthopädie orthodontia, orthodontics
Kieferorthopädiezange orthodontic forceps
Kieferorthopädin orthodontist
kieferorthopädisch orthodontic
Kieferplastik gnathoplasty
Kieferspalte gnathoschisis
Kiefersperre lockjaw
Kieferwinkel jaw angle
Kieferzyste yaw cyst
Kielbrust pigeon breast
Kielschädel scaphocephaly
Kieme gill (zool.)
Kiemenbogen visceral arch
Kiemengang visceral cleft
Kienböcksche Krankheit Kienböck's disease
Kieselgur kieselguhr, silicious earth
Kiesselbachscher Ort Kiesselbach's area
Killerzelle killer cell
Killiansche Operation Killian's operation
Kilobase *e.e.*
Kilocurie *e.e.*

K

Kilogramm kilogram
Kilohertz *e.e.*
Kilokalorie kilocalorie
Kiloliter kiloliter (a), kilolitre (e)
Kilometer kilometer (a), kilometre (e)
Kilometergeld mileage grant
Kilovolt *e.e.*
Kilowatt *e.e.*
Kimmelstiel-Wilson-Syndrom syndrome of Kimmelstiel-Wilson
Kinästhesie kinaesthesia (e), kinesthesia (a)
kinästhetisch kinaesthetic (e), kinesthetic (a)
Kinase *e.e.*
Kindbett childbed
Kindbettfieber childbed fever, puerperal pyrexia
Kinderärztin, Kinderarzt paediatrician (e), pediatrician (a)
Kinderbeihilfe children's allowance
Kinderchirurgie surgery of children
Kindergärtnerin kindergartner
Kindergarten *e.e.*
Kindergeld family allowance
Kinderheilkunde paediatrics (e), pediatrics (a)
Kinderklinik children's clinic
Kinderkrankenschwester children's nurse
Kinderlähmung infantile paralysis, poliomyelitis
Kinderpflegerin child's nurse
Kindertagesstätte crèche (e), day nursery for infants (a)
Kindesalter childhood
Kindheit childhood
kindlich childlike, infantile
Kindsbewegung (obstetr.) fetal movement
Kindslage presentation, position of the child in the maternal pelvis, lie of the child
– **Beckenendlage** pelvic presentation
– **Fußvorlagerung** footling presentation
– **Geradstand** longitudinal presentation
– **Gesichtslage** face presentation
– **Hinterhauptslage** vertex presentation
– **Kopflage** head presentation
– **Längslage** longitudinal presentation
– **Nabelschnurvorlagerung** funis presentation
– **Querlage** transverse presentation
– **Schädellage** cephalic presentation
– **Schulterlage** shoulder presentation
– **Steißlage** breech presentation
– **Stirnlage** brow presentation
Kindsmisshandlungsfolgen battered-child syndrome
Kindstod, plötzlicher crib death
Kindsvernachlässigungsfolgen batteredchild syndrome
Kineangiographie cineangiography
kineangiographisch cineangiographic
Kinematographie cinematography
Kineradiographie cineradiography
Kineröntgenographie cineroentgenography
Kinesiologie kinesiology
kinesiologisch kinesiological
Kinetik kinetism, kinetics
kinetisch kinetic
Kinetochor kinetochore
Kinetoplasma kinetoplasm
Kinetose motion sickness, kinetosis
Kinetoskopie kinetoscopy
Kinin *e.e.*
Kininase *e.e.*
Kininogen *e.e.*
Kininogenase *e.e.*
Kinn chin
–, **Doppel-** double chin
Kinnschleuder Barton's bandage
Kinnstütze chin holder
kippen to tilt
Kippschalter tumbler switch
Kipptisch tilting table
Kissen cushion, pillow
Kittniere putty kidney
kitzeln to tickle
Kitzeln tickling
Kitzler clitoris
Kjeldahlverfahren Kjeldahl's method
Kjellandzange Kjelland's forceps
Kladosporiose cladosporiosis
Kladotrichose cladothricosis
klären to clear, to clarify; to elucidate
Klärung clarification, clearance; elucidation
klagen über to complain of
Klammer clamp, clasp, clip
Klammeranlegezange clip applying forceps
Klammerentfernungszange clip removing forceps
klammern to clasp
Klammern clasping
Klammernahtinstrument suture clip instrument
Klammer-Zahnteilprothese clasp denture
Klang sound
Klangfarbe tonality
Klappe valve, valvula
Klappenerkrankung valvulopathy
Klappenersatz valve replacement
Klappenfehler valvular defect
klappenförmig valviform
Klappenplastik valvuloplasty

Klappentasche valve pocket
klar clear
Klarzelle clear cell
klarzellig clear cell
Klasmatozyt clasmatocyte
Klasse class
Klassifikation classification
klassifizierbar classifiable
klassifizieren to classify
klassisch classical
klastisch clastic
Klatskintumor Klatskin tumor (a), Klatskin tumour (e)
Klaue claw, hoof
Klauenfuß clawfoot
Klauengeschwür fetlow
Klauenhand clawhand
Klaustrophilie claustrophilia
Klaustrophobie claustophobia
klavikulär clavicular
klavipektoral clavipectoral
Klebeband adhesive tape
Klebepflaster sticking plaster
Kleber (Gluten) gluten
– (Klebematerial) adhesive
klebrig viscid
Klebsiella *e.e.*
Kleeblattschädel cloverleaf skull
Kleiderlaus body louse
kleidokranial cleidocranial
Kleidotomie cleidotomy
Kleie bran
Kleienpilzflechte pityriasis versicolor
Kleine-Levin-Syndrom Kleine-Levin syndrome
Kleinheitswahn delusion of belittlement
Kleinhirn cerebellum
Kleinhirnbrückenwinkel cerebellopontine angle
kleinkalibrig small-sized
Kleinkind infant
Klein-Waardenburg-Syndrom syndrome of Klein-Waardenburg
Kleinwuchs microsomia
kleinzellig small cell, small celled, microcellular
Kleinzotte microvillus
kleinzystisch microcystic
Klemme clamp; forceps; haemostat (e), hemostat (a)
klemmen to clamp
Klemmring clamping ring
Klemmrolle clamping roller
Kleptomane kleptomaniac
Kleptomanie kleptomania
Kleptomanin kleptomaniac
kleptomanisch kleptomanic
Kleptophobie kleptophobia
Kletterfaser climbing fiber (a), climbing fibre (e)
Klick click
Klient(in) client
Klientel clientele
Klima climate
Klimaanlage air-conditioning plant
Klimabehandlung climatotherapy
Klimakammer climatic chamber
klimakterisch menopausal, climacteric
Klimakterium menopause, menopausal period, climacteric
klimatisch climatic
klimatisieren to air-condition
Klimatologie climatology
klimatologisch climatological
Klinefelter-Syndrom Klinefelter's syndrome
Klingen tinkling
Klinik clinic, hospital, infirmary
–, Universitäts- university department
Klinikaufenthalt stay in a clinic
klinisch clinical
klinischer Verlauf clinical course
klinisch-pathologisch clinico-pathological
Klinodaktylie clinodactyly
Klippel-Feilsche Krankheit Klippel-Feil syndrome
Klistier enema
klitoral clitoral
klitoridal clitoridean
Klitoris clitoris
kloakal cloacal
Kloake cloaca
kloakogen cloacogenic
Klon clone
klonal clonal
Klonalität clonality
klonen to clone
klonieren to clone
Klonierung cloning
klonisch clonic
klonisch-tonisch clonicotonic
Klonus clonus
klopfend throbbing
Klopfschall percussion sound
klopfschmerzhaft sensitive to percussion
Klosettbett lavatory bed
Klosettmatratze lavatory matress
Kloßgefühl globus sensation
Klumpfuß clubfoot
Klumphand clubhand
klumpig lumpy

Klumpkesche Lähmung Klumpke's paralysis
knabbern to nibble
Kneifzange cutting pliers
Kneippbehandlung kneippism
Knemidokoptiasis *e.e.*
kneten to knead
Knetung kneading, foulage
Knick kink, sharp bend
Knickfuß talipes valgus
Knickung kink, angulation
Knidariasis *e.e.*
Knie knee
Kniebeuge knee-bending
Knie-Ellenbogen-Lage knee-elbow position
Kniegelenk knee joint
Kniegelenkentzündung gonarthritis
Knie-Hackenversuch heel-knee test
Kniehöcker geniculate body
Kniekehle hollow of the knee
knien to kneel
Kniescheibe patella, kneecap
Knieschiene knee splint
Kniesehne hamstring
knirschen to grind, to gnash, to grit
Knirschen grinding
Knoblauch garlic
Knochen bone
Knochenbank bone bank
knochenbildend ossiferous, bone-forming
Knochenbildung bone formation
Knochenbohrer bone drill
Knochenbruch fracture of the bone
Knochendichte bone density
Knochenfasszange bone seizing forceps
Knochengerüst skeleton
Knochenhaut periosteum
Knochenhörer bone-conduction hearing aid
Knochenleitung bone conduction
– des Schalls bone conduction of sound waves
Knochenlöffel, scharfer bone scraper
Knochenmark bone marrow
Knochenmarksinsuffizienz bone marrow insufficiency
Knochenmarksnagel bone marrow nail
Knochenmarkskultur medulloculture
Knochenmarkstransplantation bone marrow transplantation
Knochenmeißel bone chisel
Knochennagel bone pin
Knochenplastik bone plasty
Knochenplatte bone plate
Knochenschaber bone skid
Knochenschraube bone screw
Knochenschraubenhaltezange bone screw holding forceps
Knochenspan bone chip
Knochensplitter bone fragment
Knochenumbau bone remodeling (a), bone remodelling (e)
Knochenvorsprung spine
Knochenwachs bone wax
Knochenzange bone cutting forceps
knochig bony
Knöchel knuckle
Knöchelchen ossicle
knöchern osseous
Knötchen nodule
Knollenblätterpilz deadly amanita, deathcup
Knopf knob, button
Knopflochstenose buttonhole stenosis
Knopfsonde bulb-headed probe
Knorpel cartilage, gristle
Knorpelbildung chondrification, gristle formation
knorpelig cartilaginous, gristly
Knorpelmesser cartilage knife
Knorpelplastik chondroplasty
Knorpelverkalkung calcification of the cartilage
Knospe bud
Knospung budding
Knoten knot, node, kink
–, chirurgischer surgeons' knot
–, heißer hot node
–, kalter cold node
–, Schiffer- reef knot
–, Weiber- granny knot
Knotenkropf nodular goiter (a), nodular goitre (e)
Knotenrhythmus nodal rhythm
knotig nodose
Koadministration coadministration
Koagglutination coagglutination
Koagglutinin coagglutinin
Koagel coagulum, clot, curd
koagulabel coagulable
Koagulabilität coagulability
Koagulans coagulant
Koagulase coagulase
Koagulation coagulation
Koagulationselektrode coagulation electrode
koagulationsfördernd procoagulant
Koagulationsgerät coagulator
koagulativ coagulative
koagulieren to coagulate
koagulierend coagulant
Koagulogramm coagulogram

Koagulopathie coagulopathy
Koaktivation co-activation
koaktivieren to co-activate
Koartikulation coarticulation
koaxial coaxial
Kobalamin cobalamine
Kobalt cobalt
Kobaltbestrahlung cobalt irradiation
Kobragift cobra venom
kochen to cook
Kocherklemme Kocher's forceps
Kocherrinne grooved probe after Kocher
Kochersche Operation Kocher's operation
kochleär cochlear
Kochleographie cochleography
kochleoorbikulär cochleo-orbicular
kochleopalpebral cochleopalpebral
kochleovestibulär cochleovestibular
Kochprobe coagulation test, boiling test
Kochsalz common salt
kochsalzähnlich halide
Kochsalzlösung, physiologische normal saline solution
Kochscher Bazillus Koch's bacillus
Koch-Weeks-Bazillus Koch-Weeks bacillus, Haemophilus conjunctivitidis (e), Hemophilus conjunctivitidis (a)
Kode code
Kodehydrase codehydrase
Kodehydrogenase codehydrogenase
Kodein codeine
kodieren to code, to encode
Kodierung coding
kodominant codominant
Kodominanz codominance
Köcherfliege caddis fly
Koeffizient coefficient
Köhlersche Krankheit Köhler's disease
Königswasser nitrohydrochloric acid
Koenzym coenzyme
kören (veter.) to inspect
Körnchen granule
Körnelung granularity
Körnerschicht granular layer
Körnigkeit graininess
Körnung granular texture
Körper body
Körperbau physique, bodily structure
körperbehindert physically handicapped
körperbehinderte Person physically handicapped person
Körperbeschaffenheit structure of the body
Körperbild body image
Körperchen corpuscle
Körperebene body plane
Körperflüssigkeit body fluid
Körpergewicht body weight
Körperlänge body length
körperlich bodily, physical, corporeal, corporal
Körperoberfläche body surface
Körperpflege personal hygiene
Körperpflegemittel body culture agent
Körperschwäche bodily weakness
Körpersprache body language
Körperteile, edle vital parts of the body, vitals
Körpertemperatur body temperature
Körperverfassung habit, constitution, disposition
Körperwärme body heat
koexistieren to coexist
Ko-Faktor co-factor
Koferment coferment
Koffein caffeine
Kofferdam cofferdam, rubber-dam
Kofferdam-Instrument rubber-dam instrument
kognitiv cognitive
Kohabitation cohabitation
kohärent coherent
Kohärenztomographie, optische optical coherence tomography (OCT)
Kohäsion cohesion
Kohäsionsvermögen cohesive power
Kohlenbogenlampe carbon arc lamp
Kohlendioxid carbon dioxide
Kohlendioxidbad carbon dioxide bath
Kohlenhydrat carbohydrate
Kohlenmonoxid carbon monoxide
Kohlensäureschnee carbon dioxide snow
Kohlenstoff carbon
Kohlenwasserstoff hydrocarbon
Kohlrauschsche Falte Kohlrausch's fold
Kohortenstudie cohort study
Koilonychie koilonychia
Koilozytose koilocytosis
Koinzidenz coincidence
Koitus coitus, coition
Kokain cocaine
kokainisieren to cocainize
Kokainisierung cocainization
Kokainismus cocainism
Kokainist(in) cocainist
Kokarzinogenese cocarcinogenesis
Kokon cocoon
Kokosnuss coconut
Kokzidie coccidium
Kokzidioidomykose coccidioidomycosis
Kokzidiose coccidiosis

Kokzidiostatikum coccidiostatic
kokzidiostatisch coccidiostatic
kokzygeopubisch coccygeopubic
Kokzygodynie coccygodynia
Kola *e.e.*
Kolation colation
Kolben (Flasche) flask
Kolchizin colchicine
Kolektomie colectomy
Kolibazillus Escherichia coli
Kolik colic
kolinear co-linear
Kolipyelitis colipyelitis
Kolitis colitis
Kolizin colicin
kollagen collagenic, collagenous
Kollagen collagen
Kollagenase collagenase
Kollagenfaser collagenous fiber (a), collagenous fibre (e)
Kollagenkolitis collagenous colitis
Kollagenose collagenosis
Kollaps collapse
Kollapstherapie collapsotherapy
kollateral collateral
kollateralisieren to collateralize
Kollateralisierung collateralization
Kollateralkreislauf collateral circulation
Kollege colleague
– XY, Sehr geehrter Herr – – Dear Mr. XY, Dear Doctor XY
Kollegin colleague
– XY, Sehr geehrte Frau – – Dear Mrs. XY, Dear Doctor XY
Kollektivneurose collective neurosis
Kollermühle pan grinder
Kollimator collimator
Kolliquation colliquation
kolliquativ colliquative
Kollmanndilatator Kollmann's dilator
Kollodium collodion
Kolloid colloid
kolloidal colloidal
Kolloidchemie collochemistry
Kolloidkrebs colloid cancer
Kolloidkropf colloid goiter (a), colloid goitre (e)
kolloidosmotisch colloid osmotic
Kolloidpartikel colloid particle
Kollumfraktur (dent.) fracture of the tooth neck
Kollumkarzinom carcinoma of uterine cervix
koloanal colo-anal
Kolobom coloboma
Kolocynthe colocynth
Kologastrostomie cologastrostomy
Kolokolostomie colocolostomy
Kolonfaltung coloplication
Kolonie colony
koloniestimulierender Faktor colonystimulating factor
Kolonisation colonization
Kolonographie colonography
Kolonoskop colonoscope
Kolonoskopie colonoscopy
kolonoskopisch colonoscopic
Kolopexie colopexy
Kolophonium colophony, rosin
Koloproktologie coloproctology
Koloproktostomie coloproctostomy
Koloptose coloptosis
kolorektal colorectal
Kolorimeter colorimeter
Kolorimetrie colorimetry
kolorimetrisch colorimetric
Koloskop coloscope
Koloskopie coloscopy
koloskopieren to examine by the coloscope
koloskopisch coloscopic
Kolostomie colostomy
Kolostrum colostrum
Kolotomie colotomy
Kolozynthe colocynth
Kolpeurynter colpeurynter
Kolpitis colpitis
kolpitisch colpitic
Kolpodynie colpodynia
Kolpokleisis colpocleisis
Kolpoperineoplastik colpoperineoplasty
Kolpopexie colpopexy
Kolpophotographie colpophotography
Kolporrhaphie colporrhaphy
Kolposkop colposcope
Kolposkopie colposcopy
kolposkopisch colposcopical
Kolpostat colpostat
Kolpotomie colpotomy
Kolpozele colpocele
Kolpozöliotomie colpoceliotomy (a), colpocoeliotomy (e)
Kolpozystozele colpocystocele
Koma coma
–, künstliches induced coma
komatös comatose
Kombinationszange combination pliers
Komedo comedo
Komitee committee, board
Kommensalismus commensalism
Kommissur commissure

kommissural commissural
Kommissurotomie commissurotomy
Kommunikation communication
kommunizieren to communicate
Komorbidität comorbidity
kompakt compact
Kompartiment compartment
kompatibel compatible
Kompatibilität compatibility
Kompensation compensation
kompensatorisch compensatory
kompensieren to compensate
kompetent competent
Kompetenz competence
kompetitiv competitive
kompetitive Hemmung competitive inhibition
Komplement complement
komplementär complementary, complemental
Komplementärfarbe complementary color (a), complementary colour (e)
Komplementärluft complemental air
Komplementation complementation
Komplementbindung complement fixation
komplex complex
Komplex complex
Komplexbildner complexing agent
Komplexometrie complexometry
komplexometrisch complexometric
Komplikation complication
komplikationslos uncomplicated
kompliziert complicated
Komponente component
Kompresse compress
Kompression compression
Kompressionsfraktur compression fracture
Kompressionslähmung paralysis from compression
Kompressionsstrumpf compression stocking
Kompressionsverband compression bandage
Kompressor compressor
Kompressorium compressorium
komprimieren to compress
Konchektomie conchectomy
Konchoskopie conchoscopy
Konchotom conchotome
Konchotomie conchotomy
Kondensat condensate
Kondensation condensation
Kondensor condensor
Kondition condition
konditional conditional
konditionell conditional
Konditionierung conditioning
Kondom condom
Konduktion conduction
Konduktor, Konduktorin conductor
Konduktometrie conductometry
kondylär condylar
Kondylom condyloma
kondylomatös condylomatous
Kondylomatose condylomatosis
Konfabulation confabulation
konfabulatorisch confabulatory
konfabulieren to confabulate
Konferenz conference
Konfiguration configuration
– des fötalen Kopfes sub partu moulding
konfigurieren to configurate
Konflikt conflict
Konfluenz confluence
konfluierend confluent
Konfusion confusion
kongenital congenital
Kongestion congestion
kongestiv congestive
Konglomerat conglomerate
Konglutination conglutination
Konglutinin conglutinin
Konglutinogen conglutinogen
Kongorot congo red
Kongress congress, convention
kongruent congruent
Konidie conidium
Koniin coniine
Koniometer konometer
Koniosporose coniosporosis
Koniotomie coniotomy
Konisation conization, coning
konisch conical
Konjugase conjugase
Konjugat conjugate
Konjugata conjugate
Konjugation conjugation
konjugativ conjugative
konjugieren to conjugate
konjugiert conjugate
Konjunktiva conjunctiva
konjunktival conjunctival
Konjunktivalsack conjunctival sac
Konjunktivitis conjunctivitis
konjunktivitisch conjunctivitic
konjunktivoglandulär conjunctivoglandular
konkav concave
Konkavität concavity
konkavokonvex concavoconvex
Konklination conclination
konkordant concordant
Konkordanz concordance

Konkrement concrement, calculus
konkret concrete
Konkretion concretion
Konkurrenz competition
konotrunkal conotruncal
Konsens consent
konsensuell consensual
konservativ conservative
Konserve preserve
Konservenblut stored blood
konservieren to preserve
Konservierung preservation
Konservierungsmittel preservative agent
Konsiliararzt, Konsiliarärztin consultant doctor
Konsilium consultation
Konsistenz consistency
Konsistometrie consistometry
konsistometrisch consistometric
konsolidieren to consolidate
Konsolidierung consolidation
Konsonant consonant
konstant constant
Konstante constant
Konstitution constitution
konstitutionell constitutional
konstitutiv constitutive
Konstriktion constriction
Konstriktor constrictor
konstriktorisch constrictive
konstruktiv constructive
Konsultation consultation
Kontakt contact
Kontaktallergie contact allergy
Kontaktbestrahlung contact irradiation
kontaktfähig approachable
Kontaktfläche contact area
Kontaktlinse contact lens
Kontaktologie contactology
Kontaktperson contact person
Kontaktschwäche difficulty to have contacts
Kontamination contamination
kontaminieren to contaminate
Kontiguität contiguity
kontinent continent
Kontinenz continence
kontinuierlich continuous
Kontinuität continuity
kontrahieren to contract
Kontraindikation contraindication
kontraindiziert contraindicant
kontrainsulär contrainsular
kontraktil contractile
Kontraktilität contractility
Kontraktion contraction
Kontraktur contraction, contracture
kontralateral contralateral
Kontrast contrast
kontrastarm low contrast
Kontrastdarstellung (roentg.) contrast radiography
Kontrasteinlauf contrast enema
Kontrastflüssigkeit radiopaque fluid
kontrastgebend opacifying
Kontrastmittel contrast medium
kontrastreich high contrast
Kontrastverstärkung contrast enhancement
kontraversiv contraversive
Kontrazeption contraception
Kontrolle control, check up (a)
kontrollieren to control
Kontrollperson control subject
Kontrolluntersuchung follow-up examination
Kontrollzwang checking compulsion
kontrovers controversial
Kontroverse controversy
Kontur contour
konturieren to contour
Kontusion contusion
Konus cone
Konvention convention
konventionell conventional
konvergent convergent
Konvergenz convergence
Konvergenzbestrahlung convergent irradiation
konvergieren to converge
Konversion conversion
Konvertase convertase
konvertieren to convert
Konvertin convertin
konvex convex
Konvexität convexity
konvexokonkav convexoconcave
Konvulsion convulsion
konvulsiv convulsive
Konzentrat concentrate
Konzentration concentration
–, maximal zulässige maximal allowable concentration
Konzentrationsvermögen concentrating ability
Konzentrationsversuch concentration test
konzentrieren to concentrate
konzentrisch concentric
Konzept concept
Konzeption conception
Kooperation co-operation
Kooperationsbereitschaft compliance

Kooperationsfähigkeit co-operativity
kooperativ co-operative
kooperieren to co-operate
Koordinate co-ordinate
Koordination co-ordination
koordinieren to co-ordinate
Kopf head
Kopfbiss (dent.) edge-to-edge bite
Kopfhalter head holder
Kopfhaube (dent.) headgear
Kopfhaut, behaarte scalp
Kopfhautelektrode scalp electrode
Kopfhochstand (obstetr.) floating head
Kopfhörer head-phone
Kopflage cephalic presentation
Kopflaus head louse
Kopflicht headlight
Kopflichtbad electric-light head bath
Kopfschmerz headache
Kopftieflage Trendelenburg's position
kopfverletzt head-injured
Kopfverletzung head injury
Kopie-DNS copy-DNA (c-DNA)
kopiös copious
Kopliksche Flecken Koplik's spots
Kopolymer copolymer
Kopolymerisation copolymerization
koppeln to couple
Koprämie copraemia (e), copremia (a)
Kopräzipitation coprecipitation
Koprolagnie coprolagnia
Koprolalie coprolalia
Koprophagie coprophagy
koprophil coprophilous
Koprophilie coprophilia
Koproporphyrin coproporphyrin
Koprostan coprostane
Koprostase coprostasis
Koprosterin coprostanol
korakoakromial coraco-acromial
korakobrachial coracobrachial
korakoklavikulär coracoclavicular
Korallenstein coral calculus
Korbzelle basket cell
Korezeptor coreceptor
Koriander coriander
Korkenzieherarterie corkscrew artery
Kornährenverband spica bandage
korneal corneal
korneoskleral corneoscleral
Kornutin cornutine
Kornzange dressing forceps
koronal coronal
Koronalzone coronal zone
koronar coronary
Koronarangioplastie coronary angioplasty
Koronarinfarkt coronary infarction
Koronaritis coronaritis
Koronarographie coronarography
koronarographisch coronarographical
Koronarsklerose coronary arteriosclerosis
Koronarthrombose coronary thrombosis
Koronarverschluss coronary occlusion
Koronitis (veter.) coronitis
Korotkow-Ton Korotkow sound
korpulent corpulent
Korpulenz corpulency
Korpuskarzinom corpus carcinoma
Korpuskel corpuscle
korpuskulär corpuscular
Korrektur correction
Korrelat correlate
Korrelation correlation
korrelativ correlative
korrespondieren to correspond
Korrigens corrigent
korrigieren to correct
korrigierend corrigent, corrective
Korrosion corrosion
korrosiv corrosive
Korsakoffsche Psychose Korsakoff's psychosis
Korsett corset
kortikal cortical
kortikoafferent corticoafferent
kortikobasal corticobasal
kortikoefferent corticoefferent
kortikofugal corticofugal
kortikomedullär corticomedullary
kortikopetal corticopetal
kortikospinal corticospinal
Kortikosteroid corticosteroid
Kortikosteron corticosterone
kortikostriatospinal corticostriatospinal
kortikotrop corticotropic
Kortikotropin adrenocorticotropic hormone
Korund corundum
korymbiform corymbiform
Kosmetik cosmetics, cosmesis
kosmetisch cosmetic
kosmetisches Mittel cosmetic
kosmisch cosmic
Kost food, nourishment
kostal costal
Kostenanalyse cost analysis
Kosten-Nutzen-Analyse cost-benefit analysis
Kosten senken to reduce costs
kostoabdominal costoabdominal
kostodiaphragmatisch costophrenic

kostoklavikulär costoclavicular
kostopektoral costopectoral
kostophrenisch costophrenic
Kostotomie costotomy
kostotransversal costotransverse
kostovertebral costovertebral
kostozervikal costocervical
Kosynthase cosynthase
Kot faeces (e), feces (a), excrement
Kotabszess stercoral abscess
Kotarnin cotarnine
Koteinklemmung impacted faeces (e), impacted feces (a)
Koterbrechen copremesis
Kotfistel bowel fistula, stercoral fistula
kotig miry, faecal (e), fecal (a)
Kotstein stercolith, coprolith
Kotyledone cotyledon
kovalent covalent
Kovalenz covalence, covalency
Kovarianz covariance
Kox… siehe:/see: Cox…
Kozymase cozymase
kräftig strong
kräftigen to strengthen, to invigorate
Kräftigung strengthening, invigoration
kränkeln to be sickly
kränklich sickly
Krätze scabies, itch
Krätzeheilmittel scabieticide
Krätzemilbe Sarcoptes scabiei
Krätzephobie acarophobia
Kräuterbuch herbal
Kraft force, strength
Kraftmesser sthenometer, ergometer
Kraftsteigerung reinforcement
Kraftstoff fuel
Kragenschnitt collar incision
Kralle claw, talon
Krallenhand claw hand
Krallenzehe claw toe
Krallenheber claw elevator
Kramerschiene wire ladder
Krampf cramp, convulsion, spasm
Krampfader varicose vein
Krampfaderverödung cirsenchysis, sclerosing treatment of varicose veins
Krampfanfall convulsive attack
krampfartig cramplike
krampfauslösend convulsant
krampfauslösendes Mittel convulsant
krampfhaft convulsive, spasmodic
krampflösend spasmolytic, antispasmodic
Krampusneurose crampus neurosis
kranial cranial
Kraniektomie craniectomy
kraniofazial craniofacial
Kraniofenestrie craniofenestria
kraniohypophysär craniohypophyseal
kraniokarpotarsal craniocarpotarsal
kraniokaudal craniocaudal
Kranioklast cranioclast
kraniokleidal craniocleidal
Kraniokorpographie craniocorpography
kraniometaphysär craniometaphyseal
Kraniometrie craniometry
kraniometrisch craniometric
kraniopharyngeal craniopharyngeal
Kraniopharyngiom craniopharyngioma
kranioplastisch cranioplastic
kraniosakral craniosacral
Kraniosynostose craniosynostosis
Kraniotabes craniotabes
Kraniotomie craniotomy
kraniozerebral craniocerebral
kraniozervikal craniocervical
krank (attributiv) sick
– (prädikativ) ill
– (von Körperteilen) diseased
– fühlen, sich to feel ill
– sein to be ill (e), to be sick (a)
– – an to suffer from
krank werden to fall ill
Kranke sick, patient
kranken to suffer
Krankenabteilung clinical department
Krankenakten medical data
Krankenanstalt hospital
Krankenbericht doctor's report
Krankenbett sick-bed
Krankenblatt clinical history, clinical record
Krankenfahrstuhl invalid's wheel-chair
Krankengeld sick-benefit
Krankengeschichte case history
Krankengut collection of clinical cases
Krankengymnastik medical gymnastics
Krankenhaus hospital, clinic, infirmary
–, aus dem – entlassen werden to leave the hospital
Krankenhaus, einliefern in ein to hospitalize, to send to a hospital
Krankenhaus, gemeinnütziges nonprofit hospital
–, in ein – aufnehmen to admit to a hospital
–, in ein – einweisen to hospitalize, to send to a hospital
–, in einem – liegen to lie in a hospital
Krankenausabteilung hospital department
Krankenhausapotheke hospital pharmacy

Krankenhausapotheker(in) hospital pharmacist
Krankenhausarzt, Krankenhausärztin hospital doctor
Krankenhausaufenthalt hospital stay
Krankenhausaufnahme hospitalization, admission to the hospital
Krankenhausausschuss hospital committee
Krankenhausbelegarzt, Krankenhausbelegärztin extern
Krankenhausbibliothek hospital library
Krankenhausdirektor hospital director
Krankenhauseinzugsgebiet hospital region
Krankenhausgesellschaft hospital association
Krankenhaushebamme hospital midwife
Krankenhaushilfsarzt, Krankenhaushilfsärztin intern
Krankenhausküche hospital kitchen
Krankenhauspersonal hospital personnel, hospital manpower
Krankenhauspflege hospital care
Krankenhausseelsorge hospital spiritual care
Krankenhaussozialarbeiter(in) hospital social worker
Krankenhausversicherung hospital insurance
Krankenhausverwaltung hospital administration
Krankenhausverweildauer duration of hospital stay
Krankenhausvorstandschaft hospital board
Krankenkasse sick fund
Krankenpflege nursing
Krankenpflegeausbildung nurses' training
Krankenpflegehelfer (male) licensed practical nurse
Krankenpflegehelferin licensed practical nurse
Krankenpflegeperson nurse
Krankenpflegepraktikant (male) probationer nurse
Krankenpflegepraktikantin probationer nurse
Krankenpfleger (male) registered nurse
Krankenpflegerin nurse
Krankenpflegeschüler (male) student nurse
Krankenpflegeschülerin student nurse
Krankenpflegeschule school of nursing
Krankenpflegevorschule pre-nursing school
Krankensaal ward
Krankenschein sick certificate, health insurance certificate
Krankenschwester registered nurse
Krankenstation ward
Krankentransport patient transportation
Krankentransportwagen patient transport trolley
Krankenunterlage incontinence pad
Krankenversicherung health insurance
Krankenwagen ambulance
Krankenwärter orderly
Krankenzimmer patient room
Kranker sick, patient
kranker Sinusknoten-Syndrom sick sinus syndrome
Krankheit (Leiden) illness
– **(mit näherer Bezeichnung)** disease
– **(Gebrechen, Siechtum)** sickness
– **(leichte Gesundheitsstörung)** ailment
–, **Fünfte** fifth disease, erythema infectiosum
–, **seltene** orphan disease
–, **Vierte** parascarlatina, Dukes' disease
– **zuziehen, sich eine –** to contract a disease
Krankheitsbericht doctor's report
Krankheitserreger causative organism, morbific agent
Krankheitserscheinung sign of the disease
Krankheitsgewinn gain from illness
Krankheitsstoff morbid matter
Krankheitsverlauf clinical course
krankheitsverursachender Faktor pathogen
Krankheitszeichen sign (of a disease), symptom
krankmachend morbific
krankschreiben to declare unfit for work
Krater crater
Kratometer *e.e.*
kratzen to scratch, to scrape
Kratzer scraper
Kraurose kraurosis
Kraut herb
Kreatin creatine
Kreatinin creatinine
Kreatinkinase creatine kinase
Kreatinphosphat creatine phosphate, creatinphosphate
kreativ creative
Kreativität creativity
Kreatur creature
Krebs (med.) carcinoma, cancer
krebsartig cancerous
krebserzeugend carcinogenic
Krebsforschung cancer research
Krebsklinik cancer clinic
Krebsmilch cancer milk
Krebsvorbeugung cancer prevention
Krebszentrum cancer center (a), cancer centre (e)
Krebs-Zyklus Krebs cycle

Kreide chalk
Kreis circle
kreisförmig circinate
Kreiskrankenhaus regional hospital
Kreislauf circulation
–, **großer** systemic circulation, greater circulation
–, **kleiner** pulmonary circulation, lesser circulation
Kreislauffunktion circulatory function
Kreislaufkollaps circulatory collapse
Kreislaufschock circulatory shock
Kreislaufstillstand circulatory standstill
Kreislaufstörung circulatory disorder
Kreislaufversagen circulatory failure
Kreislaufzeit circulation time
Kreislaufzentralisierung circulatory centralization
kreißen to be in labor (a), to be in labour (e)
Kreißende parturient
Kreißsaal birth room, delivery room
Krematorium crematory
Kreosol creosol
Kreosot creosote
Krepitation crepitation
krepitierend crepitant
Kresol cresol
Kresolphthalein cresol phthalein
Kresolpurpur cresol purple
Kresolrot cresol red
Kresolseifenlösung saponated solution of cresol
Kresyl cresyl
Kretin cretin
Kretinismus cretinism
kretinoid cretinoid
Kreuzallergie cross-reacting allergy
Kreuzband cruciate ligament
Kreuzbiss cross bite
kreuzen to cross
kreuzlahm lame in the hip
Kreuzotter vipera berus, adder
Kreuzprobe cross typing
Kreuzreaktion cross reaction
Kreuzschmerz low back pain, sacralgia
Kreuzschnitt crucial incision; cross section, transection
Kreuzshunt crossed shunt
Kreuzung crossing; decussation
Kreuzungsphänomen crossing phenomenon
Kreuzverschlag (veter.) equine paralytic myoglobinuria, setfast
kriechen to creep
kriechend creeping, serpiginous
Kriechtier reptil
krikoarytänoid cricoarytaenoid (e), cricoarytenoid (a)
Krikoidektomie cricoidectomy
krikopharyngeal cricopharyngeal
krikothyreoidal cricothyroid
Krikothyreoidotomie cricothyroidotomy
Krikotomie cricotomy
kriminell criminal
Krise crisis
Krisis crisis
Kristall crystal
Kristallampulle crystule
Kristallgitter crystal lattice
Kristallisation crystallization
kristallisch crystalline
kristallisieren to crystallize
Kristallographie crystallography
kristallographisch cyrstallographic
Kristalloid crystalloid
kristalloid crystalloid
Kristallthermographie crystal thermography
Kristallurie crystalluria
Kristallviolett crystal violet
Kristellerscher Handgriff Kristeller's method
Kritik critique
Kritikschwäche lack of discrimination
kritisch critical
Krönleinsche Operation Krönlein's operation
Kröte toad
Kromayerlampe Kromayer's lamp
Krone (dent.) crown
–, **Akrylat-** acrylate crown
–, **Aufbiss-** occlusal crown
–, **Band-** banded crown
–, **Doppelstift-** double dowel crown
–, **Dreiviertel-** three-quarter crown
–, **Dübel-** dowel crown
–, **Facetten-** facing crown
–, **Fertig-** ready-made crown
–, **Fingerhut-** thimble crown
–, **Ganzmetall-** all-metal crown
–, **gefensterte** window crown
–, **Glocken-** bell crown
–, **Guss-** cast crown
–, **Halb-** half crown
–, **Hohl-** hollow crown
–, **Hülsen-** shell crown
–, **Kegel-** conical crown
–, **Keramik-** ceramic crown
–, **Keramik-Metall-** ceramic-metal crown
–, **Kunststoff-** plastic crown
–, **Mantel-** jacket crown

–, **Metall-** metal crown
–, **Pfeiler-** abutment crown
–, **Plastik-** plastic crown
–, **Porzellan-** porcelain crown
–, **Primär-** primary crown
–, **Schulter-** shoulder crown
–, **schulterlose** shoulderless crown
–, **Sekundär-** secondary crown
–, **Stift-** post crown, dowel crown
–, **Teleskop-** telescope crown
–, **Vollguss-** all-cast crown
Kronenabdruck crown impression
Kronenband crown band
Kronenbasis crown base
Kronendeckel crown cover
Kronenkern crown core
Kronenmantel crown jacket
Kronenpulpa crown pulp
Kronenrand crown margin
Kronenschiene crown splint
Kronenschlitzer crown slitter
Kronensetzer crown pusher
Kropf goiter (a), goitre (e), struma
–, **Adoleszenten-** adolescent goiter
–, **Knoten-** nodular goiter
–, **Kolloid-** colloid goiter
–, **Parenchym-** parenchymatous goiter
–, **Tauch-** diving goiter
–, **toxischer** toxic goiter
kropferzeugend goitrogenous
kropfig goitrous
Krotonase crotanase
Krotonat crotonate
Krotonöl croton oil
Krotonyl crotonyl
Krozidismus crocidismus
Krücke crutch
Krümmung curve; crookedness
Krüppel cripple
Krukenbergarm Krukenberg's arm
Kruppe (veter.) croup
Krupp croup
kruppös croupous
krural crural
krurokrural crurocrural
Kruste crust, scab
Krustenbildung incrustation
Krustenentfernung decrustation
Kryästhesie cryaesthesia (e), cryesthesia (a)
Kryanästhesie cryanaesthesia (e), cryanesthesia (a)
Kryoablation cryoablation
Kryochirurgie cryosurgery
kryochirurgisch cryosurgical
Kryodesikkation cryodesiccation
kryogen cryogenic
Kryoglobulin cryoglobulin
Kryoglobulinämie cryoglobulinaemia (e), cryoglobulinemia (a)
Kryokonservierung cryropreservation
Kryopräzipitat cryoprecipitate
Kryoskopie cryoscopy
Kryothalamotomie cryothalamotomy
Kryotherapie cryotherapy
Kryptantigen cryptic antigen
Krypte crypt
kryptisch cryptic
Kryptitis cryptitis
kryptogenetisch cryptogenetic
Kryptogliom cryptoglioma
Kryptokokkose cryptococcosis
Kryptomerie cryptomerism
Krypton *e.e.*
Kryptorchismus cryptorchidism
Kryptospermie cryptospermia
Kryptosporidiose cryptosporidiosis
KST (Kernspintomographie) nuclear magnetic resonance tomography (NMR tomography)
Kubikmeter cubic meter (a), cubic metre (e)
kubital cubital
Kuchenniere caked kidney
Kübel bucket
Küchenschabe cockroach
Kügelchen globule
kühl cool
Kühle cool
kühlen to cool
Kühlmittel refrigerant
Kühlsalbe cold cream
Kühlschrank refrigerator
Kühlung cooling, refrigeration
Kühlwasser cooling water
Küken chicken
Kükenruhr bacillary white diarrhea (a), bacillary white diarrhoea (e)
Kümmel caraway
–, **römischer** cumin
künstliches Koma induced coma
künstliche Tränenflüssigkeit artificial tears
Kürbis pumpkin
Kürbiskern kernel of pumpkin
Kürette curet (a), curette (e)
kürettieren to curet
Kürettierung curettement, curettage
Küstersche Operation Küster's operation
Küstner-Zeichen Küstner's sign
Küvette cuvette (med.); dental flask (dent.)
küvettieren to flask
Kugelgelenk spheroid joint, diarthrosis

K

Kugelgeschiebe (dent.) ball attachment
Kugelherz ball heart
kugelig globose
Kugelthrombose ball thrombosis
Kuh cow
Kuhhornschnabel cow horn beak
Kuhmilch cow's milk
Kuhnsche Maske Kuhn's mask
Kuhpocken vaccinia
Kuldoskop culdoscope
Kuldoskopie culdoscopy
kuldoskopisch culdoscopic
Kuldotomie culdotomy
Kulenkampff-Tarnow-Syndrom syndrome of Kulenkampff-Tarnow
Kultivation cultivation
kultivieren to cultivate
Kultivierung cultivation
Kultur culture
–, bakteriologische bacteriological culture
–, Stich- needle culture
kulturell cultural
Kumarin coumarin
Kumulation cumulation
kumulativ cumulative
kumulieren to cumulate
Kundendienst after-sale service
Kunstafter artificial anus
Kunstafterbandage artificial anus appliance
Kunstfehler malpractice
Kunstglied artificial limb
Kunstgriff maneuver (a), manœvre (e)
Kunstharz synthetic resin
Kunstherz artificial heart
Kunstprodukt artefact
Kunststoff plastics
Kunstzahn pontic
Kupfer copper
Kupferazetat copper acetate
Kupferdraht copper wire
Kupferdrahtarterie copper wire artery
kupferhaltig (einwertig) cuprous
– (zweiwertig) cupric
Kupferoxyphosphat copper oxyphosphate
Kupferphosphat copper phosphate
Kupfersulfat cupric sulfate (a), cupric sulphate (e)
Kupffersche Sternzelle Kupffer's cell
Kuprein cupreine
Kupulogramm cupulogram
Kupulolithiasis cupulolithiasis
Kupulometrie cupulometry
Kur cure
Kuranstalt sanatorium
Kurare curare
Kurarin curarine
Kurarisierung curarization
kurativ curative
Kurmittel curative medium
Kurort health resort
Kurs course
– für Anfänger course for beginners
– für Fortgeschrittene advanced course
Kursivanfall running fit, cursive epilepsy
Kuru laughing death disease, kuru
Kurvatur, große greater curvature
–, kleine lesser curvature
Kurve curve
kurzatmig short-winded
Kurzatmigkeit short breath
Kurzbehandlung short-term therapy
kurzkettige Verbindung short chain compound
Kurznarkotikum short acting narcotic
Kurzschluss (elektr.) short circuit
Kurzschlusshandlung irrational act
kurzsichtig nearsighted, shortsighted
Kurzsichtigkeit shortsightedness
Kurzwellen short wave
Kurzwellentherapiegerät short wave equipment
kurzwirkend short-acting
Kurzzeitbehandlung short-term therapy
Kurzzeitgedächtnis short-term memory
Kußmaulsche Atmung Kussmaul-Kien respiration
Kutikularsaum cuticular layer
Kutislappen skin flap
kutiviszeral dermatovisceral
Kwashiorkor *e.e.*
Kybernetik cybernetics
kybernetisch cybernetic
Kymogramm kymogram
Kymograph *e.e.*
Kymographie kymography
kymographisch kymographic
Kynurenin kynurenine
Kynureninase *e.e.*
Kyphomycosis destruens leeches, leeching
Kyphoplastie kyphoplasty
Kyphose kyphosis
Kyphoskoliose kyphoscoliosis
kyphoskoliotisch kyphoscoliotic
kyphotisch kyphotic
Kyrlesche Hyperkeratose Kyrle's disease
Kyst… siehe auch:/see also: Zyst…
Kystadenom cystadenoma
Kystom cystoma

L

LA (linkes Atrium) left atrium (LA)
Lab *e.e.*, rennet
Labferment lab ferment, rennin
labial *e.e.*
Labialverschiebung labial displacement
labil labile
Labilität lability
labioalveolär labioalveolar
labiodental *e.e.*
labioglossolaryngeal *e.e.*
labiomental *e.e.*
labionasal *e.e.*
labiopalatinal labiopalatine
Labmagen (veter.) rennet bag, abomasum
Labmagenentzündung abomasitis
Labor laboratory
–, zahntechnisches dental laboratory
Laborant(in) laboratorian, laboratory assistant
Laboratorium laboratory
Laborassistent, medizinisch-technischer medical laboratory technician
Laborassistentin, medizinisch-technische medical laboratory technician
Laborbefund laboratory report, laboratory findings
Labortisch laboratory table
Labung refreshment
Labyrinth *e.e.*
labyrinthär labyrinthine
Labyrinthektomie labyrinthectomy
Labyrinthitis *e.e.*
Labyrinthotomie labyrinthotomy
Labyrinthschwerhörigkeit labyrinthine deafness
Labyrinthschwindel labyrinthine vertigo
Labyrinthstörung labyrinthine disorder
Lachen laugh
lachen to laugh
Lachesin lachesine
Lachgas laughing gas
Lachkrampf fit of laughter
Lachsöl salmon oil
Lacidipin lacidipine
Lack lacquer, lac; varnish (dent.)
Lackmus litmus
Lac-Operator lac operator
Lac-Repressor lac repressor
Lactam *e.e.*
Lactamase *e.e.*
Lactenin *e.e.*
Lactim *e.e.*
Lactitol *e.e.*
Lactobacillus acidophilus *e.e.*
– bifidus *e.e.*
– bulgaricus *e.e.*
Lactulose *e.e.*
laden to load, to charge
Ladung load, loading, charge
lähmen to paralyze
Lähmung paralysis, palsy
Lähmung, fortschreitende supranukleäre progressive supranuclear palsy
Lähmungswut (veter.) Trinidad disease
ländlich rural
Längenverstellung length adjustment
Längsband longitudinal ligament
Längslage (obstetr.) polar presentation
Längsschnitt longitudinal section
Laennecsche Zirrhose Laennec's cirrhosis
Läppchen lobule
Läppchenkrankheit (veter.) Wattle disease
Läppchenprobe patch test
Lärmapparat noise apparatus
Lärmschwerhörigkeit boilermakers' deafness
Lärmtrauma noise trauma
Läsion lesion
Läsionektomie lesionectomy
läusetötend pediculicide
läusetötendes Mittel pediculicide
Laev… siehe auch:/see also: Lev...
Lävallorphan laevallorphan (e), levallorphan (a)
Lävokardiogramm laevocardiogram (e), levocardiogram (a)
Lävorotation laevorotation (e), levorotation (a)
Lävoversion laevoversion (e), levoversion (a)
Lävulinat laevulinate (e), levulinate (a)
Lävulose laevulose (e), levulose (a)
Lävulosurie laevulosuria (e), levulosuria (a)
Lage situation, position
Lageanomalie positional anomaly; abnormal lie (obstetr.)
lagemäßig positional
Lagenystagmus positional nystagmus
Lagerung (Aufbewahrung) storage
– (in eine Lage bringen) bedding, positioning
Lagerungsregel (obstetr.) positioning rule
Lagerungstest positional test
Lageveränderung positional change
Lagophthalmus *e.e.*

lahm lame; paralytic
lahmen to be lame; to founder (veter.)
Lahmheit lameness
Laich spawn
Laie layman
laienhaft laical
Lakrimotomie lacrimotomy
Lakritze licorice (a), liquorice (e)
laktagog galactagogue
Laktagogum galactagogue
Laktalbumin lactalbumin
Laktamase lactamase
Laktase lactase
Laktat lactate
Laktatazidose lactic acidosis
Laktation lactation
Laktationshormon prolactin hormone, mammotropin
Laktazidogen lactacidogen
Laktitol lactitol
Laktodensimeter lactodensimeter
Laktoferrin lactoferrin
Laktoflavin riboflavin
laktogen lactogenic
Laktoglukonat lactogluconate
Lakton lactone
Laktose lactose, milk sugar
Lactoseallergie lactose allergy
Laktoseintoleranz lactose intolerance
Laktosurie lactosuria
laktotrop lactotropic
laktovegetabil lactovegetarian
Laktovegetarier (in) lactovegetarian
Laktulose lactulose
lakunär lacunar
Lakune lacuna
Lallen lalling, babbling
Lalopathie lalopathy
Lalophobie lalophobia
Laloplegie laloplegia
Lambdanaht lambdoid suture
Lambdavektor lambda vector
Lambdawelle lambda wave
Lambdazismus lambdacism
Lambert *e.e.*
Lamblia intestinalis *e.e.*, Giardia lamblia
Lambliasis *e.e.*, giardiasis
lamellär lamellar
Lamelle lamella
Lamellenluftstrom laminar air flow
Lamifiban *e.e.*
laminar *e.e.*
Laminariastift laminaria tent
Laminektomie laminectomy
Laminin laminine
Laminographie laminography
laminographisch laminographical
Laminotomie laminotomy
Lamivudin lamivudine
Lamm lamb
lammen to lamb
Lamofiban lamofibane
Lamotrigin lamotrigine
Lampe lamp
Lampenfieber stage-fright
Lamziekte *e.e.*
Lanatosid lanatoside
Landkartenzunge geographic tongue
Landouzy-Déjérinesche Atrophie Landouzy-Déjérine atrophy
Landouzy-Sepsis Landouzy sepsis
Landrysche Paralyse Landry's paralysis
Landbevölkerung rural population
langdauernd long-lasting
Langenbecksche Operation Langenbeck's operation
Langerhanssche Zelle Langerhans' cell
langkettige Verbindung long chain compound
Langlebigkeit longevity
langsam wachsend growing slowly
Langwelle long wave
langwirkend long-acting
Langzeitbeatmung long-term respiration
Langzeitbehandlung long-term therapy
Langzeitdialyse long-term dialysis
Langzeitelektrokardiogramm long-term electrocardiogram
Langzeiterkrankung (kassenärztl.) long-term illness
Langzeitgedächtnis long-term memory
Langzeitpatient(in) long-term patient
Langzeitpflege long-term care
Langzeitschreibung long-term recording
Lanolat lanolate
Lanolin *e.e.*
Lanolol *e.e.*
Lanosterin lanosterol
Lansoprazol lansoprazole
Lanthan lanthanum
Lanthanid lanthanide
Lanthionin lanthionine
Lanugo *e.e.*
Lanzette lancet
lanzinierend lancinating
LAP (Leucin-Aminopeptidase) leucine aminopeptidase
Laparoskop laparoscope
Laparoskopie laparoscopy
laparoskopisch laparoscopical

Laparotomie laparotomy
laparotomieren to laparotomize
lapinisieren to lapinize
Lappen lobe, flap
–, gestielter pedicle flap
Lappenatelektase lobe atelectasis
Lappenmesser lobe knife, flap knife
Lappenplastik flap plasty
Lappenverschluss lobectomy
Lappung lobulation
Laronidase *e.e.*
Larva migrans *e.e.*
Larve larva
Larvenvertilgungsmittel larvicide
larvieren to larvate
larviert larvate
laryngeal *e.e.*
Laryngektomie laryngectomy
laryngektomieren to laryngectomize
Laryngitis *e.e.*
laryngitisch laryngitic
Laryngographie laryngography
laryngographisch laryngographic
Laryngologe laryngologist
Laryngologie laryngology
Laryngologin laryngologist
laryngologisch laryngological
Laryngomalazie laryngomalacia
laryngopharyngeal *e.e.*
Laryngopharyngitis *e.e.*
Laryngoskop laryngoscope
Laryngoskopie laryngoscopy
laryngoskopisch laryngoscopical
Laryngospasmus laryngospasm
Laryngostomie laryngostomy
Laryngotomie laryngotomy
Laryngotracheitis *e.e.*
Laryngotracheobronchitis *e.e.*
Laryngotracheoskopie laryngotracheoscopy
Laryngozele laryngocele
Larynx *e.e.*
Larynxspasmus laryngospasm
Lasalocid *e.e.*
Lasche tab
Lasèque-Zeichen Lasèque's sign
Laser laser
Laser-Angioplastie laser angioplasty
Laser-Koagulation laser coagulation
Laser-Koagulationsgerät laser coagulator
Laser-Lithotripsie laser lithotripsy
Laser-Peeling laser peeling
Laser-Stimulation laser stimulation
Laser-Stimulator laser stimulator
Laser-Strahl laser ray
Lassar-Paste Lassar's paste
Last burden, load
Latamoxef *e.e.*, lamoxactam
Latanoprost *e.e.*
latent *e.e.*
Latenz latency
Latenzzeit latency period, lag
lateral *e.e.*
Lateralinfarkt lateral infarction
Lateralisation lateralization
lateralisieren to lateralize
Lateralität laterality
Lateralsklerose lateral sclerosis
Lateroflexion *e.e.*
Laterognathie laterognathism
Lateroposition *e.e.*
Lateropulsion *e.e.*
Laterotorsion *e.e.*
Laterotrusion *e.e.*, lateral retrusion
lateroventral *e.e.*
Lateroversion *e.e.*
Latex-Tropfentest latex drop test
Lathyrismus lathyrism, lupinosis
Latrine *e.e.*
Latrodectismus latrodectism
LATS (langwirkender Schilddrüsenstimulator) long-acting thyroid stimulator (LATS)
Latschenkieferöl pumilio pine oil
Latwerge lincture
Laufgestell walking frame
Laufzeit running time
Lauge lye
Lauralkonium *e.e.*
Laurat laurate
Laurence-Moon-Biedl-Syndrom syndrome of Laurence-Moon-Biedl
Lauroguadin lauroguadine
Lauryl *e.e.*
Laus louse
LAV (lymphadenopathieassoziiertes Virus) lymphadenopathy associated virus (LAV)
Lavendel lavender
Laveransches Körperchen Laveran's corpuscle
Laxans laxative
Laxativum laxative
laxierend laxative
Lazarett hospital
Lazarettzug ambulance train
LCAT (=Lezithin-Cholesterin-Acyltransferase) lecithin-cholesterol-acyltransferase (LCAT)
LDH (Laktatdehydrogenase) lactate dehydrogenase

L

L.E. (Lupus erythematodes) lupus erythematosus
Leben life
leben to live
lebend living
Lebendgeburt viable birth
Lebendimpfstoff live vaccine
Lebendkeimzahl viable cell number
Lebendspende living donor, viable donation
Lebensalter age
lebensbedrohlich life-threatening
Lebensdauer life span
lebenserhaltend life sustaining
Lebenserwartung expectation of life, life expectancy
lebensfähig viable
Lebensfähigkeit viability
Lebensgefahr danger to life
Lebensmitte midlife
Lebensmittel food, victual
Lebensmittelvergiftung food poisoning
lebensrettend life-saving
Lebensverlängerung lengthening of life
– um jeden Preis futile treatment
Lebensversicherung life assurance (e), life insurance (a)
Lebensweise mode of living
Lebenszeichen sign of life, vital sign
Leber liver
Leberabszess liver abscess
Leberbiopsie liver biopsy
Leberegel liver fluke
Leberegelbefall clonorchiosis
Leberextrakt liver extract
Leberextraktinjektion liver injection
Leberfleck freckle
Leberfunktionsprüfung liver function test
leberkrank suffering from hepatic disease
Lebertherapie hepatotherapy
Lebertran cod liver oil
Lebertransplantation liver transplantation
Leber- und Gallenwege hepatic and biliary ducts
Leberzirrhose cirrhosis of the liver
Leber-Zytokine liver cytokines
Leblosigkeit lifelessness
lecken to lick
Lecksein leakage
Lederersche Anämie Lederer's anaemia (e), Lederer's anemia (a)
Lederhaut corium
– des Hufs pododerm
Lederknarren creaking noise
leer empty
Leeraufnahme (roentg.) blank exposure
Leerversuch blank test
Leerwert blank value
Leflunomid leflunomide
legal *e.e.*
Legal-Probe Legal's test
Legasthenie dyslexia
legieren to alloy
Legierung alloy
Legionärskrankheit legionnaires' disease
Legionella pneumophila *e.e.*
Legionellose legionellosis
Legumin *e.e.*
leguminös leguminous
Lehranalyse training analysis
Lehrkrankenhaus teaching hospital
Lehrling apprentice
Lehrstuhl professor's chair
Leib body
Leibarzt physician in ordinary
Leibbinde belt, body bandage, body pad
Leibesbeschaffenheit constitution of the body
Leibesfrucht fetus (a), foetus (e)
Leibesgestalt stature
Leibesgröße stature
Leibesübung physical exercise
Leibschmerzen colic, stomachache; abdominal pain
Leibwäsche underwear, body linen
Leichdorn clavus, corn
Leiche dead body, corpse, cadaver
Leichenablagetisch table for corpses
Leichenbeschauer coroner
Leichenblut cadaver blood
Leichenfleck livor mortis, postmortem lividity
Leichengeburt postmortem delivery
Leichengeruch cadaverous smell
Leichengift ptomaine
Leichenhalle mortuary
Leichenkühlraum refrigeration compartment for corpses
Leichenmulde trough for corpses
Leichennadel postmortem needle
Leichenöffnung postmortem examination
Leichenschau necropsy, autopsy
Leichenschauhaus morgue
Leichenstarre cadaveric rigidity
Leichentuch shroud
Leichenverbrennung cremation
Leichenwachs adipocere, gravewax
Leichtkette light chain
leichtkettig light chain
leichtlöslich easily soluble
Leichtmetall light metal

leichtverdaulich easily digestible
leiden to suffer, to endure, to complain, to bear
Leiden suffering, complaint
Leidenschaft passion, emotion
leimartig gluelike
Leinöl linseed oil
Leinsamen linseed
Leiomyom leiomyoma
Leiomyomatose leiomyomatosis
Leiomyosarkom leiomyosarcoma
Leiopyrrol leiopyrrole
Leishmania donovani *e.e.*
Leishmaniose leishmaniasis
Leiste (med.) groin
Leistenband inguinal ligament
Leistenbruch inguinal hernia
Leistengegend inguinal region
Leistenhernie inguinal hernia
Leistenhoden inguinal testicle
Leistenkanal inguinal canal
Leistenlymphknoten inguinal lymph node
Leistenring inguinal ring
Leistung performance; effect; output; power
leistungsfähig efficient
Leistungsfähigkeit efficiency
Leistungstest achievement test
leitfähig conductive
Leitfähigkeit conductivity
Leitgeschwindigkeit conduction velocity
Leitmaterial conducting matter
Leitsymptom cardinal symptom
Leitung (Direktion) direction
– (phys.) conduction
Leitungsanästhesie conduction anaesthesia (e), conduction anesthesia (a)
Leitungsbahn pathway
Leitungsstörung conduction disturbance
Lektin lectin
Lembertnaht Lembert's suture
Lemnozyt lemnocyte
Lende loin
Lendengegend lumbar region
Lendenrippe lumbar rib
Lendenwirbel lumbar vertebra
Lendenwirbelsäule lumbar spinal column
Lennox-Gastaut-Syndrom syndrome of Lennox-Gastaut
Lenograstim *e.e.*
Lenperon lenperone
Lentiginose lentiginosis
Lentigo *e.e.*
Lentikonus lenticonus
lentikulär lenticular
lentikulothalamisch lenticulothalamic
Leontiasis *e.e.*
Lepidose lepidosis
Lepirudin *e.e.*
Lepra leprosy
– anaesthetica anaesthetic leprosy (e), anesthetic leprosy (a)
–, Mittel gegen antileptrotic drug
Lepra tuberosa nodular leprosy
Leprabazillus Mycobacterium leprae
leprakranke Person leper
Leprid *e.e.*
leprös leprous
Leprologe leprologist
Leprologie leprology
Leprologin leprologist
Leprom leproma
Lepromin *e.e.*
Leprosorium leprosary
Leptaclin leptacline
Leptin *e.e.*
Leptodaktylie leptodactyly
Leptomeningitis *e.e.*
–, Staphylokokken- staphylococcic leptomeningitis
leptomeningitisch leptomeningitic
Leptophos *e.e.*
leptosom leptosomatic
Leptospira autumnalis *e.e.*
– canicola *e.e.*
– grippotyphosa *e.e.*
– icterogenes Leptospira icterohaemorrhagiae
Leptospirose leptospirosis
Leptotän leptotene
Leptothrikose leptothricosis
Leptothrix *e.e.*
Leptozyt leptocyte
Lercanidipin lercanidipine
Lergotril lergotrile
lesbar legible
lesbisch lesbian
lesbische Liebe lesbianism, sapphism
Lesebrille reading spectacles
LET (linearer Energietransfer) linear energy transfer
letal lethal
Letalität lethality
Lethargie lethargy
lethargisch lethargic
Letimid letimide
Letrozol letrozole
Letterer-Siwesche Krankheit Letterer-Siwe disease
Leuchtfeld luminous field
Leuchtgas illumination gas

L

Leuchtkraft luminosity
Leuchtschirm fluorescent screen
Leucin leucine
- -**Aminopeptidase** leucine aminopeptidase
Leucinose leucinosis
Leucocianidol *e.e.*
Leucomycin *e.e.*
Leucosin *e.e.*
Leukämie leukaemia (e), leukemia (a)
–, **lymphatische** lymphoblastic leukaemia (e), lymphoblastic leukemia (e)
–, **Monozyten-** monocytic leukaemia (e), monocytic leukemia (a)
–, **myeloische** myeloid leukaemia (e), myeloid leukemia (a)
–, **Plasmazellen-** plasma-cell leukaemia (e), plasma-cell leukemia (a)
leukämisch leukaemic (e), leukemic (a)
leukämoid leukaemoid (e), leukemoid (a)
Leukanämie leukanaemia (e), leukanemia (a)
Leukin *e.e.*
Leukoblast leucoblast (e), leukoblast (a)
Leukodermie leucoderma (e), leukoderma (a)
Leukodystrophie leucodystrophy (e), leukodystrophy (a)
Leukoenzephalitis leucoencephalitis (e), leukoencephalitis (a)
Leukoenzephalopathie leucoencephalopathy (e), leukoencephalopathy (a)
Leukolysin leucolysin (e), leukolysin (a)
Leukom leucoma (e), leukoma (a)
Leukomain leucomaine (e), leukomaine (a)
Leukomalazie leucomalacia (e), leukomalacia (a)
Leukomyelitis leucomyelitis (e), leukomyelitis (a)
Leukonychie leuconychia (e), leukonychia (a)
Leukopenie leucopenia (e), leukopenia (a)
leukopenisch leucopenic (e), leukopenic (a)
Leukoplakie leucoplakia (e), leukoplakia (a)
Leukopherese leucopheresis (e), leukopheresis (a)
Leukopoese leucopoiesis (e), leukopoiesis (a)
leukopoetisch leucopoietic (e), leukopoietic (a)
Leukopsin leucopsin (e), leukopsin (a)
Leukorrhö leucorrhoea (e), leukorrhea (a)
Leukose leucosis (e), leukosis (a)
Leukosarkomatose leucosarcomatosis (e), leukosarcomatosis (a)
Leukotaxin leucotaxine (e), leukotaxine (a)
Leukotaxis *e.e.*
Leukotoxin leucotoxin (e), leukotoxin (a)
leukotoxisch leucotoxic (e), leukotoxic (a)
Leukotrichie leucotrichia (e), leukotrichia (a)
Leukotrien leukotriene
Leukoverin leucoverine
Leukozidin leucocidin (e), leukocidin (a)
Leukozyt leucocyte (e), leukocyte (a), white blood cell
–, **basophiler** basophil leucocyte/leukocyte
–, **eosinophiler** eosinophil leucocyte/leukocyte
–, **granulierter** granular leucocyte/leukocyte
–, **jugendlicher** juvenile leucocyte/leukocyte
–, **neutrophiler** neutrophil leucocyte/leukocyte
–, **polymorphkerniger** polymorphonuclear leucocyte/leukocyte
–, **segmentkerniger** segmented leucocyte/leukocyte
–, **stabkerniger** staff cell leucocyte/leukocyte
–, **ungranulierter** nongranular leucocyte/leukocyte
leukozytär leucocytic (e), leukocytic (a)
leukozytoklastisch leucocytoclastic (e), leukocytoclastic (a)
Leukozytolyse leucocytolysis (e), leukocytolysis (a)
Leukozytopenie leucocytopenia (e), leukocytopenia (a)
Leukozytose leucocytosis (e), leukocytosis (a)
leukozytotoxisch leucocytotoxic (e), leukocytotoxic (a)
Leukozyturie leucocyturia (e), leukocyturia (a)
Leuprolid leuprolide
Leuprorelin *e.e.*
Leuzin leucine
Leuzinose leucinosis
Lev… siehe auch:/see also: Laev…
Levallorphan *e.e.*
Levarterenol *e.e.*
Levamisol levamisole
Levamphetamin levamphetamine, levamfetamine
Levitation *e.e.*
Levobunolol *e.e.*
Levocabastin *e.e.*
Levocarnitin levocarnitine
Levocetirizin levocetirizine
Levodopa *e.e.*
Levofacetoperan levofacetoperane
Levofloxacin *e.e.*
Levofuraltadon levofuraltadone
Levomenol *e.e.*

Levomepromazin levomepromazine
Levomethadon levomethadone
Levometiomeprazin levometiomeprazine
Levonorgestrel *e.e.*
Levoprotilin levoprotiline
Levothyroxin *e.e.*
Levothyrox-Skandal m. Levothyrox scandal
Levulinat laevulinate (e), levulinate (a)
Lewysches Körperchen Lewy's body
Leydigsche Zwischenzelle Leydig's interstitial cell
L.E.-Zelle L.E. cell
Lezithin lecithin
Lezithinase lecithinase
LGL-Syndrom (Lown-Ganong-Levine-Syndrom) LGL syndrome
LH (luteinisierendes Hormon) luteinizing hormone
LHRH (LH-freisetzendes Hormon) LH-releasing hormone
Libecillid libecillide
libidinös libidinous
Libido *e.e.*
Libidobesetzung cathexis of libido
Libman-Sacks-Syndrom Libman-Sacks syndrome
Lichen *e.e.*
– **chronicus simplex** *e.e.*
– **nitidus** *e.e.*
– **ruber planus** *e.e.*
– **scrofulosus** lichen scrofulosus (a), lichen scrophulosus (e)
Lichenifizierung lichenification
lichenoid *e.e.*
Licht light
Lichtbad light bath
Lichtdermatose photodermatosis
lichtempfindlich photosensitive
Lichtempfindlichkeit photosensitivity
Lichtgeschwindigkeit velocity of light
lichthärtend (dent.) lightcuring
Lichtkoagulation photocoagulation
Lichtscheu photophobia
Lichtschutz light protection
Lichtschwelle light threshold
Lichtstimulation photic stimulation
Lichtstrahl light beam
Lichttherapie heliotherapy
lichtundurchlässig opaque
Lid *e.e.*
Lidamidin lidamidine
Lidbeladung lidloading
Liddrüsenentzündung sty, stye
Lidhalter lid retractor
Lidknorpel tarsus (of the lid)
Lidocain lidocaine
Lidoflazin lidoflazine
Lidschlag blink
Lidspalte palpebral fissure
Lidwinkel canthus
Liebensche Probe Lieben's test
Lieberkühnsche Krypte Lieberkühn's crypt
Liebesvorspiel precoital petting
Liegekur rest cure
Liegen decumbency
liegend lying, decumbent, recumbent; situated
lienal *e.e.*
lienopankreatisch lienopancreatic
lienorenal *e.e.*
Lienterie lientery
Ligament *e.e.*
–**, Gimbernatsches** Gimbernat's ligament
–**, Poupartsches** Poupart's ligament
ligamentär ligamentary
Ligand *e.e.*
Ligase *e.e.*
Ligasekettenreaktion ligase chain reaction
Ligatur ligation, ligature
Ligaturenführer ligature guide
Ligaturenhalter ligature holder
Ligaturmesser ligature knife
ligieren to ligate
Lignin *e.e.*
Lignocain lignocaine
limbisch limbic
Lime-Krankheit Lime borreliosis
limitieren to limit
Lincomycin *e.e.*
Lincosamid lincosamide
Lindan lindane
Lindenblütentee lime-blossom tea
lindern to mitigate, to alleviate, to relieve, to palliate
Linderung mitigation, alleviation, relief, palliation
Linderungsmittel lenitive, palliative
linear *e.e.*
Linearbeschleuniger linear accelerator
Lingua geographica geographical tongue
Lingua scrotalis scrotal tongue
lingua-alveolär lingua-alveolar
linguadental *e.e.*
lingual *e.e.*
Linguatula serrata *e.e.*
Linguaversion *e.e.*
Linguistik linguistics
linguistisch linguistic
Lingula *e.e.*
linguoaxial *e.e.*

linguodental *e.e.*
linguodistal *e.e.*
linguofazial linguofacial
linguogingival *e.e.*
Linguokklusion linguocclusion
linguolabial *e.e.*
Linie line
Liniment *e.e.*
Linitis *e.e.*
linksanterior left anterior
linksdrehend laevorotatory (e), levorotatory (a), sinistrorotatory
Linksdrehung laevorotation (e), levorotation (a), sinistrorotation
linkshändig left-handed
Linkshändigkeit left-handedness
Linksherzinsuffizienz left ventricular failure
linksposterior left posterior
Links-Rechts-Shunt left-to-right shunt
Linksschenkelblock left bundle-branch block
Linkstyp left type
linksventrikulär left ventricular
Linksverschiebung deviation to the left, shift to the left
Linksverspätung (kardiol.) left ventricular conduction delay
Linoleat linoleate
Linolein *e.e.*
Linse (Auge) lens
Linsenaufhängeapparat suspensory ligament of the lens
Linsenentzündung phacitis, phakitis
Linsenerweichung phacomalacia
Linsenimplantat lens implant
Linsenkern lenticular nucleus
Linsenoptik lens optics
Linsenschlottern phacoplanesis
Linsenstar lenticular cataract
Linsentrübung phacoscotasmus, clouding of the lens
Linsenverhärtung phacosclerosis
Liothyronin liothyronine
Lipämie lipaemia (e), lipemia (a)
lipämisch lipaemic (e), lipemic (a)
Lipamid lipoamide
Lipatrophie lipoatrophy
Lipazidurie lipaciduria
Lipid *e.e.*
Lipidelektrophorese lipid electrophoresis
Lipidose lipidosis
Lipoat lipoate
Lipoatrophie lipoatrophy
lipoatrophisch lipoatrophic
Lipoblast *e.e.*
Lipoblastom lipoblastoma
Lipocaic-Faktor lipocaic factor
Lipochondrodystrophie lipochondrodystrophy
Lipochondrom lipochondroma
Lipochrom lipochrome
Lipocortin *e.e.*
Lipodystrophie lipodystrophy
Lipödem lipedema (a), lipoedema (e)
Lipofibromatose lipofibromatosis
Lipofuscin *e.e.*
Lipofuscinose lipofuscinosis
lipogen lipogenic
Lipoglykoproteinose lipoglycoproteinosis
Lipogranulomatose lipogranulomatosis
Lipoid *e.e.*
lipoidal lipoid
Lipoidkalzinogranulomatose lipoid calcinogranulomatosis
Lipoidnephrose lipoid nephrosis
Lipoidose lipoidosis
Lipoidproteinose lipoid proteinosis
Lipoidurie lipoiduria
Lipolyse lypolysis
lipolytisch lipolytic
Lipom lipoma
lipomatös lipomatous
Lipomatose lipomatosis
Lipomukopolysaccharidose lipomucopolysaccharidosis
Lipomyom lipomyoma
Lipomyxom lipomyxoma
Lipooligosaccharid lipo-oligosaccharide
Lipooxygenase lipo-oxygenase
Lipopeptid lipopeptide
Lipopexie lipopexia
Lipophagie lipophagy
Lipophagozytose lipophagocytosis
lipophil *e.e.*
Lipopolysaccharid lipopolysaccharide
Lipoprotein *e.e.*
– mit hoher/niedriger/sehr niedriger Dichte high/low/very low density lipoprotein
Lipoproteinämie lipoproteinaemia (e), lipoproteinemia (a)
Lipoproteinlipase lipoprotein lipase
Liposarkom liposarcoma
Liposom liposome
liposomal *e.e.*
Liposuktion liposuction
lipotrop lipotropic
Lipotropin *e.e.*
Lipozyt lipocyte
Lipoxygenase *e.e.*

Lippe, (obere/untere) (upper/lower) lip
Lippenfurunkel labial furuncle
Lippenhalter lip retractor
Lippen-Kieferspalte cheilo-gnathoschisis
Lippenlaut labial sound
Lippenlesen lip reading
Lippenplastik cheiloplasty, labioplasty
Lippensalbe lip salve
Lippenspalte cheiloschisis
Lippitudo lippitude
Lipurie lipuria
lipurisch lipuric
Liquidum (galen.) oral solution
Liquor cerebrospinalis cerebrospinal fluid
Liquordruck cerebrospinal fluid pressure
Liquoreiweiß cerebrospinal fluid protein
Liquorrhö liquorrhea (a), liquorrhoea (e)
Lisfrancsches Gelenk Lisfranc's joint
Lisinopril *e.e.*
Lispeln lisp
lispeln to lisp
Lissenzephalie lissencephaly
Listeria monocytogenes Listerella monocytogenes
Listeriolysin *e.e.*
Listeriose listerellosis
Lisurid lisuride
Liter liter (a), litre (e)
Literatur literature
Literaturübersicht bibliographical review
Literaturquelle literature source
Lithium *e.e.*
Lithiumoxalat lithium oxalate
Lithocholat lithocholate
lithogen lithogenic
Lithogenese lithogenesis
lithogenetisch lithogenetic
Litholapaxie litholapaxy
Litholyse litholysis
litholytisch litholytic
Lithotripsie lithotripsy
Lithotripter lithotriptor
Lithozystotomie lithocystotomy
Lithurie lithuresis
Littlesche Krankheit Little's disease
Littresche Drüse urethral gland
Littresche Hernie Littre's hernia
Litzmannsche Obliquität Litzmann's obliquity
Livedo *e.e.*
livid *e.e.*
Lividomycin *e.e.*
Lizenz licence (e), license (a)
lobär lobar
Lobärpneumonie lobar pneumonia
Lobektomie lobectomy
Lobelin lobeline
Lobendazol lobendazole
Lobostomie lobostomy
Lobotomie lobotomy
lobulär lobular
Loch hole
Lochbrille stenopeic spectacles
Locheisen punch
lochial *e.e.*
Lochien lochia
Lochienstauung lochiostasis
Lochiometra *e.e.*
Lochlöffel perforated spoon
Locked-in-Syndrom locked in-syndrome
locker slack
lockern to relax; to slacken
Lockstoff attractant
Lodiperon lodiperone
Lodoxamid lodoxamide
löchrig full of holes
Löffel spoon, ladle
–, scharfer sharp spoon, bone curette
Löffelabdruck tray impression
Löffelplatte tray plate
Löffelzange scoop forceps
Löfflerfärbung Löffler's staining
Löschung (Annullierung) cancellation
lösen to solve, to dissolve
lösend solvent
löslich soluble
Löslichkeit solubility
Lösung solution
–, in – bringen to solubilize
Lösungsmittel solvent
Lösungsvermittler solution mediator
löten to solder
Lötgerät soldering apparatus
Lötmittel solder
Lötwasser soldering fluid
Lötzinn plumber's solder
Loeys-Dietz-Syndrom syndrome of Loeys-Dietz
Lofepramin lofepramine
Lofexidin lofexidine
Loflazepat loflazepate
Logagnosie logagnosia
Logasthenie logasthenia
logisch logical
Logoklonie logoclonia
Logopäde, Logopädin logopaedist (e), logopedist (a)
Logopädie logopaedics (e), logopedics (a)
logopädisch logopaedic (e), logopedic (a)
Logopathie logopathy

L

Logophobie logophobia
Logorrhö logorrhea (a), logorrhoea (e)
logosemantisch logosemiotic
Logotherapeut(in) logotherapeutist
logotherapeutisch logotherapeutical
Logotherapie logotherapy
Loiasis *e.e.*
lokal local
Lokalanästhesie local anaesthesia (e), local anesthesia (a)
Lokalhormon autacoid
Lokalisation localization
Lokalisator locator
lokalisieren to localize
Lokomotivgeräusch to- and fro murmur
lokomotorisch locomotor
Lomefloxacin *e.e.*
Lomustin lomustine
Lonazolac *e.e.*
longitudinal *e.e.*
Longuette long compress
Lonidamin lonidamine
Loperamid loperamide
Lopinavir *e.e.*
Loprazolam *e.e.*
Loracarbef *e.e.*
Loraprid lorapride
Loratadin loratadine
Lorazepam *e.e.*
Lorbamat lorbamate
Lorcainid lorcainide
Lordose lordosis
lordotisch lordotic
Lormetazepam *e.e.*
Losartan losartane
Loschmidt-Konstante Avogadro's constant, Avogadro number
Losindol losindole
Loslassschmerz rebound tenderness
loslösen to ablate, to detach
Lossensche Regel Lossen's rule
Lotifazol lotifazole
Lotucain lotucaine
Lovastatin *e.e.*
Lowe-Syndrom Lowe's syndrome
Loxapin loxapine
Loxiglumid loxiglumide
LP (Lumbalpunktion) lumbar puncture (LP)
LSD (Lysergsäurediethylamid) lysergic acid diethylamide, lyserg)
LTH (luteotropes Hormon) luteotropic hormone
Lucanthon lucanthone
Luciferase *e.e.*
Luciferin *e.e.*
Lücke gap, breach
Lückenhalter (dent.) space maintainer
Lückenöffner (dent.) space obtainer
Lückenschädel *e.e.*
Lückenschluss (dent.) space closure
lüften to ventilate
Lüftung ventilation
Luer-Ansatz Luer cone
Lues *e.e.*
Lüscher-Test Lüscher's test
Luetiker(in) luetic
luetisch luetic
Luft air
Luftbad air bath
Luftblase bubble
luftdicht air tight
Luftdruck air pressure
Lufteinblasung air inflation
Luftembolie air embolism
Luftfahrtmedizin aeromedicine
luftfahrtmedizinisch aeromedical
Luftfeuchtigkeit atmospheric humidity
Luftfilter air filter
luftgekühlt air-cooled
lufthaltig aerated
Lufthunger air hunger
Luftkissen air cushion
Luftleitung air conduction
Luftröhre trachea, windpipe
Luftröhrenplastik tracheoplasty
Luftsack (veter.) air sac
Luftschlucken swallowing of air; inructation
Luftstrom airflow
Luftverunreinigung air pollution
Luftweg airway
Lugolsche Lösung Lugol's solution
Lumbago *e.e.*
lumbal lumbar
Lumbalisation lumbarization
Lumbalpunktion spinal puncture
Lumbalpunktionsnadel spinal puncture needle
lumbodorsal *e.e.*
lumbosakral lumbosacral
lumboperitoneal *e.e.*
lumbrikal lumbrical
Lumefantrin Lumefantrine
Lumen *e.e.*
luminal *e.e.*
Lumineszenz luminescence
Luminometer *e.e.*
Lumiracoxib *e.e.*
Lunge lung
Lungenabszess abscess of the lung
Lungenbiopsie pulmonary biopsy

Lungenblähung pulmonary emphysema
Lungenbläschen lung vesicle
Lungenblutung pulmonary haemorrhage (e), pulmonary hemorrhage (a)
Lungenchirurgie pneumosurgery
lungenchirurgisch pneumosurgical
Lungenegel Paragonimus westermani
Lungenembolie pulmonary embolism
Lungenemphysem pulmonary emphysema
Lungenentzündung pneumonia
Lungenfasszange lung grasping forceps
Lungenfeld lung field
Lungenfunktionsprüfung pulmonary function test
Lungengangrän gangrene of the lung
Lungeninfarkt pulmonary infarction
Lungeninfiltrat pulmonary infiltration
lungenkrank suffering from pulmonary disease
Lungenkrebs pulmonary cancer
Lungenkreislauf pulmonic circulation
Lungenlappen lobe of the lung
Lungenlavage pulmonary washing
Lungenmalaria pneumopaludism
Lungenmittelfeld middle lung field
Lungenmittellappen middle lobe of the lung
Lungenoberfeld upper lung field
Lungenoberlappen upper lobe of the lung
Lungenödem pulmonary edema (a), pulmonary oedema (e)
Lungenpest pneumonic plague
Lungenschwindsucht phthisis of the lungs
Lungenspitzenfeld apical lung field
Lungenstauung pulmonary congestion
Lungentuberkulose tuberculosis of the lungs
Lungenunterfeld lower lung field
Lungenunterlappen lower lobe of the lung
Lungenvenentransposition anomalous pulmonic venous connection
Lungenvolumen lung volume
Lunker shrinkage cavity
Lupe loupe, magnifying lens
lupoid *e.e.*
Lupom lupoma
Lupus *e.e.*
– **erythematodes** lupus erythematosus
– –, **generalisierter** systemic lupus erythematosus
– **pernio** *e.e.*
– **vulgaris** *e.e.*
Luschkasche Drüse Luschka's gland
Luschkascher Knorpel Luschka's cartilage
Luschkasches Loch foramen of Luschka
Lust pleasure
Lutealphase progestational stage
Lutein *e.e.*
luteinisieren to luteinize
Luteinisierung luteinization
Luteinisierungshormon luteinizing hormone
Lutembacher-Syndrom Lutembacher's syndrome
Luteohormon progesterone
luteotrop luteotropic
Lutetium lutecium
lutschen to suck
Lutschgewohnheit sucking habit
Lux *e.e.*
Luxation *e.e.*
luxieren to luxate
luzid lucid
LV (linker Ventrikel) left ventricle (LV)
LWK (Lendenwirbelkörper) lumbar vertebra
LWS (Lendenwirbelsäule) lumbar part of the spinal column
Lyase *e.e.*
Lycopodium *e.e.*
Lydase *e.e.*
Lyell-Syndrom Lyell's syndrome
Lykopin lykopene
Lyme-Borreliose lyme disease
Lymphadenektomie lymphadenectomy
Lymphadenitis *e.e.*
lymphadenitisch lymphadenitic
Lymphadenom lymphadenoma
Lymphadenose lymphadenosis
–, **aleukämische** aleukaemic lymphadenosis (e), aleukemic lymphadenosis (a)
–, **leukämische** leukaemic lymphadenosis (e) leukemic lymphadenosis (a)
Lymphangiektasie lymphangiectasis
Lymphangioendotheliom lymphangioendothelioma
Lymphangioleiomyomatose lymphangioleiomyomatosis
Lymphangiologie lymphangiology
Lymphangiom lymphangioma
Lymphangiomyomatose lymphangiomyomatosis
Lymphangiosarkom lymphangiosarcoma
Lymphangitis *e.e.*
lymphangitisch lymphangitic
lymphatisch lymphatic
Lymphatismus lymphatism
Lymphdrainage lymphatic drainage
Lymphe lymph
Lymphgang lymphatic duct
Lymphgefäß lymphatic vessel
Lymphknoten lymph node

Lymphknotenerkrankung lymphadenopathy
Lymphoblast *e.e.*
lymphoblastisch lymphoblastic
Lymphoblastom lymphoblastoma
lymphoepithelial *e.e.*
lymphogen lymphogenous
Lymphogranulom lymphogranuloma
Lymphogranuloma inguinale venereal lymphogranuloma
lymphogranulomatös lymphogranulomatous
Lymphogranulomatose lymphogranulomatosis
Lymphogranulomatosis X *e.e.*, immunoblastic lymphadenopathy
lymphoid *e.e.*
Lymphoidozyt lymphoidocyte
Lymphoidzelle lymphoidocyte
Lymphokin lymphokine
Lymphologe, Lymphologin lymphologist
Lymphologie lymphology
Lymphom lymphoma
–, gemischtzelliges mixed-cell lymphoma
–, nicht lymphogranulomatöses non-Hodgkin lymphoma
lymphomatös lymphomatous
Lymphomatose lymphomatosis
Lymphonodektomie lymphonodectomy
Lymphopenie lymphopenia
lymphopenisch lymphopenic
Lymphoplasmapherese lymphoplasmapheresis
lymphoplasmatisch lymphoplasmatic
lymphoplasmazytär lymphoplasmacytic
lymphoplasmozytoid lymphoplasmocytoid
Lymphopoese lymphopoiesis
lymphopoetisch lymphopoietic
lymphoproliferativ lymphoproliferative
lymphoretikulär lymphoreticular
Lymphoretikulose lymphoreticulosis
Lymphorrhö lymphorrhea (a), lymphorrhoea (a)
Lymphosarkom lymphosarcoma
Lymphosarkomatose lymphosarcomatosis
lymphospezifisch lymphospecific
Lymphotoxin *e.e.*
Lymphozele lymphocele
Lymphozyt lymphocyte
lymphozytär lymphocytic
Lymphozytopenie lymphocytopenia
Lymphozytophthise lymphocytophthisis
Lymphozytopoese lymphocytopoiesis
Lymphozytose lymphocytosis
Lymphozytotoxin lymphocytotoxin
lymphozytotoxisch lymphocytotoxic
lymphozytotrop lymphocytotropic
Lymphsinus lymph sinus
Lymphspalte lymphatic scissure
Lymphstauung lymphostasis
Lymphzyste lymphocyst, lymphocele
Lynch-Syndrom syndrome of Lynch
Lynestrenol *e.e.*
Lyonisierung lyonization
lyophil lyophile, lyophilic
Lyophilisat lyophilisate
lyophilisieren to lyophilize
Lyophilisierung lyophilization
lyophob lyophobe
lyotrop lyotropic
Lypressin *e.e.*
Lysat lysate
Lyse lysis
Lysergamid lysergamide
Lysergid lysergide
Lysin (Aminosäure) lysine (amino acid)
– (Antikörper) lysin (antibody)
Lysinat lysinate
Lysinhydroxylase lysine hydroxylase
Lysis *e.e.*
Lysoform *e.e.*
lysogen lysogenic
Lysogenie lysogeny
Lysokinase *e.e.*
Lysolezithin lysolecithin
Lysolipid *e.e.*
Lysophosphatase *e.e.*
Lysophosphoglyzerid lysophosphoglyceride
Lysophospholipid *e.e.*
Lysosom lysosome
lysosomal *e.e.*
Lysozym lysozyme
Lyssa *e.e.*
Lyssophobie lyssophobia
Lysyl *e.e.*
Lysyllysin lysyllysine
Lysyloxidase *e.e.*
lytisch lytic
Lyxoketose *e.e.*
Lyxulose *e.e.*

M

Machado-Joseph-Krankheit Machado-Joseph disease
Machtstreben aspiration for power
Macrogol *e.e.*
Made maggot
Madelungsche Krankheit Madelung's disease
Madelungscher Fetthals Madelung's neck
Madenwurm seatworm, pinworm
madig maggotty
Madurafuß maduromycosis, mycetoma
Mähne (veter.) mane
Männchen (veter.) male
männlich masculine, virile, male
Männlichkeit masculinity
mäßig moderate
MAF (makrophagenaktivierender Faktor) macrophages activating factor (MAF)
Mafenid mafenide
Maffuci-Syndrom Maffuci's syndrome
Magaldrat magaldrate
Magen stomach
Magenatonie atony of the stomach
Magenausheberung removal of gastric juice
–, fraktionierte fractional removal of gastric juice
Magenbeschwerden indigestion
Magenblase *e.e.*
Magenblutung bleeding from the stomach
Magendarmkanal gastrointestinal tract
Magen-Darm-Passage (roentg.) contrast medium radiography of the gastrointestinal tract
Magendrehung torsion of the stomach
Magendrücken pressure on the stomach, sensation of weight in the epigastrium
Magendrüse gastric gland
Magenfistel gastric fistula
Magenfistelernährung gastrogavage
Magenfunktionsprüfung gastric function test
Magengeschwür gastric ulcer
Magengrube pit of the stomach
Mageninhalt gastric contents
Magenkrampf gastric spasm
Magenkrebs gastric cancer
Magenlähmung gastroparesis
Magenleiden stomach complaint
Magenneurose gastric neurosis
Magenpararauschbrand bradsot
Magenplastik gastroplasty
Magenresektion subtotal gastrectomy
Magensäure gastric acid
Magensaft gastric juice
Magensaftresistenz gastric juice restistance
Magenschlauch stomach rubber tube
Magenschrittmacher gastric pacesetter
Magensonde stomach probe
Magenspülung gastric lavage
Magenta *e.e.*
Magentropfen stomachic, digestive tonic
Magenverträglichkeit gastric tolerance
Magenverwachsung adhesion of the stomach
mager meager (a), meagre (e), lean
Magerkeit meagerness (a), meagreness (e), leanness
Magermilch skim-milk, skimmed milk
Magersucht emaciation
Magnesia *e.e.*
Magnesiamilch magma of magnesia
Magnesium *e.e.*
Magnesiumkarbonat magnesium carbonate
Magnesiumoxid magnesium oxide
Magnesiumperoxid hopogan
Magnesiumsulfat magnesium sulfate (a), magnesium sulphate (e)
Magnet *e.e.*
Magnetelektrophorese magnetoelectrophoresis
Magnetenzephalographie magnet encephalography
Magnetfeld magnetic field
Magnetfrequenz magnet rate
magnetisch magnetic
magnetisieren to magnetize
Magnetokardiographie magnetocardiography
Magnetopneumographie magnetopneumography
Magnetresonanz magnetic resonance
Magnetschließvorrichtung magnetic closing device
Magnetsonde magnet probe
Mahl meal
Mahler-Zeichen Mahler's sign
Mahlzahn molar
Mahlzeit meal
Maische mash
MAK (maximale akzeptable (Arbeitsplatz-) Konzentration) maximum allowable concentration (MAC)
– (minimale alveoläre Konzentration) minimal alveolar concentration (MAC)
Makake macaque

Makroamylase macroamylase
Makroblast macroblast
Makrocheilie macrocheilia
Makro-Kreatinkinase macro creatine kinase
Makrodontie macrodontia
Makroenzym macroenzyme
Makrogamet macrogamete
Makrogenitalismus macrogenitalism
Makroglobulin macroglobulin
Makroglobulinämie macroglobulinaemia (e), macroglobulinemia (a)
Makroglossie macroglossia
Makrognathie macrognathia
Makrogol macrogol
Makrogyrie macrogyria
Makrohämaturie macrohaematuria (e), macrohematuria (a)
makrolezithal macrolecithal
Makrolid macrolide
Makrolymphozyt macrolymphocyte
Makromelie macromelia
Makromolekül macromolecule
makromolekular macromolecular
Makronukleus macronucleus
Makroorchidie macro-orchidia
Makrophage macrophage
Makrophagenmigrationstest macrophage migration test
Makrophthalmie macrophthalmia
Makroprolaktinom macroprolactinoma
Makropsie macropsia
Makrosigmoid macrosigmoid
makroskopisch macroscopic
Makrosomie macrosomia
Makrostomie macrostomia
Makrothrombozyt macrothrombocyte
Makrotie macrotia
Makrotrauma macrotrauma
makrozephal macrocephalous
Makrozirkulation macrocirculation
makrozyklisch macrocyclic
Makrozyt macrocyte
makrozytär macrocytic
Makula macula
Makuladegeneration macular degeneration
makulär macular
makulös macular
makulopapulös maculopapular
Makulopathie maculopathy
makulovesikulär maculovesicular
makulozerebral maculocerebral
Mal mark, spot
Malabsorption *e.e.*
Malachit malachite
Malakoplakie malacoplakia
malakotisch malacotic
Malaria *e.e.*
–, ovale- ovale malaria
– quartana quartan malaria
– quotidiana quotidian malaria
– tertiana tertian malaria
– tropica subtertian malaria
Malariafieber malarial fever, ague
Malariakachexie malarial cachexia, impaludism
Malariamittel antimalarial
Malariatherapie malariotherapy
Malassezia *e.e.*
Malat malate
Malatenzym malic enzyme
Malatestasyndrom orbital apex syndrome
Malathion *e.e.*
Malazie malacia
malazisch malacic
Mal de Caderas mal de caderas
Maldigestion *e.e.*
Maleat maleate
Maleimid maleimide
Maleonyl *e.e.*
Malgaigne-Fraktur Malgaigne's fracture
Malgaignesche Hernie Malgaigne's hernia
maligne malignant
Malignität malignancy
Malignolipin *e.e.*
Malignom malignoma
malleal *e.e.*
Mallein *e.e.*
malleolär malleolar
Malleolus *e.e.*
Malleus *e.e.*, glanders
Mallory-Weiss-Syndrom syndrome of Mallory-Weiss
Malokklusion malocclusion
Malondialdehyd malondialdehyde
Malonyl *e.e.*
Malotilat malotilate
Malpighisches Körperchen malpighian corpuscle
Malrotation *e.e.*
Maltafieber Malta fever
Maltase *e.e.*
Malthusianismus malthusianism
Maltit maltitol
Maltose *e.e.*
Malum perforans pedis perforating ulcer of the foot
Malum Potti Pott's disease
Malve mallow
Malz malt
Malzzucker maltose, malt sugar

mamillär mamillary
Mamille mamilla
mamillotegmental mamillotegmental
mamillothalamisch mamillothalamic
Mamma *e.e.*
- -Abtragung mastectomy
mammär mammary
Mammakarzinom mammary cancer
Mammaplastik mammaplasty
Mammographie mammography
Mammographiegerät mammography unit
mammographisch mammographic
Mammotropin *e.e.*
Manchester-Einteilung Manchester classification
Mandel (med.) tonsil
Mandelabszess tonsillar abscess
Mandelat mandelate
Mandelöl almond oil
Mandibula mandible
mandibulär mandibular
Mandibularkanal mandibular canal
mandibulofazial mandibulofacial
mandibulomaxillär mandibulomaxillary
mandibulo-okulo-fazial mandibulo-oculo-facial
mandibulopharyngeal *e.e.*
Mandlsche Lösung Mandl's solution
Mandragorin mandragorine
Mandrell mandrel, mandril
Mandrin *e.e.*
Mangan manganese
Manganismus manganism
Mangel deficiency, deficit, wantage (a), lack, want
Mangelernährung subalimentation, malnutrition
Mangelkrankheit deficiency disease
mangeln to lack, to be wanting
Manie mania
manieriert mannered
Manieriertheit mannerism
Manifest *e.e.*
Manifestation *e.e.*
manifestieren to manifest
Manipulation *e.e.*
manisch manic
--depressive Psychose manic-depressive psychosis
Mann man, male
Mannan mannane
mannbar virile, viripotent
Mannbarkeit virility
Mannit mannitol
Mannokinase *e.e.*
Mannosamin mannosamine
Mannose *e.e.*
Mannosid mannoside
Mannosidase *e.e.*
Mannosidose mannosidosis
Mannweib manlike woman
Manöver maneuver (a), manœuvre (e)
Manometer *e.e.*
Manometrie manometry
manometrisch manometric
Manschette cuff
Mansonelle Mansonella
Mansonelliasis mansonellosis
Mantelantigen coating antigen
Manteldentin mantle dentin
Mantelzelle satellite cell, capsule cell, amphicyte
Mantoux-Probe Mantoux test
manubriosternal *e.e.*
manuell manual
MAO (Monoaminooxidase) monoamino-oxidase (MAO)
Maprotilin maprotiline
marantisch marantic, marasmic
Marasmus *e.e.*
Marciafava-Micheli-Syndrom syndrome of Marchiafava-Micheli
Marieksche Krankheit (veter.) Marek's disease
Marfan-Syndrom Marfan syndrome
marginal *e.e.*
Margination *e.e.*
Mariendistel Cnicus benedictus
Marihuana *e.e.*, marijuana
Mark marrow, medulla
Marke mark
Markenpräparat proprietary article
Marker *e.e.*
Marker-Gen marker gene
Markfibrose myelofibrosis
markhaltig medullated
markieren to label, to mark
Markierung marking, labeling (a), labelling (e)
–, radioaktive radioactive tracer technique
Markknochen marrow bone
Markkultur medulloculture
marklos unmedullated
Marknagel medullary pin
Marksinus medullary sinus
Markstrang medullary cord
Marmorgips hard-finish plaster
Marmorierung marmoration, marbleization
Marmorisierung marmoration

M

Marmorknochenkrankheit marble bones, Albers-Schönberg marble bones
Marmorpulver marble dust
Maronage crazing (e), map cracking (a)
Marsh-Probe Marsh's test
Marsupialisation marsupialization
MASA (Morgagni-Adams-Stokesscher Anfall) Morgagni-Adams-Stokes attack (MASA)
Masche mesh
Maschentransplantat meshgraft
Masern measles
MASER-Strahl MASER ray
Maske mask
Maskengesicht mask-like face
Maskenpflicht mandatory mask policy
Maskerade-Syndrom masquerade syndrome
maskieren to mask
maskiert masked
maskulin masculine
maskulinisieren to masculinize
Maskulinisierung masculinization
Masochismus masochism
Masochist *e.e.*
Masochistin masochist
masochistisch masochistic
Maß measure
Massage *e.e.*
Massagebank bench for massage treatment
Masse mass; bulk
Massenbewegung mass movement
Massenblutung massive bleeding
massenhaft numerous
Massenpsychose mass psychosis
Massenspektrometer mass spectrometer
Massenspektrometrie mass spectrometry
massenspektrometrisch mass spectrometric
Massenwirkungsgesetz law of mass action, mass law
Masseur *e.e.*
Masseuse *e.e.*
massieren to massage
massiv massive
Mastdarm rectum
Mastdarmbiopsie rectal biopsy
Mastdarmbiopsiezange rectal biopsy forceps
Mastdarmkrebs rectal cancer
Mastektomie mastectomy
Mastfettsucht alimentary obesity
mastikatorisch masticatory
Mastitis *e.e.*
mastitisch mastitic
Mastix mastic
Mastixreaktion mastic test
Mastkur superalimentation
Mastodynie mastodynia
Mastoid *e.e.*
mastoidal *e.e.*
Mastoidektomie mastoidectomy
Mastoiditis *e.e.*
Mastoidotomie mastoidotomy
Mastoidotympanektomie mastoidotympanectomy
Mastopathie mastopathy
Mastoptose mastoptosis
Mastose mastosis
Mastotomie mastotomy
Mastozyt mastocyte
Mastozytom mastocytoma
Mastozytose mastocytosis
Masturbation *e.e.*
masturbatorisch masturbatory
masturbieren to masturbate
Mastzelle mast cell
Material *e.e.*
materiell material
maternofötal maternofetal (a), maternofoetal (e)
mathematisch mathematical
Matratze mattress
Matrize matrix, template
matt feeble
Mattigkeit exhaustion
Maudsley-Persönlichkeitsfragebogen Maudsley medical questionnaire
Mauke malanders, mallanders, mallenders
Maul (veter.) mouth
Maulbeerenstein mulberry calculus
Maulbeerherzkrankheit mulberry heart disease
Maulbeerzelle mulberry cell
Maultier mule
Maul- und Klauenseuche foot and mouth disease, hoof and mouth disease
Mauser moult
Mauserung molting (a), moulting (e)
Maxilla *e.e.*
maxillär maxillary
Maxillarkanal maxillary canal
maxillofazial maxillofacial
maxillomandibulär maxillomandibular
maxillonasal *e.e.*
maximal maximum
– zulässige Konzentration maximum allowable concentration
Maximalversorgung (med.) maximum care
maximieren to maximize
Maximum *e.e.*
Maytansinoid *e.e.*
Mazerat macerate

Mazeration maceration
mazerieren to macerate
Mazipredon mazipredone
MB-Isoenyzm MB isoenzyme
McBurneyscher Punkt McBurney's point
MCL (Medioclavicularlinie) midclavicular line
MCS (multiple Chemikaliensensitivtät) multiple chemical sensitivity
MdE (Minderung der Erwerbsfähigkeit) degree of disablement
MDP (Röntgen-Magen-Darmpassage) contrast radiography of the gastrointestinal tract
Meatotom meatotome
Meatotomie meatotomy
Mebanazin mebanazine
Mebendazol mebendazole
Mebenosid mebenoside
Mebeverin mebeverine
Mebhydrolin mebhydroline
Mebolazin mebolazine
Mebutamat mebutamate
Mebutizid mebutizide
Mecarbinat mecarbinate
Mecetronium *e.e.*
Mechanik mechanics
mechanisch mechanical
Mechanismus mechanism
Mechanokardiographie mechanocardiography
Mechanorezeptor mechanoreceptor
Mechanotherapie mechanotherapy
Mecillinam *e.e.*
Meckelsches Divertikel Meckel's diverticulum
Meclizin meclizine
Meclocyclin meclocycline
Meclofenoxat meclofenoxate
Meclorison meclorisone
Mecloxamin mecloxamine
Meclozin meclozine
Mecrylat mecrilate
Medazepam *e.e.*
medial *e.e.*
medialwärts mediad
median *e.e.*
Medianekrose medial necrosis
medianwärts mesad
Mediasklerose medial sclerosis
mediastinal *e.e.*
Mediastinalflattern mediastinal flutter
Mediastinitis *e.e.*
Mediastinoperikarditis mediastinopericarditis
Mediastinoskop mediastinoscope
Mediastinoskopie mediastinoscopy
mediastinoskopisch mediastinoscopical
Mediastinotomie mediastinotomy
Mediastinum *e.e.*
Mediator *e.e.*
Mediatorin mediator
Mediator-Skandal Mediator scandal
Medifoxamin medifoxamine
Medikament remedy, medicament
–, zur Abhängigkeit führendes habit-forming drug
medikamenteninduziert drug-induced
Medikamentenschrank medine chest
Medikation medication
medikolegal medicolegal
medikomechanisch medicomechanical
medioaxillär midaxillary
mediokarpal midcarpal
Medioklavikularlinie midclavicular line
mediolateral *e.e.*
mediosagittal *e.e.*
Medium *e.e.*
Medizin medicine
Medizinalassistent(in) intern (a), junior house officer (e)
Medizinalbad medicated bath
Medizingeschichte history of medicine
medizinisch medicinal
– unterstützte Fortpflanzung medically-assisted procreation (MAP)
– -technisch medico-technical
Medizinstudent(in) medical student
Medizintechnik medical engineering
Medoxomil *e.e.*
Medrogeston medrogestone
Medronat medronate
Medroxyprogesteron medroxyprogesterone
Medrylamin medrylamine
Medryson medrysone
Medulla *e.e.*
medullär medullary
Medulloblast *e.e.*
Medulloblastom medulloblastoma
Medullographie medullography, osteomyelography
Medusenhaupt medusa head
Meerschweinchen guinea-pig, cavy
Mefenamat mefenamate
Mefenorex *e.e.*
Mefentidin mefentidine
Mefloquin mefloquine
Mefrusid mefruside
MEG (Magneto-Enzephalogramm) magnetoencephalogram (MEG)
Megabulbus justo-major bulb

M

Megahertz *e.e.*, megacycle per second
Megakaryoblast *e.e.*
Megakaryozyt megakaryocyte
Megakolon megacolon
Megalerythema epidemicum *e.e.*
megalezithal megalecithal
Megaloblast *e.e.*
Megaloblastenanämie megaloblastic anaemia (e), megaloblastic anemia (a)
Megaloblastose megaloblastosis
Megalozyt megalocyte
megalozytär megalocytic
Megalozytose megalocytosis
Megaösophagus megaesophagus (a), megaoesophagus (e)
Megasigma megasigmoid
Megavolt-Strahlentherapie megavoltage radiotherapy
Megestrol *e.e.*
Meglitinid meglitinide
Meglumin meglumine
Mehl flour, farina
Mehlallergie flour allergy
mehlig farinaceous
Mehlnährschaden *e.e.*
Mehltau mildew
mehrdimensional multidimensional
Mehrfachimpfstoff polyvalent vaccine
mehrfach transfundiert multitransfused
Mehrfachtraumatisierung polytraumatization
Mehrgebärende multipara
Mehrgefäßerkrankung multivessel disease
mehrhöckerig multicuspid
mehrkammerig multilocular
Mehrkanalsystem multi-channel system
mehrkernig multinuclear
mehrkettig multiple chain
Mehrlingsschwangerschaft multiple pregnancy
mehrphasig multiphasic
Mehrpunktkontakt multiple-point contact
Mehrschichtfilm multilayer film
mehrschichtig multilayered
Mehrschichtspirale multislice spiral
mehrspannig multispan
mehrtorig multigated
mehrwurzelig multirooted
mehrzipfelig multicuspid
Mehrzweck multipurpose
Meibomsche Drüse meibomian gland
Meigs-Syndrom syndrome of Meigs
Meile mile
Meiose meiosis, miosis
Meißel chisel
meißeln to chisel
Meissnerscher Plexus Meissner's plexus
Mekamylamin mecamylamine
Mekkabalsam balm of Gilead
Mekonium meconium
Meladrazin meladrazine
Melaena melaena (e), melena (a)
Melamin melamine
Melancholie melancholia
Melancholiker(in) melancholiac
melancholisch melancholiac, melancholic
Melanin *e.e.*
Melanoblast *e.e.*
Melanoblastom melanoblastoma
Melanocortin *e.e.*
Melanodendrozyt melanodendrocyte
Melanodermie melanoderma
Melanodontie melanodontia
Melanogen *e.e.*
Melanoglossie melanoglossia
Melanokarzinom melanocarcinoma
Melanoliberin *e.e.*
Melanom melanoma
Melanophage *e.e.*
Melanophor melanophore
Melanoplakie melanoplakia
Melanosarkom melanosarcoma
Melanose melanosis
Melanostatin *e.e.*
melanotisch melanotic
Melanotrichia linguae black tongue
Melanotrichie melanotrichia
Melanotropin *e.e.*
Melanozyt melanocyte
melanozytenstimulierendes Hormon melanocyte stimulating hormone
Melanurie melanuria
Melarsonyl *e.e.*
Melarsoprol *e.e.*
Melasma *e.e.*
Melatonin *e.e.*
Meldepflicht duty of notification
meldepflichtig notifiable
Meletimid meletimide
Melibiose *e.e.*
Melinamid melinamide
Melioidose melioidosis
Melisse melissa
Melissengeist carmelite spirit
Melitracen *e.e.*
melken to milk
Melkerknoten milkers' nodule
Meloplastik meloplasty
Melorheostose melorheostosis
Meloxicam *e.e.*

Melperon melperone
Melphalan melphalane
Memantin memantine
Membran membrane
Membranfilter membrane filter
membranös membranous
membranproliferativ membranoproliferative
Menachinon menaquinone
Menadiol *e.e.*
Menadion menadione
Menarche *e.e.*
Menatetrenon menatetrenone
Menbuton menbutone
Mendel-Bechterewscher Reflex Mendel's reflex
Mendelevium *e.e.*
Mendel-Mantoux-Probe Mendel-Mantoux test
mendeln to mendelize
Mendelsches Gesetz Mendel's law
Mennell-Zeichen Mennell's sign
Ménétrier-Syndrom syndrome of Ménétrier
Menge multitude; quantity
Menge-Pessar Menge's pessary
Menhidrose menhidrosis
Ménièrescher Symptomenkomplex Ménière's syndrome
meningeal *e.e.*
Meningeom meningioma, durosarcoma, arachnoid fibroblastoma
Meningiom meningioma, durosarcoma, arachnoid fibroblastoma
Meningiose meningiosis
Meningismus meningism
Meningitis *e.e.*
–, akute aseptische acute aseptic meningitis
–, eitrige purulent meningitis
–, epidemische epidemic cerebrospinal meningitis
–, lymphozytäre lymphocytic meningitis
–, seröse serous meningitis
–, tuberkulöse tuberculous meningitis
meningitisch meningitic
Meningoenzephalitis meningoencephalitis
Meningoenzephalomyelitis meningoencephalomyelitis
Meningokokkenserum antimeningococcic serum
Meningokokkus Neisseria intracellularis, meningococcus
Meningomyelozele meningomyelocele
Meningoradikuloneuritis meningoradiculoneuritis
Meningose meningosis
meningovaskulär meningovascular
Meningozele meningocele
Meniskektomie meniscectomy
Meniskotomie meniscotomy
Meniskus meniscus
Meniskusdislokation am Knie dislocation of the articular cartilage of the knee
Meniskusmesser meniscotomy knife
Menitrazepam *e.e.*
Menkes-Syndrom kinky hair syndrome
Menocton menoctone
Menolyse menolysis
Menometrorrhagie menometrorrhagia
menopausal *e.e.*
Menopause *e.e.*
Menorrhagie menorrhagia
menschlich human
Menschlichkeit humanity
Mensingapessar Mensinga diaphragm
Menstruation *e.e.*
Menstruationszyklus menstrual cycle
menstruell menstrual
menstruieren to menstruate
mental *e.e.*
Mentalität mentality
Menthol *e.e.*
Menthon menthone
Menthyl *e.e.*
Mentismus mentism
mentoanterior *e.e.*
mentodorsoposterior *e.e.*
mentolabial *e.e.*
mentookzipital mento-occipital
mentoparietal *e.e.*
mentoposterior *e.e.*
Meobentin meobentine
Mepacrin quinacrine
Mepazin mepazine
Mepenzolat mepenzolate
Meperidin meperidine, pethidine
Mephentermin mephentermine
Mepindolol *e.e.*
Mepivacain mepivacaine
Meprobamat meprobamate
Meproscillarin meproscillarine
Meptazinol *e.e.*
Mepyramin mepyramine
Mequitazin mequitazine
Meralgia paraesthetica *e.e.*
Meralgie meralgia
Merbromin *e.e.*
Mercurobutol *e.e.*
Meridian *e.e.*
meridional *e.e.*
Meristom meristoma

Merkaptan mercaptan
Merkaptoethansulfonat mercaptoethanesulfonate (a), mercaptoethanesulphonate (e)
Merkaptoethylalkohol mercaptoaethanol (e), mercaptoethanol (a)
Merkaptopurin mercaptopurine
Merkaptovalin mercaptovaline
Merkelzelle Merkel cell
Merkfähigkeit short-term memory
Merkmal mark
Merkschwäche defective memory
Merkurialismus mercurialism, hydrargyrism
Merkurisalizylat mercuric salicylate
Merkurochlorid mercurous chloride
meroblastisch meroblastic
Merogonie merogony
merokrin merocrine
Meropenem *e.e.*
Merozoit merozoite
Merseburger Trias Merseburg triad
Merzbacher-Pelizaeussche Krankheit Merzbacher-Pelizaeus disease
Mesabolon mesabolone
Mesalamin mesalamine
Mesalazin mesalazine
mesangial *e.e.*
Mesangialzelle mesangium cell
mesangiokapillär mesangiocapillary
mesangioproliferativ mesangioproliferative
Mesangium *e.e.*
Mesaortitis *e.e.*, mesoaortitis
Meseclazon meseclazone
Mesenchym mesenchyma
mesenchymal *e.e.*
Mesenchymom mesenchymoma
mesenterial mesenteric
Mesenterialvenenthrombose thrombosis of mesenterial veins
Mesenterikographie mesentericography
mesenterisch mesenteric
Mesenterium mesentery
mesenzephal mesencephalic
Mesenzephalitis mesencephalitis
Mesenzephalon mesencephalon, midbrain
mesial *e.e.*
Mesialbiss mesial bite
Mesialstellung mesioposition
Mesialwinkel mesial angle
Mesilat mesilate
mesioangulär mesioangular
mesiobukkal mesiobuccal
mesiodistal *e.e.*
Mesiokklusion mesiocclusion
mesiolingual *e.e.*
mesiookklusal mesio-occlusal
mesiookklusodistal mesio-occlusodistal
Mesioversion *e.e.*
Meskalin mezcaline
Mesna *e.e.*
Mesobilifuscin *e.e.*
Mesobilirubin *e.e.*
Mesobilirubinogen *e.e.*
Mesobiliviolin *e.e.*
Mesoblast *e.e.*
Mesoderm *e.e.*
mesodermal *e.e.*
mesodiastolisch mesodiastolic
mesodienzephal mesodiencephalic
Mesogastrium *e.e.*
Mesoinosit mesoinositol
mesokaval mesocaval
mesomel mesomelic
Mesomerie mesomerism
mesometrisch mesometric
Mesometritis *e.e.*
Mesometrium *e.e.*
Mesopharynx *e.e.*
Mesoridazin mesoridazine
mesosystolisch mesosystolic
Mesotheliom mesothelioma
Mesothelium *e.e.*
Mesotil *e.e.*
mesotympanisch mesotympanic
Mesotympanum *e.e.*
Mesoxalat mesoxalate
Messanordnung measuring arrangement
Messband measuring tape
Messbecher measuring cup
Messbereich measuring range
messen to measure
Messenger-RNS messenger-RNA
Messer knife
Messerbänkchen knife rack
Messergebnis measuring result
Messerstich stab with a knife
Messfehler measuring error
Messfühler sensor
Messgenauigkeit measuring accuracy
Messgerät measuring instrument
Messing brass
Messkammer measuring chamber
Messlöffel measuring spoon
Messmethode measuring method
Messplatz measuring position
Messpunkt measuring point
Messstelle measuring position
Messung measurement, mensuration
Messvorrichtung measuring equipment
Messzylinder graduated cylinder
Mestanolol mestanolone

Mesterolon mesterolone
Mestranol *e.e.*
Mesuprin mesuprine
Mesuximid mesuximide
Mesylat mesylate
Meta-Analyse meta-analyis
metaanalytisch meta-analytic
metabolisch metabolic
metabolisierbar metabolizable
metabolisieren to metabolize
Metabolisierungstyp metabolic type
Metabolit metabolite
Metacholin metacholine
Metachromasie metachromasia
metachromatisch metachromatic
Metaclazepam *e.e.*
Metahexamid metahexamide
metakarpal metacarpal
Metakinese metakinesis
Metall metal
Metallchelatchromatographie metal chelate chromatography
Metallfüllung, gegossene (dent.) inlay
Metallguss metal casting
metallisch metallic
Metallkeramik (dent.) porcelain-fused-to-metal technique
Metallklammer metal clasp
Metalloid *e.e.*
metallophil metallophilic
Metallophobie metallophobia
Metalloproteinase *e.e.*
Metallothionein metallothioneine
Metallporphyrin metalloporphyrin
Metallspritze metal syringe
Metallständer metal rack
Metallurgie metallurgy
metamer metameric
Metamerie metamerism
Metamfazon metamfazone
Metamfepramon metamfepramone
Metamizol *e.e.*
Metamorphopsie metamorphopsia
Metamorphose metamorphosis
Metamyelozyt metamyelocyte
Metanephrin metanephrine
Metanilgelb metaniline yellow
Metaphase *e.e.*
Metaphylaxe metaphylaxis
metaphysär metaphyseal
Metaphyse metaphysis
Metaplasie metaplasia
metaplastisch metaplastic
metapneumonisch metapneumonic
Metarteriole *e.e.*
Metastase metastasis
Metastasenbildung metastasis formation
metastasieren to metastasize
metastatisch metastatic
Metastrongylus metastrongylus
Meta-Stellung meta position
Metasyphilis *e.e.*
metasyphilitisch metasyphilitic
metatarsal *e.e.*
Metatarsalgie metatarsalgia
Metatarsalköpfchen metatarsal head
Metathalamus *e.e.*
Metaxalen metaxalene
Metaxenie metoxeny
metazentrisch metacentric
Metazerkarie metacercaria
Metazid metazide
Metazocin metazocine
Metazoon *e.e.*
Meteneprost *e.e.*
Metenolon metenolone
Metenzephalitis metencephalitis
metenzephalitisch metencephalitic
Metenzephalon metencephalon
Meteorologie meteorology
meteorologisch meteorological
meteorotrop meteorotropic
Meter meter (a), metre (e)
Metergolin metergoline
Metescufyllin metescufylline
Methacholin methacholine
Methacrylat methacrylate
Methadol *e.e.*
Methadon methadone
Methämoglobin methaemoglobin (e), methemoglobin (a)
Methakrylat methacrylate
Methaminodiazepoxid methamino-diazepoxide
Methamphetamin methamphetamine
Methan methane
Methananthelin methanantheline
Methandrostenolon methandrostenolone
Methansulfonat methanesulfonate (a), methanesulphonate (e)
Methapiprilen methapiprilene
Methaqualon methaqualone
Methason methasone
Methenamin hexamethylene tetramine
Methergolin methergoline
Methiazid methiazide
Methiazol methiazole
Methicillin *e.e.*
Methimazol methimazole
Methionin methionine

M

Methobromid methobromide
Methode method
methodisch methodical
Methodologie methodology
methodologisch methodological
Methohexital *e.e.*
Methomanie methomania
Methopterin methopterine
Methopyrapon methopyrapone
Methotrexat methotrexate
Methoxamin methoxamine
Methoxsalen *e.e.*
Methoxyfluran methoxyflurane
Methoxypsoralen *e.e.*, methoxsalen
Methoxypurin methoxypurine
Methoxytryptamin methoxytryptamine
Methylalkohol methanol
Methylamin methylamine
Methylarginin methylarginine
Methylase *e.e.*
Methylat methylate
Methylazetat methylacetate
Methylbenzethonium *e.e.*
Methylbromid methylbromide
Methylbutanol *e.e.*
Methylcholin methylcholine
Methylcholantren methylcholantrene
Methylcytosin methylcytosine
Methyldigoxin *e.e.*
Methyldimethoxyamphetamin methyldimethoxyamphetamine
Methyldiphenhydramin methyldiphenhydramine
Methyldopa methyl dopa
Methyldopat methyldopate
Methylen methylene
Methylenblau methylene blue, methylthionine chloride
Methylendioxymethamphetamin methylenedioxymethamphetamine
Methylentetrahydrofolatreduktase methylentetrahydrofolate reductase
Methylester methyl ester
Methylglykosid methylglycoside
Methylguanin methylguanine
Methylhistamin methylhistamine
Methylhistidin methylhistidine
Methylhydrocortison methylhydrocortisone
Methylhydroxypropylzellulose methylhydroxypropyl cellulose
Methylhypoxanthin methylhypoxantine
methylieren to methylate
Methylierung methylation
Methylinosin methylinosine
Methyljodid methyliodide
Methylkrotonylglyzin methylcrotonylglycine
Methylnitrat methonitrate
Methylnitroseharnstoff methylnitrosourea
Methylorange methyl orange
Methylphenidat methylphenidate
Methylphenylhydrazin methylphenylhydrazine
Methylprednisolon methylprednisolone
Methylrosanilin methylrosaniline
Methylrot methyl red
Methylsalizylat methylsalicylate
Methylsulfat methylsulfate (a), methylsulphate (e)
Methylthioninium *e.e.*
Methyltertbutylether methyl-tert-butyl ether
Methylthiouracil methyl thiouracil
Methyltransferase *e.e.*
Methylvalerat methylvalerate
Methylviolett methyl violet
Methysergid methysergide
Metiamid metiamide
Metil *e.e.*, methyl
Metipranolol *e.e.*
Metixen metixene
Metizolin metizoline
Metmyoglobin *e.e.*
Metoclopramid metoclopramide
Metofenazat metofenazate
Metolazon metolazone
Metopimazin metopimazine
Metopismus metopism
Metoprolol *e.e.*
Metoxan metoxenous
Metoxenie metoxeny
Metreurynter *e.e.*
Metrifonat metrifonate
metrisch metric
Metritis *e.e.*
Metrizoat metrizoate
Metronidazol metronidazole
Metropathia haemorrhagica haemorrhagic metropathia (e), hemorrhagic metropathia (a)
Metropathie metropathia
metropathisch metropathic
Metropenem *e.e.*
Metrorrhagie metrorrhagia
Metrosalpingographie metrosalpingography
Metypranol *e.e.*
Metyrapon metyrapone
Metyrosin metyrosine
Meulengracht-Gilbert-Syndrom Gilbert's syndrome

Meulengrachtsche Krankheit Meulengracht's disease
MEV (mittleres Erythrozyten-Volumen) mean corpuscular volume (MCV)
Mevalonat mevalonate
Mexiletin mexiletine
Mexrenoat mexrenoate
Meynertsches Bündel Meynert's bundle
Mezepin mezepine
Mezlocillin *e.e.*
MF (maximale Flussrate) peak expiratory flow (PEF)
MHK (minimale Hemmkonzentration) minimum inhibitory concentration (MIC)
Mianserin *e.e.*
Mibefradil *e.e.*
Miboleron mibolerone
Micelle *e.e.*
Michaelissche Raute Michaelis' rhomboid
Miconazol miconazole
Midazolam *e.e.*
Midodrin midodrine
Mieder corset
MIF (migrationsinhibierender Faktor) migration inhibition factor (MIF)
MIF (MSH-hemmender Faktor) MSH-inhibiting factor
Mifepriston mifepristone
Migerose *e.e.*
Migräne migraine
Migration *e.e.*
Mikroabszess microabscess
Mikroaggregat microaggregate
Mikroanalyse microanalysis
mikroanalytisch microanalytic
Mikroaneurysma microaneurysm
Mikroangiopathie microangiopathy
Mikrobe microbe
Mikrobestimmung microdetermination
mikrobiell microbial
Mikrobiologe microbiologist
Mikrobiologie microbiology
Mikrobiologin microbiologist
mikrobiologisch microbiological
Mikrobiosensor microbiosensor
mikrobizid microbicidal
Mikroblast microblast
Mikrobohrer micro bur
Mikrobulbus justo-minor bulb
Mikrochemie microchemistry
mikrochemisch microchemical
Mikrochirurgie microsurgery
mikrochirurgisch microsurgical
Mikrocomputer microcomputer
Mikrocurie microcurie
Mikrodaktylie microdactyly
Mikrodensitometer microdensitometer
Mikrodensitometrie microdensitometry
mikrodensitometrisch microdensitometric
Mikrodialyse microdialysis
Mikrodontie microdontia
Mikrodosiergerät micro-dosage device
Mikroeinheit microunit
Mikroelektrode microelectrode
Mikroelektrophorese microelectrophoresis
Mikroelement microelement
Mikroembolie microembolism
Mikroembolus microembolus
Mikrofibrille microfibril
Mikrofilament microfilament
Mikrofilarie microfilaria
Mikrofilm microfilm
Mikrofilter microfilter
Mikrofiltration microfiltration
Mikroflockung microflocculation
Mikrofraktur microfracture
Mikrogamet microgamete
Mikrogenie microgenia
Mikroglia microglia
Mikrogliomatose microgliomatosis
Mikroglobulin microglobulin
Mikroglossie microglossia
Mikrognathie micrognathia
Mikrogramm microgram
Mikrogyrie microgyria
Mikrohämaturie microhaematuria (e), microhematuria (a)
Mikrohärte microhardness
Mikroheiztisch microheating table apparatus
Mikroinfarkt microinfarction
Mikroinjektion microinjection
Mikrokalorimeter microcalorimeter
Mikrokalorimetrie microcalorimetry
mikrokalorimetrisch microcalorimetric
Mikrokapsel microcapsule
Mikrokern micronucleus
Mikroklima microclimate
Mikrokörper microbody
Mikrokokkus micrococcus
– tetragenus Gaffkya tetragena
Mikrokorie microcoria
Mikrokorn micrograin
Mikrokranie microcrania
Mikrokristall microcrystal
mikrokristallinisch microcrystalline
Mikrokultur microculture
Mikrolaryngoskopie microlaryngoscopy
mikrolezithal microlecithal
Mikrolissenzephalie lissencephaly

Mikroliter microliter (a), microlitre (e)
Mikrolymphographie microlymphography
mikrolymphozytotoxisch microlymphocytotoxic
Mikromanie micromania
Mikromanipulator micromanipulator
Mikromanometer micromanometer
Mikromanometrie micromanometry
mikromanometrisch micromanometric
Mikromastie micromastia
Mikromessung micromeasurement
Mikromelie micromelia
Mikrometer micrometer (a), micrometre (e)
Mikromethode micromethod
Mikromol micromol
Mikromolekül micromolecule
mikromolekular micromolecular
Mikromyelie micromyelia
Mikromyeloblast micromyeloblast
Mikromyelozyt micromyelocyte
Mikron micron
Mikroneurochirurgie microneurosurgery
mikroneurochirurgisch microneurosurgical
Mikroorchidie micro-orchidism
Mikroorganismus micro-organism
Mikroparaproteinose microparaproteinosis
Mikropartikel microparticle
Mikroperfusion microperfusion
Mikrophage microphage
Mikrophakie microphakia
Mikrophon microphone
Mikrophthalmie microphthalmia
Mikrophysik microphysics
Mikrophyt microphyte
Mikropinozytose micropinocytosis
Mikropolyadenie micropolyadenia
Mikropolygyrie micropolygyria
Mikropsie micropsia
Mikropunktion micropuncture
Mikroquantität microquantity
Mikroradiographie microradiography
mikroradiographisch microradiographic
Mikroradiologie microradiology
mikroradiologisch microradiological
Mikroreaktion microreaction
Mikrorheologie microrheology
mikrorheologisch microrheological
Mikrosatellit microsatellite
Mikroskop (binokuläres/ monokuläres) (binocular/monocular) microscope
Mikroskopie microscopy
Mikroskopiebesteck microscopic set
mikroskopieren to examine by the microscope
mikroskopisch microscopic
– **untersuchen** to examine by the microscope
mikrosmatisch microsmatic
Mikrosom microsome
mikrosomal microsomal
Mikrosomie microsomia
Mikrospektrophotometer microspectrophotometer
Mikrospektrophotometrie microspectrophotometry
mikrospektrophotometrisch microspectrophotometric
Mikrospiration microspiration
Mikrosporidie microsporidium
Mikrosporidiose microsporidiosis
Mikrosporie microsporia
Mikrosporon Audouini Microsporon audouini
– **furfur** Microsporon furfur
– **mentagrophytes** Microsporon mentagrophytes
– **minutissimum** Microsporon minutissimum
Mikrostomie microstomia
Mikrothelie microthelia
Mikrothrombose microthrombosis
mikrothrombotisch microthrombotic
Mikrothrombus microthrombus
Mikrotie microtia
Mikrotiter microtiter (a), microtitre (e)
Mikrotom microtome
mikrotoxisch microtoxic
Mikrotoxizität microtoxicity
Mikrotrabekel microtrabecula
Mikrotransfusion microtransfusion
Mikrotrauma microtrauma
mikrotubulär microtubular
Mikrotubulus microtubule
mikrovaskulär microvascular
Mikroverkapselung microcapsule processing
Mikrowelle microwave
Mikrowellentherapiegerät microwave therapy equipment
Mikrozentrifuge microcentrifuge
mikrozephal microcephalic
Mikrozephalie microcephaly
Mikrozirkulation microcirculation
mikrozirkulatorisch microcirculatory
Mikrozyt microcyte
mikrozytär microcytic
Mikrozytose microcytosis
Miktion miction, micturition
Miktionsstörung micturition disorder
Mikuliczsche Krankheit Mikulicz's disease
Mikuliczsche Zelle Mikulicz's cell

Milbe mite
Milbenfleckfieber scrub typhus
Milbenseuche der Biene Isle of Wight disease
Milch milk
Milch-Alkali-Syndrom Burnett's syndrome
milchbildend lactigenous
Milchbrustgang thoracic duct
Milchdrüse lactiferous gland
Milchfieber milk fever
Milchfistel lacteal fistula
Milchgangentzündung galactophoritis
Milchgebiss milk teeth
Milchglaszelle groundglass cell
milchig milky
Milchkrankheit (veter.) trembles
Milchleiste milk ridge
Milchpumpe breast pump
Milchsäurebazillus lactobacillus acidophilus
Milchschorf crusta lactea, milk crust
Milchstauung galactostasis
milchtreibend lactogenic, galactogogue
milchtreibendes Mittel galactogogue
Milchzahn temporary tooth, milk tooth
Milchzucker milk sugar
Milchzyste milk cyst
Milenperon milenperone
miliar miliary
Miliaria cristallina miliaria crystallina
Miliaria rubra *e.e.*
Miliartuberkulose miliary tuberculosis
Milieu surroundings, environment, peristasis, backgrounds
Milipertin milipertine
Militärkrankenhaus military hospital
Milium *e.e.*
Milkman-Syndrom Milkman's syndrome
Miller-Abbott-Sonde Miller-Abbott tube
Milliäquivalent milliequivalent
Milliampère milliampère
Millibar *e.e.*
Millicurie *e.e.*
Milligramm milligram
Milliliter milliliter (a), millilitre (e)
Millimeter millimeter (a), millimetre (e)
Millimikron millimicron
Millimol millimole
Millisievert *e.e.*
Millivolt *e.e.*
Millon-Probe Millon's test
Millssche Hemiplegie Mills's hemiplegia
Milnacipram *e.e.*
Milrinon milrinone
Miltefosin *e.e.*
Milz spleen
Milzbrand anthrax
milzlos asplenic
Milzruptur rupture of the spleen
Milzvene splenic vein
Mimban mimbane
Mimetikum mimetic
mimetisch mimetic
Mimik play of features; facial expressiveness
Mimikry mimicry
mimisch featural
mimokinetisch mimokinetic
Minaprin minaprine
Minaxolon minaxolone
Minderwertigkeitskomplex inferiority complex
Mindestwert minimum value
Mindoperon mindoperone
Minepentat minepentate
Mineral *e.e.*
Mineralbad mineral bath
mineralisch mineral
Mineralisierung mineralization
Mineralöl mineral oil
Mineralogie mineralogy
Mineralokortikoid mineralocorticoid
Mineralsalz mineral salt
Mineralwachs mineral wax
Miniaturbohrer miniature bur
Minibiopsie minibiopsy
minimal minimum
minimalinvasiv minimal invasive
Minimalveränderung minimal change
minimieren to minimize
Minimum *e.e.*
Miniskopie miniscopy
ministerielle Vorgaben administrative arrangements
Minnesota-Persönlichkeitsfragebogentest Minnesota multiphasic personality inventory
Minocyclin *e.e.*
Minoxidil *e.e.*
Minute-Chromosom minute chromosome
Minutenvolumen minute volume
miolezithal miolecithal
Miosis *e.e.*
Miotikum miotic
miotisch miotic
Miristalkonium *e.e.*
Mirtazapin *e.e.*
Misanthropie misanthropia
mischbar miscible
Mischbarkeit miscibility
Mischblock (dent.) mixing pad
mischen to mix

M

Mischer mixer
Mischinfektion mixed infection
Mischinsulin combination insulin
Mischkollagenose mixed connective tissue disease
Mischplatte (dent.) mixing slab
Mischpolymerisat copolymer
Mischpolymerisation copolymerization
Mischpsychose atypical psychosis
Mischscan compound scan
Mischtumor mixed tumor (a), mixed tumour (e)
Mischung mixture; medley; compound
Mischzyanose shunt cyanosis
Miserere copremesis
Misoneismus misoneism
Misonidazol misonidazole
Misoprostol *e.e.*
Missbildung malformation; deformity; teratism; monster
Missbrauch abuse, misuse
missbrauchen to misuse
Misserfolg failure
Missgeburt monster
misshandeln to maltreat
Misshandlung maltreatment
Misstrauen distrust; suspicion
misstrauisch distrustful; suspicious
Missverhältnis disproportion
Mistel mistletoe
Mitarbeiter(in) coworker
Mitbewegung synkinesis
Mitella *e.e.*
Mitesser blackhead
Mitglied member
mitochondrial *e.e.*
Mitochondrien mitochondria
Mitogen mitogen
mitogen mitogenic
Mitogenese mitogenesis
Mitoguazon mitoguazone
Mitom mitoma
Mitomycin *e.e.*
Mitoplasma mitoplasm
Mitopodozid mitopodozide
Mitose mitosis
Mitosegift mitotic poison
Mitosehemmstoff mitotic inhibitor
Mitosespindel mitotic spindle
Mitosom mitosome
Mitostatikum mitostatic
mitostatisch mitostatic
Mitotan mitotane
Mitotenamin mitotenamine
mitotisch mitotic
Mitoxantron mitoxantrone
Mitralinsuffizienz mitral insufficiency
Mitralisation mitralization
Mitralklappe mitral valve
Mitralklappenprolaps mitral valve prolapse, floppy mitral valve
Mitralklappensehnenfadenabriß flail mitral valve
Mitralsegel mitral leaflet
Mitralstenose mitral stenosis
Mitralzelle mitral cell
Mitteilung, persönliche personal communication
mittelbar mediate
Mittelbauch middle abdomen
Mitteldruck mean pressure
mittelexspiratorisch mid-expiratory
Mittelfell mediastinum
Mittelfinger middle finger
Mittelfuß metatarsus
mittelgelb medium yellow
Mittelhand metacarpus
Mittelhirn midbrain
mittelinspiratorisch mid-inspiratory
mittelkalibrig medium-sized
Mittellage middle position
Mittellappen middle lobe
Mittellinie midline
Mittelmeeranämie erythroblastic anaemia (e), erythroblastic anemia (a)
Mittelohr middle ear
Mittelpunkt middle point, center (a), centre (e)
Mittelschmerz midpain, intermenstrual pain
Mittelschnitt midsection
Mittelstrahlharn midstream urine
Mittelwert mean
mittig centric
mittleren Alters middle-aged
Mixidin mixidine
Mixoplasma mixed plasma
Mixoskopie mixoscopia
Mixtur mixture
Miyagawanella *e.e.*
Mizelle micelle
Mizolastin *e.e.*
Mizoribin mizoribine
MMA (Mastitis, Metritis, Agalaktie) (veter.) MMA (=mastitis, metritis, agalactia) (veter.)
M-mode-Echographie M-mode echography
mnemisch mnemic
Mnemotechnik mnemonics
mnestisch mnemonic
Mobecarb *e.e.*

Mobentoxamin mobentoxamine
mobil mobile
mobilisieren to mobilize
Mobilisierung mobilization
Mobilität mobility
Mobitz-Block Mobitz block
Moclobemid *e.e.*
Moctamid moctamide
modal *e.e.*
Modalität modality
Modell model
–, anatomisches manikin
Modellgusstechnik model casting technique
modellieren to model
Modellierinstrument modeling instrument (a), modelling instrument (e), carver
Modifikation modification
Modifikator modifyer
modifizieren to modify
Modiolus *e.e.*
Modul module
Modulation *e.e.*
Modulator *e.e.*
modulieren to modulate
Möbius-Zeichen Möbius's sign
Moeller-Barlow-Krankheit Moeller-Barlow disease, infantile scurvy
Mönckebergsche Sklerose Mönckeberg's sclerosis
Moersch-Woltmann-Syndrom stiff man syndrome
Mörser mortar
Mövenschrei-Geräusch sea-gull murmur
Mofebutazon mofebutazone
Mofetil *e.e.*
Mofloverin mofloverine
Mofoxim mofoxime
Mogigraphie mogigraphia
Mogilalie mogilalia
Mogiphonie mogiphonia
Mohnkapsel poppy capsule
Mol *e.e.*, mole
Molalität molality
Molar *e.e.*
molar *e.e.*
Molarität molarity
Moldine moldine (a), mouldine (e)
Mole *e.e.*
–, Blasen- hydatid mole
–, Blut- blood mole
–, Fleisch- fleshy mole
Molekül molecule
molekular molecular
Molekularbiologie molecular biology
molekulargenetisch molecular genetic
Molekulargewicht molecular weight
Mol. Gew. (Molekulargewicht) molecular weight (mol wt)
Molgramostin *e.e.*
Molindon molindone
Molke whey
Mollsche Drüse Moll's gland
Molluscum contagiosum *e.e.*
Molluske mollusk
molluskizid molluskicidal
Molsidomin molsidomine
Molybdän molybdenum
molybdänhaltig (dreiwertig) molybdous
– (sechswertig) molybdic
Molybdat molybdate
momentan instantaneous
Mometason mometasone
Monakowsches Bündel Monakow's fasciculus
Monalazon monalazone
Monaldidrainage Monaldi's drainage
Monamid monamide
Monamin monamine
Monaminomonophosphatid monaminomonophosphatide
Monaminoxidase amine oxidase
monamniotisch monamniotic
Monarthritis *e.e.*
monartikulär monarticular
Monaster *e.e.*
monatlich monthly, mensual
Monatsbinde sanitary towel
Monatsblutung monthlies, menses
monaural *e.e.*
mondförmig moonshaped
Mondgesicht moon face
monodisciplinär monodisciplinary
Mondorsche Krankheit Mondor's disease
mondsüchtig moonstruck
Monensin *e.e.*
mongoloid *e.e.*
Monilethrix *e.e.*
Monilia *e.e.*
Moniliasis *e.e.*
Monitor *e.e.*
Monoamin monoamine
monoaminergisch monoaminergic
Monoazetat monoacetate
Monobactam *e.e.*
monobasisch monobasic
Monobenzon monobenzone
Monoblast *e.e.*
Monobrachie monobrachia
monochromatisch monochromatic
monochromatophil monochromatophilic

monochromatophile Zelle monochromatophil
Monochromator *e.e.*
monocistronisch monocistronic
Monodaktylie monodactyly
monofaszikulär monofascicular
Monofluorophosphat monofluorophosphate
monogen monogenic
monogenetisch monogenetic
Monoglyzerid monoglyceride
Monohybride monohybrid
Monohydrat monohydrate
monohydrisch monohydric
Monohydrolase *e.e.*
Monoideismus monoideism
Monojodtyrosin monoiodotyrosine
Monokelhämatom unilateral periocular haematoma (e), unilateral periocular hematoma (a)
Monokin monokine
monoklonal monoclonal
monoklonale Antikörper monoclonal antibodies
monokrotisch monocrotic
monokulär monocular
Monolaurat monolaurate
Monomanie monomania
Monomer *e.e.*
monomer monomeric
monomolekular monomolecular
monomorph monomorphic
Monomorphie monomorphism
Monomphalus *e.e.*
Mononatriumurat monosodium urate
Mononeuritis *e.e.*
Mononitrat mononitrate
mononukleär mononuclear
Mononukleose mononucleosis
Mononukleotid mononucleotide
Monooxygenase mono-oxygenase
Monoparese monoparesis
monophasisch monophasic
Monophenol *e.e.*
Monophobie monophobia
Monophosphat monophosphate
Monophosphothiamin monophosphothiamine
Monophthalmie monophthalmia
Monophrasie monophrasia
monophyodont *e.e.*
Monopie monopia, monophthalmia
monoplasmatisch monoplasmatic
Monoplegie monoplegia
Monorchismus monorchidism, monorchism
Monosaccharid monosaccharide
Monosialogangliosid monosialoganglioside
Monosom monosome
monosomal *e.e.*
Monosomie monosomia
Monospeziesinsulin monospecies insulin
monospezifisch monospecific
Monosporiose monosporiosis
monostotisch monostotic
Monosulfat monosulfate (a), monosulphate (e)
monosymptomatisch monosymptomatic
monosynaptisch monosynaptic
Monotherapie monotherapy
Monothioglyzerin monothioglycerol
Monothiopyrophosphat monothiopyrophosphate
monotisch monotic
monotrich monotrichous
monotrop monotropic
Monoureid monoureide
monovalent *e.e.*
monovulatorisch monovulatory
monoxen monoxenous
Monoxid monoxide
monozygot monozygotic
monozyklisch monocyclic
Monozyt monocyte
monozytär monocytic
Monozytenleukämie monocytic leukaemia (a), monocytic leukemia (e)
Monozytose monocytosis
Monro-Richtersche Linie Monro-Richter line
Montelukast *e.e.*
Montgomerysche Drüse Montgomery's gland
montieren to mount
Moorbad moor bath
Moos moss
–, Irländisches Irish moss, carrageen
–, Isländisches Iceland moss, Cetraria islandica
Moperon moperone
Mopidamol *e.e.*
Moprolol *e.e.*
moralisch ethical
Morax-Axenfeldscher Bazillus Haemophilus lacunatus (a), Hemophilus lacunatus (e)
Moraxella *e.e.*
Morazon morazone
morbid *e.e.*
Morbidität morbidity
morbilliform *e.e.*
Morbus abortus Bang abortus fever
– Addison Addison's disease

– **Basedow** Grave's disease
– **Behcet** Behcet disease
– **Boeck** sarcoid of Boeck
– **Crohn** Crohn's disease
– **Hodgkin** Hodgkin's disease
– **maculosus Werlhofi** thrombopenic purpura
– **Ormond** Ormond's disease
– **Parkinson** Parkinson's disease
– **Roger** Roger's disease
– **Wegener** Wegener's disease
Morcellement morcellation
Mord murder
Morgagnische Krypte Morgagni's crypt
Morgagni-Syndrom Morgagni's syndrome
morgendlich matutinal
Morgensteifigkeit morning stiffness
moribund *e.e.*
Moroctocog *e.e.*
Moroprobe Moro's test
Moroxydin moroxidine
Morphem morpheme
Morphin morphine
Morphinbehandlung morphinization
Morphinismus morphinism
Morphinsucht morphinomania
Morphium morphine
Morphogenese morphogenesis
morphogenetisch morphogenetic
Morpholin morpholine
Morphologie morphology
morphologisch morphological
Morphometrie morphometry
morphometrisch morphometric
Morphopsie morphopsia
Morquio-Syndrom syndrome of Morquio
Morrhuat morrhuate
Morsuximid morsuximide
mortal *e.e.*
Mortalamputation mortal amputation
Mortalität mortality
Morula *e.e.*
Morulation *e.e.*
Mosaik mosaic
Mosaik-Gen mosaic gene
Mosaizismus mosaicism
Moschcowitz-Syndrom syndrome of Moschcowitz
Moschus musk
Moskito mosquito
Moskitoklemme mosquito forceps
Motilin *e.e.*
Motilität motility
motivieren to motivate
Motivierung motivation
Motoneuron *e.e.*
Motor *e.e.*
Motorik motoricity
motorisch motor
Motretinid motretinide
Mottenfraßnekrose piecemeal necrosis
Mott-Zelle Mott's cell
Moulage *e.e.*
Moxa *e.e.*
Moxalactam *e.e.*
Moxaprindin moxaprindine
Moxastin moxastine
Moxaverin moxaverine
Moxazocin moxazocine
Moxibustion *e.e.*
Moxifloxacin *e.e.*
Moxipraquin moxipraquine
Moxisylyt moxisylyte
Moxnidazol moxnidazole
Moxonidin moxonidine
MPS (Mukopolysaccharidose) mucopolysaccharidosis (MPS)
MRCP (Magnetresonanzcholangiopankreatikographie) magnetic resonance cholangiopancreaticography (MRCP)
MRF (MSH-freisetzender Faktor) MSH-releasing factor
mRNA-Impfstoff mRNA vaccine
MRT (Magnetresonanztomographie) magnetic resonance tomography (MRT)
MS (Multiple Sklerose) multiple sclerosis
MSH (melanozytenstimulierendes Hormon) melanocyte-stimulating hormone
Mucilago mucilage
Mucin *e.e.*
Mucinose mucinosis
Mucosa *e.e.*
Mucosa-Block mucosal block
Mückensehen vitreous floaters
Mückenvertilgungsmittel culicide
müde weary, tired
Müdigkeit weariness, fatigue
Mühlradgeräusch millwheel murmur
Mülldeponie refuse pit
Münchmeyer-Syndrom Münchmeyer's disease
Münchhausen-Syndrom traumatophilia
mündlich oral
Mündung orifice
münzenartig nummular
münzenförmig nummiform
münzenförmige Lungenverschattung coin lesion of the lung
Münzenzählen coin counting

M

Mütterberatungszentrum maternity center (a), maternity centre (e)
mütterlich maternal
Muffel (veter.) snout
Muir-Torre-Syndrom syndrome of Muir-Torre
mukoepidermoid mucoepidermoid
mukös mucous
mukogingival mucogingival
Mukoglobulin mucoglobulin
Mukoid mucoid
mukoid mucoid
Mukoitin mucoitin
mukokutan mucocutaneous
Mukolipidose mucolipidosis
Mukolyse mucolysis
Mukolytikum mucolytic
mukolytisch mucolytic
Mukopeptid mucopeptide
mukoperiostal mucoperiosteal
Mukopolysaccharid mucopolysaccharide
Mukopolysaccharidose mucopolysaccharidosis
Mukopolysaccharidurie mucopolysaccharidúria
Mukoproteid mucoproteid
Mukoprotein mucoprotein
Mukormykose mucormycosis
Mukosa mucous membrane, mucosa
Mukosa-Block mucosal block
Mukosaccharid mucosaccharide
mukosal mucosal
Mukosektomie muccosectomy
Mukositis muccositis
Mukostatikum mucostatic
mukostatisch mucostatic
Mukosulfatidose mucosulfatidosis (a), mucosulphatidosis (e)
Mukoviszidose mucoviscidosis
Mukozele mucocele
mukoziliar mucociliary
Mukozyt mucocyte
Mulde trough, tray, depression
Mull *e.e.*
Mullbinde gauze bandage
multiartikulär multiarticular
multiaxial *e.e.*
multidisziplinär multidisciplinary
multifaktoriell multifactorial
Multifidus-Dreieck-Syndrom syndrome of multifidus triangle
multifokal multifocal
multiglandulär multiglandular
multikapsulär multicapsular
multilobulär multilobular
multilokulär multilocular
Multimer *e.e.*
multimer multimeric
multimodal *e.e.*
multimorbid *e.e.*
Multimorbidität multimorbidity
multinodulär multinodular
multinukleär multinuclear
Multipara *e.e.*, multiparous patient
multipel multiple
multiphasisch multiphasic
multiplan multiplane
multiple Chemikaliensensitivität multiple chemical sensitivity
multiple Sklerose multiple sclerosis
multiples Organversagen multiple organ failure
multipolar *e.e.*
multiresistent multiresistant
Multiresistenz multiresistance
multisensorisch multisensory
multivalent *e.e.*
multivalvulär multivalvular
Multivitamin *e.e.*
multizellulär multicellular
multizentrisch multicentric
multizentrische wissenschaftliche Arbeit multicenter study (a), multicentre study (e)
multizystisch multicystic
mumifizieren to mummify
Mumifizierung mummification
Mumps *e.e.*; epidemic parotitis
Mund mouth
Mundatmung mouth breathing
Mundboden floor of the mouth
Mundchirurgie oral surgery
Mundduschengerät mouth rinsing device
Mundflora oral flora
Mundgeruch halitosis
Mundhöhle mouth cavity
Mundhygiene oral hygiene
Mundkeil oral wedge
Mundlampe mouth lamp
Mund-Nasen-Bedeckung (Maske) mouth and nose covering (mask)
Mundpflege care of the mouth
Mundschleimhaut mouth mucosa
Mundschutztuch mouth protection cloth
Mundsepsis oral sepsis
Mundspatel mouth spatula
Mundsperrer mouth gag
Mundspiegel mouth mirror
Mundspülung mouth rinsing
Mundspülwasser gargle, mouthwash

Mundstück mouth piece
Mundtrockenheit mouth dryness
Mundulzeration canker
Mundwinkel labial angle
Mund-zu-Mund-Beatmung mouth-to-mouth insufflation
Mund-zu-Nase-Beatmung mouth-to-nose insufflation
Mupirocin *e.e.*
mural *e.e.*
Muramidase *e.e.*
Muraminidase *e.e.*
Muramyldipeptid muramyldipeptide
Murein *e.e.*
Murexid murexide
Murexidprobe murexide test
muriatisch muriatic
Muromonab *e.e.*
Muromonab-CD_3 *e.e.*
Muschelvergiftung mussel poisoning
Muscimol *e.e.*
musikalisch musical
Musiktherapie music therapy
Muskarin muscarine
Muskatnuss nutmeg
Muskel muscle
–, glatter smooth muscle
–, quergestreifter striated muscle
Muskelatrophie muscular atrophy
Muskelbiopsie muscle biopsy
Muskeldystrophie myodystrophy
muskelelektrisch myoelectric
Muskelfaser muscle fiber (a), muscle fibre (e)
Muskelflimmern muscular fibrillation
Muskelgruppe muscle group
Muskelhaken hook retractor, muscle hook
Muskelhernie muscular hernia
Muskelkraft muscular strength
Muskelkrampf myospasm
Muskelplastik myoplasty
Muskelrelaxans muscle relaxant
Muskelrheumatismus muscular rheumatism
Muskelriss myorrhexis
Muskelschwäche muscle weakness
Muskelschwund muscle wasting
Muskelspannung muscular tension
Muskelspasmus myospasm
Muskelzelle myocyte
Muskelwogen myokymia
Muskelzerrung strain (of a muscle)
muskulär muscular
Muskulatur musculature, muscles
–, glatte smooth musculature, smooth muscles
–, quergestreifte striated musculature, striated muscles
muskulös musculous
muskulokutan musculocutaneous
muskulomembranös musculomembranous
muskuloskeletal musculoskeletal
muskulotrop musculotropic
Musselin muslin
Musselinbinde muslin bandage
Muster sample; pattern; model
Mutagen mutagen
mutagen mutagenic
Mutagenese mutagenesis
mutagenetisch mutagenetic
Mutagenität mutagenicity
Mutante mutant
Mutarotase *e.e.*
Mutarotation *e.e.*
Mutase *e.e.*
Mutation *e.e.*
Mutatorgen mutator gene
Mutismus mutism, dumbness
Muton *e.e.*
Mutter mother
–, werdende expectant mother
Mutterband, breites broad ligament of the uterus
Mutterband, rundes round ligament of the uterus
Mutterbindung mother-fixation
Mutter-Gen mother gene
Muttergewebe mother tissue
Mutterinstinkt mother instinct
Mutterkomplex mother complex
Mutterkorn ergot
Mutterkuchen maza, placenta
Mutterlauge mother liquor, mother lye
Muttermal birthmark
Muttermilch mother's milk
Muttermund, äußerer external os of the cervical canal
Muttermund, innerer internal os of the cervical canal
Mutterschaf ewe
Mutterschaft maternity
Mutterschutz maternity protection
Muttersubstanz parent substance
Mutterzelle mother cell
Mutualismus mutualism
Muzin mucin
Muzinase mucinase
Muzingen mucin gene
muzinös mucinous
Muzinose mucinosis
Muzolimin muzolimine
Myalgie myalgia

Myasthenia gravis pseudoparalytica myasthenia gravis
myasthenisch myasthenic
Myatonie myatonia
Myatrophie myatrophy
myatrophisch myatrophic
Mycobacterium *e.e.*
– **leprae** *e.e.*
– **smegmatis** *e.e.*
– **tuberculosis** *e.e.*
– – **avium** *e.e.*
– – **bovis** *e.e.*
Mycophenolat mycophenolate
Mycophenolatmofetil mycophenolate mofetil
Mycoplasma *e.e.*
Mycosis fungoides *e.e.*
Mydriasis *e.e.*
Mydriatikum mydriatic
mydriatisch mydriatic
Myektomie myectomy
Myelenzephalon myelencephalon
Myelin *e.e.*
myelinfrei unmyelinated
Myelinisierung myelinization
Myelinolyse myelinolysis
Myelinopathie myelinopathy
Myelinose myelinosis
Myelinscheide myelin sheath
Myelitis *e.e.*
myelitisch myelitic
Myeloablation *e.e.*
myeloablativ myeloablative
Myeloarchitektonik myeloarchitecture
Myeloblast *e.e.*
Myeloblastom myeloblastoma
Myeloblastose myeloblastosis
Myelodysplasie myelodysplasia
myelodysplastisch myelodysplastic
Myelofibrose myelofibrosis
myelogen myelogenous
Myelogenese myelogenesis
Myelogramm myelogram
Myelographie myelography
myelographisch myelographical
myeloid *e.e.*
Myelokathexis myelocathexis
Myelolipom myelolipoma
Myelolyse myelolysis
Myelom myeloma
Myelomalazie myelomalacia
Myelomatose myelomatosis
Myelooptikoneuropathie myelo-opticoneuropathy
Myeloperoxidase *e.e.*
Myelopathie myelopathy
Myelophthise myelophthisis
myeloproliferativ myeloproliferative
Myeloradikulopathie myeloradiculopathy
Myelosarkom myelosarcoma
Myelose myelosis
–, **aleukämische** aleukaemic myelosis (e), aleukemic myelosis (a)
–, **funikuläre** funicular myelosis
–, **leukämische** leukaemic myelosis (e), leukemic myelosis (a)
Myelosklerose myelosclerosis
Myeloszintigraphie myeloscintigraphy
Myelotomie myelotomy
Myelozele myelocele
Myelozyt myelocyte
Myiasis *e.e.*
Mykobakterie mycobacterium
mykobakteriell mycobacterial
Mykologe mycologist
Mykologie mycology
Mykologin mycologist
mykologisch mycological
Mykophenolat mycophenolate
Mykose mycosis
mykotisch mycotic, fungal
Mykotoxikose mycotoxicosis
Mykotoxin mycotoxin
mykotoxisch mycotoxic
Mykotoxizität mycotoxicity
mylohyoidal mylohyoid
Myoadenylat myoadenylate
myoarchitektonisch myoarchitectonic
Myoblast *e.e.*
Myoblastom myoblastoma
Myodegeneration *e.e.*
myoendokardial myoendocardiac, myoendocardial
myofaszial myofascial
Myofibrille myofibril
Myofibroblast *e.e.*
Myofibrom myofibroma
Myofibrose myofibrosis
Myogelose myogelosis
myogen myogenous
Myoglobin *e.e.*
Myoglobinämie myoglobinaemia (e), myoglobinemia (e)
Myoglobinurie myoglobinuria
Myoglobulin *e.e.*
Myograph *e.e.*
Myographie myography
myographisch myographic
Myohämoglobin myohaemoglobin (e), myohemoglobin (a)

myoid *e.e.*
Myokard myocardium
myokardial myocardial
Myokarditis myocarditis
myokarditisch myocarditic
Myokardose myocardosis
Myokardschaden myocardial lesion
Myokardszintigraphie myocardial scintigraphy
Myokinase *e.e.*
Myoklonie myoclonia
myoklonisch myoclonic
Myoklonusepilepsie myoclonus epilepsy
Myokulator myoculator
Myokymie myokymia
Myolipom myolipoma
Myologie myology
myologisch myological
Myolyse myolysis
Myolytikum myolytic
myolytisch myolytic
Myom myoma
Myomalazie myomalacia
myomatös myomatous
Myomektomie myomectomy
Myometritis *e.e.*
Myometrium *e.e.*
Myomheber myoma screw
Myon *e.e.*
Myonekrose myonecrosis
Myonem myonema
myoneural *e.e.*
Myoneurom myoneuroma
myop myopic
Myopathie myopathy
myopathisch myopathic
myope Person myope
Myophosphorylase *e.e.*
Myopie myopia
myopisch myopic
Myoplasma myoplasm
myoplasmatisch myoplasmatic
Myosalpingitis *e.e.*
Myosarkom myosarcoma
Myosin *e.e.*
Myositis *e.e.*
– ossificans ossifying myositis
Myotenotomie myotenotomy
myothermal *e.e.*
Myotom myotome
Myotomie myotomy
Myotonia congenita (Thomsen) myotonia congenita
Myotonie myotonia
myotonisch myotonic
Myotonometer *e.e.*
myotrop myotropic
myovaskulär myovascular
Myozyt myocyte
Myringitis *e.e.*
Myringoplastik myringoplasty
Myringostomie myringostomy
Myringotom myringotome
Myringotomie myringotomy
Myristat myristate
Myristicin *e.e.*
Myristin *e.e.*
Myristizismus myristizism
Myrophin myrophine
Myrrhe myrrh
Myrte myrtle
Myrtecain myrtecaine
Myrtenöl myrtle oil
Myrtol *e.e.*
Mysophobie mysophobia
Mythomanie mythomania
Mytilotoxin *e.e.*
Myxadenom myxadenoma
Myxobakterie myxobacterium
Myxoblastom myxoblastoma
Myxochondrofibrosarkom myxochondrofibrosarcoma
Myxochondrom myxochondroma
Myxochondrosarkom myxochondrosarcoma
Myxödem myxedema (a), myxoedema (e)
myxödematös myxedematous (a), myxoedematous (e)
Myxoendotheliom myxoendothelioma
Myxofibrom myxofibroma
Myxofibrosarkom myxofibrosarcoma
Myxogliom myxoglioma
Myxoid *e.e.*
Myxolipom myxolipoma
Myxom myxoma
myxomatös myxomatous
Myxomatose myxomatosis
Myxomyom myxomyoma
Myxoneurom myxoneuroma
Myxoneurose myxoneurosis
Myxosarkom myxosarcoma
Myxovirus *e.e.*
Myxozyt myxocyte
Myzel mycelium

N

Nabel navel
Nabelbinde umbilical bandage
Nabelbruch umbilical hernia
Nabelring umbilical ring
Nabelschnur umbilical cord
Nabelschnurblut umbilical cord blood
Nabelschnurschere umbilical scissors
Nabelschnurvorfall umbilical cord prolapse
Nabelstumpf umbilical stump
Nabothsches Ei nabothian follicle
Nabumeton nabumetone
Nachamputation reamputation
Nachbarorgan adjacent organ
Nachbehandlung after-treatment
Nachbelastung afterload
Nachbeobachtung follow-up, catamnesis
Nachbestrahlung postoperative irradiation
Nachbild after-image
Nachblutung posthaemorrhage (e), posthemorrhage (a), after-bleeding
nachdenken to reflect, to cogitate, to meditate
nachdenklich thoughtful
Nachdenklichkeit thoughtfulness
Nacherregung after-discharge
Nachfolge succession
nachfolgend subsequent
Nachfüllpackung refill pack
Nachgeburt after-birth
Nachgeburtsblutung post-partum haemorrhage (e), post-partum hemorrhage (a)
Nachgeburtsperiode placental stage
Nachgiebigkeit compliance; indulgence
Nachhinken lagging
Nachhirn myelencephalon
Nachkomme descendant
Nachkommenschaft offspring
Nachkondensation after-condensation
Nachkur completion of a cure, follow-up cure
Nachlassen abatement, relief
Nachlast afterload
Nachlot (dent.) repair solder
Nachniere metanephros
Nachoperation re-operation
nachoperieren to re-operate
Nachpotential afterpotential
Nachprüfung scrutiny, check; re-examination
Nachreflex rebound
Nachsorge after-care
Nachsorgekrankenhaus after-care hospital
Nachstar after-cataract
Nachtangst noctiphobia; nighttime anxiety
Nachtarbeit night work
Nachtblindheit night-blindness
Nachtessersyndrom night-eating syndrome
Nachtklinik night hospital, night clinic
Nachtmyopie night myopia
Nachträufeln (des Harns) dribbling (of urine)
Nachtschiene night splint
Nachtschmerz nyctalgia
Nachtschweiß nightsweats
Nachtstuhl toilet chair
Nachtwache night watch, vigil
nachuntersuchen to post-examine
Nachuntersuchung follow-up examination
Nachwehen after-pains
Nachwirkung after-effect
Nachwuchs after-growth
Nachwuchserzeugung procreation
Nachwuchsgeneration rising generation
Nacken nape
Nackenrolle neck roll
Nackensteife stiff-neck
Nackenstütze neck support
nackt nude, naked
Nacktheit nudity
NAD (Nikotinamid-Adenin-Dinukleotid) nicotinamide adenine dinucleotide (NAD)
Nadel needle
–, chirurgische suture needle
–, Unterbindungs- ligature needle
Nadelbiopsie needle biopsy
Nadelhalter needle holder
Nadid nadide
Nadoxolol *e.e.*
Nadolol *e.e.*
Nadroparin *e.e.*
nächtlich nocturnal
Nägelebecken Nägele's pelvis
Nägelesche Obliquität Nägele's obliquity
Nähapparat suture appliance
Nähen suturation
nähen to sew, to suture
Nährboden culture medium
nähren to nourish
nährend nutrient
Nährklistier nutritive enema
Nährkraft nutritive power
Nährstoff nutritive material
Nährwert nutritive value

Nähseide, chirurgische surgical silk
Naepain naepaine
Näseln nasonnement
näseln to nasalize
nässen to wet, to moisten
Naevobasaliom naevobasalioma (e), nevobasalioma (a)
Naevobasaliomatose naevobasaliomatosis (e), nevobasaliomatosis (a)
naevoid naevoid (e), nevoid (a)
Naevolipom naevolipoma (e), nevolipoma (a)
Naevoxanthoepitheliom naevoxanthoepithelioma (e), nevoxanthoepithelioma (a)
Naevozyt naevocyte (e), nevocyte (a)
Naevus naevus (e), nevus (a)
Naevuszelle naevocyte (e), nevocyte (a)
Nafarelin *e.e.*, LHRH
Nafcillin *e.e.*
Nafiverin nafiverine
Nafomin nafomine
Nafoxidin nafoxidine
Nafronyl *e.e.*
Naftalin naphthalene
Naftazon naftazone
Naftidrofuryl *e.e.*
Naftifin naftifine
Naftypramid naftypramide
Nagana *e.e.*
Nagel nail
–, eingewachsener ingrown nail
Nagelbett nail bed
Nagelbrüchigkeit onychoclasis
Nagelextraktionszange nail extraction forceps
Nagelfalz nail fold
Nagelfeile nail file
Nagelhaut eponychium
Nagelkauen onychophagia
Nagelmatrix nail matrix
nageln to nail
Nagelplatte body of the nail
Nagelpuls nail pulse
Nagelreiniger nail cleaner
Nagelschere nail scissors
Nageltritt (veter.) picked-up nail
Nagelung nailing
Nagelwall nail wall
Nagelwurzel nail root
Nagelzange nail clipper
Nagelzieher nail extractor
nagen to gnaw, to nibble
Nagetier rodent
Nahaufnahme (roentg.) short-distance radiogram
Nahbestrahlung short-distance irradiation
Nahesehen near vision
nahrhaft nourishing, nutritious, nutritive
Nahrhaftigkeit nutritiousness
Nahrung food, nourishment
Nahrungsaufnahme ingestion
Nahrungsmittel food
Nahrungsmittelallergie food allergy
Nahrungsmittelentzug starvation; food deprivation
Naht suture, seam
–, Bleiplatten- lead plate suture
–, durchschlungene twisted suture
–, Einzel- interrupted suture
–, evertierende everting suture
–, fortlaufende continued suture
–, Gussenbauersche Gussenbauer's suture
–, invertierende inverting suture
–, Knopf- button suture
–, Lembert- Lembert's suture
–, Matratzen- quilt suture
–, Nerven- nerve suture
–, Primär- primary suture
–, Sekundär- secondary suture
–, Tabaksbeutel- tobacco bag suture
–, versenkte sunk suture
Nahtinsuffizienz suture insufficiency
nahtlos sutureless
Nahtmaterial suture material
Nalbuphin nalbuphine
Naled *e.e.*
Nalidixin *e.e.*
Nalmexon nalmexone
Nalorphin nalorphine
Naloxan naloxane
Naloxon naloxone
Naltrexon naltrexone
Nandrolon nandrolone
Nanogramm nanogram
Nanomelie nanomelia
Nanopartikel nanoparticle
Nanosomie nanosomia
NAP (Nervenaustrittspunkt) point of nerve exit
Napfkucheniris iris bombée
Naphazolin naphazoline
Naphthalin naphthalene
Naphthidin naphthidine
Naphthoat naphthoate
Naphthochinon naphthoquinone
Naphtholat naphtholate
Naphtholphthalein *e.e.*
Naphtholviolett naphthol violet
Naphthonon naphthonone
Naphthyl *e.e.*

Naprodoxim naprodoxime
Naproxen *e.e.*
Naproxol *e.e.*
Napsilat napsilate
Napsylat napsylate, napsilate
Naratriptan *e.e.*
Narbe scar
narbenähnlich uloid
Narbenbildung cicatrization
Narbenbruch incisional hernia
Narbenkeloid cicatricial keloid
Narbenkontraktur cicatricial contraction
Narbenverunstaltung cicatricial deformity
narbig scarred, cicatricial
Narcotin narcotine
Narcylen *e.e.*
Narkoanalyse narcoanalysis
Narkolepsie narcolepsy
narkoleptisch narcoleptic
Narkose narcosis
–, **Allgemein-** general anaesthesia (e), general anesthesia (a)
–, **endotracheale** endotracheal anaesthesia (e), endotracheal anaesthesia (a)
Narkoseäther ether for anaesthesia (e), ether for anesthesia (a)
Narkoseapparat anaesthesia apparatus (e), anesthesia apparatus (a)
Narkoseeinleitung anaesthetic induction (e), anesthetic induction (a)
Narkosegemisch anaesthetic mixture (e), anesthetic mixture (a)
Narkosemaske anaesthetic inhaler (e), anesthetic inhaler (a)
Narkosetiefe depth of anaesthesia (e), depth of anesthesia (a)
Narkosetubus anaesthesia tube (e), anesthesia tube (a)
Narkosewagen anaesthesia trolley (e), anesthesia trolley (a)
Narkotikum anaesthetic (e), anesthetic (a)
narkotisch anaesthetic (e), anesthetic (a)
Narkotiseur(in) anaesthetist (e), anesthetist (a)
narkotisieren to narcotize, to anaesthetize (e), to anesthetize (a)
Narzissmus narcissism
narzisstisch narcissistic
nasal *e.e.*
Nase nose
Nasenatmung nasal breathing
Nasenbein nasal bone
Nasenbluten nosebleed
Nasendeformität deformity of the nose
Nasenelevatorium nasal elevator
Nasenflügel wing of the nose
Nasenhöhle nasal cavity
Nasenknochenhautelevator nasal periosteal elevator
Nasenloch nostril
Nasenmuschel turbinal, turbinated bone
Nasennebenhöhle paranasal sinus
Nasenplastik rhinoplasty
Nasen-Rachen-Abstrich oropharyngeal swab
Nasen-Rachen-Raum rhinopharynx, nasopharynx
Nasenrohr nasal tube
Nasenrücken bridge of the nose
Nasensalbe nose ointment
Nasenscheidewand nasal septum
Nasenschiene nasal splint
Nasenschlauch nasal rubber tube
Nasenschleim nasal mucus
Nasenschleimhautpolyp mucous polypus of the nose
Nasenschlinge nasal snare
Nasenseptum nasal septum
Nasensonde nasal probe
Nasenspekulum nasal speculum
Nasenspiegel rhinoscope
Nasenspitze tip of the nose
Nasentamponpinzette nasal dressing forceps
Nasentropfen nose drops
Nasenwurzel root of the nose
Nasion *e.e.*
nasoalveolär nasoalveolar
nasobronchial *e.e.*
nasofrontal *e.e.*
nasogastrisch nasogastric
nasolabial *e.e.*
nasolakrimal nasolacrimal
nasookular naso-ocular
nasooral naso-oral
nasopalatinal nasopalatine
nasopalpebral *e.e.*
nasopharyngeal *e.e.*
Nasopharnygitis *e.e.*
Nasopharnyx *e.e.*
nasoseptal *e.e.*
nasotracheal *e.e.*
nasoturbinal *e.e.*
nasoziliar nasociliary
nass wet
Nassbohren wet burring
Nassschleifen wet grinding
Natamycin *e.e.*
Nateglinid nateglinide
nativ native
Natrium sodium

–, indigodisulfonsaures sodium indigotindisulfonate (a), sodium indigotindisulphonate (e)
Natriumbenzoat sodium benzoate
Natriumbikarbonat sodium bicarbonate
Natriumbiphosphat sodium biphosphate
Natriumbisulfat sodium bisulfate (a), sodium bisulphate (e)
Natriumbisulfit sodium bisulfite (a), sodium bisulphite (e)
Natriumborat sodium borate
Natriumbromid sodium bromide
Natriumchlorid sodium chloride
Natriumdioctylsulfosukzinat sodium dioctylsulfosuccinate (a), sodium dioctylsulphosuccinate (e)
Natriumdodecilsulfat sodium dodecyl sulfate (a), sodium dodecyl sulphate (e)
Natriumfluoreszein sodium fluorescein
Natriumfluorophosphat sodium fluorophosphate
Natriumhydroxid sodium hydroxide
Natriumhypochlorit sodium hypochlorite
Natriumhyposulfit sodium hyposulfite (a), sodium hyposulphite (e)
Natriumjodid sodium iodide
Natriumkakodylat sodium cacodylate
Natriumkarbonat sodium carbonate
Natriumkarboxymethylstärke sodiumcarboxymethylstarch
Natriummolybdat sodium molybdate
Natriumnitrat sodium nitrate
Natriumnitrit sodium nitrite
Natriumperborat sodium perborate
Natriumphosphat sodium phosphate
Natriumpyrophosphat sodium pyrophosphate
Natriumsalizylat sodium salicylate
Natriumsulfat sodium sulfate (a), sodium sulphate (e)
Natriumthiosulfat sodium thiosulfate (a), sodium thiosulphate (e)
natriumverlierend sodium losing
Natriumzitrat sodium citrate
Natriurese natriuresis
natriuretisches Peptid Typ B (kardiol.) brain natriuretic peptide (BNP) (cardiol.)
Natriuretikum natriuretic
natriuretisch natriuretic
Natron, doppeltkohlensaures bicarbonate of soda
Natron, kaustisches caustic soda
Natronkalk soda lime
Natronlauge soda lye
natürlich natural
Naturarznei natural remedy
naturgemäß corresponding to nature, according to nature
Naturgesetz natural law
Naturheilkunde naturopathy
Naturheilkundige(r) naturopath
Naturwissenschaft (natural) science
Naupathie seasickness
Nausea *e.e.*
navikular navicular
Nebel mist
–, dichter fog
– mit Rauch smog
Nebelfieber fog fever
Nebenbefund side finding
Nebenhoden epididymis
Nebenhöhle, Nasen- paranasal sinus
Nebenleitung shunt
Nebenniere suprarenal body, adrenal gland
Nebennierenblutung suprarenal haemorrhage (e), suprarenal hemorrhage (a)
Nebennierenentfernung adrenalectomy
Nebenniereninsuffizienz adrenal insufficiency
Nebennierenmark adrenal medulla, adrenal marrow
Nebennierenrinde adrenal cortex
Nebennierenrindenhormon adrenal cortical hormone
Nebennierenrindenüberfunktion adrenal cortical hyperfunction
Nebennierenrindenunterfunktion adrenal cortical hypofunction, hypocorticalism
Nebenreaktion side reaction
Nebenschilddrüse parathyroid gland
Nebenschilddrüsenextrakt parathyroid extract
Nebenschluss shunt
Nebenschlussreaktion alternative pathway
Nebenstruma aberrant struma
Nebenwirkungen side effects
–, gelegentliche occasional side effects
–, häufige common side effects
–, sehr häufige very common side effects
–, sehr seltene very rare side effects
–, seltene rare side effects
–, unbekannte unknown side effects
Nebenwirt paratenic host
Nebidrazin nebidrazine
Nebivolol *e.e.*
Necator americanus *e.e.*
Nedocromil *e.e.*
Neenzephalon neencephalon
Nefopam *e.e.*

Negation *e.e.*
negativ negative
Negativismus negativism
Negrisches Körperchen Negri's body
Nehbsches Dreieck Nehb's triangle
Neigung inclination; trend
Neigungswinkel angle of inclination
Nekrobiose necrobiosis
nekrobiotisch necrobiotic
Nekrolyse necrolysis
nekrolytisch necrolytic
nekrophil necrophilous
Nekrophilie necrophilism
Nekrophobie necrophobia
Nekropsie necropsy
Nekrose necrosis
Nekrospermie necrospermia
nekrotisch necrotic
nekrotisieren to necrose, to necrotize
Nekrotomie necrotomy
Nélatonkatheter Nélaton's catheter
Nélatonsche Linie Nélaton's line
Nelfinavir *e.e.*
Nelkenöl oil of cloves
Nelson-Test treponema pallidum immobilization test
Nemalin nemaline
Nemathelminth *e.e.*
Nematode nema
Nematodenbefall nematodiasis
Nennwert rated value
neoadjuvant *e.e.*
Neoantigen *e.e.*
Neoarsphenamin neoarsphenamine
Neodym neodymium
Neogenese neogenesis
Neoglossie neoglossia
Neohexaose *e.e.*
neokortikal neocortical
Neologismus neologism
Neomycin *e.e.*
Neon *e.e.*
neonatal *e.e.*
Neonatologie neonatology
neonatologisch neonatological
Neophobie neophobia
Neoplasie neoplasia
Neoplasma neoplasm
neoplastisch neoplastic
Neopterin *e.e.*
Neostigmin neostigmine
Neostomie neostomy
neostriatal neostriatic
Neostriatum *e.e.*
Neotenie neoteny
Neotetraose *e.e.*
Neothalamus *e.e.*
Neovaskularisation neovascularization
Neovaskularisierung neovascularization
Nephelometer *e.e.*
Nephelometrie nephelometry
nephelometrisch nephelometric
Nephelopsie nephelopsia
Nephrektomie nephrectomy
nephrektomieren to nephrectomize
Nephritis *e.e.*
– mit nephrotischem Einschlag nephrosonephritis
nephritisch nephritic
Nephroblastom nephroblastoma
nephrogen nephrogenous
Nephrographie nephrography
Nephrokalzinose nephrocalcinosis
Nephrokapsektomie nephrocapsectomy
Nephrolithiasis *e.e.*
Nephrologe nephrologist
Nephrologie nephrology
Nephrologin nephrologist
nephrologisch nephrological
nephrolumbal nephrolumbar
Nephron *e.e.*
Nephronophthise nephronophthisis
Nephropathie nephropathy
Nephropexie nephropexy
nephroprotektiv nephroprotective
Nephroptose nephroptosis
Nephrose nephrosis
Nephrosklerose nephrosclerosis
nephrosklerotisch nephrosclerotic
Nephrostomie nephrostomy
nephrotisch nephrotic
Nephrotomie nephrotomy
nephrotoxisch nephrotoxic
Nephrotoxizität nephrotoxicity
nephrotrop nephrotropic
Nephroureterektomie nephroureterectomy
Neptunium *e.e.*
Nerium *e.e.*
Nerv nerve
nerval *e.e.*
Nervenaustritt exit of a nerve
Nervenbahn path, nervous pathway
Nervendehnung nerve stretching
Nervenendigung nerve ending
Nervenfaser nerve fiber (a), nerve fibre (e)
Nervenfieber nervous fever
Nervengewebe nerve tissue
Nervengift neurotoxin
Nervenkanalerweiterer reamer
nervenkrank neuropathic

N

Nervenkrankheit nervous disease, neuropathy
Nervenleiden neuropathy
nervenleidend neuropathic
Nervenleitgeschwindigkeit nerve conduction velocity
Nervennaht neurorrhaphy
Nervenplastik neuroplasty
Nervenreizung neurostimulation
Nervenschmerz neuralgia
Nervenschock nervous shock
Nervenschwäche neurasthenia, nervous debitily
Nervenstamm nerve trunk
Nervensystem nervous system
Nervenwachstumsfaktor nerve growth factor
Nervenwurzel nerve root
Nervenwurzelreizung nerve-root-irritation
Nervenzelle nerve cell
Nervenzentrum nerve center (a), nerve centre (e)
Nervenzusammenbruch nervous breakdown
Nervnadel nerve broach
nervös nervous
Nervon nervone
Nervosität nervosity
Nervus nerve
– **abducens** abducens nerve
– **accelerans** accelerans nerve
– **accessorius** accessory nerve
– **acusticus** acoustic nerve, auditory nerve
– **cochlearis** cochlear nerve
– **facialis** facial nerve
– **femoralis** femoral nerve
– **genitofemoralis** genitofemoral nerve
– **glossopharyngeus** glossopharyngeal nerve
– **hypoglossus** hypoglossal nerve
– **iliohypogastricus** iliohypogastric nerve
– **ilioinguinalis** ilioinguinal nerve
– **infraorbitalis** infraorbital nerve
– **intercostalis** intercostal nerve
– **intermedius** intermediary nerve
– **ischiadicus** sciatic nerve
– **medianus** median nerve
– **obturatorius** obturator nerve
– **oculomotorius** oculomotor nerve
– **olfactorius** olfactory nerve
– **opticus** optic nerve
– **peronaeus** peroneal nerve
– **phrenicus** phrenic nerve
– **radialis** radial nerve
– **recurrens** recurrent nerve
– **splanchnicus** splanchnic nerve
– **sympathicus** sympathetic nerve
– **tibialis** tibial nerve
– **trigeminus** trifacial nerve
– **trochlearis** trochlear nerve
– **ulnaris** ulnar nerve
– **vagus** vagus nerve, pneumogastric nerve
– **vestibulocochlearis** vestibulocochlear nerve
Nesidioblastom nesidioblastoma
Nessel nettle
Nesselfieber urticaria
Nesselsucht urticaria, nettle rash
Netilmicin *e.e.*
Netz (elektr.) mains, power, supply
Netz (Gewebe) net
Netz (med.) omentum
Netzanheftung omentopexy, epiplopexy
Netzanschluss mains connection
netzartig retiform
Netzeinklemmung omental incarceration
netzförmig retiform
Netzhaut retina
Netzhautablösung detachment of the retina
Netzhautangiomatose angiomatosis of the retina, von Hippel's disease
Netzhautbild retinal image
Netzhernie omental hernia
Netzkabel mains cable, power cord
Netzmagen (veter.) reticulum
Netzmittel wetting agent, detergent
Netzplastik omentoplasty
Netzstecker power-supply plug
Neubildung neoformation
neugeboren new-born
Neugeborenenbettchen newborn bassinet
Neugeborenendiabetes neonatal diabetes
Neugeborenenikterus neonatal jaundice
Neugeborenenperiode neonatal period
Neugeborenes newborn, neonate
Neugedächtnis short-term memory
Neugrad grade
neural *e.e.*
Neuralgie neuralgia
neuralgiform *e.e.*
neuralgisch neuralgic
Neuralleiste neural crest
Neuralplatte neural plate
Neuralrinne neural groove
Neuralrohr neural tube
Neuralsegment neural segment
Neuralwulst neural fold
Neuraminidase *e.e.*
Neurapraxie neurapraxia
Neurasthenie neurasthenia
Neurastheniker(in) neurastheniac
neurasthenisch neurasthenic

neuraxonal *e.e.*
Neurektomie neurectomy
Neurilemm neurilemma
Neurin *e.e.*
Neurinom neurinoma
Neurit neurite
Neuritis *e.e.*
–, alkoholische alcoholic neuritis
–, diabetische diabetic neuritis
–, diphtherische diphtheric neuritis
– nervi optici optic neuritis
–, retrobulbäre retrobulbar neuritis
neuritisch neuritic
Neuroblast *e.e.*
Neuroblastom neuroblastoma
Neuroborreliose neuroborreliosis
Neurochirurg(in) neurosurgeon
Neurochirurgie neurosurgery
neurochirurgisch neurosurgical
Neurodegeneration *e.e.*
neurodegenerativ neurodegenerative
Neurodermatitis *e.e.*
Neurodermatose neurodermatosis
Neurodermitis *e.e.*
Neurodystrophie neurodystrophy
neurodystrophisch neurodystrophic
neuroektodermal neuroectodermal
neuroendokrin neuroendocrine
Neuroendokrinium neuroendocrinium
Neuroendokrinologie neuroendocrinology
Neuroenhancement-Gehirnimplantat brain enhancement implant
neuroenterochordal *e.e.*
Neuroepithel neuroepithelium
neuroepithelial *e.e.*
Neuroepitheliom neuroepithelioma
neurofibrillär neurofibrillar
Neurofibrille neurofibril
Neurofibrom neurofibroma
Neurofibromatose neurofibromatosis
Neurofibrosarkom neurofibrosarcoma
Neurofilament *e.e.*
neurogen neurogenic
Neuroglia *e.e.*
Neurogliom neuroglioma
Neurogliomatose neurogliomatosis
Neurogliozytom neurogliocytoma
Neuroglykämie neuroglykaemia (e), neuroglykemia (a)
Neurographie neurography
Neurohormon neurohormone
neurohormonal *e.e.*
neurohumoral *e.e.*
neurohypophysär neurohypophysial
Neurohypophyse neurohypophysis
Neuroimmunologie neuroimmunology
neuroimmunologisch neuroimmunological
neuroinsulär neuroinsular
Neurokeratin *e.e.*
Neurokinin *e.e.*
neurokutan neurocutaneous
Neurolabyrinthitis *e.e.*
Neurolemm neurilemma
Neuroleptanästhesie neuroleptanaesthesia (e), neuroleptanesthesia (a)
Neuroleptanalgesie neuroleptanalgesia
Neuroleptikum neuroleptic, major tranquilizer (a)
neuroleptisch neuroleptic
Neurologe neurologist
Neurologie neurology
Neurologin neurologist
neurologisch neurological
Neurolues *e.e.*
Neurolyse neurolysis
Neurom neuroma
Neuromikrochirurgie neuromicrosurgery
neuromikrochirurgisch neuromicrosurgical
Neuromodulation *e.e.*
Neuromodulator *e.e.*
Neuromonitoring *e.e.*
neuromuskulär neuromuscular
Neuromyelitis *e.e.*
Neuromyositis *e.e.*
Neuromyotonie neuromyotony
Neuron *e.e.*
–, motorisches motoneuron
–, sensorisches sensory neuron
neuronal *e.e.*
Neuronavigation *e.e.*
Neuronitis *e.e.*
Neuronopathie neuronopathy
Neuronophage *e.e.*
Neuronophagie neuronophagy
Neuro-Ophthalmologie neuro-ophthalmology
Neuro-Otologie neuro-otology
Neuropädiatrie neuropaediatrics (e), neuropediatrics (a)
Neuropapillitis *e.e.*
Neuroparalyse neuroparalysis
neuroparalytisch neuroparalytic
Neuropath(in) neuropath
Neuropathie neuropathy
neuropathisch neuropathic
Neuropathologie neuropathology
neuropathologisch neuropathologic
Neuropeptid *e.e.*
Neuropharmakologie neuropharmacology
Neurophonie neurophonia

Neurophrenie neurophrenia
Neurophysin *e.e.*
Neurophysiologie neurophysiology
neurophysiologisch neurophysiologic
Neuropilem neuropile
Neuroplasma neuroplasm
Neuroplastizität neuroplasticity
Neuroplegikum neuroplegic
neuroplegisch neuroplegic
Neuroporus neuropore
Neuroprotektion neuroprotection
neuroprotektiv neuroprotective
Neuropsychiatrie neuropsychiatry
Neuropsychopharmakologie neuropsychopharmacology
Neuroradiologe neuroradiologist
Neuroradiologie neuroradiology
Neuroradiologin neuroradiologist
neuroradiologisch neuroradiological
Neuroretinitis *e.e.*
Neurorezeptor neuroreceptor
Neurosarkoidose neurosarcoidosis
Neurose neurosis
Neurosebereitschaft neurosotropy
Neurosekretion neurosecretion
neurosekretomotorisch neurosecretomotor
neurosekretorisch neurosecretory
Neurosom neurosome
Neurospora *e.e.*
Neurosteroid *e.e.*
Neurostimulation *e.e.*
Neurostimulator *e.e.*
Neurosyphilis *e.e.*
neurosyphilitisch neurosyphilitic
Neurotensin *e.e.*
Neurotiker(in) neurotic
neurotisch neurotic
Neurotizismus neuroticism
Neurotmesis *e.e.*
Neurotomie neurotomy
Neurotoxikologie neurotoxicology
Neurotoxin *e.e.*
neurotoxisch neurotoxic
Neurotransducer *e.e.*
Neurotransmission *e.e.*
Neurotransmitter *e.e.*
Neurotransplantation *e.e.*
Neurotripsie neurotripsy
neurotrop neurotropic
neurotroph neurotrophic
neurotropher Faktor des Gehirns brain-derived neurotrophic factor (BDNF)
Neurotrophie neurotrophy
Neurotrophin *e.e.*
Neurotropie neurotropism
Neurotubulus neurotubule
Neurovakzine neurovaccine
neurovaskulär neurovascular
neurovegetativ neurovegetative
neuroviszeral neurovisceral
neurozirkulatorisch neurocirculatory
Neurozyt neurocyte
Neurula *e.e.*
neutral *e.e.*
Neutralbiss normal occlusion
Neutralfett neutral fat
Neutralisation neutralization
neutralisieren to neutralize
Neutralisierung neutralization
Neutralrot neutral red
Neutramycin *e.e.*
Neutrino *e.e.*
Neutron *e.e.*
Neutropenie neutropenia
neutropenisch neutropenic
neutrophil neutrophil, neutrophilic
neutrophiler Leukozyt neutrophil leukocyte, neutrophil
Neutrophilie neutrophilia
Neutrozyt neutrocyte
Neutrozytose neutrocytosis
Neusilber German silver
Nevirapin nevirapine
Newcastle-Krankheit Newcastle disease
Newton *e.e.*
Newtonscher Ring Newton's ring
Nexeridin nexeridine
Nexin *e.e.*
Nialamid nialamide
Niaprazin niaprazine
Nicametat nicametate
Nicardipin nicardipine
Nicergolin nicergoline
Nicethamid nicethamide
Niceverin niceverine
nichtanginös nonanginal
Nichtdermatophyt nondermatophyte
nichteitrig nonsuppurative
nichtgenomisch nongenomic
nicht hämorrhagisch nonhaemorrhagic (e), nonhemorrhagic (a)
nicht hörbar inaudible
nichtidentisch nonidentical
Nichtigkeitswahn nihilistic delusion
nichtinfarziert noninfarcted
nichtinvasiv noninvasive
nicht isotypisch nonisotypic
nicht ketotisch nonketotic
nicht kleinzellig non small cell
nicht lebensfähig nonviable

N

Nichtleiter nonconductor
nichtlinear nonlinear
Nichtmetall nonmetal
nicht pathologisch nonpathological
Nichtraucher(in) nonsmoker
nicht resezierbar unresectable
nicht reversibel nonreversible
nichtsedierend nonsedating
nichtspezifisch nonspecific
nichtsteroidal nonsteroidal
nicht tastbar impalpable
nichttraumatisch nontraumatic
nichttropisch nontropical
nicht unterdrückbar nonsuppressible
nichtvalvuläres Vorhofflimmern non-valvular atrial fibrillation
nichtvenerisch nonvenereal
nichtverestert nonesterified
Nickel *e.e.*
Nickelallergie nickel allergy
Nickhaut haw
Nickkrampf nodding spasm, salaam convulsion
Niclosamid niclosamide
Nicoboxil *e.e.*
Nicoclonat nicoclonate
Nicocortonid nicocortonide
Nicofuranose *e.e.*
Nicofurat nicofurate
Nicolsches Prisma Nicol prism
Nicomorphin nicomorphine
Niconazol niconazole
Nicothiazon nicothiazone
Nictindol nictindole
Nidation *e.e.*
Nidroxyzon nidroxyzone
Niederdruck low pressure
niederfrequent low-frequent
Niederfrequenz low frequency
Niederkunft accouchement, delivery, parturition, confinement
niedermolekular low molecular
Niederschlag (chem.) precipitate, deposit
niederschlagen (chem.) to precipitate
Niederspannung low voltage, low tension
Niednagel agnail
niedrigdosiert low dose
Niemann-Picksche Krankheit Niemann-Pick disease
Niere kidney
–, künstliche artificial kidney
Nierenbank kidney bank
Nierenbecken renal pelvis
Nierenbeckenausgussstein stag-horn calculus
Nierenbiopsie kidney biopsy
Nierenblutung nephrorrhagia
Nierendekapsulation nephrocapsectomy
Nierenentfernung nephrectomy
Nierenfunktionsprüfung kidney function test
Nierenkolik renal colic
Nierenkrankheit renal disease
Nierenkrebs renal cancer
Nierenlager renal bed
Nierenschaden renal damage
Nierenschale kidney dish
Nierenstein renal calculus
Nierentransplantation kidney transplantation
Nierentuberkulose renal tuberculosis
Nierenversagen renal failure
Nierenverschlag (veter.) equine paralytic myoglobinuria, setfast
Niesen sneezing
niesen to sneeze
– in den Ellbogen sneeze into the elbow
– in die Armbeuge cough into the elbow
Nieswurz hellebore
Nifedipin nifedipine
Nifenazon nifenazone
Nifurtimox *e.e.*
nigrostriär nigrostriatal
Nihilismus nihilism
nihilistisch nihilistic
Nikethamid nikethamide
Nikkomycin *e.e.*
Nikonazol niconazole
Nikotin nicotine
Nikotinamid nicotinamide
Nikotinamid-Adeni-Dinukleotid (NAD) nicotinamide adenine dinucleotide (NAD)
Nikotinat nicotinate
Nikotinoyl nicotinoyl
Nikotinsäureamid nicotinamide
Nikotinsäurebenzylester benzyl nicotinate
Nikotinsäurediethylamid diethylnicotinamide
Nikotinsäuresalz nicotinate
Nikotinvergiftung nicotine poisoning
Niktitation nictitation
Niludipin niludipine
Nilutamid nilutamide
Nilvadipin nilvadipine
Nimesulid nimesulide
Nimidan nimidane
Nimodipin nimodipine
Nimorazol nimorazole
Nimustin nimustine

Ninhydrin *e.e.*
Niob niobium
Nioxim nioxime
Niprofazon niprofazone
Niridazol niridazole
Nische niche
Nisobamat nisobamate
Nisoldipin nisoldipine
Nisoxetin nisoxetine
Nisse nit
Nisslsches Körperchen Nissl's body
Nitabuch-Streifen Nitabuch's stria
Nitarson nitarsone
Nitavirus *e.e.*
Nitazoxanid nitazoxanide
Nitracrin nitracrine
Niträmie nitraemia (e), nitremia (a)
Nitramin nitramine
Nitramisol nitramisole
Nitrat nitrate
Nitrazepam *e.e.*
Nitrendipin nitrendipine
Nitricholin nitricholine
Nitrid nitride
Nitrierung nitration
Nitrifikation nitrification
nitrifizieren to nitrify
Nitril nitrile
Nitrilase *e.e.*
Nitrit nitrite
Nitroalkyl *e.e.*
Nitroanilin nitroaniline
Nitroaryl *e.e.*
Nitrobenzol nitrobenzene
Nitrobenzylthioinosin nitrobenzylthioinosine
Nitroblau nitroblue
Nitrofuran *e.e.*
Nitrofurantoin *e.e.*
Nitrofurazon nitrofurazone
Nitrogenase *e.e.*
Nitroglyzerin glyceryl trinitrate
Nitroimidazol nitroimidazole
Nitromannit mannitol hexanitrate
Nitrophenol *e.e.*
Nitroprussid nitroprusside
Nitroreduktase nitroreductase
nitros nitrous
Nitrosamin nitrosamine
Nitrosoharnstoff nitrosourea
Nitrosoverbindung nitroso compound
Nitrostigmin nitrostigmine
Nitroverbindung nitrocompound
Nitroxolin nitroxoline
Niveau level
Niveaubett high-low bed
Nivolumab *e.e.*
Nizatidin nizatidine
Nizofenon nizofenone
NLA (Neuroleptanalgesie) neuroleptanalgesia (NLA)
NNH (Nasennebenhöhlen) paranasal sinuses
NNR (Nebennierenrinde) suprarenal cortex
Nobelium *e.e.*
Nobelpreis Nobel prize
Nocardia *e.e.*
Nocardiose nocardiasis
Nocodazol nocodazole
nodal *e.e.*
Nodoc *e.e.*
nodoventrikulär nodoventricular
nodulär nodular
noëtisch noematic
Nofecainid nofecainide
Noguchia *e.e.*
Noktambulismus noctambulism
Nokturie nocturia
Noma *e.e.*
Nomenklatur nomenclature
Nomogramm nomogram
nomothetisch nomothetic
nomotop nomotopic
Nonapeptid nonapeptide
Nonaperon nonaperone
Nonapyrimin nonapyrimine
Nonivamid nonivamide
Nonne-Apelt-Reaktion Nonne-Apelt reaction
Nonnensausen venous hum
Nonoxinol *e.e.*
noogen noogenic
Noopsyche *e.e.*
noothymopsychisch noothymopsychic
nootrop nootropic
nootropes Mittel nootropic
Noracimethadol *e.e.*
Noradrenalin norepinephrine
noradrenergisch noradrenergic
Noramidopyrin noramidopyrine
Norandrostenolon norandrostenolone
Norboleton norboletone
Norbornen norbornene
Norbudrin norbudrine
Norcodein norcodeine
Nordazepam *e.e.*
Nordinon nordinone
Norephedrin norephedrine
Norepinephrin norepinephrine
Norethandrolon norethandrolone

Norethindron norethindrone
Norethisteron norethisterone
Norfenefrin norfenefrine
Norfloxacin *e.e.*
Norgestimat norgestimate
Norgestrel *e.e.*
Norleucin norleucine
Norm *e.e.*
normal *e.e.*
Normalbefund normal findings
Normalbiss normal bite
Normaldruckhydrozephalus normal pressure hydrocephalus
Normalgewicht normal weight
normalisieren to normalize
Normalisierung normalization
Normalität normality
Normalkost normal diet
Normalmaß gage (a), gauge (e)
Normalsichtigkeit emmetropia
Normalwert normal value
normergisch normergic
Normethadon normethadone
Normoblast *e.e.*
normochrom normochromic
Normochromasie normochromasia
Normochromie normochromia
Normogeusie normogeusia
normoglykämisch normoglycaemic (e), normoglycemic (a)
Normorphin normorphine
Normosmie normosmia
Normospermie normospermia
Normothermie normothermia
normothermisch normothermic
normoton normotensive
Normovolämie normovolaemia (e), normovolemia (a)
normoxisch normoxic
Normozyt normocyte
Normwert normal value
Norpipanon norpipanone
Norprogesteron norprogesterone
Norpseudoephedrin norpseudoephedrine
Nortestosteron nortestosterone
Northern Blot Northern blot
Nortilidin nortilidine
Nortriptylin nortriptyline
Noscapin noscapine
Nosematose nosematosis
Nosiheptid nosiheptide
Nosoagnosie nosoagnosia
nosokomial nosocomial
Nosologie nosology
nosologisch nosological
Nosomanie nosomania
Nosophobie nosophobia
Not distress; emergency
Notarzt, Notärztin, emergency physician
Notarztdienst emergency medical service
Notarztwagen ambulance car with operating facilities
Notatin *e.e.*
Notaufnahme (ins Krankenhaus) emergency admission
Notenblindheit note blindness
Notfall emergency
Notfallbesteck emergency set
Notfallchirurgie emergency surgery
Notfallendoskopie emergency endoscopy
Notfallmedizin emergency medicine
Notfallversorgung emergency care
Notlage emergency
Notoperation emerency operation
Notverband emergency dressing
Notzucht rape
Noxe noxa
Noxiptilin noxiptiline
Nozizeption nociception
nozizeptiv nociceptive
Nozizeptor nociceptor
NSAR (nichtsteroidales Antirheumatikum) nonsteroidal antirheumatic (NSAR)
NSE (neuronenspezifische Enolase) neurone-specific enolase (NSE)
NSILA (nicht unterdrückbare insulinartige Aktivität) non-suppressible insulin-like activity
Nubecula *e.e.*
nuchal *e.e.*
Nucleon *e.e.*
Nuclotixen nuclotixene
Nudomanie nudomania
Nudophobie nudophobia
nüchtern (mit leerem Magen) fasting
– (nicht trunken) sober
Nüchternblutzucker fasting blood glucose
Nüchternschmerz hunger pain
Nuhnsche Drüse Nuhn's gland
nukleär nuclear
Nuklearmedizin nuclear medicine
nuklearmedizinisch nuclearmedical
Nuklease nuclease
Nuklein nuclein
Nukleinat nucleinate
Nukleoalbumin nucleoalbumin
Nukleoid nucleoid
nukleoid nucleoid
Nukleohiston nucleohistone
Nukleokapsid nucleocapsid

nukleolär nucleolar
Nukleolonema nucleoloneme
Nukleolus nucleolus
Nukleolyse nucleolysis
Nukleon nucleon
nukleophil nucleophilic
Nukleophosphatase nucleotidase
Nukleoplasma nucleoplasm
Nukleoproteid nucleoprotein
Nukleoprotein nucleoprotein
Nukleosid nucleoside
Nukleosidase nucleosidase
Nukleosom nucleosome
Nukleotid nucleotide
Nukleotidase nucleotidase
Nukleotidyltransferase nucleotidyltransferase
Nukleus nucleus
Nuklid nuclide
Null *e.e.*, zero
Nullipara *e.e.*, nulliparous patient
Nullisomie nullisomia
Null-Linie zero line
Nullpunktabweichung zero error
Nullpunkteinstellung zero setting
Nullstrich zero mark
Nullzelle null cell
nummulär nummular
Nussgelenk ball-and-socket-joint
Nussknacker-Ösophagus nutcracker esophagus (a), nutcracker oesophagus (e)
nutritionell nutritional
nutritiv nutritive
Nutzlast useful load
Nutzstrahlenbündel useful radiation beam
Nux vomica *e.e.*
Nyktalopie nyctalopia
Nyktometer nyctometer
Nyktometrie nyctometry
nyktometrisch nyctometric
Nyktophobie nyctophobia
Nykturie nycturia
Nylander-Probe Nylander's test
Nylidrin *e.e.*
nympholabial *e.e.*
Nymphomanie nymphomania
nystagmogen nystagmogenic
Nystagmogramm nystagmogram
Nystagmograph *e.e.*
Nystagmographie nystagmography
nystagmographisch nystagmographical
Nystagmus *e.e.*
–, **Bergmanns-** miners' nystagmus
–, **Fixation-** fixation nystagmus
–, **Pendel-** undulatory nystagmus
–, **rotatorischer** rotatory nystagmus
–, **Ruck-** jerk nystagmus
Nystatin *e.e.*

O

OAF (osteoklastenaktivierender Faktor) osteoclast-activating factor
o.B. (ohne Befund) NAD (nothing abnormal detected)
Obduktion obduction, medicolegal autopsy
Obduktionsbesteck postmortem set
obduzieren to make a postmortem examination
O-Bein bandy leg
Obelion *e.e.*
Oberarm upper arm
Oberarmkopf head of the humerus
Oberarzt, Oberärztin consultant (e), assistant medical director (a)
Oberbauch upper abdomen
Oberfläche surface
–, auf der – schwimmend supernatant
oberflächenaktiv surface active
Oberflächenanästhesie surface anaesthesia (e), surface anesthesia (a)
Oberflächenantigen surface antigen
Oberflächenspannung surface tension
Oberflächentemperatur surface temperature
Oberflächentherapie surface therapy
oberflächlich superficial
Oberhaut epidermis, scarf skin, cuticle
Oberkiefer superior maxilla
Oberkörper upper part of the body
Oberlappen upper lobe
Oberlippe upper lip
Obermayer-Probe Obermayer's test
Oberpfleger (male) head nurse
Oberschenkel thigh
Oberschenkelbruch fracture of the femur
Oberschenkelhals neck of the femur, femoral neck
Oberschenkelkopf head of the femur
Oberschenkelprothese above-knee prosthesis
Oberschwester head nurse
Obertischröntgenaufnahme overtable radiograph
Oberton overtone
Obex *e.e.*
Obidoxim obidoxime
Objekt object
Objektbesetzung object cathexis
Objektebene object plane
objektiv objective
Objektiv objective
Objektträger micro slide
Objektträgerpinzette slide holding forceps
Objektverlust object loss
Objektwahl object choise
Oblate wafer
Oblativität oblativity
obligat obligate
Obliquität obliquity
Obliteration *e.e.*
obliterieren to obliterate
Oblongata *e.e.*
obsolet obsolete
Obstipation constipation, costiveness
obstipiert costive
Obstruktion obstruction
obstruktiv obstructive
Obturation *e.e.*
Obturator *e.e.*
Obtusion *e.e.*
Ochratoxin *e.e.*
Ochronose ochronosis
Ochse ox
Ocrase *e.e.*
Ocrilat ocrilate
Octabenzon octabenzone
Octadecyl *e.e.*
Octamylamin octamylamine
Octana octan fever
Octanoat octanoate
Octastin octastine
Octatropin octatropine
Octaverin octaverine
Octazamid octazamide
Octenidin octenidine
Octocrilen octocrilene
Octodrin octodrine
Octopamin octopamine
Octotiamin octotiamine
Octreotid octreotide
Octriptylin octriptyline
Octrizol octrizole
Octyl... octyl...
Odditis *e.e.*
Odontalgie odontalgia, dentalgia
Odontoameloblastom odontoameloblastoma
Odontoblast *e.e.*
Odontoblastom odontoblastoma
odontogen odontogenic
Odontograph *e.e.*
Odontoid *e.e.*
Odontoklast odontoclast
Odontom odontoma
Odontophobie odontophobia

Odontotomie odontotomy
Odontotrypsis *e.e.*
Odynophagie odynophagia
Ödem edema (a), oedema (e)
–, Quinckesches angioneurotic edema (a), angioneurotic oedema (e)
ödematös edematous (a), oedematous (a)
Ödipismus edipism (a), oedipism (e)
Ödipuskomplex Oedipus complex
Öffentliches Gesundheitswesen Public Health
Öffnung opening, orifice, vent
Öffnungsachse opening axis
Öffnungston opening snap
Öhr eye
Ökologie ecology (a), oecology (e)
Ökonomie economy
Ökotaxis ecotaxis
Öl oil
–, etherisches volatile oil
Ölbad oil bath
Öldiffusionspumpe oil diffusion pump
Ölimmersion oil immersion
Öl-in-Wasser-Emulsion oil-in-water emulsion
öllöslich oil-soluble
Ölpumpstuhl (dent.) oil-hydraulic chair
Ölsyndrom, toxisch toxic oil syndrome
Önantat enantate (a), enanthate (a), oenanthate (e)
Önanthat enanthate (a), oenanthate (e)
Önanthotoxin enanthotoxin (a), oenanthotoxin (e)
örtlich local; topical
OES (Oxalessigsäure) oxalacetic acid (OAA)
Öse loop
ösophageal esophageal (a), oesophageal (e)
Ösophagektasie esophagectasia (a), oesophagectasia (e)
Ösophagitis esophagitis (a), oesophagitis (e)
ösophagobronchial esophagobronchial (a), oesophagobronchial (e)
Ösophagoduodenostomie esophagoduodenostomy (a), oesophagoduodenostomy (e)
ösophagogastrisch esophagogastric (a), oesophagogastric (e)
Ösophagogastroduodenoskopie esophagogastroduodenoscopy (a), oesophagogastroduodenoscopy (e)
Ösophagogastrostomie esophagogastrostomy (a), oesophagogastrostomy (e)
Ösophagojejunogastrostomie esophagojejunogastrostomy (a), oesophagojejunogastrostomy (e)
ösophagokolisch esophagocolonic (a), oesophagocolonic (e)
Ösophagoskop esophagoscope (a), oesophagoscope (e)
Ösophagoskopie esophagoscopy (a), oesophagoscopy (e)
ösophagoskopisch esophagoscopical (a), oesophagoscopical (e)
Ösophagostomie esophagostomy (a), oesophagostomy (e)
Ösophagus esophagus (a), oesophagus (e)
Ösophagusplastik esophagoplasty (a), oesophagoplasty (e)
Ösophagusvarizen esophageal varicosis (a), oesophageal varicosis (e)
Östradiol dihydrotheelin, estradiol (a), oestradiol (e)
Östran estrane (a), oestrane (e)
Östriol estriol (a), oestriol (e)
östrogen estrogenic (a), oestrogenic (e)
Östrogen estrogen (a), oestrogen (e)
Östron estrone (a), oestrone (e)
offen open, patent
Offenbarungswahn delusion of revelation
Offenstehen patency
offenstehend patent
offiziell official
offizinell official, officinal
Ofloxacin *e.e.*
Oftascein oftasceine
Ohm *e.e.*
Ohnmacht syncope, faint, swoon
Ohnmachtsanfall fainting fit
ohnmächtig in a faint
– werden to faint, to swoon
Ohr ear
–, abstehendes prominent ear
– -Augen-Ebene eye-ear plane
Ohrblock ear block
Ohrenarzt, Ohrenärztin otologist
Ohrenfluss otorrhea (a), otorrhoea (e)
Ohrgeräusch ear noise
Ohrenklappe ear cap
Ohrenleiden ear complaint
Ohrensausen tinnitus
Ohrenschmalz ear wax
Ohrenspiegel otoscope
Ohrenzeckenkrankheit ear tick disease
Ohrläppchen lobule of the ear
Ohrloch ear hole
Ohrlöffel ear picker
Ohrlupe ear magnifier
Ohrmuschel auricle (of the ear)
Ohrplastik otoplasty
Ohrpolypenschlinge ear polypus loop

Ohrschmalz ear wax, cerumen
Ohrschmalzpfropf impacted cerumen
Ohrspeicheldrüse parotid gland
Ohrspiegel otoscope
Ohrspritze aural syringe
Ohrtoilette aural toilet
Ohrtrichter ear speculum
Ohrtrompete eustachian tube
Oidiomykose oidiomycosis
Oidium *e.e.*
Oikologie oikology
Okkludator occludator, occluder
okklusal occlusal
Okklusalfläche occlusal surface
Okklusallage occlusal position
Okklusion occlusion
–, **laterale** lateral occlusion
–, **protrale** protrusive occlusion
–, **retrale** retrusive occlusion
Okklusionsabdruck occlusal impression
Okklusionsausgleich balanced occlusion
Okklusionsbereich occlusal area
Okklusionsebene occlusal plane
Okklusionskontakt occlusal contact
Okklusionslage occlusal position
Okklusionszone occlusal zone
okklusiv occlusive
Okklusivverband occlusive dressing
Okklusometer occlusometer
Okklusometrie occlusometry
okklusometrisch occlusometric
Oktana octan fever
Oktanoat octanoate
Oktapeptid octapeptide
oktavalent octavalent
Oktopamin octopamine
Oktyl… octyl…
okulär ocular
Okular ocular, eyepiece
okuloaurikulär oculoauricular
okulodental oculodental
okulodentodigital oculodentodigital
okulokardial oculocardiac
okulokutan oculocutaneous
okulomandibulofazial oculomandibulofacial
okulomotorisch oculomotor
okulootokutan oculo-otocutaneous
okulopharyngeal oculopharyngeal
okulopupillär oculopupillary
okulovaskulär oculovascular
okulovertebral oculovertebral
okulozerebral oculocerebral
okulozerebrorenal oculocerebrorenal
okzipital occipital
okzipitoanterior occipitoanterior
okzipitobregmatisch occipitobregmatic
okzipitofrontal occipitofrontal
okzipitomental occipitomental
okzipitoparietal occipitoparietal
okzipitoposterior occipitoposterior
okzipitotemporal occipitotemporal
okzipitozervikal occipitocervical
Olamin olamine, ethanol-amine
Olanzapin olanzapine
Oleander *e.e.*
Oleandrin *e.e.*
Oleat oleate
Olefin *e.e.*
Olein *e.e.*
Oleom eleoma
Oleoresin *e.e.*
Oleostearat oleostearate
Oleothorax *e.e.*
Oleum Chenopodii anthelminthici oil of chenopodium
Oleum Ricini castor oil
olfaktogenital olfactogenital
Olfaktometer olfactometer
olfaktorisch olfactory
Oligämie oligaemia (e), oligemia (a)
oligämisch oligaemic (e), oligemic (a)
Oligoanurie oligo-anuria
Oligoastrozytom oligoastrocytoma
Oligodaktylie oligodactylia
Oligodendroblastom oligodendroblastoma
Oligodendroglia *e.e.*
Oligodendrozyt oligodendrocyte
Oligodesoxynukleotid oligodeoxynucleotide
Oligodipsie oligodipsia
Oligodontie oligodontia
oligodynamisch oligodynamic
Oligo-Epilepsie oligo-epilepsy
oligogen oligogenic
oligoklonal oligoclonal
oligolezithal oligolecithal
Oligomenorrhö oligomenorrhea (a), oligomenorrhoea (e)
Oligomer *e.e.*
oligomer oligomeric
Oligomerie oligomerism
oligomorph oligomorphic
Oligonukleotid oligonucleotide
Oligopeptid oligopeptide
Oligophrenia phenylpyruvica *e.e.*
Oligophrenie oligophrenia
Oligosaccharid oligosaccharide
Oligosaccharidose oligosaccharidosis
Oligosialie oligosialia
Oligospermie oligospermia

oligosymptomatisch oligosymptomatic
Oligotrichie oligotrichia
oligotroph oligotrophic
Oligozoospermie oligozoospermatism
Oligozythämie oligocythaemia (e), oligocythemia (a)
Oligurie oliguria
oligurisch oliguric
Olive *e.e.*
Olivenkern (med.) olivary nucleus
Olivenöl olive oil
Oliver-Cardarelli-Zeichen Oliver-Cardarelli sign
olivopontozerebellar olivopontocerebellar
olivozerebellar olivocerebellar
Olmesartan *e.e.*
Olmersche Krankheit exanthematous Mediterranean fever
Olsalazin olsalazine
Omagra *e.e.*
Omalgie omalgia
Omalizumab *e.e.*
Omarthritis *e.e.*
Omasitis *e.e.*
Omasum *e.e.*
Omapatrilat omapatrilate
Ombrédanne-Maske Ombrédanne's mask
omental *e.e.*
Omentitis *e.e.*
Omentopexie omentopexy
Omeprazol omeprazole
omnipotent totipotential
Omoconazol omoconazole
omohyoidal omohyoid
omoklavikulär omoclavicular
Omonastein omonasteine
Omphalektomie omphalectomy
Omphalitis *e.e.*
Omphalocele *e.e.*
Omphalopagus *e.e.*
Omphalophlebitis *e.e.*
Omphalotomie omphalotomy
Omphalotripsie omphalotripsy
Omphalozele omphalocele
Onanie onanism
onanieren to masturbate
Onapriston onapristone
Onchozerkiasis onchocerciasis
Onchozerkom onchocercoma
Ondansetron ondansetrone
Ondiriitis Ondiri disease
Oneirismus oneirism
oneirogen oneirogenic
oneiroid *e.e.*
Oneirophrenie oneirophrenia
Oniomanie oniomania
onkofetal oncofetal
onkofötal oncofetal
Onkogen oncogen
onkogen oncogenic
Onkogenese oncogenesis
onkogenetisch oncogenetic
Onkologe oncologist
Onkologie oncology
Onkologin oncologist
onkologisch oncological
Onkolyse oncolysis
onkolytisch oncolytic
Onkostatin oncostatin
onkotisch oncotic
Onkozyt oncocyte
Onlay *e.e.*
online online
Ontogenese ontogenesis
ontogenetisch ontogenetic
Onychauxis *e.e.*
Onychie onychia
Onychodystrophie onychodystrophy
Onychogrypose onychogryposis
Onychoklasie onychoclasis
Onycholyse onycholysis
Onychomalazie onychomalacia
Onychomykose onychomycosis
Onychopathie onychopathy
Onychophagie onychophagia
Onychophym onychophyma
Onychorrhexis *e.e.*
Onychoschisis onychoschizia
Onychose onychosis
Onychotillomanie onychotillomania
Ooblast *e.e.*
Oogenese oogenesis
Oogonie oogonium
Ookinet ookinete
Oolemm oolemma
Oophorektomie oophorectomy
oophorektomieren to oophorectomize
Oophoritis *e.e.*
Oophorohysterektomie oophorohysterectomy
Oophyt oophyte
Oosporose oosporosis
Oozephalus oocephalus
Oozyste oocyst
Oozyt oocyte
Opaleszenz opalescence
opaleszierend opalescent
Opalgie opalgia
opak opaque
Opazität opacity

operant *e.e.*
Operateur operator; operating surgeon
Operation *e.e.*
–, sich einer – unterziehen to submit to an operation
–, eine – vornehmen to perform an operation
–, Zustand nach postoperative state
Operationsanzug operating suit
Operationsbesteck operating set
Operationsbesteckkasten operating case
Operationsgastroskop operating gastroscope
Operationsgebiet field of operation
Operationshandschuhe surgeon's gloves
Operationskleid operating gown
Operationslampe operating lamp
Operationsmikroskop surgery microscope
Operationsmütze operating cap
Operationsnarbe postoperative scar
Operationspfleger (male) operating room nurse
Operationssaal operating theatre (e), operating theater (a)
Operationsschere operating scissors
Operationsschwester operating room nurse
Operationsstuhl operating chair
Operationstisch operating table
operativ operative
Operator-Gen operator gene
operieren to operate
–, einen Patienten to operate upon a patient
–, den Finger to operate upon the finger
–, einen Patienten wegen Appendizitis to operate upon a patient for appendicitis
–, sich – lassen to undergo an operation
operkulär opercular
Operkulum opercle
Operon *e.e.*
Ophiasis *e.e.*
Ophidismus ophidism
Ophryon *e.e.*
ophryospinal *e.e.*
Ophthalmie ophthalmia
ophthalmisch ophthalmic
Ophthalmitis *e.e.*
Ophthalmoangiotonometer *e.e.*
Ophthalmodiaphanoskop ophthalmodiaphanoscope
Ophthalmodiaphanoskopie ophthalmodiaphanoscopy
Ophthalmodynamometer *e.e.*
Ophthalmodynamometrie ophthalmodynamometry
Ophthalmogenetik ophthalmogenetics
Ophthalmologe ophthalmologist
Ophthalmologie ophthalmology
Ophthalmologin ophthalmologist
ophthalmologisch ophthalmological
Ophthalmometer *e.e.*
Ophthalmomyiasis *e.e.*
Ophthalmopathie ophthalmopathy
Ophthalmophakometer ophthalmophacometer
Ophthalmophakometrie ophthalmophacometry
Ophthalmophantom *e.e.*
Ophthalmoplastie ophthalmoplasty
Ophthalmoplegie ophthalmoplegia
ophthalmoplegisch ophthalmoplegic
Ophthalmoskop ophthalmoscope
Ophthalmoskopie ophthalmoscopy
ophthalmoskopisch ophthalmoscopic
Ophthalmospektroskop ophthalmospectroscope
Ophthalmospektroskopie ophthalmospectroscopy
Ophthalmostat *e.e.*
Ophthalmotomie ophthalmotomy
Opiat opiate
Opin opine
Opiniazid opiniazide
Opioid *e.e.*
Opipramol *e.e.*
opisthiobasal *e.e.*
Opisthion *e.e.*
opisthionasal *e.e.*
Opisthogenie opisthogenia
Opisthognathie opistognathism
Opisthorchiasis *e.e.*
Opisthorchis *e.e.*
Opisthotonus opisthotonus
Opium *e.e.*
Opiumsucht paregorism
Opiumtinktur tincture of opium
Opodeldok, fester camphor and soap liniment
Opodeldok, flüssiger fluid opodeldoc
Oppenheim-Zeichen Oppenheim's sign
opportun opportune
opportunistisch opportunistic
Opsin *e.e.*
Opsiurie opsiuria
Opsoklonie opsoclonia
Opsomanie opsomania
Opsonin *e.e.*
opsonisieren to opsonize
Opsonisierung opsonization
Opsonozytophagie opsonocytophagy
opsonozytophagisch opsonocytophagic
Optik optics

Optiker(in) optician
optikochiasmatisch opticochiasmatic
Optikusatrophie optic atrophy
Optikusgliom optic glioma
Optikuspapille optic disk (a), optic disc (e)
optimal *e.e.*, optimum
optimieren to optimise
Optimierung optimization
optimistisch optimistic
Optimum *e.e.*
optisch optic
optische Kohärenztomographie optical coherence tomography (OCT)
Optodynamometer *e.e.*
Optogramm optogram
optokinetisch optokinetic
Optometer *e.e.*
Optometrie optometry
optometrisch optometric
Optometrist(in) optometrist
Optotype *e.e.*
Oseltamivir *e.e.*
oral *e.e.*
orale Desensibilisierung oral desensitization (a), oral desensitisation (e)
oralwärts orad
orangefarben orange
Orangenblüte orange flower
Orangenhaut orange skin
Orangenschalenhaut orange peel skin
Orazamid orazamide
orbikulär orbicular
orbikuloanterokapsulär orbiculoanterocapsular
orbikuloposterokapsulär orbiculopostero-capsular
orbikuloziliär orbiculociliary
Orbita *e.e.*
orbital *e.e.*
Orbitale *e.e.*
Orbitaspitzensyndrom orbital apex syndrome
orbitofrontal *e.e.*
orbitonasal *e.e.*
Orbitonometer *e.e.*
Orbitonometrie orbitonometry
Orbitopathie orbitopathy
orbitotemporal *e.e.*
Orbitotomie orbitotomy
Orchidometer *e.e.*
Orchiektomie orchectomy, orchiectomy
Orchiopexie orchiopexy
Orchitis *e.e.*
Orciprenalin orciprenaline
Orconazol orconazole
Ordinate *e.e.*
Ordnungszahl atomic number
orexigen orexigenous
Organ *e.e.*
–,Fortpflanzungs- reproductive organ
–, inneres internal organ
–, Geschlechts- sexual organ
Organbildung organogenesis
Organell organella, organelle
Organelle *e.e.*
Organentwicklung organogenesis
organerhaltend organ preserving, organ conserving
Organisation organization
Organisator(in) organizer
organisch organic
organisieren to organize
Organismus organism
Organkultur organ culture
Organneurose organ neurosis
Organoid *e.e.*
organoid *e.e.*
organoleptisch organoleptic
Organologie organology
organologisch organological
Organon *e.e.*
Organophosphat organophosphate
Organotherapie organotherapy
organotrop organotropic
Organotropie organotropy
Organspender(in) organ donor
organspezifisch organ-specific
Organtherapeutikum organotherapeutic remedy
organtherapeutisch organotherapeutic
Orgasmus orgasm
orgastisch orgastic
Orgotein *e.e.*
Orientbeule oriental boil
orientieren to orientate
Orientierung orientation
Oripavin oripavine
Orlistat *e.e.*
Ormetoprim *e.e.*
Ornidazol ornidazole
Ornipressin *e.e.*
Ornithin ornithine
Ornithodorus moubata *e.e.*
Ornithose ornithosis
orobasal oro-basal
orofazial oro-facial
orofaziodigital orofaciodigital
Orohypopharynx *e.e.*
oronasal *e.e.*
oropharyngeal *e.e.*

Oropharynx *e.e.*
Orosomukoid orosomucoid
Orotase *e.e.*
Orotat orotate
Orotidin orotidine
Orotidylat orotidylate
Orotidyldekarboxylase orotidyldecarboxylase
Orotidylpyrophosphorylase *e.e.*
orotracheal *e.e.*
Oroyafieber Oroya fever, Carrión's disease
Orpanoxin *e.e.*
Orphenadrin orphenadrine, mephenamine
Ortetamin ortetamine
Orthese orthosis, orthotic device
orthochrom orthochromic
Orthochromasie orthochromasia
orthochromatisch orthochromatic
Orthochromie orthochromia
Orthodontie orthodontia
Orthodontiezange orthodontic forceps
orthodontisch orthodontic
orthodrom orthodromic
Orthogenese orthogenesis
orthognath orthognathous
orthogonal *e.e.*
orthograd orthograde
Orthokin *e.e.*
Orthologie orthology
orthologisch orthological
orthomolekular orthomolecular
Orthopäde, Orthopädin orthopaedist (e), orthopedist (a)
Orthopädie orthopaedics (e), orthopedics (a)
orthopädisch orthopaedic (e), orthopedic (a)
Orthopantomographie orthopantomography
Orthophenylphenol *e.e.*
Orthophorie orthophoria
Orthophosphat orthophosphate
Orthophrenie orthophrenia
orthoploid *e.e.*
Orthoploidie orthoploidy
Orthopnoe orthopnea (a), orthopnoea (e)
Orthoptik orthoptics
Orthoptist(in) *e.e.*
Orthoptoskop orthoptoscope
Orthoptoskopie orthoptoscopy
orthorhythmisch orthorhythmic
Orthoskop orthoscope
Orthoskopie orthoscopy
orthoskopisch orthoscopic
Orthostase orthostatism
orthostatisch orthostatic
Ortho-Stellung ortho position
orthotonisch orthotonic
orthotopisch orthotopic
orthotrop orthotropic
Orthovanadat orthovanadate
Ortsdosis local dose
Ortswechselbescheinigung travel certificate
Ortung location
Orzein orcein
Orzin orcin
Orziprenalin orciprenaline
Osazon osazone
Oseltamivir *e.e.*
Osgood-Schlattersche Krankheit Osgood-Schlatter's disease
Oslersche Krankheit Osler's disease
Osmadizon osmadizone
Osmat osmate
Osmidrose osmidrosis
osmiophil osmiophilic
Osmium *e.e.*
Osmol osmole
Osmolalität osmolality
Osmolarität osmolarity
Osmologie osmology
Osmometer *e.e.*
Osmometrie osmometry
osmometrisch osmometric
Osmophorese osmophoresis
Osmorezeptor osmoreceptor
Osmoregulation *e.e.*
Osmose osmosis
Osmotherapie osmotherapy
osmotisch osmotic
osseofibrös osseofibrous
Ossifikation ossification
Ossifikationszentrum ossification center (a), ossification centre (e)
ossifizieren to ossify
Ossikulektomie ossiculectomy
Ostektomie ostectomy
Osteo-Angio-Lathyrismus osteo-angiolathyrism
Osteoarthritis *e.e.*
Osteoarthropathie osteoarthropathy
Osteoarthrose osteoarthrosis
Osteoarthrosis interspinalis kissing spine
Osteoblast *e.e.*
osteoblastisch osteoblastic
Osteoblastom osteoblastoma
Osteocalcin *e.e.*
Osteochondritis *e.e.*
Osteochondrofibrom osteochondrofibroma
Osteochondrom osteochondroma
Osteochondromatose osteochondromatosis
Osteochondrosarkom osteochondrosarcoma

Osteochondrose osteochondrosis
Osteochondrosis juvenilis Scheuermann vertebral osteochondrosis, Scheuermann's disease
Osteodensitometrie osteodensitometry
Osteodentin *e.e.*
Osteodentinom osteodentinoma
Osteodesmose osteodesmosis
Osteodynie osteodynia
Osteodystrophie osteodystrophia
Osteofibrom osteofibroma
osteogen osteogenic
Osteogenese osteogenesis
Osteogenesis imperfecta *e.e.*, brittle bones
osteogenetisch osteogenetic
Osteoid *e.e.*
osteoid *e.e.*
Osteokalzin osteocalcin
Osteokampsis osteocampsia
Osteoklasie osteoclasis
Osteoklast osteoclast
osteoklastisch osteoclastic
Osteoklastom osteoclastoma
Osteologie osteology
osteologisch osteologic
Osteolyse osteolysis
–, kryptogenetische progressive disappearing bone disease
osteolytisch osteolytic
Osteom osteoma
Osteomalazie osteomalacia
osteomalazisch osteomalacic
Osteomyelitis *e.e.*
osteomyelitisch osteomyelitic
Osteomyelofibrose osteomyelofibrosis
Osteon *e.e.*
Osteonectin *e.e.*
Osteonekrose osteonecrosis
osteo-neuro-endokrin osteo-neuro-endocrine
Osteopathie osteopathy
Osteopenie osteopenia
osteopenisch osteopenic
Osteopetrosis *e.e.*
Osteophyt osteophyte
Osteoplastik osteoplasty
osteoplastisch osteoplastic
Osteopoikilie osteopoikilosis
Osteoporose osteoporosis
osteoporotisch osteoporotic
Osteoprotegerin *e.e.*
Osteopsathyrose osteopsathyrosis
Osteosarkom osteosarcoma
Osteosklerose osteosclerosis
osteosklerotisch osteosclerotic
Osteosynthese osteosynthesis
Osteotom osteotome
Osteotomie osteotomy
Osteozyt osteocyte
Ostitis osteitis
– deformans osteitis deformans
Ostreogrycin *e.e.*
Oszillation oscillation
Oszillator oscillator
oszillieren to oscillate
Oszillogramm oscillogram
Oszillograph oscillograph
Oszillographie oscillography
oszillographisch oscillographic
Oszillometer oscillometer
Oszillometrie oscillometry
oszillometrisch oscillometric
Oszillopsie oscillopsia
Otalgie otalgia
Otektomie otectomy
Othämatom othaematoma (e), othematoma (a)
Otiatrie otiatrics
otiatrisch otiatric
Otiobiose otiobiosis
Otitis externa/interna/media *e.e.*
Otoakustik otoacoustics
otoakustisch otoacoustic
otodental *e.e.*
Otodynie otodynia
otogen otogenous
Otolith *e.e.*
otolithisch otolithic
Otologe, Otologin otologist
Otologie otology
otologisch otological
otomandibulär otomandibular
Otomastoiditis *e.e.*
Otomykose otomycosis
oto-neurologisch oto-neurological
Oto-Rhino-Laryngologie oto-rhinolaryngology
Otosklerose otosclerosis
Otoskop otoscope, auriscope
Otoskopie otoscopy
otoskopisch otoscopic
ototoxisch ototoxic
Ototoxizität ototoxicity
otovertebral *e.e.*
Otozephalie otocephaly
Ovalbumin *e.e.*
Ovalozyt ovalocyte
Ovalozytose ovalocytosis
Ovarektomie ovariectomy
ovarektomieren to spay, to ovariectomize

Ovarialgeschwulst ovarian neoplasm
Ovarialsyndrom, Gonadotropin-resistentes resistant ovary syndrome
–, polyzystisches polycystic ovary syndrome
Ovarialzyste ovarian cyst
ovariell ovarian, ovaric
ovarioabdominal *e.e.*
Ovariohysterektomie oophorohysterectomy, ovariohysterectomy
Ovariopexie ovariopexy
Ovariosalpingektomie ovariosalpingectomy
Ovariotomie ovariotomy
ovariotubal *e.e.*
Ovariozentese ovariocentesis
ovaripriv ovariprival
Ovarium ovary
Overlay *e.e.*
ovulär ovular
Ovulation *e.e.*
Ovulationshemmer ovulation inhibitor
ovulatorisch ovulatory
Ovulum ovule
Oxabolon oxabolone
Oxacepam *e.e.*
Oxaceprol *e.e.*
Oxacillin *e.e.*
Oxadimedin oxadimedine
Oxalat oxalate
Oxalazetat oxalacetate
Oxaliplatin oxaliplatinum
Oxalose oxalosis
Oxalosukzinat oxalosuccinate
Oxalurie oxaluria
Oxanamid oxanamide
Oxandrolon oxandrolone
Oxantil *e.e.*
Oxaprotilin oxaprotiline
Oxarbazol oxarbazole
Oxazaphosphorin oxazaphosphorine
Oxazepam *e.e.*
Oxazolam *e.e.*
Oxazolidonon oxazolidonone
Oxazin oxazine
Oxazon oxazone
Oxcarbazepin oxcarbazepine
Oxdralazin oxdralazine
Oxedrin synephrine
Oxendolon oxendolone
Oxetoron oxetorone
Oxi… siehe auch:/see also: Oxy…
Oxibendazol oxibendazole
Oxibenzon oxibenzone
Oxichinolin oxiquinoline
Oxiclipin oxiclipine
Oxiclozanid oxiclozanide
Oxiconazol oxiconazole, oxyconazole
Oxid oxide
Oxidans oxidant
Oxidase *e.e.*
oxidasenegativ oxidase-negative
oxidasepositiv oxidase-positive
Oxidation *e.e.*
Oxidationszahl oxidation number
oxidativ oxidative
oxidierbar oxidizable
Oxidierbarkeit oxidizability
oxidieren to oxidize
Oxidimetrie oxidimetry
Oxidopamin oxidopamine
Oxidoreduktase oxidoreductase
Oxidose oxidosis
Oxifedrin oxifedrine
Oxifenamat oxifenamate
Oxilofrin *e.e.*
Oxim oxime
Oxiramid oxiramide
Oxitriptan *e.e.*, hydroxytryptophan
Oxitriptylin oxitriptyline
Oxitropium *e.e.*
Oxmetidin oxmetidine
Oxobutyrat oxobutyrate
Oxogeston oxogestone
Oxoglutaramid oxoglutaramide
Oxoglutarat oxoglutarate
Oxogulonat oxogulonate
Oxoimin oxoimine
Oxolamin oxolamine
Oxomemazin oxomemazine
Oxonazin oxonazine
Oxophenarsin oxophenarsine
oxophil oxophilic
Oxoprolin oxoproline
Oxoprolinase *e.e.*
Oxoprolinurie oxoprolinuria
Oxosteroid *e.e.*
Oxotestosteron oxotestosterone
Oxotremorin oxotremorine
Oxprenolol *e.e.*
Oxy… siehe auch:/see also: Oxi…
Oxybenzon oxybenzone
Oxybuprocain oxybuprocaine
Oxybutinin *e.e.*
Oxychinolin oxyquinoline
Oxyclipin oxyclipine
Oxyclozanid oxyclozanide
Oxycodon oxycodone
Oxyconazol oxyconazole
Oxyd oxide
Oxydase oxidase
oxydasenegativ oxidase-negative

oxydasepositiv oxidase-positive
Oxydation oxidation
oxydativ oxidative
oxydieren to oxidize
Oxydipentonium *e.e.*
Oxyfedrin oxyfedrine
Oxyfenamat oxyfenamate
Oxygenase *e.e.*
Oxygenator *e.e.*
oxygenieren to oxygenate
Oxygenierung oxygenation
Oxyhämoglobin oxyhaemoglobin (e), oxyhemoglobin (a)
Oxymesteron oxymesterone
Oxymetazolin oxymetazoline
Oxymeter *e.e.*
Oxymetholon oxymetholone
Oxymetrie oxymetry
oxymetrisch oxymetrical
Oxynitrilase *e.e.*
Oxypertin oxypertine
Oxyphenbutazon oxyphenbutazone
Oxyphenylurie oxyphenyluria
oxyphil oxyphilous
Oxyphosphat oxyphosphate
Oxypurin oxypurine
Oxypurinol *e.e.*
Oxysulfid oxysulfide (a), oxysulphide (e)
Oxytetracyclin oxytetracycline
Oxytocin *e.e.*
Oxytropiumbromid oxytropiumbromide
Oxyuriasis *e.e.*
Oxyuris vermicularis *e.e.*, Enterobius vermicularis
Oxyzephalie oxycephaly
Ozaena ozaena (e), ozena (a)
Ozokerit ozocerite
Ozon ozone

P

Paar couple
Paardenziekte horse sickness
paaren to couple; to mate
Paartherapie couple therapy
Paarung mating; pairing
Paarungszeit rutting season
Pacchionisches Grübchen pacchionian depression
Pacemakerzelle pacemaker cell
Pachycheilie pachycheilia
Pachydaktylie pachydactyly
Pachydermie pachyderma
Pachyglossie pachyglossia
Pachygyrie pachygyria
Pachymeningitis *e.e.*
Pachymeningose pachymeningopathy
Pachytän pachytene
Pachyzephalie pachycephaly
Pacinisches Körperchen Pacini's corpuscle
Packung pack
–, feuchte wet pack
–, heiße hot pack
Paclitaxel *e.e.*
Pacrinolol *e.e.*
Padimat padimate
Pädatrophie paedatrophia (e), pedatrophia (a)
Päderast paederast (e), pederast (a)
Päderastie paederasty (e), pederasty (a)
Pädiater, Pädiatrin paediatrician (e), paediatrist (e), pediatrician (a), pediatrist (a)
Pädiatrie paediatrics (e), pediatrics (a)
pädiatrisch paediatric (e), pediatric (a)
Pädoaudiologie paedoaudiology (e), pedoaudiology (a)
pädoaudiologisch paedoaudiological (e), pedoaudiological (a)
pädophil paedophilic (e), pedophilic (a)
Pädophilie paedophilia (e), pedophilia (a)
Pagetsche Krankheit Paget's disease
Paget-von-Schroetter-Syndrom syndrome of Paget-Schroetter
PAH (Paraaminohippursäure) paraaminohippuric acid
Paket pack, package
paläokinetisch palaeokinetic (e), paleokinetic (a)
paläolithische Diät palaeolithic diet (e), paleolithic diet (a)
Paläoneurologie palaeoneurology (e), paleoneurology (a)
Paläontologie palaeontology (e), paleontology (a)
Paläopathologie palaeopathology (e), paleopathology (a)
Paläostriatum palaeostriatum (e), paleostriatum (a)
Paläothalamus palaeothalamus (e), paleothalamus (a)
palatal *e.e.*
palatin palatine
palatinal palatal
palatoglossal *e.e.*
Palatographie palatography
palatomaxillär palatomaxillary
palatonasal *e.e.*
palatopharyngeal *e.e.*
Palatoplegie palatoplegia
palatoproximal *e.e.*
Palilalie palilalia
Palimpsest *e.e.*
Palindrom palindrome
palindromisch palindromic
Palingraphie palingraphia
Palinopsie palinopsia
Palinphrasie palinphrasia
Palisade *e.e.*
Palivizumab *e.e.*
Palladium *e.e.*
Pallästhesie pallaesthesia (e), pallesthesia (a)
Pallanästhesie pallanaesthesia (e), pallanesthesia (a)
palliativ palliative
Palliativum palliative
pallidal *e.e.*
Pallidektomie pallidectomy
pallidoansal *e.e.*
pallidofugal *e.e.*
pallidomesenzephalisch pallidomesencephalic
pallidostriär pallidostriatal
Pallidotomie pallidotomy
palmar *e.e.*
Palmitamid palmitamide
Palmitat palmitate
Palmitin *e.e.*
Palmitoyl *e.e.*
palmoplantar *e.e.*
palpabel palpable
Palpation *e.e.*
palpebral *e.e.*
palpieren to palpate
Palpitation *e.e.*

Pamaquin pamaquine
Pamidronat pamidronate
Pamoat pamoate, embonate
pampiniform *e.e.*
Panästhesie panaesthesia (e), panesthesia (a)
panagglutinabel panagglutinable
Panagglutination *e.e.*
Panagglutinin *e.e.*
Panaritium panaris, whitlow, felon
Panarteriitis panarteritis
Panazee panacea
panazinär panacinar
panazinös panacinous, panacinar
panchromatisch panchromatic
Pancoasttumor Pancoast's neoplasm
pancrea...pancreo... siehe auch:/see also: pankrea..., pankreo...
Pancreatin *e.e.*
Pancuronium *e.e.*
Pandemie pandemic
pandemisch pandemic
Pandysautonomie pandysautonomia
Pandy-Probe Pandy's test
Panendoskop panendoscope
Panenzephalitis panencephalitis
Panethsche Zelle Paneth's cell
Panidazol panidazole
Panik panic
Panipenem *e.e.*
panisch panic
Pankarditis pancarditis
Pankreas pancreas
Pankreaskopf head of the pancreas
Pankreasschwanz pancreatic tail
Pankreasstein pancreatic calculus
Pankreastransplantation pancreas transplantation
Pankreatektomie pancreatectomy
pankreatektomieren to pancreatectomize, to depancreatize
pankreatikobiliär pancreaticobiliary
Pankreatikocholezystostomie pancreaticocholecystostomy
pankreatikoduodenal pancreaticoduodenal
Pankreatikoduodenostomie pancreaticoduodenostomy
Pankreatikographie pancreaticography
pankreatikojejunal pancreatico-jejunal
pankreatikopleural pancreaticopleural
pankreatisch pancreatic
Pankreatitis pancreatitis
pankreatitisch pancreatitic
pankreatobiliär pancreatobiliary
pankreatoduodenal pancreatoduodenal
Pankreatoduodenektomie pancreatoduodenectomy
Pankreatoenterostomie pancreatoenterostomy
pankreatogen pancreatogenous
Pankreatographie pancreatography
pankreatolienal pancreatosplenic
pankreatosplenisch pancreatosplenic
pankreatotrop pancreatotropic
Pankreolauryl-Test pancreolauryl test
Pankreolithiasis *e.e.*
pankreolytisch pancreolytic
pankreotrop pancreotropic
Pankreozymin pancreozymin
Panleukopenie panleukopenia
panlobulär panlobular
Panmixie panmixis
Panmyelopathie panmyelopathy
Panmyelophthise panmyelophthisis
Pannikulektomie panniculectomy
Pannikulus panniculus
Pannus *e.e.*
Pannusoperation peritectomy
Panophthalmitis *e.e.*
panoptisch panoptic
Panoramaröntgenaufnahme panoramic x-ray picture
Panoramasonographie panoramic sonography
Panostitis panosteitis
Panotitis *e.e.*
Panplegie pamplegia, panplegia
Pansen paunch, rumen
Pansinusitis *e.e.*
Pantalgie pantalgia
Panthenol *e.e.*
Pantograph *e.e.*
Pantomographie pantomography
Pantomorphie pantomorphia
Pantoprazol *e.e.*
pantoskopisch pantoscopic
Pantothenat pantothenate
pantotrop pantotropic
Pantoyltaurin pantoyltaurine
Panuveitis *e.e.*
Panzerherz armor heart (a), armour heart (e)
Panzerkrebs cancer en cuirasse
panzootisch panzootic
Panzytopenie pancytopenia
Papageienkrankheit parrot fever, psittacosis
Papain *e.e.*
Papanicolaoufärbung Papanicolaou staining
Papatasi-Fieber sandfly fever
Papaverin papaverine
Papaverolin papaveroline

Papayotin *e.e.*
Papel papule
Papelbildung papulation
Papier paper
Papierchromatographie paper chromatography
Papierelektrophorese filter paper electrophoresis
Papier-Radioimmunosorbens-Test paper radioimmunosorbent test
Papilla Vateri Vater's papilla
papillär papillary
Papillarmuskel papillary muscle
Papille papilla
Papillektomie papillectomy
Papillennekrose papillary necrosis
Papillenödem papilledema (a), papilloedema (e)
Papillitis *e.e.*
Papillom papilloma
papillomakulös papillomacular
papillomatös papillomatous
Papillomatose papillomatosis
Papilloretinitis *e.e.*
Papillosphinkterotomie papillosphincterotomy
Papillotomie papillotomy
Pappatacifieber sandfly fever, pappataci fever
Pappenheimfärbung Pappenheim's staining
Pappschiene cardboard splint
papulär papular
papuloerythematös papuloerythematous
papulös papular
papulopustulös papulopustular
Papulose papulosis
papulosquamös papulosquamous
papulovesikulär papulovesicular
Paraaminobenzoat para-aminobenzoate
paraannulär para-annular
Parabel parabola
Paraben *e.e.*
Parabiose parabiosis
parabiotisch parabiotic
Parablast *e.e.*
Parablastom parablastoma
Parabulie parabulia
Paracentese paracentesis
Paracetamol *e.e.*
Parachloromercuribenzoat parachloromercuribenzoate
Parachlorophenol *e.e.*
Parachromatin *e.e.*
Paracoccidioidomykose paracoccidioidomycosis
paradental *e.e.*
Paradentitis *e.e.*, parodontitis
Paradentopathie paradentopathy
Paradentose paradentosis
Paradesmose *e.e.*
Paradigma paradigm
Paradimethylaminobenzaldehyd paradimethylaminobenzaldehyde
Paradipsie paradipsia
paradox paradoxical
Paradoxon paradox
paraduodenal *e.e.*
Parästhesie paraesthesia (e), paresthesia (a)
parästhetisch paraesthetic (e), paresthetic (a)
Parafentizid parafentizide
Paraffin *e.e.*, petrolatum
Paraffinum liquidum liquid petrolatum
Paraffinom paraffinoma
parafollikulär parafollicular
Paraform *e.e.*
Paragammazismus paragammacism
Paragangliom paraganglioma
Paraganglion *e.e.*
paraganglionär paraganglionic
Parageusie parageusia
Paragglutination *e.e.*
Paraglobulin *e.e.*
Paragonimiasis *e.e.*
Paragonimus Ringeri *e.e.*
– Westermani *e.e.*
Paragrammatismus paragrammatism
Paragranulom *e.e.*
Paragraphie paragraphia
Parahämophilie parahaemophilia (e), parahemophilia (a)
parahepatisch parahepatic
parahiatal *e.e.*
Parahypnose parahypnosis
parainfektiös parainfectious
Parainfektion parainfection
Parainfluenza *e.e.*
parakardial paracardial
Parakeratose parakeratosis
Parakinese parakinesis
parakinetisch parakinetic
Parakonus paracone
parakortikal paracortical
parakorporal paracorporal
parakrin paracrine
Parakusis paracusis, paracusia
Paralalie paralalia
Paralambdazismus paralambdacism
Paraldehyd paraldehyde
Paraleukoblast *e.e.*
Paralexie paralexia

Paralgesie paralgesia
paralingual *e.e.*
Parallaxe parallax
parallel *e.e.*
Parellelgeschiebe (dent.) parallel attachment
Parallelschaltung shunt
Parallergie parallergy
parallergisch parallergic
Paralogie paralogia
paralogisch paralogical
Paralymphoblast *e.e.*
Paralyse paralysis
–, progressive paretic dementia, general paralysis of the insane, general paresis
paralysieren to paralyze
Paralysis agitans *e.e.*
Paralytiker(in) paralytic
paralytisch paralytic
paralytogen paralytogenic
paramagnetisch paramagnetic
Paramastitis *e.e.*
Paramastoiditis *e.e.*
paramedian *e.e.*
paramedizinisch paramedical
Parameter *e.e.*
Paramethadion paramethadione
Paramethason paramethasone
parametran parametrial
parametrisch parametric
Parametritis *e.e.*
parametritisch parametritic
Parametrium *e.e.*
Parametropathie, spastische spastic parametropathy, pelvic congestion
Paramimie paramimia
Paramnesie paramnesia
paramolar *e.e.*
Paramphistomiasis *e.e.*
Paramunisierung paramunization
Paramunität paramunity
Paramuzin paramucin
Paramyelin *e.e.*
Paramyeloblast *e.e.*
paramyeloblastisch paramyeloblastic
Paramyoklonus multiplex paramyoclonus multiplex
Paramyotonie paramyotonia
paranasal *e.e.*
paraneoplastisch paraneoplastic
paranephrisch paranephric
Paranephritis *e.e.*
paranephritisch paranephritic
paraneural *e.e.*
Paranitrosulfathiazol paranitrosulfathiazole (a), paranitrosulphathiazole (e)
Paranoia *e.e.*
paranoid *e.e.*
Paranoiker(in) paranoiac
paranoisch paranoic
Paranomie paranomia
paranormal *e.e.*
paraösophageal para-esophageal (a), paraoesophageal (e)
Paraoxon *e.e.*
Paraoxonase *e.e.*
parapankreatisch parapancreatic
Paraparese paraparesis
paraparetisch paraparetic
Parapedese parapedesis
Parapemphigus *e.e.*
Parapenzolat parapenzolate
parapharyngeal *e.e.*
Paraphasie paraphasia
paraphasisch paraphasic
paraphil paraphiliac
paraphile Person paraphiliac
Paraphilie paraphilia
Paraphimose paraphimosis
Paraphonie paraphonia
Paraphrasie paraphrasia
paraphren paraphrenic
Paraphrenie paraphrenia
paraplazentar paraplacental
Paraplegie paraplegia
paraplegisch paraplegic
parapneumonisch parapneumonic
Parapraxie parapraxis
paraprostatisch paraprostatic
Paraprostatitis *e.e.*
Paraprotein *e.e.*
Paraproteinämie paraproteinaemia (e), paraproteinemia (a)
Paraproteinurie paraproteinuria
Parapsis paraphia
Parapsoriasis *e.e.*
Parapsychologie parapsychology
parapsychologisch parapsychological
parapulpal *e.e.*
parapyknomorph parapyknomorphous
pararektal pararectal
Pararhizoklasie pararhizoclasia
Pararhotazismus pararhotacism
Pararosanilin pararosaniline
parasagittal *e.e.*
parasakral parasacral
Parasalpingitis *e.e.*
Parasialom parasialoma
Parasigmatismus parasigmatism
Parasit parasite
parasitär parasitic

P

Parasitenbefall infestation
parasitentötend parasiticide
parasitentötendes Mittel parasiticide
Parasitismus parasitism
parasitizid parasiticide
Parasitologie parasitology
parasitologisch parasitological
Parasitophobie parasitophobia
Parasitose parasitosis
parasitotrop parasitotropic
Parasomnie parasomnia
Paraspadie paraspadia
Paraspastik paraspasm, paraspasticity
paraspezifisch paraspecific
Para-Stellung para position
parasternal *e.e.*
parasympathikolytisch parasympatholytic
parasympathikomimetisch parasympathomimetic
Parasympathikus parasympathetic
parasympathisch parasympathetical
Parasynapse *e.e.*
Parasyphilis *e.e.*
parasyphilitisch parasyphilitic
Parasystole *e.e.*
Parathion *e.e.*
Parathormon parathormone
Parathymie parathymia
parathyreoidal parathyroidal
Parathyreoidektomie parathyroidectomy
parathyreopriv parathyroprival
parathyreotrop parathyrotropic
Paratrachom paratrachoma
paratroph paratrophic
paratuberkulös paratuberculous
Paratuberkulose paratuberculosis
Paratyp paratype
Paratyphlitis *e.e.*
paratyphlitisch paratyphlitic
Paratyphus paratyphoid
paratypisch paratypic
paraumbilikal para-umbilical
paraungual *e.e.*
paraurethral *e.e.*
paravaginal *e.e.*
paravalvulär paravalvular
Paravasat paravasation
paravenös paravenous
paravertebral *e.e.*
paravesikal paravesical
Paraxazon paraxazone
parazellulär paracellular
Parazentese paracentesis
– des Trommelfells paracentesis tympani
parazentral paracentral
parazervikal paracervical
Parazetamol paracetamol, acetaminophen
parazyklisch paracyclic
Parazystitis paracystitis
Parazyt paracyte
parazytär paracytic
Parazytose paracytosis
Parbendazol parbendazole
Parconazol parconazole
Pardee-Q Pardee Q
Parecoxib *e.e.*
Pareidolie pareidolia
Parekphorie parecphoria
Parenchym parenchyma
parenchymatös parenchymatous
parental *e.e.*
parenteral *e.e.*
Pareptid pareptide
Parergasie parergasia
Parese paresis
Parethoxycain parethoxycaine
paretisch paretic
Pargeverin pargeverine
Pargylin pargyline
Paridocain paridocaine
partietal *e.e.*
Parietallappen parietal lobe
parietofrontal *e.e.*
parietomental *e.e.*
parietookzipital parieto-occipital
parietotemporal *e.e.*
parietoviszeral parietovisceral
Parinaud-Syndrom Parinaud's syndrome
Parkinsonismus parkinsonism
Parkinson, Mittel gegen – antiparkinsonism drug
Parkinson-Patient(in) parkinsonian patient
Parkinsonsche Krankheit Parkinson's disease
Parodont *e.e.*, periodontium
parodontal *e.e.*
Parodontitis *e.e.*, periodontitis
Parodontium *e.e.*
Parodontologie parodontology
parodontologisch parodontological
Parodontom parodontoma
Parodontopathie parodontopathy
Parodontose parodontosis
Paromomycin *e.e.*
Paromphalozele paromphalocele
Paronychie paronychia
Paroophoritis *e.e.*
Parophthalmie parophthalmia
Parorexie parorexia
Parosmie parosmia

Parostitis parosteitis
Parotidektomie parotidectomy
Parotis parotid gland
Parotitis *e.e.*
– epidemica *e.e.*, mumps
parovarial parovarian
Parovarium *e.e.*
Paroxetin paroxetine
Paroxypropion paroxypropione
paroxysmal *e.e.*
paroxysmale Tachykardie paroxysmal tachycardia
Paroxysmus paroxysm
Parrot-Zeichen Parrot's sign
Parsalmid parsalmide
Parthenogenese parthenogenesis
Partialdruck partial pressure
Partikel particle
partikulär particulate
Partner *e.e.*
Partnerin female partner
Parulis *e.e.*
parumbilikal parumbilical
parungual *e.e.*
Parvispermie parvispermia
PAS (Paraaminosalizylsäure) paraaminosalicylic acid
Pascal *e.e.*
Paschensches Körperchen Paschen's body
Passage *e.e.*
Passavantscher Wulst Passavant's bar
Passgenauigkeit fitting accuracy
passierbar pervious
passiv passive
Passivität passivity
Paste *e.e.*
Pasteurelle pasteurella
pasteurisieren to pasteurize
Pasteurisierung pasteurization
Pastille troche
Patching *e.e.*
patellar *e.e.*
Patellarklonus patella clonus
Patellektomie patellectomy
Patellitis *e.e.*
Patent *e.e.*
patentiert patented
Paternostererbse jequirity
Pathergie pathergy
pathergisch pathergic
pathetisch pathetic
pathoanatomisch pathoanatomical
Pathobiochemie pathobiochemistry
Pathobiologie pathobiology
pathobiologisch pathobiological
pathogen pathogenic
pathogener Faktor pathogen
Pathogenese pathogenesis
pathogenetisch pathogenetic
pathogenfrei pathogen-free
pathognomonisch pathognomonic
Pathographie pathography
Pathologe pathologist
Pathologie pathology
Pathologin pathologist
pathologisch pathological
Pathomimie pathomimia
Pathomorphose pathomorphism
Pathophobie pathophobia
Pathophysiologie pathophysiology
Patient *e.e.*
–, ambulanter out-patient
– in mittlerem Lebensalter middle-aged patient
–, stationär liegender ward patient, inpatient
Patientendurchgang patient flow
Patientenhebegerät patient lifting equipment
Patientenkartei patients' file
patientenorientiert patient oriented
Patientenüberwachung, dezentrale bedside monitoring
Patientenverfügung advance directive
Patientin patient
Patrize (dent.) patrix
Paukenboden floor of the tympanum
Paukendach roof of the tympanum, attic
Paukenhöhle tympanum, tympanic cavity, middle ear
Paukenspülröhrchen attic cannula
Paul-Bunnell-Test Paul-Bunnell test
Pause *e.e.*
–, kompensatorische compensatory pause
Pavian baboon
Pawlowscher Reflex Pavlov's reflex
Payrsches Darmkompressorium Payr's clamp
PBG (progesteronbindendes Globulin) progesterone binding globulin (PBG)
PCP (primär chronische Polyarthritis) rheumatoid arthritis
PD-1-Antikörper anti-PD-1 antibodies
PDE (Phosphodiesterase) phosphodiesterase (PDE)
Péansche Klemme Péan's forceps
Pectenitis *e.e.*
pedal *e.e.*
Pedikulose pediculosis
pedunkulär peduncular
pedunkulomamillär pedunculomammillary

Pedunkulotomie peduncuIotomy
Pefloxacin *e.e.*
PEG (perkutane endoskopische Gastrostomie) percutaneous endoscopic gastrostomy (PEG)
Pegfilgrastim *e.e.*
Peginterferon *e.e.*
Pegylierung pegylation
Peitschenwurm whipworm
Pektase pectin esterase
Pektin pectin
Pektinase pectinase
pektoral pectoral
Pektoriloquie pectoriloquy
Pel-Ebsteinsche Krankheit Pel-Ebstein disease
Pelgersche Kernanomalie Pelger's nuclear anomaly
pegylieren to pegylate
Peliom pelioma
Peliosis rheumatica rheumatic purpura
Pelipathie, vegetative spastic parametropathy
Pelizaeus-Merzbachersche Krankheit Merzbacher-Pelizaeus disease
Pellagra *e.e.*
pellagragen pellagragenic
pellagrös pellagrous
pellagroid *e.e.*
Pellagrose pellagrosis
Pelletierin pelletierine
pellikulär pellicular
Pellotin pellotine
Peloid *e.e.*
peloid *e.e.*
Pelotte pressure pad
Pelveoperitonitis pelviperitonitis
Pelvigraphie pelvigraphy
Pelvimetrie pelvimetry
pelvimetrisch pelvimetric
pelvin pelvic
Pelviostomie pelviostomy
Pelviotomie pelviotomy
Pelvipathie, spastische spastic parametropathy, pelvic congestion
Pelviperitonitis *e.e.*
pelvirektal pelvirectal
pelvisakral pelvisacral
Pelviskopie pelviscopy
pelviskopisch pelviscopic
pelvitrochanterisch pelvitrochanterian
pelviurethral *e.e.*
Pemolin pemoline
Pemphigoid *e.e.*
pemphigoid *e.e.*
Pemphigus *e.e.*
Pempidin pempidine
Penalisation penalization
Penbrolizumab pembrolizumab
Penbutolol *e.e.*
Pendelatmungssystem to and fro-system
Pendelbestrahlung pendulum irradiation
Pendelblut forward and backward flowing blood
Pendelhoden wandering testicle
Pendelluft *e.e.*
Pendelnystagmus undulatory nystagmus
Pendeltherapie pendulum therapy
Pendred-Symdrom Pendred's syndrome
Penektomie penectomy
Penetrabilität penetrability
penetrant *e.e.*
Penetranz penetrance
Penetration *e.e.*
penetrieren to penetrate
Penflutizid penflutizide
Penicillamin penicillamine
Penicillanat penicillanate
Penicillin *e.e.*
Penicillinase *e.e.*
penil penile
Penimepicyclin penimepicycline
Penis *e.e.*
Penisklemme penis clamp
Penisneid penis-envy
Penisplastik phalloplasty
Penis palmatus webbed penis
Pennisschwellung penile tumescence
Penitis *e.e.*
penoskrotal penoscrotal
Penprosten penprostene
Pentabamat pentabamate
pentabasisch pentabasic
Pentaborat pentaborate
Pentabromazeton pentabromacetone
Pentabromid pentabromide
Pentachlorid pentachloride
Pentachlornitrobenzol quintozene, pentachloronitrobenzene
Pentaerythrityltetranitrat pentaerythrityl tetranitrate
Pentagastrin *e.e.*
Pentagestron pentagestrone
Pentahydrat pentahydrate
Pentalamid pentalamide
Pentalogie pentalogy
Pentamer *e.e.*
pentamer pentameric
Pentamidin pentamidine
Pentan pentane

Pentanitrat pentanitrate
Pentantial *e.e.*
Pentanukleotid pentanucleotide
Pentapeptid pentapeptide
Pentapiperid pentapiperide
pentaploid *e.e.*
Pentaquin pentaquine
Pentasaccharid pentasaccharide
Pentasomie pentasomy
Pentastomiasis *e.e.*
Pentatrichomonas *e.e.*
Pentazocin pentazocine
pentazyklisch pentacyclic
Pentdyopent *e.e.*
Pentenoat pentenoate
Pentetat pentetate
Pentetrazol pentetrazole
Pentifyllin pentifylline
Pentit pentitol
Pentizidon pentizidone
Pentolat pentolate
Pentomon pentomone
Pentosan *e.e.*
Pentose *e.e.*
Pentosid pentoside
Pentosidin pentosidine
Pentostatin *e.e.*
Pentosurie pentosuria
Pentoxid pentoxide
Pentoxifyllin pentoxifylline
Pentoxyverin pentoxyverine
Pentulose *e.e.*
Pentyl *e.e.*
Pentylazetat pentyl acetate
Pentylentetrazol pentylene tetrazole
Peotomie peotomy
Peplomer *e.e.*
Peplos envelope
Pepsin *e.e.*
Pepsinogen *e.e.*
Pepstatin *e.e.*
Peptase *e.e.*
Peptid peptide
Peptidase *e.e.*
peptidergisch peptidergic
Peptidhormon peptide hormone
Peptidoglykan peptidoglycan
Peptidyl *e.e.*
peptisch peptic
Peptokokkus peptococcus
Pepton peptone
Peptonurie peptonuria
Peradoxim peradoxime
Perafensin perafensine
perakut peracute
Peraloprid peralopride
Peratizol peratizole
Perazetat peracetate
Perazin perazine
Perchlorat perchlorate
Perchlorid perchloride
Perchlorethylen perchloroethylene
Perchlormethylmerkaptan perchloromethylmercaptane
Perflunafen perflunafene
Perfluorkarbonemulsion perfluorocarbonic emulsion
Perforation *e.e.*
Perforatorium perforator
perforieren to perforate
perfundieren to perfuse
Perfusat perfusate
Perfusion *e.e.*
Perfusionsfähigkeit perfusability
Perfusionsgerät perfusor
Pergolid pergolide
Perhexilin perhexiline
Periadenitis *e.e.*
periampullär periampullar
perianal *e.e.*
periapikal periapical
Periappendizitis periappendicitis
periarteriell periarterial
Periarteriitis nodosa polyarteritis nodosa
Periarthritis *e.e.*
– **humeroscapularis** peritendinitis calcarea of the shoulder joint
Periarthropathie periarthropathy
periaurikulär periauricular
periaxial *e.e.*
periaxillär periaxillary
periaxonal *e.e.*
periazinös periacinous
peribronchial *e.e.*
peribronchiektatisch peribronchiectatic
Peribronchitis *e.e.*
peribronchiolär peribronchiolar
peribulbär peribulbar
Pericholangitis *e.e.*
pericholezystisch pericholecystic
Pericholezystitis pericholecystitis
pericholezystitisch pericholecystitic
perichondral *e.e.*
Perichondrium *e.e.*
Perichondritis *e.e.*
peridental *e.e.*
Peridivertikulitis peridiverticulitis
Periduodenitis *e.e.*
periduodenitisch periduodenitic
peridural *e.e.*

Periektomie peridectomy
perifokal perifocal
perifollikulär perifollicular
Perifollikulitis perifolliculitis
perigastrisch perigastric
Perigastritis *e.e.*
periglandulär periglandular
perihepatisch perihepatic
Perihepatitis *e.e.*
perihilär perihilar
periinterventionell peri-interventional
perikanalikulär pericanalicular
perikapillär pericapillary
perikapsulär pericapsular
Perikard pericardium
Perikardektomie pericardiectomy
Perikarderguss pericardial effusion
perikardial pericardial
Perikardiektomie pericardiectomy
perikardiodiaphragmatisch pericardiophrenic
Perikardiolyse pericardiolysis
perikardiopleural pericardiopleural
Perikardiostomie pericardiostomy
Perikardiotomie pericardiotomy
Perikardiozentese pericardiocentesis
Perikarditis pericarditis
perikarditisch pericarditic
Perikardreiben pericardial friction
Perikolitis pericolitis
Perikolpitis pericolpitis
perikorneal pericorneal
Perikoronitis pericoronitis
Perilabyrinthitis *e.e.*
perilaryngeal *e.e.*
Perilaryngitis *e.e.*
perilobär perilobar
perilobulär perilobular
Perilymphe perilymph
perimandibulär perimandibular
Perimastitis *e.e.*
perimembranös perimenbranous
Perimetazin perimetazine
Perimeter *e.e.*
Perimetrie perimetry
perimetrisch perimetric
Perimetritis *e.e.*
perimetritisch perimetritic
Perimetrium *e.e.*
perimuskulär perimuscular
perimysial *e.e.*
Perimysium *e.e.*
perinatal *e.e.*
Perinatologie perinatology
perinatologisch perinatological
Perindopril *e.e.*
perineal *e.e.*
Perinephritis *e.e.*
perinephritisch perinephritic
Perineum *e.e.*
perineural *e.e.*
Perineuritis *e.e.*
Perineurium *e.e.*
perinukleär perinuclear
Periode period
periodisch periodical
Periodizität periodicity
periodontal *e.e.*
Periodontitis *e.e.*
Periodontoklasie periodontoclasia
periokulär periocular
perioperativ perioperative
perioral *e.e.*
periorbital *e.e.*
Periorchitis *e.e.*
Periost periosteum
periostal periosteal
Periostitis *e.e.*
periostitisch periostitic
Periostose periostosis
peripankreatisch peripancreatic
Peripankreatitis peripancreatitis
peripapillär peripapillary
peripharyngeal *e.e.*
peripher peripheral
Peripherie periphery
Periphlebitis *e.e.*
periplasmatisch periplasmatic
peripleural *e.e.*
Peripleuritis *e.e.*
peripolar *e.e.*
Peripolese peripolesis
periportal *e.e.*
periproktisch periproctic
Periproktitis periproctitis
periproktitisch periproctitic
Periprostatitis *e.e.*
periprothetisch periprosthetic
peripylorisch peripyloric
periradikulär periradicular
perirenal *e.e.*
Perirhizoklasie perirhizoclasia
Perisalpingitis *e.e.*
perisellär perisellar
Perisigmoiditis *e.e.*
Perisinusitis *e.e.*
perisinusoidal *e.e.*
Perisplenitis *e.e.*
perisplenitisch perisplenitic
Peristaltik peristalsis

peristaltisch peristaltic
Peristase peristasis
peristatisch peristatic
Peristole *e.e.*
peristolisch peristolic
Peritendinitis *e.e.*
Peritomie peritomy
peritoneal *e.e.*
Peritonealdialyse peritoneal dialysis
peritonealisieren to peritonealize
Peritoneoskopie peritoneoscopy
peritoneovenös peritoneovenous
Peritoneum *e.e.*
Peritonismus peritonism
Peritonitis *e.e.*
–, gallige choleperitonitis
peritonitisch peritonitic
peritonsillär peritonsillar
Peritonsillarabszess peritonsillar abscess
Peritonsillitis *e.e.*
peritracheal *e.e.*
Perityphlitis *e.e.*
perityphlitisch perityphlitic
periumbilikal periumbilical
periungual *e.e.*
periurethral *e.e.*
perivaginal *e.e.*
perivalvulär perivalvular
perivaskulär perivascular
perivenös perivenous
perivenolär perivenular
periventrikulär periventricular
perivesikal perivesical
perizellulär pericellular
perizemental pericemental
Perizementitis pericementitis
Perizementoklasie pericementoclasia
perizentral pericentral
Perizystitis pericystitis
Perizyt pericyte
Perizytom pericytoma
Perkolat percolate
Perkolation percolation
Perkolator percolator
perkolieren to percolate
Perkussion percussion
Perkussionshammer percussion hammer, percussor
perkutan percutaneous
perkutieren to percuss
Perlapin perlapine
Perlèche *e.e.*
perlingual *e.e.*
perlschnurartig moniliform
Perlsucht *e.e.*
permanent *e.e.*
Permanenz permanence
permeabel permeable
Permeabilität permeability
Permeation *e.e.*
Permethrin *e.e.*
Perna *e.e.*
Pernakrankheit chlorine acne
pernasal *e.e.*
Pernio chilblain
Perniosis *e.e.*
perniziös pernicious
Peromelie peromelia
Peronäusnerv peroneal nerve
peroral *e.e.*
Peroxisom peroxisome
Peroxid peroxide
Peroxidase peroxidase
Peroxynitrit peroxynitrite
Perphenazin perphenazine
Perseveration *e.e.*
perseverieren to perseverate
persistieren to persist
persistierend persistent
Persönlichkeit personality
Persönlichkeitsveränderung personality change
Person *e.e.*
Personal, medizinisches medical personnel
personal *e.e.*
personell personal
Persorption *e.e.*
Perspektive perspective
perspektivisch perspective
Perspiration *e.e.*
perspirieren to perspire
Persuasion *e.e.*
Persufflation *e.e.*
Persulfat persulfate (a), persulphate (e)
Pertactin *e.e.*
Pertechnetat pertechnetate
Perthessche Krankheit Perthes disease
pertrochanter pertrochanteric
Pertubation *e.e.*
pertuberkulär pertubercular
Pertussis *e.e.*, whooping cough
Perubalsam balsam of Peru
Perücke wig
Peruvosid peruvoside
Peruwarze verucca peruviana
pervers perverse
Perversion *e.e.*
Perversität perversity
Pervigilium *e.e.*
Perzeption perception

perzeptiv perceptive
perzeptuell perceptual
Pes calcaneovalgus talipes calcaneovalgus
– **calcaneovarus** talipes calcaneovarus
– **calcaneus** talipes calcaneus
– **cavus** talipes cavus
– **equinovalgus** talipes equinovalgus
– **equinovarus** talipes equinovarus
– **equinus** talipes equinus
– **planovalgus** talipes planovalgus
– **planus** talipes planus
– **valgus** talipes valgus
– **varus** talipes varus
Pessar pessary
Pessimismus pessimism
Pest plague
pestartig pestilential
Pestbazillus Pasteurella pestis
Pestbeule plague boil
Pestsepsis septic plague
PET (Positronenemissionstomographie) positron emission tomography (PET)
PET/CT (Positronenemissionstomographie/Computertomographie) positron emission tomography/computed tomography (PET/CT)
petechial *e.e.*
Petechie petechia
Pethidin pethidine, meperidine
petit mal *e.e.*
PETN (Pentaerythrityltetranitrat) pentaerythrityl tetranitrate (PETN)
Petrichloral *e.e.*
Petrischale Petri dish
Petroapizitis petroapicitis
Petroleum *e.e.*
petrookzipital petro-occipital
Petrositis *e.e.*
petrosphenoidal *e.e.*
petrosquamous petrosquamös
petrotympanisch petrotympanic
Petruschkysche Lackmusmolke Petruschky's litmus whey
Peutz-Jeghers-Syndrom syndrome of Peutz-Jeghers
Peyerscher Lymphfollikelhaufen Peyer's patch
Peyotl peyote
Pfählung impalement
Pfannengelenk ball-and-socket-joint
Pfannenstielscher Querschnitt Pfannenstiel's incision
Pfaundler-Hurlersche Krankheit gargoylism
Pfeffer pepper
Pfefferminze peppermint
Pfefferminztee peppermint tea
Pfeife whistle
–**, Galtonsche** Galton's whistle
Pfeifenraucherkrebs claypipe cancer
Pfeiffersches Drüsenfieber infectious mononucleosis
Pfeilgift arrow poison
Pfeilnaht sagittal suture
Pfeilrichtung direction of arrows
Pferdeegel horseleech
Pferdeenzephalomyelitis equine encephalomyelitis
Pferdeknie stifle
Pferdepest horse sickness
Pferdepocken horsepox
Pferdeserum horse serum
Pflanze plant
pflanzenfressend herbivorous
Pflanzenfresser herbivore
Pflanzenkeim cotyledon
Pflanzenschutzmittel plant protective
Pflanzenöl vegetable oil
pflanzlich vegetable
Pflaster plaster; pavement
Pflasterepithel pavement epithelium
Pflasterprobe patch test
Pflasterspatel plaster spatula
Pflasterverband adhesive dressing
Pflasterzelle pavement cell
Pflege care
Pflegeanstalt hospital for incurables; nursing home
Pflegebedürftigkeit necessity of care
Pflegedienst nursing service
Pflegedienstleiter, Pflegedienstleiterin director of nursing service
Pflegeheim nursing home
Pflegehelfer male auxiliary nurse
Pflegehelferin auxiliary nurse
pflegen to take care, to attend; to nurse
Pflegeperson nurse
Pflegepersonal nursing personel
Pfleger nurse
Pflegerin nurse
pflegerisches Hilfspersonal auxiliary nursing personnel
Pflegestufe level of care
Pflegschaft guardianship
Pflicht obligation
Pflichtimpfung compulsory vaccination
pflichtversicherte Person compulsory insured person
Pflock dowel, pin
Pfortader portal vein

Pfortaderhochdruck portal hypertension
Pfortaderkreislauf portal circulation
Pfortaderthrombose portal vein thrombosis
Pfote paw, claw
Pfropf plug
Pfropfhebephrenie grafted hebephrenia
Pfropfschizophrenie grafted schizophrenia
Pfützenphänomen puddle sign
Phänokopie phaenocopy (e), phenocopy (a)
Phänologie phaenolgy (e), phenology (a)
Phänomen phenomenon
–, Argyll-Robertson- Argyll-Robertson pupil
– der kreisenden Erregung re-entry phenomenon
Phänomenologie phenomenology
phänomenologisch phenomenological
Phänotyp phaenotype (e), phenotype (a)
phänotypisch phaenotypic (e), phenotypic (a)
Phäochromozytom phaeochromocytoma (e), pheochromocytoma (a)
Phagedänismus phagedaenism (e), phagedenism (a)
Phagolyse phagolysis
Phagophobie phagophobia
Phagosom phagosome
Phagozyt phagocyte
phagozytär phagocytic
phagozytieren to phagocytize
Phagozytolyse phagocytolysis
Phagozytose phagocytosis
Phakitis phacitis
Phakoemulsifikation phacoemulsification
phakogen phacogenic
Phakom phacoma
Phakomalazie phacomalacia
Phakomatose phacomatosis
Phakometer phacometer
phakometrisch phacometric
Phakoskopie phacoscopy
Phakoskotasmus phacoscotasmus
Phakozele phacocele
phalangeal *e.e.*
Phalanx *e.e.*
phallisch phallic
Phallitis *e.e.*
Phalloidin phalloidine
Phallotoxin *e.e.*
Phallus *e.e.*
Phanerose phanerosis
Phaneroskop phaneroscope
Phaneroskopie phaneroscopy
phaneroskopisch phaneroscopic
Phanquinon phanquinone
phantasieren to be delirious
Phantom *e.e.*
Phantomglied phantom limb
Phantomschwangerschaft phantom pregnancy
Pharmaberater (in) pharma adviser
Pharmakochemie pharmacochemistry
Pharmakochemiker(in) pharmaceutical chemist
pharmakochemisch pharmacochemical
Pharmakodynamik pharmacodynamics
pharmakodynamisch pharmacodyna-mic
Pharmakognosie pharmacognosy
pharmakognostisch pharmacognostic
Pharmakokinetik pharmacokinetics
pharmakokinetisch pharmacokinetic
Pharmakologe pharmacologist
Pharmakologie pharmacology
Pharmakologin pharmacologist
pharmakologisch pharmacological
Pharmakomanie pharmacomania
Pharmakon pharmacon
Pharmakophilie pharmacophilia
Pharmakophobie pharmocophobia
Pharmakopöe pharmacopeia (a), pharmacopoeia (e)
Pharmakopsychiatrie pharmacopsychiatry
Pharmakopsychose pharmacopsychosis
pharmakoresistent pharmacoresistant
pharmakotherapeutisch pharmacotherapeutical
Pharmakotherapie pharmacotherapy, drug therapy
Pharmazeut(in) pharmacist
Pharmazeutik pharmaceutics
pharmazeutisch pharmaceutical
Pharmazie pharmacy
Pharyngitis *e.e.*
pharyngitisch pharyngitic
pharyngokonjunktival pharyngoconjunctival
pharyngolaryngeal *e.e.*
pharyngopalatinal pharyngopalatine
Pharyngoskop pharyngoscope
Pharyngoskopie pharyngoscopy
pharyngoskopisch pharyngoscopic
Pharyngospasmus pharyngospasm
Pharyngotomie pharyngotomy
Pharyngotonsillitis *e.e.*
pharyngotympanisch pharyngotympanic
Pharynx *e.e.*
Phase *e.e.*
–, orale oral stage
–, postmitotische postmitotic phase
–, prämitotische premitotic phase

P

phasengesteuert phase-controlled
Phasenkontrastmikroskop phase contrast microscope
Phasenverschiebung phase shift
Phasin *e.e.*
phasisch phasic
Phenacemid phenacemide
Phenadoxon phenadoxone
Phenamazolin phenamazoline
Phenampromid phenampromide
Phenanthren phenanthrene
Phenanthrolin phenanthroline
Phenazapyridin phenazapyridine
Phenazetin phenacetin
Phenazin phenazine
Phenazocin phenazocine
Phenazon phenazone
Phenazopyridin phenazopyridine
Phenbutazon phenbutazone
Phencyclidin phencyclidine
Phendimetrazin phendimetrazine
Phenelzin phenelzine
Phenethylamin phenethylamine
Pheneturid pheneturide
Phenglutarimid phenglutarimide
Phenicarbazid phenicarbazide
Phenidat phenidate
Phenindamin phenindamine
Phenindion phenindione
Pheniprazin pheniprazine
Pheniramin pheniramine
Phenmetrazin phenmetrazine
Phenobarbital phenobarbitone
Phenocoll aminoacetphenetidin
Phenol *e.e.*
Phenolase *e.e.*
Phenolat phenolate
phenolieren to phenolate
Phenolphthalein *e.e.*
Phenolrot phenol red
Phenoltetrachlorphthalein *e.e.*
Phenolum liquefactum liquefied phenol
Phenolurie phenoluria
Phenothan phenotane
Phenothiazin phenothiazine
Phenoxetol *e.e.*
Phenoxybenzamin phenoxybenzamine
Phenoxymethylpenicillin *e.e.*
Phenprobamat phenprobamate
Phenprocoumon *e.e.*
Phenpropionat phenpropionate
Phensuximid phensuximide
Phentermin phentermine
Phentolamin phentolamine
Phenyl *e.e.*
Phenyläthanolamin phenylethanolamine
Phenyläthyl... siehe:/see: Phenylethyl...
Phenylalanin phenylalanine
Phenylalaninase phenylalanine hydroxylase
Phenylalkylamin phenylalkylamine
Phenylazetylguanidin phenylacetylguanidine
Phenylbutazon phenylbutazone
Phenylbutyrat phenylbutyrate
Phenylchinolin phenylchinoline
Phenylen phenylene
Phenylendiamin phenylenediamine
Phenylephrin phenylephrine
Phenylethanolamin phenylethanolamine
Phenylethylamin phenylethylamine
Phenylethylbiguanid phenylethylbiguanide
Phenylethylhydrazin phenylethylhydrazine
Phenylhydrazin phenylhydrazine
Phenylketonurie phenylketonuria
Phenylmerkuriborat phenylmercuriborate
Phenylpropanolamin phenylpropanolamine
Phenylpyruvat phenylpyruvate
Phenylsulfonat phenylsulfonate (a), phenylsulphonate (e)
Phenylthioharnstoff phenylthiourea
Phenylzyklopropylamin phenylcyclopropylamine
Phenythilon phenythilone
Phenytoin *e.e.*
Phenzyklidin phencyclidine
Pheromon pheromone
Phialide *e.e.*
Philosophie philosophy
philosophisch philosophical
Philtrum *e.e.*
Phimose phimosis
Phlebektasie phlebectasia
Phlebektomie phlebectomy
Phlebitis *e.e.*
phlebitisch *e.e.*
Phlebodynamometrie phlebodynamometry
Phlebogramm phlebogram
Phlebographie phlebography
phlebographisch phlebographic
Phlebolith *e.e.*
Phlebothrombose phlebothrombosis
Phlebotomie phlebotomy
Phlebotomus papatasii *e.e.*
Phlegmasie phlegmasia
phlegmatisch phlegmatic
Phlegmone phlegmon
phlegmonös phlegmonous
phlogistisch phlogistic
Phloretin *e.e.*
Phlorhizin phlorhizin

Phloridzin phlorhizin
Phlorogluzin phloroglucin
Phloxin phloxine
Phlyktäne phlyctaena (e), phlyctena (a)
Phobie phobia
phobisch phobic
Phobophobie phobophobia
Phokomelie phocomelia
Pholcodin pholcodine
Phon *e.e.*
Phonangiographie phonoangiography
Phonasthenie phonasthenia
Phonation *e.e.*
phonatorisch phonatory
Phonem phoneme
Phonendoskop phonendoscope
Phonetik phonetics
phonetisch phonetic
Phoniater phoniatrician
Phoniatrie phoniatrics
Phoniatrin phoniatrician
phonieren to phonate
Phonogramm phonogram
Phonographie phonography
phonographisch phonographical
Phonokardiogramm phonocardiogram
Phonokardiograph phonocardiograph
Phonokardiographie phonocardiography
phonokardiographisch phonocardiographical
Phonologie phonology
phonologisch phonological
Phonophobie phonophobia
Phonopsie phonopsia
Phonoskop phonoscope
Phorbol *e.e.*
Phoropter phoro-optometer
Phosgen phosgene
Phosphagen *e.e.*
Phosphamid phosphamide
Phosphan phosphane
Phosphat phosphate
–, energiereiches high energy phosphate
Phosphatase *e.e.*
phosphatbildend phosphagenic
phosphathaltig phosphatic
Phosphatid phosphatide
Phosphatidat phosphatidate
Phosphatidyl *e.e.*
Phosphatidylcholin phosphatidylcholine
Phosphatidylinosit phosphatidylinositol
Phosphatidylserin phosphatidylserine
Phosphatin phosphatine
Phosphaturie phosphaturia
Phosphid phosphide
Phosphin *e.e.*
Phosphinat phosphinate
Phosphit phosphite
Phosphoadenosin phosphoadenosine
Phosphocholin phosphocholine
Phosphodiester *e.e.*
Phosphodiesterase *e.e.*
Phosphoenolpyruvat phosphoenolpyruvate
Phosphofruktokinase phosphofructokinase
Phosphoglukomutase phosphoglucomutase
Phosphoglukonat phosphogluconate
Phosphoglukose phosphoglucose
Phosphoglyzerat phospholglycerate
Phosphoglyzerid phosphoglyceride
Phosphokinase *e.e.*
Phosphokreatin phosphocreatine
Phospholamban *e.e.*
Phospholipase *e.e.*
Phospholipid *e.e.*
Phospholipoprotein *e.e.*
Phospholipoproteinose phospholipoproteinosis
Phosphomannoisomerase *e.e.*
Phosphonat phosphonate
Phosphonit phosphonite
Phosphonoformat phosphonoformate
Phosphoprotein *e.e.*
Phosphopyridin phosphopyridine
Phosphor phosphorus
–, organischer organophosphorus
Phosphoreszenz phosphorescence
phosphorhaltig (dreiwertig) phosphorous
–, (fünfwertig) phosphoric
Phosphoribosylpyrophosphat phosphoribosylpyrophosphate
Phosphoribosyltransferase *e.e.*
phosphorieren to phosphorate
Phosphorofluoridat phosphorofluoridate
Phosphorothioat phosphorothioate
Phosphoryl *e.e.*
Phosphorylase *e.e.*
Phosphorylethanolamin phosphorylethanolamine
phosphorylieren to phosphorylate
Phosphorylierung phosphorylation
Phosphoserin phosphoserine
Phosphosulfat phosphosulfate (a), phosphosulphate (e)
Phosphothiamin phosphothiamine
Phosphotransferase *e.e.*
Phosphotyrosin phosphotyrosine
Phosphowolframat phosphotungstate
Phot phote
photisch photic
Photismus photism

P

Photoallergie photo-allergy
photoallergisch photo-allergic
Photobiologie photobiology
photochemisch photochemical
Photochemotherapie photochemotherapy
photochromogen photochromogenic
Photodynamik photodynamics
photodynamisch photodynamic
Photodermie photodermia
Photodynie photalgia
photoelektrisch photoelectric
Photofluorographie photofluorography
Photogastroskopie photogastroscopy
photogen photogenic
Photographie photography
photographisch photographical
Photoheterotrophie photoheterotrophy
Photoinaktivierung photoinactivation
Photokinese photokinesis
photokinetisch photokinetic
Photokoagulation photocoagulation
Photolyse photolysis
photolytisch photolytic
Photometer *e.e.*
Photometrie photometry
photometrisch photometric
Photomikroskopie photomicroscopy
Photomorphose photomorphosis
Photon *e.e.*
Photooxidation photo-oxidation
Photopherese photopheresis
Photophobie photophobia
Photophosphorylierung photophosphorylation
Photopie photopia
photopisch photopic
Photoplethysmographie photoplethysmography
Photopsie photopsia
Photopsin *e.e.*
photorefraktiv photorefractive
Photoresektion photoresection
Photorezeptor photoreceptor
photosensibel photosensitive
Photosensibilisierung photosensitiza-tion
Photosensibilität photosensitivity
Photoszintigraphie photoscanning
Photosynthese photosynthesis
photosynthetisch photosynthetic
Phototaxis *e.e.*
Phototimer *e.e.*
Phototherapie phototherapy
Photothermolyse photothermolysis
Photothrombose photothrombosis
phototoxisch phototoxic
Phototoxizität phototoxicity
phototrop phototropic
phototroph phototrophic
Photozelle photocell
phrenikokolisch phrenicocolic
Phrenikotomie phrenicotomy
Phrenikotripsie phrenicotripsy
Phrenikusexairese phrenic avulsion
phrenokolisch phrenocolic
Phrenologe phrenologist
Phrenologie phrenology
Phrenologin phrenologist
phrenologisch phrenological
Phrenosin *e.e.*
phrygische Mütze Phrygian cap
Phrynodermie phrynoderma
Phthalamat phthalamate
Phthalamidin phthalamidine
Phthalanilid phthalanilide
Phthalat phthalate
Phthalazin phthalazine
Phthalazinon phthalazinone
Phthalein *e.e.*
Phthalidolon phthalidolone
Phthalylsulfathiazol phthalylsulfathiazole (a), phthalylsulphathiazole (e)
Phthiriasis inguinalis *e.e.*
Phthise phthisis
Phthisiogenese phthisiogenesis
phthisisch phthisic
Phykomykose phycomycosis
Phylaxis *e.e.*
Phyllochinon phylloquinone
Phyllopyrrol phyllopyrrole
Phylogenese phylogenesis
phylogenetisch phylogenetic
Phylum *e.e.*
Physalide physalis
Physik physics
physikalisch physical
- -chemisch physicochemical
Physiker(in) physicist
Physiognomie physiognomy
Physiologe physiologist
Physiologie physiology
Physiologin physiologist
physiologisch physiological
- -chemisch physiochemical
physiologische Chemie physiochemistry
physiopsychisch physiopsychic
Physiotherapeut(in) physiotherapist
physiotherapeutisch physiotherapeutical
Physiotherapie physiotherapy
physisch physical
Physostigmin physostigmine

Phytase *e.e.*
Phytat phytate
Phytin *e.e.*
Phytoagglutinin *e.e.*
Phytobezoar *e.e.* food ball
Phytoestrogen phytooestrogen (e),phytoestrogen (a)
Phytoestrol *e.e.*
Phytoglobulin *e.e.*
Phytohämagglutinin phytohaemagglutinin (e), phytohemagglutinin (a)
Phytohormon phytohormone
Phytol *e.e.*
Phytomenadion phytomenadione
Phytonose phytonosis
Phytopharmakologie phytopharmacology
Phytopharmakon phytopharmacon
Phytosterin (Phytosterol) phytosterol
Phytotherapeutikum phytotherapeutic
phytotherapeutisch phytotherapeutic
Phytotherapie phytotherapy
Phytotoxin *e.e.*
phytotoxisch phytotoxic
pial *e.e.*
Pica *e.e.*
Picafibrat picafibrate
Pickel (med.) pimple
Picksche Atrophie Pick's atrophy
Pickwick-Syndrom pickwickian syndrome
Piclonidin piclonidine
Picloxydin picloxydine
Picobenzid picobenzide
Picodralazin picodralazine
Picofarad *e.e.*
Picofosfat picofosfate, picophosphate
Picolamin picolamine
Picoperin picoperine
Picophosphat picophosphate
Picoprazol picoprazole
Picosulfat picosulfate (a), picosulphate (e)
Pidolat pidolate
Piedra *e.e.*
Piercing piercing
–, Piezochemie piezochemistry
piezoelektrisch piezoelectric
piezogen piezogenic
piezokeramisch piezokeramic
PIF (prolaktininhibierender Faktor) prolactin-inhibiting factor
Pifarnin pifarnine
Pifenat pifenate
Pifexol pifexole
Pifoxim pifoxime
Pigment *e.e.*
Pigmentation *e.e.*
pigmentationsfördernd melanizing
Pigmentatrophie pigmentary atrophy
Pigmentepithel pigmentary epithelium
Pigmentglaukom pigmentary glaucoma
pigmentieren to pigment
pigmentiert pigmented
Pigmentierung pigmentation
Pigmentinkontinenz pigmentary incontinence
Pigmentophage *e.e.*
Pigmentzelle pigment cell
Pigmentzirrhose pigmentary cirrhosis
Pikrat picrate
Pikrin picrin
Pikrogeusie picrogeusia
Pikrotoxin picrotoxin
pilar pilary
Pillchen pellet, pillet
Pille pill
Pillendreherbewegung pill-rolling movement
Pilojektion pilojection
Pilokarpin pilocarpine
pilomotorisch pilomotor
pilonidal *e.e.*
Pilot-Studie pilot study
Pilozyt pilocyte
pilozytisch pilocytic
Pilz fungus
–, Blätter- agaric
–, essbarer mushroom
–, giftiger toadstool
–, Schimmel- mold, mould
Pilzfaden hypha
Pimeclon pimeclone
Pimefyllin pimefylline
Pimelat pimelate
Pimethixen pimethixene
Pimetin pimetine
Pimetremid pimetremide
Piminodin piminodine
Pimozid pimozide
Pimpernelle pimpernell
Pindolol *e.e.*
Pinealektomie pinealectomy
Pinealom pinealoma
Pinealozyt pinealocyte
Pinen pinene
Pinguecula *e.e.*
Pinolcain pinolcaine
Pinozyt pinocyte
Pinselzelle bristle cell
Pinozytose pinocytosis
Pinta *e.e.*
Pinto-Krankheit pinta

Pinzette forceps; tweezers
–, anatomische dissecting forceps
–, chirurgische tissue forceps
Pioglitazon pioglitazone
Pipacyclin pipacycline
Pipamazin pipamazine
Pipamperon pipamperone
Pipebuzon pipebuzone
Pipecolat pipecolate
Pipemid pipemide
Pipenzolat pipenzolate
Piperacetazin piperacetazine
Piperacillin *e.e.*
Piperamid piperamide
Piperazin piperazine
Piperidin piperidine
Piperidolat piperidolate
Piperin piperine
Piperocain piperocaine
Pipethamat pipethamate
Pipette pipet (a), pipette (e)
Pipettenspülgerät pipet rinser(a), pipette rinser (e)
Pipettenständer pipet stand (a), pipette stand (e)
pipettieren to pipet (a), to pipette (e)
Pipettiergerät pipetting device
Pipoctanon pipoctanone
Pipofezin pipofezine
Pipotiazin pipotiazine
Pipoxizin pipoxizine
Piprazol *e.e.*
Piprinhydrinat piprinhydrinate
Piracetam *e.e.*
Pirenzepin pirenzepine
Piretanid piretanide
Pirfenidon pirfenidone
Piridocain piridocaine
Pirinidazol pirinidazole
Piritramid piritramide
Pirlindol pirlindole
Piroctron piroctone
Piroglirid piroglride
Pirogoffsche Amputation Pirogoff's amputation
Piroheptin piroheptine
Pirolat pirolate
Pirolazamid pirolazamide
Piroplasmose piroplasmosis
Piroxicam *e.e.*
Piroximon piroximone
Pirquet-Probe Pirquet's reaction
Piskacekscke Ausladung Piskacek's sign
Pistill pestle
Pitofenon pitofenone
Pituizyt pituicyte
Pituizytom pituicytoma
Pituxat pituxate
Pityriasis rosea/rubra/versicolor *e.e.*
Pityrosporum *e.e.*
Pit-Zelle pit cell
Pivalat pivalate
Pivaloylindandion pivaloylindandione
Pivenfrin pivenfrine
Pivoxil *e.e.*
Pix liquida pine tar
Pizotifen *e.e.*
PKG (Phonokardiogramm) phonocardiogram (PCG)
Placebo *e.e.*
Placenta praevia placenta praevia (e), placenta previa (a)
Placidosche Scheibe Placido's disk
Plätschergeräusch clapotement
Plättchen platelet
Plättchenaggregationshemmer platelet aggregation inhibitor
Plättchenfaktor platelet factor
Plakode placode
Planigraphie planigraphy
planigraphisch planigraphical
Planimetrie planimetry
Plankton *e.e.*
planokonkav planoconcave
planokonvex planokonvex
planozellulär planocellular
Planozyt planocyte, wandering cell
Planozytose planocytosis
Plantain *e.e.*
plantar *e.e.*
Plaque *e.e.*
Plasma *e.e.*
Plasmaaustausch plasma exchange
Plasmablast *e.e.*
Plasmaeiweiß plasma protein
Plasmaersatzmittel plasma substitute
Plasmaexpander plasma extender
Plasmaglobulin *e.e.*
Plasmakinin *e.e.*
Plasmakonserve stored plasma
Plasmal *e.e.*
Plasmalipoprotein *e.e.*
Plasmalogen *e.e.*
Plasmapherese plasmapheresis
Plasmathrombokinase intrinsic thromboplastin
plasmatisch plasmatic
Plasmazelle plasma cell
Plasmazellenvermehrung plasmacytosis
plasmazytoid plasmacytoid

Plasmid *e.e.*
Plasmin *e.e.*
Plasminogen *e.e.*
Plasmodesma plasmodesm
plasmodientötend plasmodicidal
Plasmodium falciparum *e.e.*
– immaculatum *e.e.*
– malariae *e.e.*
– ovale *e.e.*
– vivax *e.e.*
Plasmodizid plasmodicide
Plasmogamie plasmogamy
Plasmolyse plasmolysis
plasmolytisch plasmolytic
Plasmon *e.e.*
plasmozytär plasmocytic
plasmozytoid plasmocytiod
Plasmozytom plasmacytoma
Plastid *e.e.*
Plastik (Material) plastics
Plastik (Operation) plasty
Plastikbeutel plastic bag
plastisch plastic
Plastizität plasticity
Plastogamie plastogamy
Plastomer plastomere
Plastosom plastosome
Plateau *e.e.*
Plathelminth platyhelminth
Platin platinum
Platinat platinate
Platinektomie platinectomy
Platin-Gold-Legierung platinum-gold-alloy
Platinmatrize platinum matrix
Platinöse platinum loop
Platte plate
Plattenatelektase plate-like atelectasis
Plattenelektrode plate electrode
Plattenepithel squamous epithelium
Plattenthermographie plate thermography
Plattfuß flatfoot
Plattfußeinlage instep raiser, foot easer
Plattwurm platyhelminth
Platybasie platybasia
Platykranie platycrania
Platymorphie platymorphia
Platyzephalie platycephaly
Platzangst agoraphobia
Platzbauch dehiscence after laparotomy
Platzhalter (dent.) space maintainer
Plazebo placebo, ADT
Plazenta placenta
– -Laktationshormon, menschliches human placenta lactogen
plazentar placental
Plazentaschranke placental barrier
Plazentation placentation
Plazentitis placentitis
Plazentographie placentography
Plazentom placentoma
Plazentotoxin placentotoxin
pleiochrom pleiochromic
Pleiochromie pleiochromia
pleiotrop pleiotropic
pleomorph pleomorphic
Pleomorphie pleomorphism
Pleonexie pleonexia
Pleonostose pleonosteosis
Pleoptik pleoptics
Pleozytose pleocytosis
Plerozerkoid plerocercoid
Plesiomonas plesiomonad
Plessimeter pleximeter
Plethora *e.e.*
plethorisch plethoric
Plethysmogramm plethysmogram
Plethysmograph *e.e.*
Plethysmographie plethysmography
plethysmographisch plethysmographical
Pleura *e.e.*
Pleuraadhäsion pleural adhesion
Pleuraerguss pleural effusion
Pleurakuppel cupula of the pleura
pleural *e.e.*
Pleurapunktion thoracentesis
Pleurareiben pleural friction
Pleuraschwarte fibrothorax
Pleurektomie pleurectomy
Pleuritis pleurisy
pleuritisch pleuritic
Pleurodese pleurodesis
Pleurodynie pleurodynia
pleurogen pleurogenic
Pleuromulin *e.e.*
pleuroperikardial pleuropericardial
Pleuroperikarditis pleuropericarditis
pleuroperitoneal *e.e.*
Pleuroperitoneostomie pleuroperitoneostomy
Pleuropneumolyse pleuropneumolysis
Pleuropneumonie pleuropneumonia
Pleuroskopie pleuroscopy
Pleurotomie pleurotomy
pleuroviszeral pleurovisceral
Plexus *e.e.*
– brachialis brachial plexus
– cervicalis cervical plexus
– sacralis sacral plexus
– solaris solar plexus
Plexuserkrankung plexopathy

Plikation plication
Plikotomie plicotomy
Ploidie ploidy
Plombe (dent.) filling
plombieren to plug
Plombierung plugging, plombage
Plummern Plummer's therapy
Plummer-Vinson-Syndrom Plummer-Vinson syndrome
pluriglandulär pluriglandular
pluriorifiziell pluriorificial
Pluripara *e.e.*
pluripolar *e.e.*
pluripotent *e.e.*
Pluripotenz pluripotentiality
Plutonium *e.e.*
Pneumarthrogramm pneumarthrogram
Pneumarthrographie pneumarthrography
pneumarthrographisch pneumarthrographical
Pneumarthrose pneumarthrosis
pneumatisch pneumatic
pneumatisieren to pneumatize
Pneumatisierung pneumatization
Pneumatose pneumatosis
Pneumatozele pneumatocele
Pneumaturie pneumaturia
Pneumektomie pneumectomy
Pneumenzephalographie pneumencephalography
Pneumobazillus Friedländer Klebsiella pneumoniae
Pneumocystis carinii *e.e.*
Pneumograph *e.e.*
Pneumographie pneumography
pneumographisch pneumographic
pneumokardial pneumocardial
Pneumokokkus pneumococcus
Pneumokolon pneumocolon
Pneumokoniose pneumoconiosis
Pneumolith *e.e.*
Pneumologe pneumologist
Pneumologie pneumology
Pneumologin pneumologist
pneumologisch pneumological
Pneumolyse pneumolysis
Pneumomediastinum *e.e.*
Pneumometer *e.e.*
Pneumometrie pneumometry
pneumometrisch pneumometric
Pneumonektomie pneumonectomy
Pneumonie pneumonia
–, akute interstitielle pneumonitis
–, biliöse bilious pneumonia
–, Broncho- bronchopneumonia
–, croupöse lobar pneumonia
–, fibröse fibrous pneumonia
–, hypostatische hypostatic pneumonia
–, käsige cheesy pneumonia
pneumonisch pneumonic
Pneumonose pneumonosis
Pneumopathie pneumopathy
Pneumoperikard pneumopericardium
Pneumoperitoneographie pneumoperitoneography
Pneumoperitoneum *e.e.*
Pneumopyelographie pneumopyelography
Pneumoradiographie pneumoradiography
Pneumoretroperitoneum *e.e.*
Pneumoskrotum pneumoscrotum
Pneumotachogramm pneumotachogram
Pneumotachograph *e.e.*
Pneumotachographie pneumotachography
pneumotachographisch pneumotachographical
pneumotaktisch pneumotaxic
Pneumothorax *e.e.*
Pneumothoraxapparat pneumothorax apparatus
pneumotrop pneumotropic
Pneumozystographie pneumocystography
Pneumozystose pneumocystosis
Pneumozyt pneumocyte
Pocken variola, smallpox
Pockenlymphe smallpox vaccine
Pockenschutzimpfung smallpox vaccination
Podagra *e.e.*
Podologie podology
Podopathie podopathy
Podophyllin *e.e.*
Podophyllotoxin *e.e.*
Podopompholyx *e.e.*
Podotrochilitis podotrochilitis
Podozyt podocyte
Poikiloderma *e.e.*
Poikilodermie poikiloderma
Poikiloploidie poikiloploidy
Poikilosmose poikilosmosis
Poikilothermismus poikilothermism
poikilothym poikilothymic
Poikilozyt poikilocyte
Poikilozytose poikilocytosis
Poiseuillesches Gesetz Poiseuille's law
Pol pole
Polaksches Granulom Polak's granuloma
polar *e.e.*
Polarimeter *e.e.*
Polarimetrie polarimetry
polarimetrisch polarimetric
Polarisation polarization

polarisieren to polarize
Polarisierung polarization
Polariskopie polariscopy
Polarität polarity
Polarkardiographie polarcardiography
Polarograph *e.e.*
Polarographie polarography
polarographisch polarographic
Polemik polemic
Polidocanol *e.e.*
polieren to polish, to burnish
Polierinstrument burnisher
Poliermittel polishing agent
Polihexanid polihexanide
Poliklinik policlinic, outpatient clinic
Polymerase-Kettenreaktion polymerase chain reaction
Poliodystrophie poliodystrophy
Polioenzephalitis polioencephalitis
Poliomyelitis anterior acuta acute anterior poliomyelitis
poliomyelitisch poliomyelitic
Poliomyelitis-Impfstoff polio vaccine
Poliose poliosis
Polisaponin *e.e.*
Politur polish
politzern to politzerize
Politzerverfahren politzerization
Polkörperchen polar body
Pollakisurie pollakiuria
Pollen *e.e.*
Pollenkrankheit pollinosis
Pollinose pollinosis
Pollution *e.e.*
Polonium *e.e.*
Poloxalen poloxalene
Polresektion pole resection
Polstar polar cataract
Polster bolster
polstern to bolster
Polyadenylierung polyadenylation
Polyacryl *e.e.*
Polyacrylamid polyacrylamide
Polyadenitis *e.e.*
Polyästhesie polyaesthesia (e), polyesthesia (a)
Polyäthylen polyethylene
Polyagglutination *e.e.*
Polyakryl polyacryl
Polyakrylamid polyacrylamide
Polyakrylat polyacrylate
Polyakrylonitril polyacrylonitrile
Polyalgesie polyalgesia
Polyalkylenglykol polyalkylene glycol
Polyamid polyamide
Polyamin polyamine
Polyangiitis *e.e.*
Polyanionenpräzipitation polyanion precipitation
Polya-Operation Polya's operation
Polyarteriitis polyarteritis
Polyarthritis *e.e.*
– rheumatica acuta rheumatic fever, acute articular rheumatism
–, primär chronische rheumatoid arthritis
–, sekundär chronische chronic articular rheumatism
polyarthritisch polyarthritic
polyartikulär polyarticular
Polyase *e.e.*
Polyavitaminose polyavitaminosis
polyaxial *e.e.*
polybasisch polybasic
polychemotherapeutisch polychemotherapeutical
Polychemotherapie polychemotherapy
polychlorieren to polychlorinate
Polychlorierung polychlorination
Polycholie polycholia
Polychondritis *e.e.*
Polychromasie polychromasia
polychromatisch polychromatic
polychromatophil polychromatophilic
Polychromatophilie polychromatophilia
polycistronisch polycistronic
Polydaktylie polydactyly
Polydesoxyribonukleotid polydeoxyribonucleotide
Polydioxanon polydioxanone
Polydipsie polydipsia
Polyendokrinopathie polyendocrinopathy
Polyelektrolyt polyelectrolyte
Polyen polyene
polyendokrin polyendocrine
polyepiphysär polyepiphyseal
polyergisch polyergic
Polyestradiol *e.e.*
Polyetaden polyetadene
Polyethylen polyethylene
Polygalaktie polygalactia
Polygalakturonase polygalacturonase
Polygalakturonat polygalacturonate
Polygeminie polygeminy
polygen polygenic
polyglandulär polyglandular
Polyglobulie polyglobulism
polygonal *e.e.*
Polygramm polygram
Polygraph *e.e.*
Polygyrie polygyria

P

polyhydroxypolyzyklisch polyhydroxypolycyclic
Polyhypermenorrhö polyhypermenorrhea (a), polyhypermenorrhoea (e)
Polyhypomenorrhö polyhypomenorrhea (a), polyhypomenorrhoea (e)
Polyisopren polyisoprene
Polykaryozyt polykaryocyte
polyklonal polyclonal
Polyklonie polyclonia
Polykrotie polycrotism
Polymedikation polymedication
Polymenorrhö polymenorrhea (a), polymenorrhoea (e)
Polymer *e.e.*
polymer polymeric
Polymerase *e.e.*
Polymerasekettenreaktion polymerase chain reaction (PCR)
Polymerie polymerism
Polymerisat polymerisate
Polymerisation polymerization
polymerisieren to polymerize
Polymerisierung polymerization
Polymethylen polymethylene
polymikrobiell polymicrobial
polymorph polymorphic, polymorphous
Polymorphie polymorphism
polymorphkernig polymorphonuclear
polymorphkerniger Leukozyt polymorphonuclear leukocyte, polymorph
Polymyalgie polymyalgia
Polymyositis *e.e.*
Polynesie polynesia
polynesisch polynesic
polyneural *e.e.*
Polyneuritis *e.e.*
polyneuritisch polyneuritic
Polyneuropathie polyneuropathy
polynukleär polynuclear
Polynukleotid polynucleotide
Polyöstradiol polyestradiol
Polyol *e.e.*
Polyopsie polyopsia
Polyorchidie polyorchidism
Polyose *e.e.*, hemicellulose
Polyosteochondritis *e.e.*
Polyostose polyostosis
polyostotisch polyostotic
Polyotie polyotia
Polyovulation *e.e.*
Polyp polypus
Polypathie polypathia
Polypektomie polypectomy
polypektomieren to polypectomize
Polypenzange polypus forceps
Polypeptid polypeptide
Polypeptidase *e.e.*
Polyphagie polyphagia
polyphasisch polyphasic
Polyphenol *e.e.*
Polyphosphat polyphosphate
polyphyodont *e.e.*
polyploid *e.e.*
Polyploidie polyploidy
Polypnoe polypnea (a), polypnoea (e)
polypös polypous
polypoid *e.e.*
Polypose polyposis
Polypragmasie polypragmasy
Polyprenyl *e.e.*
Polypropylen polypropylene
polyradikulär polyradicular
Polyradikulitis polyradiculitis
Polyradikuloneuritis polyradiculoneuritis
Polyribonukleotid polyribonucleotide
Polyribosom polyribosome
Polysaccharid polysaccharide
Polysepharose *e.e.*
Polyserositis *e.e.*
Polysiloxan polysiloxane
Polyskleradenitis polyscleradenitis
polysom polysomic
Polysomie polysomia
Polysomnographie polysomnography
polysomnographisch polysomnographical
Polysorbat polysorbate
Polyspermie polyspermia
Polystichiasis *e.e.*
Polystyrol polystyrene
Polysulfat polysulfate (a), polysulphate (e)
Polysulfid polysulfide (a), polysulphide (e)
polysymptomatisch polysymptomatic
polysynaptisch polysynaptic
Polythelie polythelia
Polythiazid polythiazide
Polytopie polytopy
polytopisch polytopical
Polytoxikomanie polytoxicomania
Polytrauma *e.e.*
polytrop polytropic
Polyurethan polyurethane
Polyurie polyuria
polyurisch polyuric
polyvalent *e.e.*
Polyvidon polyvidone
Polyvinyl *e.e.*
polyxen polyxenous
polyzentrisch polycentric
polyzyklisch polycyclic

polyzystisch polycystic
Polyzystographie polycystography
Polyzythämie polycythaemia (e), polycythemia (a)
Polyzytose polycytosis
Pomade pomatum
Pompholyx *e.e.*
Poncetsches Rheumatoid Poncet's disease
Ponfibrat ponfibrate
Pontiacfieber Pontiac fever
pontin pontine
pontomedullär pontomedullar
pontozerebellär pontocerebellar
popliteal *e.e.*
popliteokrural popliteocrural
Population *e.e.*
Poradenitis *e.e.*
Pore *e.e.*
Porenzephalie porencephalia
Poriomanie poriomania
Porion *e.e.*
porös porous
Porokeratose porokeratosis
Porose porosis
Porozephalose porocephaliasis
Porphin *e.e.*
Porphobilinogen *e.e.*
Porphyrie porphyria
Porphyrin *e.e.*
Porphyrinämie porphyrinaemia (e), porphyrinemia (a)
Porphyrinurie porphyrinuria
Porphyrismus porphyrism
Porphyrmilz porphyry spleen
Porphyropsin *e.e.*
Porro-Operation Porro's operation
portal *e.e.*
Portio *e.e.*
Portion *e.e.*
Portographie portography
portokaval portacaval
portokavale Anastomose portacaval shunt
portosystemisch portal-systemic
Porzellan porcelain
Porzellangallenblase porcelain gallbladder
Porzellanverblendung porcelain veneer
Porzellanvollkrone porcelain full crown
Position *e.e.*
Positioner *e.e.*
Positionierung positioning
positiv positive
Positron *e.e.*
Positronencomputertomographie positron computed tomography
Positronenemissionstomograhie (PET) positron emission tomography (PET)
Positronenemissionstomographie/Computertomographie (PET/CT) positron emission tomography/computed tomography (PET/CT)
Positrozephalogramm positrocephalogram
positrozephalographisch positrocephalographical
Poskin poskine
Posologie posology
postabortiv postabortal
postaggressiv postaggressive
postakut postacute
postalimentär postalimentary
postapoplektisch postapoplectic
Postcholezystekomiesyndrom postcholecystectomy syndrome
postdental *e.e.*
postdiastolisch postdiastolic
postdiphtherisch postdiphtheric
postenzephalitisch postencephalitic
postepileptisch *e.e.*
posteroextern posteroexternal
posteroinferior *e.e.*
posterolateral *e.e.*
posteromedial *e.e.*
posteromedian *e.e.*
posteroparietal *e.e.*
posterotemporal *e.e.*
posterotransversal posterotransverse
posterovesikulär posterovesicular
postexpositionell postexpositional
postextrasystolisch postextrasystolic
postfebril postfebrile
postganglionär postganglionic
Postgastrektomie-Syndrom postgastrectomy syndrome
postglomerulär postglomerular
postgrippal *e.e.*
posthämorrhagisch posthaemorrhagic (e), posthemorrhagic (a)
posthepatisch posthepatic
posthepatitisch posthepatitic
postherpetisch postherpetic
Posthitis *e.e.*
posthum posthumous
posthypnotisch posthypnotic
Postikusparese paresis of the posterior cricoarytaenoid muscle (e), paresis of the posterior cricoarytenoid muscle (a)
postischämisch postischaemic (e), postischemic (a)
postjunktional postjunctional

P

Postkardiotomiesyndrom postcardiotomy syndrome
postklimakterisch postmenopausal, postclimacteric
postkoital postcoital
postkommissural postcommissural
Postkommissurotomie-Syndrom postcommisurotomy syndrome
Postkommotionssyndrom postconcussion syndrome
Postkontusionssyndrom postcontusion syndrome
postlaktal postlactal
Postmastektomiesyndrom postmastectomy syndrome
postmenopausal *e.e.*
postmenopausales Syndrom postmenopausal syndrome
Postmenstruum postmenstrua
postmitotisch postmitotic
postmortal *e.e.*
Postmyokardinfarkt-Syndrom postmyocardial-infarction syndrome
postnasal *e.e.*
postnatal *e.e.*
postoperativ postoperative
postorbital *e.e.*
postpartal postpartum
Postperikardiotomiesyndrom postpericardiotomy syndrome
postphlebitisch postphlebitic
postpneumonisch postpneumonic
postpoliomyelitisch postpoliomyelitic
Postposition *e.e.*
postprandial *e.e.*
postpubertär postpuberal
postsinusoidal *e.e.*
Postsplenektomieinfektion postplenectomy infection
Postsplenektomiesepsis overwhelming postsplenectomy infection (OPSI)
poststenotisch poststenotic
postsynaptisch postsynaptic
postthrombotisch postthrombotic
posttraumatisch posttraumatic
postvakzinal postvaccinal
postviral *e.e.*
postzentral postcentral
postzosterisch postzosteric
postzygotisch postzygotic
Potainscher Apparat Potain's apparatus
potent *e.e.*
Potential potential
–, provoziertes evoked potential
potentiell potential
Potentiometer *e.e.*
Potentiometrie potentiometry
potentiometrisch potentiometric
Potenz potency
Potenzial potential
–, provoziertes evoked potential
potenziell potential
potenzieren (homöop.) to potentize
potenzieren (pharm.) to potentiate
Potenzierung (homöop.) potentizing
Potenzierung (pharm.) potentiation
Potomanie potomania
Pottasche potash
Potter-Syndrom syndrome of Potter
Pottscher Buckel Pott's curvature
Poupartsches Band Poupart's ligament
Povidon povidone
Prader-Willi-Syndrom syndrome of Prader-Willi
präagonal preagonal
Präalbumin pre-albumin
präanalytisch pre-analytical
präanaphylaktisch pre-anaphylactic
präantral präantral
präaurikulär pre-auricular
Präbetalipoprotein prebetalipoprotein
Prädentin predentin
Prädiabetes prediabetes
prädiabetisch prediabetic
prädiastolisch prediastolic
prädiktiv predictive
Prädilektion predilection
prädisponierend predisposing
Prädisposition predisposition
Prädominanz predominance
prädominant predominant
prädominieren to predominate
Präeklampsie pre-eclampsia
präeklamptisch pre-eclamptic
präepileptisch pre-epileptic
präerythrozytär pre-erythrocytic
präexpositionell pre-expositional
Präexzitation pre-excitation
Präformation preformation
präformieren to preform
präfrontal prefrontal
präganglionär preganglionic
prägenital pregenital
prähepatisch prehepatic
prähypertonic prehypertensive
prähypophysär prehypophyseal
Präimplantationsdiagnostik preimplantation diagnostics
Präimplantationsphase preimplantation phase

präinvasiv pre-invasive
präischämisch pre-ischaemic (e), preischemic (a)
präjunktional prejunctional
präkanzerös precancerous
Präkanzerose precancerosis
präkapillär precapillary
Präkapillare precapillary
präkariös precarious
präkarzinomatös precarcinomatous
präklimakterisch premenopausal, preclimacteric
präklinisch preclinical
präkoital precoital
Präkoma precoma
präkomatös precomatose
präkommissural precommissural
Präkonditionierung preconditioning
präkordial precordial
prälimbisch prelimbic
prämaxillär premaxillary
Prämedikation premedication
Prämelanose premelanosis
prämenopausal premenopausal
prämenstruell premenstrual
prämitotisch premitotic
Prämolar premolar, bicuspid tooth
prämonitorisch premonitory
prämorbid premorbid
prämortal premortal
Prämunität premunition
pränatal prenatal
präneoplastisch preneoplastic
präokular preocular
präoperativ pre-operative
präoptisch pre-optic
präovulatorisch pre-ovulatory
präparalytisch preparalytic
Präparat preparation
–, zusammengesetztes multicomponent preparation
Präparation preparation
– (anatom.) dissection
Präparierbesteck dissecting set
präparieren to prepare
– (anatom.) to dissect
präpatellar prepatellar
präperitoneal preperitonal
Präponderanz preponderance
präpontin prepontine
präprandial preprandial
präpsychotisch prepsychotic
präpubertär prepuberal
Präpubertät prepuberty
präpubisch prepubic
präputial preputial
Präputiotomie preputiotomy
Präputium prepuce, foreskin
präpylorisch prepyloric
präpyramidal prepyramidal
prärenal prerenal
präsakral presacral
präsellär presellar
präsenil presenile
Präsenilität presenility
Präservativ condom
präsinuisoidal presinusoidal
Präsklerose presclerosis
präsklerotisch presclerotic
prästenotisch prestenotic
präsuizidal presuicidal
präsumptiv presumptive
präsynaptisch presynaptic
präsystolisch presystolic
präthyreoidal prethyroidean
prätibial pretibial
prätracheal pretracheal
prävalent prevalent
Prävalenz prevalence
Prävention prevention
prävertebral prevertebral
prävesikal prevesical
präzentral precentral
Präzipitat precipitate
Präzipitation precipitation
präzipitieren to precipitate
Präzipitin precipitin
Präzipitinogen precipitinogen
präzirrhotisch precirrhotic
Präzision precision, accuracy, reliability
präzygotisch prezygotic
Prager Handgriff Prague maneuver (a), Prague manœvre (e)
Pragmatagnosie pragmatagnosia
Pragmatamnesie pragmatamnesia
pragmatisch pragmatic
Pragmatismus pragmatism
Prajmalium *e.e.*
praktisch practical
praktischer Arzt, praktische Ärztin general practitioner
praktizieren to practice (a), to practise(e)
Pramipexol *e.e.*
Pramiverin pramiverine
Pramocain pramocaine
Pramoxin pramoxine
Prampin prampine
Praseodym praseodymium
Prasteron prasterone
Pravastatin *e.e.*

P

Pravazsche Spritze Pravaz's syringe
Praxadin praxadine
Praxis, ärztliche medical practice
Praxis, fehlerhafte malpractice
Praxisräume des Arztes doctor's office (a), consulting rooms (e)
Prazepin prazepine
Praziquantel *e.e.*
Prazosin *e.e.*
Preclotting *e.e.*
Predigerhand preacher's hand
Prednazat prednazate
Prednazolin prednazoline
Prednicarbat prednicarbate
Prednimustin prednimustine
Prednisolamat prednisolamate
Prednisolon prednisolone
Prednison prednisone
Prednyliden prednylidene
Prefenamat prefenamate
Pregabalin *e.e.*
Preglsche Lösung Pregl's solution
Pregnan pregnane
Pregnanolon pregnanolone
Pregnen pregnene
Pregnenolon pregnenolone
Preisträger(in) laureate
Prellung contusion; impingement
Prenistein prenisteine
Prenoverin prenoverine
Prenoxdiazin prenoxdiazine
Prenylamin prenylamine
Presbyakusis presbycusis
presbyop presbyopic
Presbyophrenie presbyophrenia
Presbyopie presbyopia
Presenilin *e.e.*
Pressatmung forced respiration
Pressluft compressed air
pressorezeptiv pressoreceptive
Pressorezeptor pressoreceptor
Pressorsubstanz pressor substance
Presswehe expulsive pain
Pretiadil *e.e.*
Preußisch Blau Prussian blue
PRF (prolaktinfreisetzender Faktor) prolactin-releasing factor
Priapismus priapism
Pribecain pribecaine
Price-Jonessche Kurve Price-Jones curve
Pridefin pridefine
Pridinol *e.e.*
Priessnitzwickel Priessnitz's bandage
Prifurolin prifuroline
Prilocain prilocaine
primär primary
Primäraffekt, syphilitischer syphilitic hard chancre
Primärdentin primary dentin
Primärstrahl primary ray
Primaquin primaquine
Primat primate
Primel primula, primrose
Primer *e.e.*
Primidon primidone
Primipara *e.e.*, primiparous patient
Primitivsegment somite
Primitivstreifen primitive streak, primitive trace
primordial *e.e.*
Primverose *e.e.*
Pringlesche Krankheit Pringle's disease
Prinzip principle
Prinzmetal-Angina Prinzmetal's angina
Prion (proteinartige infektiöse Partikel) prion (proteinaceous infectious particles)
Priorität priority
Prisma prism
prismatisch prismatic
Prismenoptometer prismoptometer
PRIST (Papier-Radioimmunosorbens-Test) paper radioimmunosorbent test (PRIST)
Pristinamycin *e.e.*
privat private
Privatbehandlung non-panel treatment
Privatklinik private clinic
Privatkrankenversicherung private health insurance
Privatpatient(in) private patient
Proaktivator proactivator
Proakzelerin proaccelerin
Proantithrombin *e.e.*
Proband, gesunder freiwilliger healthy volunteer
Probarbital *e.e.*
Probe (Test) test; assay
Probe (Untersuchungsmaterial) sample, specimen
Probe (Versuch) trial
Probeexzision exploratory excision
Probeexzisionszange specimen forceps
Probefrühstück test breakfast
Probelaparotomie exploratory laparotomy
Probemahlzeit test meal
Probenecid *e.e.*
Probenwechsler sample changer
Probepunktion exploratory puncture
Proberohling (dent.) test preform

Probilifuszin probilifuscin
Probiotikum probiotic
probiotisch probiotic
problemorientiert problem oriented
Problempatient(in) problem patient
Probucol *e.e.*
Procain procaine
Procainamid procainamide
Procalcitonin *e.e.*
Procarbazin procarbazine
Processus alveolaris alveolar process
– articularis articular process
– coracoideus coracoid process
– ensiformis xiphoid process
– mastoideus mastoid process
– vermiformis appendix vermiformis
– zygomaticus zygomatic process
Prochlorperazin prochlorperazine
Prochromosom prochromosome
Prochymosin *e.e.*
Procinonid procinonide
Procodazol procodazole
Proconvertin *e.e.*
Procyclidin procyclidine
Prodilidin prodilidine
Prodrom prodrome
prodromal *e.e.*
Prodromalstadium prodromal period
Produkt product
Produktion production; output
produktiv productive
Proenzym proenzyme
Proerythroblast *e.e.*
Pro-Esterase proesterase
Profenamin profenamine
Proferment proenzyme, zymogen
professionell professional
Professor(in) *e.e.*
Profibrin *e.e.*
Profibrinolysin *e.e.*
Profil profile
profus profuse
Progabid progabide
progam progamous
Progastrin *e.e.*
Progenie progenia
progenital *e.e.*
Progenitor *e.e.*
Progerie progeria
Progestagen progestagen
progestativ progestational
Progesteron progesterone
Proglukagon *e.e.*, proglucagon
Proglumetacin *e.e.*
Proglumid proglumide
Prognathie prognathism
Prognose prognosis
Prognostiker(in) prognostician
prognostisch prognostic
prognostizieren to prognosticate
programmgesteuert program controlled
programmierbar programmable
programmieren to program (a), to programme (e)
Programmierer programmer
Programmiergerät programmer
programmiert programmed
Programmierung programming
Programmwähler program selector
progredient progressive
Progredienz progression
Progression *e.e.*
progressiv progressive
progressive Bulbärparalyse progressive bulbar paralysis
– Muskelatrophie wasting palsy
– Paralyse paralytic dementia, syphilitic general paresis
Proguanil *e.e.*
Proheptazin proheptazine
Prohormon prohormone
proinflammatorisch proinflammatory
Proinsulin *e.e.*
Projektion projection
Prokain procaine
Prokainamid procainamide
Prokainhydrochlorid procaine hydrochloride
Prokarbazin procarbazine
Prokaryot prokaryote
Prokoagulans procoagulant
Prokollagen procollagen
Prokonvertin proconvertin
Proktalgie proctalgia
Proktektomie proctectomy
Prokteuryse procteurysis
Proktitis proctitis
proktitisch proctitic
proktogen proctogenic
Proktokolektomie proctocolectomy
Proktokolitis proctocolitis
Proktologe proctologist
Proktologie proctology
Proktologin proctologist
proktologisch proctological
Proktopexie proctopexy
Proktosigmoidektomie proctosigmoidectomy
Proktosigmoidoskopie proctosigmoidoscopy

proktosigmoidoskopisch proctosigmoidoscopic
Proktoskopie proctoscopy
proktoskopisch proctoscopic
Proktostomie proctostomy
Proktotomie proctotomy
Proktozystotomie proctocystotomy
prokursiv procursive
Prokursivanfall running fit
prolabieren to prolapse
Prolaktin prolactin
Prolaktinom prolactinoma
Prolaktoliberin prolactoliberin
Prolamin *e.e.*
Prolan *e.e.*
Prolaps prolapse
Prolidase *e.e.*
Proliferation *e.e.*
Proliferator *e.e.*
proliferativ proliferative
proliferieren to proliferate
Proligeston proligestone
Prolin proline
Prolinamid prolinamide
Prolinase *e.e.*
Prolinoxidase proline oxidase
Prolintan prolintane
Prolinurie prolinuria
prolongieren to prolong
Prolylhydroxylase *e.e.*
Prolylhydroxyprolin prolylhydroxyproline
Prolymphozyt prolymphocyte
Promazin promazine
Promegakaryozyt promegakaryocyte
Promegaloblast *e.e.*
Promegeston promegestone
Promesobilifuszin promesobilifuscin
Prometaphase *e.e.*
Promethazin promethazine
Promethium *e.e.*
prominent *e.e.*
Prominenz prominence
Promiskuität promiscuity
Promolat promolate
Promonozyt promonocyte
Promontorium promontory
Promotion graduation
Promotor *e.e.*
promovierte Person graduate
Promoxolan promoxolane
Promyelozyt premyelocyte, promyelocyte
promyelozytär promyelocytic
Pronation *e.e.*
pronieren to pronate

Propädeutik propaedeutics (e), propedeutics (a)
propädeutisch propaedeutic (e), propedeutic (a)
Propafenon propafenone
Propagation *e.e.*
Propamid propamide
Propamidin propamidine
Propan propane
Propandiol propanediol
Propanocain propanocaine
Propanol *e.e.*
Propanolamin propanolamine
Propanthelin propantheline
Proparacain proparacaine
Propatylnitrat propatylnitrate
Propazolamid propazolamide
Propenidazol propenidazole
Propentdyopent *e.e.*
Properdin *e.e.*
Prophage *e.e.*
Prophase *e.e.*
Prophenamin prophenamine
prophylaktisch prophylactic
Prophylaxe prophylaxis
Propicillin *e.e.*
Propinetidin propinetidine
Propiolakton propiolactone
Propiomazin propiomazine
Propion *e.e.*
Propionase *e.e.*
Propionat propionate
Propionazidämie propionic acidaemia (e), propionic acidemia (a)
Propionibakterium propionibacterium
Propionitril propionitrile
Propionyl *e.e.*
Propionylcarnitin propionylcarnitine
Propiophenon propiophenone
Propipocain propipocaine
Propisergid propisergide
Propiverin propiverine
Propizepin propizepin
Propofol *e.e.*
Proportion *e.e.*
proportional *e.e.*
Propoxat propoxate
Propoxycain propoxycaine
Propoxyphen propoxyphene
Propranolol *e.e.*
Propriozeption proprioception
propriozeptiv proprioceptive
Propriozeptor proprioceptor
Proptose proptosis, forward displacement
Propulsion *e.e.*

propulsiv propulsive
Propyl *e.e.*
Propylamin propylamine
Propylbutyldopamin propylbutyldopamine
Propylen propylene
Propylgallat propylgallate
Propylhexedrin propylhexedrine
Propyliden propylidene
Propyliodon propyliodone
Propylrot propyl red
Propylthiouracil *e.e.*
Propyperon propyperone
Propyphenazon propyphenazone
Propyromazin propyromazine
Proquazon proquazone
Proquinolat proquinolate
Prorenin *e.e.*
Prorenoat prorenoate
Proscillaridin *e.e.*
Prosekretin prosecretin
Prosektor(in) prosector
Prosenzephalon prosencephalon, forebrain
Prosopagnosie prosopagnosia
Prosopalgie prosopalgia
Prosopoplegie prosopoplegia
prospektiv prospective
Prostaglandin *e.e.*
Prostalen prostalene
Prostanoid *e.e.*
Prostata prostate
Prostataadenom adenoma of the prostate
Prostatahypertrophie hypertrophy of the prostate
Prostatakarzinom carcinoma of the prostate
Prostataphosphatase prostatic acid phosphatase
prostataspezifische saure Phosphatase prostatic acid phosphatase
Prostatektomie prostatectomy
prostatikovesikal prostaticovesical
prostatisch prostatic
Prostatitis *e.e.*
prostatitisch prostatitic
Prostatorrhö prostatorrhea (a), prostatorrhoea (e)
Prostatotomie prostatotomy
Prostatovesikulektomie prostatovesiculectomy
Prostazyklin prostacyclin
prosthetisch prosthetic
Prostitution *e.e.*
Prosulprid prosulpride
Prosultiamin prosultiamine
Protaktinium protactinium
Protamin protamine
Protaminase *e.e.*
Protanopie protanopia
Protaxol *e.e.*
Protease *e.e.*
Proteasom proteasome
Proteid *e.e.*
Protein *e.e.*
–, **C-reaktives** C-reactive protein
Proteinase *e.e.*
proteingebundenes Jod protein-bound iodine
Proteinkinase proteinkinase
Proteinkörpertherapie proteinotherapy
Proteinose proteinosis
protektiv protective
Protektor protector
Proteoglykan proteoglycan
Proteohormon proteohormone
Proteolipid *e.e.*
Proteolyse proteolysis
proteolytisch proteolytic
Proteom proteome
Proteose *e.e.*
Proteotoxin *e.e.*
Proteus vulgaris *e.e.*
Protheobromin protheobromine
Prothese prosthesis; artificial denture (dent.)
–, **Behelfs-** emergency prosthesis
–, **Dauer-** permanent prosthesis
–, **Deck-** cover prosthesis
–, **festsitzende** fixed prosthesis
–, **Freiend-** free-end prosthesis
–, **Guss-** cast prosthesis
–, **herausnehmbare** removable prosthesis
–, **Magnet-** magnetic prosthesis
–, **Oberarm-** above-elbow prosthesis
–, **Oberkieferteil-** upper partial artificial denture
–, **Oberkiefervoll-** upper complete artificial denture
–, **Oberschenkel-** above-knee prosthesis
–, **provisorische** temporary prosthesis
–, **Teil-** partial prosthesis
–, **Unterarm-** below-elbow prosthesis
–, **Unterkieferteil-** lower partial artificial denture
–, **Unterkiefervoll-** lower complete artificial denture
–, **Unterschenkel-** below-knee prosthesis
–, **Voll-** complete prosthesis
Prothesenanmessung measuring for a prosthesis
Prothesendruckstelle prosthesis sore spot
Prothesenfuß prosthesis foot
Prothesenhaftung prosthesis adhesion

Prothesenplatte prosthesis plate
prothesenstützend (dent.) denture supporting
Prothesenträger(in) prosthesis wearer
Prothetik prosthetics
–, zahnärztliche prosthodontia
Prothetiker(in) prosthetist
prothetisch prosthetic
Prothixen prothixene
Prothrombin *e.e.*
Prothrombinase *e.e.*
Prothrombinmangel prothrombinopenia
Prothrombinopenie prothrombinopenia
Prothrombinzeit prothrombin time
Protiofat protiofate
Protionamid protionamide
Protirelin *e.e.*
Protoblast *e.e.*
protodiastolisch protodiastolic
Protokoll protocol
Protokonus protocone
Proton *e.e.*
Protonenpumpe proton pump
Protonpumpenhemmer proton-pump inhibitor
Protonierung protonation
Protoplasma protoplasm
protoplasmatisch protoplasmic
Protoplast *e.e.*
Protoporphyrie protoporphyria
Protoporphyrin *e.e.*
Protoporphyrinogen *e.e.*
protosystolisch protosystolic
Prototoxin *e.e.*
prototroph prototrophic
Prototyp prototype
Protoveratrin protoveratrine
Protozoon *e.e.*
Protozoonose protozoiasis
protrahieren to protract
Protraktion protraction
Protriptylin protriptyline
Protrusion *e.e.*
Protuberanz protuberance
Prourokinase *e.e.*
Provirus *e.e.*
Provitamin *e.e.*
Provokation provocation
provozieren to provoke
Proxazol proxazole
Proxetil *e.e.*
Proxibarbal *e.e.*
Proxibuten proxibutene
proximal *e.e.*
proximalwärts proximad
proximobukkal proximobuccal
proximolabial *e.e.*
proximolingual *e.e.*
Proxymetacain proxymetacaine
Proxyphyllin proxyphylline
Prozapin prozapine
Prozedur procedure
Prozent percent
Prozentsatz percentage
Prozess process
Prozesspsychose process psychosis
Prozone *e.e.*
PRP-Eigenblutbehandlung (rheumatol.) platelet-rich plasma (PRP) injection (rheumatol.)
prüfen to examine; to test
Prüfer(in) examiner
Prüfling examinee
Prüfung examination; test
Prüfungsangst examination anxiety
pruriginös pruriginous
Prurigo mitis/nodularis *e.e.*
Pruritus *e.e.*, itch, itching
Prussiat prussiate
PSA (prostataspezifisches Antigen) prostate-specific antigen (PSA)
Psaltermagen (veter.) psalterium, omasum
Psammokarzinom psammocarcinoma
Psammom psammoma
Psammosarkom psammosarcoma
Psellismus psellism, stammering, stuttering
Pseudarthrose pseudarthrosis
Pseudoagglutination *e.e.*
Pseudoagraphie pseudoagraphia
Pseudoaneurysma pseudoaneurysm
Pseudoangina *e.e.*
pseudobinaural *e.e.*
Pseudobradykardie pseudobradycardia
pseudobulbär pseudobulbar
Pseudocroup *e.e.*
Pseudodemenz pseudodementia
Pseudodiphtherie pseudodiphtheria
Pseudodiphtheriebazillus Corynebacterium pseudodiphtheriae
Pseudodiploidie pseudodiploidy
Pseudoephedrin pseudoephedrine
Pseudofraktur pseudofracture
Pseudogen pseudogene
Pseudogeusie pseudogeusia
Pseudogicht pseudogout
Pseudoglaukom pseudoglaucoma
Pseudogliom pseudoglioma
Pseudoglobulin *e.e.*
Pseudogonorrhö pseudogonorrhea (a), pseudogonorrhoea (e)

Pseudographie pseudographia
Pseudohalluzination pseudohallucination
Pseudohermaphroditismus pseudohermaphroditism
Pseudohernie pseudohernia
Pseudohypertriglyzeridämie pseudohypertriglyceridaemia (e), pseudohypertriglyceridemia (a)
Pseudohypertrophie pseudohypertrophy
pseudohypertrophisch pseudohypertrophic
Pseudohypoglykämie pseudohypogycaemia (e), pseudohypoglycemia (a)
Pseudohypoparathyreoidismus pseudohypoparathyroidism
Pseudohypokalzämie pseudohypocalcaemia (e), pseudohypocalcemia (a)
Pseudoikterus pseudojaundice
pseudointraligamentär pseudointraligamentary
pseudoisochromatisch pseudoisochromatic
Pseudokokain pseudococaine
Pseudoläsion pseudolesion
Pseudoleukämie pseudoleukaemia (e), pseudoleukemia (a)
Pseudologie pseudologia
Pseudolymphom pseudolymphoma
Pseudomasturbation *e.e.*, peotillomania
Pseudomembran pseudomembrane
pseudomembranös pseudomembranous
Pseudomonas pseudomonad, *e.e.*
– aeruginosa *e.e.*
Pseudomyxom pseudomyxoma
Pseudoobstruktion pseudo-obstruction
Pseudoparalyse pseudoparalysis
Pseudophakie pseudophakia
Pseudopodie pseudopod
pseudoprimär pseudoprimary
Pseudoreaktion pseudoreaction
pseudoserös pseudoserous
Pseudosklerose pseudosclerosis
Pseudostruktur pseudostructure
Pseudotabes *e.e.*
Pseudotyp pseudotyp
Pseudotuberkulose pseudotuberculosis
pseudounipolar *e.e.*
Pseudouridinurie pseudouridinuria
Pseudowut mad itch, bovine pseudorabies
Pseudoxanthom pseudoxanthoma
Pseudozyste pseudocyst
Psicain psicaine
Psilocin *e.e.*
Psilocybin psilocybine
Psilose psilosis
Psoasabszess psoas abscess
Psoralen *e.e.*
psoriasiform *e.e.*
Psoriasis *e.e.*
psoriatisch psoriatic
PSV (proximale selektive Vagotomie) proximal selective vagotomy (PSV)
Psychästhetik psychaestetics (e), psychesthetics (a)
psychästhetisch psychaesthetic (e), psychesthetic (a)
Psychalgie psychalgia
psychalgisch psychalgic
Psychasthenie psychasthenia
psychasthenisch psychasthenic
Psychataxie psychataxia
Psyche *e.e.*
–, Noo- *e.e.*
–, Thymo- *e.e.*
psychedelisch psychodelic, psychedelic
Psychiater, Psychiaterin psychiatrist
Psychiatrie psychiatry
Psychiatrie (Lehre) psychiatrics
psychiatrisch psychiatric
psychisch psychic, psychogenic, psychogenous
psychoaktiv psychoactive
Psychoakustik psychoacoustics
psychoakustisch psychoacoustic
Psychoanalyse psychoanalysis
Psychoanalytiker(in) psychoanalyst
psychoanalytisch psychoanalytic
Psychoandrologie psychoandrology
Psychobiologie psychobiology
Psychochemie psychochemistry
Psychochirurg psychosurgeon
Psychochirurgie psychosurgery
psychochirurgisch psychosurgical
Psychochromästhesie psychochromaesthesia (e), psychochromesthesia (a)
psychodelisch psychodelic, psychedelic
Psychodiagnostik psychodiagnostics
psychodiagnostisch psychodiagnostic
Psychodrama *e.e.*
Psychodynamik psychodynamics
psychodynamisch psychodynamic
psychogalvanisch psychogalvanic
psychogen psychogenic
Psychogenie psychogenia
Psychogynologie psychogynology
Psychogramm psychogram
Psychohygiene mental hygiene
Psychokinesie psychokinesia
psychokinetisch psychokinetic
Psycholagnie psycholagny
Psycholepsie psycholepsy
Psycholeptikum psycholeptic

psycholeptisch psycholeptic
Psycholinguistik psycholinguistics
Psychologe psychologist
Psychologie psychology
Psychologin psychologist
psychologisch psychological
Psycholyse psycholysis
psycholytisch psycholytic
Psychometrie psychometry
psychometrisch psychometric
psychomotorisch psychomotor
Psychoneurose psychoneurosis
psychoneurotisch psychoneurotic
Psychopath *e.e.*
Psychopathie psychopathy
Psychopathin psychopath
psychopathisch psychopathic
psychopathische Persönlichkeit psychopathic personality
Psychopathologie psychopathology
psychopathologisch psychopatholoical
Psychopharmakologie psychopharmacology
psychopharmakologisch psychopharmacological
Psychopharmakon psycho-drug
Psychophonie psychophonia
psychophysisch psychophysical
Psychoprophylaxe psychoprophylaxis
Psychoreaktion psychoreaction
psychoreaktiv psychoreactive
Psychose psychosis
–, manisch-depressive manic-depressive psychosis
–, schizophrene schizophrenic psychosis
psychoseimitierend psychotomimetic
psychosensorisch psychosensory
psychosexuell psychosexual
Psychosomatik psychosomatic medicine
psychosomatisch psychosomatic
psychosozial psychosocial
Psychosyndrom mental syndrome
Psychotherapeut, Psychotherapeutin psychtherapeutist
psychotherapeutisch psychotherapeutic
Psychotherapie psychotherapy
psychotisch psychotic
psychotogen psychotogenic
psychotomimetisch psychotomimetic
Pychotoxikologie psychotoxicology
psychotoxisch psychotoxic
Psychotraumatologie psychotraumatology
psychotrop psychotropic
psychovegetativ psychovegetative
Psychrometer *e.e.*
psychrophil psychrophilic
Psychrotherapie psychrotherapy
Ptarmus *e.e.*
PTC (perkutane transhepatische Cholangiographie) percutaneous transhepatic cholangiography (PTC)
PTCA (perkutane transluminale coronare Angioplastie) percutaneous transluminal coronary angioplasty (PTCA)
Pteridin pteridine
Pterin *e.e.*
Pterygium *e.e.*
pterygomandibulär pterygomandibular
pterygomaxillär pterygomaxillary
pterygopalatin pterygopalatine
pterygotympanisch pterygotympanic
PTH (Parathormon) parathormone
Ptilose ptilosis
Ptomain ptomaine
Ptose ptosis
ptotisch ptotic
PTT (partielle Thromboplastinzeit) partial thromboplastin time
Ptyalin *e.e.*
Ptyalismus ptyalism
Ptyalolithiasis *e.e.*
Ptyalozele ptyalocele
Pubarche *e.e.*
puberal *e.e.*
pubertär puberal
Pubertät puberty
pubertal puberal
Pubertas praecox precocious puberty
pubertierend pubescent
Pubiotomie pubiotomy
pubisch pubic
pubofemoral *e.e.*
pubokokzygeal pubococcygeal
puboprostatisch puboprostatic
puborektal puborectal
pubotibial *e.e.*
pubotuberös pubotuberous
pubovesikal pubovesical
pudendal *e.e.*
Puder powder
pudern to powder
pueril puerile
Puerpera *e.e.*
puerperal *e.e.*
Puerperalfieber puerperal pyrexia
Puerperalsepsis puerperal sepsis
Puerperium *e.e.*
Puff (med.) *e.e.*
Puffer buffer
puffern to buffer
Pufferung buffering

Pufferungsvermögen buffer value
Pulex irritans *e.e.*
pulmoaortal pulmo-aortic
Pulmologe pulmologist
Pulmologie pulmology
Pulmologin pulmologist
pulmologisch pulmological
pulmonal pulmonary, pulmonic
Pulmonalarterienstenose pulmonic artery stenosis
Pulmonalinsuffizienz pulmonic insufficiency
Pulmonalklappe pulmonic valve
Pulmonalkreislauf pulmonary circulation
Pulmonalstenose pulmonic stenosis
Pulmonalton pulmonic sound
pulmoplantarisch pulmoplantaric
pulmorenal *e.e.*
Pulpa pulp
pulpär pulpar, pulpal
pulpal *e.e.*
Pulpektomie pulpectomy
Pulpenhöhle pulp cavity
Pulpenkammer pulp chamber
Pulpenkanal pulp canal
Pulpenprüfgerät pulp tester
Pulpenschutz pulp protection
Pulpentod nonvital pulp
Pulpitis *e.e.*
Pulpom pulpoma
Pulpose pulposis
Pulpotomie pulpotomy
Puls pulse
–, **fadenförmiger** thready pulse
–, **gespannter** tense pulse
–, **Kapillar-** capillary pulse
–, **Karotis** carotid pulse
–, **Nagel-** nail pulse
–, **Radialis-** radial pulse
–, **Venen-** venous pulse
Pulsatilla *e.e.*
Pulsation *e.e.*
Pulsdefizit pulse deficit
Pulsfeld pulsed field
Pulsfrequenz pulse rate
pulsieren to pulsate
pulsierend pulsatile
Pulsionsdivertikel pulsion diverticulum
pulslos pulseless
Pulslosigkeit pulselessness
Pulsmessgerät pulsimeter
Pulsschlag pulsation
Pulsus alternans *e.e.*
– **bigeminus** bigeminal pulse
– **paradoxus** *e.e.*
Pulver powder
Pulverbläser powder blower
pulverisieren to pulverize
Pulverisierung pulverization
Pulverschmauch gunpowder burn
Pulvis Ipecacuanhae opiatus ipecac and opium powder
Pumpe pump
pumpen to pump
Pumpfunktion pumping function
Pumpoxygenator pump oxygenator
punctum maximum point of maximum
Punkt point
Punktmutation point mutation
Punktat punctate
Punktelektrode point electrode
punktförmig punctiform
punktieren to puncture, to tap
Punktion puncture
Punktionsnadel puncture needle
punktuell punctual
pupillär pupillary
Pupillatonie pupillatonia
Pupille pupil (of the eye)
Pupillenstarre pupillary rigidity
Pupillenunruhe hippus
Pupillographie pupillography
pupillographisch pupillographical
Pupillometer *e.e.*
Purging *e.e.*
Purin purine
Purinase *e.e.*
Purkinje-Faser Purkinje's fiber (a), Purkinje's fibre (e)
Puromycin *e.e.*
Purpura *e.e.*
–, **Henochsche** Henoch's purpura
–, **thrombopenische** thrombocytopenic purpura
Purpureaglykosid purpurea glycoside
purulent *e.e.*
Pustel pustule
Pustelbildung pustulation
Pustula maligna malignant pustule
pustulös pustular
Pustulose pustulosis
Pustulovaginitis *e.e.*
Putreszin putrescine
Putzer trimmer
PVC-Gerüst-Tablette PVC-skeleton tablet
Pyämie pyaemia (e), pyemia (a)
pyämisch pyaemic (e), pyemic (a)
Pyarthrosis *e.e.*
Pyelektasie pyelectasis
Pyelitis *e.e.*

pyelitisch pyelitic
Pyelogramm pyelogram
Pyelographie pyelography
–, intravenöse intravenous pyelography
–, retrograde retrograde pyelography
pyelographisch pyelographic
Pyelolithotomie pyelolithotomy
Pyeloneostomie pyeloneostomy
Pyelonephritis *e.e.*
pyelonephritisch pyelonephritic
Pyeloskopie pyeloscopy
Pyelostomie pyelostomy
Pyelotomie pyelotomy
pyelovenös pyelovenous
pyelovenöser Reflux pyelovenous backflow
Pygopagus *e.e.*
pyknisch pyknic
Pyknodysostose pyknodysostosis
Pyknolepsie pyknolepsy
pyknoleptisch pyknoleptic
pyknomorph pyknomorphous
Pyknose pyknosis
pyknotisch pyknotic
Pyknozyt pyknocyte
Pylephlebitis *e.e.*
Pylorektomie pylorectomy
pylorisch pyloric
Pylorogastrektomie pylorogastrectomy
Pyloromyotomie pyloromyotomy
Pylorospasmus pylorospasm
Pylorus *e.e.*
Pylorusinsuffizienz pyloric insufficiency
Pylorusplastik pyloroplasty
Pylorusstenose pyloric stenosis
Pyodermie pyodermia
pyogen pyogenic
Pyometra *e.e.*
Pyometritis *e.e.*
Pyomyositis *e.e.*
Pyonephrose pyonephrosis
Pyopneumothorax *e.e.*
Pyorrhö pyorrhea (a), pyorrhoea (e)
Pyosalpingitis *e.e.*
Pyosalpingo-Oophoritis *e.e.*
Pyosalpinx *e.e.*
Pyospermie pyospermia
Pyothorax *e.e.*
Pyozele pyocele
Pyozephalus pyocephalus
pyramidal *e.e.*
Pyramidenbahn pyramidal tract
Pyramidenbahnzeichen pyramidal sign
Pyramidenzelle pyramidal cell
Pyran *e.e.*
Pyranose *e.e.*
Pyranosid pyranoside
Pyrantel *e.e.*
Pyrazin pyrazine
Pyrazol *e.e.*
Pyrazolon pyrazolone
Pyrenol *e.e.*
Pyrethroid *e.e.*
Pyrethrum *e.e.*
Pyribenzamin pyribenzamine
Pyricarbat pyricarbate
Pyridin pyridine
Pyridinium *e.e.*
Pyridofyllin pyridofylline
Pyridostigmin pyridostigmine
Pyridoxal *e.e.*
Pyridoxamin pyridoxamine
Pyridoxin pyridoxine
Pyridylmethanol *e.e.*
Pyrilamin pyrilamine
Pyrimethamin pyrimethamine
Pyrimidin pyrimidine
Pyrimidopyrimidin pyrimidopyrimidine
Pyrithiamin pyrithiamine
Pyrithion pyrithione
Pyrithioxin pyrithioxine
Pyrithyldion pyrithyldione
Pyritinol *e.e.*
Pyrogallol *e.e.*
Pyrogen *e.e.*
pyrogen pyrogenic
pyrogenfrei pyrogen free
Pyroglobin *e.e.*
Pyroglobulin *e.e.*
Pyroglutamylamid pyroglutamylamide
Pyrolagnie pyrolagnia
Pyrolyse pyrolysis
Pyromanie pyromania
Pyron pyrone
Pyronin pyronine
pyroninophil pyroninophilic
Pyrophobie pyrophobia
Pyrophosphat pyrophosphate
Pyrophosphatase *e.e.*
Pyrophosphokinase *e.e.*
Pyrophosphorylase *e.e.*
Pyropoikilozytose pyropoikilocytosis
Pyrosulfat pyrosulfate (a), pyrosulphate (e)
Pyrotoxin *e.e.*
Pyrovaleron pyrovalerone
Pyroxamin pyroxamine
Pyroxylin *e.e.*
Pyrrocain pyrrocaine
Pyrrol pyrrole
Pyrrolase *e.e.*
Pyrrolidin *e.e.*

Pyrrolidon pyrrolidone
Pyrrolin pyrroline
Pyrrolnitrin *e.e.*
Pyruvat pyruvate
Pyruvatkinase pyruvate kinase
Pyrvinium *e.e.*
Pyurie pyuria
pyurisch pyuric

Q

QF (querfingerbreit) fingers breadthwise
Q-Fieber Q-fever
Quacksalber(in) quack
Quacksalberei quackery
quacksalbern to quack
Quaddel urtica, pomphus, wheal
Quadrant *e.e.*
Quadrantektomie quadrantectomy
Quadrantenanopsie quadrantanopsia
Quadrat square
Quadratmeter square meter (a), square metre (e)
Quadratwurzel square root
Quadrigeminie quadrigeminy
Quadripara *e.e.*
Quadriplegie quadriplegia
quälen to torment
Quälerei torment, worry
Qualifikation qualification
qualifizieren to qualify
Qualität quale, quality
Qualitätskontrolle quality control
Qualitätssicherung quality monitoring
qualitativ qualitative
Quallengift cnidarian poison
Quant quantum
Quantentheorie quantum theory
quantifizieren to quantify
Quantifizierung quantification
Quantität quantity
quantitativ quantitative
Quantum *e.e.*
Quarantäne (Isolierung) quarantine (isolation)
–, unter – stellen to quarantine
quartär quaternary
Quarz quartz
quaternär quaternary
Quatacain quatacaine
Quazepam *e.e.*
Quazodin quazodine
Quebrachitol *e.e.*
Quecksilber mercury, quicksilver
Quecksilberbehandlung mercurialization
Quecksilberbichlorid mercury bichloride, mercuric chloride
Quecksilberchlorid mercurous chloride
Quecksilberdampfquarzlampe mercury quartz lamp
quecksilberhaltig (einwertig) mercurous
– (zweiwertig) mercuric
Quecksilberoxid mercuric oxide
quellen to gush, to swell
Quellkraft imbibition power
Quellstoff swelling substance
Querbügel (dent.) transverse bar
Quercetin *e.e.*
Querdurchmesser transverse diameter
querfingerbreit, zwei- two fingers breadthwise
Querfortsatz transverse process
Querkavitätenbohrer cavity cross-cut bur
Querlage (obstetr.) transverse lie
Querlagerung transverse positioning
Querschnitt transverse section, cross-section
Querschnittslähmung paraplegia
Querstand (obstetr.) transverse position
Querulant(in) querulent
Querulantenwahn querulous delusion
querulatorisch querulous
Querverlagerung transverse displacement
querverlaufend transverse
Quervernetzung crosslinking
Quetiapin quetiapine
quetschen to crush, to bruise
Quetschhahn pinchcock clamp
Quetschklemme crushing clamp
Quetschpinzette crushing forceps
Quetschpräparat crush preparation
Quetschung crushing, bruise
Quicktest Quick test
Quifenadin quifenadine
Quillifolin quillifoline, chillifoline
Quinaldin quinaldine, chinaldine
Quinagolid quinagolide
Quinapril *e.e.*
Quinbolon quinbolone
Quinckesche Krankheit Quincke's disease
Quinetalat quinetalate
Quinethazon quinethazone
Quinfamid quinfamide
Quinisocain quinisocaine
Quinocid quinocide
Quinolinol *e.e.*
Quinprenalin quinprenaline
quinquivalent *e.e.*
Quinupramin quinupramine
Quinupristin *e.e.*
Quipazin quipazine
Quirler (dent.) whipping spatulator
Quote quota
Quotient *e.e.*

R

RA (rechtes Atrium) right atrium (RA)
RAAS (Renin-Angiotensin-Aldosteron-System RAAS (renin-angiotensin-aldosteron-system)
rabenschnabelartig coracoid
Rabeprazol rabeprazole
Rabies *e.e.*
Racefemin racefemine
Racemase *e.e.*
Racemat racemate
Racemetirosin racemetirosine
racemisch racemic
racemös racemose
Racemoramid racemoramide
Racepinefrin racepinefrine
Rachen throat, pharynx
Rachenmandel pharyngeal tonsil
Rachenring tonsillar ring
Rachischisis *e.e.*
Rachitis rickets, rachitis
rachitisch ricketic, rachitic
Rad wheel
rad (radiol.) *e.e.*
Radar *e.e.*
Radgelenk rotary joint
radial *e.e.*
Radialispuls radial pulse
radialwärts radiad
Radiant radian
Radikal radical
radikal radical
Radikalität radicality
radikulär radicular
Radikulitis radiculitis
Radikulographie radiculography
Radikuloneuritis radiculoneuritis
Radikulopathie radiculopathy
Radikulotomie radiculotomy
Radioaktinium radioactinium
radioaktiv radioactive
– markieren to radiolabel
radioaktive Markierung radioactive tracer technique
radioaktive Substanz radioactive substance
Radioaktivität radioactivity
Radioallergosorbens-Test radioallergosorbent test
Radioanalyse radioanalysis
radioanalytisch radioanalytic
Radiobiologie radiobiology
Radiochemie radiochemistry
radiochemisch radiochemical
Radiochrom radiochromium
Radiochromat radiochromate
Radiochromatographie radiochromatography
Radioeisen radioiron
radiogen radiogenic
Radioglukose radioglucose
Radiogold *e.e.*
Radiographie radiography
radiographisch radiographic
radiohumeral *e.e.*
Radioimaging *e.e.*
Radio-Immunoassay (RIA) *e.e.*
Radioimmunoelektrophorese radioimmunoelectrophoresis
Radioimmunologie radioimmunology
Radioimmunosorbens-Test radioimmunosorbent test
Radioindikator radiotracer
Radioisotop radioisotope
Radiojod radioiodine
–, mit – versehen to radioiodinate
Radiokardiographie radiocardiography
radiokardiographisch radiocardiographical
radiokarpal radiocarpal
Radiokobalt radiocobalt
Radiokolloid radiocolloid
Radioligand *e.e.*
Radiologe, Radiologin radiologist
Radiologie radiology
radiologisch radiological
Radiolyse radiolysis
Radiometer *e.e.*
Radionekrose radionecrosis
Radionuklid radionuclide
Radioonkologie radio-oncology
Radiopharmakologie radiopharmacology
Radiopharmakon radiopharmacon
Radiophosphor radiophosphorus
Radiophotographie radiophotography
radiophysikalisch radiophysical
Radioportographie radioportography
Radiorezeptorassay radioreceptor assay
Radiostrontium *e.e.*
Radiothallium *e.e.*
Radiothorium *e.e.*
Radiotracer *e.e.*
radioulnar *e.e.*
Radium *e.e.*
– -Ei radium ovoid
Radiumbestrahlung radiumization
Radiumemanation radium emanation

R

Radiummenolyse radium menolysis
Radiumnadel radium needle
Radiumspickung radium implantation
Radiumträger radium applicator
Radix Althaeae marshmallow root
Radon *e.e.*
räuchern to fumigate
Räude mange, scab
räudig mangy
Räumahle reamer
räumlich spatial
Räuspern throat-clearing
räuspern, sich to clear the throat
raffinieren to refine
Raffinose *e.e.*
Rafoxanid rafoxanide
Rahm cream
Rahmen (Einfassung) frame
Raillietina *e.e.*
Raloxifen *e.e.*
Raltitrexed *e.e.*
Raman-Effekt Raman effect
Ramifikation ramification
Ramikotomie ramicotomy
Ramipril *e.e.*
Ramnodigin *e.e.*
Ramstedt-Webersche Operation Ramstedt's operation
Rand margin, verge, rim, brink, border
Randabschluss (dent.) border seal
Randatelektase marginal atelectasis
randomisieren to randomize
Randpsychose borderline psychosis
Randunschärfe boundary unsharpness
Randwulstbildung lipping
Randzone marginal zone
Ranelat ranelate
Ranibizumab *e.e.*
Ranitidin ranitidine
Rankenangiom rankenangioma, racemose angioma
Rankenaneurysma racemose aneurysm
Ranula *e.e.*
Ranviersche Einschnürung Ranvier's node
Ranviersche Membran Ranvier's membrane
ranzig rancid
Rapamycin *e.e.*
Raphe *e.e.*
Rappe black horse
Rapport *e.e.*
Raptus *e.e.*
Rarefizierung rarefaction
Rasburicase *e.e.*
rasen to rave
Raserei rage, frency
rasieren to shave
Rasiermesser razor
Raspatorium raspatory
Raspel rasp
Rasse race
Rasselgeräusch rale
–, feuchtes moist rale
–, trockenes dry rale
rasseln to rattle
rassisch racial
RAST (Radioallergosorbens-Test) radioallergosorbent test (RAST)
Raster (roentg.) grid
Rasterblende moving grid
Rasterelektronenmikroskop scanning electron microscope
Rastertunnelmikroskopie scanning tunnel microscopy
Rastlosigkeit restlessness
Ratanhiawurzel rhatany root
Rat advice
Rate proportion, ratio; *e.e.*
raten (einen Rat geben) to advise
Rathkesche Tasche Rathke's pouch
Rathyronin rathyronine
Ratimeter *e.e.*
Ration *e.e.*
rational *e.e.*
Rationalisierung rationalization
rationell rational
Ratte rat
Rattenbisskrankheit rat bite fever, sodoku
Rattengift rat poison
Raubmord robbery with murder
Rauch smoke
rauchen to smoke
Raucher(in) smoker
Raucherbein smoker's leg
Raucherkrebs smoker's cancer
Rauchfuß-Groccosches Dreieck Grocco's triangle
Rauchgas smoke gas
Rauchinhalation smoke inhalation
Raumdesinfektion room disinfection
Raumfahrerkrankheit astronaut kinetosis
Raumfahrtmedizin spaceflight medicine
raumfordernd space-occupying
Raumgitter crystal lattice
Raumluft ambient air
Raumsinn spatial perception
Raumtemperatur room temperature
Rausch drunkenness, intoxication, inebriation, ebriety
Rauschbrand symptomatic anthrax
Rauschgift dope, narcotic

Rauschmittel inebriant
Raute rhomboid
Rautenhirn rhombencephalon
Rauwolfia *e.e.*
Raymond-Syndrom Raymond's syndrome
Raynaudsches Gangrän Raynaud's disease
RA-Zelle RA-cell, ragocyte
Razemase racemase
Razemat racemate
razemisch racemic
razemös racemose
Razoxan razoxane
RBP (retinolbindendes Protein) retinol binding protein (RBP)
Readsche Formel Read's formula
Reafferenz reafference
Reagens reagent
Reagenzglas test tube
Reagenzpapier test paper
reagieren to react, to respond
reagierend, langsam – slow reacting
reagierend, schnell – quick reacting
Reagin *e.e.*
Reaktanz reactance
Reaktion reaction, response
Reaktionsfähigkeit reactivity
Reaktionsunfähigkeit unresponsiveness
Reaktionsvermögen reactivity
reaktiv reactive
reaktivieren to reactivate
Reaktivierung reactivation
Reaktor reactor
Realisation realization
Realisator *e.e.*
realisieren to realize
Realität reality
Reamputation *e.e.*
Reanimation *e.e.*, resuscitation
reanimieren to reanimate, to resuscitate
Rearrangierung rearrangement
Reattachment *e.e.*
Reboxetin *e.e.*
rechteckig rectangular
rechtsdrehend dextrorotatory
Rechtsdrehung dextrorotation
rechtshändig dextromanual, righthanded
Rechtsherzinsuffizienz right ventricular failure
Rechts-Links-Shunt right-to-left shunt
Rechtsmedizin forensic medicine
Rechtsschenkelblock right bundlebranch block
Rechtsstreit litigation
Rechtstyp right type
rechtsventrikulär right ventricular
Rechtsverspätung (kardiol.) right ventricular conduction delay
Rechtswissenschaft jurisprudence
Recklinghausensche Krankheit neurofibromatosis; osteitis fibrosa osteoplastica
Recombinase *e.e.*
Recon *e.e.*
Recruitment *e.e.*
Redestillation cohobation, redistillation
Redislokation redislocation
Redondrainage Redon's drainage
Redoxsystem redox system
Redressement *e.e.*
redressieren to redress
Redseligkeit loquacity
Reduktanz reductance
Reduktase reductase
Reduktion reduction
Reduktionsteilung reduction division
Redundanz redundancy
Reduplikation reduplication
reduplizieren to reduplicate
reduzieren to reduce
Re-Exposition re-exposure
Reexpression *e.e.*
Referat report; lecture
Referenz reference
Refertilisierung refertilization
Refixation *e.e.*
reflektieren to reflect
Reflektion reflection
Reflektometer reflexometer
Reflektometrie reflexometry
reflektometrisch reflexometric
Reflektor reflector
reflektorisch reflected, reflective
reflektorische sympathische Dystrophie reflex sympathetic dystrophy
Reflektoskop reflectoscope
Reflektoskopie reflectoscopy
reflektoskopisch reflectoscopic
Reflex *e.e.*
–, **Achillessehnen-** Achilles tendon reflex
–, **Akkomodations-** accomodation reflex
–, **Anal-** anal reflex
–, **Axon-** axon reflex
–, **Babinski** Babinski reflex
–, **Bainbridge-** Bainbridge reflex
–, **Bauchdecken-** abdominal reflex
–, **Bechterewscher** Bechterew's reflex
–, **bedingter** conditional reflex
–, **Bizeps-** biceps reflex
–, **Blasen-** bladder reflex
–, **Cremaster-** cremasteric reflex
–, **Dehnungs-** stretch reflex

R

–, **Eigen-** proprioceptive reflex
–, **erworbener** acquired reflex
–, **Euler-Liljenstrandscher** Euler-Liljenstrand reflex
–, **fehlender** absent reflex
–, **Flucht-** defence reflex (e), defense reflex (a)
–, **Fremd-** exteroceptive reflex
–, **Fress-** fressreflex
–, **Gänsehaut-** pilomotor reflex
–, **gekreuzter** crossed reflex
–, **Gordonscher** paradoxic flexor reflex
–, **Greif-** grasp reflex
–, **Haltungs-** attitudinal reflex
–, **Haut-** cutaneous reflex
–, **Hornhaut-** corneal reflex
–, **Husten-** cough reflex
–, **Karotissinus-** carotid sinus reflex
–, **Kehlkopf-** laryngeal reflex
–, **Ketten-** chain reflex
–, **Konjunktival** conjunctival reflex
–, **konsensueller Licht** consensual light reflex
–, **koordinierter** coordinated reflex
–, **Korneal-** corneal reflex
–, **Krampf-** convulsive reflex
–, **Licht-** light reflex
–, **Massen-** mass reflex
–, **Mayerscher Grund-** finger-thumb reflex
–, **Mendel-Bechterewscher** Mendel-Bechterew's reflex
–, **Muskel-** muscular reflex
–, **Muskeldehnungs-** muscle stretch reflex
–, **Nies-** nasal reflex
–, **Oppenheimscher** Oppenheim's reflex
–, **Patellarsehnen-** patellar reflex
–, **pathologischer** pathological reflex
–, **Periost-** periosteal reflex
–, **psychogalvanischer** psychogalvanic reflex
–, **Pupillen-** pupillary reflex
–, **Radiusperiost-** radial reflex
–, **renorenaler** reno-renal reflex
–, **Rossolimo-** Rossolimo's reflex
–, **Saug-** sucking reflex
–, **Schluck-** palatine reflex
–, **Schreck-** startle reflex
–, **Sehnen-** tendon reflex
–, **Sexual-** sexual reflex
–, **Stell-** startle reflex
–, **Strümpellscher** Strümpell's reflex
–, **Summations-** summation reflex
–, **Trizeps-** triceps reflex
–, **Umarmungs-** Moro embrace reflex
–, **Vagus-** vagus reflex
–, **verzögerter** delayed reflex
–, **viszeraler** visceral reflex
–, **Wahrnehmungs-** perception reflex
–, **Würg-** gag reflex
–, **Ziliar-** ciliary reflex
Reflexbewegung reflex action
Reflexbogen reflex arc
Reflexhammer reflex hammer
Reflexion *e.e.*
reflexlos areflexic
Reflexmuster reflex pattern
reflexogen reflexogenic
Reflextherapie reflexotherapy
Reflexzentrum reflex center (a), reflex centre (e)
Reflexzone reflex zone
Reflux *e.e.*, backflow
Refluxösophagitis reflux esophagitis (a), reflux oesophagitis (e)
refraktär refractory
Refraktäreigenschaft refractoriness
Refraktion refraction
refraktiv refractive
Refraktometer refractometer
Refraktometrie refractometry
refraktometrisch refractometrical
Refraktur refracture
Refsum-Syndrom syndrome of Refsum
Regel rule
Regel (Menstruation) menstruation
Regelbereich control range
Regelbetrag capitation fee
Regelkreis control circuit
regelmäßig regular
regelrecht regular
Regelstörung (gyn.) menstrual disorder
Regelung regulation
Regelversorgung routine care
regelwidrig irregular, against the rule
Regeneration *e.e.*
regenerativ regenerative
regenerieren to regenerate
Regierungsbehörde government authority
Regierungsmaßnahmen government action
Region *e.e.*
regionär regional
regional *e.e.*
Register *e.e.*
registrieren to register, to record
Registrierpapier recording paper
Regler regulator
Regression *e.e.*
regressiv regressive
regulär regular
Regulation *e.e.*
Regulator *e.e.*
Regulatorgen regulator gene

regulatorisch regulatory
Regulierdraht regulating wire
regulieren to regulate
Regulierschraube regulating screw
Regulierung regulation
regungslos motionless
Regurgitation *e.e.*
Rehabilitation *e.e.*
rehabilitieren to rehabilitate
Rehe (veter.) laminitis
Rehydratation rehydration
Reibahle reamer
reiben to rub
Reibegeräusch friction murmur
Reibgeschiebe (dent.) friction attachment
Reibung friction
Reibungswiderstand frictional resistance
Reichert-Syndrom Reichert's syndrome
Reichmannsche Krankheit gastrosuccorrhea (a), gastrosuccorrhoea (e)
Reichweite range
reif mature
Reife maturity
Reifung maturation
Reifungshemmung maturation inhibition
Reifungsstillstand maturation arrest
Reifungsteilung maturation division, meiosis
reihenmäßig serial
Reihenuntersuchung serial examination
Reilsche Insel island of Reil
Reimplantation *e.e.*
rein pure, clean
Reinglykosid pure glycoside
Re-Induktion re-induction
Reinfarkt reinfarction
Reinfektion reinfection
Reinfusion *e.e.*
Reinheit purity
Reinheitsgrad purity degree
reinigen to clear, to purify, to rectify, to clarify, to clean, to cleanse
Reiniger cleanser
Reinigung cleaning, cleansing, purification, clarification, clearance, rectification
–, häufige frequent cleaning
Reinigungseinlauf cleansing enema
Reinigungsmittel cleaner, detergent, abluent
Reinkultur pure culture
Reinnervation *e.e.*
Reintegration *e.e.*
Reintonaudiometrie pure-tone audiometry
Reintubation *e.e.*
Reisebescheinigung travel certificate
Reisediarrhö traveler's diarrhea (a), traveller's diarrhoea (e)
Reisekrankheit motion sickness, car sickness
Reisemedizin travel medicine
Reisfeldfieber rice-field fever
Reiskleie rice polishings
Reiskörper rice body
Reisschleim rice gruel
reißen to tear
Reißnersche Membran Reissner's membrane
Reiswasserstuhl rice water stool
Reiterknochen riders' bone
Reitersche Krankheit Reiter's disease
Reiterverankerung (dent.) anchorage by rider
Reithosenanästhesie saddle block anaesthesia (e), saddle block anesthesia (a)
Reittherapie hippotherapy
Reiz stimulus
reizbar irritable
Reizbarkeit irritability
Reizblase irritable bladder
Reizdarm irritable intestine
reizen to irritate, to stimulate
Reizerscheinung irritation symptom
Reizgelenk irritable joint
Reizhusten dry cough
Reizklima stimulating climate
Reizleitungssystem conduction system of the heart
reizlos without irritation; non-irritating
reizmildernd abirritant, soothing
Reizmittel stimulant, irritant
Reizschwelle stimulus threshold
Reizstrom stimulation current
Reiztherapie stimulation therapy
Reizung irritation, stimulation
rekalzifizieren to recalcify
Rekalzifizierung recalcification
Rekanalisation recanalization
rekanalisieren to recanalize
Reklination reclination
Rekombinant recombinant
rekombinant recombinant
Rekombinanten-DNS recombinant DNA
Rekombination recombination
Rekompensation therapeutic compensation
Rekompression recompression
Rekonstruktion reconstruction
rekonstruktiv reconstructive
Rekonvaleszent(in) convalescent
Rekonvaleszenz convalescence
Rekord record
Rekordspritze record syringe
Rekristallisation recrystallization
rekristallisieren to recrystallize
Rekrudeszenz recrudescence

rektal rectal
rektifizieren to rectify
Rektifizierung rectification
rektoabdominal rectoabdominal
Rektoromanoskop proctosigmoidoscope
Rektoromanoskopie proctosigmoidoscopy
Rektosigmoid rectosigmoid
Rektoskop proctoscope
Rektoskopie proctoscopy, rectoscopy
rektoskopieren to examine by the proctoscope
rektoskopisch proctoscopic
Rektostomie rectostomy
rektoureteral rectoureteral
Rektoureteralfistel rectoureteral fistula
rektouterin rectouterine
rektovaginal rectovaginal
rektovesikal rectovesical
Rektozele rectocele
Rektum rectum
Rektumkarzinom carcinoma of the rectum
Rektumpolyp rectal polypus
Rektumstriktur stricture of the rectum
Rektusdiastase diastasis recti abdominis
Rektusschnitt rectus incision
Rekurarisierung recurarization
Rekurrensparese paresis of the recurrent nerve
rekurrierend recurrent
Rekurvation recurvation
Relaparotomie relaparotomy
Relaps relapse
Relaxans relaxant
relaxieren to relax
Relaxin *e.e.*
Relief *e.e.*
Relikt relic
rem *e.e.*
Remak-Zeichen Remak's sign
Remineralisation remineralization
remineralisieren to remineralize
Remission *e.e.*
remittierend remittent
Remoxiprid remoxipride
renal *e.e.*
Renin *e.e.*
Reninom reninoma
Rennin *e.e.*
Rennmaus gerbil
renofazial renofacial
Renographie renography
renorenal *e.e.*
Renoskopie renoscopy
renotrop renotropic
renovaskulär renovascular
Rentenneurose compensation neurosis
Rentner(in) pensioner
Renytolin renytoline
Reokklusion reocclusion
Reorganisation re-organization
Reoperation *e.e.*
Reoxidation *e.e.*
reoxidieren to reoxidize
Repaglinid repaglinide
Reparatur repair
Reparaturenzym repair enzyme
reparieren to repair
Repeat *e.e.*
Reperfusion *e.e.*
Reperkolation repercolation
repetitiv repetitive
Replantation *e.e.*
replantieren to replant
Replikase replicase
Replikation replication
Replikon replicon
repolarisieren to repolarize
Repolarisierung repolarization
reponieren to reduce, to set
Reportergen reporter gene
Reposition *e.e.*; reduction
Repositionierung repositioning
Repression *e.e.*
Repressor *e.e.*
Reproduktion reproduction (genet.); recall (psych.)
Reproduktionsmedizin reproductive medicine
reproduktiv reproductive
reproduzibel reproducible
reproduzierbar reproducible
Reproduzierbarkeit reproducibility
Reproterol *e.e.*
Reptil reptile
Reptilienhaut slough
Repulsion *e.e.*
RES (retikuloendotheliales System) reticulo-endothelial system (RES)
Rescinnamin rescinnamine
Resektion resection
Resektoskop resectoscope
Reserpin reserpine
Reserve *e.e.*
Reserveluft reserve air
Reservevolumen reserve volume
reserviert reserved
Reservoir *e.e.*
resezierbar resectable
Resezierbarkeit resectability
resezieren to resect

residual *e.e.*
Residualkapazität residual capacity
Residualluft residual air
Residualvolumen residual volume
Residualwahn residual delusion
resilient *e.e.*
Resilienz resilience
Resinat resinate
Resistance *e.e.*
resistent resistant
Resistenz resistance
–, gekreuzte cross-resistance
Resistenzbestimmung resistance screening
Resistin *e.e.*
Resonanz resonance
–, kernmagnetische nuclear magnetic resonance
Resorantel *e.e.*
resorbierbar absorbable
resorbieren to absorb
Resorption absorption
resorptionsfähig absorbable
Resorptionsfähigkeit absorbability
Resorptionsstörung, intestinale malabsorption
Resorzin resorcinol
Respiration *e.e.*
Respirationstrakt respiratory tract
Respirator *e.e.*
respiratorisch respiratory
respirieren to respire
Respirophonogramm respirophonogram
Respirophonographie respirophonography
respirophonographisch respirophonographical
Rest *e.e.*, remainder; residue
Restblutmenge (kardiol.) end-systolic volume
Restchlor residual chlorine
Re-Stenose restenosis
Restgebiss residual denture
Restharn residual urine volume
Restitution *e.e.*
Restkreislauf residual circulation
Restless-legs-Syndrom syndrome of restless legs
restlich residual
Restriktionsendonuklease restriction endonuclease
restriktiv restrictive
Reststickstoff nonprotein nitrogen
Resynchronisierung resynchronization
resynchronisieren to resynchronize
Retard-Arzneimittel delayed-action drug, slow-release drug
Retardation *e.e.*
retardiert retarded
Retention *e.e.*
Retentionsfestigkeit retentive capacity
Retentionszyste retention cyst
Rethrombosierung rethrombosis
retikulär reticular
Retikuloendothel reticuloendothelium
retikuloendothelial reticuloendothelial
retikuloendotheliales System reticuloendothelial system
Retikuloendotheliom reticuloendothelioma
Retikuloendotheliose reticuloendotheliosis
Retikulogranulomatose reticulogranulomatosis
retikulohistiozytär reticulohistiocytic
Retikulohistiozytose reticulohistiocytosis
Retikulosarkom reticulosarcoma
Retikulose reticulosis
Retikulozyt reticulocyte
Retikulozytenkrise shower of reticulocytes, reticulocytic crisis
Retikulozytose reticulocytosis
Retikulum reticulum
Retikulumzelle reticulum cell
Retina *e.e.*
Retinal *e.e.*
retinal *e.e.*
Retinalarterie retinal artery
Retinitis *e.e.*
Retinoblastom retionoblastoma
Retinodialyse retinodialysis
Retinographie retinography
Retinoid *e.e.*
Retinol *e.e.*
Retinopathie retinopathy
Retinopexie retinopexy
Retinoschisis *e.e.*
Retinoskop retinoscope
Retinoskopie retinoscopy
retinoskopisch retinoscopic
Retorte retort
Retothelsarkom retothel sarcoma
Retraining *e.e.*
retraktil retractile
Retraktion retraction
Retraktor retractor
retroaktiv retroactive
retroaurikulär retroauricular
retrobulbär retrobulbar
retrocolisch retrocolic
retroejakulation retroejaculation
retroflektiert retroflexed
Retroflexion *e.e.*
Retrognathie retrognathia

retrograd retrograde
retrokalkaneal retrocalcaneal
retrokardial retrocardiac
Retrokardialraum retrocardiac space, Holzknecht's space
retrokaval retrocaval
retrokochleär retrocochlear
retrokolisch retrocolic
retrokursiv retrocursive
retrolabyrinthär retrolabyrinthine
retrolental *e.e.*
retrolingual *e.e.*
retromamillär retromammillary
retromammär retromammary
retromandibulär retromandibular
retromaxillär retromaxillary
retromolar *e.e.*
retronasal *e.e.*
retrookular retro-ocular
retroorbital retro-orbital
retropatellar *e.e.*
retropelvin retropelvic
Retroperfusion *e.e.*
Retroperistaltik retrograde peristalsis
retroperitoneal *e.e.*
retropharyngeal *e.e.*
retroplazentar retroplacental
Retropneumoperitoneum *e.e.*
retroponiert retroposed
Retroposition *e.e.*
retropubisch retropubic
Retropulsion *e.e.*
retropulsiv retropulsive
retrospektiv retrospective
Retrospondylolisthese retrospondylolisthesis
retrosternal *e.e.*
retrotonsillär retrotonsillar
retrotympanal *e.e.*
retrouterin retrouterine
retrovaginal *e.e.*
Retrovakzine retrovaccine
Retroversioflexion *e.e.*
Retroversion *e.e.*
retrovertiert retroverted
retroviral *e.e.*
retrozökal retrocecal (a), retrocoecal (e)
Retrusion *e.e.*
retrusiv retrusive
Rettung rescue
Rettungsmannschaft rescue team
Rettungsmaßnahmen rescue operation
Rettungssanitäter ambulance attendant (e), ambulance officer (e), ambulanceman (e), emergency medical technician (a)
Rettungsstation first aid post
Retzius-Linie Retzius' line
Revaskularisation revascularization
revaskularisieren to revascularize
Reverdinsche Transplantation Reverdin's graft
revers reverse
reversibel reversible
Reversibilität reversibility
Reversion *e.e.*
Revertase *e.e.*
revidieren to revise
Reviparin *e.e.*
Revision *e.e.*
Revitalisation revitalization
revitalisieren to revitalize
Rezept prescription
Rezeptgebühr prescription charge
rezeptieren to prescribe
Rezeptor receptor
Rezeptorassay receptor assay
Rezeptorenblocker receptor blocking agent
rezeptpflichtig obtainable only by prescription
Rezeptur dispensing
Rezepturarznei magistery
Rezess recess
rezessiv recessive
Rezessivität recessivity
Rezidiv relapse
Rezidivblutung rebleeding
rezidivieren to relapse
reziprok reciprocal
Reziprokanpassung reciprocal adaptation
Rezirkulation recirculation
rezirkulierend recycling, recirculating
rezyklieren to recycle
Rezyklierung recycling
Rhabarber rhubarb
rhabdoid *e.e.*
Rhabdomyolyse rhabdomyolysis
Rhabdomyom rhabdomyoma
Rhabdomyosarkom rhabdomysarcoma
Rhabdophobie rhabdophobia
Rhabdosarkom rhabdosarcoma
Rhachischisis rachischisis
Rhagade *e.e.*
Rhagozyt ragocyte
Rhamnose *e.e.*
Rhamnosid rhamnoside
Rhenium *e.e.*
Rheobase rheobase
Rheograph *e.e.*
Rheographie rheography
rheographisch rheographic

Rheologie rheology
rheologisch rheological
Rheoskop rheoscope
Rheoskopie rheoscopy
rheoskopisch rheoscopic
Rheostat *e.e.*
Rheostose rheostosis
Rheotaxis *e.e.*
Rhesasthenie rhesasthenia
Rhesusaffe rhesus monkey
Rhesusfaktor rhesus factor
Rhesusunverträglichkeit rhesus incompatibility
Rheumafaktor (RF) rheumatoid factor (RF)
Rheumaknötchen rheumatic nodule
rheumatisch rheumatic
Rheumatismus rheumatism
–, fieberhafter akuter rheumatic fever
rheumatoid *e.e.*
rheumatoide Arthritis rheumatoid arthritis
Rheumatologe rheumatologist
Rheumatologie rheumatology
Rheumatologin rheumatologist
rheumatologisch rheumatological
Rh-Faktor Rh factor
Rhinenzephalie rhinencephalia
Rhinenzephalon rhinencephalon, smellbrain
Rhinitis *e.e.*
– atrophicans atrophic rhinitis
– membranacea membranous rhinitis
– vasomotoria vasomotor rhinitis
rhinobasal *e.e.*
rhinogen rhinogenous
Rhinolalie rhinolalia
Rhinolith *e.e.*
Rhinologe, Rhinologin rhinologist
Rhinologie rhinology
rhinologisch rhinological
Rhinomanometrie rhinomanometry
rhinomanometrisch rhinomanometric
Rhinomyiasis *e.e.*
Rhinomykose rhinomycosis
Rhinopathie rhinopathy
rhinopharyngeal *e.e.*
Rhinopharyngitis *e.e.*
Rhinopharynx *e.e.*
Rhinophonie rhinophonia
Rhinophym rhinophyma
Rhinoplastik rhinoplasty
Rhinopneumonitis *e.e.*
Rhinorrhö rhinorrhea (a), rhinorrhoea (e)
Rhinosinusitis *e.e.*
Rhinosklerom rhinoscleroma
Rhinosklerombazillus Klebsiella rhinoscleromatis
Rhinoskop rhinoscope
Rhinoskopie rhinoscopy
rhinoskopisch rhinoscopical
Rhinosporidiose rhinosporidiosis
Rhinosporidium *e.e.*
Rhinotracheitis *e.e.*
Rhizobium *e.e.*
Rhizom rhizome
Rhizoma filicis rhizome of aspidium
rhizomel rhizomelic
Rhizopoda *e.e.*
Rhizotomie rhizotomy
Rhodamin rhodamine
Rhodan rhodane, sodium thiocyanate
Rhodanat rhodanate
Rhodanit rhodanite
Rhodium *e.e.*
Rhodopsin *e.e.*
Rhombenzephalon rhombencephalon, hindbrain
rhomboid *e.e.*
Rhythmik rhythmicity
rhythmisch rhythmic, rhythmical
Rhythmisierung rythmisation
rhythmogen rhythmogenous
Rhythmologie rhythmology
rhythmologisch rhythmological
Rhythmus rhythm
RIA (Radioimmunoassay) *e.e.*
Ribaminol *e.e.*
Ribaverin *e.e.*
Ribit ribitol
Riboflavin *e.e.*
Ribofuranose *e.e.*
Ribofuranosid ribofuranoside
Ribohexose *e.e.*
Ribokinase *e.e.*
Ribonuklease ribonuclease
Ribonukleoprotein ribonucleoprotein
Ribonukleosid ribonucleoside
Ribonukleotid ribonucleotide
Riboprin riboprine
Ribose *e.e.*
Ribosephosphat ribosephosphate
Ribosid riboside
Ribosom ribosome
ribosomal *e.e.*
Ribosylthymin ribosylthymine
Ribotid ribotide
Riboxin riboxine
Ribozym ribozyme
Ribulose *e.e.*
Richtlinie guide-line
Richtungshören directional hearing
Rickettsia Burneti rickettsia burneti

R

Rickettsia Prowazeki rickettsia prowazeki
Rickettsie rickettsia
Rickettsiose rickettsiosis
Ridolyse ridolysis (needling)
Riechbahn olfactory tract
Riechstift sniffing sick
riechen to smell
Riechepithel olfactory epithelium
Riechhirn rhinencephalon
Riechorgan olfactory organ
Riechsalz smelling salt
Riechschwelle olfactory threshold
Riechstoff smelling substance
Riechzelle olfactory cell
Riechzentrum olfactory center (a), olfactory centre (e)
Riedel-Struma Riedel's struma
Riederzelle Rieder's cell
Riegelgeschiebe lock attachment
Riese giant
Riesenchromosom giant chromosome
Riesenwuchs gigantism
Riesenzelle giant cell
Riesenzellensarkom giant cell sarcoma
Rifabutin *e.e.*
Rifampicin *e.e.*
Rifapentin rifapentine
Rifttalfieber Rift Valley fever
rigid *e.e.*
Rigidität rigidity
Rigor *e.e.*
Rillensonde fluted probe
Rilmafazon rilmafazone
Rimantadin rimantadine
Rimexolon rimexolone
Rinde (botan.) bark
Rinde (med.) cortex
Rindenblindheit cortical blindness
Rindenstar cortical cataract
Rindentaubheit cortical deafness
Rinderalbumin bovine albumin
Rindergalle oxgall
Rinderpest cattle plague
Rinderserum bovine serum
Rinderwahn mad cow disease, bovine spongiform encephalopathy
Ring *e.e.*
Ringanker (dent.) ring-shaped anchor
Ringanordnung (chem.) cyclization
Ringchromosom ring chromosome
Ringdeckelkrone Morrison crown
Ringelröteln erythema infectiosum
Ringerlösung Ringer's solution
ringförmig annular
Ringklammer annular clasp
Ringknorpel cricoic cartilage
Ringpessar ring pessary
Ringschluss (chem.) cyclization
Ring, (sich) zu einem – schließen to cyclize
Ringstripper ring stripper
Ringtest ring test
Ringwallkarzinom annular carcinoma
Rinne groove
rinnen to run, to flow
Rinnescher Versuch Rinne's test
Rippe rib
–, echte true rib
–, falsche false rib
Rippenbogen costal arch
Rippenraspatorium rib raspatory
Rippenschere rib shears
Risedronat risedronate
Risiko risk
– -Faktor risk factor
–, gutes good risk
–, schlechtes poor risk
risikoarme Maßnahme low risk measure
Risikogruppe people at high risk
risikoreiche Maßnahme high risk measure
Risperidon risperidone
Riss tear, rent
rissig full of rents, cracked
Risswunde laceration
Rist instep
RIST (Radioimmunosorbens-Test) radioimmunosorbent test (RIST)
Ristocetin *e.e.*
Ritgenscher Handgriff Ritgen method
Ritodrin ritodrine
Ritonavir *e.e.*
Ritual *e.e.*
rituell ritual
Rituximab *e.e.*
Ritze fissure, crevice
ritzen to scratch
Ritzhärte scratch hardness
Rivaltaprobe Rivalta's test
Riva-Rocci-Blutdruckmesser Riva-Rocci-sphygmomanometer
Rivastigmin *e.e.*
Rizatriptan *e.e.*
Rizin ricin
Rizinismus ricinism
Rizinoleat ricinoleate
Rizinusöl castor oil
Rizolipase *e.e.*
RLS restless legs-syndrome
RNA (Ribonukleinsäure) ribonucleic acid (RNA)
RNA-Impfstoff RNA vaccine

RNS (Ribonukleinsäure) ribonucleic acid (RNA)
Robenidin robenidine
Roborans roborant
roborierend roborant
Rochellesalz Rochelle salt
Rociverin rociverine
Rocky-Mountain-Fieber Rocky Mountain fever
Rodentizid rodenticide
rodentizid rodenticidal
röcheln to rattle
Röhrchen tubule
Röhre tube
Röhrensehen tubular vision, shaft vision
Röhrenspannung tube voltage
Röhrenstrom tube current
Roemheld-Syndrom Roemheld's syndrome
Röntgenabteilung radiological department
Röntgenanlage x-ray unit
Röntgenapparat x-ray apparatus
Röntgenarchiv x-ray film archives
Röntgenassistent, medizinisch-technischer medical x-ray technician
Röntgenassistentin, medizinisch-technische medical x-ray technician
Röntgenaufnahme x-ray picture, radiograph, radiogram
–, eine – anfertigen to take an x-ray picture
Röntgenbefund x-ray findings
Röntgenbehandlung x-ray treatment, radiotherapy
Röntgenbericht x-ray report
röntgenbestrahlen to irradiate
Röntgenbestrahlung irradiation
Röntgenbild x-ray picture
Röntgenbrille x-ray goggles
Röntgendermatitis radiodermatitis
Röntgendiagnose x-ray diagnosis, radiodiagnosis
Röntgendiagnostik x-ray diagnostics, radiodiagnostics
röntgendiagnostisch radiodiagnostic
Röntgendurchleuchtung fluoroscopy, radioscopy
Röntgeneinrichtung x-ray equipment
Röntgenfilm x-ray film
Röntgenfilm-Betrachter x-ray film viewer
Röntgenfilm-Entwicklungsmaschine x-ray processor
Röntgenfilmlager x-ray film store
Röntgeninstitut x-ray institute
Röntgenkater x-ray sickness
Röntgenkontrastmittel x-ray contrast medium
Röntgenkontrolle supervision by x-ray examination
Röntgenographie radiography
Röntgenologe radiologist
Röntgenologie radiology
Röntgenologin radiologist
röntgenologisch radiological
Röntgenpapier x-ray paper
Röntgenphotographie radiography
Röntgenreihenuntersuchung mass radiography
Röntgenröhre x-ray tube
Röntgenschirm fluorescent screen
Röntgenstrahlen x-rays
Röntgenstrahlenschutz x-ray protection
Röntgentherapie x-ray therapy
–, Hochvolt- high voltage x-ray therapy
–, Niedervolt- low voltage x-ray therapy
Röntgentiefenbestrahlung deep x-ray therapy
Röntgenüberwachung supervision by x-ray examination
Röntgenuntersuchung x-ray examination
rösten to roast
Röte redness
Röteln German measles, rubella
röten to redden
Rötung reddening
Rofecoxib *e.e.*
Rofluran roflurane
Ro-Gelenk Ro-joint
roh crude, raw
Rohkost uncooked food, raw diet
Rohform preform
Rohmaterial raw material
Rohr tube
Rohrzucker sucrose
Roletamid roletamide
Rolicyprin rolicyprine
Rolitetracyclin rolitetracycline
Rolle (anatom.) trochlea
Rollentherapie role therapy
Roller-coaster-Syndrom roller coaster syndrome
Rollkur patient-rolling technique
Rollstuhl wheel-chair
Romberg-Zeichen Romberg sign
Ropinirol *e.e.*
Rorschachtest Rorschach test
Rosazea rosacea
Rosanilin rosaniline
Rose *e.e.*
Rosenbohrer (dent.) roseheaded bur
Rosenhonig honey of rose
Rosenkranz, rachitischer rachitic rosary

Rosenmüllersche Drüse Rosenmüller's gland
Roseole roseola
Rosette *e.e.*
Rosiglitazon *e.e.*
Rosskastanie horse chestnut
Rost rust
rostbraun rusty
rostral *e.e.*
Rotablation *e.e.*
Rotation *e.e.*
Rotationsangioplastie rotational angioplasty
Rotationsarteriektomie rotational arteriectomy
Rotationsbestrahlung rotation irradiation
Rotatorenmanschette rotator cuff
rotatorisch rotatory
Rotblindheit red blindness
Rotenon rotenone
Rotes Kreuz Red Cross
Rotgrünblindheit red-green blindness
rothaarig redhaired
Rothmund-Thomson-Syndrom syndrome of Rothmund-Thomson
rotieren to rotate
Rotkreuzarmbinde brassard
Rotlauf erysipeloid
Rotlicht red light
Rotor *e.e.*
Rotoxamin rotoxamine
Rotsehen erythropia
Rotz glanders, malleus
Rotzbazillus Actinobacillus mallei
Rous-Sarkom Rous' sarcoma
Routine *e.e.*
routinemäßig routinely
Rovsing-Zeichen Rovsing's sign
Roxarson roxarsone
Roxatidin roxatidine
Roxibolon roxibolone
Roxithromycin *e.e.*
Roxoperon roxoperone
RR (Blutdruck nach Riva-Rocci) blood pressure (BP)
Rubefaciens rubefacient
Rubeola scarlatinosa *e.e.*, parascarlatina
Rubeose rubeosis
Rubidazon rubidazone
Rubidecan *e.e.*
Rubidium *e.e.*
Rubinstein-Taybi-Syndrom syndrome of Rubinstein-Taybi
Rubininstrument ruby instrument
rubrospinal *e.e.*
rubrospinozerebellar rubrospinocerebellar
Rucksacklähmung rucksack paralysis
Rucksackverband figure-of-8-bandage
Rudiment *e.e.*
rudimentär rudimentary
Rückatmung rebreathing
Rückbildung involution; regression
Rückbildungsmelancholie involutional melancholia
Rückbildungstendenz regressive tendency
Rückbiss postnormal occlusion
Rücken back
Rückenlage supine position
Rückenmark spinal cord
Rückenschmerz backache
Rückenstütze back support
rückfällig recurrent, relapsing
– werden to relapse
Rückfall relapse
Rückfallfieber relapsing fever, recurrent fever
Rückfluss reflux, backflow
Rückgrat spine
Rückkopplung feedback
Rückkreuzung back crossing
Rückprall rebound
rückresorbieren to re-absorb
Rückresorption re-absorption
Rückschritt regression
Rückstand residue; remainder
Rückstoß recoil
Rücktitration back titration
Rückverlagerung retrodisplacement
Rückwärtsbeugung backward displacement
Rückwärtsbewegung backward motion
Rückwärtskrümmung recurvation
Rückwärtsverlagerung retrodisplacement
Rührmaschine stirring machine
rülpsen to belch
Rülpsen belching, eructation
Rüssel snout, proboscis
Rüttelplatte vibrating slab
Rüttler (dent.) vibrator
Rufbereitschaft on call duty
Ruhe rest
Ruhe-Angina rest angina
Ruhedyspnoe breath shortness at rest
Ruhe-EKG rest E. C. G.
Ruhelage rest position
Ruhelosigkeit restlessness
ruhen to rest, to repose
Ruhepotential resting potential
Ruhestadium dormant stage
Ruhestoffwechsel resting metabolism
Ruhetätigkeit resting activity
Ruhetremor resting tremor
Ruhezelle resting cell

ruhigstellen (fixieren) to fix
ruhigstellen (sedieren) to calm, to allay excitement
Ruhigstellung (Fixation) fixation
Ruhigstellung (Sedierung) sedation, calming
–, forcierte restraint
Ruhr dysentery
–, Amöben- amebic dysentery (a), amoebic dysentery (e)
–, Bazillen- bacillary dysentery
Ruhrbazillus (Flexner) Shigella paradysenteriae Flexner
– (Shiga-Kruse) Shigella dysenteriae
– (Sonne) Shigella Sonnei
– (Strong) Shigella paradysenteriae Strong
Rumination *e.e.*
Rumpel-Leede-Phänomen Rumpel-Leede phenomenon
Rumpf trunk
Rundherd round focus
Rundrücken hunchback
Rundzelle round cell
Rundzellensarkom round-celled sarcoma
rundzellig round cell, round-celled
Runt-Krankheit runt disease
Runzel wrinkle
runzelig wrinkled
Ruptur rupture
rupturieren to rupture
Ruscogenin *e.e.*
Ruß soot
Russelkörperchen Russel's body
Ruthenium *e.e.*
Rutherford *e.e.*
Rutilismus erythrism
Rutin *e.e.*, rutoside
Rutinose *e.e.*
Rutosid rutoside
Ruvazon ruvazone
RV (rechter Ventrikel) right ventricle (RV)
Rye-Syndrom Rye's syndrome

R

S

Sabadille sabadilla
Sabin-Feldmantest Sabin-Feldman test
Sabinaöl savin oil
Sabinaölvergiftung sabinism
Sabinismus sabinism
SA-Block (sinuatrialer Block) sinuatrial block (SA-block)
Saccharase *e.e.*
Saccharat saccharate
Saccharid saccharide
Saccharimeter *e.e.*
Saccharogalaktorrhö saccharogalactorrhea (a), saccharogalactorrhoea (e)
Saccharomyces *e.e.*
Saccharomykose saccharomycosis
Saccharopin saccharopine
Saccharose *e.e.*, sucrose
Sacharin gluside, sycose
sachverständig expert
Sachverständige(r) expert
Sack sac, bag, pouch
sackartig saccate
sackförmig sacciform
Sacrum acutum *e.e.*
Sacrum arcuatum *e.e.*
Sadismus sadism
Sadist(in) *e.e.*
sadistisch sadistic
Säbelscheiden-Tibia saber shaped tibia (a), sabre-shaped tibia (e)
Säbelscheidentrachea scabbard trachea
Säckchen saccule
Säge saw
Sängerknötchen singers' nodule
sättigen to satiate
sättigen (chem.) to saturate
Sättigung satiation
Sättigung (chem.) saturation
Sättigungsgefühl feeling of satiation
säuerlich acescent, acidulous
säuern to acidify
säugen to suckle, to nurse
Säugen lactation, suckling
Säugetier mammal
Säugetier... mammalian
Säugling infant, baby
Säuglingsalter infancy
Säuglingsdystrophie infantile dystrophy
Sänglingsekzem infantile eczema
Säuglingsfürsorge infant welfare
Säuglingsheim baby nursery
Säuglingsmulde baby trough
Säuglingspflegerin dry nurse
Säuglingssterblichkeit infant mortality
Säuglingstod, plötzlicher sudden infant death
Säuglingswaage baby balance
Säuglingswäsche baby linen
Säule column, pillar
Säulenchromatographie column chromatography
Säulenepithel columnar epithelium
säulenförmig columnar
Säure acid
–, **Abietin-** abietinic acid
–, **Abrin-** abric acid
–, **Absinth-** absinthic acid
–, **Acylneuramin-** acylneuraminic acid, sialic acid
–, **Adenosindiphosphor-** adenosine diphosphoric acid
–, **Adenosinphosphor-** adenosine phosphoric acid
–, **Adenosintriphosphor-** adenosine triphosphoric acid
–, **Adenyl-** adenylic acid
–, **Adipin-** adipic acid
–, **Äpfel-** malic acid
–, **Äthacryn-** ethacrynic acid
–, **Äthylendiamintetraessig-** ethylenediamine tetraacetic acid
–, **Äthylmalon-** ethylmalonic acid
–, **Aetian-** aetianic acid (e), etianic acid (a)
–, **Agarizin-** agaricic acid
–, **Akonit-** aconitic acid
–, **Akryl-** acrylic acid
–, **Aldar-** aldaric acid
–, **Alendron-** alendronic acid
–, **Aldon-** aldonic acid
–, **Algin-** alginic acid
–, **aliphatische** aliphatic acid
–, **Alkoxykarbon-** alkoxycarboxylic acid
–, **Allantoxan-** allantoxanic acid
–, **Allantur-** allanturic acid
–, **Alloxan-** alloxanic acid
–, **Ameisen-** formic acid
–, **Amid-** amid acid
–, **Amidotrizoe-** amidotrizoic acid
–, **Amino-** amino acid
–, **Aminoadipin-** aminoadipic acid
–, **Aminoameisen-** aminoformic acid, carbamic acid
–, **Aminobaldrian-** aminovalerianic acid
–, **Aminobenzoe-** aminobenzoic acid

–, **Aminobutter-** aminobutyric acid
–, **Aminocephalosporan-** aminocephalosporanic acid
–, **Aminoessig-** aminoacetic acid
–, **Aminoglutar-** glutaminic acid
–, **Aminohippur-** aminohippuric acid
–, **Aminohydroxybutter-** aminohydroxybutyric acid
–, **Aminoisobutter-** aminoisobutyric acid
–, **Aminokapron-** aminocaproic acid
–, **Aminolävulin-** aminolaevulinic acid (e), aminolevulinic acid (a)
–, **Aminomethylzyklohexankarbon-** aminomethylcyclohexanecarboxylic acid
–, **Aminopenicillan-** aminopenicillanic acid
–, **Aminosalizyl-** aminosalicylic acid
–, **Anthranil-** anthranilic acid
–, **Antisense-Nuklein-** antisense nucleic acid
–, **Apfel-** malic acid
–, **Arachin-** arachidic acid
–, **Arachidon-** arachidonic acid
–, **Argininbernstein-** argininosuccinic acid
–, **Aristolochia-** aristolochic acid
–, **aromatische** aromatic acid
–, **Arsanil-** arsanilic acid
–, **Arsen-** arsenic acid
–, **arsenige** arsenous acid
–, **Arsin-** arsinic acid
–, **arsinige** arsinous acid
–, **Arson-** arsonic acid
–, **arsonige** arsonous acid
–, **Aryloxyessig-** aryloxyacetic acid
–, **Askorbin-** ascorbic acid
–, **Asparagin-** asparaginic acid
–, **Azelain-** azelaic acid
–, **Azetamidokapron-** acexamic acid
–, **Azetessig-** diacetic acid
–, **Azetylaminohydroxyphenylarson-** acetylaminohydroxyphenylarsonic acid
–, **Azetylen-** acetylenic acid
–, **Azetylepsilonaminokapron-** acetylepsilonaminocaproic acid
–, **Azetylgerb-** acetyltannic acid
–, **Azetylneuramin-** acetylneuraminic acid
–, **Azetylsalizyl-** acetylsalicylic acid
–, **Baldrian-** valerianic acid
–, **Barbitur-** barbituric acid
–, **Behen-** behenic acid
–, **Benzil-** benzilic acid
–, **Benzoar-** ellagic acid
–, **Benzoe-** benzoic acid
–, **Bernstein-** succinic acid
–, **Betaoxybutter-** betaoxybutyric acid
–, **Bichloressig-** bichloracetic acid
–, **Bismut-** bismuthic acid
–, **Biphosphon-** biphosphonic aid
–, **Blau-** hydrocyanic acid, prussic acid
–, **Bor-** boric acid
–, **Borsalizyl-** borosalicylic acid
–, **Boswellia-** boswellinic acid
–, **Brenzschleim-** pyromucic acid
–, **Brenztrauben-** pyruvic acid
–, **Bromphenoxypropion-** bromophenoxypropionic acid
–, **Bromwasserstoff-** hydrobromic acid
–, **Butantrikarbon** butanetricarboxylic acid
–, **Butter-** butyric acid
–, **Buten-** butenoic acid
–, **Butoxyessig-** butoxyacetic acid
–, **Butylethylbarbitur-** butylethylbarbituric acid
–, **Caprin-** capric acid
–, **Capron-** caproic acid
–, **Capryl-** caprylic acid
–, **Carbaminocarbon-** carbaminocarboxylic acid
–, **Carbon-** carboxylic acid
–, **Cephalin-** cephalinic acid
–, **Cephalosporan-** cephalosporanic acid
–, **Cerebron-** cerebronic acid
–, **Cerotin-** cerotinic acid, cerotic acid
–, **Cetyl-** cetylic acid
–, **Chaulmoogra-** chaulmoogric acid
–, **Chelidon-** chelidonic acid
–, **Chenodesoxychol-** chenodeoxycholic acid
–, **China-** quinic acid
–, **Chinolin-** quinoline acid
–, **Chinolinkarbon-** cinchonic acid
–, **Chlor-** chloric acid
–, **Chloressig-** chloracetic acid
–, **chlorige** chlorous acid
–, **Chlorogen-** chlorogenic acid
–, **Chol-** cholic acid
–, **Cholal-** cholalic acid
–, **Cholan-** cholanic acid
–, **Cholesterin-** cholesterinic acid
–, **Chondroitin-** chondroitic acid
–, **Chondroitinschwefel-** chondroitin-sulfuric acid (a), chondroitin-sulphuric acid (a)
–, **Chrom-** chromic acid
–, **Chromotrop-** chromotropic acid
–, **Chrysophan-** chrysophanic acid
–, **Clamidoxin** clamidoxic acid
–, **Clavulan-** clavulanic acid
–, **Clodron-** clodronic acid
–, **Clofibrin-** clofibric acid
–, **Clupanodon-** clupanodonic acid
–, **Cromoglicin-** cromoglicic acid
–, **Cyan-** cyanic acid
–, **Cyanur-** cyanuric acid

S

–, **Cyclohexansulfamin-** cyclohexane sulfamic acid (a), cyclohexane sulphamic acid (e)
–, **Cytidyl-** cytidylic acid
–, **Decan-** decanoic acid
–, **Decen-** decenoic acid
–, **Decyl-** decylenic acid
–, **Dehydrochol-** dehydrocholic acid
–, **Dehydroessig-** dehydroacetic acid
–, **Deltaaminolävulin-** deltaaminolaevulinic acid (e), deltaaminolevulinic acid (a)
–, **Desoxychol-** deoxycholic acid
–, **Desoxyribonuklein-** deoxyribonucleic acid
–, **Dextron-** dextronic acid
–, **Di-** dioic acid
–, **Diäthylbarbitur-** diethylbarbituric acid
–, **Diäthylentriaminpentaessig-** diethylene triamine pentaacetic acid
–, **Diallylbarbitur-** diallylbarbituric acid
–, **Diaminoessig-** diaminoacetic acid
–, **Diaminokapron-** lysine
–, **Diaminopimelin-** diaminopimelic acid
–, **Diatrizoe-** diatrizoic acid
–, **Dichloressig-** dichloroacetic acid
–, **Dichrom-** dichromic acid
–, **Diethylbarbitur-** diethylbarbituric acid
–, **Diethylentriaminpentaessig-** diethylene triamine pentaacetic acid
–, **Dihydrofol-** dihydrofolic acid
–, **Dihydrolipon-** dihydrolipoic acid
–, **Dihydroxybenzoe-** dihydroxybenzoic acid
–, **Dihydroxybutter-** dihydroxybutyric acid
–, **Dihydroxymandel-** dihydroxymandelic acid
–, **Dihydroxypalmitin-** dihydroxypalmitic acid
–, **Dihydroxyphenylessig-** dihydroxyphenylacetic acid
–, **Dihydroxypropion-** dihydroxypropionic acid
–, **Dikarbon-** dicarboxylic acid
–, **Dinitrobenzoe-** dinitrobenzoic acid
–, **Dioxovalerian-** dioxovalerianic acid
–, **Diphenesen-** xenyhexenic acid
–, **Diphosphoglyzerin-** diphosphoglyceric acid
–, **Diphosphor-** diphosphoric acid
–, **Dischwefel-** disulfuric acid (a), disulphuric acid (e)
–, **dischweflige** disulfurous acid (a), disulphurous acid (e)
–, **Dithion-** dithionic acid
–, **Docosan-** docosanoic acid
–, **Docosapentaen-** docosapentaenoic acid
–, **Dodecan-** dodecanoic acid
–, **dreibasige** tribasic acid
–, **Dünn-** spent acid
–, **Edetin-** edetic acid
–, **Eicosa-** siehe:/see: –, Icosa-
–, **einbasige** monobasic acid
–, **Elaidin-** elaidic acid
–, **Ellag-** ellagic acid
–, **Enanth-** enanthic acid (a), enantic acid (a), oenanthic acid (e)
–, **Epsilon-Aminokapron-** epsilon-aminocaproic acid
–, **Ergotin-** ergotinic acid
–, **Eruca-** erucic acid
–, **Erythron-** erythronic acid
–, **Essig-** acetic acid
–, **Etacryn-** ethacrynic acid
–, **Ethoxyessig-** ethoxyacetic acid
–, **Ethylendiamintetraessig-** ethylenediamine tetraacetic acid
–, **Ethylmalon-** ethylmalonic acid
–, **Etian-** etianic acid
–, **Etidron-** etidronic acid
–, **Eugen-** eugenic acid
–, **Fett-** fatty acid
–, **Filix-** filicic acid
–, **Flavaspid-** flavaspidic acid
–, **Flufenamin-** flufenaminic acid
–, **Fluoressig-** fluoroacetic acid
–, **Fluorkarbon-** fluorocarboxylic acid
–, **Fluorwasserstoff-** hydrofluoric acid
–, **Fluss-** hydrofluoric acid
–, **Fol-** folic acid
–, **Folin-** folinic acid
–, **Formiminoglutamin-** formiminoglutaminic acid
–, **Formyltetrahydrofol-** formyltetrahydrofolic acid
–, **freie** free acid
–, **Fumar-** fumaric acid
–, **Fusidin-** fusidinic acid
–, **Fytin-** fytic acid, phytic acid
–, **Gadopentet-** gadopentetic acid
–, **Galakturon-** galacturonic acid
–, **Gallen-** bile acid
–, **Gallus-** gallic acid
–, **Gammaaminobutter-** gammaaminobutyric acid
–, **Gammahydroxybutter-** gammahydroxybutyric acid
–, **Gentisin-** gentisic acid
–, **Gerb-** tannic acid
–, **gesättigte** saturated acid
–, **Glukon-** gluconic acid
–, **Glukozucker-** glucosaccharic acid

–, **Glukuron-** glucuronic acid
–, **Glutakon-** glutaconic acid
–, **Glutamin-** glutaminic acid
–, **Glutamylglutamin-** glutamylglutaminic acid
–, **Glutar-** glutaric acid
–, **Glutin-** glutinic acid
–, **Glycyrrhizin-** glycyrrhizic acid
–, **Glykochol-** glycocholic acid
–, **Glykogallus-** glycogallic acid
–, **Glykol-** glycolic acid
–, **Glykolithochol-** glycolithocholic acid
–, **Glykolur-** glycoluric acid
–, **Glyoxyl** glyoxylic acid
–, **Glyzerin-** glyceric acid
–, **Glyzerophosphor-** glycerophosphoric acid
–, **Gold-** auric acid
–, **Guanidinobernstein-** guanidinosuccinic acid
–, **Guanidinoessig-** guanidinoacetic acid
–, **Guanyl-** guanylic acid
–, **Gulon-** gulonic acid
–, **Harn-** uric acid
–, **Helvella-** helvellic acid
–, **Heptan-** enanthic acid (a), oenanthic acid (e)
–, **Hexadecan-** hexadecanoic acid
–, **Hexadecen-** hexadecenoic acid
–, **Hexaen-** hexaenoic acid
–, **Hexan-** hexanoic acid
–, **Hexon-** hexonic acid
–, **Hexosediphosphor-** hexosediphosphoric acid
–, **Hexuron-** hexuronic acid
–, **Hippur-** hippuric acid
–, **Homogentisin-** homogentisic acid
–, **Homopiperidin-** homopiperidinic acid
–, **Homovanillin-** homovanillic acid
–, **Humin-** humic acid
–, **Hyaluron-** hyaluronic acid
–, **Hydrakryl-** hydracrylic acid
–, **Hydroperoxyicosatetraen-** hydroperoxy-icosatetraenoic acid
–, **Hydroxam-** hydroxamic acid
–, **Hydroxy-** hydroxy acid
–, **Hydroxyanthranil-** hydroxyanthranilic acid
–, **Hydroxybutter-** hydroxybutyric acid
–, **Hydroxycholan-** hydroxycholanic acid
–, **Hydroxyeicosa…** siehe:/see: Hydroxy-icosa…
–, **Hydroxyheptadecatrien-** hydroxyhepta-decatrienoic acid
–, **Hydroxyicosatetraen-** hydroxy-icosatet-raenoic acid
–, **Hydroxyindolessig-** hydroxy-indolacetic acid
–, **Hydroxykarbon-** hydroxycarboxylic acid
–, **Hydroxymethylglutar-** hydroxymethyl-glutaric acid
–, **Hydroxyoxoadipin-** hydroxyoxoadipic acid
–, **Hydroxyoxoglutar-** hydroxyoxoglutaric acid
–, **Hydroxyphenylbrenztrauben-** hydroxy-phenylpyruvic acid
–, **Hydroxyphenylessig-** hydroxypheny-lacetic acid
–, **Hydroxyphenylmilch-** hydroxyphenyllac-tic acid
–, **Hydroxytetradecan-** hydroxytetradeca-noic acid
–, **Hydroxyzyan-** hydroxycyanic acid
–, **hypobromige** hypobromous acid
–, **hypochlorige** hypochlorous acid
–, **hypoiodige** hypoiodous acid
–, **Hypophosphor-** hypophosphoric acid
–, **hypophosphorige** phosphinic acid
–, **hyposalpetrige** hyponitrous acid
–, **hyposchweflige** hyposulfurous acid (a), hyposulphurous acid (e)
–, **Ibandron-** ibandronic acid
–, **Ichiba-** ichiba acid
–, **Icosan-** icosanic acid
–, **Icosapentaen-** icosapentaenoic acid
–, **Icosatetraen-** icosatetraenoic acid
–, **Icosatrien-** icosatrienoic acid
–, **Idon-** idonic acid
–, **Idosamin-** idosaminic acid
–, **Iduron-** iduronic acid
–, **Igasur-** igasuric acid
–, **Imid-** imidic acid
–, **Imidazolessig-** imidazole-acetic acid
–, **Imidazolmilch-** imidazollactic acid
–, **Imino-** imino acid
–, **Indacryn-** indacrynic acid
–, **Indolessig-** indolacetic acid
–, **Indolmilch-** indollactic acid
–, **Indopropion-** indopropionic acid
–, **Indoxylschwefel-** indoxylsulfuric acid (a), indoxylsulphuric acid (e)
–, **Inosin-** inosinic acid
–, **Iobenzamin-** iobenzamic acid
–, **Iocarmin-** iocarmic acid
–, **Iocetamin-** iocetamic acid
–, **Iodamino-** iodoamino acid
–, **Iodgorgo-** iodogorgoic acid
–, **Iodoxamin-** iodoxamic acid
–, **Iodwasserstoff-** hydriotic acid
–, **Ioglicin-** ioglicic acid

–, **Ioglycamin-** ioglycamic acid
–, **Iopan-** iopanoic acid
–, **Iophenoxin-** iophenoxic acid
–, **Iopodin-** iopodic acid
–, **Iopron-** iopronic acid
–, **Iotalamin-** iotalamic acid
–, **Iotroxin-** iotroxic acid
–, **Ioxaglin-** ioxaglic acid
–, **Ioxitalamin-** ioxitalamic acid
–, **Isonikotin-** isonicotinic acid
–, **Isopropylessig-** isopropylacetic acid
–, **Isovalerian-** isovalerianic acid
–, **Isozitronen-** isocitric acid
–, **Jod-** iodic acid
–, **Jodamino-** iodoamino acid
–, **Jodgorgo-** iodogorgoic acid
–, **Jodwasserstoff-** hydriodic acid
–, **Kakodyl-** cacodylic acid
–, **Kampfer-** camphoric acid
–, **Kamphoglukuron-** camphoglycuronic acid
–, **Kantharidin-** cantharidic acid
–, **Kaprin-** capric acid
–, **Kapron-** caproic acid
–, **Kapryl-** caprylic acid
–, **Karbamid-** carbamic acid
–, **Karbanil-** carbanilic acid
–, **Karbol-** carbolic acid, phenol
–, **Karbon-** carboxylic acid
–, **Karboxylglutamin-** carboxyglutamic acid
–, **Karminessig-** carmineacetic acid
–, **Keto-** keto acid
–, **Ketobernstein-** ketosuccinic acid
–, **Ketoglutar-** ketoglutaric acid
–, **Ketoisokapron-** ketoisocaproic acid
–, **Ketolithochol-** ketolithocholic acid
–, **Kiesel-** silicic acid
–, **Klee-** oxalic acid
–, **Kohlen-** carbonic acid
–, **Kresyl-** cresylic acid
–, **Kroton-** crotonic acid
–, **Kynuren-** cynurenic acid
–, **Lävulin-** laevulinic acid (e), levulinic acid (a)
–, **Laktobion-** lactobionic acid
–, **Laurin-** lauric acid
–, **Lebertranfett-** morrhuic acid
–, **Lignocerin-** lignoceric acid
–, **Linol-** linolic acid, linoleic acid
–, **Linolen-** linolenic acid
–, **Lipon-** lipoic acid
–, **Lithochol-** lithocholic acid
–, **Lyserg-** lysergic acid
–, **Magen-** gastric acid
–, **Malein-** maleic acid
–, **Malon-** malonic acid
–, **Mandel-** mandelic acid
–, **Mangan-** manganic acid
–, **Mannit-** mannitic acid
–, **Mannuron-** mannuronic acid
–, **Margarin-** margaric acid
–, **Mefenamin-** mefenaminic acid
–, **mehrfach ungesättigte** polyunsaturated acid
–, **Mekon-** meconic acid
–, **Melissin-** melissic acid
–, **Merkaptoethansulfon-** mercaptoethanesulfonic acid (a), mercaptoethanesulphonic acid (e)
–, **Merkaptur-** mercapturic acid
–, **Metaphosphor-** metaphosphoric acid
–, **Methakryl-** methacrylic acid
–, **Methan-** methanoic acid, formic acid
–, **Methylamino-** methylamino acid
–, **Methylmalon-** methylmalonic acid
–, **Methyloktadecan-** methyloctadecanoic acid
–, **Mevalon-** mevalonic acid
–, **Milch-** lactic acid
–, **Monochloressig-** monochloracetic acid
–, **Monoen-** monoenic acid
–, **Monokarbon-** monocarboxylic acid
–, **Montan-** montanic acid
–, **Mukoitinschwefel-** mucoitinsulfuric acid (a), mucoitinsulphuric acid (a)
–, **Mukon-** muconic acid
–, **Muramin-** muramic acid
–, **Mykoceran-** mycoceranic acid
–, **Mykophenol-** mycophenolic acid
–, **Myristin-** myristic acid
–, **Myristolein-** myristoleic acid
–, **Nalidixin-** nalidixic acid
–, **Naphthalinsulfon-** naphthalene-sulfonic acid (a), naphthalene-sulphonic acid (e)
–, **Nervon-** nervonic acid
–, **Neuramin-** neuraminic acid
–, **Niflumin-** nifluminic acid
–, **Nikotin-** nicotinic acid
–, **Nonacosan-** nonacosanoic acid
–, **Nonadecyl-** nonadecylic acid
–, **Nuklein-** nucleinic acid
–, **Öl-** oleic acid
– **Önanth-** enanthic acid (a), oenantic acid (e)
–, **Oktadecadien-** octadecadienoic acid
–, **Oktadecan-** octadecanoic acid
–, **Oktadecatrien-** octadecatrienoic acid
–, **Oktadecen-** octadecenoic acid
–, **Oktan-** octanoic acid
–, **Ornithur-** ornithuric acid

–, **Orot-** orotic acid
–, **Orthoaminosalizyl-** orthoaminosalicylic acid
–, **Orthophosphor-** orthophosphoric acid
–, **Osmium-** osmic acid
–, **Oxal-** oxalic acid
–, **Oxalbernstein-** oxalosuccinic acid
–, **Oxalessig-** oxalacetic acid
–, **Oxo-** oxo acid
–, **Oxoadipin-** oxoadipic acid
–, **Oxobernstein-** oxosuccinic acid
–, **Oxobutter-** oxobutyric acid
–, **Oxoessig-** oxoacetic acid
–, **Oxoisobaldrian-** oxoisovalerianic acid
–, **Oxoisokapron-** oxoisocaproic acid
–, **Oxoisovalerian-** oxoisovalerianic acid
–, **Oxokarbon-** oxocarboxylic acid
–, **Oxolin-** oxolinic acid
–, **Oxyessig-** oxyacetic acid
–, **Oxymandel-** oxymandelic acid
–, **Palmitin-** palmitic acid
–, **Palmitolein-** palmitoleic acid
–, **Pamidron-** pamidronic acid
–, **Pantothen-** pantothenic acid
–, **Paraaminobenzoe-** para-aminobenzoic acid
–, **Paraaminohippur-** para-aminohippuric acid
–, **Paraaminosalizyl-** para-aminosalicylic acid
–, **Paraffin-** paraffinic acid
–, **Pelargon-** pelargonic acid
–, **Penicill-** penicillic acid
–, **Penicillan-** penicillanic acid
–, **Pentacosan-** pentacosanoic acid
–, **Pentadecan-** pentadecanoic acid
–, **Pentadecyl-** pentadecylic acid
–, **Pentaen-** pentaenoic acid
– **Pentan-** pentanoic acid
–, **Perbor-** perboric acid
–, **Perchlor-** perchloric acid
–, **Peressig-** peracetic acid
–, **Permangan-** permanganic acid
–, **Phenolsulfon-** phenolsulfonic acid (a), phenolsulphonic acid (e)
–, **Phenylchinolinkarbon-** phenylcinchoninic acid
–, **Phenylessig-** phenylacetic acid
–, **Phenylethylbarbitur-** phenylethylbarbituric acid
–, **Phenylsalicyl-** phenylsalicylic acid
–, **Phosphatid-** phosphatidic acid
–, **Phosphin-** phosphinic acid
–, **phosphinige** phosphinous acid
–, **Phosphon-** phosphonic acid
–, **phosphonige** phosphonous acid
–, **Phosphonoameisen-** phosphono-formic acid
–, **Phosphonoessig-** phosphono-acetic acid
–, **Phosphor-** phosphoric acid
–, **Phosphoribosylimidazolessig-** phosphoribosylimidazole-acetic acid
–, **phosphorige** phosphorous acid
–, **Phosphorwolfram-** phosphotungstic acid
–, **Phthal-** phthalic acid
–, **Phytan-** phytanic acid
–, **Phytin-** phytic acid, fytic acid
–, **Pikolin-** picolinic acid
–, **Pikrin-** picric acid
–, **Pimelin-** pimelic acid
–, **Pipecolin-** pipecolic acid
–, **Pipemid-** pipemidic acid
–, **Piperidin-** piperidinic acid
–, **Plasman-** plasmanic acid
–, **Polyakryl-** polyacrylic acid
–, **Polycytidyl-** polycytidylic acid
–, **Polyen-** polyene acid
–, **Polysulfon-** polysulfonic acid (a), polysulphonic acid (e)
–, **Polythymidyl-** polythymidylic acid
–, **Propion** propionic acid
–, **Propylpentan-** propylpentanoic acid
–, **Prostadien-** prostadienoic acid
–, **Prostan** prostanic acid
–, **Pyrazol-** pyrazolic acid
–, **Pyridintrikarbon-** pyridine-tricarboxylic acid
–, **Pyrogallus-** pyrogallic acid
–, **Pyroglutamin-** pyroglutamic acid
–, **Pyrophosphor-** pyrophosphoric acid
–, **Ranelic-** ranelic acid
–, **rauchende Salpeter-** nitrosonitric acid, fuming nitric acid
–, **rauchende Schwefel-** pyrosulfuric acid (a), pyrosulphuric acid (e)
–, **Resorzyl-** resorcylic acid
–, **Retinoe-** retinoic acid
–, **Rhodan-** rhodanic acid, thiocyanic acid
–, **Ribon-** ribonic acid
–, **Ribonuklein-** ribonucleic acid
–, **Risedron-** risedronic acid
–, **Rizinol-** ricinolic acid
–, **Rosol-** rosolic acid
–, **Salizyl-** salicylic acid
–, **salizylige** salicylous acid
–, **Salpeter-** nitric acid
–, **salpetrige** nitrous acid
–, **Salz-** hydrochloric acid
–, **Santalin-** santalinic acid
–, **Santonin-** santoninic acid

S

–, **Schleim-** mucic acid
–, **schwache** weak acid
–, **Schwefel-** sulfuric acid (a), sulphuric acid (e)
–, **schweflige** sulfurous acid (a), sulphurous acid (e)
–, **Sebain-** sebacic acid
–, **Selen-** selenic acid
–, **selenige** selenous acid
–, **Sense-Nuklein-** sense nucleic acid
–, **Shikimi-** shikimic acid
– **Sial-** sialic acid
–, **Sialin-** sialic acid, acylneuraminic acid
–, **Sorbin-** sorbic acid
–, **Sozojodol-** sozoiodolic acid
–, **Spaglumin-** spagluminic acid
–, **starke** strong acid
–, **Stearin-** stearic acid
–, **Stickstoffwasserstoff-** hydrazoic acid (a), triazoic acid (e)
–, **Suberin-** suberic acid
–, **Sulfaloxin-** sulfaloxic acid (a), sulphaloxic acid (e)
–, **Sulfamin-** sulfaminic acid (a), sulphaminic acid (e)
–, **Sulfanil-** sulfanilic acid (a), sulphanilic acid (e)
–, **Sulfin-** sulfinic acid (a), sulphinic acid (e)
–, **Sulfo-** sulfo acid (a), sulpho acid (e)
–, **Sulfon-** sulfonic acid (a), sulphonic acid (e)
–, **Sulfosalizyl-** sulfosalicylic acid (a), sulphosalicylic acid (e)
–, **Taurochol-** taurocholic acid
–, **Tauroursodesoxychol-** tauroursodeoxycholic acid
–, **Teichon-** teichoic acid
–, **Teichuron-** teichuronic acid
–, **Tellur-** telluric acid
–, **Tetracosan-** tetracosanoic acid
–, **Tetradecan-** tetradecanoic acid
–, **Tetraen-** tetraenoic acid
–, **Tetramethylhexadecan-** tetramethylhexadecanoic acid
–, **Thio-** thio acid
–, **Thioaminopropion-** thioaminopropionic acid
–, **Thioessig-** thioacetic acid
–, **Thiokt-** thioctic acid
–, **Thiophosphor-** phosphothioic acid
–, **Thioschwefel-** thiosulfuric acid (a), thiosulphuric acid (a)
–, **Thiothiazolidinkarbon-** thiothiazolidincarboxylic acid
–, **Thiozyan-** thiocyanic acid
–, **Threon-** threonic acid
–, **Thymidyl-** thymidylic acid
–, **Tiaprofen-** tiaprofenic acid
–, **Tienyl-** tienylic acid
–, **Tiludron-** tiludronic acid
–, **Tranexam-** tranexamic acid
–, **Trichloressig-** trichloroacetic acid
–, **Tricosan-** tricosanoic acid
–, **Tridecyl-** tridecylic acid
–, **Trien-** trienoic acid
–, **Trijodbenzoe-** tri-iodobenzoic acid
–, **Trijodthyroessig-** tri-iodothyroacetic acid
–, **Trikarbon-** tricarboxylic acid
–, **Trimethylessig-** trimethylacetic acid
–, **Trimethyloktacosan-** trimethyloctacosanoic acid
–, **Triphosphor-** triphosphoric acid
– **Tropa-** tropic acid
–, **Tuberkulostearin-** tuberculostearic acid
–, **Undecyl-** undecylic acid
–, **Undecylen-** undecylenic acid
–, **ungesättigte** unsaturated acid
–, **unterbromige** hypobromous acid
–, **unterchlorige** hypochlorous acid
–, **unteriodige** hypoiodous acid
–, **Unterphosphor-** hypophosphoric acid
–, **unterphosphorige** hypophosphorous acid, phosphinic acid
–, **untersalpetrige** hyponitrous acid
–, **unterschweflige** hyposulfurous acid (a), hyposulphurous acid (e)
–, **Uridindiphosphoglukuron-** uridindiphosphoglucuronic acid
–, **Uridyl-** uridylic acid
–, **Uron-** uronic acid
–, **Ursodesoxychol-** ursodeoxycholic acid
–, **Valerian-** valerianic acid
–, **Valproin** valproic acid
–, **Vanadin-** vanadic acid
–, **Vanille-** vanillic acid
–, **Vanillinmandel-** vanillylmandelic acid
–, **verzweigtkettige Amino-** branchedchain amino acid
–, **vierbasige** tetrabasic acid
–, **Wein-** tartaric acid
–, **Wolframatokiesel-** silicotungstic acid
–, **Xanoxin-** xanoxic acid
–, **Xanthin-** xanthic acid
–, **Xanthuren-** xanthurenic acid
–, **Xanthyl-** xanthylic acid
–, **Xenazoe-** xenazoic acid
–, **Xylon-** xylonic acid
–, **Zimt-** cinnamic acid
–, **Zitronen-** citric acid
–, **Zoledron-** zoledronic acid
–, **Zucker-** saccharic acid

–, **zweibasige** dibasic acid
–, **Zyan-** cyanic acid
–, **Zyanwasserstoff-** prussic acid
–, **Zystein-** cysteic acid
–, **Zysteinsulfon-** cysteinesulfonic acid (a), cysteinesulphonic acid (e)
Säureäquivalent acid equivalent
Säureamid acid amide
Säureanhydrid acid anhydride
Säure-Basen-Gleichgewicht acid-base equilibrium
säurebeständig acid resisting
säurebildend acid-forming
säurefest acidoresistant, acid-fast
säurefestes Stäbchen acid-fast bacillus
säurefrei acid-free
Säuregehalt acidity
säureresistent acidoresistant, acid-resisting
Säureresistenz acidoresistance
Säurerest residual acid
Säureverätzung acid burn, acid corrosion
Säurezahl acid number
Safran saffron
Safranin safranine
Saft sap, juice
Saftfasten fruit-juice diet
sagittal *e.e.*
Sagoleber sago liver
Sagomilz sago spleen
Sahlische Desmoidreaktion Sahli's desmoid reaction
Sahne cream
saisonal seasonal
Saitengalvanometer string galvanometer
sakkulokochleär sacculocochlear
sakral sacral
Sakralisation sacralization
sakralwärts sacrad
sakroanterior sacroanterior
sakroiliakal sacroiliac
Sakroiliakalgelenk sacroiliac joint
Sakroiliitis sacroiliitis
sakroischiadisch sacrosciatic
sakrokokzygeal sacrococcygeal
sakrolumbal sacrolumbar
sakropelvisch sacropelvic
sakroperineal sacroperineal
sakroposterior sacroposterior
sakropubisch scropubic
sakrospinal sacrospinal
sakrouterin sacrouterine
sakrovertebral sacrovertebral
Saktosalpinx sactosalpinx
Salaamkrampf nodding spasm
Salacetamid salacetamide
Salafibrat salafibrate
Salantel *e.e.*
Salazodin salazodine
Salazosulfadimidin salazosulfadimidine (a), salazosulphadimidine (e)
Salazosulfapyridin salazosulfapyridine (a), salazosulphapyridine (e)
Salazosulfathiazol salazosulfathiazole (a), salazosulphathiazole (e)
Salbe ointment, anointment, salve
–, **einreiben mit** – to salve, to anoint
Salbei sage
salben to anoint, to salve
Salbenanwendung anointing,inunction
Salbengesicht oily face
Salbengrundlage ointment base
Salbutamol salbutamol (e), albuterol (a)
Saletamid saletamide
Salfluverin salfluverine
Salinazid *e.e.*
salinisch saline
Salipyrin *e.e.*
Saliuretikum saliuretic
saliuretisch saliuretic
Salizyl salicyl
Salizylaldehyd salicylaldehyde
Salizylamid salicylamide
Salizylanilid salicylanilide
Salizylat salicylate
Salizylazosulfapyridin salicyl-azosulfapyridine (a), salicyl-azosulphapyridine (e)
Salizyltherapie salicyltherapy
Salmeterol *e.e.*
Salmiak ammonia
Salmiakgeist ammonia water
Salmonella *e.e.*
Salmonelleninfektion salmonella infection
Salol *e.e.*
Salpeter saltpeter (a), saltpetre (e), niter (a), nitre (e)
Salpingektomie salpingectomy
Salpingitis *e.e.*
salpingitisch salpingitic
Salpingographie salpingography
Salpingolyse salpingolysis
Salpingo-Oophorektomie salpingo-oophorectomy
Salpingo-Oophoritis *e.e.*
Salpingostomie salpingostomy
Salpingotomie salpingotomy
Salpingoureterostomie salpingoureterostomy
Salpinx *e.e.*
Salsalat salsalate
Salsolinol *e.e.*

S

saltatorisch saltatorial
Saluretikum saluretic
saluretisch saluretic
Salve volley
Salz salt
–, kohlensaures carbonate
Salzagglutinin saline agglutinin
Salzfieber salt fever
salzhaltig salty
Salzmangelsyndrom low-salt syndrome
Salzverlust salt losing
Salzwasser salt-water, brine
Samarium *e.e.*
Samen (botan.) seed
Samen (med.) semen
Samenbank sperm bank
samenbildend spermatogenic
Samenblase seminal vesicle
Samenblasenentzündung seminal vesiculitis, spermatocystitis
Samenflüssigkeit seminal fluid
Samenleiter vas deferens
Samenstrang spermatic cord
Samenzelle sperm cell
Sammelgefäß collection bottle, receiver
sammeln to collect; to pool
Sammelröhrchen, renales collecting renal tubule
Sammelsucht collecting mania
Sanatorium *e.e.*
Sandbad sand bath
Sandelöl sandal-wood oil
Sandfliegenfieber sandfly fever
Sandfloh sand flea
Sandsack sand bag
Sandstrahlgebläse sandblast
Sanduhrmagen hourglass stomach
Sandwiching *e.e.*
sanguinisch sanguine
sanguinolent *e.e.*
sanitär sanitary
Sanitäter first-aid man
Sanitätseinrichtung infirmary
Sanitätspolizei sanitary police
Santalin *e.e.*
Santonin *e.e.*
Santorinischer Knorpel corniculate cartilage
Saquinavir *e.e.*
saphenojugular *e.e.*
Saponaria *e.e.*
Sapogenin *e.e.*
Saponin *e.e.*
Saprophyt saprophyte
saprophytär saprophytic
Saralasin *e.e.*
Sarcolysin *e.e.*, merfalan
Sarcoptes *e.e.*
Sarcosin sarcosine
sardonisch sardonic
Sarg coffin
Sargdeckelkristall coffin-lid crystal
Sarkoid sarcoid
Sarkoidose sarcoidosis
Sarkolemm sarcolemma
Sarkom sarcoma
sarkomatös sarcomatous
Sarkomatose sarcomatosis
Sarkomer sarcomere
Sarkoplasma sarcoplasm
sarkoplasmatisch sarcoplasmic
Sarkopsyllosis tungiasis
Sarkosom sarcosome
Sarkosporidiose sarcosporidiosis
Sarkozele sarcocele
Sarkozystose sarcocystosis
Sarmentogenin *e.e.*
Sarmentose *e.e.*
Sarmentozymarin sarmentocymarin
Sarmentusglykosid sarmentus glycoside
Sarpicillin *e.e.*
Sartan *e.e.*
SARS (schweres akutes respiratorisches Syndrom) severe acute respiratory syndrome (SARS)
SARS-Coronavirus 2 (SARS-CoV-2) SARS coronavirus 2 (SARS-CoV-2)
Sarsaparille sarsaparilla
Sarzine sarcina
Sassafras *e.e.*
Sassafrasöl sassafras oil
Satanspilz satanic bolete
Satellit satellite
satt satisfied, satiated
Sattel saddle
Sattelblock saddle block
Sattelbrücke (dent.) saddle bridge
Satteldruck (veter.) saddle galls
Sattelgelenk saddle joint
Sattelnase saddle nose
Sattheit satiety
Saturnismus saturnism
Satyriasis *e.e.*
sauer acid
– machen to acidify
Sauermilch curdled milk
Sauerstoff oxygen, oxigen
Sauerstoffatmung oxygen breathing
Sauerstoffaufnahme oxygen uptake
Sauerstoffbad oxygen bath
Sauerstoffbeladung oxygenation

Sauerstoffbrille oxygen spectacles
Sauerstoffentladung deoxygenation
Sauerstoffflasche oxygen cylinder
Sauerstoffflaschenständer oxygen cylinder stand
sauerstoffhaltig oxygenic
Sauerstoffsättigung oxygen saturation
Sauerstoffschuld oxygen debt
Sauerstofftherapiegerät oxygen therapy apparatus
Sauerstoffverbrauch oxygen consumption
Saugapparat suction apparatus
Saugbiopsie suction biopsy
Saugdrainage suction drainage
Saugelektrode suction electrode
saugen to suck
Saugen suction, sucking
Saugfläschchen feeding bottle
Saugnapf suction cup
Saugplatte suction plate
Saugpumpe suction pump
Saugreflex suction reflex
Saugrohr suction tube
Saugschwäche suction weakness
Saum seam
Sauna sauna
Saw palmetto Serenoia serrulata, sabal
Saxitoxin *e.e.*
s.c. (subcutan) subcutaneous
Scabies *e.e.*
Scadding-Syndrom syndrome of Scadding
Scan *e.e.*
Scandium *e.e.*
Scanner *e.e.*
Scarpasches Dreieck Scarpa's triangle
Schabemesser xyster
Schaber scraper, rugine
Schablone stencil; template; pattern
Schaden damage, injury, lesion
Schadstoff contaminant
Schädel skull
Schädelbasis skull base
Schädelbasisfraktur basilar fracture of the skull
Schädelbohrer trephine
Schädelbruch fracture of the skull
Schädeldach brain pan, calvaria
Schädelhalter skull holder
Schädelhirntrauma craniocerebral trauma
Schädelimpressionsfraktur depressed fracture of the skull
Schädelmessung craniometry, cephalometry
Schädelplastik cranioplasty
Schädelzange skull forceps
schädigen to damage
schädlich noxious, hurtful, harmful
schälen to peel
schänden to violate
Schärfe sharpness
schärfen to sharpen
Schätzung estimation
Schaf sheep
Schafbock ram
Schaferythrozyt sheep erythrocyte
Schafgarbe milfoil
Schafkotstuhl sheep-dung stool
Schafpocken sheep pox, ovinia
Schaft shaft
Schale (Gefäß) dish
Schale (Rinde) peel
Schall sound
Schalldämpfung soundproofing
Schallgeschwindigkeit velocity of the sound
Schallkopf transducer
schallleitend sound-conducting
Schallleitung conduction of the soundwaves
Schallwahrnehmung sound perception
Schallwelle sound wave
schalten to switch
Schalter switcher
Schaltneuron interneuron
Schaltstück (Harnkanälchen) connecting renal tubule
Schalttisch control desk
Schaltuhr automatic switch
Schambein pubic bone
Schamfuge pubic symphysis
Schamgegend pubic region
Schamhaar pubic hair
Schamhügel mons pubis
Schamlippe, kleine nympha
Schamlippe, große labium majus pudendi
Schamteile privy parts
Schanker chancre
–, harter hard chancre
–, weicher chancroid, soft chancre
schankrös chancrous
Schapiro-Zeichen Schapiro's sign
Scharlach scarlet fever
scharlachähnlich scarlatiniform
Scharlachrot scarlet red
Scharnier hinge
Scharniergelenk ginglymus, hinge joint
Schatten shadow
schattengebend shadowing
Schattengebung shadowing
Schauer shiver
schauern to shiver
Schaukelbett rocking bed
Schaum foam

S

Schaumbad foam bath
schaumbildend foam-forming
Schaumgummi foam rubber
Schaumprobe hydrogen peroxide test
Schaumstoff foamed plastic
schaumverhindernd antifoaming
Schaumzelle foam cell
Schauta-Operation Schauta's operation
Scheibe disk (a), disc (e)
Scheibenmeniskus discoid meniscus
Scheibenschnitt slice cut
Scheide vagina; sheath
Scheiden-Dammplastik colpoperineoplasty
Scheidenfistel vaginal fistula
Scheidenflora vaginal flora
Scheidenplastik colpoplasty
Scheidenspekulum vaginal speculum
Scheidenspülung vaginal wash
Scheidenvorfall coleoptosis, prolapse of the vagina
Scheidetrichter separating funnel
Scheidewand diaphragm, dividing wall, septum
Scheinlähmung pseudoparalysis
Scheinschwangerschaft spurious pregnancy
Scheintod apparent death
Scheitel vertex
Schellack shellac
Schema *e.e.*, pattern, scheme
schematisch schematic
Schenkel thigh, leg
Schenkelblock, linksseitiger left bundle-branch block
–, rechtsseitiger right bundle-branch block
Schenkelhals neck of the femur
Schenkelhernie femoral hernia
Schenkelkopf head of the femur
Schere scissors, shears
–, anatomische postmortem scissors
–, chirurgische operating scissors
Scherengang scissor gait
Scheuerdesinfektion scrub disinfection
Scheuermannsche Krankheit Scheuermann's disease
scheuern to scrub; to scour; to chafe
Scheuerwunde chafe
Scheuklappenhemianopsie bitemporal hemianopsia
Schicht (Lage) layer
Schichtarbeit shift work
Schichtaufnahmeverfahren sectional roentgenography, planigraphy, stratigraphy, tomography
Schichtebene (roentg.) planigraphic plane
schichten to stratify, to put in layers
Schichtneurose endopsychic conflict neurosis
Schichtstar lamellar cataract
Schichtung lamination, stratification
Schicktest Schick test
Schiebelinse sliding lens
schief oblique
Schiefhals wryneck, torticollis
schieläugig cockeyed, swivel-eyed
Schielamblyopie strabismic amblyopia
Schielbrille strabismus spectacles
schielen to squint
schielend, auswärts- wall-eyed
–, einwärts- cross-eyed
Schieloperation strabismus surgery
Schielpinzette strabismus forceps
Schielwinkel squint angle
Schienbein tibia
Schienbeinkante shin
Schiene splint
schienen to splint
Schienenstrangzeichen tram line shadow
Schienenverband splint dressing
Schienung splinting
Schierling poison hemlock
Schießscheibenzelle target cell
Schiff-Reagens Schiff's reagent
Schiffsarzt, Schiffsärztin ship's doctor
Schild shield
Schilddrüse thyroid gland
Schilddrüsenadenom adenoma of the thyroid gland
Schilddrüsencalcitonin thyrocalcitonin
Schilddrüsenhormon thyroid hormone
Schilddrüsentherapie thyrotherapy
Schildknorpel thyroid cartilage
Schillersche Jodprobe Schiller's test
Schimmel (Pferd) white horse
Schimmel (Pilz) mold (a), mould (e), mildew
Schimmelpilz mold, mould
Schinkenmilz bacon spleen
Schirmbild screening image
Schirm, Röntgen- fluorescent screen
Schistose schistosis
Schistosoma haematobium *e.e.*
Schistosomiasis *e.e.*
Schistozyt schistocyte, helmet cell
Schi-Unfall ski accident
schizoaffektiv schizo-affective
Schizogonie schizogony
schizoid *e.e.*
Schizont *e.e.*
schizophren schizophrenic
Schizophrene(r) schizophreniac

Schizophrenie schizophrenia
–, Hebephrenie hebephrenia
–, Katatonie catatonia
–, Paranoid paranoid type
schizothym schizothymic
Schizothymie schizothymia
Schizotrichie schizotrichia
schlachten to slaughter
Schlachten slaughtering
Schlachthaus slaughterhouse
Schlacke cinder, slag
Schläfe temple
schläfrig sleepy
Schläfrigkeit sleepiness
Schlaf sleep
–, leichter kürzer doze
Schlafapnoe sleep apnea (a), sleep apnoea (e)
Schlafapnoe-Syndrom sleep-apnea syndrome (a), sleep-apnoea syndrome (e)
Schlafbedarf sleep requirement
Schlafbehandlung hypnotherapy
schlafbringend somniferous
schlafen to sleep
Schlafentzug enforced lack of sleep
Schlafepilepsie nocturnal epilepsy
schlaff flaccid, slack, floppy; lax
Schlaffheit slackness; laxity
schlafgestört sleep-disordered
Schlafinduktoren sleep inducers
Schlafkrankheit sleeping sickness; trypanosomiasis
–, afrikanische Congo trypanosomiasis, African sleeping sickness
–, amerikanische Chagas's disease
Schlafkur sleep treatment
schlaflos sleepless
Schlaflosigkeit sleeplessness, insomnia
Schlafmittel hypnotic, soporific, narcotic
Schlafmohn poppy
Schlafprofil sleep profile
Schlafstörung somnipathy
Schlafsucht hypersomnia, somnolence
Schlaftiefe depth of sleeps
Schlafwandeln somnambulism
Schlafwandler(in) sleep walker, somnambulist
Schlafzentrum center of sleep (a), centre of sleep (e)
Schlag beat, stroke
Schlaganfall apoplectic fit
Schlaganfall-Station stroke unit
schlagen to beat, to strike
Schlagen beat, stroke
Schlagvolumen stroke volume
Schlamm mud
Schlammbad mud bath
Schlammfieber mud fever
Schlange snake, serpent
Schlangenbiß snake bite
Schlangengift snake venom
Schlangenserum, antitoxisches anti-venin
Schlangesches Zeichen Schlange's sign
schlank slender, slim
schlapp floppy
Schlattersche Krankheit Schlatter's disease
Schlauch tube
Schlauchklemme tube clamp
Schleier (radiol.) haze
Schleife loop, fillet
Schleifen grinding
schleifen to grind
Schleifendiuretikum loop diuretic
Schleifgerät grinding apparatus
Schleifmittel abrasive
Schleifstein grinding stone
Schleim slime, phlegm, mucus
Schleimbeutel synovial bursa
Schleimbeutelentzündung bursitis
schleimbildend mucigenous
Schleimbildung formation of mucus
Schleimdrüse mucous gland
Schleimeinträufelung, postnasale intrabronchiale postnasal drip syndrome
Schleimfaden mucus thread
Schleimhaut mucous membrane, mucosa
Schleimhautrelief mucosal relief
schleimig slimy, mucous
schleimlösend mucolytic
schleimlösendes Mittel mucolytic
Schleimpfropf mucous plug
Schleimsuppe gruel
Schlemmscher Kanal Schlemm's canal
Schlesinger-Probe Schlesinger's test
Schleudertrauma whiplash trauma
Schleuse sluice
Schließmuskel sphincter
Schließvorrichtung closing device
Schlinge sling, snare, loop
–, wegführende efferent loop
–, zuführende afferent loop
Schlitz slit
schlitzen to slit
Schlitzer slitter
Schlitzgeschiebe (dent.) slotted attachment
Schlottergelenk flail joint
schlotternd slack, trembling
schluchzen to snob
Schluckakt deglutition, act of swallowing
Schluckauf hiccup, hiccough
Schluckbeschwerden dysphagia

S

Schlucken deglutition
schlucken to swallow
Schluckimpfung oral vaccination
Schlucklähmung deglutitory paralysis
Schluckstörung dysphagia
Schlüsselbein clavicle
Schlund gullet, gorge
Schlussdesinfektion terminal disinfection
Schlussfolgerung inference
Schlussleiste terminal bar
schmächtig lanky, slim
Schmalz grease
Schmarotzer sponger, parasite
schmecken to taste
Schmecken gustation
Schmeißfliege blowfly
Schmelz enamel
schmelzbar, leicht fusing, fusible
–, schwer high fusing
Schmelzbereich melting range
Schmelzbildung amelogenesis
schmelzen to melt, to fuse
Schmelzepithel enamel epithelium
Schmelzmatrix enamel matrix
Schmelzmeißel enamel chisel
Schmelzmesser enamel hatchet
Schmelzpunkt melting point
Schmelzschneider enamel cutter
Schmelzspalter enamel cleaver
Schmelz-Zement-Grenze amelocemental limit
Schmerz pain, ache
–, anhaltender continuous pain
–, ausstrahlender radiating pain
–, beständiger continuous pain
–, blitzartiger fulgurant pain
–, bohrender boring pain
–, brennender burning pain
–, dumpfer dull pain
–, fortgeleiteter referred pain
–, gürtelförmiger girdle pain
–, klopfender throbbing pain
–, lanzinierender lancinating pain
–, leichter mild pain
–, pochender throbbing pain
–, starker intense pain
–, stechender stabbing pain, twinge
–, wandernder wandering pain
–, ziehender dragging pain
Schmerzäußerung manifestation of pain
schmerzempfindlich sensitive to pain
schmerzen to cause pain
schmerzerzeugend dolorogenic
Schmerzgrenze threshold of pain
schmerzhaft painful
Schmerzhaftigkeit painfulness
schmerzlindernd soothing, anodyne
Schmerzlinderung alleviation of pain
schmerzlos indolent; painless
Schmerzlosigkeit indolency, anodynia, painlessness
Schmerzpunkt trigger point, pain spot
schmerzstillend anodyne, pain-deadening
schmerzstillendes Mittel anodyne, analgesic drug
Schmetterlingswirbel butterfly vertebra
schmiedbar forgeable
Schmierblutung scanty menstruation
Schmierblutung, uterine scanty menstruation
schmieren to smear
Schmierinfektion smear infection
Schmiermittel lubricant
Schmirgel emery
schmirgeln to emery
Schmirgelscheibe (dent.) grinding wheel
schmoren to fry
Schmorlsches Knötchen Schmorl's nodule
Schmutz filth, dirt
Schnabel beak
Schnabelbecken beaked pelvis
Schnabeltasse feeding cup
Schnäpper spring lancet
Schnake midge
Schnappatmung gasping for breath
schnappen (Gelenk) to snap
–, nach Luft to gasp
schnarchen to snore
schnarchend stertorous
schnattern vor Kälte to chatter with cold
Schnauze snout
Schnecke (anatom.) cochlea
Schnecke (biochem.) helix
Schnecke (zool.) snail
Schneeblindheit snow-blindness
Schneegestöberlunge snowstorm lung
Schneidezahn incisor
Schnellbestimmung rapid determination
Schnellentbindung forced delivery
Schnellfärbung quick staining
Schnelligkeit velocity
Schnellschnitt rapid cut
Schnellserientechnik rapid-series technique
Schnelltest rapid test
Schnellverband first aid dressing
schnellwachsend rapidly growing
schnellwirkend quick acting
schneuzen to blow the nose
Schniefen snuffles
Schnitt cut, scission, section

Schnittbild sectional image
Schnittbildechographie cross-sectional echography
Schnittentbindung caesarean section (e), cesarean section (a)
Schnittfänger section lifter
Schnittführung method of cutting
Schnittwunde incised wound
Schnüffeln sniffing
Schnürnarbe strangulation mark
Schnuller rubber teat
Schnupfen coryza
Schnupfpulver snuff
Schnydersche Dystrophie Schnyder's dystrophy
Schock shock
Schockindex shock index
Schockleber shock liver
Schocklunge shock lung
Schockniere shock kidney
Schocksyndrom, toxisches toxic shock syndrome
Schockwelle shock-wave
Schöllkraut celandine
Schöpflöffel scoop
Schokoladenzyste chocolate cyst
schonen to spare, to save
Schonkost bland diet
Schonung spare
Schonungsbehandlung sparing therapy
Schorf scab, eschar, slough; scurf
schorfig scabby, scurfy
Schornsteinfegerkrebs soot cancer
schräg bias, oblique
Schrägblickoptik oblique vision optical system
Schrägdurchmesser, erster right anterior oblique projection
Schrägdurchmesser, zweiter left anterior oblique projection
Schramme scratch, graze
Schranke barrier
Schraube screw
Schraubelektrode screw-in electrode
schrauben to screw
Schraubenverbindung screw connection
Schraubenzieher screw driver
Schraubgelenk cochlear joint
Schraubverschluss screw lock, screw cap
Schreck fright
Schrecken fright
Schreckhaftigkeit hyperarousal
Schreiberscher Handgriff Schreiber's maneuver (a), Schreiber's manoeuvre (e)
Schreibkrampf writers' cramp
Schreibstörung dysgraphia
Schreikrampf screaming fit
Schritt step, pace
Schrittmacher pacemaker
–, bifokaler bifocal pacemaker
–, Demand- demand pacemaker
–, festfrequenter fixed-rate pacemaker
–, sequentieller sequential pacemaker
–, Stand-by- stand-by pacemaker
–, ventrikelinhibierter ventricular-inhibited pacemaker
–, ventrikelsynchronisierter ventricularactivated pacemaker
–, wandernder wandering pacemaker
Schrittmacherbehandlung des Herzens cardiac pacing
Schrittmacherbehandlung, Periode nach postpacing period
Schrittmacherbehandlung, vorhofgesteuerte atrial pacing
schröpfen to cup
Schröpfkopf cupping glass
schroff tart
Schrotkornlunge miliary stippling of the lung
schrumpfen to shrink
Schrumpfblase contracted bladder
Schrumpfgallenblase fibroatrophic gallbladder
Schrumpfleber cirrhosis of the liver
Schrumpfniere nephrocirrhosis
Schrumpfung shrinkage
Schrunde rhagade
Schub thrust; shove
–, schizophrener schizophrenic episode
Schubladenphänomen drawer test
Schublehre gage (a), gauge (e)
schüchtern shy
Schüchternheit shyness
Schüffnersche Tüpfelung Schüffner's punctation
Schürfwunde excoriation
Schürze apron
Schüttelapparat shaking apparatus
Schüttelfrost shaking chill
Schüttellähmung shaking palsy
Schüttelmixtur shaking mixture, powdery lotion
schütten to shed, to pour
Schüttler shaker
Schulalter school age
Schulangst school phobia
Schularzt, Schulärztin school doctor
Schuldgefühl sense of guilt
Schulkind school child

S

Schulmedizin school medicine, mainstream medicine
Schulschwester teaching nurse
Schulpfleger (male) teaching nurse
Schulter shoulder
- -Arm-Syndrom cervicobrachial syndrome
Schulterblatt scapula, shoulder blade
Schultergelenk shoulder joint
Schultergürtel shoulder girdle
Schulterlage shoulder presentation
Schultersteife frozen shoulder
Schulterstütze shoulder support
Schultz-Charltonsches Auslöschphänomen Schultz-Charlton phenomenon
Schulzahnarzt, Schulzahnärztin pedodontist (a), school dentist, dental hygienist
Schulzahnpflege school dental care
Schuppe scale, scute
Schuppenausschlag lepidosis
Schuppenflechte psoriasis
Schuppenhaut scabrities, scaly skin
Schuppenzelle squamous cell
schuppig scaly
Schuppung desquamation
Schurz apron
Schussbruch gunshot fracture
Schusskanal path of the projectile
Schusswunde gunshot wound
Schusterbrust cobbler's chest
Schutz protection
Schutzbrille protective goggles
Schutzdosis protective dose
Schutzfilm protective film
Schutzhemmung protective inhibition
Schutzhülle shield
Schutzimpfung protective immunization
Schutzkittel protective gown
Schutzklappe shield
Schutzschale (Notfall) protective cover (emergency)
Schutzschiene guard splint
Schutzverband protective bandage
Schutzwirkung protective effect
Schwabachscher Versuch Schwabach test
schwach weak, faint, debile
- werden to faint
Schwachsinn feebleness of mind, mental deficiency
schwachsinnig weak-minded, feebleminded
Schwachstrom low voltage current
Schwäche weakness, feebleness, debility
schwächen to weaken, to debilitate
schwächlich feeble, weakly
Schwächung weakening
schwängern to impregnate
Schwärzung (roentg.) blackening
Schwalbenschwanz (dent.) dovetail
Schwamm sponge
Schwammbiopsie sponge biopsy
schwammförmig spongiform
schwammig spongy
Schwammniere sponge kidney
Schwammschale sponge basin
schwanger pregnant, enceinte, gravid
Schwangerengymnastik pregnancy gymnastics
Schwangerenvorsorgeuntersuchung prophylactic prepartal examination
Schwangerschaft pregnancy, gravidity
-, fortgeschrittene advanced pregnancy
Schwangerschafts... gestational
Schwangerschaftsabbruch artificial abortion
Schwangerschaftsblutung haemorrhage of pregnancy (e), hemorrhage of pregnancy (a)
Schwangerschaftserbrechen vomiting of pregnancy
Schwangerschaftsmitte mid-pregnancy
Schwangerschaftsniere pregnancy kidney
Schwangerschaftspsychose gestational psychosis
Schwangerschaftstest pregnancy test
Schwangerschaftstoxikose toxaemia of pregnancy (e), toxemia of pregnancy (a)
Schwangerschaftszeichen gestational sign
schwanken to sway, to stagger
Schwankschwindel staggering vertigo
Schwannom schwannoma
Schwannsche Scheide neurilemma
Schwanz tail
Schwarte rind
schwarzhaarig blackhaired
Schwarzwasserfieber blackwater fever
Schwebebrücke (dent.) free-end bridge
Schwebelaryngoskopie suspension laryngoscopy
Schwebstoff suspended substance
Schwefel sulfur (a), sulphur (e)
Schwefelbad sulfur bath (a), sulphur bath (e)
Schwefelblüte sublimed sulfur (a), sublimed sulphur (e)
schwefelhaltig sulfurated (a), sulphurated (e)
- (sechswertig, vierwertig) sulfuric (a), sulphuric (e)
- (zweiwertig) sulfurous (a), sulphurous (e)
Schwefelkohlenstoff carbon disulfide (a), carbon disulphide (e)
Schwefelleber potassa sulfurata (a), potassa sulphurata (e)

Schwefelmilch precipitated sulfur (a), precipitated sulphur (e)
Schwefelsäureester sulfuric acid ester (a), sulphuric acid ester (e)
Schwefelwasserstoff sulfur hydride (a), sulphur hydride (e)
Schweigepflicht duty of secrecy, professional discretion
Schweine... porcine
Schweinecholera hog cholera
Schweinefett lard
Schweinepeitschenwurm Trichuris suis, swine whipworm
Schweinepest hog cholera, swine plague
–, afrikanische Montgomery's disease (veter.)
Schweinerotlauf red fever
Schweinfurter Grün Paris green
Schweinsberger Krankheit Bottom disease
Schweiß sweat
Schweißabsonderung perspiration
schweißbildend sudoriparous
Schweißbläschen sudamina, miliaria
Schweißdrüse sweat gland
Schweißdrüsenabszess sudoriparous abscess
schweißen to weld
Schweißerophthalmie welders' ophthalmia
Schweißflechte heat rash, prickly heat, sudamina
Schweißfriesel sudamina
schweißtreibend sudorific, diaphoretic
schweißtreibendes Mittel sudorific, diaphoretic
Schweißzyste hydrocyst
schwelen to smolder (a), to smoulder (e)
Schwelle threshold
schwellen to swell
Schwellendosis threshold dose
Schwellenwert threshold value
Schwellkörper spongy body
Schwellstrom swelling current
Schwellung tumescence, tumefaction, gathering, swelling, turgescence, turgidity
schwer heavy; difficult
– (ernst) serious
schwerbehindert seriously handicapped
schwerbehinderte Person seriously handicapped person
schwerelos weightless
Schwerelosigkeit weightlessness
schwerhörig hard of hearing
Schwerhörigkeit defective hearing, impairment of the hearing
Schwerkette heavy-chain
schwerkettig heavy-chain
schwerlöslich sparingly soluble
Schwermetall heavy metal
Schwermut sadness, melancholy
Schwerpunktkrankenhaus central hospital
Schwerspat heavy spar
Schwertfortsatz xiphoid process
schwerverdaulich difficult to digest
schwerverletzt severely injured
schwerverletzte Person severely injured person
Schwesternausbildung nurse training
Schwesternkleidung nurse clothing
Schwesternschülerin student nurse
Schwesternschule school of nursing
Schwesternwohnheim nurses' residence
Schwiele callosity, tyloma
Schwimmbadkonjunktivitis swimming pool conjunctivitis
Schwimmblase swimbladder
schwimmen to swim
Schwimmhaut web membrane
Schwimmprobe floating test, hydrostatic test
Schwindel (med.) vertigo
–, leichter dizziness
–, otogener auditory vertigo
Schwindelanfall attack of dizziness
Schwindelgefühl giddiness
Schwindsucht phthisis
schwindsüchtig phthisic
schwingen to vibrate, to swing, to oscillate
Schwingung (elektr.) oscillation, (mechan.) vibration
Schwirren thrill
Schwitzbad sweat bath; sudatorium, tepidarium
schwitzen to sweat
Schwitzen sweating, sudation
Schwitzkur diaphoretic treatment
Schwitzmittel sudorific
Schwund waste, depletion
Scilla squill
Scimitarsyndrom scimitar syndrome
Scirrhus *e.e.*
Scombrotoxin *e.e.*
Scopolaminum hydrobromicum scopolamine hydrobromide
Score *e.e.*
Scoresystem scoring system
Screening *e.e.*
Scribner-Shunt Scribner shunt
Scultetus scultetus bandage
SDH (Sorbit-Dehydrogenase) sorbitol dehydrogenase
Sebacat sebacate
Seborrhö seborrhea (a), seborrhoea (a)
seborrhoisch seborrheic (a), seborrhoic (e)

Sebostase sebostasis
sebotrop sebotropic
Secale cornutum ergot
sechseckig hexagonal
sechsgliedrig six-membered
Sechsventilgerät six-valve apparatus
sechswertig hexavalent
Seclazon seclazone
Secobarbital *e.e.*
Secosteroid *e.e.*
Secoverin secoverine
Secretagogum secretagogue
Secretin *e.e.*
Securinin securinine
sedativ sedative
Sedativum sedative
sedieren to sedate
Sedierung sedation
Sediment *e.e.*; deposit
Sedimentierung sedimentation
Sedoheptulose *e.e.*
Seebad seaside resort
Seekrankheit pelagism, seasickness
Seele mind, psyche
Seelenblindheit mind blindness, mental blindness
Seelenlage mental condition
Seelentaubheit mind deafness, mental deafness
seelisch mental, psychic, psychological
seelische Störung mental disturbance
Segment *e.e.*
segmental *e.e.*
Segmentdegeneration segmental degeneration
segmentiert segmented
Segmentierung segmentation
Segmentresektion segmental resection
Segregation *e.e.*
Sehachse axis of vision
Sehbahn visual path
Sehbehinderung impairment of vision
sehen to see
Sehen sight, vision
–, verschwommenes blurred vision
Sehhügel thalamus
Sehkraft strength of vision
Sehleistung visual performance
Sehne sinew, tendon
Sehnennaht tendosuture
Sehnenplastik tendoplasty
Sehnenscheide tendon sheath
Sehnenscheidenentzündung tendovaginitis
Sehnenzerrung strain (of a tendon)
Sehnervenscheibe optic papilla, optic disc
Sehnervpapille optic papilla
sehnig tendinous, sinewy
Sehprüfung vision test
Sehpurpur visual purple
Sehrinde calcarine cortex
Sehrtsches Kompressorium Sehrt's compressor
Sehschärfe visual acuity
Sehstörung vision disorder
Sehtest vision test
Sehvermögen vision
Sehweite reach of sight
Sehzeichen optotype
Sehzentrum visual center (a), visual centre (e)
Seide, chirurgische surgical silk
Seife soap
Seifenstuhl soapy stool
Seifenwasser soapsuds
seifig saponaceous
Seignettesalz Rochelle salt
Seiher strainer
Sein entity
Seitblickoptik lateral vision optical system
Seite side
Seitenband collateral ligament
Seitenbiss lateral bite
Seitenkette side chain
Seitenlage lateral position
Seitenstechen stitches in the side
Seitenstrang (der weißen Rückenmarkssubstanz) lateral funiculus (of the white matter of the spinal cord)
Seitenstrangangina inflammation of the lateral pharyngeal bands
Seitenventrikel lateral ventricle
Seitenzahnokklusionszone lateral occlusal zone
seitlich lateral
Seitwärtsbeugung sideward flexion
Seitwärtsbewegung sideward motion
Seitwärtsverlagerung sideward displacement
Seitzfilter Seitz filter
Seit-zu-End-Anastomose side-to-end anastomosis
Seit-zu-Seit-Anastomose side-to-side anastomosis
Sekret secretion
Sekretär(in) secretary
sekretagog secretagogue
Sekretase secretase
Sekretin secretin
Sekretinom secretinoma
Sekretion secretion
–, innere internal secretion
sekretionsfördernd secretomotor

sekretionshemmend secretoinhibitory
Sekretolyse secretolysis
Sekretolytikum secretolytic
sekretolytisch secretolytic
Sekretor secretor
sekretorisch secretory
Sekretsammelgefäß secretion collector
Sektion section
– (anatom.) dissection, autopsy
Sektionsbesteck postmortem instruments
Sektionshandschuhe autopsy gloves
Sektionsnadel postmortem needle
Sektionsraum postmortem room
Sektor sector
sekundär secondary
Sekundärdentin secondary dentin
Sekundärelektron emission electron
Sekundärheilung healing by secondary intention
Sekundärinfektion secondary infection
Sekundenherztod instantaneous cardiac death
selbstbegrenzt self-limited
Selbstbeobachtung introspection
Selbstbeschädigung autolesion
Selbstentspannung self-relaxation
Selbstentwicklung spontaneous evolution
Selbsterhaltung self-preservation
selbstexpandierend self-expanding
selbsthärtend (dent.) self-curing
Selbstheilung self-cure
Selbstimmunisierung autoimmunization
Selbstinduktion inductance
Selbstkastration self-castration
Selbstkritik self-criticism
Selbstmedikation self-medication
Selbstmord suicide
– verüben to commit suicide
Selbstmordversuch attempted suicide
Selbstregulierung autoregulation
Selbstreinigung self-purification
Selbstschutz autoprotection
selbstsicher self-confident
Selbsttötung suicide
Selbstverdammung selfcondemnation
Selbstverdauung autodigestion
Selbstverletzungssyndrom slashing syndrome
Selbstverstümmelung self-mutilation
Selbstvertrauen self-confidence
Selbstwertgefühl feeling of one's own value
selbstzerstörerisch autodestructive
Selbstzerstörung autodestruction
Seldinger-Technik Seldinger method
Selegilin selegiline
Selektion selection
selektiv selective
selektiver Serotonin-Wiederaufnahmehemmer (SSRI) selective serotonin reuptake inhibitor (SSRI)
Selektivität selectivity
Selen selenium
Selenat selenate
Selenid selenide
Selenit selenite
selenodont *e.e.*
Selenomethylcholesterin selenomethylcholesterol
Selenvergiftung selenium poisoning
Seliwanow-Probe Selivanoff's test
Sella turcica *e.e.*
sellär sellar
seltene Krankheit orphan disease
Semantik semantics
semantisch semantic
Semenurie semenuria
Semester *e.e.*
Semialdehyd semialdehyde
Semidekussation semidecussation
semidirekt semidirect
semiessentiell semiessential
Semiethanolat semiethanolate
Semihydrat semihydrate
Semikarbazid semicarbazide
Semikarbazon semicarbazone
Semikastration unilateral orchiectomy
semilunar *e.e.*
semimalign semimalignant
semimembranös semimembranous
Seminar seminar
Seminom seminoma
Seminurie seminuria
Semiologie semiology
semiologisch semiological
Semiotik semeiotics
semioval *e.e.*
semipermeabel semipermeable
semiquantitativ semiquantitative
semisynthetisch semisynthetic
Semithiokarbazon semithiocarbazone
semiunipolar *e.e.*
semivertikal semivertical
semizirkulär semicircular
Semliki-Wald-Fieber Semliki Forest fever
Semustin semustine
Sendungswahn messianic delusion
Senear-Ushersche Krankheit Senear-Usher's disease
Seneszenz senescence
Senfmehl mustard flour

Senföl oil of mustard, allyl isothiocyanate
Senfpapier mustard paper
Senfpflaster mustard plaster
Senfwickel mustard fomentation
senil senile
Senilität senility
Senkfuß talipes planus
Senkfußeinlage arch support, instep raiser
Senkung (Tiefertreten) descent, sinking
Senkung (BSG) sedimentation
Senna *e.e.*
Sennosid sennoside
Sensation *e.e.*
sensibel sensitive
sensibilisieren to sensitize
Sensibilisierung sensitization
Sensibilität sensitivity
–, unterschwellige subsensitivity
Sensibilitätsstörung sensory disturbance
Sensing *e.e.*
sensitiv sensitive
Sensitivität sensitivity
Sensitometrie sensitometry
sensitometrisch sensitometric
sensomotorisch sensomotor
Sensor *e.e.*
sensoriell sensorial
sensorisch sensory
Sensorium *e.e.*
Sentinel-Lymphknoten sentinal lymph node
Separation *e.e.*
Separator *e.e.*
separieren to separate
Separierinstrument separating instrument
Separiermittel separating medium, parting agent
Sepharose *e.e.*
Sepsis *e.e.*
– lenta *e.e.*
–, orale oral sepsis
–, puerperale puerperal sepsis
septal *e.e.*
septieren to septate
septiert septate
Septierung septation
Septikämie septicaemia (e), septicemia (a)
Septikopyämie septicopyaemia (e), septicopyemia (a)
septisch septic
septonasal *e.e.*
septo-optisch septo-optic
Septostomie septostomy
Septum *e.e.*
– nasi nasal septum
– pellucidum pellucid septum
Septumdefekt, kardialer septal defect of the heart
Septumdeviation deflection of the septum, deviated nasal septum
sequentiell sequential
Sequenz sequence
Sequenzer sequencer
sequenzieren to sequentiate
Sequenzierung sequentiation
Sequenzszintigraphie sequential scintigraphy
Sequester sequestrum
Sequesterbildung sequestration, sequestrum formation
Sequesterzange sequestrum forceps
Sequestrektomie sequestrectomy
Sequestrierung sequestration
Sequestrotomie sequestrotomy
Serfibrat serfibrate
Serie series
Serienfraktur serial fracture
Serienkassette serial cassette
serienmäßig serial
Serienschnitt serial section
Serin serine
SERM (selektiver Estrogenrezeptorenmodulator) selective estrogen receptor modulator (SERM)
Sermetacin *e.e.*
Sermorelin *e.e.*
Serodiagnose serodiagnosis
serös serous
serofibrinös serofibrinös
serofibrös serofibrous
Serologie serology
serologisch serological
seromembranös seromembranous
seromukös seromucous
seronegativ seronegative
Seropneumothorax *e.e.*
seropositiv seropositive
Seroprävalenz seroprevalence
seropurulent *e.e.*
Seroreaktion seroreaction
Serorezidiv serorelapse
serosanguinolent serosanguineous
seroserös seroserous
Serositis *e.e.*
Serosynovitis *e.e.*
Serothorax *e.e.*
Serotonin *e.e.*
Serotonin-Wiederaufnahmehemmer, selektiver selective serotonin reuptake inhibitor
serotoninerg serotoninergic
Serotoninom serotoninoma

Serotympanum *e.e.*
Serotyp serotype
Serovakzination serovaccination
serpiginös serpiginous
Serrapeptase *e.e.*
Serratie serratia
Serratuslähmung serratus palsy
Serressche Drüse Serres's gland
Sertaconazol sertaconazole
Sertolische Zelle Sertoli's cell
Sertralin sertraline
Serum *e.e.*
Serumbehandlung serotherapy
Serumeiweiß serum protein
Serum-Glutaminsäure-Brenztraubensäure-Transaminase serum glutamic pyruvic transaminase
Serum-Glutaminsäure-Oxalessigsäure-Transaminase serum glutamic oxalacetic transaminase
Serumkonversion seroconversion
Serumkrankheit serum sickness
Serumprophylaxe seroprophylaxis
Serumvergiftung serum poisoning
Serviette napkin
Serviettenhalter napkin holder
Sesambein sesamoid bone
Sesamöl teel oil, oil of sesame
Sesquichlorid sesquichloride
Sesquihydrat sesquihydrate
Sesquioleat sesquioleate
Sesquiterpen sesquiterpene
sessil sessile
Setariasis *e.e.*
Setazindol *e.e.*
Setiptilin setiptiline
Seuche epidemic; pestilence
Seuchenherd center of an epidemic (a), centre of an epidemic (e)
Seuchenlage health situation; epidemiological situation
seufzen to sigh
Sevofluran sevoflurane
Sexchromatin sex chromatin
Sexologe sexologist
Sexologie sexology
Sexologin sexologist
sexologisch sexological
Sexualhormon sex hormone
Sexualität sexuality
Sexualmedizin sexual medicine
Sexualneurose sexual neurosis
Sexualtrieb sexual instinct, sexual drive
Sexualwissenschaft sexology
sexuell sexual
Sézary-Syndrom syndrome of Sézary
sezernieren to secrete
sezernierend secreting
sezieren to dissect
Sfericase *e.e.*
S-förmig S-shaped
SHBG (sexualhormonbindendes Globulin) sex hormone binding globulin (SHBG)
Shedding (cytol.) *e.e.*
Sheehan-Syndrom Sheehan's syndrome
Shiga-Kruse-Bazillus Shiga's bacillus
Shigelle shigella
Shigellose shigellosis
Shoemakersche Linie Shoemaker's line
Shprintzen-Goldberg-Syndrom syndrome of Shprintzen-Goldberg
Shrapnellsche Membran Shrapnell's membrane
Shunt *e.e.*
Shuntvolumen shunt volume
Shy-Drager-Syndrom syndrome of Shy-Drager
Sialadenitis *e.e.*
Sialadenographie sialadenography
sialagog sialagogic
Sialagogum sialagogue
Sialidase *e.e.*
Sialidose sialidosis
Sialogramm sialogram
Sialographie sialography
sialographisch sialographic
Sialolithiasis *e.e.*
Sialom sialoma
Sialopenie sialopenia
Sialorrhö sialorrhea (a), sialorrhoea (e)
Sialose sialosis
Sialyltransferase *e.e.*
Sia-Test Sia test
Siamesische Zwillinge Siamese twins
Sibutramin sibutramine
sich die Hand geben to shake hands
sichelförmig sickleform
Sichelzelle sickle cell
Sicherheit safety
Sicherheitsabstand safety distance
Sicherheitsvorschriften safety instructions
Sicherheitsgurt safety belt
sichern to secure
Sicherung securing; protection
Sicherung (elektr.) fuse
Sichtanzeigegerät video display
sichtbar visible
– machen to visualize
Sichtbarkeit visibility

Sichtbarmachung visualization
Sickerblutung oozing haemorrhage (e), oozing hemorrhage (a), microhaemorrhage (e), microhemorrhage (a)
Sideramin sideramine
sideroachrestisch sideroachrestic
Sideroblast *e.e.*
sideroblastisch sideroblastic
Siderochrom siderochrome
Sideropenie sideropenia
sideropenisch sideropenic
siderophil siderophilous
Siderose siderosis
siderotisch siderotic
Siderozyt siderocyte
Sieb sieve; screen; riddle
Siebbein ethmoid bone
Siebbeinhöhle ethmoidal sinus
Siebbeinhöhlenausräumung ethmoidectomy
Siebbestrahlung grid irradiation
sieben (filtern) to sift, to sieve; to screen
siebenwertig septivalent
Siebtest screening test
siechen to pine away, to be sickly
sieden to seethe, to boil
Siedepunkt boiling point
Siegelringzelle signet-ring cell
Siemens *e.e.*
Sievert *e.e.*
Sigmatismus sigmatism
Sigmoid sigmoid flexure
Sigmoidanheftung sigmoidopexy
Sigmoidektomie sigmoidectomy
Sigmoiditis *e.e.*
Sigmoidoproktostomie sigmoidoproctostomy
Sigmoidoskopie sigmoidoscopy
Sigmoidostomie sigmoidostomy
Signal *e.e.*
Signallampe signal lamp
Signatur signature
signifikant significant
Signifikanz significance
Silandron silandrone
Silbenstolpern syllable stumbling
Silber silver
Silberdraht silver wire
Silberdrahtarterie silver wire artery
Silberfolie silver foil
Silberimprägnation silver impregnation
Silberimprägnierung silver impregnation
Silberlegierung silver alloy
Silbernitrat silver nitrate
Silber-Palladium-Legierung silver-palladium alloy
Sildenafil *e.e.*
Silhouette *e.e.*
Silibinin silybinin
Silikat silicate
Silikatose silicatosis
Silikatzement silicate cement
Silikoanthrakose silicoanthracosis
Silikofluorid silicofluoride
Silikon silicone
Silikongummi silicone rubber
Silikophosphatzement silico-phosphate cement
Silikose silicosis
Silikosiderose silicosiderosis
silikotisch silicotic
Silikotuberkulose silicotuberculosis
Silizium silicon
Siliziumdioxid silica
Siliziumfluorid silicon fluoride
Siliziumkarbid silicon carbide
Silkwormgut silkworm-gut
Silofüllerkrankheit silo-fillers' disease
Silverman-Nadel Silverman needle
Silydianin *e.e.*, silidianin
Silymarin *e.e.*
Simethicon *e.e.*
Simeticon *e.e.*, simethicon
Simfibrat simfibrate
Simmondssche Krankheit Simmonds' disease
Simonartscher Strang Simonart's thread
Simssches Spekulum Sims' speculum
Simtrazen simtrazene
Simulant(in) malingerer
Simulation malingering, simulation
Simulator *e.e.*
simulieren to malinger, to simulate
simultan simultaneous
Simvastatin *e.e.*
Sincalid sincalide
Sindbisfieber Sindbis fever
Sinefungin *e.e.*
Single-Photon-Emissionscomputertomographie (SPECT) single photon emission computed tomography (SPECT)
Singulettsauerstoff singlet oxygen
Singultus *e.e.*, hiccup, hiccough
Sinistrokardie sinistrocardia
sinistroponiert sinistroposed
Sinistroposition *e.e.*
Sinistroversion *e.e.*
sinistrovertiert sinistroverted
Sinn sense

Sinnesepithel sensory epithelium
Sinnesorgan sense organ
Sinnesphysiologie sensory physiology
Sinnesreiz sensory stimulus
Sinnestäuschung illusion; hallucination
Sinneswahrnehmung sensory perception
Sinneszelle sensation cell
sinnlich sensuous
sinobronchial *e.e.*
Sinobronchitis *e.e.*
sinuatrial sinu-atrial
sinuaortal *e.e.*
sinubronchial *e.e.*
Sinus *e.e.*
– cavernosus *e.e.*
sinusal *e.e.*
Sinusarrhythmie sinus arrhythmia
sinusförmig sinusoidal
Sinusitis *e.e.*
– ethmoidalis ethmoidal sinusitis
– frontalis frontal sinusitis
– maxillaris maxillary sinusitis
– sphenoidalis sphenoidal sinusitis
Sinusknoten sinus node
Sinusknotensyndrom sick sinus syndrome
Sinusoid *e.e.*
sinusoidal *e.e.*
sinuspiral *e.e.*
Sinusrhythmus sinus rhythm
Sinustachykardie sinus tachycardia
Sinusvenenthrombose sinus venous thrombosis
sinuventrikulär sinuventricular
Siphon *e.e.*
Sipple-Syndrom Sipple syndrome
Sipuleucel-T *e.e.*
Sirenomelie sirenomelia
Sirolimus *e.e.*
Site, aktiver active site
Sitofibrat sitofibrate
Sitoglusid sitogluside
Sitosterin sitosterol
sittlich ethical
Situation *e.e.*
Situationsangst kainotophobia
situationsbedingt situational
Situationsnaht retention suture
Situs *e.e.*
– inversus *e.e.*
– transversus *e.e.*
Sitzbad sitz bath
sitzend sitting
Sitzgurt seat belt
Sitzung session; sitting
Sitzwagen wheel chair

Sjögren-Syndrom Sjogren's syndrome
Skabies scabies
Skala scale
skalar scalar
Skalenektomie scalenectomy
Skalenusdurchtrennung scalenotomy
Skalenuslücke scalenus gap
Skalenus-Lymphknotenbiopsie scalene node biopsy
Skalenussyndrom scalenus syndrome
Skalpell scalpel
–, anatomisches dissecting scalpel
–, Operations- operating knife
Skalpierung scalp avulsion
Skammonium scammony
Skandal im Gesundheitswesen health scandal
skandieren to scan
skandierende Sprache scanning speech
Skandium scandium
Skaphozephalie scaphocephaly
skapular scapular
skapulohumeral scapulohumeral
skapuloklavikulär scapuloclavicular
skapuloperoneal scapuloperoneal
Skarifikation scarification
skarlatiniform scarlatiniform
Skarlatinoid scarlatinella
Skatol skatole
Skelett skeleton
skelettieren to skeletize
Skelettierung skeletization
Skelettmuskel skeletal muscle
Skenesche Drüse Skene's gland
Skiaskop skiascope, retinoscope
Skiaskopie skiascopy, retinoscopy
skiaskopisch skiascopic, retinoscopic
Sklera sclera
skleral scleral
Skleralschale scleral shell
Sklerektomie sclerectomy
Sklerem sclerema
Skleritis anterior scleritis anterior
– posterior scleritis posterior
skleritisch scleritic
Sklerodaktylie sclerodactylia
Sklerodermie scleroderma
Sklerödem scleredema (a), scleroedema (e)
sklerokonjunktival scleroconjunctival
sklerokorneal sclerocorneal
Sklerom scleroma
Sklerophthalmie sclerophthalmia
Sklerose sclerosis
–, multiple multiple sclerosis

S

–, **progressive System-** progressive systemic sclerosis
–, **tuberöse** tuberous sclerosis
sklerosieren to sclerose
Sklerosierung sclerosing
Sklerotherapie sclerotherapy
sklerotisch sclerotic
Sklerotom sclerotome
Sklerotomie sclerotomy
Sklerozone sclerozone
Skolex scolex
Skoliose scoliosis
skoliotisch scoliotic
Skopolamin scopolamine
Skopulariopsidose scopulariopsosis
Skorbut scurvy
skorbutisch scorbutic
Skorpion scorpion
Skotom scotoma
–, **Flimmer-** flimmer scotoma
–, **negatives** negative scotoma
–, **peripapilläres** peripapillary scotoma
–, **positives** positive scotoma
–, **Ring-** annular scotoma
–, **zentrales** central scotoma
Skotometrie scotometry
Skotophobie scotophobia
Skotopie scotopia
skotopisch scotopic
Skotopsin scotopsin
Skrofeln scrofula (a), scrophula (e)
Skrofuloderm scrofuloderma (a), scrophuloderma (e)
skrofulös scrofulous (a), scrophulous (e)
Skrofulose scrofulosis (a), scrophulosis (e)
skrotal scrotal
Skrotum scrotum
Skybalum scybalum
Slice cut *e.e.*
Sluder-Neuralgie Sluder's neuralgia
Smegma *e.e.*
Smegmabazillus Mycobacterium smegmatis
Smektit smectite
Snedden-Syndrom Snedden's syndrome
Snellensche Sehprobe Snellen's test
Soda *e.e.*
Sodbrennen pyrosis, heartburn
Sodoku *e.e.*, rat-bite fever
Sodomie sodomy
Sofortmaßnahme emergency measure
Sofortprothese (dent.) immediate artificial denture
Sofortreaktion immediate reaction
Sog suction
Sohlengänger plantigrade
Sokolow-Index Sokolow index
Sol *e.e.*
Solanin *e.e.*
Solaninvergiftung solanism
solar *e.e.*
Solarium *e.e.*
Solbad salt-water bath
Sole brine
solid *e.e.*
Solifenacin *e.e.*
solitär solitary
Sollwert desired value
Solubilisierung solubilization
Solvatation solvation
Solypertin solypertine
somatisch somatic
somatisieren to somatize
Somatisierung somatization
somatoform *e.e.*
somatogen somatogenic
Somatogramm somatogram
Somatoliberin *e.e.*
Somatologie somatology
Somatomammotropin *e.e.*
Somatomedin *e.e.*
Somatoneurose somatoneurosis
Somatopause *e.e.*
Somatorelin *e.e.*
somatosensorisch somatosensory
Somatostatin *e.e.*
Somatostatinom somatostatinoma
somatotrop somatotropic
Somatotropin *e.e.*
Somatropin *e.e.*, somatotropin
Sommerbrechdurchfall summer cholera
Sommersprosse freckle, lentigo
somnambul somnambulic
Somnambulismus somnambulism
Somnographie somnography
somnographisch somnographical
somnolent *e.e.*
Somnolenz somnolence
Sonde probe, explorer, specillum, sound
Sondenernährung tube feeding, gavage
Sonderkrankenpflege special nursing care
sondieren to probe
Sonnenbad sun bath
Sonnenbestrahlung heliation, insolation
–, **der – aussetzen** to solarize
Sonnenbräune tan
Sonnenbrand sunburn
Sonnenenergie solar power
Sonnenschutzmittel sunscreening agent
Sonnenstich sunstroke
Sonographie sonography

sonographisch sonographical
sonor sonorous
Sonotomographie sonotomography
Soor thrush
SOP (Subokzipitalpunktion) cisternal puncture
Sophomanie sophomania
Sopitazin sopitazine
soporös soporous
Sorbat sorbate
Sorbinicat sorbinicate
Sorbit sorbitol
Sorbitdehydrogenase sorbitol dehydrogenase
Sorbitan *e.e.*
Sorbitanoleat sorbitanoleate
Sorbose *e.e.*
sorgen, sich to worry
Sortiment assortment
Sotalol *e.e.*
Southern Blot Southern blot
sozial social
Sozialarbeiter(in) social worker
Sozialhilfe social welfare
Sozialisation socialization
Sozialmedizin social medicine
sozialmedizinisch sociomedical
Sozialpsychiatrie sociopsychiatrics
Sozialstation community health care center (a); – – – centre (e)
Sozialversicherung social insurance
soziodemographisch sociodemographic
Soziologie sociology
Soziopathie sociopathy
soziopathisch sociopathic
sozioökonomisch socioeconomic
soziosexual sociosexual
Soziotherapie sopcitherapy
Sozojodolat sozoiodolate
Spacer *e.e.*
Spätabszess delayed abscess
Spätepilepsie tardy epilepsy
Spätergebnis after-result
Spätfolgen late sequelae
Spätgeburt post-term birth
Spätkomplikation late complication
Spätmanifestation late manifestation
Spätrachitis late rickets
Spätresultat after-result, late result
Spätschaden late lesion
Spätstadium late stage
Spalt slit, cleft, fissure
spaltbar fissionable; cleavable
Spalte slit, cleft, fissure
spalten to cleave, to split, to fissure
Spalter cleaver
Spaltfuß cleft foot
Spalthand cleft hand
Spaltlampe slit lamp
Spaltprodukt fission product, split product
Spaltung cleavage, splitting, fission, scissure
Spaltung eines Atomkerns nuclear fission
Spaltung eines Herztones splitting of a heart sound
Spaltvakzine split vaccine
Spaltwirbel spondyloschisis
Span splinter
Spange clasp
Spannung tension
–, elektrische voltage
spannungsfrei tension-free
Spannungskopfschmerz tension headache
Spannungspneumothorax tension pneumothorax
Spannungszustand tension state
Sparfloxacin *e.e.*
Sparganose sparganosis
Spartein sparteine
Spasmoanalgetikum spasmoanalgesic
spasmoanalgetisch spasmoanalgesic
Spasmolyse spasmolysis
Spasmolytikum antispasmodic
spasmolytisch spasmolytic, antispasmodic
spasmophil spasmophilic
Spasmophilie spasmophilia
Spasmus spasm
Spastik spasticity
Spastiker(in) spastic
spastisch spastic
spastisch-ataktisch spastic-ataxic
Spastizität spasticity
Spat (mineralog.) spar
Spat (veter.) spavin
Spatel spatula
Species diureticae diuretic species
Speckhaut buffy coat
SPECT (Single-Photon-Emissionscomputertomographie) single photon emission computed tomography (SPECT)
Spectinomycin *e.e.*
Speibecken cuspidor bowl (a), spittoon bowl (e)
Speichel spittle, saliva
Speicheldrüse salivary gland
Speicheldrüsenentzündung sialadenitis
Speicheldurchmischung insalivation
Speichelfistel salivary fistula
Speichelfluss salivation
speichelhemmend antisialogogue
Speichelsaugrohr saliva suction tube

S

Speichelstein salivary calculus
Speicheltest saliva test
speicheltreibend salivatory, saliva producing
Speichelzieher saliva ejector
Speicher store
Speicherkrankheit storage disease, thesaurosis
speichern to store
Speicherung storage
speien to spit, to spew
Speise food, nourishment
Speiserest food remains
Speiseröhre esophagus (a), oesophagus (e), gullet
Speiseröhrenektasie esophagectasia (a), oesophagectasia (e)
Speisenröhrenentzündung esophagitis (a), oesophagitis (e)
Speisenröhrenkrebs esophageal cancer (a), oesophageal cancer (e)
Speiseröhrenplastik esophagoplasty (a), oesophagoplasty (e)
spektral spectral
Spektralanalyse spectrum analysis
Spektrallinie spectral line
Spektrin spectrin
Spektrochemie spectrochemistry
Spektrographie spectrography
Spektrometer spectrometer
Spektrometrie spectrometry
spektrometrisch spectrometric
Spektrophotometer spectrophotometer
Spektrophotometrie spectrophotometry
spektrophotometrisch spectrophotometric
Spektroskop spectroscope
Spektroskopie spectroscopy
spektroskopisch spectroscopic
Spektrum spectrum
Spekulum speculum
Spender(in) donor
Spergualin spergualine
Sperma sperm
Sperma-Antikörper antisperm antobody
Spermarche *e.e.*
Spermase *e.e.*
Spermatin *e.e.*
Spermatoblast *e.e.*
Spermatogenese spermatogenesis
Spermatogonium spermatogone
Spermatolyse spermatolysis
spermatolytisch spermatololytic
Spermatorrhö spermatorrhea (a), spermatorrhoea (e)
Spermatozele spermatocele
spermatozid spermatocidal
Spermatozoon *e.e.*
Spermatozystitis spermatocystitis
Spermatozyt spermatocyte
Spermaturie spermaturia
Spermidin spermidine
Spermin spermine
Spermiogenese spermiogenesis
Spermiozyt spermiocyte
spermizid spermicidal
Sperrfilter barrier filter
Sperrliquor below-block cerebrospinal fluid
Sperrstunde curfew
Sperrung barrage
Spezialgebiet specialty
spezialisieren (sich) to specialize
–, sich in Pathologie – to specialize in pathology (e), to major in pathology (a)
Spezialismus specialism
Spezialist(in) specialist
Spezialität specialty; proprietary
speziell special
spezifisch specific
spezifisch-dynamische Wirkung specific dynamic action
spezifisches Gewicht specific gravity
Spezifität specificity
spezifizieren to specify
sphärisch spherical
Sphaerophorus *e.e.*
Sphärozyt spherocyte
Sphärozytose spherocytosis
Sphagiasmus *e.e.*
Sphakelismus sphacelism
sphenofrontal *e.e.*
sphenoidal *e.e.*
sphenomaxillär sphenomaxillary
sphenookzipital spheno-occipital
sphenoorbital spheno-orbital
sphenopalatinal sphenopalatine
sphenoparietal *e.e.*
sphenotemporal *e.e.*
sphenozygomatisch sphenozygomatic
Sphincter Oddi sphincter of Oddi
Sphingogalaktosid sphingogalactoside
Sphingoglykolipid sphingoglycolipid
Sphingolipid *e.e.*
Sphingolipidose sphingolipidosis
Sphingomyelin *e.e.*
Sphingomyelinase *e.e.*
Sphingomyelinose sphingomyelinosis
Sphingophospholipid *e.e.*
Sphingosin sphingosine
Sphingosylphosphorylcholin sphingosylphosphorylcholine
Sphinkter sphincter

Sphinkterektomie sphincterectomy
Sphinkterotomie sphincterotomy
Sphinkterplastik sphincteroplasty
sphinkterschonend sphincter-saving
Sphinktersklerose sphincter sclerosis
Sphygmobolometer *e.e.*
Sphygmogramm sphygmogram
Sphygmograph *e.e.*
Sphygmographie sphygmography
sphygmographisch sphygmographic
Sphygmomanometer *e.e.*
Sphygmometer *e.e.*
Sphygmotonometer *e.e.*
Spica spica bandage
Spiclomazin spiclomazine
Spiegel mirror
– (z.B. einer Flüssigkeit) level (e.g. of a fluid)
Spiegelbildung im Darm (radiol.) intestine air-fluid level
Spiegeloptik mirror optics
Spielmeyer-Vogt-Syndrom syndrome of Spielmeyer-Vogt
Spielraum tolerance, play
Spielsucht gambling addiction
Spieltrieb play instinct
Spigelia *e.e.*
Spigelin *e.e.*
Spina bifida *e.e.*
spinal *e.e.*
Spinalerkrankung, funikuläre funicular myelosis
Spinaliom spinalioma
Spinalkanal spinal canal
Spinalparalyse, spastische familial spastic paraplegia
Spindel spindle
spindelförmig spindle-shaped
Spindelstar fusiform cataract
Spindelzelle spindle cell
Spindelzellensarkom spindle cell sarcoma
Spinne spider
Spinnengift spider poison
Spinngewebe spider's web
spinobulbär spinobulbar
spinokortikal spinocortical
spinothalamisch spinothalamic
spinozellulär spinocellular
spinozerebellär spinocerebellar
Spiperon spiperone
spiral *e.e.*
Spiralbohrer twist drill, spiral bur
Spirale spiral
Spiralfraktur spiral fracture
Spiralisation coiling
Spiramid spiramide
Spiramycin *e.e.*
Spirapril *e.e.*
Spirgetin spirgetine
Spirille spirillum
Spirillose spirillosis
Spirillolyse spirillolysis
Spirillum *e.e.*
– buccale *e.e.*
– minus *e.e.*
– morsus muris Spirillum minus
– Vincenti Borrelia vincenti
spirituös spirituous
Spiritus ethyl alcohol
Spirochaeta *e.e.*
– berbera *e.e.*
– bronchialis *e.e.*
– dentium *e.e.*
– Duttoni Borrelia duttoni
– forans *e.e.*
– morsus muris *e.e.*
– Novyi Borrelia novyi
– Obermeieri Borrelia recurrentis
– pallida Treponema pallidum
– pertenuis Treponema pertenue
– refringens *e.e.*
Spirochäte spirochaete (e), spirochete (a)
Spirochätose spirochaetosis (e), spirochetosis (a)
Spirographie sphirography
spirographisch spirographic
Spirolakton spirolactone
Spirometer *e.e.*
Spirometrie spirometry
spirometrisch spirometric
Spironema Borrelia
Spironolakton spironolactone
Spirorenon spirorenone
Spiroxason spiroxasone
Spiroxatrin spiroxatrine
Spitze tip, top, peak, apex
Spitzenbelastung peak load
Spitzenbeschneidung peak clipping
Spitzenpotential (EEG) spike
Spitzenstoß apex beat
–, hebender heaving apex beat
Spitzenwert maximum value
Spitzfuß talipes equinus
Splanchnikektomie splanchnicectomy
Splanchnikotomie splanchnicotomy
splanchnisch splanchnic
Splanchnoptose splanchnoptosis
splanchnozystisch splanchnocystic
Splenektomie splenectomy
splenektomieren to splenectomize
Splenisation splenization

splenisch splenic
Splenitis *e.e.*
splenogen splenogenous
Splenomegalie splenomegaly
Splenoportogramm splenoportogram
Splenoportographie splenoportography
splenoportographisch splenoportographic
Splenoptose splenoptosis
splenorenal *e.e.*
Splenorrhaphie splenorrhaphy
Splitter splinter
Splitterpinzette splinter forceps
Splitterung splitting
spodogen spodogenous
Spondwenifieber Spondweni fever
Spondylarthritis *e.e.*
– ankylopoetica ankylosing spondylarthritis
Spondylarthropathie spondylarthropathy
Spondylarthrose spondylarthrosis
Spondylarthrosis deformans hypertrophic spondylarthritis
Spondylitis *e.e.*
– ankylopoetica ankylosing spondylitis
– tuberculosa tuberculous spondylitis
spondylitisch spondylitic
Spondylodese spondylodesis
Spondylodiscitis *e.e.*
spondyloepiphysär spondyloepiphyseal
spondylogen spondylogenous
Spondylolisthese spondylolisthesis
Spondylolyse spondylolysis
spondylometaphysär spondylometaphyseal
Spondylopathie spondylopathy
Spondylophyt spondylophyte
Spondylose spondylosis
Spondylosis deformans hypertrophic spondylitis
Spondylosis hyperostotica ankylosing hyperostosis of the spinal column
spongiform *e.e.*
Spongioblast *e.e.*
Spongioblastom spongioblastoma
Spongioplasma spongioplasm
Spongiose spongiosis
Spongiozyt spongiocyte
spontan spontaneous
Spontanatmung spontaneous respiration
Spontanbewegung spontaneous movement
Spontaneität spontaneity
Spontanfraktur spontaneous fracture
Spontangeburt spontaneous delivery
Spontanheilung spontaneous healing
Spontanhypoglykämie spontaneous hypoglycaemia (e), spontaneous hypoglycemia (a)
Spontanhypothermie accidental hypothermia
Spontanpneumothorax spontaneous pneumothorax
Spontanstrukturierung self-assembly
Spontanverlauf spontaneous course
sporadisch sporadic
Sporangium *e.e.*
Spore *e.e.*
sporenabtötend sporicidal
sporenbildend spore forming, sporiparous
Sporenbildung spore formation, sporogeny, sporulation
Sporenrest sporal residuum
sporentragend sporiferous
sporenvernichtend sporicidal
Sporidie sporidium
Sporidiose sporidiosis
sporizid sporicidal
Sporn spur
Sporoblast *e.e.*
Sporogenie sporogeny
Sporogonie sporogony
Sporomykose sporomycosis
Sporont *e.e.*
Sporotrichon sporotrichum
Sporotrichose sporotrichosis
Sporozoit sporozoite
Sporozoon *e.e.*
Sportarzt, Sportärztin sports physician
Sportherz athlete's heart
Sportmedizin sports medicine
Sportverletzung sports injury
Sporulation *e.e.*
Sprache (Sprechweise) speech
–, skandierende scanning speech
–, verwaschene slurred speech
Sprachfehler defect of speech, speech disorder
Sprachstörung dysphasia, speech disorder, logopathy
Sprachverständnis speech comprehension
Sprachzentrum speech center (a), speech centre (e)
Spray *e.e.*
Sprechen speaking
Sprechkanüle speaking tube
Sprechmechanismus mechanism of speech
Sprechprobe audition
Sprechstunde consultation hour
Sprechventilkanüle artificial larynx cannula
Sprechzimmer consulting room
spreizen, die Beine – to straddle
Spreizfuß splayfoot
Spreizschritt straddle
Springkrankheit der Schafe thorter ill

spritzbereit ready for injection
Spritze syringe
spritzen to syringe, to inject
Spritzenansatz syringe adapter
Spritzenpumpe, elektrische electric syringe pump
spritzfertig ready for injection
Spross shoot, sprout
Sprosspilz yeastlike fungus
Sprue *e.e.*
Sprühtrocknung spray drying
Sprunggelenk, hinteres talocalcaneal joint
Sprunggelenk, oberes talocrural joint, ankle joint
Sprunggelenk, vorderes talocalcaneonavicular joint
sprunghaft desultory
Spucktest saliva test
Spülbecher bowl for rinsing
spülen to rinse, to wash, to irrigate, to cleanse
Spülflüssigkeit rinsing liquid, collutory, wash, abluent
Spülinstrument irrigation instrument
Spülkanüle wash cannula
Spülkatheter wash catheter, irrigation catheter
Spüllösung lavage solution
Spülung irrigation, lavage, cleansing, rinsing
Spürsubstanz tracer
Spule coil, reel
–, Induktions- induction coil
Spulenniere coil kidney
Spulwurm eelworm, roundworm
Spur trace, track
Spurenanalyse trace analysis
Spurenelement trace element
Sputum *e.e.*
Sputumbecher sputum cup
Squalen squalene
squamös squamous
squamomastoidal squamomastoid
squamoparietal *e.e.*
squamosphenoidal squamosphenoid
squamotympanisch squamotympanic
SRIF (Hemmfaktor für Somatotropin) somatotropin-release-inhibiting factor, somatostatin
Staatsexamen state examination
Stab rod, bar; staff
stabförmig rod-shaped
stabil stable
Stabilisation stabilization
Stabilisator stabilizer
stabilisieren to stabilize
Stabilität stability, stableness
stabkerniger Leukozyt staff cell, stab cell
Stabsichtigkeit astigmatism
Stachel prick, prickle
Stacheldrahtkrankheit barbed-wire disease
Stachelzelle prickle cell
stachelzellig spinocellular
Stachyose *e.e.*
stadiengemäß stage-adapted
Stadieneinteilung staging
Stadium stage
Stadtbevölkerung urban population
Stäbchen (bakteriol.) bacillus
Stäbchen und Zapfen der Netzhaut des Auges retinal rods and cones
Stäbchenmyopathie nymaline myopathy
Stäbchenzelle retinal rod
städtisch urban
Ständer stand
Stärke (chem.) starch
Stärkeagar starch agar
Stärkebinde starch bandage
Stärke-Gel starch gel
stärken to invigorate, to strengthen
Stärkeverband starch bandage
Stärkung invigoration
Stagnation *e.e.*
stagnieren to stagnate
Stahl steel
–, rostfreier stainless steel
Stalagmometer *e.e.*
Stalagmometrie stalagmometry
Stalker *e.e.*
Stalkerin stalker
Stalking *e.e.*
Stamm (anatom.) trunk; stem
Stamm (bacteriol.) strain
Stamm (botan., zool.) phylum
Stamm (genet.) clone
Stammbaum family tree
Stammbaum (biol.) pedigree
Stammbronchus main bronchus
stammeln to stammer
Stammeln stammering
Stammfettsucht truncal obesity
Stammganglion ganglion of the brainstem
Stammlösung stock solution
Stammzelle stem cell
Stanazol stanazole
Standard *e.e.*
Standardableitung standard lead
Standardabweichung standard deviation
standardisieren to standardize
Standardisierung standardization
Standardlösung standard solution
Standeskunde deontology

S

Stangerbad hydroelectric bath
Stannat stannate
Stanniussche Ligatur Stannius' ligature
Stanolon stanolone
Stanozolol *e.e.*
Stanzbiopsie punch biopsy
Stanze punch
Stapedektomie stapedectomy
stapedial *e.e.*
Stapediotenotomie stapediotenotomy
stapediovestibulär stapediovestibular
Stapedolyse stapedolysis
Stapes *e.e.*
Staphylococcus *e.e.*
– albus *e.e.*
– aureus *e.e.*
– citreus *e.e.*
– tetragenus *e.e.*
Staphylodermie staphyloderma
Staphylokinase *e.e.*
Staphylokoagulase staphylocoagulase
Staphylokokkus staphylococcus
Staphylom staphyloma
staphylomatös staphylomatous
staphyloplastisch staphyloplastic
Staphylotoxin *e.e.*
Star (med.) cataract
Star, grauer grey cataract
–, grüner green cataract
–, punktförmiger punctate cataract
Starkstrom power current
stark wirksam potent, strong
Starlöffel cataract curette
Starmesser cataract knife
starr rigid
Starre rigidity
Starter *e.e.*
Starterlösung starter solution
Stase stasis
Statik statics
Statin *e.e.*
Station *e.e.*
– (im Krankenhaus) ward
stationär stationary
stationäre Behandlung clinical treatment
stationärer Patient, stationäre Patientin in-patient
Stationsschwester ward sister
statisch static
Statistik statistics
Statistiker(in) statistician
statistisch statistic
Stativ stand
statokinetisch statokinetic
Statolith *e.e.*
Status *e.e.*
– lymphaticus *e.e.*
Staub dust
Stauballergie dust allergy
Staubfilter dust filter
Staubinde tourniquet
Stauchung compression; impaction
stauen to dam, to congest, to stagnate
Staupe, Hunde- distemper
–, Pferde- strangles
Stauung congestion; stagnation
Stauungsgastritis congestive gastritis
Stauungshyperämie Bier's hyperaemia (e), Bier's hyperemia (a)
Stauungsinsuffizienz, kardiale congestive heart failure
Stauungsleber congestion of the liver
Stauungslunge congested lung
Stauungspapille choked disc
Stauungszirrhose congestive cirrhosis
Stavudin *e.e.*
Steapsin *e.e.*
Steapsinogen *e.e.*
Stearat stearate
Stearin *e.e.*
Stearyl *e.e.*
Steatadenom steatadenoma
Steatom steatoma
Steatorrhö steatorrhea (a), steatorrhoea (e)
Steatose steatosis
Stechapfelerythrozyt burr cell
Stechmücke gnat
Steckbecken bed-pan
stecknadelkopfgroß with the size of a pin-head
Steckschuss retained missile
Steffimycin *e.e.*
Steg (dent.) connecting bar
Steggeschiebe (dent.) bar attachment
Steh-EKG orthostatic E.C.G.
stehend standing
Stehfeld fixed field
Stehversuch orthostatic exercise test
steif stiff
Steifheit stiffness
Steigbügel stapes, stirrup
steigern to increase
Steigerung increase, rise
Steiltyp (EKG) vertical position
Stein stone; calculus
Steinabsaugung stone aspiration
Steinauflösung litholysis
steinbildend stone-forming
Steinbildung stone formation
Steineinklemmung stone impaction

Steinentfernung stone removal
Steinkohlenteer coal tar
Stein-Leventhal-Syndrom Stein-Leventhal syndrome
Steinmole stone mole
Steinschnitt lithotomy
Steinschnittlage lithotomy position
Steinzertrümmerung stone disintegration
Steiß coccyx, breech
Steißbeinfistel coccygeal fistula
Steißgeburt breech delivery
Steißlage breech presentation
Stellatumblockade stellate block
Stellenwert place value
Stellit stellite
Stellung position, situation, posture
stellungsmäßig positional
Stellwag-Zeichen Stellwag's sign
stemmen to stem, to lift, to brace
Stenbolon stenbolone
Stengel stalk
stenographieren to write shorthand
Stenokardie stenocardia
stenopäisch stenopeic
Stenose stenosis
stenosieren to stenose
stenotherm stenothermic
stenotisch stenotic
stenoxen stenoxenous
Stent (Spezialendoprothese) stent (special endoprosthesis)
Stent-Masse (dent.) Stent's composition
Steppergang steppage gait
sterben to die
sterblich mortal
Sterblichkeit mortality
Sterblichkeitsquote death rate
Sterblichkeitsstatistik mortality statistics
Stercuronium *e.e.*
Stereoauskultation stereoauscultation
Stereochemie stereochemistry
stereochemisch stereochemical
Stereoelektroenzephalographie stereoelectroencephalography
Stereoenzephalotom stereoencephalotome
Stereognosie stereognosis
stereognostisch stereognostic
Stereogramm stereogram
stereoisomer stereoisomeric
Stereoisomer *e.e.*
Stereoisomerie stereoisomerism
Stereomerie stereomerism
Stereometrie stereometry
Stereomikroskop stereomicroscope
Stereomikroskopie stereomicroscopy
stereomikroskopisch stereomicroscopic
Stereophotographie stereophotography
Stereopsis *e.e.*
Stereoröntgenographie stereoradiography
Stereoskop stereoscope
Stereoskopie stereoscopy
stereoskopisch stereoscopic
stereospezifisch stereospecific
stereotaktisch stereotactic
Stereotaxie stereotaxis
stereotyp stereotypic
Stereotypie stereotypy
Stereozilie stereocilium
steril sterile
Sterilisation sterilization
Sterilisationsapparat sterilizer
Sterilisationsmittel sterilizing agent
Sterilisator sterilizer
sterilisieren to sterilize
Sterilisierpinzette sterilizing forceps
Sterilisiertrommel sterilizing drum
Sterilität sterility
Sterin sterol
sterisch steric
Sterkobilin stercobilin
Sterkobilinogen stercobilinogen
sterkoral stercoral
sterkorös stercorous
Sterkorom stercoroma
sternal *e.e.*
Sternalmark sternal marrow
Sternalpunktion sternal puncture
sternalwärts sternad
Sternbergsche Riesenzelle Sternberg's giant cell
sternförmig star-shaped
sternoklavikular sternoclavicular
sternokostal sternocostal
sternoperikardial sternopericardial
sternothyreoidal sternothyroid
Sternotomie sternotomy
Sternum *e.e.*
Sternzelle Kupffer's cell, star cell
Steroid *e.e.*
steroidal *e.e.*
Steroidhormon steroid hormone
Steroidulkus steroid ulcer
stertorös stertorous
Stertz-Syndrom Stertz's syndrome
Stethophon stethophone
Stethoskop stethoscope
steuerbar controllable
Steuerbarkeit controllability
steuern to steer, to check, to control
–, biologisch to biocontrol

S

Steuerung steering, checking, control, regulation
–, biologische biocontrol
Stevaladil *e.e.*
Stevens-Johnson-Syndrom syndrome of Stevens-Johnson
STH (somatrotropes Hormon) GH (growth hormone)
sthenisch sthenic
Stibamin stibamine
Stibialismus stibialism
Stibocaptat stibocaptate
Stiboglukonat stibogluconate
Stich sting, stab, stitch
–, giftiger venomous sting
Stichinzision stab incision
Stichkultur stab culture
Stichwunde stab wound
Stickoxid nitric oxide
Stickoxidul nitrous oxide
Stickstoff nitrogen
Stickstoffdioxid nitrogen dioxide
stickstofffrei unazotized
stickstoffhaltig nitrogenous
– (dreiwertig) nitrous
– (fünfwertig) nitric
Stickstofflost nitrogen mustard
Stickstofftrichlorid nitrogen trichloride
Stiel stalk, peduncle
Stieldrehung torsion of a pedicle
Stiellappen pedicle flap
Stielwarze pedunculated wart
Stier bull
Stierhornmagen steerhorn stomach
Stierlin-Zeichen Stierlin's symptom
Stiernacken bull-neck
Stift pin, peg; tag
Stiftchenschiene pin bar splint
Stiftentferner pin extractor
Stiftgeschiebe pin attachment
Stifthülse pin and tube
Stiftinlay pin inlay
Stiftkrone pivot crown
Stiftzieher pin extractor
Stigma *e.e.*
stigmatisch stigmatic
stigmatisieren to stigmatize
Stigmatisierung stigmatization
Stigmatometer *e.e.*
Stilbamidin stilbamidine
Stilben stilbene
Stilbestrol stilbestrol (a), stilboestrol (e)
Stillangst fear of lactation
stillen (beruhigen) to appease
– (an der Brust ernähren) to suckle, to breast-feed
Stiller-Zeichen Stiller's sign
Stillfähigkeit ability to breastfeed
Stillhindernis inability to breastfeed
Stillingscher Kern Stilling's nucleus
Stillperiode nursing period
Stillsche Krankheit Still's disease
Stillstand standstill
–, zum – bringen to arrest
stillstehen to stand still
Stimmband vocal cord
Stimmbruch breaking of the voice
Stimme voice
–, innere endophasia
Stimmenhören hearing of voices
Stimmfremitus vocal fremitus
Stimmgabel tuning fork
stimmhaft voiced
Stimmlippe labium vocale
stimmlos voiceless
Stimmritze rima glottidis
Stimmung mood
Stimmungsaufhellung mood improvement
Stimmungslage state of mood, emotional condition
Stimmungsschwankung mood swing
Stimulans stimulant
Stimulation *e.e.*
Stimulator *e.e.*
stimulieren to stimulate
stimulierend stimulant
Stimulierung stimulation
stinken to stink
Stinknase ozaena (e), ozena (a)
Stinoprat stinoprate
Stintzingsche Tafel Stintzing's table
Stirimazol stirimazole
Stirn forehead
Stirnader frontal vein
Stirnglatze (Stirnalopezie) frontal alopecia
Stirnhöhle frontal sinus
Stirnlage brow presentation
Stirnlampe head lamp
Stirnlappen frontal lobe
Stirnreflektor headband mirror
Stockschnupfen chronic cold in the nose
Stöchiometrie stoichiometry
stöhnen to groan, to sigh
Stöpsel stopper, plug
stören to disturb
Störung disorder, disturbance, impairment
Stoffwechsel metabolism
stoffwechselgesund eumetabolic
stoffwechselgestört dysbolic

Stoffwechselkrankheit metabolic disease
stoffwechselmäßig metabolic
Stoffwechselprodukt metabolite
Stoffwechselstatus metabolic status
Stokes-Reagens Stokes' reagent
Stollbeule (veter.) shoe boil
stolpern to stumble
Stoma *e.e.*
stomachal *e.e.*
Stomachikum stomachic
Stomatitis *e.e.*
– **aphthosa** aphthous stomatitis
– **catarrhalis** catarrhal stomatitis
– **fusospirillaris** Vincent's stomatitis
– **mercurialis** mercurial stomatitis
– **syphilitica** syphilitic stomatitis
– **ulcerosa** ulcerative stomatitis
stomatitisch stomatitic
stomatogen stomatogenic
Stomatologe stomatologist
Stomatologie stomatology
Stomatologin stomatologist
Stomatozytose stomatocytosis
Stomaversorgung stoma toilet
stopfen, den Stuhlgang – to cause constipation
Stopfer plugger
Stoppuhr stop watch
Stoß trusion, shove, push, impingement
Stoßbehandlung massive-dose treatment, stosstherapy
Stoßeisen (dent.) impulsorium
Stoßwellen shock wave
Stoßwellentherapie shock wave therapy
Stoßzahn tusk
stottern to stutter
Stottern stuttering
Strabismologie strabismology
strabismologisch strabismological
Strabismus *e.e.*
– **convergens** convergent strabismus
– **divergens** divergent strabismus
Strabologie strabology
strabologisch strabological
Strabometrie strabometry
Strabotomie strabotomy
straff tight
Straffheit tightness
Strahl ray, beam
– **(veter.)** frog
Strahlbein (veter.) navicular bone
Strahlbeinlahmheit podotrochilitis
strahlen to radiate, to beam
Strahlenbehandlung radiation therapy
Strahlenbelastung radiation exposure
Strahlenbiologie radiobiology
Strahlenbrechung refraction of rays
Strahlendermatitis radiodermatitis
Strahlendosierung rayage
strahlendurchgängig, partiell radiolucent
Strahlendurchgängigkeit, partielle radiolucency
strahlendurchlässig radioparent
Strahlendurchlässigkeit radioparency
strahlenempfindlich radiosensitive
Strahlenempfindlichkeit radiosensitivity
Strahlenexposition raying
Strahlenfibrose radiation fibrosis
Strahlenfrequenz radiofrequency
Strahlenheilkunde radiotherapeutics
Strahlenkastration radiation castration
Strahlenkatarakt radiation cataract
Strahlenkater radiation sickness
Strahlenkunde actinology, radiology
strahlenkundlich actinological
Strahlennekrose radionecrosis
strahlenresistent radioresistant
Strahlenresistenz radioresistance
Strahlenschaden radiation injury
Strahlenschutz radiation protection
Strahlenschutzplakette film badge
Strahlenschutzwirkung radioprotective action
Strahlentherapie radiotherapy, actinotherapy
Strahlentoxizität radiotoxicity
strahlenundurchlässig radiopaque
Strahlenundurchlässigkeit radiopacity
Strahlfäule (veter.) thrush
Strahlgebläse blasting equipment
strahlig radiate
Strahlung radiation
Stramonium *e.e.*
Strang cord; tract
Strangulation *e.e.*
strangulieren to strangulate, to strangle
Strangurie strangury
Strategie strategy
Stratigraphie stratigraphy
Straußsche Kanüle Strauss' needle
Streblodaktylie streblodactyly
Streckbett orthopaedic bed (e), orthopedic bed (a), extension bed
strecken to stretch, to extend
Strecker tensor
Streckmuskel extensor
Streckung extension, tension
Streifen stripe
Streifenzeichnung striation
streifig striped

S

Streifschuss grazing shot
Streitfrage point of controversy
Strephosymbolie strephosymbolia
Streptamin streptamine
Streptidin *e.e.*
Streptobacillus Ducrey-Unna Haemophilus of Ducrey (e), Hemophilus of Ducrey (a)
Streptobacterium ulceris mollis Haemophilus of Ducrey (e), Hemophilus of Ducrey (a)
Streptococcus acidi lactici *e.e.*
– **anhaemolyticus** anhaemolytic streptococcus (e), anhemolytic streptococcus (a)
– **brevis** *e.e.*
– **erysipelatis** *e.e.*
– **haemolyticus** haemolytic streptococcus (e), hemolytic streptococcus (a)
– **longus** *e.e.*
– **mitior** *e.e.*
– **mutans** *e.e.*
– **puerperalis** *e.e.*
– **pyogenes** *e.e.*
– **salivarius** *e.e.*
– **scarlatinae** *e.e.*
– **viridans** *e.e.*
Streptodermie streptodermatitis
Streptodornase *e.e.*
Streptogramin *e.e.*
Streptokinase *e.e.*
Streptokokkus streptococcus
Streptolysin *e.e.*
Streptomycin *e.e.*
Streptomykose streptomycosis
Streptothrix *e.e.*
Streptothrikose streptothricosis
Streptotrichose nocardiasis, streptothricosis
Streptozyt streptocyte
Stress stress
Streu litter
Streudose dredger
streuen to strew, to scatter
Streustrahlen scattered rays
Streuung scattering
Streuwinkel angle of spread
striär striatet
striatal *e.e.*
striatonigral *e.e.*
Strichkultur streak culture
Striatoxin *e.e.*
Stridor *e.e.*
stridorös stridulous
Strieme wheal
Striemen wheal
striktes Minimum strict minimum
Striktur stricture
Strinolin strinoline
striomotorisch striomotor
striozerebellar striocerebellar
Stripping (cytol.) *e.e.*
Stroboskop stroboscope
Stroboskopie stroboscopy
stroboskopisch stroboscopical
Strömung flow, flux, stream
Strömungsgeschwindigkeit flow rate
Strömungswiderstand flow resistance
Stroganoffsche Behandlung Stroganoff's treatment
Strom stream, flow
–, **elektrischer** electric current
– **Drehstrom** three-phase current
– **faradischer Strom** faradic current
– **galvanischer Strom** galvanic current
– **Gleichstrom** direct current
– **Wechselstrom** alternating current
Stroma *e.e.*
Stromatose stromatosis
Stromausfall current breakdown
Strombahn, terminale terminal vascular system
Stromkreis circuit
Strommarke electric burn
Stromuhr flowmeter
Stromversorgung power supply
Strongyloides stercoralis *e.e.*
Strongyloidose strongyloidiasis
Strontium *e.e.*
Strophanthidin *e.e.*
Strophanthin (g-Stroph.) ouabain
– **(k-Stroph.)** strophanthin
Strophomyzet strophomycete
Strophulus *e.e.*
Strümpellsche Krankheit Strümpell's disease
Struktur structure
strukturell structural
Strukturformel structural formula
Struma goiter (a), goitre (e), struma
Strumektomie strumectomy
strumigen goitrigenous, goitrogenic
strumipriv strumiprivous
Strumitis *e.e.*
Strumpf, elastischer elastic stocking
–, **Gummi-** rubber stocking
–, **Kompressions-** compression stocking
Struvit struvite
Strychnin strychnine
Strychninsulfat strychnine sulfate (a), strychnine sulphate (e)
Strychninvergiftung strychnism
Stuart-Prower-Faktor Stuart-Prower factor
Student(in) *e.e.*
stündlich every hour

Stützbein (veter.) supporting leg
Stütze support, pillar, sustainment, prop
stützen to sustain, to support, to prop
stützend supportive
Stützgewebe interstitial tissue, supportive tissue
Stützkorsett supporting corset
Stützzahn anchor tooth
Stufe level; step; grade
stufenlos stepless; steplessly adjustable
Stufenphotometer step photometer
Stufenschalter polystage switch
stufenweise stepwise
Stuhldrang straining at stool, tenesmus
Stuhlgang stool
Stuhlimplantat stool transplant
Stuhlinkontinenz incontinence of stools, encopresis
Stuhltransplantat stool transplant
Stuhlverstopfung constipation
stumm mute, dumb
Stummel stump
Stummheit mutism
Stumpf stump
stumpf blunt, obtuse, dull
Stumpfheit bluntness
Stumpfkarzinom stump carcinoma
Stumpfpräparation (dent.) stump preparation
Stumpfschmerz stump pain
Stupor *e.e.*
stuporös stuporous
Sturge-Webersches Krankheit encephalotrigeminal angiomatosis, Sturge-Weber's disease
Sturzanfall drop seizure
Sturzgeburt precipitate delivery
Stute mare
Stutenfohlen filly
Stuttgarter Hundeseuche Stuttgart dog plague
styloid *e.e.*
styloiditis *e.e.*
stylomaxillär stylomaxillary
Styptikum styptic
styptisch styptic
Styptol *e.e.*
Styramat styramate
Styrol *e.e.*
subacid *e.e.*
Subacidität subacidity, hypacidity
subakromial subacromial
subakut subacute
subaortal subaortic
subapikal subapical
subaponeurotisch subaponeurotic
subarachnoidal subarachnoid
Subarachnoidalblutung subarachnoid haemorrhage (e), subarachnoid hemorrhage (a)
Subarachnoidalraum subarachnoid space
subareolär subareolar
Subathizon subathizone
subaurikulär subauricular
subaxillär subaxillary
Subazetat subacetate
subazid subacid
Subazidität subacidity, hypacidity
subcarinal *e.e.*
subchondral *e.e.*
subchorioidal subchoroidal
subchronisch subchronic
subcutan subcutaneous, hypodermic
Subcutis *e.e.*
Subclavian steal–syndrom subclavian steal-syndrome
subdeltoidal subdeltoid
subdermal hypodermic
subdiaphragmatisch subdiaphragmatic, subphrenic
subdural *e.e.*
subdurales Hämatom subdural haematoma (e), subdural hematoma (a)
Subduralraum subdural space
subendokardial subendocardial
subendothelial *e.e.*
subependymal *e.e.*
subepikardial subepicardial
subepithelial *e.e.*
Suberat suberate
Suberose suberosis
subfaszial subfascial
subfebril subfebrile
subfertil subfertile
subfoveal *e.e.*
Subfragment *e.e.*
Subfraktion subfraction
subfrontal *e.e.*
subgingival *e.e.*
Subgingivalspalt gingival crevice
subglottisch subglottic
subhepatisch subhepatic
subikterisch subicteric, somewhat jaundiced
Subinfektion subinfection
subintimal *e.e.*
Subinvolution *e.e.*
Subjekt subject
subjektiv subjective
subkapital subcapital
subkapsulär subcapsular
subkarinal subcarinal

S

Subkategorie subcategory
Subklasse subclass
Subklavia-Anzapfsyndrom subclavian steal syndrome
subklavikulär subclavicular
subklinisch subclinical
subkortikal subcortical
Subkortikographie subcorticography
subkostal subcostal
Subkultur subculture
subkutan subcutaneous, hypodermic
Subkutis subcutis
subletal sublethal
Sublimat sublimate
Sublimation *e.e.*
sublimieren to sublime
Sublimierung sublimation
sublingual *e.e.*
Subluxation *e.e.*
submammär submammary
submandibulär submandibular
submarin submarine
submaxillär submaxillary
submental *e.e.*
submetazentrisch submetacentric
submikroskopisch submicroscopical
submitochondrial *e.e.*
submukös submucous
subnasal *e.e.*
subnarkotisch subnarcotic
subnormal *e.e.*
subokzipital suboccipital
Subokzipitalpunktion cisternal puncture
suborbital *e.e.*
subparietal *e.e.*
subpatellar *e.e.*
subpektoral subpectoral
subperikardial subpericardial
subperiostal subperiosteal
subperitoneal *e.e.*
subphrenisch subphrenic, subdiaphragmatic
subpial *e.e.*
subpleural *e.e.*
Subpopulation *e.e.*
subretinal *e.e.*
Subsekunde subsecond
subserös subserous
subskapulär subscapular
subskleral subscleral
subspezifisch subspecific
Substantia reticulofilamentosa reticulofilamentary substance
substantiell substantial
Substanz substance; matter
–, graue grey matter (e), gray matter (a)
–, oberflächenaktive surfactant
–, weiße white matter
substernal *e.e.*
Substituent *e.e.*
substituieren to substitute
Substitution *e.e.*
Substrat substrate
Substruktur substructure
subsynaptisch subsynaptic
subtarsal *e.e.*
subtemporal *e.e.*
subtentorial *e.e.*
subterminal *e.e.*
subthalamisch subthalamic
subtil subtile, subtle
Subtilisin *e.e.*
subtotal *e.e.*
Subtraktionsangiographie subtraction angiography
subtrochanterisch subtrochanteric
Subtypisierung subtyping
Subtypus subtype
subungual *e.e.*
suburethral *e.e.*
subvaginal *e.e.*
subvalvulär subvalvular
subvesikal subvesical
subvisuell subvisual
subxiphoidal subxiphoid
subzellulär subcellular
Subzitrat subcitrate
Succi... siehe auch:/see also: Sukzi...
Succinase *e.e.*
Succinat succinate
Succussio Hippocratis hippocratic succussion
Sucht addiction
–, Arzneimittel- drug addiction
–, (krankhafte Begierde) passion, mania
–, (Krankheit) disease
Sucht erzeugend addictive
Suchtest diagnostic test
suchtkranke Person addict
Suchtkrankheit addiction
Suchtmittel addictive substance
Suclofenid suclofenide
Sucralfat sucralfate
Sudan *e.e.*
Sudanophilie sudanophilia
Sudeck-Atrophie Sudeck's atrophy
süchtig addict
süßen to edulcorate, to sweeten
Süßholzwurzel licorice root (a), liquorice root (e)
Süßstoff sweetener

Sufentanyl *e.e.*
suffizient sufficient
Suffizienz sufficience
Suffokation suffocation
Suffusion *e.e.*
Sufosfamid sufosfamide
suggerieren to suggest
suggestibel suggestible
Suggestibilität suggestibility
Suggestion *e.e.*
suggestiv suggestive
Suggillation suggillation
Suizid suicide
Suizidgen suicide gen
suizidal suicidal
Suizidneigung suicidal tendency
Suizidversuch attempted suicide, conamen
Sukkorrhö succorrhea (a), succorrhoea (e)
sukkulent succulent
Sukkulenz succulence
Sukrase sucrase
Sukrose sucrose, saccharose
sukzedan succedaneous
sukzessiv successive
Sukzinase succinase
Sukzinat succinate
Sukzinimid succinimide
Sukzinoaminopurin succinoaminopurine
Sukzinyl succinyl
Sukzinyltransferase succinyltransferase
Sulbactam *e.e.*
Sulbutiamin sulbutiamine
Sulclamid sulclamide
Sulfabenz sulfabenz (e), sulphabenz (e)
Sulfacetamid sulfacetamide (a), sulphacetamide (e)
Sulfadiazin sulfadiazine (e), sulphadiazine (e)
Sulfadimethoxin sulfadimethoxine (a), sulphadimethoxine (e)
Sulfadimidin sulfadimidine (a), sulphadimidine (e)
Sulfadoxin sulfadoxine (a), sulphadoxine (e)
Sulfaethidol sulfaethidol (a), sulphaaethidol (e)
Sulfaguanidin sulfaguanidine (a), sulphaguanidine (e)
Sulfaguanol sulfaguanol (a), sulphaguanol (e)
Sulfalen sulfalene (a), sulphalene (e)
Sulfamat sulfamate (a), sulphamate (e)
Sulfamerazin sulfamerazine (a), sulphamerazine (e)
Sulfamethizol sulfamethizol (a), sulphamethizol (a)
Sulfamethoxazol sulfamethoxazol (a), sulphamethoxazol (e)
Sulfamethoxydiazin sulfamethoxydiazine (a), sulphamethoxydiazine (e)
Sulfamethoxypyrazin sulfamethoxypyrazine (a), sulphamethoxypyrazine (e)
Sulfamethoxypyridazin sulfamethoxypyridazine (a), sulphamethoxypyridazine (e)
Sulfametrol sulfametrol (a), sulphametrol (e)
Sulfamezathin sulfamezathine (a), sulphamezathine (e)
Sulfanilamid sulfanilamide (a), sulphanilamide (e)
Sulfanilat sulfanilate (a), sulphanilate (e)
Sulfaphenazol sulfaphenazol (a), sulphaphenazol (e)
Sulfapyridin sulfapyridine (a), sulphapyridine (e)
Sulfapyrimidin sulfapyrimidine (a), sulphapyrimidine (e)
Sulfasalazin sulfasalazine (a), sulphasalazine (e)
Sulfasomidin sulfasomidine (a), sulphasomidine (e)
Sulfasukzinat sulfasuccinate (e), sulphasuccinate (e)
Sulfat sulfate (a), sulphate (e)
Sulfatase sulfatase (a), sulphatase (e)
Sulfathiazol sulfathiazole (a), sulphathiazole (e)
Sulfatid sulfatide (a), sulphatide (e)
Sulfatidose sulfatidosis (a), sulphatidosis (e)
Sulfatisieren to sulfatize (a), to sulphatize (e)
Sulfenamid sulfenamide (a), sulphenamide (e)
Sulfhämoglobin sulfhemoglobin (a), sulphhaemoglobin (e)
Sulfhydrat sulfhydrate (a), sulphhydrate (e)
Sulfhydryl sulfhydryl (a), sulphhydryl (e)
Sulfid sulfide (a), sulphide (e)
Sulfinpyrazon sulfinpyrazone (a), sulphinpyrazone (e)
Sulfisoxazol sulfisoxazol (a), sulphisoxazol (e)
Sulfit sulfite (a), sulphite (e)
Sulfitolyse sulfitolysis (a), sulphitolysis (e)
Sulfitoxidase sulfite oxidase (a), sulphite oxidase (e)
Sulfmethämoglobin sulfmethemoglobin (a), sulphmethaemoglobin (e)
Sulfobituminat sulfobituminate (a), sulphobituminate (e)
Sulfoguajakol sulfoguaiakol (a), sulphoguaiacol (e)

S

Sulfoglykoprotein sulfoglycoprotein (a), sulphoglycoprotein (e)
Sulphoichthyolate sulfoichthyolate (a), sulphoichthyolate (e)
Sulfokinase sulfokinase (a), sulphokinase (e)
Sulfomuzin sulfomucin (a), sulphomucin (e)
Sulfon sulfone (a), sulphone (e)
Sulfonamid sulfonamide (a), sulphonamide (e)
sulfonamidresistent sulfonamideresistant (a), sulphonamideresistant (e)
Sulfonat sulfonate (a), sulphonate (e)
Sulfonyl sulfonyl (a), sulphonyl (e)
Sulfonylharnstoff sulfonylurea (a), sulphonylurea (e)
Sulformethoxin sulformethoxine (a), sulphormethoxine (e)
Sulfosukzinat sulfosuccinate (a), sulphosuccinate (e)
Sulfotransferase sulfotransferase (a), sulphotransferase (e)
Sulfoxid sulfoxide (a), sulphoxide (e)
Sulfoximin sulfoximine (a), sulphoximine (e)
Sulfoxon sulfoxone (a), sulphoxone (e)
Sulfoxylat sulfoxylate (a), sulphoxylate (e)
Sulfozystein sulfocysteine (a), sulphocysteine (e)
Sulfur praecipitatum precipitated sulfur (a), precipitated sulphur (e)
Sulfur sublimatum sublimed sulfur (a), sublimed sulphur (e)
Sulfurylase sulfurylase (a), sulphurylase (e)
Sulindac *e.e.*
Sulkowitch-Test Sulkowitch's test
Sulkusfluid sulcus fluid
Sulpirid sulpiride
Sulproston sulprostone
Sultam-Verbindung sultam compound
Sultamicillin *e.e.*
Sultiam sultiame, sulthiame
Sumatriptan *e.e.*
Summation *e.e.*
Summer buzzer
Summierung summation
Sumpffieber paludism
Superaktivität superactivity
Superantigen *e.e.*
superazid superacid
Superazidität superacidity
Super-Ego *e.e.*
Superfamilie superfamiliy
Superfekundation superfecundation
superfiziell superficial
Superfötation superfetation (a), superfoetation (e)
superfrontal *e.e.*
Supergen supergene
Superhelix *e.e.*
Superhochfrequenz super-high frequency
Superinfektion superinfection
superinfizieren to superinfect
superletal superlethal
Supermotilität supermotility
supernormal *e.e.*
Superovulation *e.e.*
Superoxid peroxide
Superphosphat superphosphate
Superschraube supercoil
Supersekretion supersecretion
superselektiv superselective
supervirulent *e.e.*
Supination *e.e.*
supinieren to supinate
supplementär supplementary
supportiv supportive
Suppositorium suppository
Suppression *e.e.*
Suppressor *e.e.*
supprimieren to suppress
supraanal supra-anal
supraaortal supra-aortic
supraapikal supra-apical
supraaurikulär supra-auricular
supraaxillär supra-axillary
supracarinal *e.e.*
suprachiasmatisch suprachiasmatic
supradiaphragmatisch supradiaphragmatic
Supraduktion supraduction
suprafaszial suprafascial
supraglottisch supraglottic
suprahepatisch suprahepatic
suprahyoidal suprahyoid
suprailiakal suprailiacal
suprainguinal *e.e.*
suprakarinal supracarinal
supraklavikulär supraclavicular
suprakondylär supracondylar
supramalleolär supramalleolar
supramammär supramammary
supramandibulär supramandibular
supramarginal *e.e.*
supramaxillär supramaxillary
supramolekular supramolecular
supranasal *e.e.*
supranukleär supranuclear
Supraokklusion supraclusion
supraoptikohypophysär supraopticohypophyseal
supraoptisch supraoptisch
supraorbital *e.e.*

suprapatellär suprapatellar
suprapubisch suprapubic
suprarenal *e.e.*, surrenal
suprasegmental *e.e.*
supraseIlär suprasellar
supraskapulär suprascapular
supraskleral suprascleral
supraspinal *e.e.*
suprasternal *e.e.*
supratemporal *e.e.*
supratentoriell supratentorial
suprathorakal suprathoracic
supratonsillär supratonsillar
supratrochleär supratrochlear
supraumbilikal supraumbilical
supravaginal *e.e.*
supravalvulär supravalvular
supraventrikulär supraventricular
Supravergenz supravergence
Supraversion *e.e.*
supravesikal supravesical
supravital *e.e.*
suprazervikal supracervical
Suramin suramine
Surfactant *e.e.*
Surra *e.e.*
Surrogat surrogate
Sursumduktion sursumduction
Sursumvergenz sursumvergence
Sursumversion *e.e.*
Suspension *e.e.*
Suspensorium suspensory
Sutur suture
Suxamethonium *e.e.*
Sycosis vulgaris *e.e.*
Sykose sycosis
Symbiont *e.e.*
Symbiose symbiosis
symbiotisch symbiotic
Symblepharon *e.e.*
Symbol *e.e.*
Symbolagnosie symbol agnosia
Symbolisation symbolization
symbolisch symbolic
symbolisieren to symbolize
Symbolisierung symbolization
Symbolophobie symbolophobia
Symbolsprache symbolic language
Symmelie symmelia
Symmetrie symmetry
symmetrisch symmetrical
Sympathektomie sympathectomy
Sympathikoblastom sympathicoblastoma
sympathikolytisch sympathicolytic, sympatholytic
sympathikomimetisch sympathicomimetic, sympathomimetic
Sympathikotonie sympathicotonia
sympathikotonisch sympathicotonic
sympathikotrop sympathicotropic
Sympathikus sympathetic nerve, sympathetic system
Sympathikusblockade sympathetic block
Sympathin *e.e.*
sympathisch (anatom.) sympathetical
Sympathogonie sympathogonium
Symphalangie symphalangism
Symphyse symphysis
Symphyseotomie symphysiotomy
Sympodie sympodia
Symposium *e.e.*, symposion
Symptom *e.e.*
symptomatisch symptomatic
Symptomatologie symptomatology
Symptomenkomplex syndrome, complex of symptoms
symptomlos symptomless
Sympus *e.e.*
Synästhesie synaesthesia (e), synesthesia (a)
Synapse *e.e.*
synaptisch synaptic
Synaptologie synaptology
synarthrodial *e.e.*
Synarthrose synarthrosis
Syncheilie syncheilia
Synchondrose synchondrosis
synchron synchronous
Synchronie synchronia
Synchronisation synchronization
synchronisieren to synchronize
Synchrotron *e.e.*
Synchrozyklotron synchrocyclotron
Synchyse synchysis
Syndaktylie syndactylia
Syndese syndesis
Syndesmitis *e.e.*
Syndesmologie syndesmology
Syndesmopexie syndesmopexy
Syndesmoplastie syndesmoplasty
Syndesmose syndesmosis
Syndesmotom syndesmotome
Syndesmotomie syndesmotomy
Syndrom syndrome
– **der abführenden Schlinge** syndrome of the efferent loop
– **der Beckenringlockerung** syndrome of pelvic girdle loosening
– **der eingedickten Galle** inspissated bile syndrome

S

– **der grauen Farbe** gray syndrome (a), grey syndrome (e)
– **der leeren Sella** empty sella syndrome
– **des Ausgebranntseins** burn out-syndrome
– **des geschüttelten Säuglings** shaked baby syndrome
–, **postmenopausales** postmenopausal syndrome
–, **Thoracic-outlet** thoracic-outlet-syndrome
syndromisch syndromic
Syndromwechsel syndrome shift
Synechie, hintere posterior synechia
Synechie, vordere anterior synechia
Synechiotomie synechiotomy
Synephrin oxedrin
synergetisch synergetic
Synergie synergy
synergisch synergic
synergistisch synergistic
syngam syngamic
Syngamie syngamy
syngen syngenic
syngenesioplastisch syngenesioplastic
Synkanzerogenese syncancerogenesis
synkardial syncardial
Synkarzinogenese cocarcinogenesis
Synkinese synkinesis
synkinetisch synkinetic
synklitisch synclitic
Synklitismus synclitism, syncliticism
synkopal syncopal
Synkope syncope
Synonym *e.e.*
synonym synonymous
Synophthalmie synophthalmia
Synoptophor synoptophore
Synoptoskop synoptoscope
Synorchidie synorchidia
Synostose synostosis
Synovektomie synovectomy
synovektomieren to synovectomize
Synovia *e.e.*
synovial *e.e.*
Synovialitis *e.e.*
Synovialom synovioma
Synoviom synovioma
Synoviorthese synoviorthesis
Synovitis *e.e.*
Synsialom synsialoma
syntaktisch syntactical
Syntaxis *e.e.*
Synthase *e.e.*
Synthese synthesis
Synthetase *e.e.*
synthetisch synthetic
synthetisieren to synthesize
synton, syntonisch syntonic
Syntropie syntropy
synzytial syncytial
Synzytiotrophoblast syncytiotrophoblast
Synzytium syncytium
Syphilid syphilid
Syphilis *e.e.*
–, **konnatale** connatal syphilis
–, **latente Früh-** latent early syphilis
–, **primäre** primary syphilis
–, **sekundäre** secondary syphilis
–, **tertiäre** tertiary syphilis
syphilitisch syphilitic
Syphiloderma syphiloderm
syphilogen syphilogenous
Syphilologe syphilologist
Syphilologie syphilology
Syphilologin syphilologist
syphilologisch syphilological
Syphilom syphiloma
Syphilophobie syphilophobia
Syphilose syphilosis
Syphon *e.e.*
Syringektomie syringectomy
Syringitis *e.e.*
Syringobulbie syringobulbia
Syringom syringoma
Syringomyelie syringomyelia
Syringotomie syringotomy
Syssarkose syssarcosis
System *e.e.*
–, **retikuläres Aktivierungs-** alerting system
Systematik systematics
systematisch systematic
systematisieren to systematize
Systematisierung systematization
Systematologie systematology
Systemerkrankung system disease
systemisch systemic
Systemsklerose, progressive progressive systemic sclerosis
Systole *e.e.*
– **nichtsinusalen Ursprungs** ectopic beat
systolisch systolic
Szilla squill
Szillaridin scillaridin
Szillin scillin
Szillitoxin scillitoxin
Szintigramm scintigram
Szintigraphie scintigraphy
szintigraphisch scintigraphic
szintimammographie scintimammography
Szintillation scintillation
Szintillationszähler scintillation counter

Szintillator scintillator
Szintiphotographie scintiphotography
szirrhös scirrhous
Szirrhus scirrhus

T

Tabak tobacco
Tabakangina tobacco angina
Tabakbeutelnaht tobacco bag suture
Tabak-Mosaikkrankheit tobacco-mosaic disease
Tabakose tabacosis
Tabakstaubvergiftung tabacosis
Tabakvergiftung tabagism, tobaccoism
Tabelle schedule, table
Tabes dorsalis *e.e.*, locomotor ataxia
– mesaraica *e.e.*
Tabiker(in) tabetic
tabisch tabetic
Tablett tray
Tablette tablet, tabule, lozenge
–, dragierte coated tablet
Taboparalyse taboparesis
Tabu taboo
Tacalcitol *e.e.*
Tachistoskop tachistoscope
Tachistoskopie tachistoscopy
tachistoskopisch tachistoscopic
Tachophorese tachophoresis
Tachyarrhythmie tachyarrhythmia
tachykard tachycardiac
Tachykardie tachycardia
Tachykinin *e.e.*
Tachylalie tachylalia
Tachyphagie tachyphagia
Tachyphylaxie tachyphylaxis
Tachypnoe tachypnea (a), tachypnoea (e)
Tachysterin tachysterol
Tachysystolie tachysystoly
tachytroph tachytrophic
Tacrolimus *e.e.*
Tacrolimusmonohydrat tacrolimus monohydrate
Tadalafil *e.e.*
Taenia echinococcus *e.e.*
– saginata *e.e.*
– solium *e.e.*
Tänie taenia
Tätigkeit action, activity
Tätowierung tattoo, tatoo
täuschen to feign
Tagangst daytime anxiety
Tagblindheit daytime blindness
Tagesdosis daily dose
Tagesklinik day-hospital
Tageslicht daylight
Tagespflegesatz daily hospital cost
Tagesprofil diurnal profile
Tagesschwankung diurnal variation
Tagessedativum daytime sedative
Tagtraum day-dream
Tagung meeting, session, conference
Taille waist
Takayasusche Krankheit Takayasu's disease
taktil tactile
Talalgie talalgia
Talampicillin *e.e.*
talar *e.e.*
Talbutal *e.e.*
Talg tallow, sebum
Talgdrüse sebaceous gland
talgig sebaceous
Talinolol *e.e.*
Talk talc
talofibular *e.e.*
talokrural talocrural
talonavikular talonavicular
Talose *e.e.*
talotibial *e.e.*
Tamarinde tamarind
Tamoxifen *e.e.*
Tampon *e.e.*
Tamponade *e.e.*
Tamponstopfer gauze packer, tampon plugger
Tamponträger tampon holder
Tamponzange tampon forceps
Tamsulosin *e.e.*
Tanacetum tansy
Tandemduplikation tandem duplication
Tandemmassenspektrometrie tandem mass spectrometry
Tangente tangent
tangential *e.e.*
Tangiersche Krankheit Tangier´s disease
Tank *e.e.*
Tannase *e.e.*
Tannat tannate
Tannin *e.e.*
Tantal tantalum
tapetochorioidal tapetochoroidal
tapetochoroidal *e.e.*
tapetoretinal *e.e.*
Tapirlippe tapiroid lip
Tarantel tarantula
Taraxein *e.e.*
Tardieuscher Fleck Tardieu's spot
Tarniersche Zange Tarnier's forceps
tarsal *e.e.*
Tarsalgie tarsalgia

Tarsaltunnelsyndrom tarsal tunnel syndrome
Tarsitis *e.e.*
Tarsotomie tarsotomy
tarsokonjunktival tarsoconjunctival
tarsometatarsal *e.e.*
Tartarus stibiatus antimony and potassium tartrate
Tartrat tartrate
Tart-Zelle tart cell
Tasche pocket
Tasche (anatom.) pouch
Taschenapotheke pocket first-aid kit
Taschenband false vocal cord
Taschenbesteck pocket set
Taschenbildung pocket formation
Taschenboden pocket fundus
Taschenfalte vestibular fold
Taschenformat pocket size
Tascheninhalator pocket inhaler
Taschenklappe des Herzens semilunar valve of the heart
tastbar palpable
Tastbarkeit palpability
tasten to palpate, to touch
Tasten palpation; touch
Tasterzirkel caliper
Tastkörperchen touch corpuscle
Tastleistenmuster der Haut dermatoglyphics
Tastsinn sense of touch
taub (gehörlos) deaf
taub (hypästhetisch) numb
taubeneigroß with the size of a pigeon's egg
Taubenzüchterlunge pigeon breeders' lung
Taubheit (Gefühl) numbness
Taubheit (Gehör) deafness, surdity
taubstumm surdomute, deaf and dumb
Taubstummheit surdomutism, deafmutism
Taucherkrankheit caisson disease, divers' paralysis
Tauchkropf diving struma
taumeln to reel
Taupunkt dew point
Taurin taurine
Taurocholat taurocholate
Taurodontismus taurodontism
Taurolidin taurolidine
Taussig-Syndrom Taussig's syndrome
Tautologie tautology
tautomer tautomeric
Tautomerie tautomerism
Tawara-Knoten Tawara's node
Taxan taxane
Taxin taxine
Taxol *e.e.*
Taxon *e.e.*
Taxonomie taxonomy
taxonomisch taxonomical
Tay-Sachssche Krankheit Tay-Sachs' disease
Tazobactam *e.e.*
TBG (thyroxinbindendes Globulin) thyroxin binding globulin
TE (Tonsillektomie) tonsillectomy
TEA (Thrombendarterektomie) thrombendarterectomy (TEA)
Tebutat tebutate
Technetat technetate
Technetium *e.e.*
Technik (Wissenschaft) technology
Technik (Verfahren) technique
Techniker(in) technician
technisch technical
Technologie technology
technologisch technological
Tee tea
Teelöffel teaspoon
Teer tar
Teerkrebs tar cancer
Teeröl oil of tar
Teerstuhl tarry stool
Tefazolin tefazoline
Tefluran teflurane
Tegafur *e.e.*
tegmental *e.e.*
Teichmannscher Kristall Teichmann's crystal
Teichopsie teichopsia
Teicoplanin *e.e.*
Teil part
Teilabdruck (dent.) partial impression
Teilabdrucklöffel partial impression tray
Teilbad partial bath
Teilchen particle
Teilchenbeschleuniger particle accelerator
Teilchengröße particle size
Teilchenzähler particle counter
Teilnehmer(in) participant
Teilpackung partial pack
Teilprothese (dent.) partial denture
Teilung division
Teilursache partial cause
tektonisch tectonic
tektoriell tectorial
Teleangiektasie teleangiectasia
teleangiektatisch teleangiectatic
Telearbeit remote work
telediastolisch telediastolic
Telegamma-Therapie telegamma therapy
Telegonie telegony
Telekobaltbestrahlung telecobalt irradiation

T

Telemedizin telemedicine
Telemetrie telemetry
telemetrisch telemetric
telenzephal telencephalic
Telenzephalon telenzephalon, endbrain
Teleologie teleology
teleologisch teleological
Teleopsie teleopsia
Telepathie telepathy
Teleröntgenogramm teleroentgenogram, teleradiogram
Teleröntgenographie teleroentgenography, teleradiography
Teleskop telescope
Teleskopoptik telescopic optical system
Teleradiologie teleradiology
telesystolisch telesystolic
Teletherapie teletherapy
Telethermographie telethermography
telezentrisch telecentric
Telithromycin *e.e.*
Tellur tellurium
Tellurat tellurate
Tellurit tellurite
Telmisartan *e.e.*
Teloblast *e.e.*
Telodendron *e.e.*
telolezithal telolecithal
Telomer telomere
Telomerase *e.e.*
Telopeptid telopeptide
Telophase *e.e.*
Telosynapse *e.e.*
Telotismus telotism
telozentrisch telocentric
Temafloxacin *e.e.*
Temazepam *e.e.*
Temocapril *e.e.*
Temozolamid temozolamide
Temperament *e.e.*
Temperatur temperature
Temperaturabfall defervescense, decrease of temperature
Temperaturanstieg increase in temperature
Temperaturmessung thermometry
Temperatursinn sense of temperature
temporär temporary
temporal *e.e.*
Temporallappen temporal lobe
temporoaurikulär temporoauricular
temporofrontal *e.e.*
temporomandibulär temporomandibular
temporomaxillär temporomaxillary
temporookzipital temporo-occipital
temporoparietal *e.e.*
Tenazität tenacity
Tendenz tendency, trend
Tendinitis *e.e.*
tendinös tendinous
Tendovaginitis *e.e.*, tenosynovitis
Tenecteplase *e.e.*
Tenesmus *e.e.*
Teniposid teniposide
Tennisellenbogen tennis elbow
Tenocyclidin tenocyclidine
Tenodese tenodesis
Tenonitis *e.e.*
Tenonsche Kapsel Tenon's capsule
Tenorrhaphie tenorrhaphy
Tenotom tenotome
Tenotomie tenotomy
tenotomieren to tenotomize
Tenoxicam *e.e.*
TENS (transkutane elektrische Nervenstimulation) transcutaneous electric nerve stimulation (TENS)
Tensid tenside
tentoriell tenrorial
Tenylidon tenylidone
Teoclat teoclate
Teoprolol *e.e.*
TEP (Totalendoprothese) total endoprosthesis
Teprotid teprotide
teratisch teratic
Teratoblastom teratoblastoma
teratogen teratogenic
Teratogenese teratogenesis
teratogenetisch teratogenetic
Teratogenität teratogenicity
Teratologie teratology
teratologisch teratological
Teratom teratoma
Teratose teratosis
Terazosin *e.e.*
Terbinafin *e.e.*
Terbutalin terbutaline
Terciprazin terciprazine
Terconazol terconazole
Terfenadin terfenadine
Teriparatid teriparatide
Terizidon terizidone
Terlipressin *e.e.*
Termin term
Terminal *e.e.*
terminal *e.e.*
Termination *e.e.*
Terminatorcodon terminator codon
Terminologie terminology
terminologisch terminological

terminoterminal termino-terminal
Terminwahl timing
Termon termone
ternär ternary
Terodilin terodiline
Terofenamat terofenamate
Teroxalen teroxalene
Terpen terpene
Terpentin turpentine
Terpentinöl oil of turpentine
Terpinen terpinene
Tertatolol *e.e.*
tertiär tertiary
Tesimid tesimide
Tesla *e.e.*
Test *e.e.*, trial
testieren to testify
Testierfähigkeit contractual capacity
Testikel testicle
testikulär testicular
Testolakton testolactone
Testosteron testosterone
Testovarium ovotestis
Teststreifenverfahren dip- and read test
Tetanie tetany
tetaniform *e.e.*
tetanisch tetanic
tetanoid *e.e.*
Tetanus *e.e.*
Tetanusantitoxin tetanus antitoxin
Tetanusserum antitetanic serum
Tetanustoxoid tetanus toxoid
Tetraazetat tetra-acetate
Tetrabarbital *e.e.*
tetrabasisch tetrabasic
Tetrabenazin tetrabenazine
Tetraborat tetraborate
Tetrabutyl *e.e.*
Tetracain tetracaine
Tetrachlorethylen tetrachloroethylene
Tetrachlorid tetrachloride
Tetrachlorkohlenstoff carbon tetrachloride
Tetrachlorodibenzodioxin *e.e.*
Tetracosactid tetracosactide
Tetracosapeptid tetracosapeptide
Tetracyclin tetracycline
Tetrade tetrad
Tetradecanoat tetradecanoate
Tetradecapeptid tetradecapeptide
Tetradecylamin tetradecylamine
Tetradonium *e.e.*
Tetraethylammoniumbromid tetraethylammonium bromide
Tetraethylblei tetraethyl lead
Tetraethylpyrophosphat tetraethylpyrophosphate
Tetrafluorid tetrafluoride
Tetrafluoroborat tetrafluoroborate
Tetrafluormethan tetrafluoromethane
tetragonal *e.e.*
Tetrahydrat tetrahydrate
Tetrahydrocannabinol *e.e.*
Tetrahydrodesoxycorticosteron tetrahydrodeoxycorticosterone
Tetrahydrofluran *e.e.*
Tetrahydrofolat tetrahydrofolate
Tetrahydrofurfuryldisulfid tetrahydrofurfuryldisulfide (a), tetrahydrofurfuryldisulphide (e)
Tetrahydrogestrinon tetrahydrogestrinone
Tetrahydropteridin tetrahydropteridine
Tetrahydrothiazin tetrahydrothiazine
Tetrahydrouridin tetrahydrouridine
Tetrajodthyronin tetraiodothyronine
Tetralogie tetralogy
tetramer tetrameric
Tetramethylammonium *e.e.*
Tetramisol tetramisole
Tetranectin *e.e.*
Tetranikotinat tetranicotinate
Tetranitrat tetranitrate
Tetranitrol *e.e.*
Tetranitromethan tetranitromethane
Tetraose *e.e.*
Tetraoxalat tetraoxalate
tetraparental *e.e.*
Tetraparese tetraparesis
Tetrapeptid tetrapeptide
Tetraphosphat tetraphosphate
Tetraplegie tetraplegia
tetraploid *e.e.*
Tetraploidie tetraploidy
Tetrapyrrol tetrapyrrole
Tetrasaccharid tetrasaccharide
tetrasom tetrasomic
Tetrasomie tetrasomy
Tetrazepam *e.e.*
Tetrazol tetrazole
tetrazyklisch tetracyclic
tetrazyklisches Medikament tetracyclic
Tetridamin tetridamine
Tetrochinon tetroquinone
Tetrodotoxin *e.e.*
Tetroquinon tetroquinone
Tetrose *e.e.*
Tetroxid tetroxide
Tetroxoprim *e.e.*
Tetrylammonium *e.e.*
Tetryzolin tetryzoline, tetrahydrozoline

T

Textur texture
TGA (totale gonadotrope Aktivität) total gonadotropic activity
thalamisch thalamic
thalamokortikal thalamocortical
thalamolentikulär thalamolenticular
thalamomamillär thalamomammillary
thalamotegmental *e.e.*
Thalamotomie thalamotomy
Thalamus *e.e.*
Thalamussyndrom thalamic syndrome
Thalassämie thalassaemia (e), thalassemia (a)
Thalassanämie thalassanaemia (e), thalassanemia (a)
Thalassotherapie thalassotherapy
Thalidomid thalidomide
Thallium *e.e.*
Thalliumszintigraphie thallium scintigraphy
Thalliumvergiftung thallotoxicosis
THAM (Trishydroxymethylaminomethan) trishydroxymethylaminomethane
Thanatologie thanatology
Thanatophobie thanatophobia
Thebacon thebacone
Thebain thebaine
Thein theine
thekal thecal
Thekazelle theca cell
Thekazellentumor thecoma
Thekom thecoma
tektospinal tectospinal
Thelalgie thelalgia
Thelarche *e.e.*
Thelitis *e.e.*
thelytokisch thelytocous
Thenalidin thenalidine
Thenardit thenardite
Thenium *e.e.*
Theobromin theobromine, cacaine
Theoclat theoclate, teoclate
Theodrenalin theodrenaline
Theomanie theomania
Theophyllin theophylline
Theophyllinat theophyllinate
Theorem *e.e.*
theoretisch theoretical
Theorie theory
– der kreisenden Erregung circus movement theory
Therapeut(in) therapeutist
therapeutisch therapeutical
Therapie therapy; therapeutics
–, hochdosierte high dose therapy
–, niedrigdosierte low dose therapy
Therapie der Wahl treatment of choice
–, gezielte specific therapy
therapieresistent resistant to treatment
Thermästhesie thermaesthesia (e), thermesthesia (a)
thermal *e.e.*
Thermalgesie thermalgesia
Thermalgie thermalgia
Thermalquelle thermal spring
Thermanästhesie thermanaesthesia (e), thermanesthesia (a)
Therme thermal spring
thermisch thermic
Thermoablation *e.e.*
Thermoanalgesie thermoanalgesia
Thermochemie thermochemistry
thermochemisch thermochemical
Thermochemotherapie thermochemotherapy
Thermodilution *e.e.*
Thermodynamik thermodynamics
thermodynamisch thermodynamic
thermoelektrisch thermoelectric
Thermoelement thermocouple
thermogen thermogenic
Thermogenin *e.e.*
Thermographie thermography
thermographisch thermographical
Thermokaustik thermocautery
Thermokeratoplastie thermokeratoplasty
Thermokoagulation thermocoagulation
thermolabil thermolabile
Thermolabilität thermolability
Thermolumineszenz thermoluminescence
Thermometer *e.e.*
Thermometrie thermometry
thermometrisch thermometric
thermophil thermophilic
Thermophobie thermophobia
Thermophor thermophore
thermoplastisch thermoplastic
Thermoplazentographie thermoplacentography
Thermopräzipitation thermoprecipitation
Thermoregulation *e.e.*
thermoregulatorisch thermoregulatory
thermoresistent thermoresistant
Thermorezeptor thermoreceptor
thermostabil thermostabile
Thermostat *e.e.*
Thermotherapie thermotherapy
thermotolerant *e.e.*
Thermotropie thermotropism
Thesaurismose thesaurismosis

Thetawelle theta wave
THG (Tetrahydrogestrinone) tetrahydrogestrinone (THG)
Thiabendazol thiabendazole
Thiabutazid thiabutazide
Thiadiazol thiadiazole
Thiamazol thiamazole, methimazole
Thiambuten thiambutene
Thiambutosin thiambutosine
Thiamin thiamine
Thiamphenicol *e.e.*
Thiaxanthen thiaxanthene
Thiazetarsamid thiacetarsamide
Thiazid thiazide
Thiazin thiazine
Thiazinium *e.e.*
Thiazol thiazole
Thiazolidin thiazolidine
Thiazolidindion thiazolidinedione
Thiazosulfon thiazosulfone (a), thiazosulphone (e)
Thienamycin *e.e.*
Thienodiazepin thienodiazepine
Thienopyridin thienopyridine
Thiersch-Transplantation Thiersch's graft
Thiethylperazin thiethylperazine
Thigenol *e.e.*
Thio... siehe auch:/see also: Tio...
Thioäther thioether
Thioalkohol thioalcohol
Thioarsenit thioarsenite
Thioat thioate
Thioazetal thioacetal
Thioazetazon amithiazone
Thiobarbiturat thiobarbiturate
Thiobendazol thiobendazole
Thiocarlid thiocarlide
Thiocetamid thiocetamide
Thiochrom thiochrome
Thiodesoxyguanosin thiodeoxyguanosine
Thiodesoxyinosin thiodeoxyinosine
Thiodiglykol thiodiglycol
Thiodiphosphat thiodiphosphate
Thioester *e.e.*
Thioether *e.e.*
Thiofuraden thiofuradene
Thioglukose thioglucose
Thioglykolat thioglycolate
Thioguanin thioguanine
Thioharnstoff thiourea
Thiohexamid thiohexamide
Thioinosin thioinosine
Thiokinase *e.e.*
Thiol *e.e.*
Thiolase *e.e.*
Thiomalat thiomalate
Thiomersal *e.e.*
Thionein thioneine
Thionin thionine
Thiopental *e.e.*
Thiopenton thiopentone
Thiophen thiophene
Thiophosphoramid thiophosphoramide
Thiopropazat thiopropazate
Thioproperazin thioproperazine
Thiopurin thiopurine
Thiopyran *e.e.*
Thiopyrophosphat thiopyrophosphate
Thioredoxin thioredoxine
Thioridazin thioridazine
Thiosemikarbazon thiosemicarbazone
Thiosulfat thiosulfate (a), thiosulphate (e)
Thiotepa *e.e.*
Thiotetrabarbital *e.e.*
Thiotixen thiotixene
Thiouracil *e.e.*
Thioxanthen thioxanthene
Thiozyanat thiocyanate
Thiozyanoazetat thiocyanoacetate
Thiram *e.e.*
Thixotropie thixotropy
Thoma-Zeiss-Zählkammer Thoma-Zeiss counting cell
Thomas-Pessar Thomas' pessary
Thomas-Syndrom Thomas's syndrome
Thomsensche Krankheit Thomsen's disease
Thonzylamin thonzylamine
thorakal thoracic, thoracal
thorakoabdominal thoracoabdominal
thorakoakromial thoracoacromial
thorakodorsal thoracodorsal
Thorakokaustik thoracocautery
thorakolumbal thoracolumbar
Thorakolyse thoracolysis
Thorakopagus thoracopagus
Thorakoplastik thoracoplasty
Thorakoskopie thoracoscopy
Thorakostomie thoracostomy
Thorakotomie thoracotomy
Thorax *e.e.*
Thorax, faßförmiger barrel chest
Thoraxdurchleuchtung chest fluoroscopy
Thorax-Röntgenaufnahme chest radiography
Thorium *e.e.*
Thormählen-Probe Thormählen's test
Threonin threonine
Threose *e.e.*
Thrombangitis thromboangiitis
– **obliterans** thromboangiitis obliterans

thrombangitisch thromboangiitic
Thrombasthenie thrombasthenia
Thrombektomie thrombectomy
Thrombelastogramm thromboelastogram
Thrombelastographie thromboelastography
thrombelastographisch thromboelastographic
Thrombembolektomie thrombembolectomy
Thrombendarterektomie thrombendarterectomy
Thrombin *e.e.*
Thromboembolie thromboembolism
thromboembolisch thromboembolic
thrombogen thrombogenic
Thrombogenese thrombogenesis
Thromboglobulin *e.e.*
Thrombokinase *e.e.*
Thrombolyse thrombolysis
thrombolytisch thrombolytic
Thrombomodulin *e.e.*
Thrombopathie thrombopathy
Thrombopenie thrombopenia
thrombopenisch thrombopenic
Thrombophilie thrombophilia
Thrombophilieanalyse thrombophilia testing
Thrombophlebitis *e.e.*
thrombophlebitisch thrombophlebitic
Thromboplastin *e.e.*
thromboplastisch thromboplastic
Thrombopoese thrombopoiesis
thrombopoetisch thrombopoietic
Thrombose thrombosis
Thromboseneigung thrombophilia
thrombosieren to thrombose
Thrombospondin *e.e.*
Thrombosthenin *e.e.*
thrombotisch thrombotic
Thromboxan thromboxane
Thrombozyt thrombocyte
Thrombozytenaggregationshemmer platelet aggregation inhibitor
Thrombozythämie thrombocythaemia (e), thrombocythemia (a)
Thrombozytolyse thrombocytolysis
Thrombozytopathie thrombocytopathy
Thrombozytopenie thrombocytopenia
thrombozytopenisch thrombocytopenic
Thrombozytose thrombocytosis
Thrombus *e.e.*
Thujaöl oil of thuja
Thujon thujone
Thulium *e.e.*
Thymacetin *e.e.*
Thymektomie thymectomy
thymektomieren to thymectomize
Thymian thyme
Thymidin thymidine
Thymidinkinase thymidine kinase
Thymidol *e.e.*
Thymidylat thymidylate
Thymidylyl *e.e.*
Thymin thymine
Thymitis *e.e.*
Thymol *e.e.*
Thymolblau thymol blue
Thymoleptikum thymoleptic
thymoleptisch thymoleptic
Thymolphthalein thymolphthalein
Thymom thymoma
Thymopentin *e.e.*
Thymopoetin thymopoietin
thymopriv thymoprivic
Thymopsyche *e.e.*
Thymosin *e.e.*
Thymostimulin *e.e.*
Thymotoxin *e.e.*
Thymotropie thymotropism
Thymozyt thymocyte
Thymusdrüse thymus gland
Thymusdrüsenentfernung thymectomy
Thymusdrüsenüberfunktion hyperthymization
Thymushyperplasie hyperplasia of the thymus gland
Thymuszyste thymic cyst
thyreoarytänoidal thyro-arytaenoid (e), thyro-arytenoid (a)
Thyreocalcitonin thyrocalcitonin
thyreoepiglottisch thyro-epiglottic
Thyreoglobulin thyroglobulin
Thyreoglobulin-Antikörper thyroglobulin antibodies
thyreohyoidal thyrohyoid
thyreoidal thyroid
Thyreoidea thyroid gland
Thyreoidektomie thyroidectomy
thyreoidektomieren to thyroidectomize
Thyreoidin thyroidin
Thyreoiditis thyroiditis
Thyreoperoxidase *e.e.*,thyroperoxidase
Thyreoperoxidase-Antikörper thyroid peroxidase antibodies
thyreopriv thyroprival
Thyreostatikum thyrostatic
thyreostatisch thyrostatic
Thyreotoxikose thyrotoxicosis
thyreotoxisch thyrotoxic
thyreotrop thyrotropic
thyreotropes Hormon thyrotropic hormone

Thyreotropin thyrotropin, thyrotrophin
thyreotropin-freisetzender Faktor thyrotropin-releasing factor
thyreozervikal thyrocervical
Thyroperoxidase *e.e.*
Thyrotrophin *e.e.*
Thyroxin *e.e.*
TIA (transitorische ischämische Attacke) transient ischaemic attack (e), transient ischemic attack (a)
Tiabendazol tiabendazole
Tiafibrat tiafibrate
Tiagabin *e.e.*
Tiamenidin tiamenidine
Tiamiprin tiamiprine
Tianeptin tianeptine
Tiaprid tiapride
Tiaramid tiaramide
tibial *e.e.*
Tibialgie tibialgia
Tibialis-anterior-Syndrom anterior tibial syndrome
tibiofemoral *e.e.*
tibiofibular *e.e.*
Tibolon tibolone
Tic *e.e.*
Ticarcillin *e.e.*
Ticlaton ticlatone
Ticlopidin ticlopidine
Tidaldrainage tidal drainage
Tiefbiss close bite
Tiefdruck low pressure
Tiefenblende multi-leaf collimator
Tiefendosis depth dose
Tiefenpsychologie depth psychology
Tiefenrausch rapture of the depth
Tiefenschärfe depth of field
Tiefenschmerz deep-seated pain
Tiefensensibilität bathyaesthesia (e), bathyesthesia (a)
Tiefentherapie deep-action therapy
Tiefenwirkung deep action
Tiefgefrieren cryopreservation
tiefgefroren deep-frozen
Tiefkühlfrischplasma fresh frozen plasma
Tiefsinn thoughtfulness, pensiveness
tiefsinnig thoughtful, pensive
tiefsitzend deep-seated
Tiefstand (des Zwerchfells) low level (of the midriff)
Tiegel crucible
Tiemonium *e.e.*
Tienopramin tienopramine
Tierarznei veterinary preparation, drug for animals
Tierarzt, Tierärztin veterinary physician
Tierchirurg veterinary surgeon
Tierchirurgie veterinary surgery
Tierexperiment animal experiment
Tierheilkunde veterinary science
tierisch animal
Tierkörperbeseitigungsanstalt rendering plant (a), animal knackery (e)
Tierkohle animal charcoal
Tierpassage animal passage
Tierpathologie animal pathology, zoopathology
Tierphysiologie zoophysiology
tierphysiologisch zoophysiological
Tierpsychologie zoopsychology
Tierreich animal kingdom
Tierstall animal cage
Tierversuch animal experiment; bio-assay
Tietze-Syndrom Tietze's syndrome
Tifemoxon tifemoxone
Tiffeneautest Tiffeneau test
Tiflamizol tiflamizole
Tigerfellherz tabby cat heart
Tigerung tigering
Tigloidin tigloidine
tigroid *e.e.*
Tigrolyse tigrolysis
Tilichinol tiliquinol
Tilidin tilidine
Tiliquinol *e.e.*
Tiloron tilorone
Tilozepin tilozepine
Timegadin timegadine
Timerfonat timerfonate
Timiperon timiperone
Timofibrat timofibrate
Timolol *e.e.*
Timoprazol timoprazole
Tinctura Belladonnae tincture of belladonna
– **Benzoes** tincture of benzoin
– **Opii** tincture of opium
– **Opii camphorata** paregoric elixir
– **Strychni** tincture of nux vomica
– **Valerianae** tincture of valerian
Tinea nodosa piedra
tingieren to tinge
tingibel tingible
Tinidazol *e.e.*, tinidazole
Tinisulprid tinisulpride
Tinktur tincture
Tinktion tinction
Tinnitus *e.e.*
Tinofedrin tinofedrine
Tinoridin tinoridine
Tinte ink

Tinzaparin *e.e.*
Tio... siehe auch:/see also: Thio...
Tiocarlid tiocarlide, thiocarlide
Tioconazol tioconazole
Tioctilat tioctilate
Tioguanin tioguanine
Tiomergin tiomergine
Tiomesteron tiomesterone
Tiopineol *e.e.*
Tiopronin *e.e.*
Tiopropamin tiopropamine
Tiosinamin tiosinamine
Tiotidin tiotidine
Tiotixen tiotixene
Tiotropium *e.e.*
Tioxidazol tioxidazole
Tioxolon tioxolone
Tipepidin tipepidine
Tipindol tipindole
Tipranavir *e.e.*
Tiquinamid tiquinamide
Tiracizin *e.e.*
Tirofiban *e.e.*
Tiropramid tiropramide
Tisocromid tisocromide
Tisopurin tisopurine
Tisoquon tisoquone
Titan titanium
Titer titer (a), titre (e)
Titration *e.e.*
titrieren to titrate
Titriergerät titrating apparatus
Titrimetrie titrimetry
titrimetrisch titrimetric
Tizanidin tizanidine
Tizolemid tizolemide
T-Lymphozyt T lymphocyte
TMS (transkranielle Magnetstimulation) transcranial magnetic stimulation (TMS)
TNF (Tumornekrosefaktor) tumo(u)r necrosis factor (TNF)
toben to rave
Tobramycin *e.e.*
Tobsucht frenzy
Tocainid tocainide
Tochterblase daughter cyst
Tochterzelle daughter cell
Tocofenoxat tocofenoxate
Tocofibrat tocofibrate
Tocol *e.e.*
Tocometrie tocometry, tokometry
Tocopherol *e.e.*
Tocotrienol *e.e.*
Tod death
todbringend deadly
Todesangst fear of death
Todesart manner of death
Todesbescheinigung death certification
Todesfall case of death
Todesgefahr deadly peril
Todeskampf death struggle
Todesstunde hour of death
Todeszeichen sign of death
Todeszeitpunktbestimmung determination of the time of death
todkrank dangerously ill
tödlich deadly, mortal
tödliches Ende fatal end
töten to kill
töten (abtöten) to deaden
Tötung killing
Toilette toilet
– (Klosett) closet, water closet, lavatory
Toilettenstuhl toilet chair
Tokograph tocograph
Tokographie tocography
tokographisch tocographic
Tokologie tocology
tokologisch tocologic
Tokolyse tocolysis
tokolytisch tocolytic
Tokometrie tocometry
Tokopherol tocopherol
Tokophobie tocophobia
Tolazamid tolazamide
Tolazolin tolazoline
Tolboxan tolboxane
Tolbutamid tolbutamide
Tolcapon tolcapone
Tolciclat tolciclate
tolerant *e.e.*
Toleranz tolerance
tolerogen tolerogenic
Tolfamid tolfamide
Tolindat tolindate
Toliprolol *e.e.*
Tollens-Probe Tollens' test
Tollkirsche deadly nightshade
tollwütig rabietic
Tollwut rabies, lyssa
– -Schutzimpfung rabies immunization
Tolmesoxid tolmesoxide
Tolmetin *e.e.*
Tolnaftat tolnaftate
Tolnidamin tolnidamine
Tolonidin tolonidine
Tolonium *e.e.*
Toloxamin toloxamine
Tolpentamid tolpentamide

Tolperison tolperisone
Tolpiprazol tolpiprazole
Tolpronin tolpronine
Tolpropamin tolpropamine
Tolpyrramid tolpyrramide
Tolquinzol tolquinzole
Tolterodin tolterodine
Tolubalsam balsam of Tolu
Toluid toluide
Toluidin toluidine
Toluidinblau toluidine blue
Toluol toluene
Toluyl *e.e.*
Toluylen toluylene
Tolycain tolycaine
Tolyl *e.e.*
Tomes-Faser Tomes' fiber (a), Tomes' fibre (e)
Tomessche Körnerschicht Tomes' granular layer
Tomocholangiographie tomocholangiography
Tomogramm tomogram
Tomograph *e.e.*
Tomographie tomography
tomographisch tomographical
Tomoszintigraphie tomoscintigraphy
Ton (Laut) tone, sound
Tonbandgerät tape recorder
Tonblende tone-control device
Tonerde argillaceous earth
–, essigsaure aluminium acetate (e), aluminum acetate (a)
Tonfrequenz audiofrequency
Tonikum tonic
tonisch tonic
– -klonisch tonoclonic
tonisieren to tonicize
Tonizität tonicity
Tonofibrille tonofibril
Tonogramm tonogram
Tonograph *e.e.*
Tonographie tonography
tonographisch tonographic
Tonometer *e.e.*
Tonometrie tonometry
tonometrisch tonometric
Tonsilla lingualis lingual tonsil
– palatina faucial tonsil, palatine tonsil
– pharyngea pharyngeal tonsil
tonsillär tonsillary, tonsillar
Tonsille tonsil
Tonsillektomie tonsillectomy
tonsillektomieren to tonsillectomize
Tonsillenfasszange tonsil seizing forceps
Tonsillenschlinge tonsil snare
Tonsillenstein tonsillar calculus
Tonsillitis *e.e.*
Tonsillotom tonsillotome
Tonsillotomie tonsillotomy
Tonus tone, tonus
Tonusverlust, affektiver cataplexy
Topektomie topectomy
Tophus *e.e.*
tophusartig tophaceous
Topiramat topiramate
topisch topical
Topodecan *e.e.*
Topographie topography
topographisch topographical
Topoisomerase *e.e.*
Topologie topology
Topotecan *e.e.*
Toprilidin toprilidine
Torasemid torasemide
Toremifen *e.e.*
Torf peat
Torfieber gate fever
Tormentille tormentil
Torontoeinheit Toronto unit
torpid *e.e.*
Torpidität torpidity
Torricelli *e.e.*
Torsion *e.e.*
Torsionsfestigkeit torsional strength
Torsionswiderstand torsional resistance
Torsiversion *e.e.*
Tortikollis torticollis
Torulopsis *e.e.*
Torulose torulosis
Tosactid tosactide
Tosilat tosilate
Tosylchloramid tosylchloramide
Tosylat tosylate, tosilate
tot dead
Totenbahre bier
totenblass deadly pale
Totenfleck livor mortis, postmortem lividity
Totenkopf death's head
Totenlade involucre
Totenschein certificate of death
Totenstarre cadaveric rigidity
totgeboren stillborn
Totgeburt stillbirth
–, verhaltene missed labor (a), missed labour (e)
Totische Operation Toti's operation
Totraum deadspace
Totschlag manslaughter
Tourette-Syndrom Tourette's syndrome

Toxämie toxaemia (e), toxemia (a)
toxämisch toxaemic (e), toxemic (a)
Toxikodendrol toxicodendrol
Toxikodermatitis toxicodermatitis
Toxikodermatose toxicodermatosis
Toxikodermie toxicoderma
Toxikogenetik toxicogenetics
toxikogenetisch toxicogenetic
Toxikologe toxicologist
Toxikologie toxicology
Toxikologin toxicologist
toxikologisch toxicological
Toxikomanie toxicomania
Toxikose toxicosis
Toxin *e.e.*
Toxinschocksyndrom toxic shock syndrome
toxisch toxic
Toxisterin toxisterol
Toxizität toxicity
Toxocariasis *e.e.*
Toxoid *e.e.*
Toxonem rhoptry
toxophor toxophorous
Toxoplasma *e.e.*
Toxoplasmose toxoplasmosis
Tozalinon tozalinone
TPHA (Treponema-pallidum-Hämagglutinationstest) Treponema pallidum h(a)emagglutination test (TPHA)
Trabekel trabecula
trabekulär trabecular
Traberkrankheit scrapie
Tracazolat tracazolate
Tracer *e.e.*
Trachea *e.e.*
tracheal *e.e.*
Trachealkanüle tracheotomy tube
Trachealkatheter tracheal catheter
Trachealstenose tracheostenosis
Tracheitis *e.e.*
Trachelismus trachelism
trachelobregmatisch trachelobregmatic
Trachelopexie trachelopexy
Tracheloplastik tracheloplasty
Trachelotomie trachelotomy
tracheobronchial *e.e.*
Tracheobronchitis *e.e.*
tracheolaryngeal *e.e.*
Tracheomalazie tracheomalacia
tracheopharyngeal *e.e.*
Tracheoskop tracheoscope
Tracheoskopie tracheoscopy
tracheoskopisch tracheoscopic
Tracheostomie tracheostomy
Tracheotomie tracheotomy
tracheotomieren to tracheotomize
Trachipleistophora *e.e.*
Trachom trachoma
trachomatös trachomatous
Trachtenwand (veter.) quarter
traditionell traditional
trächtig (veter.) pregnant
träge lazy
Träger conductor; vector; carrier
Trägerprotein carrier protein
Träne tear
tränen to run with tears
Tränen lacrimation
Tränendrüse lacrimal gland
Tränendrüsenentzündung dacryadenitis
Tränenflüssigkeit lacrimal fluid
–, künstliche artificial tears
Tränenfluss flow of tears
Tränengang lacrimal duct
Tränengangentzündung dacryocanaliculitis
Tränengas tear gas
Tränenpunkt lacrimal point
Tränensack tear sac
Tränensackentzündung dacryocystitis
Tränensee lacrimal lake
träumen to dream
Traganth tragacanth
tragbar portable
Trage handbarrow
tragen to bear
Tragen bearing
Tragezeit time of gestation
Tragus *e.e.*
trainieren to train
Training *e.e.*
–, autogenes autogenic training
Trakt tract
Traktionsdivertikel traction diverticulum
Traktotomie tractotomy
Tralonid tralonide
Tramadoc *e.e.*
Tramazolin tramazoline
Tran whale oil
Trance *e.e.*
Trandolapril *e.e.*
Trank draft (a), draught (e), potion
Trank (veter.) drench
Tranquilizer *e.e.*, minor tranquilizer (a)
transabdominal *e.e.*
Transaldolase *e.e.*
Transaminase *e.e.*
Transamination *e.e.*
transatrial *e.e.*
transaurikulär transauricular
transaxial *e.e.*

transaxillär transaxillar
Transazetylase transacetylase
Transazetylierung transacetylation
transbronchial *e.e.*
Transcript *e.e.*
Transcortin *e.e.*
Transcriptase *e.e.*
Transcription *e.e.*
transdermal *e.e.*
transdiaphragmatisch transdiaphragmatic
Transducer *e.e.*
Transduktion transduction
transduodenal *e.e.*
transendothelial *e.e.*
transethmoidal *e.e.*
Transfektion transfection
Transfektom transfectoma
transfemoral *e.e.*
Transfer *e.e.*
Transferase *e.e.*
Transfer-Gen transfer gene
Transferkappe transfer cap
Transfer-RNS transfer-RNA
Transferrin transferrine
Transformation *e.e.*
Transformator transformer
transformieren to transform
Transformylase *e.e.*
transfrontal *e.e.*
transfundieren to transfuse
Transfusion *e.e.*
Transfusionszwischenfall transfusion incident
transgastral transgastric
transgen transgenic
Transglukosidase transglucosidase
Transglutaminase *e.e.*
transhepatisch transhepatic
transhiatal *e.e.*
Transhydrase transhydrogenase
Transhydrogenase *e.e.*
Transhydroxymethylase *e.e.*
Transillumination *e.e.*
Transistor *e.e.*
transistorisieren to transistorize
Transition *e.e.*
transitorisch transitional, transient
transjugulär transjugular
transkapillär transcapillary
Transkarbamoylase transcarbamoylase
transkardial transcardiac
Transkatheterembolisation transcatheter embolization
Transketolase *e.e.*
Transkobalamin transcobalamine
Trans-Konfiguration trans-configuration
transkortikal transcortical
transkraniell transcranial
Transkriptase transcriptase
Transkription transcription
Transkriptionsfaktor transcription factor
transkutan transcutaneous
translaryngeal *e.e.*
Translation *e.e.*
Translokase translocase
Translokation translocation
transluminal *e.e.*
transmembranös transmembranous
Transmethylase *e.e.*
Transmethylierung transmethylation
Transmineralisation transmineralization
Transmissionscomputertomographie transmission-computed tomography
transmitral *e.e.*
Transmitter *e.e.*
transmukosal transmucosal
transmural *e.e.*
Transmutation *e.e.*
transmyokardial transmyocardial
transnasal *e.e.*
transneuronal *e.e.*
transösophageal transesophageal (a), transoesophageal (e)
transorbital *e.e.*
transpalatal *e.e.*
transpapillär transpapillary
transparent *e.e.*
Transparenz transparency
Transparietookzipital transparietoocipital
Transpeptidase *e.e.*
Transpeptidation *e.e.*
transperitoneal *e.e.*
Transpiration *e.e.*
transpirieren to transpire
transplantabel transplantable
Transplantat transplant, graft
–, synthetisches synthograft
–, xenogenes xenograft
Transplantation *e.e.*
transplantieren to transplant
transplazentar transplacental
transpleural *e.e.*
Transportform transport form
Transportgriff maneuver for transportation (a), manoeuvre for transportation (e)
Transportmetabolit transport metabolite
Transportprotein transport protein
Transportwagen trolley
transposabel transposable

Transposition *e.e.*
– der großen Gefäße transposition of the great vessels
Transposon *e.e.*
transrektal transrectal
transseptal *e.e.*
Transsexualismus transsexualism
transsexuell transsexual
transsphenoidal *e.e.*
transsonisch transsonic
Transsudat transudate
Transsudation transudation
transthyreoidal transthyroid
Transthyretin *e.e.*
transthorakal transthoracic
transtracheal *e.e.*
transumbilikal transumbilical
transurethral *e.e.*
transuterin transuterine
transvaginal *e.e.*
transvalvulär transvalvular
transvenös transvenous
transventrikulär transventricular
transversal transverse
Transversostomie transversostomy
Transversotomie transversotomy
transvesikal transvesical
transvesikulär transvesicular
Transvestit(in) transvestite
Transvestitismus transvestitism
transzellulär transcellular
transzervikal transcervical
Trantelinium *e.e.*
Tranylcypromin tranylcypromine
trapezähnlich trapezoid
Trapezmuskel trapezius muscle
Trapidil *e.e.*
Trastuzumab *e.e.*
Traubenzucker grape sugar
Traubescher Raum Traube's space
Trauer mourning
Trauerarbeit work of mourning
trauern to mourn
Traum dream
Trauma *e.e.*
Traumarbeit dream-work
traumatisch traumatic
traumatisieren to traumatize
–, mehrfach to polytraumatize
Traumatisierung traumatization
Traumatologie traumatology
Traumatophilie traumatophilia
Traumdenken dream thought
Traumlehre oneirology, science of dreams
Traumzustand trance
traurig sad
Traurigkeit sadness
Traxanox *e.e.*
Trazitilin trazitiline
Trazodon trazodone
Trehalase *e.e.*
Trehalose *e.e.*
Treitzsche Hernie Treitz's hernia
Treloxinat treloxinate
Trematode *e.e.*
Tremor *e.e.*
–, feinschlägiger fine tremor
–, grobschlägiger coarse tremor
Trenbolon trenbolone
Trendelenburgscher Versuch Trendelenburg's test
Trengeston trengestone
trennen to separate, to divide, to sever, to disconnect
Trennflüssigkeit separating fluid
Trennung separation, division, disjunction, disconnection
Treosulfan *e.e.*
Trepan *e.e.*
Trepanation *e.e.*
trepanieren to trepan, to trephine
Trephin *e.e.*
Trepibuton trepibutone
Trepidation *e.e.*
Treponema pallidum *e.e.*
Treponema pertenue *e.e.*
Treponematose treponematosis
Treptilamin treptilamine
Tretamin tretamine
Tretinoin *e.e.*
TRF (thyreotropinfreisetzender Faktor) thyrotropin-releasing factor
Triacetin *e.e.*
Triacyl *e.e.*
Triade triad
Triäthanol, Triäthylen siehe:/see: Triethanol, Triethylen
Triallyl *e.e.*
Triamcinolon triamcinolone
Triamid triamide
Triamin triamine
Triaminophosphin triaminophosphine
Triampyzin triampyzine
Triamteren triamterene
Triangel triangle
Triarylboran triarylborane
Triarylphosphat triarylphosphate
Trias triad
Triatoma *e.e.*
Triazetat triacetate

Triazetyloleandomycin triacetyloleandomycin
Triazin triazine
Triaziquon triaziquone
Triazolam *e.e.*
Triazylglyzerin triacylglycerol
Tribade *e.e.*, fututrix
Tribadismus tribadism, sapphism
Tribenosid tribenoside
Triborat triborate
Tribromethylalkohol tribromoethanol
Tribromid tribromide
Tribrommethan tribromomethane
Tribromphenol tribromophenol
Tribromsalan *e.e.*
Tributyl *e.e.*
Tributyrinase *e.e.*
Tricetearethphosphat triceteareth phosphate
Trichauxis *e.e.*
Trichiasis *e.e.*
Trichine trichina, trichinella
Trichinella spiralis *e.e.*
trichinös trichinous
Trichinose trichinosis
Trichlorethanol trichlorethanol
Trichlorethylen trichlorethylene
Trichlorfluormethan trichlorfluormethane
Trichlorid trichloride
Trichlorisobutylalkohol chlorobutanol
Trichlormethiazid trichlormethiazide
Trichlormethin trichlormethine
Trichlorphenol *e.e.*
Trichobezoar *e.e.*
Trichocephalus dispar Trichuris trichiura, whipworm
trichodentoossär trichodento-osseous
Trichoepitheliom trichoepithelioma
Trichoglossie trichoglossia
Tricholeukozyt hairy cell
Trichom trichoma
Trichomonadeninfektion trichomonas infection
Trichomonadenmittel trichomonacide
Trichomonas trichomonad, *e.e.*
– vaginalis *e.e.*
Trichomoniasis *e.e.*
Trichomykose trichomycosis
Trichonose trichonosis
Trichophytia barbae/capitis/corporis trichophytosis barbae/capitis/corporis
Trichophytid *e.e.*
Trichophytie trichophytosis
Trichophytin *e.e.*
Trichophyton acuminatum *e.e.*
– gypseum Trichophyton asteroides
– tonsurans Trichophyton crateriforme
– violaceum *e.e.*
Trichopoliodystrophie trichopoliodystrophy
Trichoptilose trichoptilosis
trichorhinophalangeal *e.e.*
Trichorrhexis nodosa *e.e.*
Trichose trichosis
Trichosporie trichosporosis, piedra
Trichosporon *e.e.*
Trichosporose trichosporosis
Trichostatin *e.e.*
Trichostrongyliasis *e.e.*, trichostrongylosis
Trichostrongylose trichostrongylosis
Trichothecen trichothecene
Trichothecium *e.e.*
Trichothiodystrophie trichothiodystrophy
Trichotillomanie trichotillomania
Trichromasie trichromasia
trichromatisch trichromatic, trichromic
Trichter funnel
Trichterbrust funnel chest
trichterförmig funnel-shaped
Trichuriasis *e.e.*
Trichuris trichiura *e.e.*, whipworm
Triclabendazol triclabendazole
Triclazat triclazate
Triclocarban *e.e.*
Triclofenat triclofenate
Triclofyllin triclofylline
Triclosan *e.e.*
Tricosactid tricosactide
Tricresol *e.e.*
Tricyclamol *e.e.*
Tridihexethyl *e.e.*
Trieb instinct, impulse, drive
Triebkraft impulse; instinct; force
Triefauge blear-eye
Trien triene
Trienol *e.e.*
Trientin trientine
Trierucat trierucate
Triethanolamin triethanolamine
Triethylenmelamin triethylenemelamine
Triethylenphosphoramid triethylene phosphoramide
Triethylenthiophosphamid triethylene thiophosphamide
trifaszikulär trifascicular
Triflumidat triflumidate
Trifluomeprazin trifluomeprazine
Trifluoperazin trifluoperazine
Trifluorid trifluoride
Trifluorthymidin trifluorthymidine
Trifluperidol *e.e.*
Triflupromazin triflupromazine

Trifluridin trifluridine
trifokal trifocal
Trifurkation trifurcation
Trigeminie trigeminy
Trigeminus, Nervus – trifacial nerve, trigeminus nerve
Trigeminusneuralgie trigeminal neuralgia
Triggerzone trigger zone
Triglykol triglycol
Triglyzerid triglyceride
Triglyzeridlipase triglyceridlipase
trigonal *e.e.*
Trigonitis *e.e.*
trigonometrisch trigonometric
Trihexosid trihexoside, trihexose
Trihexosidase *e.e.*
Trihexyphenidyl *e.e.*
Trihydrat trihydrate
trihydrisch trihydric
Trihydroxymethylaminomethan trihydroxymethylaminomethane
Trijodid tri-iodide
Trijodthyronin tri-iodothyronine
Triketohydrindenhydrat triketohydrindene hydrate
Trikresol tricresol
Trikresolamin tricresolamine
Trikresolformalin tricresolformalin
Trikresyl tricresyl
Trikrotie tricrotism
Trikuspidalinsuffizienz tricuspid insufficiency
Trikuspidalklappe tricuspid valve
Trikuspidalstenose tricuspid stenosis
Trilaktat trilactate
trimalleolär trimalleolar
Trimebutim trimebutime
Trimedoxim trimedoxime
Trimenon *e.e.*
Trimeperidin trimeperidine
Trimeprazin trimeprazine
Trimepropimin trimepropimine
Trimer *e.e.*
trimer trimeric
Trimester *e.e.*
Trimetamid trimetamide
Trimetazidin trimetazidine
Trimethadion trimethadione
Trimethobenzamid trimethobenzamide
Trimethoprim *e.e.*
Trimethyl *e.e.*
Trimethylamin trimethylamine
Trimethylammonioethylmethakrylatchlorid trimethylammonioethyl-methacrylate chloride
Trimethylendiamin trimethylenediamine
Trimethylpsoralen *e.e.*
Trimetotin trimetotine
Trimetrexat trimetrexate
Trimipramin trimipramine
Trimoxamin trimoxamine
Trinatriumphosphat trisodium phosphate
Trinitrat trinitrate
Trinitrobenzol trinitrobenzene
Trinitrophenol *e.e.*
Trinitrotoluol trinitrotoluene
trinkbar potable
Trinkerheilstätte home for treatment of alcoholics
trinkfaul lazy feeder
Trinkwasser potable water
Trinukleotid trinucleotide
Triokinase *e.e.*
Trioleat trioleate
Triolein *e.e.*
Triolismus triolism
Triopaste *e.e.*
Triorthokresylphosphat triorthocresyl phosphate
Triose *e.e.*
Triosephosphat triosephosphate
Trioxid trioxide
Trioxifen trioxifene
Trioxopurin trioxopurine
Trioxsalen *e.e.*
Trioxymethylen trioxymethylene
Trioxypurin trioxypurine
Tripamid tripamide
Tripelennamin tripelennamine
Tripelhelix triple helix
Tripelphosphat triple phosphate
Tripelvakzine triple vaccine
Tripeptid tripeptide
Triphenylethylen triphenylethylene
Triphenylmethan triphenylmethane
Triphosphat triphosphate
Triphosphatase *e.e.*
Triphosphonukleosid triphosphonucleoside
Triphosphopyridin triphosphopyridine
Triphosphopyridinnukleotid triphosphopyridinenucleotide
Triplegie triplegia
Triplett triplet
triploid *e.e.*
Triploidie triploidy
Triplopie triplopia
Tripper gonorrhea (a), gonorrhoea (e)
Triprolidin triprolidine
Tripropylen tripropylene
Triptan *e.e.*

Triptorelin *e.e.*
Trisaccharid trisaccharide
Trishydroxymethylaminomethan trishydroxymethylaminomethane
Trisialogangliosid trisialoganglioside
Trisilikat trisilicate
Trismaleat trismaleate
Trismus *e.e.*, lockjaw
trisom trisomic
Trisomie trisomy
Tris-Puffer tromethamine
Trisulfid trisulfide (a), trisulphide (e)
Tritanomalie tritanomaly
Tritanopie tritanopia
Triterpen triterpene
Tritiozin tritiozine
Tritium *e.e.*
Triton *e.e.*
Tritonierung tritonation
Tritoqualin tritoqualine
Trituration *e.e.*
triturieren to triturate
Trityl *e.e.*
trivalent *e.e.*
Trivialbezeichnung (eines Medikamentes) generic name
trizentrisch tricentric
Trizoat trizoate
Trizoxim trizoxime
trizyklisch tricyclic
Trochanter *e.e.*
trochanterisch trochanteric
trochleär trochlear
trocken dry
Trockenbohren dry burring
Trockeneis dry ice
Trockengerät drying apparatus
Trockenhitzesterilisation dry-heat sterilization
Trockenofen drying oven
Trockenschleifen dry grinding
Trockenschrank drying cabinet
trocknen to dry
Troclosen troclosene
Tröpfchen droplet
tröpfeln to trickle, to drop, to drip
Trofosfamid trofosfamide
Trog trough
Troglitazon troglitazone
Trokar trocar
Troleandomycin *e.e.*
Trolnitrat trolnitrate
Tromantadin tromantadine
Trombicula *e.e.*
Trometamol *e.e.*
Tromethamin tromethamine, trometamol
Trommel drum
Trommelbauch distention of the abdomen
Trommelfell tympanic membrane, eardrum
Trommelfellplastik tympanoplasty
Trommelschlägelfinger clubbed finger
Trommer-Probe Trommer's test
Tropa-Alkaloid tropane alkaloid
Tropabazat tropabazate
Tropäolin tropaeolin (e), tropeolin (a)
Tropakokain tropacocaine
Tropalgin *e.e.*
Tropatepin tropatepine
Tropein tropeine
Tropen tropics
Tropenkoller tropical frenzy
Tropenkrankheit tropical disease
Tropenmedizin tropical medicine
tropentauglich fit for tropical climates
tropenuntauglich unfit for tropical climates
Tropenzilin tropenziline
tropfen to drop
Tropfen drop
–, dicker thick drop
–, hängender hanging drop
Tropfenherz drop heart
tropfenweise by drops
Tropfenzähler drop counter
Tropfer dropper
Tropfflasche dropping bottle
Tropfrohr drop tube
Tropheryma whipplei *e.e.*
Trophik trophism
trophisch trophic
Trophoblast *e.e.*
Trophochromidie trophochromidia
Trophödem trophedema (a), trophoedema (e)
Trophologie trophology
Trophoneurose trophoneurosis
trophoneurotisch trophoneurotic
Trophonose trophonosis
Trophopathie trophopathy
Trophoplasma trophoplasm
Trophoplast *e.e.*, plastid
trophotrop trophotropic
Trophozoit trophozoite
Tropicamid tropicamide
Tropiglin tropigline
Tropin *e.e.*
Tropirin tropirine
tropisch tropical
Tropodifen tropodifene
Tropokollagen tropocollagen
Tropomyosin *e.e.*

Troponin *e.e.*
Trospium *e.e.*
Trotzreaktion oppositional reaction
Trousseau-Zeichen Trousseau's sign
Trovafloxacin *e.e.*
Troxerutin *e.e.*
Troxypyrrolium *e.e.*
trüb muddy, turbid, cloudy, opaque
Trübung turbidity, opacity; tarnish
Trümmerfraktur comminuted fracture
Trugschluss false conclusion
Truncus brachiocephalicus innominate artery
trunkal truncal
Trunkenheit drunkenness
Trunksucht mania for drinking, dipsomania
trunksüchtige Person drunkard
Trypaflavin acriflavine hydrochloride
Trypanblau trypan blue
Trypanosoma brucei *e.e.*
– cruzi *e.e.*
– equiperdum *e.e.*
– gambiense *e.e.*
– rhodesiense *e.e.*
Trypanosomiasis *e.e.*
Trypanrot trypan red
Tryparsamid tryparsamide
Trypsin *e.e.*
Trypsinogen *e.e.*
Tryptamin tryptamine
Tryptase *e.e.*
tryptisch tryptic
Tryptophan *e.e.*
Tryptophanmalabsorptionssyndrom tryptophan malabsorption syndrome
Tryptophanurie tryptophanuria
Tsetsefliege tsetse
TSH (thyreoideastimulierendes Hormon) thyroid-stimulating hormone
Tsutsugamushifieber tsutsugamushi fever
TTC (Triphenyltetrazoliumchlorid) triphenyltetrazoliumchloride
TTS (transdermales therapeutisches System) transdermal therapeutic system (TTS)
Tuaminoheptan tuaminoheptane
tubar tubal
Tubarabort tubal abortion
Tubargravidität tubal pregnancy
Tube (Eileiter) fallopian tube
Tube (Eustachische Röhre) eustachian tube
Tubektomie tubectomy
Tubenligatur tubal ligation
Tubenruptur tubal rupture
Tuberculum majus greater tubercle
– minus lesser tubercle
Tuberkel tubercle
Tuberkelbazillus Mycobacterium tuberculosis
Tuberkelbildung tuberculation
tuberkulär tubercular
Tuberkulid tuberculide
Tuberkulin tuberculin
Tuberkulinanwendung tuberculinization
Tuberkuloderm tuberculoderma
tuberkulös tuberculous
Tuberkulofibrose tuberculofibrosis
Tuberkulom tuberculoma
Tuberkulomanie tuberculomania
Tuberkulophobie tuberculophobia
Tuberkulose tuberculosis
–, fortschreitende progressive tuberculosis
–, geschlossene closed tuberculosis
–, miliare miliary tuberculosis
–, offene open tuberculosis
–, zum Stillstand gekommene arrested tuberculosis
tuberkulosekranke Person tuberculotic
Tuberkulosilikose tuberculosilicosis
Tuberkulostatikum tuberculostatic
tuberkulostatisch tuberculostatic
Tuberkulotoxin tuberculotoxin
tuberkulotoxisch tuberculotoxic
tuberkulozid tuberculocidal
tuberoeruptiv tuberoeruptive
tuberös tuberous
tuberohypophysär tuberohypophyseal
tuberoinfundibulär tuberoinfundibular
Tuberosität tuberosity
tuboabdominal *e.e.*
Tubocurarin tubocurarine
tuboligamentär tuboligamentary
tuboovarial tubo-ovarian
tubouterin tubouterine
tubulär tubular
Tubuli contorti convoluted tubules
tubuloglomerulär tubuloglomerular
tubulointerstitiell tubulointerstitial
Tubulonekrose tubulonecrosis
Tubulopathie tubulopathy
tubulotoxisch tubulotoxic
tubulovaskulär tubulovascular
Tubulovasostomie tubulovasostomy
tubulovillös tubulovillous
Tubulus tubule
Tubulysin *e.e.*
Tubus tube; (radiol.) cone
Tuchklemme towel forceps
Tuclazepam *e.e.*
Tüpfelung stippling, punctation

Türcksches Bündel Türck's bundle
Türkensattel pituitary fossa
Tuftsin *e.e.*
Tularämie tularaemia (e), tularemia (a), rabbit fever
Tulobuterol *e.e.*
Tumenol *e.e.*
Tumor tumor (a), tumour (e)
tumorizid tumoricidal
Tumornekrosefaktor tumor necrosis factor (a), tumour necrosis factor (e)
tumorös tumorous
Tumorsuppressor-Gen tumor suppressor gene (a), tumour suppressor gene (e)
Tungiasis *e.e.*
Tunnel *e.e.*
Tunnelsehen shaft vision
tupfen to dap, to touch lightly, to tampon, to swab
Tupfer swab, tampon, pledget
Tupfpräparat squash specimen
Turbellaria *e.e.*
Turbidimeter *e.e.*
Turbidimetrie turbidimetry
turbidimetrisch turbidimetric
turbinal *e.e.*
Turbine *e.e.*
Turbinenbohrer turbo-drill
Turbogebläse turboblower
turbulent *e.e.*
Turbulenz turbulency
Turgeszenz turgescence
Turgor *e.e.*
Turmschädel steeple head, turricephaly
Turnbullblau Turnbull's blue
Turner-Syndrom Turner syndrome
Tutocain *e.e.*
Tybamat tybamate
Tylektomie tylectomy
Tylom tyloma
Tylosin *e.e.*
Tylosis *e.e.*
Tyloxapol *e.e.*
tympanal *e.e.*
Tympanektomie tympanectomy
Tympanie tympany
– des Pansens hoven, bloat
tympanisch tympanic
Tympanitis *e.e.*
tympanitisch tympanitic
tympanitischer Schall tympanitic sound
tympanoeustachisch tympanoeustachian
Tympanogramm tympanogram
Tympanograph *e.e.*
Tympanographie tympanography
tympanographisch tympanographic
tympanomalleal *e.e.*
tympanomandibulär tympanomandibular
tympanomastoidal tympanomastoid
Tympanomastoiditis *e.e.*
Tympanometrie tympanometry
Tympanoplastik tympanoplasty
tympanosquamosal *e.e.*
Tympanotomie tympanotomy
Tympanum *e.e.*
Tyndall-Phänomen Tyndall phenomenon
Typ type
Typhlatonie typhlatony
Typhlitis *e.e.*
Typhlopexie typhlopexy
Typhlostomie typhlostomy
Typhloureterostomie typhloureterostomy
Typhobazillose typhobacillosis
typhös typhoid
Typhus abdominalis typhoid, typhoid fever
Typhusbazillus Salmonella typhosa
Typhusimpfstoff typhoid vaccine
Typhusimpfung typhoid vaccination
typisch typical
typisieren to type
Typisierung typing
Typologie typology
typologisch typological
Tyramin tyramine
Tyraminase *e.e.*
Tyrodelösung Tyrode's solution
Tyrom tyroma
Tyromedan *e.e.*
Tyropanoat tyropanoate
Tyrose tyrosis
Tyrosin tyrosine
Tyrosinämie tyrosinaemia (e), tyrosinemia (a)
Tyrosinase *e.e.*
Tyrosinkinase *e.e.*
Tyrosinose tyrosinosis
Tyrothricin *e.e.*
Tysonsche Drüse Tyson's gland
T-Zelle T-cell

U

Ubichinon ubiquinone
ubiquitär ubiquitous
Ubiquitin ubiquitine
Ubisindin ubisindine
übel (krank) ill, sick
Übel (Krankheit) disease, illness, complaint
Übelbefinden indisposition
Übelkeit (Brechreiz) nausea
übelriechend malodorant
Überaktivität overactivity
Überalterung superannuation
überanstrengen to overexert
Überanstrengung overexertion
Überarbeitung overwork
Überbeanspruchung overstrain
Überbein exostosis, ganglion
überbelichten to overexpose
Überbelichtung overexposure
Überbiss overbite
Überbleibsel remains, remnant
Überblick survey
Überbrückung bridging
überdachen to roof
überdehnen to hyperextend
Überdehnung hyperextension
überdosieren to overdose
Überdosierung overdosage
Überdosis overdose
Überdruck overpressure, positive pressure
Überdruckkammer hyperbaric chamber
Überdruss disgust, weariness
Übereinstimmung agreement, conformity
überempfindlich hypersensitive
Überempfindlichkeit hypersensitiveness
überentwickelt overdeveloped
Überernährung overfeeding, hyperalimentation
übererregbar hyperirritable, hyperexcitable
Übererregbarkeit hyperirritability, hyperexcitability
Übererregung hyperexcitation, overexcitation, surexcitation
Überexpression overexpression
überfärben to overstain
überfetten to superfat
Überfließen overflow
überfließen to overflow
überflüssig abundant, redundant
Überfluss abundance
überfordern to overstrain
Überforderung overstrain
überführen to transfer, to transform
überfüllen to overfill, to overload, to glut
Überfüllung overfilling, overloading
überfüttern to overfeed
Überfütterung overfeeding
Überfunktion hyperfunction
Übergangsepithel transitional epithelium
Übergangsphase transition phase
Übergangsstadium transitional stage
Übergangswirbel transitional vertebra
Übergangszelle transition cell
Übergangszone transition zone
übergeben, sich to vomit
Übergewicht overweight
Übergreifen implication; encroachment
Überhäutung cuticularization
Überholung (Reparatur) overhaul
Über-Ich super-ego
Überkompensation overcompensation
Überkorrektur overcorrection
überkritisch supercritical
überkronen to crown
Überkronung crowning
überladen to overload
Überlagerung overlay, superposition, superimposition
–, psychogene psychogenic overlay
überlappen to overlap
Überlappung overlapping
überlasten to overload
Überlastung overloading
Überlastungsschutz, elektrischer electrical overload relay
Überlauf overflow
Überlaufblase overflow bladder
überleben to survive
Überlebende(r) survivor
Überlebensdauer survival time
Überlebensrate survival rate
Überlebensstatistik survivorship statistics
überlegen (nachdenken) to consider, to cognitate
überlegen (prävalierend) prevalent
Überleitung conduction
Überleitungszeit conduction time
übermäßig excessive
übermangansauer permanganic
Übermaß excess
übermenschlich superhuman
übermüdet overtired
übernähen to oversew
übernormal supernormal, hypernormal
Überproduktion overproduction

Überprotektion overprotection
Überprüfung checking, check-up, screening
überregional supraregional
überreif hypermature
überreizen to overstimulate
Überrest relic
übersättigen to oversaturate, to supersaturate
Übersättigung oversaturation, supersaturation
übersäuern to overacidify
Übersäuerung superacidity, overacidification
Überschallgeschwindigkeit supersonic speed
überschießend exuberant, overshooting, excessive
Überschuss excess
überschwellig supraliminal
Übersegmentation hypersegmentation
übersegmentiert hypersegmented
Übersichtsaufnahme survey radiogram
übersinnlich transcendental
Überspanntheit exaltation
Überspiralisierung supercoiling
Übersterblichkeit excess mortality
überstrecken to hyperextend, to overstretch
Überstreckung hyperextension
Übertisch-Röntgenaufnahme overtable radiogram
Überträger transmitter; carrier; vector
übertragbar transmissible, communicable
Übertragbarkeit transmissibility, contagiousness
übertragen to transfer, to transmit
Übertragung transfer; transference (psych.); vection, transmission
übertrainieren to overtrain
übertransfundieren to overtransfuse
Übertransfusion overtransfusion
übertreiben to exaggerate
überwachen to supervise, to watch over
Überwachung supervision, surveillance, control
–, technische monitoring
Überwachungsanlage control unit
Überwachungsgerät monitor
Überwärmung hyperthermia
Überwärmungsbad hyperthermic bath
Überwässerung overhydration
überweich supersoft
überweisen zum Spezialisten to refer to a specialist
Überweisung zum Spezialisten referral to a specialist
überweisen (verlegen) to transfer
Überweisung (Verlegung) transfer
überwertig supervalent
überwinden to conquer, to overcome
Überwindung kosten to cost an effort
überzählig supernumerary
Überzehe overtoe
überzogen (bedeckt) coated
Überzug coat, covering, overlay
üblich customary, usual
übrigbleiben to remain
Übung exercise, practice
Übungsgerät exerciser (a), exercisor (e)
Uffelmann-Probe Uffelmann's test
Uhlenhuthsches Verfahren Uhlenhuth's test
Uhrglasnagel watch-glass nail
Ulcus corneae corneal ulcer
– duodeni duodenal ulcer
– jejuni pepticum secondary jejunal ulcer
– ventriculi gastric ulcer
Ulegyrie ulegyria
Ulektomie ulectomy, gingivectomy
Ulerythem ulerythema
Ulkus ulcer
Ulkusbildung ulceration
Ullrich-Syndrom Ullrich's syndrome
ulnar *e.e.*
Ulnartunnelsyndrom ulnar tunnel syndrome
ulnarwärts ulnad
ulnokarpal ulnocarpal
ulnoradial *e.e.*
Ulopalatopharyngoplastie ulopalatopharyngoplasty
Ulorrhö ulorrhea (a), ulorrhoea (e)
ultimobranchial *e.e.*
ultradünn ultrathin
ultrafein ultrafine
Ultrafilter *e.e.*
Ultrafiltrat ultrafiltrate
Ultrafiltration *e.e.*
ultrahart ultrahard
Ultrahochfrequenz ultrahigh frequency
Ultrahochtemperatur ultrahigh temperature
Ultrahochvakuum ultrahigh vacuum
Ultrakurzwelle ultrashort wave
Ultramikroskop ultramicroscope
ultramikroskopisch ultramicroscopical
Ultramikrotom ultramicrotome
ultraradikal ultraradical
Ultraschall ultra sound
Ultraschallbehandlung ultrasonic therapy
Ultraschallwelle ultrasonic wave
Ultrasonographie ultrasonography
ultrasonographisch ultrasonographical
Ultrastruktur ultrastructure
ultrastrukturell ultrastructural

ultraviolett ultraviolet
– bestrahlen to uviolize
ultraviolettempfindlich uviosensitive
Ultraviolettlampe ultraviolet lamp
ultraviolettresistent uvioresistant
Ultravirus *e.e.*
ultravisibel ultravisible
Ultrazentrifugation ultracentrifugation
Ultrazentrifuge ultracentrifuge
ultrazentrifugieren to ultracentrifuge
Ululation *e.e.*
Ulzeration ulceration
ulzerativ ulcerative
ulzerieren to ulcerate
ulzerös ulcerous
ulzerogen ulcerogenic
ulzeroglandulär ulceroglandular
ulzeromembranös ulceromembranous
ulzeronekrotisch ulceronecrotic
Umarmung embrace
Umbaugastritis metaplastic gastritis
Umbauzone transformation zone
Umbelliferon umbelliferone
Umbettvorrichtung bed changing table
umbilikal umbilical
Umbilektomie umbilectomy
Umdrehung revolution
Umdrehungen pro Minute revolutions per minute
umfänglich circumferential
Umfang circumference
umfangreich voluminous
umformen to transform
Umformung transformation
Umgangssprache conversational speech
Umgebung peristasis, surroundings, environment
umgehen to bypass
Umgehung bypass
umgekehrt reverse
umgekehrt proportional inverseby proportional
Umhüllung wrapping
umkehrbar reversible
Umkehrsystole echosystole
Umkehrung reversal; inversion
Umklammerungsreflex Moro embrace reflex
Umkleideraum changing room
umlagern to rearrange, to dislodge, to regroup
Umlauf runaround
Umleitung diversion, bypass
Umpolung pole change
Umsatz turnover
Umschaltung change-over
Umschlag (Änderung) change
Umschlag (Kataplasma) cataplasm
umschlingen to tie off, to twist about
umschmelzen to remelt
Umschneidung circumcision
Umstechung purse-string ligature
umstellen to invert
Umstimmung alteration
Umstimmungsbehandlung allassotherapy
umstülpen to evert, to invert
Umstülpung eversion, subvolution
umwandeln to transform, to convert, to transmute
Umwandlung transformation, conversion, transmutation
–, bösartige malignization
Umwelt environment
Umweltbedingungen environmental conditions
Umweltmedizin environmental medicine
Umweltschutz environment protection
Umweltverschmutzung environmental contamination, environmental pollution
unabhängig independent
unabsichtlich unintentional
unauflösbar insoluble
unauflöslich indissoluble
Unaufmerksamkeit inattention
unausbleiblich inevitable
unausgewählt unselected
– anwenden to randomize
– verwenden to randomize
unbeeinflusst unaltered
Unbehagen uneasiness
unbehaglich uneasy, uncomfortable
unbehandelt untreated
unbelebt inanimate
unberechenbar incalculable
unbeschnitten uncircumcised
unbeständig inconstant
Unbeständigkeit inconstancy
unbestimmt undetermined
unbeweglich immobile
Unbeweglichkeit immobility
unbewusst unconscious
unblutig asanguineous
unbrauchbar useless
Uncinariasis *e.e.*
Uncoating *e.e.*
Undecanoat undecanoate
Undecenat undecenate
Undecylat undecylenate
undeutlich indistinct
Undichtigkeit leakage
–, mikroskopische microleakage

undifferenziert undifferentiated
undissoziiert undissociated
Undulation *e.e.*
undulieren to undulate
undulierend undulant
undulierendes Fieber undulant fever
undurchdringlich impenetrable
Undurchdringlichkeit impenetrability
undurchgängig closed; impermeable
undurchlässig impermeable
uneben uneven
Uneinsichtigkeit discerning inability
unempfindlich insensitive
Unempfindlichkeit insensitiveness
unenthaltsam incontinent
unerforscht unexplored
unergiebig unproductive, inefficient
unerkannt unrecognized
unerregbar inexcitable
unerwartet unsuspected
unerwünscht unwanted, undesirable
unerziehbar uneducable
unfähig unable
Unfall accident, casualty
Unfallfolge sequela of an accident
unfallgeschädigte Person casualty
Unfallheilkunde traumatology
Unfallkrankenhaus accident hospital
Unfallneurose accident neurosis
Unfallpatient(in) accident patient
Unfallspezialist(in) traumatologist
Unfallstation casualty ward; ambulance station
Unfallverhütung accident prevention
Unfallversicherung accident insurance
unfraktioniert unfractionated
unfreiwillig involuntary
unfruchtbar sterile, barren; unfruitful
Unfruchtbarkeit sterility, barrenness
ungebessert unimproved
ungebraucht unused
ungeeignet unsuitable
ungeheilt uncured
ungeimpft unvaccinated
ungeklärt undetermined
ungekocht uncooked
ungemildert unmitigated
ungenau improper, inaccurate, imprecise
Ungenauigkeit inaccuracy, imprecision
ungenießbar not eatable
ungerinnbar incoagulable
ungesättigt unsaturated
–, mehrfach polyunsaturated
ungesalzen unsalted
ungeschickt artless, awkward
ungestört undisturbed
Ungeziefer vermin
Ungleichgewicht imbalance
ungleichmäßig uneven
Unglücksfall misfortune, accident
ungual *e.e.*
Unguis incarnatus *e.e.*
ungünstig unfavorable (a), unfavourable (e)
unheilbar incurable
unhygienisch unsanitary, insanitary
uniaxial *e.e.*
unidentifiziert unidentified
unidirektional unidirectional
unifaszikulär unifascicular
unifokal unifocal
Unigravida *e.e.*
unilateral *e.e.*
unilobulär unilobular
unilokulär unilocular
unimodal *e.e.*
Unipara *e.e.*
unipolar *e.e.*
unipotential *e.e.*
univalent *e.e.*
Univalenz univalence
univentrikulär univentricular
universal *e.e.*
Universität university
Universitätsklinik university department
Universitätslehrer(in) university teacher
unizentrisch unicentric
unkompliziert uncomplicated
unkontrollierbar uncontrollable
unkontrolliert uncontrolled
unkonventionell unconventional
unlösbar insoluble
unlöslich indissoluble
Unlust unpleasure
unmännlich unmanly
unmenschlich inhuman
Unmenschlichkeit inhumanity
unmerklich imperceptible
unmischbar immiscible
unmittelbar immediate
unnötig unnecessary
Unoproston unoprostone
Unordnung disorder
unorganisiert unorganized
unpässlich unwell, indisposed
– sein to ail
Unpässlichkeit ailment, indisposition, malaise
unpassend improper; unsuitable; inopportune
unphysiologisch unphysiological

U

unpigmentiert unpigmented
unpsychologisch unpsychological
unregelmäßig irregular
Unregelmäßigkeit irregularity
unreif immature
Unreife immaturity
unrein impure, unclean
Unreinheit uncleanness
unresezierbar unresectable
unrichtig improper, incorrect
Unruhe unrest, restlessness
–, motorische motor unrest
unruhig restless
unsauber impure
unschädlich innocuous
Unschärfe blur; unsharpness
unscharf blurred; unsharp; cloudy
unsicher (gefährlich) unsafe, insecure
– (ungeschickt) unsteady
– (zweifelhaft) doubtful
Unsicherheit (Gefahr) insecurity
– (Ungeschicklichkeit) unsteadiness
– (Zweifel) doubt
unsichtbar invisible
unsittlich immoral
unspezifisch nonspecific
unstabil unstable
unstet unsteady
unstillbar immitigable, uncontrollable
Unterarm forearm
Unterart subspecies
Unterbauch lower abdomen
Unterbauchregion hypogastric region
unterbelichten to underexpose
unterbewusst subconscious
Unterbewusstsein subconsciousness
unterbinden to ligate
Unterbindung ligation
Unterbindungsdraht ligature
Unterbindungsfaden ligature
unterbrechen to interrupt
–, eine Behandlung – to discontinue a treatment
Unterbrechung interruption
– einer Behandlung discontinuance of a treatment
unterdosieren to underdose
Unterdosierung underdosage
Unterdruck underpressure, negative pressure, hypotension
Unterdruckkammer hypobaric chamber
unterdrückbar suppressible
unterdrücken to suppress, to quench
unterdrückend suppressant
unterdrückendes Mittel suppressant
Unterdrückung suppression
Unter-Einheit subunit
unterentwickelt underdeveloped
Unterentwicklung underdevelopment, hypogenesis
unterernährt undernourished, underfed
Unterernährung underfeeding, hypoalimentation, malnutrition
untererregen to subexcite
unterfärben to understain
Unterfamilie subfamily
Unterfeld lower area
Unterfüllung (dent.) pulp protection
unterfüttern (dent.) to reline, to rebase
Unterfütterung relining
Unterfütterungsmaterial reliner
Unterfunktion hypofunction
Untergewicht underweight
Untergruppe subgroup
Unterhaut subcutis
Unterhautfettgewebe subcutaneous fatty tissue
Unterhautzellgewebe subcutaneous cellular tissue
unterhöhlen to undermine
Unterhorn inferior horn
unterkalorisch hypocaloric
Unterkiefer lower jaw bone
Unterkiefergelenk temporomandibular joint
Unterklasse subclass
Unterkühlung undercooling
Unterlage, wasserdichte waterproof sheet
Unterlappen lower lobe
unterlassen to omit
Unterlippe lower lip
unterminieren to undermine
unternormal subnormal
Unterproduktion underproduction
Unterricht instruction
– am Krankenbett bedside teaching
–, programmierter programmed instruction
Unterrichtsschwester teaching nurse
Untersättigung unsaturation
unterscheiden to discriminate
Unterscheidung discrimination
Unterschenkel lower leg
Unterschenkelamputation lower leg amputation
Unterschenkelgeschwür crural ulcer
Unterschnitt (dent.) undercut
unterschwellig subliminal
unterstützen to support, to prop
unterstützend supportive; adjuvant
untersuchen to examine

–, einen Patienten gründlich to check up a patient
Untersuchende(r) examiner
Untersuchung examination
– auf Blut im Stuhl fecal occult blood test (FOBT) (a), faecal occult blood test (FOBT) (e)
Untersuchungsbefund examination report, examination findings
Untersuchungsliege examination couch
Untersuchungsstuhl examination chair
Untersuchungstisch examination table
Untertauchen submersion
untertauchen to submerge
Untertemperatur hypothermia
Untertischröhre undertable tube
Untertisch-Röntgenaufnahme undertable radiograph
Unterwassergymnastik underwater gymnastics
unumkehrbar irreversible
Unumkehrbarkeit irreversibility
ununterdrückbar nonsuppressible
unverändert unaltered
unverdächtig unsuspicious
unverdaulich indigestible
unverdauliche Nahrungsbestandteile roughage
Unverdaulichkeit indigestibility
unverdaut not digested
unverdünnt undiluted
unverestert unesterified
unverletzt uninjured, unhurt
unvermeidlich unavoidable, inevitable
unvermischt unmixed
unveröffentlicht unpublished
Unverricht-Lundberg-Syndrom syndrome of Unverricht-Lundberg
unversehrt intact
unverträglich incompatible; intolerant
Unverträglichkeit incompatibility; intolerance
unverwundbar invulnerable
unvollständig incomplete
unvorhersehbar unpredictable
unweiblich unwomanly
unwiderruflich irrevocable
unwillkürlich involuntary, instinctive
unwirksam ineffectual, ineffective, inefficient
Unwohlsein malaise
unzerbrechlich unbreakable
unzerstörbar indestructible
unzugänglich inaccessible
unzurechnungsfähig irresponsible
Unzurechnungsfähigkeit irresponsibility
unzusammenhängend discontinuous
unzureichend insufficient
Uperisation uperization
U. p. M. (Umdrehungen pro Minute) rev./min (revolutions per minute)
urachal *e.e.*
Uracil *e.e.*
– -Lost uracil mustard
Urämie uraemia (e), uremia (a)
urämisch uraemic (e), uremic (a)
Uramustin uramustine
Uran uranium
Uranoschisis *e.e.*
Uranyl *e.e.*
Urapidil *e.e.*
Urat urate
uratisch uratic
Uratose uratosis
Uratstein urate calculus
Urea *e.e.*
Urease *e.e.*
Urefibrat urefibrate
Ureid ureide
Ureter *e.e.*
Ureterkatheter ureter catheter
ureteral *e.e.*
Ureterektomie ureterectomy
Ureterenge ureterostenosis
Ureteritis *e.e.*
Ureterknickung ureteral angulation
Ureterkolik ureteral colic
Ureterographie ureterography
Ureterokolostomie ureterocolostomy
Ureterolithiasis *e.e.*
ureteropelvin ureteropelvic
Ureteropyeloneostomie ureteropyeloneostomy
Ureteropyelonephrostomie ureteropyelonephrostomy
Ureterorektoneostomie ureterorectoneostomy
Ureterorenoskopie ureterorenscopy
Ureterosigmoidostomie ureterosigmoidostomy
Ureterostomie ureterostomy
Ureterotomie ureterotomy
ureterotrigonal *e.e.*
ureterotubar ureterotubal
ureteroureteral *e.e.*
ureterovaginal *e.e.*
ureterovesikal ureterovesical
Ureterozele ureterocele
Ureterozystoneostomie ureterocystoneostomy

Urethan urethane
Urethra *e.e.*
urethral *e.e.*
Urethritis *e.e.*
Urethrographie urethrography
Urethrometrie urethrometry
urethrookuloartikulär urethro-oculoarticular
Urethroskop urethroscope
Urethroskopie urethroscopy
urethroskopisch urethroscopic
Urethrostomie urethrostomy
Urethrotomie urethrotomy
Urethrozele urethocele
Urethrozystographie urethrocystography
Urethrozystometrie urethrocystometry
Uridin uridine
Uridinurie uridinuria
Uridyltransferase *e.e.*
Uridylyl e. e.
Urikase uricase
Urikosurikum uricosuric
Urimeter *e.e.*
Urin urine
Urinal *e.e.*
urinär urinary
Urinanalyse urine analysis, urinalysis
Urinauffangbeutel urine-collecting bag
Urinflasche urinal
urinieren to urinate
Urinieren urination
urinös urinous
Urinom urinoma
Urinsammelperiode urine collection period
Urinverhaltung retention of urine
Urinzucker urine sugar
Urne urn
Urniere mesonephros
Urning uranist
Urobilin *e.e.*
Urobilinämie urobilinaemia (e), urobilinemia (a)
Urobilinikterus urobilinicterus
Urobilinogen *e.e.*
Urobilinogenurie urobilinogenuria
Urobilinurie urobilinuria
Urochrom urochrome
Urodynamik urodynamics
urodynamisch urodynamic
Uroerythrin *e.e.*
Urofollitropin *e.e.*
urogenital *e.e.*
Urogenitalregion genito-urinary region
Urogonadotropin *e.e.*
Urographie urography
urographisch urographic
Uroheparin *e.e.*
Urokinase *e.e.*
Urokinin *e.e.*
Urolagnie urolagnia
Urolith *e.e.*
Urolithiasis *e.e.*
Urologe urologist
Urologie urology
Urologin urologist
urologisch urological
Urometer urinometer
Uropepsin *e.e.*
Uropepsinogen *e.e.*
Uropoese uropoiesis
uropoetisch uropoietic
Uroporphyrie uroporphyria
Uroporphyrin *e.e.*
Uroporphyrinogen *e.e.*
Urorosein urorhodin
Urosepsis *e.e.*
urotensin *e.e.*
Urothel urothelium
Ursache cause
ursächlich causative
Urschmerz primal pain
Ursegment primitive segment
Ursotherapie ursotherapy
Ursprung origin
–, seinen – nehmen to originate
Urtikaria urticaria
urtikariell urticarious
Urtyp archetype
Urwirbelsäule notochord
Urzeugung spontaneous generation
Usher-Syndrom Usher's syndrome
Ustilagismus ustilaginism
Usur erosion
uterin uterine
Uterinsegment segment of the uterus
uteroabdominal *e.e.*
Uterographie uterography
uteroovariell utero-ovarian
Uteropelvioplastik uteropelvioplasty
uteroplazentar uteroplacental
uterosakral uterosacral
Uterothermographie uterothermography
uterotubar uterotubal
uterovaginal *e.e.*
uterovesikal uterovesical
uterozervikal uterocervical
Uterus *e.e.*
Uterusblutung uterine haemorrhage (e), uterine hemorrhage (a)
Uterusfixation uterofixation

Uteruskürette uterine curette
Uterusruptur uterine rupture
Uterussonde uterine probe
Uterustamponzange uterine dressing forceps
Uterusverlagerung displacement of the uterus
Utilisation utilization
utilisieren to utilize
utrikulär utricular
utrikulosakkulär utriculosaccular
Utrikulus utricle
Uvea *e.e.*
Uveakolobom uveal coloboma
uveal *e.e.*
Uveaplastik uveoplasty
Uveitis *e.e.*
uveomeningeal *e.e.*
uveoparotisch uveoparotid
Uveoparotitis *e.e.*
uveoskleral uvescleral
Uvula *e.e.*
Uvulaödem staphyledema (a), staphyloedema (e)
Uvulaspalte cleft uvula, staphyloschisis
Uvulitis *e.e.*
Uvulotomie uvulotomy
U-Welle U-wave
Uzara *e.e.*
Uzarin *e.e.*

U

V

väterlich paternal
Vagabund vagrant, vagabond
Vagabundentum vagabondage; dromomania
vagabundieren to vagabond
vagal *e.e.*
Vagina *e.e.*
vaginal *e.e.*
Vaginalatresie colpatresia
Vaginalspekulum vaginal speculum
Vaginalzäpfchen vaginal suppository
Vaginismus *e.e.*
Vaginitis *e.e.*
vaginoperineal *e.e.*
Vaginopexie vaginopexy
vaginolabial *e.e.*
vaginovesikal vaginovesical
vagoglossopharyngeal *e.e.*
Vagolyse vagolysis
vagolytisch vagolytic
Vagotomie vagotomy
Vagotonie vagotonia
vagotonisch vagotonic
vagotrop vagotropic
vagovagal *e.e.*
Vagus *e.e.*, pneumogastric nerve
vakuolär vacuolar
Vakuole vacuole
vakuolisieren to vacuolate
Vakuolisierung vacuolization
Vakuum vacuum
Vakuumbrennverfahren (dent.) vacuum firing technique
Vakuumextraktion vacuum extraction
Vakaumextraktor vacuum extractor
Vakuumguss (dent.) vacuum casting
Vakuumkürettage vacuum curettage
Vakuummischer vacuum mixer
Vakuumpumpe vacuum pump
Vakuumversiegelung vacuum sealing
vakzinal vaccinal
Vakzination vaccination
Vakzine vaccine
Vakzinebehandlung vaccinotherapy
Vakzinid vaccinide
vakziniform vacciniform
Valamin *e.e.*
Valaciclovir *e.e.*
Valconazol valconazole
Valdecoxib *e.e.*
Valdipromid valdipromide
valent *e.e.*
Valenz valence, valency
Valeramid valeramide
Valeranilid valeranilide
Valerat valerate
Valerianat valerianate
Valethamat valethamate
Validität validity
Valin valine
Valleixscher Punkt Valleix's point
vallekulär vallecular
Valnoctamid valnoctamide
Valofan valofane
Valperinol *e.e.*
Valproat valproate
Valpromid valpromide
Valproinat valproinate
Valsartan *e.e.*
Valsalvascher Versuch Valsalva's experiment
valviform *e.e.*
Valvotom valvotome
Valvotomie valvotomy
valvulär valvular
Valvulitis *e.e.*
Valvulopathie valvulopathy
Valvuloplastie valvuloplasty
Valvulotom valvulotome
Valvulotomie valvulotomy
Valvyl *e.e.*
Vanadat vanadate
Vanadium *e.e.*
Vancomycin *e.e.*
Vanillin e. e
Vanitiolid vanitiolide
Vanyldisulfamid vanyldisulfamide (a), vanyldisulphamide (e)
Vaquez-Oslersche Krankheit Vaquez's disease
Vardenafil *e.e.*
variabel variable
Variabilität variability
variant *e.e.*
Variante (virol.) variant (virol.)
Varianz variance
Variation *e.e.*
Varietät variety
variieren to vary
varikös varicose
Varikose varicosis
Varikosität varicosity
Varikotomie varicotomy
Varikozele varicocele
Variola vera *e.e.*
variolär variolar

varioliform *e.e.*
variolös variolous
Variolois varioloid
Varize varicose vein
Varizellen varicella, chickenpox
varizenähnlich cirsoid
Varizenbildung varication
Varizenverödung varicosclerosation
Vas deferens *e.e.*
vasal *e.e.*
Vasektomie vasectomy
vasektomieren to vasectomize
Vaselin *e.e.*
–, gelbes petrolatum
–, weißes white petrolatum
Vaskularisation vascularization
vaskularisieren to vascularize
Vaskularisierung vascularization
vaskulär vascular
Vaskulitis vasculitis
Vaskulopathie vasculopathy
vaskulotoxisch vasculotoxic
vasoaktiv vasoactive
Vasodilatation *e.e.*
Vasodilation *e.e.*
vasodilativ vasodilative
Vasoepididymographie vasoepididymography
Vasoepididymostomie vasoepididymostomy
vasogen vasogenic
Vasographie vasography
Vasokonstriktion vasoconstriction
vasokonstriktiv vasoconstrictive
Vasokonstriktor vasoconstrictor
Vasolabilität vasomotor instability
vasomotorisch vasomotor
Vasoneurose vasoneurosis
vasoneurotisch vasoneurotic
vasookklusiv vaso-occlusive
Vasoorchidostomie vaso-orchidostomy
Vasopeptidase *e.e.*
Vasopressin *e.e.*
Vasopressor *e.e.*
vasopressorisch vasopressor
Vasospasmus vasospasm
vasospastisch vasospastic
Vasostomie vasostomy
Vasovasostomie vasovasostomy
Vasotocin *e.e.*
Vasotomie vasotomy
vasovagal *e.e.*
Vasovesikulektomie vasovesiculectomy
Vater father
Vaterbindung father-fixation
Vaterschaft fatherhood, paternity
Vaterschaftsblutgruppenbestimmung paternity blood grouping
Vatersche Papille Vater's papilla, duodenal papilla
Vecuronium *e.e.*
vegan vegan
Vegetarier(in) vegetarian
vegetarisch vegetarian
Vegetation *e.e.*
vegetativ vegetative
vegetative Dystonie autonomic nervous disorder, dysautonomia
vegetatives Nervensystem autonomic nervous system
Vehikel vehicle
Veit-Smelliescher Handgriff Smellie's method
Veitstanz Saint Vitus's dance
Vektor vector
vektoriell vectorial
Vektorkardiogramm vectorcardiogram
Vektorkardiographie vectorcardiography
velamentös velamentous
velopharyngeal *e.e.*
Velpeauscher Verband Velpeau's bandage
Vena anonyma brachiocephalic vein
– azygos azygos vein
– basilica basilic vein
– cephalica cephalic vein
– circumflexa femoris circumflex femoral vein
– epigastrica epigastric vein
– femoralis femoral vein
– perforans perforating vein
– pulmonalis pulmonary vein
– saphena saphenous vein
– thyreoidea thyroid vein
– umbilicalis umbilical vein
Venaesectio phlebotomy, venesection, cutdown
Vene vein
Venektasie venectasia
Venendruck venous pressure
Venenerweiterung venodilation
Venenkatheter venous catheter
Venenklappe venous valve
Venenpuls venous pulse
Venenpunktion venipuncture
Venensektion phlebotomy
Venenstauung vein congestion
Venenstripping vein stripping
Venenthrombose, oberflächliche/tiefe superficial/deep venous thrombosis
Venenverschluss venous occlusion
venerisch venereal

V

Venerologe venereologist, venerologist
Venerologie venereology, venerology
Venerologin venereologist, venerologist
venerologisch venereological, venerological
Venlafaxin *e.e.*
venoarteriell venoarterial
venodilatorisch venodilatory
venös venous
Venographie venography
venographisch venographic
Venokonstriktion venoconstriction
venokonstriktorisch venoconstrictory
Venole venule
veno-venös veno-venous
Ventil valve
Ventilation *e.e.*
Ventilation, maximale willkürliche maximum voluntary ventilation
Ventilator *e.e.*
ventilatorisch ventilatory
Ventilball valve bulb
ventilieren to ventilate
Ventilpneumothorax valvular pneumothorax
ventral *e.e.*
ventralwärts ventrad
Ventrikel ventricle
–, **dritter** third ventricle
–, **linker** left ventricle
–, **rechter** right ventricle
–, **Seiten-** lateral ventricle
–, **vierter** fourth ventricle
Ventrikeldruck intraventricular pressure
Ventrikelpunktion ventriculopuncture
Ventrikelseptum interventricular septum
Ventrikelseptumdefekt defect of the interventricular septum, ventricular septal defect
ventrikulär ventricular
ventrikuloarteriell ventriculoarterial
ventrikuloatrial ventriculoatrial
Ventrikuloatriostomie ventriculoatriostomy
Ventrikulogramm ventriculogram
Ventrikulographie ventriculography
ventrikulographisch ventriculographic
Ventrikulomegalie ventriculomegaly
Ventrikulometrie ventriculometry
Ventrikulomyotomie ventriculomyotomy
ventrikuloperitoneal ventriculoperitoneal
Ventrikuloplastik ventriculoplasty
Ventrikuloskop ventriculoscope
Ventrikuloskopie ventriculoscopy
Ventrikulostomie ventriculostomy
ventrikulosubarachnoidal ventriculosubarachnoid
ventrikulozisternal ventriculocisternal
Ventrikulozisternostomie ventriculocisternostomy
ventrodorsal *e.e.*
ventrodorsalwärts ventrodorsad
Ventrofixation *e.e.*
Ventrohysteropexie ventrohysteropexy
ventroinguinal *e.e.*
ventrokaudal ventrocaudal
ventrolateral *e.e.*
ventromedial *e.e.*
ventromedian *e.e.*
ventroposterior *e.e.*
verabreichen to administer
Verabreichung administration
Veränderung change
verästeln to ramify
Verästelung ramification
Verätzung (therap.) cauterization
Verätzung (traumatol.) acid burn
Veraliprid veralipride
Verankerung anchorage
verankern to anchor
Veranlagung talent; disposition; constitution
veranschaulichen to visualize
Veranschaulichung visualization
Verantwortlichkeit responsibility
Verapamil *e.e.*
Verarbeitung working up
Verarmung impoverishment
Verarmungswahn delusion of poverty
veraschen to ash, to incinerate
Veraschung ashing, incineration
Veraschungsgerät asher, incinerator
Veratmungspyelographie respiration pyelography
Veratrin veratrine
Veratrum album *e.e.*
– **viride** *e.e.*
Verazid verazide
verbal *e.e.*
Verbalsuggestion verbal suggestion
Verband dressing, bandage
Verbandplatz infirmary, dressing station
Verbandraum dressing room
Verbandschere bandage scissors
Verbandstoff bandaging material, dressing material, lint
Verbandstoffeimer waste-dressing pail
Verbandstofftrommel dressing drum
Verbascum thapsus *e.e.*
Verbenon verbenone
verbessern to ameliorate, to improve
Verbesserung amelioration, improvement
verbiegen to distort, to deform, to bend
Verbiegung distortion, deformation

Verbigeration *e.e.*
verbilden to form wrongly
Verbildung malformation
verbinden (Verband anlegen) to bandage, to dress
verbinden (vereinigen) to connect, to link
Verbindung bond, composition, connection (a), connexion (e), junction, linkage; compound
–, aliphatische aliphatic compound
–, chemische chemical compound
–, eine – betreffend connective, junctional
–, ungesättigte unsaturated compound
–, zyklische cyclic compound
Verbindungskabel connecting lead, connecting cable
Verbindungsschlauch connecting tube
Verbindungsstelle junction
verblenden (dent.) to veneer
Verblendkrone veneer crown
Verblockung blocking
verblöden to grow imbecile
verbluten to bleed to death
Verblutung bleeding to death, exsanguination
Verbomanie verbomania
Verbot ban
Verbrauch consumption
verbrauchen to consume
Verbrauchskoagulopathie disseminated intravascular coagulation
Verbrechen crime
Verbrecher(in) criminal
verbrecherisch criminal
verbreitern to enlarge, to broaden
Verbreiterung enlargement, broadening
verbrennen to scorch, to burn
–, Leichen to cremate
Verbrennung burn, combustion
Verbrennungen (ersten/zweiten/dritten Grades) burns (of first/second/third degree)
Verbrennungshalle crematorium
Verbrennungsofen combustor
verbrühen to scald
Verbrühung scald
Verbundkeramik (dent.) porcelain-fused-to-metal technique
verchromen to chromium-plate
Verdacht suspicion
verdächtig suspicious
verdampfen to vaporize (a), to vapourize (e), to evaporate, to volatilize
Verdampfung vaporization (a), vapourization (e), evaporation, volatilization
verdauen to digest
verdaulich digestible
Verdaulichkeit digestibility
Verdauung digestion
Verdauungsapparat digestive system
Verdauungsmittel digestive
Verdauungsstörung indigestion, digestive disorder
Verdauungstrakt digestive tract
verderben to deprave; to decay
verderblich perishable
verdichten to condense
Verdichtung condensation
verdicken to thicken, to inspissate
Verdoglobin *e.e.*
verdoppeln to double, to redouble, to duplicate
Verdoppelung duplication, reduplication
verdrängen to displace; to repress (psych.)
Verdrängung displacement; repression (psych.)
Verdrahtung wiring
verdrehen to distort, to twist
verdünnen to attenuate; to dilute
Verdünnung attenuation; dilution
Verdünnungskurve dilution curve
Verdünnungsmittel diluent
Verdünnungsversuch, renaler renal dilution test
verdummen (trans.) to make stupid
– (intrans.) to become stupid
Verdunkelung darkening
verdunsten to volatilize
Verdunstung volatilization
verdursten to die of thirst
vereinfachen to simplify
Vereinfachung simplification
vereinheitlichen to unify
Vereinheitlichung unification
vereinigen to unify, to unite
Vereinigung union, unification, fusion, coalition
vereinzelt sporadic
vereisen to freeze
Vereisung freezing
vereitern to suppurate
Vereiterung suppuration, diapyesis
verenden to perish
verengen to narrow
Verengung narrowing
vererbbar hereditable
vererben to inherit
vererbt inherited
Vererbung inheritance
verestern to esterify, to esterize

Veresterung esterification
verfärben to discolor (a), to discolour (e)
Verfärbung dicoloration (a), discolouration (e)
Verfahren procedure
Verfall decay
verfallen to decay
Verfallsdatum use-by date; date of expiry
Verfassung condition
verfaulen to rot
verfestigen to solidify, to consolidate, to make firm
Verfestigung solidification, consolidation
Verfettung pimelosis; fatty degeneration
Verflachung flattening
verflüchtigen to volatilize
Verflüchtigung volatilization
verflüssigen to colliquate, to liquefy
Verflüssigung colliquation, liquefaction
Verfolgungswahn persecution mania, delusion of persecution
Verformung deformation
Verformungswiderstand resistance to deformation
verfügbar available
Verfügbarkeit availability
–, biologische bioavailability
Verfügung disposal
vergällen to denature, to embitter
Vergenz vergence
vergesslich forgetful
Vergesslichkeit forgetfulness
vergewaltigen to rape
Vergewaltigung rape
vergiften to poison
Vergiftung poisoning; intoxication
vergleichbar comparable
vergleichen to compare
Vergleichsmessung comparative measurement
vergolden to goldplate
Vergreisung dotage
vergrößern to magnify, to enlarge
Vergrößerung magnification, enlargement
Vergrößerungsglas magnifying glass, magnifying lens
vergüten (dent.) to heat-treat
Verhältnis ratio, rate, relation
Verhärtung hardening, concretion
verhalten (zurückhalten) to retain
Verhalten behavior (a), behaviour (e)
verhalten, sich to behave
verhaltensbezogen behavioral (a), behavioural (e)
verhaltensmäßig behavioral (a), behavioural (e)
Verhaltensstörung behavior disorder (a), behaviour disorder (e)
Verhaltenstherapie behavior therapy (a), behaviour therapy (e)
Verhaltung retention
verheben, sich to strain oneself in lifting
verhindern to avert, to impede
verhornen to cornify, to keratinize
Verhornung cornification, callosity
verhütbar preventable
verhüten to prevent
Verhütung prevention
verhungern to die of hunger
Verhungern starvation
verifizieren to verify
Verifizierung verification
Verinnerlichung interiorization
verjüngen to make young again
Verjüngung rejuvenescence
verkäsen to caseate
Verkäsung caseation, tyrosis
verkalken to calcify
Verkalkung calcification
verkanten to tilt
verkapseln to encapsulate
Verkapselung encapsulation
Verkaufszulassung (pharm.) marketing authorisation (pharm.)
Verkehr traffic
–, geschlechtlicher sexual intercourse
verkehren, geschlechtlich to have sexual intercourse
Verkehrsunfall road accident, traffic accident
verkeilen to quoin
Verkeilung wedging
Verkeilungsdruck wedge pressure
Verklammerung clasping
verkleben to paste
verklebend adhesive
verknöchern to ossify
Verknöcherung ossification, bone formation
verknorpeln to chondrify
Verknorpelung chondrification, cartilaginification
Verknüpfung ligation, knotting
verkohlen to carbonize
Verkohlung carbonization
verkrüppeln to cripple
Verkrustung incrustation
verkühlen, sich to catch cold
verkümmern to become stunted, to atrophy
verkürzen to shorten

Verkürzung shortening
verlängern to lengthen
Verlängerung lengthening; prolongation
Verlagerung displacement
Verlagerungsoperation advancement
verlangsamen to decelerate
Verlangsamung deceleration; retardation
Verlauf course, issue; progress
–, klinischer clinical course
Verlaufsstudie follow-up study
Verlausung lousiness
verlegen (weiterleiten) to transfer
verlegen (verstopfen) to obstruct
verlegen (perplex) perplexed
Verlegung (Weiterleitung) transfer, transference
– (Obstruktion) obstruction
verletzen to injure, to hurt, to traumatize
–, mehrfach to polytraumatize
Verletzung lesion, injury, trauma
Verlust loss; deprival, deprivation
vermännlichen to masculinize, to virilize
Vermännlichung masculinization
vermehren to multiply, to increase
vermeidbar avoidable
vermeiden to avoid
Vermeidung avoidance
vermengen to mix
vermessen (messen) to measure
vermindern to decrease, to diminish
Verminderung diminution
vermitteln to mediate
Vermittler mediator
Vermittlung mediation
vermuten to suspect
Vermutungsdiagnose tentative diagnosis
vernachlässigen to neglect
Vernachlässigung neglect
vernähen to sew up
vernageln to nail
vernarben to cicatrize
Vernarbung cicatrization, scarring
vernebeln to nebulize
Vernebelung nebulization
Vernebler nebulizer
Verneinung negation
Verneinungswahn delusion of negation
vernichten to annihilate
Vernichtung annihilation
vernickeln to nickel-plate
veröden to obliterate, to sclerose
Verödung obliteration
Verödungstherapie sclerotherapy
Verofyllin verofylline
verordnen to prescribe, to order
Verordnung prescription
–, einmalige non-renewable prescription
Verotoxin *e.e.*
verpflanzen to transplant
Verpflanzung transplantation
Verpflegung catering
verpflichtend mandatory
verpfuschen to bungle, to botch
verreiben to triturate
Verreibung trituration
verrenken to luxate, to distort
Verrenkung luxation, wrench, wrick, distortion
Verruca peruviana *e.e.*
verrückt crazy, mad
Verrücktheit madness
Versagen failure
Versammlung meeting, assembly
Versandgefäß mailing case
– für bakteriologische Zwecke mailing culture case
Verschattung opacity, shadow
Verschiebung shift, displacement
verschlacken to turn into dross
Verschlafenheit sleepiness
verschlechtern to make worse
–, sich to become worse
Verschlechterung deterioration
verschleimen to obstruct with phlegm
verschleißen to wear out
Verschleppung (Verzögerung) delay
verschließen to shut, to close up; to occlude
verschlimmern to make worse
–, sich – to become worse
Verschlimmerung change for the worse, depravation
verschlingen to devour
verschlucken to swallow
–, sich – to swallow the wrong way
verschlüsseln to encode, to code
Verschluss fastening, closure
– (Okklusion) occlusion
– (fotogr.) shutter
– (Schloss) lock
Verschlussglas closing glass
Verschlussikterus obstructive jaundice
Verschlusskrankheit, arterielle arterial occlusive disease
Verschmächtigung thinning
Verschmelzung fusion, merging, coalition, union
Verschmelzungskern fusion nucleus
verschmutzen to soil, to contaminate
Verschmutzung contamination
verschorfen to scab, to produce an eschar

verschrauben to screw
Verschraubung screwed connection
verschreiben to prescribe
Verschreibung prescription
Verschreibungspflicht duty of prescription
verschwinden to disappear
verschwommen blurred
versehrt damaged
verseifen to saponify
Verseifung saponification
versengen to singe, to scorch
Versenkbohrer (dent.) endcutting cylindrical bur
verseuchen to infect; to contaminate
versiegeln to seal
versilbern to silverplate
Versorgung provision, supply; catering
–, ärztliche medical treatment
Versorgungsbehörde, militärische service for the care of veterans
Versorgungsgebiet supply area
Verspätung retardation
verspüren to feel
Verstädterung urbanization
verstärken to reinforce, to strengthen; to amplify
Verstärker reinforcer, amplifier
Verstärkerröhre amplifier valve (e), amplifier tube (a)
Verstärkung reinforcement; amplification; intensification; gain
Verstärkungsregelung gain control
Verstand intellect, understanding, intelligence
verstauchen to sprain
Verstauchung sprain
verstehen to understand
Verstehen understanding, comprehension
versteifen to stiffen
Versteifung stiffening
versteinern to petrify
Versteinerung petrifaction
verstellbar adjustable
Verstimmung dysphoria
verstoffwechseln to metabolize
Verstoffwechselung metabolization
verstopfen to obstruct, to block, to choke
verstopft (obstipiert) constipated
Verstopfung obstruction, blockade
Verstopfung (Obstipation) constipation
verstümmeln to mutilate
Verstümmelung mutilation
Versuch experiment
Versuchsanordnung experimental design, assay arrangement
Versuchsbedingung test condition
Versuchsdauer test duration
Versuchsergebnis test result
Versuchsperson test person
–, freiwillige gesunde healthy volunteer
Versuchstier experimental animal
Versündigungswahn delusion of guilt
vertebral *e.e.*
Vertebrata *e.e.*
vertebroarterial *e.e.*
vertebrobasilär vertebrobasilar
vertebrochondral *e.e.*
vertebrofemoral *e.e.*
vertebrokostal vertebrocostal
vertebrosakral vertebrosacral
vertebrosternal *e.e.*
Vertebrotomie vertebrotomy
Verteiler(in) distributor
Verteilung distribution
Verteilungskurve distribution curve
Verteporfin *e.e.*
vertiefen to deepen
Vertiefung deepening
Vertigo *e.e.*
– ab aure laesa auditory vertigo
vertikal vertical
vertikomental verticomental
verträglich tolerable, compatible
Verträglichkeit tolerance, toleration, compatibility
Vertrauensarzt, Vertrauensärztin confidential medical officer; medical assessor
vertraulich confidential, intimate
Vertraulichkeit confidence, intimacy
vertraut (mit) well versed (in)
verunglücken to meet with an accident
verunreinigen to soil, to contaminate
Verunreinigung soiling, contamination
verunstalten to disfigure
Verunstaltung disfiguration
verursachen to cause
verursachend causative
Verursachung causation
Vervollständigung supplementation
verwachsen to grow together
Verwachsung concrescence, concretion
Verwahrlosung seediness
verwalten to administer, to manage
Verwalter(in) administrator
Verwaltung administration
Verwandlung metamorphosis
verwandt related; congeneric, kindred, cognate
Verwandte(r) relative; congener

Verwandtschaft relationship, relatedness; kindred; (chem.) affinity
verweiblichen to feminize
Verweiblichung feminization, effemination
Verweilkatheter permanent catheter, indwelling catheter
verwenden to apply
verwerfen (veter.) to abort
Verwerfen, seuchenhaftes warping (veter.)
verwerten to utilize
Verwertung utilization
verwesen to rot, to decompose, to putrefy
verwesend putrescent
Verwesung decomposition, putrefaction
Verwindung torsion
Verwindungswiderstand torsional strength
verwirklichen to realize
Verwirklichung realization
verwirrt confused
Verwirrung confusion, maze
verwischt blurred
Verwischung blurring
verwundbar vulnerable
Verwundbarkeit vulnerability
verwunden to vulnerate
verwundet wounded
–, schwer severely wounded
Verwundung wounding
Verwurmung vermination
Verzeichnung distortion
verzerren to distort, to contort, to strain
Verzerrung distortion, contortion, strain; bias
verzögern to delay
verzögert delayed, retarded
Verzögerung delay, retardation
verzuckern to saccharify
Verzuckerung saccharification
Verzweiflung desperation
verzweigen to ramify
verzweigt branched, ramified
verzweigtkettige Aminosäure branched-chain amino acid
Verzweigung ramification
Verzweigungsblock arborization block
Verzweigungsenzym brancher enzyme
Vesicans vesicant
vesikal vesical
vesikoabdominal vesicoabdominal
vesikoperineal vesicoperineal
vesikoprostatisch vesicoprostatic
vesikopubisch vesicopubic
vesikorektal vesicorectal
vesikorektovaginal vesicorectovaginal
vesikorenal vesicorenal
Vesikosigmoidostomie vesicosigmoidostomy
vesikospinal vesicospinal
Vesikotomie vesicotomy
vesikoumbilikal vesicoumbilical
vesikoureteral vesicoureteral
vesikourethral vesikourethral
vesikouterin vesicouterine
vesikovaginal vesicovaginal
Vesikozele vesicocele
vesikozervikal vesicocervical
vesikulär vesicular
Vesikulektomie vesiculectomy
Vesikulitis vesiculitis
vesikulobronchial vesiculobronchial
vesikulobullös vesiculobullous
Vesikulographie vesiculography
vesikulopapulär vesiculopapular
Vesikuloprostatitis vesiculoprostatitis
vesikulopustulär vesiculopustular
Vesikulotomie vesiculotomy
vestibulär vestibular
vestibulokochleär vestibulocochlear
vestibulookulär vestibulo-ocular
Vestibuloplastik vestibuloplasty
vestibulospinal *e.e.*
Vestibulotomie vestibulotomy
vestibulourethral *e.e.*
vestibulozerebellär vestibulocerebellar
Vestibulum *e.e.*
Veterinär(in) veterinarian
Veterinärmedizin veterinary medicine
Vetrabutin vetrabutine
Vibration *e.e.*
Vibrator *e.e.*
vibratorisch vibratory
vibrieren to vibrate
Vibrio comma *e.e.*
Vibrissa *e.e.*
Viburnum prunifolium *e.e.*
Vicq d'Azyrsches Bündel Vicq d'Azyr's bundle
Vidarabin vidarabine
Videoangiographie videoangiography
videoangiographisch videoangiographic
Videoband video tape
Videodensitometrie videodensitometry
Videoendoskopie videoendoscopy
Videographie videography
videographisch videographical
Videokonferenz video conference
Videosprechstunde video medical consultation
Vieh cattle
Viehbremse gadfly

vielfarbig polychromatic
vielhöckerig multicuspid
vielkammerig multilocular
Vielsystembefall multisystem involvement
vielzipfelig multicuspidate
vierbeinig four-legged
viereckig quadrangular
Vierfüßer quadruped
vierfüßig quadruped
viergliedrig four-membered
Vierhügelplatte quadrigeminal plate
Vierhügelsyndrom quadrigeminal syndrome
Vierling quadruplet
Vierstoffamalgam quaternary amalgam
Vierventilgerät four-valve apparatus
vierwertig quadrivalent, tetravalent
Vierzellenbad four-cell bath
vierzipfelig quadricuspid
Vigabatrin *e.e.*
Vigilambulismus vigilambulism
Vigilanz vigilance
vikariierend vicarious
Villikinin *e.e.*
villös villous
villonodulär villonodular
Viloxazin viloxazine
Viminol *e.e.*
Vim-Silverman-Nadel Silverman needle
Vinbarbital *e.e.*
Vinblastin vinblastine
Vinburnin vinburnine
Vincaalkaloid vinca alkaloid
Vincaleukoblastin vincaleukoblastine
Vincamin vincamine
Vincristin vincristine
Vindesin vindesine
Vinformid vinformide
Vinglyzinat vinglycinate
Vinleurosin vinleurosine
vinös vinous
Vinorelbin vinorelbine
Vinpocetin vinpocetine
Vinpolin vinpoline
Vinrosidin vinrosidine
Vinyl *e.e.*
Vinylazetat vinyl acetate
Vinylbital *e.e.*
Vinylpyridin vinylpyridine
VIP (vasoaktives intestinales Poly-peptid) vasoactive intestinal polypeptide (VIP)
Viper *e.e.*
Vipom vipoma
Viquidil *e.e.*
 Virämie viraemia (e), viremia (a)
Viraginität viraginity
viral *e.e.*
Virchowsche Drüse Virchow's gland
virginell virginal
Viridofulvin *e.e.*
viril virile
virilisieren to virilize
Virilisierung virilization
Virilismus virilism
Virion *e.e.*
Virogen *e.e.*
Virologe virologist
Virologie virology
Virologin virologist
virologisch virological
virologisches Institut institute of virology
virostatisch virostatic
Virotoxin *e.e.*
virozid virocidal
Virtopsie virtopsy
virtuell virtual
virulent *e.e.*
Virulenz virulence
Virus *e.e.*
–, **Adeno-** adenovirus
–, **AIDS-** AIDS virus
–, **Arbo-** arbovirus
–, **Arena-** arenavirus
–, **Astro-** astrovirus
–, **Baculo-** baculovirus
–, **Borna-** Borna virus
–, **Bunya-** bunya virus
–, **Corona-** corona virus
–, **Coxsackie-** coxsackie virus
–, **Delta-** delta virus
–, **Dengue-** dengue virus
–, **Ebola-** Ebola virus
–, **ECHO-** ECHO virus
–, **Entero-** enterovirus
–, **Enzephalitis-** virus of encephalitis
–, **Epstein-Barr-** Epstein-Barr virus
–, **Flavi-** flavivirus
–, **Gelbfieber-** virus of yellow fever
–, **Grippe-** virus of influenza
–, **Hanta-** Hanta virus
–, **Hepatitis-** virus of hepatitis
–, **Herpes-** herpes virus
–, **humanes Immundefizienz-** human immunodeficiency virus
–, **Influenza-** virus of influenza
–, **Katzenkratz-** cat-scratch virus
–, **LAV/HTLV-III-** LAV/HTLV-III virus
–, **Lenti-** lentivirus
–, **lymphozytäres Choriomeningitis-** lymphocytic choriomeningitis virus

–, **Marburg** Marburg virus
–, **Masern-** measles virus
–, **Metapneumonie-** metapneumonia virus
–, **Molluscum contagiosum-** molluscum contagiosum virus
–, **Mumps-** mumps virus
–, **Myxo-** myxovirus
–, **Nita-** nita virus
–, **Nori-** nori virus
–, **Noro-** norovirus
–, **Oncorna-** oncorna virus
–, **Orbi-** orbi virus
–, **Orf-** orf virus
–, **Orphan-** orphan virus
–, **Orthomyxo-** orthomyxo virus
–, **Orthopox-** orthopox virus
–, **Papillom-** papilloma virus
–, **Papova-** papova virus
–, **Paramyxo-** paramyxo virus
–, **Parapox-** parapox virus
–, **Parvo-** parvovirus
–, **Phlebo-** phlebovirus
–, **Picorna-** picorna virus
–, **Pilo-** pilo virus
–, **Pocken-** smallpox virus
–, **Poliomyelitis-** poliovirus
–, **Polyoma-** polyoma virus
–, **Puumala-** puumala virus
–, **Reo-** reovirus
–, **respiratorisches Synzytium-** respiratory syncytial virus
–, **Retro-** retrovirus
–, **Rhabdo-** rhabdovirus
–, **Rhino-** rhinovirus
–, **Röteln-** rubella virus
–, **Ross-River-** Ross River virus
–, **Rota-** rotavirus
–, SARS-Corona-Virus 2 (SARS-CoV-2) SARS coronavirus 2 (SARS-CoV-2)
–, **Senai-** senai virus
–, **Simian-** simian virus
–, **Spuma-** foamy virus
–, **Toga-** togavirus
–, **Tollwut-** rabies virus
–, **Vaccinia-** vaccinia virus
–, **Varizellen-Zoster-** varicella-zoster virus
–, **Visna-Maedi-** visna-maedi virus
–, **Warzen-** wart virus
–, **West-Nil-** west nile virus
–, **Zytomegalie-** cytomegalovirus
Virusdichte viral density
Virusforscher(in) virologist
Vitrushepatitis virus hepatitis
Viruskrankheit virosis
Viruslast viral load
Viruspneumonie virus pneumonia
viruzid virucidal
Visier visor
Vision *e.e.*
Visite, klinische clinical round
viskoelastisch viscoelastic
viskös viscous
Viskosimeter viscosimeter
Viskosimetrie viscosimetry
viskosimetrisch viscosimetric
Viskosität viscosity
Viskosupplementation viscosupplementation
Visnadin visnadine
Visnafyllin visnafylline
visuakustisch visuauditory
visuell visual
visuomotorisch visuomotor
visuosensorisch visuosensory
Visuskop visuscope
viszeral visceral
Viszerocranium viscerocranium
viszerokutan viscerocutaneous
viszeromotorisch visceromotor
viszeroparietal visceroparietal
viszeropleural visceropleural
Viszeroptose visceroptosis
viszerosensorisch viscerosensory
viszerotrop viscerotropic
Viszin viscin
vital *e.e.*
Vitalamputation vital amputation
Vitalfärbung vital staining
Vitalgranulation vital granulation
Vitalismus vitalism
vitalistisch vitalistic
Vitalität vitality
Vitalitätsprüfung pulp test
Vitalkapazität vital capacity
Vitallium *e.e.*
Vitamer *e.e.*
Vitamin (A/B/C/D/E/K/) vitamin (A/B/C/D/E/K)
Vitamin B-Komplex vitamin B complex
Vitamin B 12 *e.e.*, cyanocobalamine
vitaminarme Kost low vitamin diet
Vitaminmangelkrankheit vitamin deficiency disease; vitanition
Vitaminoid *e.e.*
Vitaminologie vitaminology
vitaminreiche Kost high vitamin diet
Vitaminträger vitamin carrier
Vitellin *e.e.*
Vitellolutein *e.e.*
vitiliginös vitiliginous

V

Vitiligo *e.e.*
Vitrektomie vitrectomy
Vitriol *e.e.*
Vitronectin *e.e.*
Vividialyse vividialysis
Vividiffusion *e.e.*
Vivisektion vivisection
VK (Vitalkapazität) vital capacity (VC)
VKG (Vektorkardiogramm) vectorcardiogram (VCG)
Vleminckxsche Lösung Vleminckx's solution
Vögtlin-Einheit Vögtlin unit
Völle repletion
Völlegefühl feeling of repletion
vogelartig birdlike
Vogelgesicht bird face
Vogelgrippe avian influenza
Vogelmilbe bird mite
Vogelmilbenkrätze gamasoidosis
Vogelpocken avian pox
Vogeltuberkulose avian tuberculosis
Vogt-Spielmeyer-Syndrom syndrome of Vogt-Spielmeyer
vokal vocal
Vokalisation vocalization
volar *e.e.*
volatil volatile
Volazocin volazocine
Volkmannschiene Volkmann's splint
voll full
Vollantigen complete antigen
Vollbad full bath
vollblütig plethoric
Vollblütigkeit plethora, fullness of blood
Vollbluttransfusion whole blood transfusion
vollbrüstig full-breasted
Vollkost adequate diet
Vollmondgesicht moon-shaped face
Vollprothese (dent.) full denture
vollständig complete
Vollwertkost highly nutritious food
Volt *e.e.*
Voltmeter *e.e.*
Volumen volume
Volumenbelastung volume loading
Volumenersatz volume replacement
Volumenexpander volume expander
Volumetrie volumetry
volumetrisch volumetric
voluminös voluminous
Volumprozent per cent by volume
Volutin *e.e.*
Volvulus *e.e.*
vomerobasilär vomerobasilar
vomeroethmoidal *e.e.*
vomeronasal *e.e.*
Vomeronasalknorpel vomeronasal cartilage
von Willebrand-Jürgenssche Krankheit von Willebrand's disease
von Willebrandsche Krankheit von Willebrand's disease
vorangehend previous
vorangehender Eiteil presentation of fetus (a), presentation of foetus (e)
vorausgehend previous
voraussagbar predictable
vorbehandeln to pretreat
Vorbehandlung pretreatment, previous treatment
Vorbeireden talking past the point
Vorbereitung preparation
vorbestehend pre-existing
vorbeugen to prevent, to obviate
vorbeugend preventive
Vorbeugung prevention, prophylaxis
vorbewusst preconscious
Vorbissstellung anteriocclusion
Vorbote harbinger
Vorderfuß forefoot
Vordergrund foreground
Vorderhaupt sinciput, forehead
Vorderhauptshaltung forehead position
Vorderhirn forebrain, prosencephalon
Vorderhorn anterior horn
Vorderkammer anterior chamber
Vordersäule (der grauen Rückenmarkssubstanz) anterior column (of the gray matter of the spinal cord)
Vorderstrang (der weißen Rückenmarkssubstanz) ventral funiculus (of the white matter of the spinal cord)
Vorderwand anterior wall
Vorderwandinfarkt anterior myocardial infarction
Vorderwurzel anterior root
vorehelich premarital
Vorfall (Ereignis) event; occurence; incident
Vorfall (Prolaps) prolapse
Vorfuß forefoot
vorgeburtlich antenatal
Vorgeburtsperiode antenatal period
vorgeschädigt previously damaged
Vorgeschichte anamnesis
vorglasieren to preglaze
Vorhaut prepuce, foreskin
–, überhängende redundant prepuce
vorherbestehend pre-existing
Vorherbestimmung predestination
vorher festlegen to predetermine
vorhergehend antecedent

vorherrschen to predominate
vorherrschend predominant, prepotent
vorhersagen to prognosticate
vorhersehbar predictable
Vorhirn forebrain
Vorhof des Herzens, linker left atrium of the heart
Vorhof des Herzens, rechter right atrium of the heart
Vorhofdruck atrial pressure
Vorhofextrasystole atrial premature beat, atrial extrasystole
Vorhofflattern atrial flutter
Vorhofflimmern atrial fibrillation
–, nichtvalvuläres non-valvular atrial fibrillation
Vorhofscheidewand atrial septum
Vorhofseptum atrial septum
Vorhofseptumdefekt atrial septal defect
–, Primumtyp eines – primum atrial septal defect
–, Sekundumtyp eines – secundum atrial septal defect
Voriconazol voriconazole
Vorkehrungen treffen to take precautions
Vorkern pronucleus
vorklinisch preclinical
Vorkommen incidence, occurence
Vorkrankheit previous disease
Vorläufer precursor
vorläufig provisional, preliminary
Vorlagerung anteposition
Vorlast preload
Vorlesung lecture
Vorlust forepleasure
Vormilch colostrum, foremilk
Vormundschaft guardianship
Vorniere pronephros
Vorozol *e.e.*
Vorpolieren rough polishing
Vorpostenlymphknoten sentinel lymph node
vorprogrammiert preprogrammed
vorreinigen to prepurify
Vorrichtung appliance
Vorsatzlinse attachment lens
Vorschlag suggestion
vorschlagen to suggest
Vorschulalter preschool age
Vorsichtsmaßnahme precaution, precautionary measure
Vorspiel foreplay
vorstationäre Behandlung prehospital treatment
Vorsteherdrüse prostate
Vorstellung, geistige idea, imagination
Vorstellungsbild concept
Vorstufe precursor
Vortreibung protrusion
vorübergehend transient, transitional
Vorverdauung predigestion
Vorverstärker pre-amplifier
Vorversuch antecedent experiment
Vorwärtsbeugung forward flexion
Vorwärtsbewegung forward motion
Vorwärtsverlagerung forward displacement; proptosis
Vorwärtsversagen forward failure
Vorwasser forewaters
Vorwehe premonitory pain
Vorwölbung hillock, eminence
Vorwort foreword, preface
Vorzeichen (med.) prodromal sign
vorzeitig premature, precocious
Vulkanisator vulcanizer
vulkanisieren to vulcanize
Vulkanisierung vulcanization
vulnerabel vulnerable
Vulnerabilität vulnerability
Vulsellum *e.e.*
vulvär vulval
Vulvektomie vulvectomy
Vulvitis *e.e.*
vulvitisch vulvitic
vulvokrural vulvocrural
vulvovaginal *e.e.*
Vulvovaginitis *e.e.*
Vuzin *e.e.*

V

W

Waage balance, scales
Waaler-Rose-Test Rose-Waaler test
Wabe honeycomb
Wabenlunge honeycomb lung
Wabenschädel lückenschädel
wabig honeycombed
wach awake
Wachanfall sleep paralysis
wachen to be awake
– bei jemandem to sit up with one
Wachheit wakefullness
Wachkoma agrypnocoma, wakefull coma, coma vigil
Wacholder juniper
Wachs wax
Wachsabdruck wax impression
wachsam aware
Wachsamkeit awareness
Wachsarbeit waxwork
Wachsausbrennen wax burnout
Wachsbad wax bath
Wachsbasis wax base
wachsbeschichtet wax coated
Wachsbiss wax bite
wachsen (größer werden) to grow
Wachsfließer wax molding spoon
Wachsgebiss wax dental prosthesis
Wachsgusskanal wax sprue
Wachsinlay wax inlay
Wachsinlayabdruck wax inlay impression
Wachsmilz waxy spleen
Wachsmodell wax model
Wachsschablone wax pattern
Wachsschmelzer wax melter
Wachsstab wax stick
Wachstation recovery room
Wachstum growth
Wachstumsfaktor growth factor
Wachstumsfaktor BDNF m. BDNF (brain-derived neurotrophic factor)
Wachstumshormon growth hormone
wachstumsregulierend growth-regulating
Wachstumsstörung growth distrubance
Wachstumszone growth zone
Wachswall (dent.) wax rim
Wachszange wax pliers
Wachtraum day-dream
Wackelgelenk loose joint, articular instability, flail joint
Wackelkontakt loose contact
Wade calf
Wadenbein perone, fibula
Wadenkrampf calf cramp
Wadenschmerz calf pain
wächsern waxy
Wärme warmth, heat
Wärmeaustausch heat exchange
Wärmeaustauscher heat exchanger
wärmebildend thermogenetic
Wärmebildung thermogenesis
Wärmeempfindlichkeit thermal sensitivity
Wärmegrad degree of heat
Wärmeleiter heat conductor
Wärmeleitfähigkeit thermal conductivity
wärmen to warm
Wärmeregulation thermoregulation
Wärmestrahlung heat radiation
Wärmflasche warming bottle
Wärter guard, attendant
Wäsche wash
wässerig aqueous, watery
wässern to water
wässrig aqueous, watery
wässrig-alkoholische Lösung hydro-alcoholic solution
Waffel (dent.) wafer
Wahlfach elective subject (a), optional subject (e)
Wahl-Zeichen Wahl's sign
Wahn delusion
wahnhaft delusional
Wahnidee delusional idea
Wahnsinn insanity, lunacy
wahnsinnig insane
wahrnehmbar perceptible, cognoscible, cognizable, noticeable
Wahrnehmbarkeit perceptibility, cognoscibility, noticeability
wahrnehmen (benützen) to make use of
wahrnehmen (erkennen) to perceive, to notice
Wahrnehmung perception, cognition
Wahrnehmungsvermögen perceptivity, perceptive faculty
Wahrscheinlichkeit probability
Walchersche Hängelage Walcher's position
Waldeyerscher Rachenring Waldeyer's tonsillar ring
Waldenströmsche Krankheit Waldenstroem's disease
Wallach gelding
Wallenberg-Syndrom Wallenberg's syndrome

Wallersche Degeneration wallerian degeneration
Wallung rush
Walrat spermaceti
Walzgold rolled gold
Wamme (veter.) dewlap
Wand wall
wandern to migrate
wandernd migratory, wandering, vagrant
Wandermilz wandering spleen, floating spleen
Wanderniere wandering kidney
Wanderpneumonie migratory pneumonia
Wanderung migration
Wanderzelle wandering cell
Wandler changer, transducer, transformer
wandlos wall-deficient
wandständig mural, in the mural position, parietal
Wange cheek
Wangenhalter cheek retractor
Wangenschützer cheek protector
Wangentasche cheek pouch
wanken to rock
Wanze bug
Wanzenstich bugbite
Warburgsches Atmungsferment Warburg's yellow enzyme
Warfarin *e.e.*
warm *e.e.*
Warmblüter warm-blooded animal
warmblütig warm-blooded
Warnsignal warning signal
Warnung warning
Warteliste waiting list
warten (pflegen) to attend
Wartenberg-Zeichen Wartenberg's sign
Wartezeit waiting time
Wartezimmer waiting-room
Wartung maintenance, attendance
Warze wart, verruca
warzenförmig verruciform
Warzenfortsatz mastoid process
Warzenfortsatzzelle mastoid cell
warzig warty, verrucous
waschbar washable
waschen to wash
Waschflüssigkeit lotion, washing liquid
Waschmittel washing agent
Waschung lavation, lavement, lavage, ablution
Waschzwang ablutomania
Wasser water
wasserabstoßend water-repellent
wasseranziehend hygroscopic
Wasseraufnahme water intake
Wasserausscheidung water elimination
Wasserbad water bath
Wasserbett water bed
wasserbindend water-absorbent
Wasserbruch hydrocele
Wasserdampf water vapor (a), water vapour (e)
wasserdicht water-proof
Wasserdruck hydraulic pressure
Wasserfilter waterfilter
wassergekühlt water cooled
wasserhaltig hydrous
Wasserhaushalt water equilibrium
Wasser-in-Öl-Emulsion water-in-oil emulsion
Wasserklosett water-closet
Wasserkopf hydrocephalus
Wasserkrebs noma
Wasserlassen micturition
Wasserleiche corpse found in water
Wasserleitung waterline
wasserlöslich water-soluble
Wassermelonenmagen watermelon stomach
Wasserpocken chickenpox
Wasserretention water retention
Wasser, schweres heavy water
Wasserstoff hydrogen
–, schwerer heavy hydrogen
–, überschwerer tritium
Wasserstoffionenkonzentration hydrogen ion concentration
Wasserstoffsuperoxid hydrogen peroxide
Wasserstrahlgebläse water jet blower
Wasserstrahlpumpe water jet pump
Wasserstrahlschnitt water jet cut
Wassersucht dropsy
wassersüchtig dropsical
Wasserturbine water turbine
Wasserverbrauch water consumption
Wasservergiftung water intoxication
Wasserverlust deprivation of water
Wasserversuch water test
Waterhouse-Friderichsen-Syndrom Waterhouse-Friderichsen syndrome
Watschelgang waddling gait
watscheln to waddle
watschelig waddling
Watson-Schwartz-Test Watson-Schwartz test
Watt *e.e.*
Watte cotton wool, cotton, wadding
Watterolle cotton roll
Wattestäbchen wadding stick
Watteträger cotton carrier, cotton holder
Webe web

W

Weber-Ramstedtsche Operation Weber-Ramstedt's operation
Weberscher Versuch Weber's test
Weber-Syndrom Weber's syndrome
Webinar webinar
Wechseldruckbeatmung positive-negative pressure respiration
Wechselfieber intermittent fever
Wechselfußbad contrast foot bath
Wechseljahre menopause
Wechseljahrsbeschwerden climacteric complaints
Wechselstrom alternating current
Wechselwirkung interaction, reciprocation
Wechsler-Skala Wechsler scale
wecken to awake
Weckmittel rousing agent
Weckreaktion arousal reaction
Weddellit weddellite
wegbrennen to burn away
Wegegeld mileage grant
Wegener-Antikörper Wegener's antibody
wegführen to abduct
Wehen labor pains (a), labour pains (e)
–, Eröffnungs- first stage labor pains (a), first stage labour pains (e)
–, Press- second stage labor pains (a), second stage labour pains (e)
Wehenhemmung tocolysis, tokolysis
Wehenmittel oxytocic agent
Wehenschwäche uterine inertia
Weibchen (veter.) female
weiblich female, feminine
Weiblichkeit womanhood, feminity, muliebrity
Weichgold soft gold
weichmachend emollient
weichmachendes Mittel emollient; softener
Weichmetall soft metal
Weichschädel craniotabes, craniomalacia
Weichstrahltechnik soft ray method
Weichteile soft tissues
Weigertsche Färbemethode Weigert's method
Weihrauch olibanum, true frankincense
Weil-Felix-Reaktion Weil-Felix reaction
Weil-Marchesani-Syndrom syndrome of Weil-Marchesani
Weilsche Krankheit leptospiral jaundice
Weinstein tartar, potassium bitartrate
Weisel queen-bee
Weisheitszahn wisdom tooth
Weißdorn hawthorn
Weißdornblüte May-thorn
weißen to blanch
Weißgold white gold
weißhaarig white-haired
Weißmuskelkrankheit (veter.) enzootic muscular dystrophy
Weiterbehandlung subsequent treatment, follow-up treatment
Weiterbeobachtung follow-up, catamnesis
Weiterbildung, ärztliche medical postgraduate training
weitschweifig digressive
weitsichtig farsighted, longsighted
Weitsichtigkeit farsightedness
weitverbreitet wide-spread
Weitwinkel wide-angle
Weizenkeimöl wheat germ oil
Weizenkleie wheat bran
Weizenstärke wheatstarch
welk flabby, withered
Welle wave
–, steile (EEG) sharp wave
Wellenbereich wave-range
Wellenform waveshape
Wellenlänge wave-length
Welpe whelp
Wells-Syndrom syndrome of Wells
Weltgesundheitsorganisation (WHO) World Health Organization (WHO)
Weltraumkrankheit space sickness
Wenckebachsche Periode Wenckebach's period
wenden to turn
Wendepunkt turning-point
Wendung turning; version
–, äußere abdominal version
–, auf den Kopf cephalic version
–, innere internal version
–nach Braxton Hicks Braxton Hicks' version
Werdnig-Hoffmann-Syndrom syndrome of Werdnig-Hoffmann
werfen (veter.) to throw
Werksarzt industrial physician
Werkstätte, beschützende sheltered workshop
Werkzeug tool
Werlhofsche Purpura Werlhof's disease
Wermut wormwood
Werner-Syndrom syndrome of Werner
Wert worth, value; level
Wertheimsche Operation Wertheim's operation
wertig (einwertig/zweiwertig/dreiwertig/vierwertig/fünfwertig/sechswertig/siebenwertig/achtwertig) valent (monovalent/biva-

lent/trivalent/tetravalent/pentavalent/hexavalent/septivalent octavalent)
Wertigkeit valency; validity
Wesensänderung personality change
Wespe wasp
Westphal-Zeichen Westphal's sign
Western-Blot Western blot
Wettbewerb competition
wettbewerbsfähig competitive
wettbewerbsmäßig competitive
wetterfühlig weather sensitive
Wetterfühligkeit weather sensitivity
Whartonsche Sulze Wharton's jelly
Wheatstonesche Brücke Wheatstone's bridge
Whewellit whewellite
Whipplesche Krankheit Whipple's disease
Whipplesche Operation Whipple's operation
Whiteheadsche Operation Whitehead's operation
Whitlockit whitlockite
WHO (Weltgesundheitsorganisation) WHO (World Health Organization)
Wickel pack, wrap
–, feuchter wet-pack
–, feuchtwarmer fomentation
–, kalter cold pack
–, warmer warm pack
wickeln to wrap, to pack, to wind
Widder ram
Widerlager abutment
widerlich offensive, disgusting
Widerrist withers
Widerstand resistance
Widerstandsfähigkeit resistance
Widerstandshochdruck hypertension due to vascular resistance
widerstehen to resist
Widerwille aversion, reluctance
Wiederanbindung reattachment
Wiederanfügung reattachment
Wiederanheftung refixation, reattachment
wiederaufbereiten to recycle
Wiederaufbereitung recycling
wiederauffinden to retrieve
Wiederauffindung retrieval
Wiederaufleben revivescence
Wiederaufnahme (chem.) reuptake
– (ins Krankenhaus) readmission
Wiederauswertung re-evaluation
wiederbeleben to resuscitate
Wiederbelebung resuscitation, reanimation
Wiederbelebungsbett resuscitation bed
Wiederbesiedelung repopulation
Wiedereinpflanzung replantation
wiedereinrichten to redress
Wiedereinrichtung redressement
Wiedereintritt reentry
Wiedererwärmung rewarming
Wiedererweckung resuscitation
wiedergewinnen to regain, to retrieve, to recover
Wiedergewinnung retrieval, recovery
wiederherstellbar restorable
wiederherstellen to restore
wiederherstellend restorative
Wiederherstellung restoration, restitution, recovery, reparation, reconstruction, repair
Wiederherstellungsmaterial restorative
Wiederholungsblutung re-bleeding
Wiederholungsimpfung booster-shot
Wiederimpfung revaccination
Wiederinbesitznahme reentry
Wiederkäuen rumination
Wiederkäuer ruminant
Wiedereröffnung reopening
Wiederverschlimmerung recrudescence
Wiege cradle
Wiegentod cot death
Wiener-Spektrum Wiener spectrum
Wiesendermatitis grass dermatitis
Wigandscher Handgriff Wigand's maneuver (a), Wigand's manoeuvre (e)
Wille volition, will
willensmäßig volitional
Willensmangel abulia
willentlich volitional
Williams-Beuren-Syndrom syndrome of Williams-Beuren
willkürlich voluntary, arbitrary
Wilms-Tumor Wilms' tumor (a), Wilms' tumour (e)
Wilsonsche Krankheit Wilson's disease
Wimper eyelash
Windei blighted ovum
Windel baby napkin (e), diaper (a)
Windkessel compression chamber
Windpocken varicella
Windung winding, convolution
Winiwarter-Buergersche Krankheit Buerger's disease
Winkel angle
Winkelbildung angulation
winkelig angular
Winkelstück angle-piece
Winterfüße winter feet
Wintergrünöl wintergreen oil
Winterschlaf hibernation
–, künstlicher artificial hibernation
Wintrichscher Schallwechsel Wintrich's sign
Wirbel vertebra (anatom.); vortex, whorl

Wirbelbewegung whirl
Wirbelbogen vertebral arch
Wirbelbogenwurzel vertebral pedicle
Wirbelextraktion turboextraction
Wirbelgelenk vertebral joint
Wirbelkanal vertebral canal
Wirbelkörper vertebral body
wirbellos invertebrate
Wirbelsäule vertebral column, spinal column, spine
Wirbelsäulensäge spine saw
Wirbelsäulenverbiegung deformity of the spine
Wirbeltier vertebrate
Wirbeltuberkulose vertebral tuberculosis
wirken to have effect, to act
Wirkgruppe functional group
Wirklichkeitsverlust loss of reality, derealization
wirksam efficient, effective, efficacious
–, stark (pharm.) different, heroic
Wirksamkeit effectiveness, potency, efficacy, efficiency, activity
Wirkstoff active principle
Wirkung effect; response; action
–, unerwünschte untoward effect
Wirkungsdauer time of action
Wirkungsdosis effective dose
wirkungslos inefficient
Wirkungslosigkeit inefficiency
Wirkungsmechanismus mechanism of action
Wirkungsort site of action
Wirkungsspektrum action spectrum
Wirkungsverlust loss of effectiveness
Wirkungsweise mode of action
Wirt host
Wirtsorganismus host organism
Wirtswechsel host change
wischen to wipe
Wischer swab, wiper
Wiskott-Aldrich-Syndrom syndrome of Wiskott-Aldrich
Wismut bismuth
Wismutvergiftung bismuthism
Wissen knowledge, cognition
Wissenschaft science
Wissenschaftler(in) scientist
wissenschaftlich scientific
Wistar-Ratte Wistar rat
Wittepepton Witte's peptone
Witterungsumschlag change of weather
Witzelfistel Witzel's fistula
Witzelsucht jocularity
Wochenbett childbed
Wochenbettfieber puerperal fever
Wochenbettgymnastik postpartum gymnastics
Wochenfluss lochia
Wochenpflege maternity care
Wochenpflegerin obstetric nurse
Wöchnerin lyin-in woman
Wohlbefinden well-being
Wohlfahrt welfare
Wohlgemuth-Probe Wohlgemuth's test
wohlriechend odorant
Wohnen, betreutes assisted living, sheltered accomodation
Wolf (Hautreizung) chafe
Wolff-Parkinson-White-Syndrom Wolff-Parkinson-White syndrome
Wolffscher Gang wolffian duct
Wolffscher Körper mesonephros
Wolfram tungsten
Wolframat tungstate
Wolfsrachen palatoschisis, cleft palate, fissure of the palate
wolhynisches Fieber Volhynia fever, trench fever, quintan fever
Wollfett wool fat
wollüstig voluptuous
Wollust voluptousness
Wollwachs wool wax
Wortblindheit word blindness
Wortfindungsstörung nominal aphasia
Worttaubheit word deafness
WPW-Syndrom WPW syndrome
Wrisbergscher Knorpel Wrisberg's cartilage
Wuchereria bancrofti *e.e.*
wuchernd luxuriant
Wucherung excrescence, proliferation
Wuchs stature; growth
Würgemal strangulation mark
würgen to choke, to strangulate
Wulst ridge, torus
wund sore
Wundausschneidung débridement, wound excision
Wundbehandlung treatment of a wound
Wunddiphtherie wound diphtheria
Wunde wound
–, Ausschuss- out-shoot wound, exit wound
–, Einschuss- in-shoot wound, entrance wound
–, Quetsch- contused wound, bruise
–, Riss- lacerated wound
–, Schnitt- incised wound
–, Schuss- gunshot wound
–, Stich- stab wound
Wundfieber wound fever

Wundhaken tissue retractor
Wundheilmittel vulnerary
Wundheilung (primäre/sekundäre) healing of a wound (by first/second intention)
Wundhöhle wound cavity
Wundinfektion wound infection
Wundklammer wound clip
Wundklammerpinzette wound clip forceps
Wundliegen bedsore
Wundmittel remedy for wounds, vulnerary
Wundrand margin of a wound
Wundrandpinzette approximation forceps
wundreiben to chafe
Wundreinigung wound toilet
Wundschorf escar
Wundsekret wound secretion, ichor
Wundsepsis wound sepsis
Wundsperrer self-retaining tissue retractor
Wundstarrkrampf tetanus
Wundtoilette wound toilet
Wundverband wound dressing
Wundverschluss closure of a wound
Wundversorgung wound care, wound toilet
Wunschdenken dereistic thinking
Wurf (zool.) litter
Wurm worm
wurmartig vermicular
Wurmbefall verminosis, helminthiasis
wurmförmig vermiform
Wurmfortsatz appendix, vermiform process
wurmig wormy
wurmkrank suffering from worms
Wurmkur deworming
Wurmmittel vermifuge; vermicide
Wurmsamen wormseed
Wurmsamenöl oil of wormseed
wurmtötend vermicidal
wurmtötendes Mittel vermicide
wurmtreibend vermifugal
wurmtreibendes Mittel vermifuge
Wurstvergifiung sausage-poisoning
Wurzel root
Wurzelbehandlung root treatment
Wurzelfräse root trimmer
Wurzelfragment root fragment
Wurzelfüllung root canal filling
Wurzelglättung root planing
Wurzelhaut periodontal membrane, pericementum
Wurzelhautabszess pericemental abscess
Wurzelheber root elevator
Wurzelkanal root canal
Wurzelkanalerweiterer root canal reamer
Wurzelkanalfüllung root canal filling
Wurzelkanalinstument root canal instrument
Wurzelkappe root cap
wurzellos rootless
Wurzelnadel root needle
Wurzelschmerz root pain
Wurzelschraube root screw
Wurzelspitze root apex
Wurzelspitzenabszess apical abscess (dent.)
Wurzelspitzenamputation apicectomy (dent.)
Wurzelspitzengranulom apical granuloma (dent.)
Wurzelspitzenheber apical fragment ejector
Wurzelspitzenresektion apicectomy
Wurzelsplitter root fragment
Wurzelstumpf root stump
Wurzelsyndrom radicular syndrome
Wut rage, fury

W

X

Xamoterol *e.e.*
Xanthat xanthate
Xanthelasma *e.e.*
Xanthen xanthene
Xanthin *e.e.*
Xanthinoxidase *e.e.*
Xanthinoxidasehemmer xanthinoxidase inhibitor
Xanthinurie xanthinuria
Xanthiol *e.e.*
Xanthoastrozytom xanthoastrocytoma
xanthochrom xanthochromic
Xanthochromie xanthochromia
Xanthodermie xanthoderma
Xanthodontie xantodontia
Xanthofibrom xanthofibroma
Xanthofibrosarkom xanthofibrosarcoma
Xanthogenat xanthogenate
Xanthogranulom xanthogranuloma
Xanthom xanthoma
xanthomatös xanthomatous
Xanthomatose xanthomatosis
Xanthomonas *e.e.*
Xanthon xanthone
Xanthophyll *e.e.*
Xanthoprotein *e.e.*
Xanthopsie xanthopsia
Xanthopterin *e.e.*
Xanthosarkom xanthosarcoma
Xanthose xanthosis
Xanthosin xanthosine
Xanthotoxin xanthotoxine
Xanthozyanopsie xanthocyanopsia
Xantinol *e.e.*
Xantocillin *e.e.*
X-Bein knock knee
Xenipenton xenipentone
Xenoantigen *e.e.*
Xenobanking *e.e.*
Xenobioticum xenobiotic
xenobiotisch xenobiotic
Xenodiagnose xenodiagnosis
xenodiagnostisch xenodiagnostic
xenogen xenogenous
Xenogenese xenogenesis
xenogenetisch xenogenetic
Xenologie xenology
xenologisch xenological
Xenon *e.e.*
Xenoparasit xenoparasite
Xenophobie xenophobia
Xenophonie xenophonia
Xenoplastie xenoplasty
Xenopsylla *e.e.*
Xenotransplantat xenotransplant, xenograft
Xenthiorat xenthiorate
Xenygloxal *e.e..*
Xenysalat xenysalate
Xenytropium *e.e.*
Xenotyp xenotype
Xenyrat xenyrate
Xeroderma *e.e.*
xerodermisch xerodermic
Xerographie xerography
xerographisch xerographical
Xerophthalmie xerophthalmia
Xeroradiographie xeroradiography
xeroradiographisch xeroradiographical
Xerose xerosis
Xerosebazillus Corynebacterium xerosis
Xerostomie xerostomia
Xerotomographie xerotomography
xerotomographisch xerotomographical
Ximelagatran *e.e.*
Xinafoat xinafoate
Xinomilin xinomiline
Xipamid xipamide
Xiphodynie xiphodynia
Xiphoid *e.e.*
xiphokostal xiphocostal
Xylamidin xylamidine
Xylan *e.e.*
Xylase *e.e.*
Xylenol *e.e.*
Xylidin xylidine
Xylit xylitol
Xylocoumarol *e.e.*
Xyloglukan xyloglucan
Xyloketose *e.e.*
Xylol xylene
Xylometazolin xylometazoline
Xylopyranose *e.e.*
Xylose *e.e.*
Xyloseisomerase *e.e.*
Xylosereduktase xylosereductase
Xylosurie xylosuria
Xylosyltransferase *e.e.*
Xylulokinase *e.e.*
Xylulose *e.e.*
Xylulosurie xylulosuria

Y

Yamwurzel yam
Yersinia enterocolitica *e.e.*
Yersinie yersinia
Yersiniose yersiniosis
Yoga *e.e.*
Yohimban *e.e.*
Yohimbin yohimbine
Ytterbium *e.e.*
Yttrium *e.e.*

Z

zackig pronged, indented, serrated
Zähler counter
Zählkammer counting chamber
Zählzwang arithmomania
Zähneknirschen teeth gritting, bruxomania, bruxism
Zähnelung indenture
Zäk... siehe:/see: Zök...
Zäpfchen (anatom.) uvula
– (pharm.) suppository
Zäsium caesium (e), cesium (a)
Zahn tooth
–, ausgeschlagener avulsed tooth
–, bleibender permanent tooth
–, eingeklemmter impacted tooth
–, verlagerter malposed tooth
Zahnabdruck tooth impression
Zahnachse tooth axis
zahnärztlicher Stuhl dental chair
Zahnalveole tooth socket
Zahnarzt, Zahnärztin dentist
Zahnarzthelferin dental assistant, dental surgery assistant
Zahnarztpraxisraum dentist's office
Zahnausfall loss of teeth, exfoliation of teeth
Zahnausrichtung, normale tooth alignment (e), tooth alinement (a)
Zahnbelag dental plaque
Zahnbett periodontium
Zahnbildung odontogenesis, odontogeny
Zahnbogen dental arch
Zahnbohrer dental bur, dental burr
Zahnbrücke dental bridge
Zahnbürste tooth-brush
Zahndurchbruch eruption of a tooth
Zahneinlage dental filling
Zahnersatz dental appliance, dental prosthesis
Zahnextraktion extraction of a tooth
Zahnextraktionslehre exodontology
Zahnfäule dental caries
Zahnfarbenschlüssel tooth color guide (a), tooth colour guide (e)
Zahnfistel dental fistula
Zahnfleisch gingiva, gum
Zahnfleischabszess gingival abscess
Zahnfleischblutung ulorrhea (a), ulorrhoea (e)
Zahnfleischentzündung gingivitis, ulitis
Zahnfleischfistel gingival fistula
Zahnfleischkappenstanze gum guillotine forceps
Zahnfleischkürettage gingival curettage
Zahnfleischmesser gum lancet
Zahnfleischrand gingival margin
Zahnfleischrandwulst gum festoon
Zahnfleischsaum gingival margin
Zahnfleischschere gum scissors
Zahnfleischtasche gingival pocket
Zahnfleischtaschensonde pocket explorer
Zahnfokus dental focus
Zahnformel dental formula
Zahnfüllung dental filling, stopping
–, gegossene inlay
Zahngold dental gold
Zahnhals neck of the tooth
Zahnhalteapparat parodontium, paradentium
Zahnheilkunde dentistry, odontiatria
–, konservierende conservative dentistry
–, prothetische prosthodontia
Zahnimplantat dental implant
Zahnkanal dental canal
Zahnkapuze tooth hood, odontoclamis
Zahnklinik dental clinic
Zahnkrone crown of the tooth
Zahnleiste tooth band, dental ridge
Zahnlockerung tooth-loosening, loosening of the teeth
zahnlos edentulous, anodont
Zahnnerv dental nerve
Zahnpapille dental papilla
Zahnpaste tooth-paste
Zahnpflege dental care
Zahnpflegemittel dentifrice
Zahnpoliergerät dental burnisher
Zahnprothese denture, dental prosthesis
–, Oberkiefer- upper denture
–, provisorische temporary denture
–, Teil- partial denture
–, Unterkiefer- lower denture
–, Voll- complete denture
Zahnprothesenanpassung denture adaptation
Zahnprothesenplatte denture plate, dental prosthesis plate
Zahnprothetik prosthodontia
Zahnpulpa tooth pulp
Zahnpulver dentifrice
Zahnregulierung correction of teeth irregularities
Zahnregulierungsapparat dental regulating appliance
Zahnreihe row of teeth
Zahnreihenschluss occlusion

Zahn-Röntgenuntersuchung dental radiography
Zahnsäckchen dental sac
Zahnschmelz dental enamel
–, gesprenkelter mottled enamel
Zahnschmerz toothache, odontalgia
Zahnsequester dental sequestrum
Zahnspiegel dental mirror
Zahnstatus dental status
Zahnstein dental tartar
Zahnsteinentferner scaler
Zahnsteinentfernung scaling
Zahnstellung tooth position
Zahnstellungsanomalie dental malalignment (e), dental malalinement (a)
Zahnstumpf tooth stump
Zahntechniker(in) dental technician
zahntragend dentigerous
Zahntrepanation odontotomy
Zahnung teething, dentition
Zahnunregelmäßigkeit dental irregularity
Zahnverschmelzung tooth fusion
Zahnwinkel tooth angle
Zahnwurzel dental root
Zahnwurzelhaut periodontal membrane
Zahnwurzelkanal dental root canal
Zahnwurzelspitze dental root apex
Zahnzange extracting forceps
Zahnziehen tooth drawing, extraction of a tooth
Zalcitabin zalcitabine
Zanamivir *e.e.*
Zanderapparat Zander apparatus
Zange forceps
–, hohe high forceps
Zangemeisterscher Handgriff Zangemeister's maneuver (a), Zangemeister's manoeuvre (e)
Zangenentbindung forceps delivery
Zapfen (dent.) pivot
– und Stäbchen (der Retina) cones and rods (of the retina)
Zapfenzelle retinal cone, cone cell
Zapizolam *e.e.*
zart delicate, tender
z.B. (zum Beispiel) for instance
z.B. (zur Beobachtung) for observation
Zeatin *e.e.*
Zeaxanthin *e.e.*
Zebozephalie cebocephaly
Zecke tick
Zeckenbefall ixodiasis, infestation with ticks
Zeckenbiss tick-bite
Zeckenfieber tick fever
Zeckenlähme tick paralysis
Zedernholzöl cedar wood oil
Zehe toe
–, schnellende trigger toe
Zehenballen ball of a toe
Zehennagel toenail
Zehen, übereinanderstehende overlapping toes
Zehenverwachsung webbed toes
zehntelnormal decinormal
Zeichen sign
Zeichensprache sign language
Zeichnung, streifige striation
Zeigefinger index finger
Zeigeversuch pointing test
Zehntagefieber South African tick-bite fever
Zein *e.e.*
Zeit time
zeitabhängig time-dependent
zeitraubend time-consuming
Zeitschalter time switch
Zeitschrift periodical
Zeitsinn sense of time
zeitsparend time saving
Zellantigen cellular antigen
zellarm cell-poor
Zellatmung cell respiration
Zellatypie cellular atypia
Zelle cell
Zelleinschluss cell inclusion
Zellelektrophorese cell electrophoresis
zellenförmig celliform
Zellenzym cellular enzyme
zellfrei cell-free
Zellgewebe cellular tissue
Zellgewebsentzündung cellulitis
Zellgift cytotoxin
Zellhormon cytohormone
Zellkern cell nucleus
Zellklonierung cell cloning
Zellkultur cell culture
Zellmembran cytomembrane
Zellmetaplasie cytometaplasia
Zellmorphologie cytomorphology
Zellnest cell nest
Zellobiase cellobiase
Zelloidin celloidin
Zellpathologie cytopathology
Zellphysiologie cytophysiology
Zellplasma cytoplasm
zellreich cell-rich
Zellskelett cytoskeleton
zellständig cell-fixed
Zellstoff wood pulp
Zellteilung cell division
Zelltherapie cell therapy

Zelltod cell death
zellulär cellular
Zellularchemie cytochemistry
Zellularpathologie cytopathology
Zellularphysiologie cytophysiology
Zellulartherapie cytotherapy
Zellulase cellulase
Zellulose cellulose
Zellverband cell agglomeration
zellvermittelt cell-mediated
Zellwand cell wall
Zellwolle synthetic wool
Zement cement
Zementbildung cementification
zementieren to cement
Zementitis cementitis
Zementoblast cementoblast
zementodentinal cementodentinal
Zementoklasie cementoclasia
Zementoklast cementoclast
Zementom cementoma
Zementose cementosis
Zementozyt cementocyte
Zenkersches Divertikel Zenker's diverticulum
Zentigramm centigram
Zentiliter centiliter (a), centilitre (e)
Zentimeter centimeter (a), centimetre (e)
zentral central
Zentralarchiv central archives
zentrales Grau central gray
Zentralfibrillenmyopathie central core disease
Zentralisation centralization
Zentralisierung centralization
Zentralkanal central canal
Zentralkörper central body
Zentralkörperchen centriole
Zentralnervensystem central nervous system
Zentralskotom central scotoma
Zentralspindel central spindle
Zentralstar central cataract
Zentralstrahl central ray
Zentralvene central vein
Zentralversorgung (med.) central care
zentralwärts centrad
Zentralwindung, hintere/vordere postcentral/precentral gyrus
zentrenzephal centrencephalic
Zentrierkonus (dent.) focusing cone
zentrifugal centrifugal
Zentrifugat centrifugate
Zentrifuge centrifuge
zentrifugieren to centrifuge
Zentrifugierung centrifugation
zentrilobulär centrilobular
Zentriol centriole
zentripetal centripetal
zentroazinös centroacinous
Zentroblast *e.e.*
zentroblastisch centroblastic
zentrolezithal centrolecithal
zentrolobär centrolobar
Zentromer centromere
Zentroplasma centroplasm
Zentrosom centrosome
zentrotemporal centrotemporal
zentrozökal centrocecal (a), centrocoecal (e)
Zentrozyt centrocyte
zentrozytär centrocytic
Zentrum center (a), centre (e)
–, motorisches motor center/centre
Zentrumsdialyse center dialysis (a), centre dialysis (e)
Zeolit zeolite
Zepastin zepastine
Zephalalgie cephalalgia
Zephalo… siehe auch:/see also: Kephalo…
Zephalopankreatektomie cephalopancreatectomy
zephalomedullär cephalomedullary
Zer cerium
Zeramid ceramide
Zeramidase ceramidase
Zeramidose ceramidosis
Zeranol *e.e.*
zerbeißen to bite to pieces
zerbrechlich fragile
Zerbröckelung comminution
Zerealie cereal
zerebellär cerebellar
zerebellopontin cerebellopontile
zerebellorubrospinal cerebellorubrospinal
zerebellovestibulär cerebellovestibular
Zerebellum cerebellum
zerebral cerebral
zerebraler vaskulärer Anfall cerebrovascular accident (CVA)
Zerebralsklerose cerebral sclerosis, cerebrosclerosis
zerebromakulär cerebromacular
zerebromeningeal cerebromeningeal
Zerebron cerebron
Zerebrosid cerebroside
Zerebrosidase cerebrosidase
Zerebrosidlipoidose cerebroside lipoidosis
Zerebrosidose cerebrosidosis
zerebrospinal cerebrospinal
Zerebrospinalflüssigkeit cerebrospinal fluid
zerebrotendinös cerebrotendinous

zerebrovaskulär cerebrovascular
Zerebrum cerebrum, brain
Zerfahrenheit flightiness
Zerfall disintegration, decay
zerfressen to corrode
Zerkarie cercaria
Zerklage cerclage
Zerkosporose cercosporosis
zermalmen to crush
Zeroid ceroid
zerreißen to lacerate
Zerreißung disruption, laceration, rupture
Zerrüttung disorganization, derangement, ruin
Zerrung strain
zerschneiden to cut to pieces
Zersetzung decomposition
Zerstäuber atomizer
zerstörbar destructible
zerstören to destruct
Zerstörung destruction
zerstreuen (phys.) to disperse
zerstreuen (psych.) to distract
zerstreut absent-minded; distracted
Zerstreutheit absent-mindedness
Zerstreuung (phys.) dispersion
Zerstreuung (psych.) distraction
Zerstückelung morcellation
Zertation certation
zertifizieren to certify
Zertifizierung certification
Zerumen cerumen
zeruminal ceruminal
Zeruminalpfropf ceruminal plug, impacted cerumen
zeruminös ceruminous
zervikal cervical
Zervikalmatrize cervical separator
Zervikalpolyp cervical polypus
Zervikalsyndrom cervical syndrome
Zervikalzone cervical zone
zervikoaxial cervico-axial
zervikobrachial cervicobrachial
zervikobukkal cervicobuccal
zervikolingual cervicolingual
Zervikoskopie cervicoscopy
zervikothorakal cervicothoracic
zervikovaginal cervicovaginal
Zervix cervix
Zervixschleim cervical mucus
Zervixstumpf cervical stump
zerzupfen to tease
Zestode cestode
ZE-Syndrom (Zollinger-Ellison-Syndrom) Zollinger-Ellison syndrome (ZE syndrome)
Zetawelle zeta wave
Zetidolin zetidoline
Zetobemidon cetobemidone
zeugen to procreate, to beget
Zeugmatographie zeugmatography
Zeugnis certificate
Zeugung procreation
zeugungsfähig procreative, capable of begetting, able to beget
Zeugungsfähigkeit ability to beget, procreative capacity
Zeugungskraft generative power
Zeugungsorgane genital organs
Zeugungsunfähigkeit disability to beget, impotence, sterility
Zidometacin *e.e.*
Zidovudin zidovudine
Ziegelmehlsediment brick dust deposit
Ziegenmilch goat's milk
Ziegenpeter epidemic parotitis, mumps
Ziehen traction
ziehen to pull, to draw
Zieher puller
Ziehl-Neelsen-Färbung Ziehl-Neelsen staining method
Ziel aim, target
Zielaufnahme spotfilm radiogram
zielgerichtet targeted
Zielorgan target organ
Zielscheibe target
Zielscheibenzelle target cell
Zielvorstellung purposive idea
Zieve-Syndrom Zieve's syndrome
Zilantel *e.e.*
ziliar ciliary
Ziliarkörper ciliary body
Zilie cilium
Ziliektomie ciliectomy
ziliospinal ciliospinal
Zimmertemperatur room temperature
Zimt cinnamon
Zimtöl oil of cinnamon
Zingulektomie cingulectomy
Zink zinc
Zinkazetat zinc acetate
Zinkchlorid zinc chloride
Zinkleim gelatin of zinc
Zinkoxid zincoxide
Zinkoxychlorid zinc oxychloride
Zinkoxyphosphatzement zinc oxyphosphate cement
Zinkpaste zinc paste
Zinksalbe zinc ointment
Zinkschüttelmixtur white lotion
Zinksilikatzement zinc silicate cement

Zinksulfat zinc sulfate (a), zinc sulphate (e)
Zinksuspension zinc suspension
Zinkvergiftung zincalism
Zinkzement zinc oxychloride
Zinn tin
zinnhaltig stanniferous
– **(vierwertig)** stannic
– **(zweiwertig)** stannous
Zinnober cinnabar
Zinostatin *e.e.*
Zinviroxim zinviroxime
Zipfel cusp
Ziprasidon ziprasidone
Zirbeldrüse pineal gland
zirkadian circadian
zirkadisch circadian
Zirkel circle
Zirkonium zirconium
zirkulär circular
Zirkulation circulation
zirkulatorisch circulatory
zirkulieren to circulate
zirkumanal circumanal
zirkumartikulär circumarticular
zirkumbulbär circumbulbar
Zirkumduktion circumduction
Zirkumferenz circumference
zirkumkorneal circumcorneal
zirkumokulär circumocular
zirkumoral circumoral
zirkumorbital circumorbital
zirkumpulpal circumpulpal
zirkumskript circumscribed
Zirkumsporozoit circumsporozoite
zirkumvaskulär circumvascular
zirkumventrikulär circumventricular
Zirkumzision circumcision
Zirrhose cirrhosis
zirrhotisch cirrhotic
zirzinär circinate
zischend sibilant
zisternal cisternal
Zisterne cistern
Zisternographie cisternography
Zisternostomie cisternostomy
Zistron cistron
zitieren to cite
Zitrat citrate
Zitrin citrin
Zitrochlorid citrochloride
Zitronensäurezyklus citric acid cycle
Zitrullin citrulline
Zitterkrankheit, enzootische (veter.) border disease
Zittern tremblement, trepidation
zittern to tremble
Zitze teat
ZNS (Zentralnervensystem) central nervous system
Zocainon zocainone
Zögern hesitancy, hesitation
zökal cecal (a), coecal (e)
Zökum cecum (a), coecum (e)
Zöliakie celiac disease (a), coeliac disease (e), idiopathic steatorrhea (e), idiopathic steatorrhoea (e)
Zöliakographie celiacography (a), coeliacography (e)
Zölom celom (a), coelom (e)
Zönästhesie cenesthesia (a), coenaesthesia (e)
Zönästhopathie cenesthopathy (a), coenaesthopathy (e)
Zönurose coenurosis, staggers
Zoficonazol *e.e.*
Zogamicin *e.e.*
Zolamin zolamine
Zolertin zolertine
Zollinger-Ellison-Syndrom Zollinger-Ellison syndrome
Zolmitriptan *e.e.*
Zoloperon zoloperone
Zolpidem *e.e.*
Zomepirac *e.e.*
Zonästhesie zonaesthesia (e), zonesthesia (a)
zonal *e.e.*
Zone *e.e.*
Zonenelektrophorese zone electrophoresis
Zonierung zonation
Zonisamid zonisamide
Zonographie zonography
zonulär zonular
Zonula Zinni zonule of Zinn
Zonulitis *e.e.*
Zonulolyse zonulolysis
Zooanthroponose zooanthroponosis
Zoogonie zoogony
Zookinase *e.e.*
Zoologe zoologist
Zoologie zoology
Zoologin zoologist
zoologisch zoological
Zoonose zoonosis
Zooparasit zooparasite
zoophil zoophilic
Zoophilie zoophilia
Zoopsie zoopsia
Zoospermie zoospermia
Zoospore *e.e.*
Zoosterin zoosterol

Zootoxin *e.e.*
Zopfbildung serpentine cording
Zopiclon zopiclone
Zoster *e.e.*, zona, shingles
zosterartig zosteriform
Zotepin zotepine
Zotte villus
Zottenkarzinom villous carcinoma
zottig villous
Zoxazolamin zoxazolamine
Zubehör pertinents pl.
zubereiten to prepare
Zubereitung preparation; confection
Zucht (Aufzucht) breeding
Zuchtbulle breeder bull
Zuchteber stud-boar
Zuchthengst stud-horse
Zuchthuhn brood-hen
Zuchtstute brood-mare
Zuchtvieh brood cattle
zucken to convulse, to twitch
Zucker sugar
Zuckerersatz sugar substitute
Zuckergussdarm *e.e.*
Zuckergussleber *e.e.*
Zuckerkandlsches Organ Zuckerkandl's organ
zuckerkrank diabetic
Zuckerkranke(r) diabetic
zuckern to saccharate, to sugar; to coat with sugar
Zuckerrohrfieber canefield fever
zuckerspaltend saccharolytic
Zuckerstoffwechsel sugar metabolism
Zuckertoleranz sugar tolerance
Zuckung convulsion, jerk
Zuclopenthixol *e.e.*
züchten to breed, to cultivate
Züchtung breeding
zügeln to rein
Zugpflaster blister, blistering plaster
zufällig accidental; by chance
Zufall accident, chance
Zufallsauswahlverfahren random sampling
Zufallsbefund incident finding
Zufallsmutation random mutation
Zufluss inflow
zufriedenstellend satisfactory
zufügen to add
zuführend afferent
Zufuhr addition, supply
Zug (Ziehen) traction, pull
zugänglich accessible
Zugänglichkeit accessibility
Zugang access
– für Behinderte handicap accessible entrance
Zugfestigkeit tensile strength
Zugklammer tensile clasp
Zugkraft tensile force
Zugluft draught (e), draft (a)
Zugpflaster blistering plaster
zuheilen to heal up
Zukunftserwartung future expectation
Zulassung admission
zunehmend crescent, increasing, growing
Zunge tongue
–, belegte coated tongue, furred tongue
Zungenbändchen lingual frenulum
Zungenbein hyoid bone
Zungenbiss tongue bite
Zungenbrennen glossopyrosis
Zungendrücker tongue depressor
Zungenhalter tongue holder
Zungenkrebs tongue cancer
Zungenlähmung glossoplegia
Zungenmandel lingual tonsil
Zungenplastik glossoplasty
Zungenrand tongue margin
Zungenspitze tip of the tongue
Zungenwurzel tongue root
Zungenzange tongue forceps
Zurechnungsfähigkeit responsibility, soundness of mind
zurückdrängen to force back
zurückgeblieben retarded
zurückgewinnen to recycle, to recuperate
zurückhalten to tetain
zurückspulen to rewind
zurückziehen to retract
zusätzlich additional
Zusammenballung conglobation
Zusammenbruch breakdown
zusammendrücken to compress
Zusammendrücken compression
Zusammenfassung summary; abstract
Zusammenprall impact, collision
Zusammensetzung composition
zusammenwachsen to coalesce, to grow together
Zusammenwachsen coalescence
zusammenziehen to constrict
Zusammenziehung constriction
Zusatz additive
Zusatzwirt additional host
Zustand state
– nach Ischämie postischaemic state (e), postischemic state (a)
Zustimmung consent

Z

Zustimmungserklärung nach Aufklärung informed consent
Zutritt entrance, access, admission, admittance
Zwang (psych.) compulsion; obsession
zwanghaft compulsory, compulsive; obsessional, obsessive
Zwangsbehandlung compulsory treatment
Zwangsdenken forced thinking
Zwangseinweisung compulsory hospitalization
Zwangshandlung compulsive action
Zwangshospitalisierung compulsory hospitalization
Zwangsjacke camisole; strait-jacket
Zwangslachen compulsive laughter
Zwangsmaßnahme restraint
Zwangsneurose compulsion neurosis
Zwangsvorstellung obsession
Zwangsweinen compulsive weeping
zwangsweise compulsory
Zwangszählen arithmomania
Zweck aim, purpose, intention
zweckbestimmt intentional
zwecklos aimless
zweckmäßig suitable
zweiarmig two-armed
zweibasig dibasic
zweibeinig two-legged
zweidimensional two-dimensional
zweieiig binovular
zweifach double, twofold
Zweifachkombination double combination
zweifarbig bichromatic
Zweifüßer biped
zweifüßig biped
Zweig branch
Zweigefäßerkrankung two-vessel disease
zweigeteilt bipartite
Zweigläserprobe two-glass test
zweigliedrig two-membered
zweihändig two-handed
zweikammerig bicameral
Zweikohlenstoff-Fragment two carbon unit
zweilappig bilobate
Zweiphasensystem two phase system
zweipolig two-polar
Zweiteilung bipartition
zweite Wahl second choice
zweitgebärend secundiparous
Zweitgebärende secundipara
Zweitimpfung revaccination
Zweiwegehahn two-way stopcock
zweiwertig bivalent, diad
Zweiwertigkeit bivalence
Zwerchfell diaphragm, midriff
Zwerchfellatmung diaphragmatic respiration
Zwerchfellhernie diaphragmatic hernia
Zwerchfellhochstand diaphragmatic elevation
Zwerchfellkuppel dome of the diaphragm
Zwerchfellähmung phrenoplegia
Zwerchfellrippenwinkel costophrenic angle
Zwerchfelltiefstand phrenoptosis
Zwerg dwarf
Zwergbandwurm dwarf tapeworm
Zwergwuchs dwarfism, dwarfishness, nanism, nanosomia
zwergwüchsig nanous
zwicken to twinge
Zwickzange pincers
Zwieback rusk
Zwiebel bulb
–, Speise- onion
Zwielicht twilight
Zwiemilch two-milk
Zwilling twin
Zwillinge, eineiige uniovular twins, enzygotic twins
Zwillinge, Siamesische Siamese twins, conjoined twins
Zwillinge, zweieiige binovular twins, dizygotic twins
Zwillingsbogen twin arch
Zwillingsforschung gemellology
Zwillingsschwangerschaft twin pregnancy
Zwillingsspulenniere twin coil kidney
Zwingerhusten (veter.) kennel cough
Zwirn thread, twine
Zwischenbiss intermediate occlusion
Zwischenblutung intermenstrual bleeding
Zwischenergebnis intermediate result
Zwischenfall incident
Zwischenform intermediate form
zwischengelagert placed between, intermediate
Zwischenglied (dent.) pontic
Zwischenhirn betweenbrain
Zwischenkiefer intermaxillary bone
Zwischenkörper amboceptor
Zwischenmahlzeit between-meal
Zwischenraum interspace; interval
Zwischenreaktion intermediate reaction
Zwischenrippenraum intercostal space
Zwischenschicht interlayer
Zwischenstadium intergrade
Zwischenumwandlung interconversion
Zwischenwirbelloch intervertebral foramen
Zwischenwirbelscheibe intervertebral disk
Zwischenwirbelraum intervertebral space

Zwischenwirt intermediary host
Zwischenzelle interstitial cell
Zwitter hermaphrodite
Zwölffingerdarm duodenum
Zwölffingerdarmgeschwür duodenal ulcer
Zyanamid cyanamide
Zyanid cyanide
Zyanidanol cyanidanol
Zyanit cyanite
Zyankali cyanide of potassium
Zyanoakrylat cyanoacrylate
Zyanokobalamin cyanocobalamine
Zyanopindolol cyanopindolol
Zyanose cyanosis
zyanotisch cyanosed
Zygodaktylie zygodactyly
zygomatikofazial zygomaticofacial
zygomatikofrontal zygomaticofrontal
zygomatikoorbital zygomatico-orbital
zygomatikosphenoidal zygomaticosphenoidal
zygomatikotemporal zygomaticotemporal
zygomatisch zygomatic, malar
zygomaxillär zygomaxillary
Zygomykose zygomycosis
Zygosporin *e.e.*
zygotisch zygotic
Zygotän zygotene
Zygote *e.e.*
Zykl... siehe auch:/see also: Cycl..., Cicl...
Zyklamat cyclamate
Zyklase cyclase
Zyklektomie cyclectomy
zyklisch cyclic
Zyklitis cyclitis
Zyklodialyse cyclodialysis
Zykloduktion cycloduction
Zykloguanil cycloguanil
Zyklohexan cyclohexane
Zyklooxygenase cyclo-oxygenase
Zyklopentan cyclopentane
Zyklopentanperhydrophenanthren cyclopentanoperhydrophenanthrene
Zyklopenthiazid cyclopenthiazide
Zyklopentolat cyclopentolate
Zyklophorie cyclophoria
Zyklopie cyclopia
Zyklophosphamid cyclophosphamide
Zyklophrenie cyclophrenia
Zyklopropan cyclopropane
Zyklopyrrolon cyclopyrrolone
Zykloserin cycloserine
Zyklospasmus cyclospasm
Zyklosporin cyclosporin
Zyklothiazid cyclothiazide
zyklothym cyclothymic
zyklothyme Person cyclothymiac
Zyklothymie cyclothymia, cyclophrenia
Zyklotomie cyclotomy
Zyklotron cyclotron
Zyklovergenz cyclovergence
Zyklus cycle
Zylinder cylinder
–, Harn- urinary cylinder, urinary cast
–, granulierter granular cast
–, hyaliner hyaline cast
–, Koma- Külz's cast, coma cast
–, Wachs- waxy cast
Zylinderepithel columnar epithelium
Zylindermessglas graduated cylinder
zylindrisch cylindrical
Zylindrom cylindroma
Zylindrurie cylindruria
Zylofuramin zylofuramine
Zymarin cymarin
Zymase *e.e.*
Zymarose cymarose
Zymarosid cymaroside
Zymogen zymogen
Zymogramm zymogram
Zymohexase *e.e.*
Zymolyse zymolysis
Zymosterin zymosterol
Zyproteron cyproterone
Zystadenokarzinom cystadenocarcinoma
Zystadenolymphom cystadenolymphoma
Zystadenom cystadenoma
Zystathionin cystathionin
Zystathioninurie cystathioninuria
Zyste cyst
Zysteamin cysteamine
Zystein cysteine
Zystektomie cystectomy
Zystenlunge cystic lung
Zystenniere cystic kidney
Zystikusverschluss cystic duct occlusion
Zystin cystine
Zystinose cystinosis
Zystinspeicherkrankheit cystine storage disease
Zystinurie cystinuria
zystisch cystic
Zystitis cystitis
zystitisch cystitic
Zystitom cystitome
Zystitomie cystitomy
Zystizerkose cysticercosis
Zystographie cystography
Zystojejunostomie cystojejunostomy
Zystomanometer cystomanometer

Zystometer cystometer
Zystometrie cystometry
Zystopyelitis cystopyelitis
Zystoskop cystoscope
Zystoskopie cystoscopy
zystoskopisch cystoscopic
Zystostomie cystostomy
Zystourethroskop cystourethroscope
Zystozele cystocele
Zytase cytase
Zytidin cytidine
Zytoarchitektonik cytoarchitecture
zytoarchitektonisch cytoarchitectonic
Zytochalasin cytochalasin
Zytochemie cytochemistry
zytochemisch cytochemical
Zytochrom cytochrome
Zytochromperoxidase cytochromperoxidase
Zytodiagnostik cytodiagnostics
zytodiagnostisch cytodiagnostic
Zytogenese cytogenesis
Zytogenetik cytogenetics
zytogenetisch cytogenetic
Zytoglobin cytoglobin
Zytohistomorphologie cytohistomorphology
zytohistomorphologisch cytohistomorphologic
zytohormonal cytohormonal
Zytokeratin cytokeratin
Zytokin cytokine
Zytokinetik cytokinetics
zytokinetisch cytokinetic
Zytokinin cytokinin
Zytolipin cytolipin
Zytologie cytology
zytologisch cytologic
Zytolyse cytolysis
zytolytisch cytolytic
Zytomegalie cytomegaly
Zytomegaliezelle cytomegalic cell
Zytometrie cytometry
zytometrisch cytometric
zytopathogen cytopathogenic
Zytopathologie cytopathology
Zytopempsis cytopempsis
Zytophage cytophage
zytophil cytophilic
Zytoplasma cytoplasm
zytoplasmatisch zytoplasmic
Zytoprotektion cytoprotection
zytoprotektiv cytoprotective
Zytoreduktion cytoreduction
zytoreduktiv cytoreductive
Zytosin cytosine
zytoskeletal cytoskeletal
Zytosom cytosome
Zytosphäre cytosphere
Zytostase cytostasis
Zytostatikum cytostatic remedy
zytostatisch cytostatic
Zytotaxin cytotaxin
zytotoxisch cytotoxic
Zytotoxizität cytotoxicity
zytotrop cytotropic
Zytotrophoblast cytotrophoblast